Klinik der Frauenheilkunde und Geburtshilfe
Band 8

KLINIK DER FRAUENHEILKUNDE UND GEBURTSHILFE

Begründet von Horst SCHWALM und Gustav DÖDERLEIN
Fortgeführt von Karl-Heinrich WULF und Heinrich SCHMIDT-MATTHIESEN
Herausgegeben von Hans Georg BENDER, Klaus DIEDRICH und Wolfgang KÜNZEL

Bände und Themenbereiche:

Band 1: **Endokrinologie und Reproduktionsmedizin I.**
Grundlagen der gynäkologischen Endokrinologie – Klinik der endokrinen Störungen

Band 2: **Endokrinologie und Reproduktionsmedizin II.**
Sexualmedizin und Bevölkerungsentwicklung/Familienplanung – Kontrazeption – Schwangerschaftsabbruch – Juristische und ethische Aspekte in der Frauenheilkunde.

Band 3: **Endokrinologie und Reproduktionsmedizin III.**
Grundlagen der Reproduktion – Infertilität und Sterilität – Soziale und ethische Aspekte der Infertilität und Sterilität – Früher Schwangerschaftsverlust

Band 4: **Schwangerschaft I.**
Morphologie und Physiologie der Schwangerschaft – Beratungen und Untersuchungen in der Schwangerschaft – Pränatale Diagnostik – Überwachung der Schwangerschaft

Band 5: **Schwangerschaft II.**
Adaptation maternaler Organsysteme und deren Erkrankungen

Band 6: **Geburt I.**
Die geburtshilfliche Situation in der Bundesrepublik Deutschland – Anatomische und physiologische Grundlagen der Geburt – Geburtsleitung – Maßnahmen zur Geburtserleichterung – Nachgeburtsperiode und Wochenbett – Das Neugeborene – Intrauteriner Fruchttod

Band 7: **Geburt II.**
Peripartale Komplikationen und Notsituationen – Frühgeburt – Mehrlingsschwangerschaft und -geburt – Forensische Probleme in der Geburtshilfe

Band 8: **Gutartige gynäkologische Erkrankungen I.**
Gutartige Erkrankungen der Vulva, Vagina, Cervix und Corpus uteri, der Adnexe – Entzündliche Erkrankungen der Adnexe – Sexually transmitted diseases – Endometriose – Gynäkologische Balneotherapie – Gutartige Erkrankungen der Mamma

Band 9: **Gutartige gynäkologische Erkrankungen II.**
Gynäkologische Urologie, Deszensus und Harninkontinenz – Allgemeine Aspekte der operativen Gynäkologie – Proktologie – Kinder- und Jugendgynäkologie – Forensische Aspekte der operativen Frauenheilkunde

Band 10: **Allgemeine gynäkologische Onkologie.**
Grundlagen des Tumorwachstums – Grundlagen der speziellen Tumordiagnostik – Methodenauswahl und Einsatz bei bestimmten Fragestellungen – Grundlagen der onkologischen Therapie – Psychologische Aspekte, Nachsorge und Rehabilitation

Band 11: **Spezielle gynäkologische Onkologie I.**
Vorsorge und Früherkennung – Malignome der Vulva, der Vagina, der Cervix uteri und des Endometriums – Sarkome – Trophoblasttumoren

Band 12: **Spezielle gynäkologische Onkologie II.**
Malignome des Ovars, der Tube, der Mamma – Mammakarzinom und Radiotherapie – Mammarekonstruktion nach ablativer Therapie – Besondere Probleme bei Tumorprogredienz und im Terminalstadium – Therapie des Tumorschmerzes

4. Auflage

KLINIK DER
FRAUENHEILKUNDE
UND GEBURTSHILFE

Band 8

Gutartige gynäkologische Erkrankungen I

Herausgegeben von H. G. Bender

unter Mitarbeit von
C. Berg, R. Bodden-Heidrich, F. De Bruyne, K. Diedrich,
W. Distler, R. Felberbaum, K. Friese, C. Goecke, A. A. Hartmann,
W. Küpker, V. Küppers, E. Malik, J. Martius, D. S. Mosny,
Th. Schwenzer, T. Somville

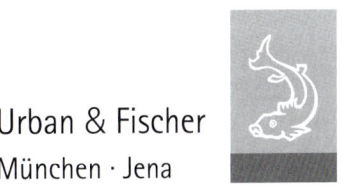

Urban & Fischer
München · Jena

Zuschriften und Kritik an:
Urban & Fischer, Lektorat Medizin, Karlstraße 45, 80333 München

Anschrift des Herausgebers:
Prof. Dr. med. H. G. Bender, Direktor der Universitäts-Klinik für Frauenheilkunde, Moorenstraße 5, 40225 Düsseldorf

Wichtiger Hinweis für den Benutzer
Die Erkenntnisse in der Medizin unterliegen laufendem Wandel durch Forschung und klinische Erfahrungen. Herausgeber und Autoren dieses Werkes haben große Sorgfalt darauf verwendet, daß die in diesem Werk gemachten therapeutischen Angaben (insbesondere hinsichtlich Indikation, Dosierung und unerwünschten Wirkungen) dem derzeitigen Wissensstand entsprechen. Das entbindet den Nutzer dieses Werkes aber nicht von der Verpflichtung, anhand der Beipackzettel zu verschreibender Präparate zu überprüfen, ob die dort gemachten Angaben von denen in diesem Buch abweichen, und seine Verordnung in eigener Verantwortung zu treffen.

Die Deutsche Bibliothek – CIP-Einheitsaufnahme
Ein Titeldatensatz für diese Publikation ist bei der Deutschen Bibliothek erhältlich.

Alle Rechte vorbehalten
4. Auflage 2002
© 2002 Urban & Fischer Verlag · München · Jena
ISBN: 3-437-21930-8

02 03 04 05 06   5 4 3 2 1

Das Werk einschließlich aller seiner Teile ist urheberrechtlich geschützt. Jede Verwertung außerhalb der engen Grenzen des Urheberrechtsgesetzes ist ohne Zustimmung des Verlages unzulässig und strafbar. Das gilt insbesondere für Vervielfältigungen, Übersetzungen, Mikroverfilmungen und die Einspeicherung und Verarbeitung in elektronischen Systemen.

Planung: Dr. med. Felicitas Claaß
Projektmanagement: Harald H. Fritz, München
Lektorat: Ulrike Kriegel, München
Herstellung: Dietmar Radünz, München
Zeichnungen: Henriette Rintelen, Velbert
Einbandgestaltung: Parzhuber & Partner, München; PrePress Ulm, Ulm
Satz: MEDIEN PROFIS, Leipzig
Gesetzt in der 9,5 Punkt Rotis Serif in QuarkXpress auf Macintosh
Druck und Bindung: Bawa Print, München

PermaNova®

Aktuelle Informationen finden Sie im Internet unter der Adresse:
Urban & Fischer: http://www.urbanfischer.de/KFG

Geleitwort zur vierten Auflage

Die Klinik der Frauenheilkunde und Geburtshilfe ist seit der ersten Ausgabe ein unter Gynäkologen und Geburtshelfern geschätztes Nachschlagewerk. Begründet wurde die „KFG" 1964 von H. Schwalm, Würzburg, und G. Döderlein, München, und später mit K.-H. Wulf, Würzburg, gemeinsam herausgegeben. Zunächst wurde diese Fachbibliothek im Loseblatt-System mit Ergänzungslieferungen publiziert. Ab 1985 erschien die zweite, ab 1991 die dritte Auflage, editiert von K.-H. Wulf, Würzburg, und H. Schmidt-Matthiesen, Frankfurt, als Reihenwerk in 12 festen Einzelbänden. Seitdem werden nach dem PermaNova-Prinzip zwei vollständig überarbeitete Bände pro Jahr ausgeliefert.

Präsentiert wird die gesamte Gynäkologie und Geburtshilfe in 12 Bänden:

Für die Bände 1 bis 3, **Endokrinologie und Reproduktionsmedizin**, zeichnen K. Diedrich, Lübeck, und für die Bände 4 bis 7, **Schwangerschaft und Geburt**, W. Künzel, Gießen, als Herausgeber verantwortlich.
Für die Bände 8 und 9, **Gutartige gynäkologische Erkrankungen**, sind H. G. Bender, Düsseldorf, und K. Diedrich, Lübeck, gemeinsam als Bandherausgeber zuständig.
Die Bände 10 bis 12, **Gynäkologische Onkologie**, verantwortet H. G. Bender, Düsseldorf, als Herausgeber.

Die Klinik der Frauenheilkunde und Geburtshilfe ist die fundierte und praxisorientierte Gesamtdarstellung des Fachgebietes in 12 Bänden. Jeder Band kann dabei als eigenständige Monographie mit definierten Schwerpunkten für sich stehen.

Die „KFG" ist zum systematischen Studium geeignet und als Nachschlagewerk für besondere Situationen angelegt. Sie vermittelt theoretischen Hintergrund an Interessierte und macht dem Leser alle praxisnahen Inhalte in übersichtlicher Form zugänglich.

Wissenschaftliche Aspekte und Diskussionen werden berücksichtigt, wenn sie zum Verständnis klinischer Stoffgebiete und einschlägiger Entscheidungs- und Handlungskonsequenzen notwendig sind oder in Gang befindliche bzw. zukünftige Entwicklungstendenzen beeinflussen können.

Die Klinik der Frauenheilkunde und Geburtshilfe will auch in Zukunft ein Ratgeber in der ärztlichen Berufsausübung sein, dem in Weiterbildung befindlichen Arzt Hilfestellung bieten und dem wissenschaftlich interessierten Kollegen den Einstieg in Spezialgebiete eröffnen. Wenn die vierte Auflage diese Zielsetzungen erfüllt, dient sie dem steigenden Anspruch an den Wissenserwerb. Wir danken an dieser Stelle daher allen Autoren, die durch ihre Mitarbeit der kontinuierlichen Weiterentwicklung in Gynäkologie und Geburtshilfe Rechnung tragen.

Die Herausgeber

H. G. Bender
K. Diedrich
W. Künzel

Vorwort zur vierten Auflage

Band 8 der Klinik für Frauenheilkunde und Geburtshilfe behandelt einen Teil der nicht malignen gynäkologischen Erkrankungen, während weitere Entitäten dieser Kategorie in Band 9 erfaßt sind.

Onkologische Krankheitsbilder haben für die betroffene Patientin eine außergewöhnlich belastende Bedeutung, die vor allen Dingen durch die existentielle Bedrohung begründet ist. Demgegenüber sind sogenannte gutartige Erkrankungen im Einzelfall vielleicht von geringerer Bedeutung, stellen jedoch aufgrund ihrer Häufigkeit und ihrer teilweise schwierigen Diagnostik und Therapie den überwiegenden Anteil der gynäkologischen Praxistätigkeit dar.

Das Grundkonzept der Vorauflage dieses Bandes wurde im Prinzip beibehalten: die Anlehnung der Gliederung an die anatomischen Strukturen und die damit in Zusammenhang stehenden Krankheitsbilder. Alle Kapitel wurden einer intensiven Überarbeitung unterzogen, teilweise völlig neu gestaltet. Die Autoren der Einzelbeiträge haben sich bemüht, die aktuellen wissenschaftlichen Entwicklungen in die Darstellung zu integrieren und auf einem Niveau zur Lektüre anzubieten, das dem Status der erfahrenen Gynäkologin bzw. des Gynäkologen entspricht. Neue technische Möglichkeiten haben einen wesentlichen diagnostischen Informationszuwachs mit sich gebracht und erlauben damit eine spezifischere und erfolgreichere Therapie. Diese Grundlage ist bei der Überarbeitung der Kapitel umfassend berücksichtigt und der aktuelle Informationsstand durch die Autoren in ihre Kapitel integriert worden.

Das Kapitel der Endometriose und Aspekte der Adnexinfektionen betreffen auch das Gebiet der weiblichen Fertilität und der Reproduktionsmedizin. Dieser spezielle Gesichtspunkt ist durch die Auswahl der Autoren und deren Ausrichtung berücksichtigt worden.

Die Herausgeber haben sich bemüht, die in diesem Band enthaltenen praxisrelevanten Themen auf dem derzeit aktuellsten Niveau darzustellen und hoffen, daß die Leserinnen und Leser dieser Beiträge die von ihnen erhofften Informationen erhalten.

H. G. Bender
Bandherausgeber

Inhalt

1. Gutartige Erkrankungen der Vulva 2
   V. Küppers, H. G. Bender

2. Gutartige Erkrankungen der Vagina 36
   V. Küppers, H. G. Bender

3. Gutartige Erkrankungen der Cervix uteri 62
   D. S. Mosny, H. G. Bender

4. Gutartige Erkrankungen des Corpus uteri 88
   F. De Bruyne, T. Somville

5. Gutartige, nicht entzündliche Veränderungen der Adnexe 120
   R. Felberbaum, K. Diedrich

6. Entzündliche Erkrankungen der Adnexe mit Beteiligung der Nachbarorgane 142
   C. Berg, E. Malik

7. Sexuell übertragene Krankheiten 156
   K. Friese, A. A. Hartmann, J. Martius

8. Neue Konzepte zur Diagnostik und Therapie der Endometriose 186
   W. Küpker, W. Distler und E. Malik

9. Akutes Abdomen – Diffentialdiagnose und praktisches Vorgehen 202
   Th. Schwenzer

10. Pelvin-lumbale Schmerzzustände der Frau 214
    R. Bodden-Heidrich

11. Balneotherapie in der Gynäkologie 232
    C. Goecke

12. Gutartige Erkrankungen der Mamma 252
    D. S. Mosny, H. G. Bender

13. Formkorrigierende Operationen der Mamma 284
    D. S. Mosny, H. G. Bender

14. Literatur 300

15. Sachverzeichnis 320

Autorenverzeichnis

Prof. Dr. med. H. G. Bender
Direktor d. Univ.-Frauenklinik
Moorenstraße 5
40225 Düsseldorf

Dr. med. Christoph Berg
Klinik für Frauenheilkunde und Geburtshilfe
Universitätsklinikum Lübeck
Ratzeburger Allee 160
23538 Lübeck

Dr. med. Ruth Bodden-Heidrich
Frauenklinik der Heinrich-Heine-Universität
Moorenstr. 5
40225 Düsseldorf

Dr. med. F. De Bruyne
Frauenklinik der Heinrich-Heine-Universität
Moorenstr. 5
40225 Düsseldorf

Prof. Dr. med. Klaus Diedrich
Direktor der Klinik für Frauenheilkunde
und Geburtshilfe
der Medizinischen Universität zu Lübeck
Ratzeburger Allee 160
23538 Lübeck

Prof. Dr. med. Wolfgang Distler
Direktor d. Klinik u. Poliklinik f.
Frauenheilkunde u. Geburtshilfe d. TU Dresden
Fetscherstr. 74
01307 Dresden

Prof. Dr. med. R. Felberbaum
Klinik f. Frauenheilkunde u.
Geburtshilfe d. Univ. zu Lübeck
Ratzeburger Allee 160
23538 Lübeck

Prof. Dr. med. Klaus Friese
Direktor der Universitäts-Frauenklinik
Doberaner Straße 142
18057 Rostock

Prof. em. Dr. med. Claus Goecke
Preusweg 106
52074 Aachen

Prof. Dr. med. A. A. Hartmann
Komphausbadstr. 7
52062 Aachen

Priv.-Doz. Dr. med. Wolfgang Küpker
Klinik f. Frauenheilkunde u.
Geburtshilfe d. Univ. zu Lübeck
Ratzeburger Allee 160
23538 Lübeck

Priv.-Doz. Dr. med. V. Küppers
Universitäts-Frauenklinik
Moorenstr. 5
40225 Düsseldorf

Priv.-Doz. Dr. med. Eduard Malik
Klinik f. Frauenheilkunde u.
Geburtshilfe d. Univ. zu Lübeck
Ratzeburger Allee 160
23538 Lübeck

Prof. Dr. med. Joachim Martius
Chefarzt d. Frauenklinik Agatharied
Kreiskrankenhaus
St.-Agatha-Str. 1
83734 Hausham

Prof. Dr. med. D. S. Mosny
St. Johannes Hospital
Frauenklinik
An der Abtei 7–11
47166 Duisburg

Prof. Dr. med. Th. Schwenzer
Direktor d. Städt. Frauenklinik
Städt. Kliniken Dortmund
Beurhausstr. 40
44123 Dortmund

Prof. Dr. med. Th. Somville
Bahnhofstr. 86
40883 Ratingen-Hösel

Inhalt*

■	**Anatomie der Vulva**	3
1	Topographie	3
2	Blutgefäßversorgung	3
3	Lymphabfluß	4
4	Nervenversorgung	4
5	Embryonalentwicklung	4
6	Einfluß von Sexualhormonen auf die Vulva	5
■	**Diagnostisches Vorgehen**	5
1	Anamnese	5
2	Techniken der Vulvadiagnostik	6
■	**Nomenklatur**	6
1	Neoplastische Veränderungen	6
2	Nicht-neoplastische Veränderungen	7
3	Vulvodynie	7
■	**Nicht-neoplastische Veränderungen**	8
1	Lichen sclerosus	8
2	Squamöse Hyperplasie	9
3	Infektionskrankheiten	10
3.1	Candidose	10
3.2	Tinea	11
3.3	Bakterielle Infektionen	12
3.3.1	Erysipel	12
3.3.2	Furunkel	13
3.3.3	Erythrasma	13
3.4	Condylomata acuminatum	13
3.5	Herpes zoster	15
3.6	Wurminfektionen	15
3.6.1	Oxyuriasis	15
3.6.2	Schistosomiasis	15
4	Psoriasis vulgaris	16
5	Atopische Dermatitis	16
6	Lichen ruber planus	16
7	Blasenbildende Dermatosen	18
7.1	Pemphigus chronicus vulgaris	18
7.2	Bullöses Pemphigoid	18
8	Aphthosen	19
9	Morbus Behçet	19
10	Langerhanszell-Histiozytose	20
11	Toxische Vulvitis	21
12	Gefäßveränderungen der Vulva	21
13	Acne inversa	21
14	Trauma	22
14.1	Hämatom der Vulva	22
14.2	Bestrahlungsfolgen an der Vulva	22
15	Zysten der Vulva	22
15.1	Dysontogenetische Zysten	22
15.2	Retentionszysten	23
16	Pigmentierte Veränderungen	24
17	Vitiligo	25
■	**Vulvodynie**	25
1	Ätiologie	26
2	Diagnostik und Therapie	26
3	Zyklische Vulvovaginitis	26
4	Vestibulitis-vulvae-Syndrom	27
5	Dysästhetische Vulvodynie	29
6	Selbsthilfe-Tips zur Hautpflege der Vulva	30
■	**Erkrankungen der Vulva im Kindesalter**	30
1	Angeborene Anomalien bei chromosomaler Aberration oder hormoneller Störung	31
2	Hymenalanomalien	31
3	Entzündliche Erkrankungen	32
4	Labiensynechie	33
5	Kavernöse Hämangiome	34

*Das Literaturverzeichnis findet sich in Kapitel 14, S. 301.

1 Gutartige Erkrankungen der Vulva

V. Küppers, H. G. Bender

Anatomie der Vulva

Für die Erkennung und Beurteilung pathologischer Veränderungen der Vulva ist die Kenntnis ihrer normalen Anatomie von grundlegender Bedeutung. Besonders zu berücksichtigen ist, daß das Epithel und die im subepithelialen Bindegewebe gelegenen Hautanhanggebilde unterschiedlich aufgebaut sind. Das im Introitus vaginae und an der Innenseite der Labia minora gelegene nicht verhornende Epithel unterscheidet sich vom verhornenden Epithel der übrigen Abschnitte der Vulva. Innerhalb des verhornenden Epithels werden behaarte von nicht behaarten Arealen unterschieden.

1 Topographie

Die Vulva, die die Strukturen umfaßt, die zum äußeren Genitale gehören, wird in mehrere voneinander abgrenzbare Areale eingeteilt: den Mons pubis, die Labia majora und minora, die Klitoris mit dem Präputium clitoridis, das Orificium urethrae externum, das Hymen bzw. die Carunculae hymenales myrtiformes (Hymenalsaum) und das Vestibulum vaginae (Abb. 1-1).

Das Vestibulum vaginae wird ventral von der Klitoris, lateral von den Labia minora und dorsal von der hinteren Kommissur – Fourchette – begrenzt. In das Vestibulum vaginae münden im vorderen Anteil die Urethra, lateral von der Urethra die Skene-Drüsengänge, im hinteren seitlichen Anteil die Bartholini-Drüsengänge und zentral die Vagina. Die Labia majora entsprechen dem Skrotum des Mannes. Sie sind ventral miteinander verbunden und bilden den Mons pubis, der die Symphyse überdeckt. Nach kaudal gehen die Labia majora in das Perineum über. Die lateralen Anteile enthalten zahlreiche Haarfollikel und apokrine Schweißdrüsen, während die Talgdrüsen überwiegend in den medialen Anteilen gelegen sind. Die Labia minora sind zwei gefäßreiche, dünne Hautfalten, die von den Labia majora bedeckt werden. Die lateralen Anteile der Labia minora enthalten kleine Talgdrüsen. Diese werden als kleine, gelbliche Papeln sichtbar, wenn die Haut gedehnt wird. Die Labia minora weisen weder Haarfollikel noch Fettgewebe auf. Ihre anterioren Anteile bilden das Präputium clitoridis. Im posterioren Anteil bilden sie die hintere Kommissur. Die Klitoris entspricht dem männlichen Penis. Infolge ihrer dichten Nervenversorgung durch Hautäste des Nervus pudendus ist die Klitoris besonders sensibel und erektionsfähig.

2 Blutgefäßversorgung

Die arterielle Blutgefäßversorgung der Vulva geht von der A. pudenda interna, die einen Endast der A. iliaca interna darstellt, aus. Arterielles Blut wird

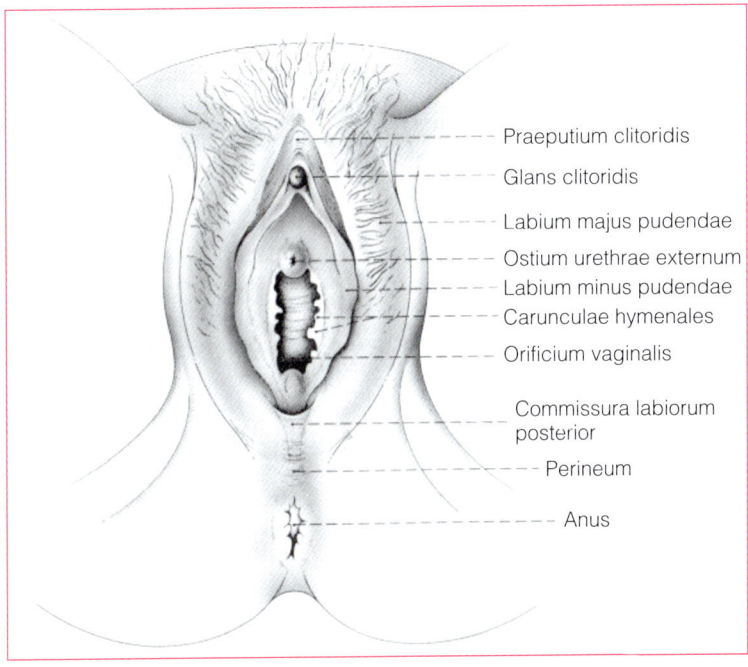

Abb. 1-1
Topographie der Vulva.

auch von den oberflächlichen und tiefen Ästen der A. pudenda externa, einem Ast der A. femoralis, zugeführt. Das venöse Blut fließt über das die Arterien begleitende Venensystem in die V. iliaca interna ab.

3 Lymphabfluß

Der Lymphabfluß aus der Vulva verläuft zusammen mit dem des Perineums und des Anus über oberflächliche Lymphgefäße. Die Vulva ist reich an einem verzweigten Netzwerk lymphatischer Gefäße. Der Lymphstrom verläuft von den kleinen zu den großen Labien und von dort zu den ipsilateralen primären inguinalen Lymphknotenstationen. Der Lymphabfluß der medioventral gelegenen Klitoris und der mediodorsal gelegenen hinteren Kommissur der Vulva verläuft anders; die medioventralen und die mediodorsalen Bereiche der Vulva drainieren nach beiden Seiten. Die Gruppe der paraklitoridalen Lymphgefäße leitet die Lymphflüssigkeit in die Cloquet-Rosenmüller-Gruppe weiter. Der Lymphabfluß aus der hinteren Kommissur verläuft entlang der A. pudenda interna zu den Lymphknoten der A. iliaca interna.

Von den oberflächlichen inguinalen Lymphknoten werden die tief gelegenen femoralen Lymphknoten unterschieden. Diese liegen entlang der Femoralgefäße und verlaufen bis zum Femoralkanal. Die tiefsten inguino-femoralen Lymphknoten befinden sich unterhalb der Fascia cribriformis in der Cloquet-Rosenmüller-Lymphknotengruppe. Von dort aus wird die Lymphe zu den pelvinen Lymphknoten entlang der A. iliaca externa weitergeleitet.

4 Nervenversorgung

Die Nervenversorgung der Vulva und des Perineums wird über die Rami anteriores des Sacralplexus (S1-S5) und den N. ilioinguinalis (L1) gewährleistet. Der wichtigste, die Vulva motorisch und sensibel versorgende Nerv ist der N. pudendus, der von S2-S4 gebildet wird und den größten Anteil des Plexus sacrococcygeus ausmacht. Äste des N. pudendus sind der N. rectalis inferior, der den Sphincter ani externus und die perianale Haut versorgt, der N. perianalis, der das Perineum, den M. levator ani und das erektionsfähige Gewebe des Bulbus vestibuli versorgt, und der N. dorsalis clitoridis, der die Klitoris versorgt. Alle diese Nerven bilden untereinander Geflechte und überschneiden sich mit dem Versorgungsgebiet des N. ilioinguinalis, dem N. cutaneus femoris posterior und mit dem N. anococcygeus.

5 Embryonalentwicklung

Etwa in der 5. Woche der Embryonalentwicklung münden der Urogenital- und der Gastrointestinaltrakt gemeinsam in den Sinus urogenitalis. Die sexuelle Differenzierung des äußeren Genitale tritt zwischen der 8. und 10. Embryonalwoche ein. Zu diesem Zeitpunkt kommt es bei weiblichem Chromosomensatz zu einer Vergrößerung der urethralen Falte, die sich zur Vulva entwickelt. Aus den Genitalfalten entstehen die kleinen Labien, während sich aus den Genitalhöckern die Klitoris und die großen Labien entwickeln (Abb. 1-2). Sind beim männlichen Chromosomensatz keine oder anomale Hoden vorhanden, entwickelt sich unabhängig vom Genotyp ebenfalls ein weibliches äußeres Genitale aus.

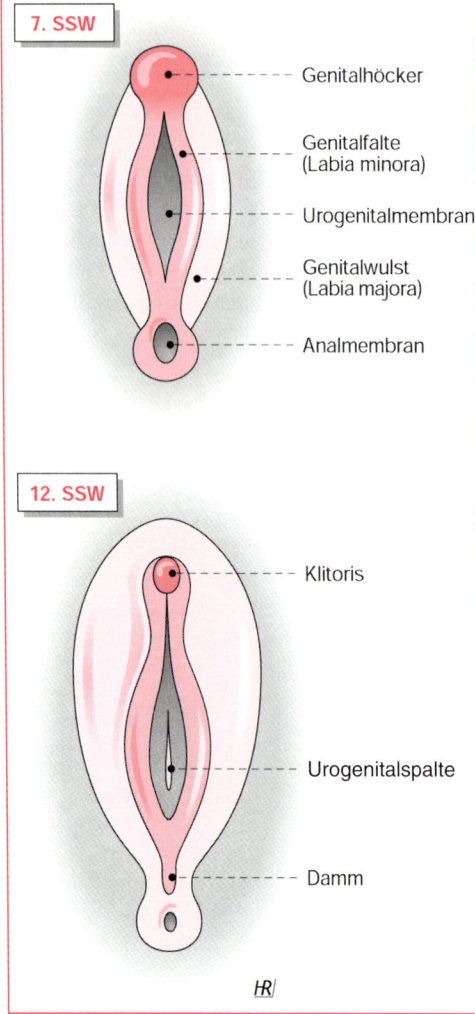

Abb. 1-2
Schema der Embryonalentwicklung der anogenitalen Region.

6 Einfluß von Sexualhormonen auf die Vulva

Während der unterschiedlichen Lebensphasen der Frau finden physiologische Änderungen des Erscheinungsbildes der Vulva statt. In der Pubertät entwickelt sich die Pubesbehaarung; die Entwicklungsstadien sind nach Tanner beschrieben (siehe Bd. 1, Kap. 3, Abb. 3-7). Neben der Pubesbehaarung vergrößern sich die Labien, und es findet eine verstärkte Pigmentierung statt. In der Geschlechtsreife beeinflussen die zyklischen Änderungen des hormonellen Zyklus die Beschaffenheit der Vulva. So ist das an der Innenseite der Labia minora gelegene Epithel in ähnlicher Form zyklischen Änderungen des Östrogenspiegels unterworfen wie das des Vaginalepithels. Durch den während der zweiten Zyklushälfte bedingten hormonellen Einfluß der Gestagene führen vaskuläre Veränderungen zu einer Hämostase und einer damit verbundenen erhöhten Fragilität der Hautgefäße. Der zunehmende Hormonmangel während des Klimakteriums führt zu atrophischen Veränderungen der Vulva; diese sind besonders gut erkennbar an den Labia minora und majora und an der Klitoris.

Diagnostisches Vorgehen

Besonderheiten der Erkrankungen der Vulva bestehen darin, daß neben typisch gynäkologischen Krankheitsbildern alle typischen dermatologischen Krankheitsbilder auftreten können. Zudem treten bei der Frau funktionelle Beschwerden an der Vulva auf, die ähnlich wie chronische Unterbauchbeschwerden einem psychosomatischen Krankheitsbild zugeordnet werden müssen [5]. Wegen der Vielfalt der möglichen Erkrankungen der Vulva sollte daher bei der Betreuung von Patientinnen mit Beschwerden an der Vulva die interdisziplinäre Zusammenarbeit insbesondere bei gynäkologisch nicht eindeutig einzuordnenden Krankheitsbildern angestrebt werden, bevor eine Therapie eingeleitet wird.

1 Anamnese

Die subtile Erhebung der Anamnese spielt eine große Rolle. Bei Erkrankungen mit familiärer Häufung, z. B. der Psoriasis vulgaris oder bei Vorerkrankungen der Patientin, z. B. HPV-assoziierten Erkrankungen der Zervix, werden wichtige Hinweise zur weiterführenden Diagnostik gegeben. Auch spielt die Schilderung der Beschwerden eine wichtige Rolle. Häufig geschilderte Beschwerden an der Vulva sind Pruritus vulvae, Brennen, Stechen, Mißempfindungen und Schwellungsgefühl.

Die Beschwerden können lokalisiert sein oder generalisiert im Bereich der gesamten Vulva auftreten. Bei den lokalisierten Beschwerden findet sich oft eine umschriebene Läsion. Die im gesamten Bereich der Vulva nachweisbaren Beschwerden sind möglicherweise auf eine genitale Infektion oder eine großflächige, die gesamte Vulva einnehmende Hauterkrankung zurückzuführen. Hinter den mehr generalisierten Beschwerden verbergen sich aber auch häufig funktionelle Beschwerden. Beschwerden an der Vulva können permanent bestehen oder auslösbar sein, z. B. beim Koitus, beim Einführen von Tampons sowie bei Kontakt mit Urin oder Menstrualblut. Im folgenden soll auf einzelne Beschwerdecharakteristika eingegangen werden.

Der **Pruritus vulvae** stellt kein eigenständiges Krankheitsbild dar. Er ist vielmehr ein Symptom, das bei sehr vielen Vulvaveränderungen auftritt:
- Lichen sclerosus
- Psoriasis vulgaris
- Candida-Infektion
- allergisches Kontaktekzem
- irritative Dermatitis
- Wurmerkrankung
- Skabies
- HPV-assoziierte Erkrankung
- Vulvodynie.

Erfahrungen aus der täglichen Praxis zeigen, daß die Ursachen eines Pruritus vulvae oft unzureichend abgeklärt werden. Ist trotz eingehender Diagnostik keine Erklärung für den Pruritus vulvae zu geben, können Sitzbäder, über eine kurze Zeit angewendet, hilfreich sein. Auch eine kurzfristige lokale Hydrokortisonbehandlung kann zu einer Beschwerdelinderung führen. Eine solche Kortisonbehandlung darf aber keinesfalls langfristig erfolgen, da insbesondere die Steroidatrophie der Haut eine noch stärkere Beschwerdesymptomatik nach sich zieht. Genauso kritisch, wie mit der Indikation einer Kortikoidtherapie umzugehen ist, sollte die Indikation zur lokalen Antimykotikabehandlung der Vulva gestellt werden. Vor allem die Clotrimazolhaltigen Präparate führen bei langfristiger Anwendung zu mitunter erheblichen lokalen Reizerscheinungen, die das Krankheitsbild des Pruritus vulvae aggravieren. Eine Lokalbehandlung von Vulva und Vagina mit solchen Präparaten sollte streng nach sicherem Nachweis einer genitalen

Mykose im Nativpräparat oder nach Vorliegen einer positiven Pilzkultur eingeleitet werden.

Brennen, Stechen, Mißempfindungen und **Schwellungsgefühl** an der Vulva sind Symptome, die bei einer großen Zahl dermatologischer Krankheitsbilder auftreten (siehe Tab. 1-6). Andererseits handelt es sich hierbei um Symptome, die auch bei funktionellen Beschwerden einer essentiellen (dysästhetischen) Vulvodynie auftreten können. Da die Behandlungen der solchen Symptomen zugrundeliegenden Erkrankungen sich wesentlich voneinander unterscheiden, ist die differentialdiagnostische Abklärung der Beschwerden von großer Bedeutung [12].

2 Techniken der Vulvadiagnostik

Ganz im Mittelpunkt der Diagnostik von Vulvaerkrankungen steht die **Inspektion** der anogenitalen Haut. Dabei ist zu berücksichtigen, ob Hautveränderungen in den behaarten oder nicht behaarten Arealen der Haut auftreten, am verhornenden oder am nicht verhornenden Epithel der Vulva lokalisiert sind. Hinweisgebend kann auch sein, ob Rötungen an der Vulva umschrieben auf das Vestibulum vaginae begrenzt bleiben oder sich auf die gesamte Vulva und/oder Vagina ausdehnen.

Die Inspektion der Vulva ist sehr viel genauer, wenn eine Untersuchung mittels **Kolposkop** durchgeführt wird. Die Hautveränderungen sind in einer bis zu 30fachen Vergrößerung zu inspizieren. Zudem werden nach Essigsäure-Applikation (3–5%ig) durch den geübten Kolposkopiker weitere Kriterien sichtbar, welche die Diagnosestellung vereinfachen. Die Durchführung des sog. Collins-Tests (Toluidinblau-Probe) ist eher von untergeordneter Bedeutung. Die kolposkopisch gezielte **Probeexzision** an der Vulva, die gewöhnlich ambulant in Lokalanästhesie möglich ist, führt abschließend häufig zur definitiven Diagnosestellung.

Die Abklärung infektiologischer Krankheitsbilder der Vulva erfolgt durch **Abstrichentnahme** zur:
- bakteriellen Diagnostik
- Chlamydiendiagnostik
- Mykoplasmendiagnostik
- Ureaplasmendiagnostik (ätiologische Bedeutung unklar)
- Trichomonadendiagnostik
- Soordiagnostik
- Dermatophytendiagnostik
- viralen Diagnostik (humane Papillomaviren, Herpes simplex Typ I und II).

Bezüglich des beweisenden Befundes einer Herpesgenitalis-Infektion soll darauf hingewiesen werden, daß nur das im Direktabstrich nachgewiesene Herpes-simplex-Virus diesen Beweis erbringt. Zudem sei darauf hingewiesen, daß der Nachweis von HPV von fraglichem Krankheitswert ist, wenn neben dem HPV-Nachweis keine Läsion diagnostizierbar ist (latente HPV-Infektion).

Nomenklatur

Die Hauterkrankungen der Vulva werden von der „International Society for the Study of Vulvovaginal Disease" (ISSVD) in Absprache mit der „International Society of Gynecologic Pathology" (ISGYP) nach einem immer wieder überarbeiteten Schema klassifiziert. Eine Vereinheitlichung der Befundbeschreibung erwies sich als unerläßlich, da die Morphologie und die Symptomatik der einzelnen Hauterkrankungen der Vulva nur geringfügige Unterschiede aufweisen, was wiederum die Differentialdiagnostik von Vulvaerkrankungen erschwert. Es wird zwischen den nicht-neoplastischen und entzündlichen sowie den neoplastischen Erkrankungen der Vulva unterschieden.

1 Neoplastische Veränderungen

Bei den neoplastischen Erkrankungen der Vulva wurde die Klassifikation in Anlehnung an histologische Kriterien erstellt [24]. Unterschieden wird zwischen dem squamösen und dem nicht-squamösen Typ.

Der **squamöse Typ** wird als vulväre intraepitheliale Neoplasie (VIN) charakterisiert. Die VIN wird in drei Schweregrade unterteilt: in die leichte (VIN I), in die mittelschwere (VIN II) und in die schwere intraepitheliale Neoplasie (VIN III). Die Bezeichnungen Morbus Bowen, Erythroplasia Queyrat und Carcinoma simplex werden nicht mehr verwendet. Die mit diesen Termini bezeichneten Läsionen der Vulva werden der VIN III zugeordnet. Auch der Begriff der bowenoiden Papulose sollte heute keine Verwendung mehr finden. Denn dieser Begriff stellt nach Ansicht der ISSVD weder unter klinischen Gesichtspunkten noch für die histopathologische Befunderhebung eine sinnvolle Ergänzung zur aktuellen Terminologie dar. Liegen neben einer VIN Condylomata acuminata vor, werden diese zwar beschrieben, beeinflussen aber nicht die histologische Gradeinteilung der VIN. In einer überarbeiteten, bis heute gültigen Fassung der neoplastischen Erkrankungen der Vulva (Tab. 1-1) wird bei der VIN III zwischen der differenzierten und der undifferenzierten Form unterschieden [33].

Der **nicht-squamöse Typ** berücksichtigt den extramammären Morbus Paget der Vulva und das Melanoma in situ. Die Einbeziehung dieser beiden Krankheitsbilder in die Klassifikation der neoplastischen Erkrankungen ist unumstritten.

2 Nicht-neoplastische Veränderungen

Bei den nicht-neoplastischen Erkrankungen erwies sich die Beurteilung der Entität des Lichen sclerosus als problematisch. In der 1976 vorgestellten ISSVD-Klassifikation der Vulvadystrophie (Tab. 1-2) wurde noch zwischen der Dystrophie mit und ohne Atypie unterschieden [8]. Heute wird jede Erkrankung, bei der histologisch Herde einer intraepithelialen Neoplasie nachgewiesen werden, als vulväre intraepitheliale Neoplasie klassifiziert.

Nicht eindeutig war auch die Abgrenzung des Lichen simplex von der Lichenifikation. Als Reaktion auf einen Pruritus vulvae mit sekundären Kratzeffekten kommt es sowohl beim Lichen simplex als auch bei der Lichenifikation zu einer Verdickung der Haut. Während in der ISSVD-Klassifikation von 1989 [25] beide Erkrankungen aufgrund histologischer Kriterien als squamöse Hyperplasie bezeichnet wurden (Tab. 1-3), hat die ISSVD auf ihrer internationalen Arbeitstagung im Jahre 1997 vorgeschlagen, den Begriff der squamösen Hyperplasie durch den Terminus Lichenifikation (Lichen simplex) zu ersetzen. Der bislang gebräuchliche Terminus „Andere Dermatosen", der dermatologische Krankheitsbilder wie die Psoriasis oder den Lichen ruber beinhaltet, soll demnächst durch eine subtilere Einteilung ersetzt werden, die auch funktionelle Beschwerden der Patientinnen berücksichtigt.

3 Vulvodynie

Insbesondere die funktionellen Beschwerden der Vulva lassen sich nur schwer in eine Terminologie einteilen. Bislang wurden Symptome an der Vulva, die ohne nachweisbaren Hautbefund durch brennende oder stechende Schmerzen, Rauhigkeit, Trokkenheit oder Wundgefühl charakterisiert waren, unter dem Begriff der Vulvodynie zusammengefaßt. Es wurden in Abhängigkeit von den geschilderten Beschwerden **drei Untergruppen** gebildet:

Squamöser Typ
- VIN I: leichte intraepitheliale Neoplasie
- VIN II: mittelschwere intraepitheliale Neoplasie
- VIN III: schwere intraepitheliale Neoplasie
  – differenziert
  – undifferenziert

Nicht-squamöser Typ
- extramammärer Morbus Paget der Vulva
- Melanoma in situ der Vulva

Tabelle 1-1
ISSVD-Klassifikation der neoplastischen Veränderungen der Vulva von 1992 (nach Wilkinson [33]).

- hyperplastische Dystrophie
  – ohne Atypie
  – mit Atypie
- Lichen sclerosus
- gemischte Dystrophie (Lichen sclerosus mit herdförmiger Plattenepithelhyperplasie)
  – ohne Atypie
  – mit Atypie

Tabelle 1-2
ISSVD-Klassifikation der Vulvadystrophie von 1976 (nach Friedrich [8]).

- Lichen sclerosus
- squamöse Hyperplasie
- andere Dermatosen

Tabelle 1-3
ISSVD-Klassifikation der nicht-neoplastischen Veränderungen der Vulva von 1989 (nach Ridley [25]).

- **Vulva-Vestibulitis-Syndrom:** Es werden lokalisierte Schmerzen am Introitus vaginae beschrieben, die durch Druck oder Berührung ausgelöst werden. Diese Beschwerden werden im Allgemeinen von einem auf den Introitus vaginae beschränkten Erythem begleitet. Wenn Rötung und Schmerzauslösung nur auf ein umschriebenes Areal im Introitus vaginae beschränkt sind, wird auch von der fokalen Vulvitis gesprochen.
- **Dysästhetische (essentielle) Vulvodynie:** Es werden Schmerzen an der Vulva beschrieben, die nicht nur auf den Introitus vaginae beschränkt sind. Ein Erythem wird selten beobachtet. Wenn ein Erythem ausgebildet ist, hat es nur minimale Intensität. Typischerweise treten zu Beginn der Symptomatik die Schmerzen, ausgelöst durch Berührung, periodisch auf. Wenn die Beschwerden über einen längeren Zeitraum andauern, kommt es zu kontinuierlich anhaltenden Schmerzen.
- **Zyklische Vulvitis:** Es werden Schmerzen an der Vulva beschrieben, die in zyklisch sich wiederholenden Intervallen auftreten. Meistens werden die Beschwerden in Abhängigkeit vom Menstruationszyklus beschrieben. Die Schmerzsymptomatik kann spontan einsetzen, kann aber auch durch Berührung provoziert werden. Eine Rötung der Vulva kann auftreten, wird aber nicht grundsätzlich nachgewiesen. Als Ur-

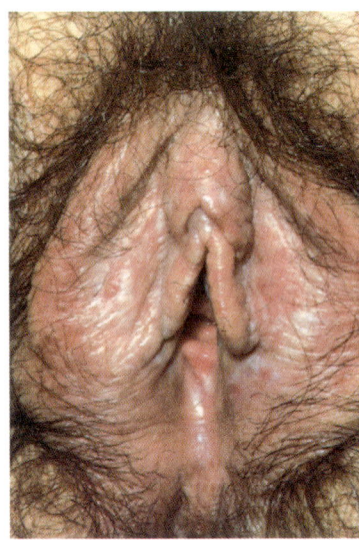
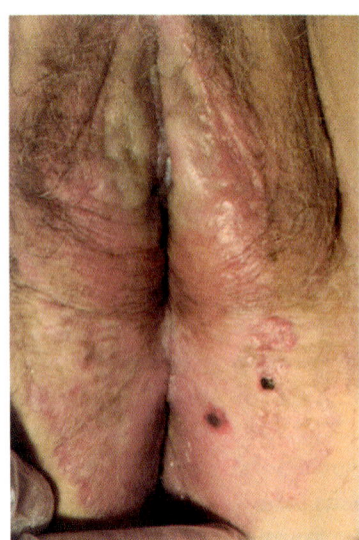

Abb. 1-3
Lichen sclerosus bei zwei Patientinnen (59 bzw. 82 Jahre alt).

sache für diese Beschwerden wurden bislang intermittierend auftretende, leichtgradige genitale Candida-Infektionen vermutet.

Es darf nicht unerwähnt bleiben, dass diese Klassifikation insofern nicht unproblematisch ist, als auch an der Vulva von gesunden, asymptomatischen Frauen Eytheme beobachtet werden, wie sie z. B. beim Vulva-Vestibulitits-Syndrom auftreten. Daher wurde auf der internationalen Arbeitstagung der ISSVD 1999 vorgeschlagen, über einen Zeitraum von zwei Jahren die Schmerzsymptome der Vulva als „vulväre Dysästhesie" zu definieren und neu zu klassifizieren:

- **Generalisierte vulväre Dysästhesie** (früher dysästhetische Vulvodynie): Die Beschwerden an der Vulva sind nicht, z. B. nach Berührung mit einem Q-Tip, auf einen Druckpunkt lokalisierbar, sondern betreffen die gesamte Vulva. Die Beschwerden sind nicht auf das Vestibulum vulvae beschränkt, sie sind durch Berührung auszulösen bzw. zu verstärken, können aber auch ohne Berührung vorhanden sein.
- **Lokalisierte vulväre Dysästhesie:** Die Beschwerden sind lokalisierbar. Typischerweise werden die Beschwerden durch Berührung ausgelöst.

Vestibulodynia (früher Vulva-Vestibulitis-Syndrom). Die Beschwerden sind auf den Introitus vaginae beschränkt, zumeist einhergehend mit einer Rötung, insbesondere an den Vestibulardrüsen-Ausführungsgängen.

Klitoridynia: Die Beschwerden sind an der Klitoris lokalisiert.

Andere lokalisierte Formen der vulvären Dysästhesie. Lokalisierte Beschwerden an anderen Stellen der Vulva als an der Klitoris oder dem Introitus vaginae. Solche Beschwerden treten allerdings selten auf, so dass diese Einteilung möglicherweise nicht von klinischer Bedeutung ist. Nach zweijähriger Sammlung von Erfahrungen sollte auf der Arbeitstagung im Jahr 2001 diskutiert werden, ob mit dieser modifizierten Klassifikation ein besseres Verständnis der Ätiologie und der Pathophysiologie der bislang nicht ausreichend erklärbaren Schmerzsymptomatik der Vulva möglich ist. Eine Einigung bezüglich der Festlegung einer einheitlichen Nomenklatur wurde allerdings nicht erzielt.

Nicht-neoplastische Veränderungen

Die nicht-neoplastischen Veränderungen der Vulva werden von den neoplastischen Veränderungen, die in Band 11 abgehandelt werden, unterschieden. Da eine Vielzahl verschiedener Erkrankungen den nicht-neoplastischen Veränderungen zugeordnet werden können, ist es bis heute nicht gelungen, eine einheitliche Nomenklatur aufzustellen. Im folgenden werden in Anlehnung an die zur Zeit gültige Nomenklatur die wichtigsten Krankheitsbilder beschrieben.

1 Lichen sclerosus

Der anogenitale Lichen sclerosus ist eine Dermatose unklarer Ätiologie [1, 22, 25]. Im fortgeschrittenen Stadium werden ein Verlust der kleinen Labien, Labiensynechien und Stenosen des Introitus vaginae beobachtet (Abb. 1-3). Die Vagina wird nicht befallen. Der Lichen sclerosus tritt unabhängig vom Menopausenstatus in jeder Lebensphase – Kindheit, Pubertät, Geschlechtsreife, Klimakterium und Senium – auf. Typisch für den Lichen sclerosus sind das porzellanweiße Epithel zusammen mit umschriebenen Hyperkeratosen. Die Veränderungen können symptomlos bleiben oder gehen mit Pruritus vulvae, seltener mit brennenden Beschwerden einher. Bei Introitusstenose und Fissurbildung an den kleinen Labien und an der hinteren Kommissur der Vulva kommt es oftmals zu Dyspareunie. Ist bei Kindern der Perianalbereich betroffen, kann es bei der Defäkation zu schmerzhaften Hauteinrissen kommen.

Im Zusammenhang mit der Entstehung von Vulvakarzinomen wird die Frage, ob der Lichen sclerosus als **Präkanzerose** anzusehen ist, kontrovers diskutiert. Bemerkenswert ist, daß die Inzidenz von Karzinomen der Vulva bei 4% der Patientinnen mit einem Lichen sclerosus liegt [5a] und somit höher ist als bei Patientinnen ohne einen Lichen sclerosus.

Die **Diagnosestellung** erfolgt mittels Inspektion und durch die kolposkopische Untersuchung. Bestehen persistierende erosive oder hyperkeratotische Epithelveränderungen, sollte zum Ausschluß einer Präneoplasie oder einer Neoplasie eine histologische Abklärung erfolgen.

Bei sicher diagnostiziertem Lichen sclerosus gilt als **Therapie** der Wahl die lokale Anwendung von hochpotenten Kortikoiden, z.B. Clobetasol-Proprionat (Dermoxin-Creme®), ausschleichend über einen Zeitraum von ein bis drei Monaten. Innerhalb einer dreimonatigen Behandlungskur sollten nicht mehr als 20 g dieser Creme auf die erkrankte Hautfläche aufgetragen werden, um unerwünschte Nebenwirkungen wie eine Hautatrophie zu vermeiden. Bei kurzfristigen Kontrolluntersuchungen während der Anwendung von Clobetasol-Proprionat ist eine solche Behandlung auch im Kindesalter möglich. Das Ziel der lokalen Kortikoidbehandlung ist die Reduktion des von fast allen Patientinnen als sehr belastend beschriebenen Pruritus vulvae [28].

Während im Erwachsenenalter die durch den Lichen sclerosus hervorgerufenen Hautveränderungen in Ausnahmefällen ausheilen, zeigt sich im Kindesalter eine günstige Beeinflussung der Hautveränderungen. Anders als im Erwachsenenalter gilt, daß eine Spontanheilung bei der überwiegenden Zahl der betroffenen Kinder in der Pubertät eintritt. Von der Anwendung einer 2%igen Testosteron-Propionat-Salbe sehen wir wegen mangelnder Wirksamkeit und nicht zu unterschätzender virilisierender Nebenwirkungen ab.[1]

2 Squamöse Hyperplasie

Bei der squamösen Hyperplasie der Vulva handelt es sich um ein Krankheitsbild, das zu einer unspezifischen Verbreiterung des Epithels mit Ausbildung einer Akanthose führt. Von dieser Erkrankung oftmals nicht abzugrenzen ist der Lichen simplex chronicus (Abb. 1-4), der ebenfalls mit einer Verbreiterung des Epithels und Akanthose einhergeht. Während bei der squamösen Hyperplasie die Hautveränderungen überwiegend umschrieben angeordnet und unilateral lokalisiert sind, finden sich beim Lichen simplex oft großflächige Veränderungen an beiden Labia majora. Zudem sind

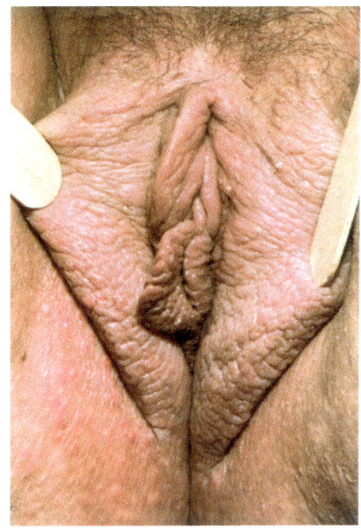

Abb. 1-4
Plattenepithelhyperplasie (Lichen simplex chronicus) mit Befall der Labia majora et minora einer 22jährigen Patientin: typische zentrale, rotbraune, hirnwindungsartige Vergrößerung des Hautreliefs und solitäre Papeln im Randbereich der Dermatose (Oberschenkelinnenseite).

durch häufiges Kratzen nahezu regelmäßig erosive Defekte oder Rhagaden nachweisbar, die zu Sekundärinfektionen führen können. Das Leitsymptom beider Erkrankungen ist der Pruritus vulvae.

Während man bei der squamösen Hyperplasie lokal irritierende Substanzen als Ursache für die Erkrankung vermutet, bleibt die Ätiologie des Lichen simplex unklar. Es wird diskutiert, ob Streßfaktoren einen begünstigenden Einfluß auf die Entstehung dieser Erkrankung haben [34].

Differentialdiagnostisch muß ein Lichen sclerosus ausgeschlossen werden. Bei flüchtiger Diagnostik kann eine squamöse Hyperplasie mit einer intraepithelialen Neoplasie der Vulva verwechselt werden. Differentialdiagnostisch auszuschließen ist auch eine Psoriasis. Üblicherweise sind die Hautveränderungen bei der Psoriasis schärfer gegen die gesunde Haut abgrenzbar als beim Lichen simplex chronicus. Außerdem finden sich in aller Regel zusätzliche extragenitale Hautveränderungen im Gesicht und an den Extremitäten. Der Lichen simplex chronicus kann gelegentlich mit einer genitalen Candida-Infektion verwechselt werden. Die Symptomatik der Candidiasis ist aber eher kurzfristig. Zudem bestehen oft begleitend vaginale Beschwerden im Sinne einer Vulvo-Vaginitis zusammen mit einer typischen Fluorsymptomatik.

Sowohl bei der squamösen Hyperplasie als auch beim Lichen simplex chronicus steht die Beseitigung des Pruritus vulvae im Vordergrund der therapeutischen Bemühungen. Bei beiden Erkrankungen ist zunächst die lokale Anwendung von Betamethason-haltigen Salben ein- bis zweimal täglich indiziert. Wird darunter keine therapeutische Wirksamkeit erreicht, sollten hochpotente Kortikoide, z.B. Clobetasol-Proprionat (Dermoxin-Creme®),

[1]*Von der Anwendung einer 2%igen Testosteron-Propionat-Salbe sollte wegen mangelnder Wirksamkeit und nicht zu unterschätzender virilisierender Nebenwirkungen abgesehen werden!*

auf die veränderten Hautareale aufgetragen werden. Sie können beispielsweise zweimal täglich aufgetragen werden, bis ein Behandlungserfolg von der Patientin angegeben wird. Dann kann in sparsamer Dosierung auf ein niederpotentes Kortikoid zurückgegriffen werden. Besteht eine Sekundärinfektion, muß diese mittels einer oralen Antibiotikagabe behandelt werden.

Bei der squamösen Hyperplasie sollten Anstrengungen unternommen werden, die auslösenden Substanzen, z. B. Perubalsam, Parabene, ausfindig zu machen. Denn durch Entzug solcher auslösenden Substanzen wird der Krankheitsverlauf günstig beeinflußt.

3 Infektionskrankheiten

Infektiöse Erkrankungen der Vulva sind wichtige und häufige Probleme in der gynäkologischen Sprechstunde. Fast jede Frau erleidet im Lauf ihres Lebens zumindest einmal Beschwerden an der Vulva, die auf eine genitale Infektion zurückzuführen sind. In den letzten Jahren ist eine Verschiebung der Erkrankungshäufigkeit bestimmter gynäkologischer Infektionen eingetreten. So werden der auf eine Syphilis zurückzuführende Primäraffekt oder die Genitaltuberkulose nur noch äußerst selten diagnostiziert. Außerdem bestimmen regionale Unterschiede die Häufigkeit des Auftretens bestimmter Infektionserkrankungen im Genitalbereich. Das Lymphogranuloma venereum und das Granuloma inguinale treten beispielsweise nur ganz selten im europäischen Raum auf. Angesichts der Vielzahl der genitalen Infektionskrankheiten, die Beschwerden an der Vulva hervorrufen, werden in den folgenden Abschnitten die wichtigsten Erkrankungen beschrieben.

3.1 Candidose

Unter einer vulvovaginalen Candidose versteht man eine Infektion mit Sproßpilzen der Gattung Candida. Überwiegend werden Entzündungen an Vulva und/oder Vagina durch Candida albicans ausgelöst, selten wird Candida glabrata nachgewiesen. Der Candida-Nachweis ohne subjektive Beschwerden oder Krankheitszeichen bedeutet eine Kolonisation und keine Infektion, so daß keine Behandlung indiziert ist. Vermutlich liegt eine Kolonisation bei gesunden prämenopausalen Frauen in 10%, bei gesunden postmenopausalen Frauen in 5–10% vor. Während der Schwangerschaft und unter einer Antibiotikabehandlung kann die Kolonisationsrate bis auf 30% ansteigen.

Im Vordergrund der **Beschwerden** steht ein Pruritus vulvae mit oder ohne Fluor vaginalis. Wenn Fluor nachweisbar ist, hat er ein charakteristisches weiß-gelbes Aussehen und ist von dicker, käseähnlicher Beschaffenheit. Die Symptome verschlimmern sich im warmen Milieu, z. B. nachts im Bett oder beim Tragen von Synthetik-Bekleidung. Selten besteht ein unangenehmer Geruch, häufig klagen die Patientinnen jedoch über Dyspareunie und Dysurie.

Klinisch wird die Vulva-Candidose in drei Formen eingeteilt [10]:
- **Vesikulöse Form:** Bei der vesikulösen Form finden sich zierstecknadelkopfgroße helle bis gelbliche Bläschen, die von einem Erythemsaum begrenzt werden. Im Verlauf der Erkrankung entstehen nach Ruptur der Bläschen erosive Substanzdefekte.
- **Diffus-ekzematöse Form:** Bei der diffus-ekzematösen Form tritt eine diffuse Schwellung und Rötung der Schamlippen ein, wobei sich am Rand des Ekzems ein schmaler Schuppensaum ausbildet (Abb. 1-5).
- **Follikuläre Form:** Bei der follikulären Form bilden sich an den Haarfollikeln der großen Labien und/oder des Mons pubis Pusteln und Papeln. Unabhängig vom klinischen Bild bestehen häufig auch Fissuren.

Diagnostisch steht zunächst die Inspektion der Vulva sowie der Vagina im Vordergrund. Die Spekulumuntersuchung zeigt zähflüssigen Fluor an den Scheidenwänden und der Zervix sowie eine Rötung der Vagina. Der pH-Wert der Vagina liegt unter 4,5. Ein Nativpräparat sollte mittels eines Abstrichtupfers aus dem Vaginalsekret gewonnen und auf einen Objektträger aufgebracht werden, wo es mit einem Tropfen physiologischer Kochsalzlösung vermischt wird. Die mikroskopische Untersuchung des Nativabstrichs gelingt am besten im Phasenkontrastbild. Im Nativpräparat zeigt sich typischerweise eine Döderlein-Flora. Bei ausgeprägter Pilzbesiedelung der Vagina, d. h. bei einer Keimzahl von mindestens 10^4/ml, sind Sproßzellen und Pilzhyphen nachweisbar.

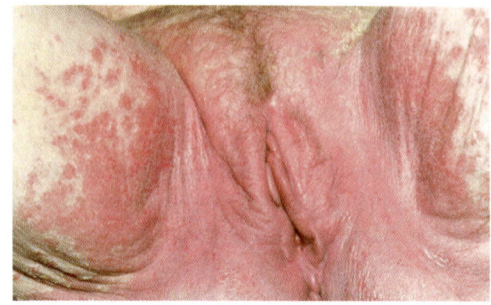

Abb. 1-5
Candidose bei einer 75jährigen Patientin: typische archipelartige Effloreszenzen im Randbereich und erosiv schuppende, mazerierte Haut im Vulva- und Genitalkruralbereich.

Ein negatives Ergebnis im Nativpräparat berechtigt nicht zu der Annahme, daß keine Pilzinfektion vorliegt.[1] Bei der Infektion mit Candida glabrata werden beispielsweise nie Pseudomyzelien ausgebildet. Gelingt daher der Pilznachweis im Nativpräparat nicht, muß eine Pilzkultur mit selektiven Nährböden angelegt werden. Zur Anzüchtung von Sproßpilzen wird Vaginalsekret mit einem Wattetupfer auf Sabouraud-Glukose-Agar oder einen anderen geeigneten Agar ausgestrichen. Die Kultur wird bei 37 °C im Brutschrank bebrütet und kann nach 24 bis 48 Stunden abgelesen werden. Zur differenzierten Identifizierung der Pilzart können Subkulturen auf Reisagar angelegt werden.

Differentialdiagnostisch müssen von der Vulva-Candidose andere gynäkologische Infektionen abgegrenzt werden. Des weiteren müssen nicht durch Erreger hervorgerufene, mit einem Pruritus vulvae einhergehende Erkrankungen der Vulva, z. B. ein Lichen sclerosus, ausgeschlossen werden. Bei Superinfektion einer bereits bestehenden Dermatose kann deren Erscheinungsbild eventuell nur geringfügig verändert sein. Ekzematöse Veränderungen können auf eine Kontaktallergie oder auf übertriebene Hygienemaßnahmen zurückgeführt werden. Bestehen trotz fehlendem Nachweis einer Candidose subjektive Beschwerden, muß die Diagnose einer Genital-Candidose kritisch hinterfragt werden. Eine unkritische Behandlung mit Antimykotika führt insbesondere bei der Lokalbehandlung oft zu einer Verschlechterung des Beschwerdebildes. Auch ist nicht jeder Nachweis vereinzelter Hefepilzkolonien der Beweis einer Vaginal-Candidose. Differentialdiagnostisch muß eine Vulvodynie ausgeschlossen werden. Nicht selten berichten Patientinnen mit einer Vulvodynie über eine bis zur Diagnosestellung lange Zeit erfolglos durchgeführte antimykotische Therapie.

Die **Therapie** der genitalen Candida-Infektion erfolgt üblicherweise zunächst lokal mit Imidazolcremes und entsprechenden Vaginaltabletten oder Ovula. Je nach im Handel befindlichen Präparaten erfolgt die vaginale Anwendung einmal täglich über einen Zeitraum von 1, 3 oder 6 Tagen. Die antimykotischen Salben können mehrfach täglich auf die entzündete Haut der Vulva aufgetragen werden.

Bei trotz suffizienter Lokalbehandlung **therapieresistenter** Candida-Infektion sollte nach Einleitung einer weiterführenden Diagnostik des Gastrointestinaltrakts die systemische Behandlung mit oralen Triazolen, Fluconazol (Diflucan®, Fungata®) oder Itraconazol (Siros®), durchgeführt werden. Werden in der Mund- oder der Darmflora Candida-Hyphen nachgewiesen, ist dieser Nachweis nicht unbedingt pathognomonisch für die genitale Infektion. Sollte eine übermäßige Candida-albicans-Besiedlung des Darms (> 10^4 KbE/g Stuhl) durch Stuhluntersuchungen nachgewiesen werden, muß eine orale antimykotische Therapie, z. B. mit Nystatin, diskutiert werden.

Eine Partnerbehandlung wird heute immer noch häufig gefordert, ist aber nur in wenigen Fällen erforderlich. Placebokontrollierte Doppelblindstudien haben ergeben, daß die Partnerbehandlung zu keiner signifikanten Verbesserung der Heilungsrate führt [21]. Bei chronisch rezidivierender Candidose oder bei Beschwerden des Partners sollten aber Penis und Sperma des Partners untersucht werden. Bei Nachweis einer genitalen Pilzinfektion des Partners ist die orale Triazotherapie sinnvoll.

3.2 Tinea

Die Tinea der freien Haut ist eine der häufigsten, durch Fadenpilze (Dermatophyten) hervorgerufene entzündliche Hauterkrankung. Eintrittspforte der Erreger ist in vielen Fällen der Zwischenzehenraum. Von hier aus kann sich die Infektion auf andere Anteile des Fußes und auf die Leiste ausbreiten [15]. Die Tinea inguinalis, mit Ausbildung entzündlicher Veränderungen an der Außenseite der Labia majora, dem Mons pubis, den Genitokruralfalten und der angrenzenden Haut (Abb. 1-6), tritt bei der Frau selten auf.

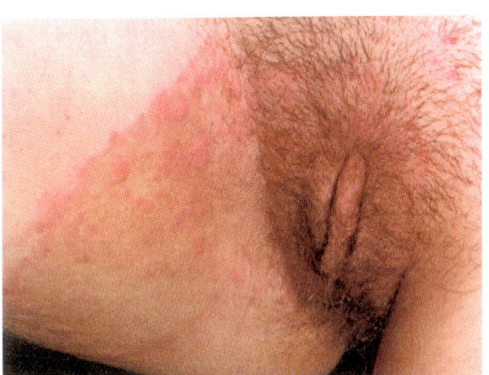

Abb. 1-6
Tinea inguinalis bei einer 23jährigen Patientin: typische, zentrifugal sich ausbreitende Dermatophyteninfektion mit zentraler, bräunlich pigmentierter „Abheilungszone" und scharf begrenztem, entzündlich gerötetem und schuppendem aktivem Randbereich. Im zentralen Bezirk finden sich kleine entzündliche Granulome, meist im Bereich der Haarbälge. Die Vulva im Bereich der Labia majora außen ist mitbefallen.

Die zahlenmäßig wichtigsten **Erreger** sind die anthropophilen Dermatophyten, die bei entsprechender Infektion eher mäßige entzündliche Veränderungen hervorrufen. Stärkere Entzündungsreaktionen werden von den bei Tieren und in der Erde vorkommenden zoophilen und geophilen Dermatophyten ausgebildet. Die klinisch bedeutsamsten Vertreter der anthropophilen Dermatophyten sind Trichophyton rubrum und Trichophyton mentagrophytes, der bedeutsamste Erreger der zoophilen Dermatophyten ist Microsporum canis, und der bedeutsamste Erreger der geophilen Dermatophyten ist Microsporum gypseum.

Leitsymptom der Tinea inguinalis ist der Pruritus. Die infizierte Haut weist Rötung und Schuppung mit geringem kutanen Infiltrat auf. Charakteristisch ist eine zentrifugale Ausbreitung mit scheinbarer zentraler Abheilung. Im Randbereich der Veränderungen zeigt sich ein schmaler rötlicher Saum.

Die **Diagnose** einer Tinea inguinalis kann durch die Inspektion der veränderten Haut vermutet werden, muß aber durch den Erregernachweis gesichert werden. Die Materialgewinnung für den Erregernachweis sollte im Randbereich erfolgen. Durch tangentiales Schaben mit einem Skalpell können reichlich Hautschuppen gewonnen werden. Diese werden mikroskopisch und kulturell untersucht. Ein einwandfreier Erregernachweis ist nur mittels Kultur zu führen. Die Anzüchtung der Dermatophyten erfolgt auf Kimmig- oder Sabouraud-Glukose-Agar bei 28 °C. Da die Erreger nur langsam wachsen, ist mit einem Ergebnis erst nach drei bis vier Wochen zu rechnen.

Therapeutisch sind topisch und systemisch wirksame Antimykotika anwendbar. Zunächst sollte eine topische Behandlung eingeleitet werden. Für die Lokaltherapie geeignet sind Azole (Clotrimazol, Miconazol, Econazol), Hydroxypyridone (Ciclopiroxolamin) und Allylamine (Naftifin, Terbinafin). Eine konsequente Weiterführung der Lokaltherapie bis vier Wochen nach klinischer Abheilung wird empfohlen. Eine systemische Therapie ist bei der Tinea inguinalis nur im Einzelfall notwendig. Wenn erforderlich, wird sie in Kombination mit einer Lokaltherapie durchgeführt. Zur systemischen Therapie eignen sich Griseofulvin oder Azole (Ketoconazol, Itraconazol, Fluconazol). Um einen dauerhaften Therapieerfolg zu erreichen, sollten begleitend zur medikamentösen Therapie Krankheitserreger verbreitende Gegenstände, z. B. Kleidungsstücke, desinfiziert bzw. saniert werden.

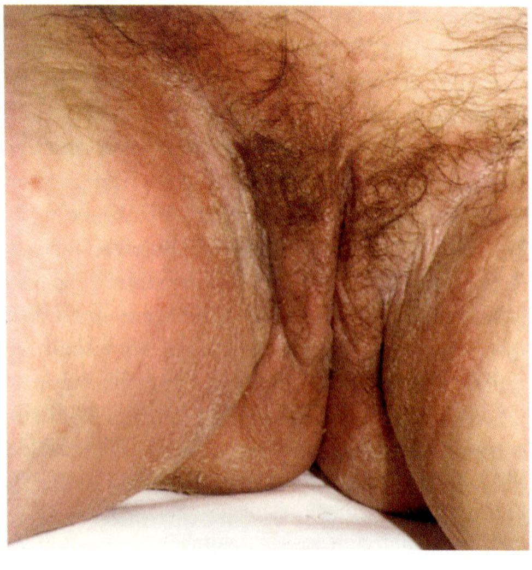

3.3 Bakterielle Infektionen

Bakterielle Hautinfektionen können an der Vulva in gleicher Form auftreten wie an anderen Stellen des Körpers. Im Vulvabereich von klinischer Bedeutung sind das Erysipel, Furunkel und Karbunkel. Die häufigsten Erreger von Hautinfektionen sind Staphylococcus aureus und Streptococcus pyogenes. Beide Erreger führen zur Ausbildung einer eitrigen Infektion. Schwere Hautinfektionen treten bei gesunden Menschen selten auf.

3.3.1 Erysipel

Das Erysipel, auch Wundrose oder Rotlauf genannt, wird durch eine Infektion mit β-hämolysierenden Streptokokken der Lancefield-Gruppe A ausgelöst. Oft kommt es zu einer eindrucksvollen klinischen Symptomatik. Innerhalb von wenigen Stunden bis zu drei Tage nach dem Eindringen von Streptokokken der Gruppe A in die Lymphspalten der Haut tritt das Erysipel auf und führt zu entzündlichen Veränderungen der Haut und des subkutanen Fett- und Bindegewebes. Eintrittspforten sind meist kaum sichtbare Rhagaden oder Mikrotraumen. Bei rezidivierendem Erysipel der Vulva kann es durch bindegewebige Organisation des entzündlich bedingten Ödems zu einer Vergrößerung der Vulva im Sinne einer Elephantiasis kommen.

Das **klinische Bild** ist geprägt durch eine schmerzhafte, schnell fortschreitende, flammende, überwärmte Rötung, initial mit Entwicklung von Schüttelfrost und Fieber bis 40 °C. Bei der Inspektion der betroffenen Haut der Vulva zeigt sich zunächst eine scharf gegen die gesunde Haut abgrenzbare homogene Rötung (Abb. 1-7) bei noch nicht ödematöser Haut. Die regionären inguinalen Lymphknoten sind deutlich geschwollen und druckdolent.

Die klassischen **Entzündungsparameter** – C-reaktives Protein (CRP) und die Leukozytenzahl – sind erhöht. Die Diagnosestellung erfolgt in der Regel nach klinischen Gesichtspunkten, da der mikrobiologische Nachweis der Streptokokken aufgrund des Ausbreitungsweges in den Lymphspalten unterhalb der intakten Kutis nur selten gelingt.

Eine schwere **Komplikation** stellt die enorme Gewebszerstörung der Vulva im Sinne einer Gangrän dar. Glücklicherweise tritt ein solch schweres Krankheitsbild bei frühzeitiger Diagnosestellung

Abb. 1-7
Erysipel der Vulva bei einer 58jährigen Patientin: überwärmter, in den Randbereichen hellroter, scharf begrenzter, ödematöser Bezirk mit intakter Haut, im Inguinal- und Genitoanalbereich mehr düsterrot und erosiv nach inadäquat vorausgegangener Lokaltherapie. Regionäre Lymphknoten vergrößert, nicht verbacken, druckschmerzhaft. BSG 100/125 n.W., Leukozyten 17 000/mm³, Temperatur 38,5 °C, initial Schüttelfrost. Die Eintrittspforte war eine Rhagade im Bereich der Rima ani.

und konsequenter Antibiotikabehandlung nur sehr selten auf.

Die **Therapie** der Wahl ist systemische intravenöse Gabe von Penicillin G. Eine Therapiedauer von 8 bis 10 Tagen wird empfohlen, wobei unter adäquater Therapie bei der Patientin eine Beschwerdefreiheit nach 24 bis 48 Stunden erreicht werden sollte. Bei Versagen der Therapie können Cephalosporine, Erythromycin oder neuere Makrolide, z.B. Clarithromycin verordnet werden.

3.3.2 Furunkel

Furunkel sind abszedierende Entzündungen eines Haarfollikels oder einer Talgdrüse. Sie werden durch eine Infektion mit Koagulase-positiven Staphylokokken (Staphylococcus aureus) hervorgerufen. Fließen mehrere Furunkel zusammen, entsteht als schwerste Verlaufsform ein Karbunkel.

Die **klinische Beschwerdesymptomatik** ist durch einen Spannungsschmerz gekennzeichnet. Es bildet sich eine Papel mit entzündlich geröteter umgebender Haut aus, die zentral von einem Haar durchbohrt wird. Im weiteren Verlauf tritt zentral eine Nekrose auf; es kommt zur Fluktuation und Abszedierung, wobei sich der zentral gelegene Nekrosepfropf abstößt. Entstehen Karbunkel, bilden die Patientinnen Fieber aus. Häufig sind die inguinalen Lymphknoten schmerzhaft vergrößert.

Therapeutisch muß bei großherdigen Veränderungen die chirurgische Drainage erwogen werden. Bei der Auswahl geeigneter Antibiotika ist zu berücksichtigen, daß Staphylococcus-aureus-Stämme häufig eine Resistenz gegen Penicillin entwickelt haben. Die orale Gabe von Cephalosporinen oder Aminopenicillinen in Kombination mit β-Laktamase-Hemmern wird heute empfohlen. Gegebenenfalls ist eine antibiotische Therapie nach Antibiogramm einzuleiten.

3.3.3 Erythrasma

Als Erythrasma bezeichnet man Hautinfektionen, die durch das Corynebacterium minutissimum hervorgerufen werden. Bevorzugt sind ältere Frauen betroffen. Durch die Porphyrinbildung der Korynebakterien kommt es zu einer rot-braunen Veränderung der Haut. Feucht-warme Verhältnisse, Adipositas und Diabetes mellitus sowie unzureichende hygienische Maßnahmen begünstigen die Ausbildung des Krankheitsbildes.

Zunächst entwickeln sich unregelmäßig begrenzte rosafarbene Flecke, die später in eine Braunverfärbung übergehen. Zudem kommt es zu schuppigen Epithelabschilferungen. Von den Patientinnen werden selten Beschwerden geschildert. Die kulturelle Anzüchtung des Erregers ist schwierig.

Diagnostisch hilfreich ist die Beurteilung der Hautveränderungen mittels Wood-Lampe, worunter sich die Läsion korallenrot oder orange darstellt.

Die **Therapie** erfolgt mit Imidazolderivaten (Clotrimazol, Miconazol, Econazol). Begleitend sollte durch Einhaltung hygienischer Maßnahmen, Gewichtsreduktion und suffiziente Einstellung eines manifesten Diabetes mellitus der Verlauf günstig beeinflußt werden.

3.4 Condylomata acuminata

Condylomata acuminata sind die häufigsten benignen Tumoren des äußeren Genitoanalbereichs. Sie werden durch humane Papillomaviren (HPV) hervorgerufen. Von der mehr als 80 verschiedene Genotypen umfassenden Familie der HPV können über 30 Typen zu Infektionen im Genitoanalbereich führen. Die meisten HPV-Infektionen verlaufen asymptomatisch oder subklinisch. Sichtbare Condylomata acuminata sind in über 90% aller Fälle mit dem Nachweis der sog. Low-risk-HPV-Typen 6 und 11 [11] assoziiert.

Die **Übertragung** von HPV ist durch den Geschlechtsverkehr, aber auch durch Schmierinfektionen und durch gemeinsames Baden möglich. Bei der Geburt können HPV im Geburtskanal von der Mutter auf das Neugeborene übertragen werden. Später kann es beim Kind zur Ausbildung genitoanaler Warzen, äußerst selten auch zur Ausbildung von Larynxpapillomen kommen.

Treten Condylomata acuminata im **Kindesalter** auf (Abb. 1-8), muß auch an sexuellen Mißbrauch gedacht werden, der aber letztendlich in weniger als der Hälfte der Fälle tatsächlich stattgefunden hat [13].[1] Gerade im Kindesalter stellt die Auto- bzw. Heteroinokulation, z.B. ausgehend von Fingerwarzen (HPV Typ 2), einen anderen denkbaren Übertragungsweg dar.

Die **Inkubationszeit** genitoanaler Warzen ist sehr variabel und liegt zwischen vier Wochen und mehreren Monaten. Den wichtigsten unabhängigen Risikofaktor stellt die Anzahl der Sexualpartner dar. Treten Condylomata acuminata auf, bestehen oft keine Symptome. Seltene Begleitsymptome sind Pruritus vulvae, Brennen und Fluor. Condylomata acuminata können über Monate und Jahre persistieren. Eine spontane Abheilung der Warzen tritt in bis zu 30% der Fälle ein.

Die **Diagnostik** erfolgt durch die Inspektion und die kolposkopische Untersuchung unter Anwendung der Essigsäureprobe (3%ig). Wegen der häufigen Koexistenz kondylomatöser Veränderungen oder intraepithelialer Neoplasien von Vagina und Cervix uteri ist eine Spekulumeinstellung mit kol-

---

[1] Bei Auftreten von Condylomata acuminata im Kindesalter muß auch an sexuellen Mißbrauch gedacht werden!

1 Gutartige Erkrankungen der Vulva

V. Küppers, H. G. Bender

¹Eine Spekulumeinstellung mit kolposkopischer Untersuchung ist aufgrund der häufigen Koexistenz kondylomatöser Veränderungen oder intraepithelialer Neoplasien von Vagina und Cervix uteri obligatorisch!

poskopischer Untersuchung obligatorisch (Abb. 1-9).[1] Condylomata acuminata sind häufig multifokal angeordnet. Bei periurethralem Sitz am Meatus urethrae sollte zum Ausschluß intraurethraler Condylomata acuminata eine Urethroskopie durchgeführt werden. Eine proktoskopische Untersuchung zum Ausschluß intraanaler kondylomatöser Veränderungen wird erforderlich, wenn perianale Condylomata acuminata nachweisbar sind. Bei eindeutiger klinischer Diagnosestellung neu aufgetretener Condylomata acuminata ist eine histologische Abklärung nicht unbedingt notwendig. Allerdings sollte bei zweifelhaften Veränderungen oder bei häufig rezidivierenden Veränderungen nicht auf eine histologische Abklärung verzichtet werden.

Differentialdiagnostisch ist insbesondere die Ausbildung einer intraepithelialen Neoplasie der Vulva (VIN) abzuklären. Die Mikropapillomatosis labialis vulvae, die einen Normalbefund darstellt (Abb. 1-10), sollte unbedingt von Condylomata acuminata abgegrenzt werden. Sie bedarf keiner Therapie.

Werden Condylomata acuminata zweifelsfrei nachgewiesen, stehen **unterschiedliche Therapieverfahren** zur Verfügung. Die chirurgischen Verfahren werden den medikamentösen Verfahren gegenübergestellt. Bei ausgedehnten Veränderungen wird die CO_2-Lasertherapie unter kolposkopischer Kontrolle empfohlen, welche die besten kosmetischen Ergebnisse erreicht. Alternativ dazu können elektrochirurgische Maßnahmen vorgenommen werden. Die beiden Therapieverfahren werden in Lokalanästhesie oder Vollnarkose durchgeführt.

Medikamentös wurde bislang am häufigsten eine Lokalbehandlung mit Podophyllin eingeleitet. Eine solche Therapie wird aber heute wegen der vergleichsweise niedrigen Wirksamkeit bei gleichzeitig bestehender, nicht zu vernachlässigender Toxizität nicht mehr empfohlen [31]. Statt dessen ist eine Behandlung mit Podophyllotoxin als 0,5%-Lösung oder als 0,15%-Creme für die Behandlung extern gelegener Warzen einzuleiten. Anders als bei der Podophyllin-Behandlung können diese beiden Substanzen von der Patientin selbst aufgetragen werden. Allerdings ist die 0,5%-Lösung nur bei

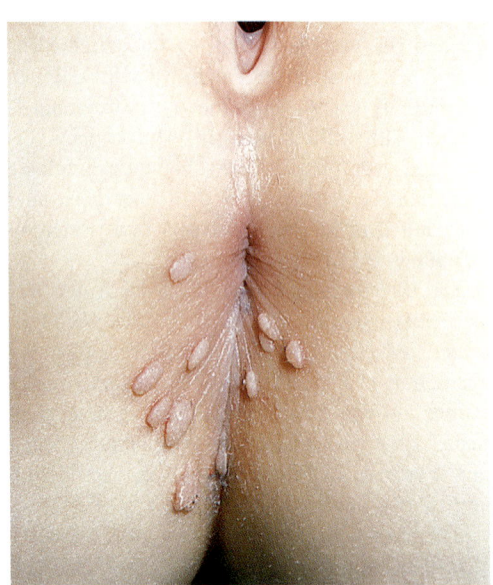

Abb. 1-8
Perianale Condylomata acuminata bei einem vierjährigen Mädchen.

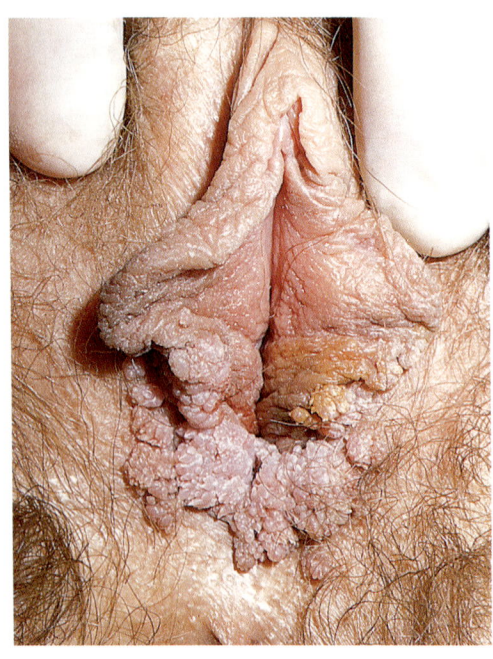
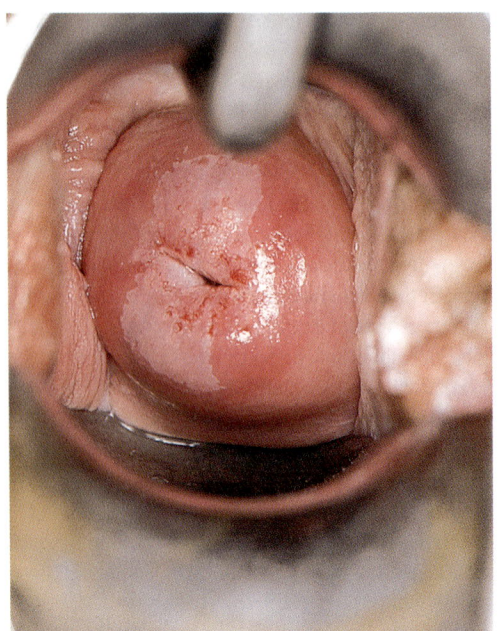

Abb. 1-9
22jährige Patientin mit HPV-assoziierten Veränderungen des unteren Genitaltrakts.
a) Condylomata acuminata der Vulva.
b) Essigweißes Epithel der Cervix uteri, zytologisch PAP IIID (leichte Dyskaryosis).

Männern zugelassen. Größere Bedeutung haben in den letzten Jahren auch die sog. Immune-Response-Modifier (IRM) erlangt. Für die Therapie der externen genitalen Warzen zugelassen ist die Imiquimod-5%-Creme [4].

Trichloressigsäure, die in einer 70- bis 85%igen Konzentration angewendet werden darf, führt nach Auftragen auf der Haut zu Zellnekrosen. Es ist die einzige medikamentöse Therapie, die beim Vorliegen externer genitaler Warzen in der **Schwangerschaft** zugelassen ist. Trichloressigsäure wird vom Arzt mit einem Wattetupfer auf die Warzen aufgebracht. Unter der Behandlung wird von den Patientinnen oft über Brennen und Schmerzen geklagt. Die Auftragung sollte nur in kleinsten Mengen erfolgen.

3.5 Herpes zoster

Der Herpes zoster ist eine Viruserkrankung, die durch das Varizellen-Zoster-Virus ausgelöst wird. Während das Virus bei der Erstinfektion die Windpocken verursacht, löst der gleiche Erreger bei erneuter Erkrankung den Herpes zoster aus. Dies geschieht dann, wenn der Erreger, der nach der Erstinfektion in den Spinalganglien verblieben ist, erneut aktiviert wird.

Typischerweise beginnt die **Symptomatik** zunächst mit brennenden oder dumpfen Schmerzen innerhalb eines Hautsegments. Etwa zwei Tage später folgt ein bläschenförmiger Hautausschlag in dem gleichen Segment, begleitet von ödematös, entzündlich geröteter Umgebungsreaktion der Haut. Die Bläschen können unterschiedlich groß sein. Neue Effloreszenzen können zu den bereits bestehenden hinzutreten. Nach ein bis zwei Wochen heilen die Bläschen langsam unter Krustenbildung ab. Gleichzeitig gehen die Schmerzen deutlich zurück. Selten entwickelt sich eine noch viele Monate anhaltende Zosterneuralgie.

Der Herpes Zoster an der Vulva sollte zur Prophylaxe bakterieller und mykotischer Superinfektionen lokal behandelt werden. Zusätzlich empfiehlt sich eine systemische intravenöse Therapie mit Aciclovir. Bei immunsupprimierten Patientinnen sind die Dosierungen evtl. zu erhöhen. Bei starken Schmerzen ist die symptomatische Behandlung mit Schmerzmitteln, z. B. Paracetamol, zu diskutieren. Die Zosterneuralgie sollte mit Carbamazepin behandelt werden.

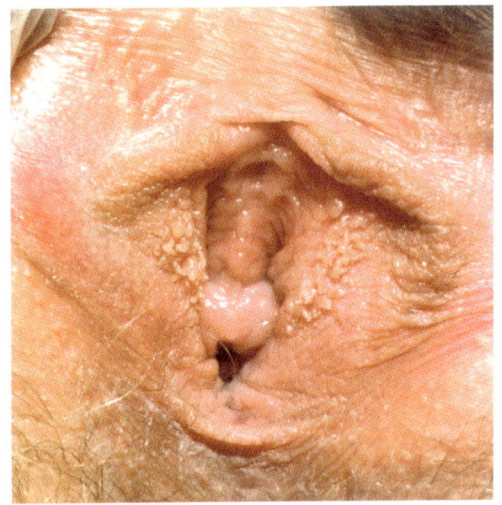

Abb. 1–10
Micropapillomatosis labialis vulvae an der Innenseite der Labia minora.

3.6 Wurminfektionen

3.6.1 Oxyuriasis

Eine häufige Wurmerkrankung der Vulva stellt die Oxyuriasis dar. Die Darminfektion mit Oxyuren kann einen Pruritus vulvae hervorrufen. Insbesondere im Kindesalter ist bei einem Pruritus vulvae die Oxyuriasis in die differentialdiagnostischen Überlegungen mit einzubeziehen. Würmer oder deren Eier werden bei der klinischen Untersuchung selten nachgewiesen. Hilfreich ist die Durchführung einer Stuhluntersuchung oder die Gewinnung von Wurmeiern durch morgendlich aufgetragene perianale Zellophanfilm-Abrißpräparate.

Die **Therapie** besteht in der Verabreichung eines Anthelminthikums. Gewöhnlich ist die Einmalgabe von Pyrantel (Helmex®) in einer Dosierung von 10 mg/kg KG ausreichend. Während der Schwangerschaft besteht eine relative Kontraindikation gegen die Einnahme dieses Präparats; in der Stillzeit wird eine strenge Indikationsstellung empfohlen.

3.6.2 Schistosomiasis

In Europa tritt die Schistosomiasis (Bilharziose) selten auf. Infektionen mit Schistosoma haematobium und gelegentlich mit Schistosoma mansonii, die ein großes Problem in China, auf den Philippinen, in Ägypten, in Brasilien, im Nord-Senegal und in Uganda darstellen, können zu Veränderungen an der Vulva führen. Eine Vulvabeteiligung tritt auf, wenn die Würmer die Anastomosen des vesikouterovaginalen Venenplexus passieren und ihre Eier in der Haut der Vulva ablegen. Bei der klinischen Untersuchung der Vulva imponieren Papillome, die mitunter nur schwer von Condylomata acuminata zu unterscheiden sind. Therapeutisch

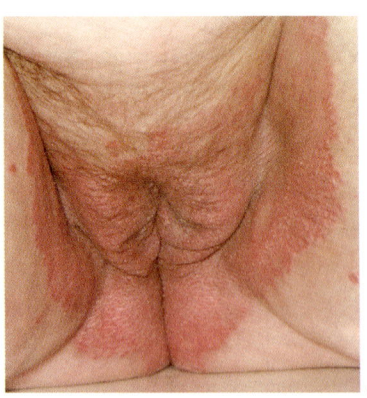
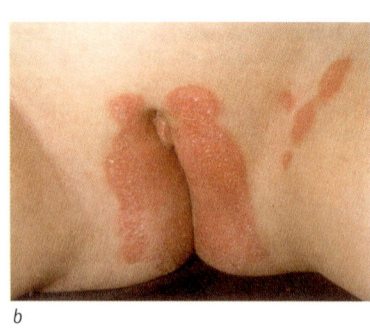

Abb. 1-11
*Psoriasis vulgaris mit scharf, aber unregelmäßig begrenzten, erythematosquamösen, gering silbrig schuppenden Effloreszenzen bei
a) einer 56jährigen und
b) einer elfjährigen Patientin.*

wird die Gabe von Praziquantel (Biltricide®) als Eintagestherapie in einer Dosierung von 2 x 20 mg/kg KG empfohlen.

4 Psoriasis vulgaris

Die Psoriasis zeigt je nach Lokalisation an den verschiedenen Körperstellen ein unterschiedliches Aussehen. Typische Veränderungen an der Vulva sind dicke, rote, schuppende, scharf abgrenzbare Plaques (Abb. 1-11), die bevorzugt in intertriginösen Hautfalten gefunden werden. In diesem Bereich treten häufig Fissuren auf, die zu deutlichen Beschwerden führen. Häufig finden sich die Veränderungen anogenital und extragenital an den Knien, den Ellenbogen und dem behaarten Kopf. An Knie und Ellenbogen weisen die roten Plaques oft eine silbrige Schuppung auf. Tüpfelnägel können die Diagnose erhärten. Bei unklarem klinischem Befund führt in der Regel die histologische Untersuchung einer Vulvabiopsie zur Diagnose. Anamnestisch besteht nicht selten eine familiäre Belastung.

Die Vulva kann lokal mit Triamconolon-haltigen Salben (Volon A®) behandelt werden. Eine bei schweren Verläufen möglicherweise notwendige systemische Behandlung sollte der Dermatologe indizieren. Auch weitere Therapiemaßnahmen müssen mit einem Dermatologen abgestimmt werden. Daher ist es wichtig, daß Patientinnen mit einer Psoriasis interdisziplinär betreut werden.

5 Atopische Dermatitis (Ekzem)

Die atopische Dermatitis ist ein entzündliches Krankheitsbild der Haut, ohne daß eine infektiöse Genese eine Rolle spielt. Es ist von klinischer Bedeutung, ein akut aufgetretenes Ekzem vom chronischen Ekzem der Vulva abzugrenzen. Akut auftretende Ekzeme sind meist Folge einer Kontaktallergie (Typ-IV-Allergie, Tuberkulintyp). Besteht der Verdacht auf ein allergisches Ekzem, muß durch den Dermatologen eine Erhärtung der Verdachtsdiagnose mittels Epikutantest erfolgen. Einige häufig vorkommende Allergene sind in Tabelle 1-4 aufgeführt.

Das **Leitsymptom** des allergischen Kontaktekzems ist der Pruritus vulvae, der etwa 6 bis 48 Stunden nach Berührung mit dem Allergen auftritt. Diese Symptomatik wird begleitet von einem papulovesikulären Erythem. Oft sind die Beschwerden so ausgeprägt, daß es durch Kratzen zu Exkoriationen kommt. Dem Gynäkologen oder Dermatologen werden die Befunde zumeist erst später, wenn bereits ein chronisches Ekzem ausgebildet ist, vorgestellt. Jetzt überwiegt die Lichenifikation der Haut, begleitet von einem mehr oder minder ausgeprägten Erythem. Auch in diesem Stadium der Erkrankung klagen die Patientinnen über einen quälenden Juckreiz.

Differentialdiagnostisch muß eine Psoriasis vulgaris ausgeschlossen werden, die häufig ein viel intensiveres Erythem ausbildet, aber weniger scharf gegen die gesunde Haut abgrenzbar ist. Die silbrige Schuppung der Haut ist hinweisgebend auf eine Psoriasis. Außerdem finden sich oftmals bei genauer Untersuchung an verschiedenen Körperstellen weitere Herde einer Psoriasis.

Therapeutisch steht die Ausschaltung des Allergens im Vordergrund. Bei gravierenden Beschwerden kann zunächst über einen Zeitraum von zwei Wochen zur Linderung der Beschwerden Betamethason-(0,1%-)Creme lokal zwei- bis dreimal täglich lokal appliziert werden. Je nach Ausmaß des Krankheitsbildes sollte die Behandlung mit einem Dermatologen abgestimmt werden.

6 Lichen ruber planus

Beim erosiven Lichen ruber planus finden sich typischerweise an der Schleimhaut des Mundes, der Vulva und der Vagina Erosionen (Abb. 1-12). Zusätzlich finden sich weniger klar abgrenzbare, netzförmige, weiße und violette Papeln oder Plaques. Im Vulvabereich klagen die Patientinnen oft über Schmerzen, Brennen, Dyspareunie und Blutungen nach dem Koitus. Bei den meisten Patientinnen breitet sich im Lauf der Erkrankung die Schleimhautveränderung auf die Scheide aus [26]. An Vulva und Vagina können Adhäsionen auftreten. Gelegentlich ist die Zervix uteri infolge einer im oberen Scheidendrittel gelegenen Stenose nicht einsehbar. Schmerzen an der Mundschleimhaut werden bei der Erstvorstellung nur selten angegeben, können jedoch im weiteren Krankheitsverlauf

Nicht-neoplastische Veränderungen 1

Substanz	Vorkommen	Gruppenallergie	Bemerkungen
Benzocain Oberflächenanästhetikum	in schmerz- und juckreizstillenden Salben, Pudern, Zäpfchen usw.	gegen andere Parastoffe (z. B. Mafenid, Procain, p-Phenylendiamin); häufig	
Neomycinsulfat Antibiotikum, bestehend aus 78–88% Neomycin B und 10–16% Neomycin C	in Sprays, Pudern, Salben, auch in Deodorants möglich	Kanamycin, Paramycin, Gentamycin, Streptomycin, Framycetin (Neomycin B), Paromomycin	
Wollwachsalkohole Gemisch aus Stearinen und aliphatischen Alkoholen aus dem Wollwachs	Badezusätze, Salbengrundlagen, Überzugsschicht bei Kondomen		Wichtigstes Allergen im Wollfett, das aus der Wolle von Schafen gewonnen wird. Wollwachsalkohole sind Grundstoffe von Lanolin, Eucerin, Unguentum leniens, Adeps lanae usw. Diese sind Rohstoffe für Salben und viele kosmetische Produkte
Perubalsam enthält Benzoesäure, Zimtsäure, Koniferylalkohol, Koniferylbenzoat, Benzylcinnamat, Vanillin	Hygienesprays, Puder, Körperlotionen, Suppositorien; wird auch wegen seiner Duftstoffe als Basis für viele Salben, Cremes und Sprays benutzt	mit anderen Balsamen, Benzoetinktur, Deodorants	Perubalsam ist ein Gemisch aus sehr vielen Allergenen
Formaldehyd	Textilien, Textilappreturen, Konservierungsmittel in Cremes, Seifen und Lotionen, Toilettenpapier, Deodorants		
Parabene	Konservierungsmittel in vielen kosmetischen und pharmazeutischen Produkten: Salben, Enthaarungscremes, Deodorants, Körperlotionen, antimykotischen Salben, Kortikosteroidsalben, Pudern	Para-substituierte Substanzen können Kreuzreaktionen mit allen anderen p-Substanzen auslösen, z. B. p-Aminobenzol (Azofarbstoffe), p-Aminobenzolsäure (Sonnenschutzmittel), p-Hydroxybenzoesäure (Konservierungsmittel), p-Aminophenol (Farbstoff und Entwickler), p-Phenylendiamin (Farbstoff), p-Aminosalicylsäure (PAS), Benzocain (Lokalanästhetikum)	
Thiuram-Mix	in Gummi jeglicher Art: Kondome, Fingerlinge, Handschuhe usw., als Desinfektionsmittel in Seifen, Wundsprays und Sonnenschutzmitteln, als Konservierungsmittel in chirurgischem Verbandsmaterial, in Ölen, Fetten		Verwendung in Gummiindustrie als Vulkanisationsbeschleuniger, Konservierungsmittel, Alterungsschutz TMTD = Tetramethylthiuramdisulfid, TMTM = Tetramethylthiurammonosulfid, TETD = Tetraethylthiuramdisulfid, PTD = Dipentamethylthiuramdisulfid
Kolophonium	fungizide, antibakterielle Salben, Zäpfchen	Aminophyllin- und Ethylendiamin-Antihistaminika, Phenothiazine, Piperazin und dessen Derivate, Polyamin	Beim nativen Kolophonium gilt die Abietinsäure als das Hauptallergen. Die allergen wirksamen Bestandteile der modifizierten Produkte sind bisher unbekannt. Im Vordergrund steht die Haftwirkung kolophonium-modifizierter Produkte
PDV-Jod Polivinylpyrrolidin-Jod			Sensibilisierung gegen PVP-Jod ist selten beschrieben und nicht auf das PVP, sondern auf das freigesetzte Jod zurückzuführen [13]

Tabelle 1–4
Allergene, die häufig in Externa oder Bekleidung vorkommen und mit der Vulva in Kontakt kommen können (kein Anspruch auf Vollständigkeit)

Abb. 1-12
49jährige Patientin mit einem erosiven Lichen ruber gingivo-vaginalis.
a) Erosive Defekte am Introitus vaginae,

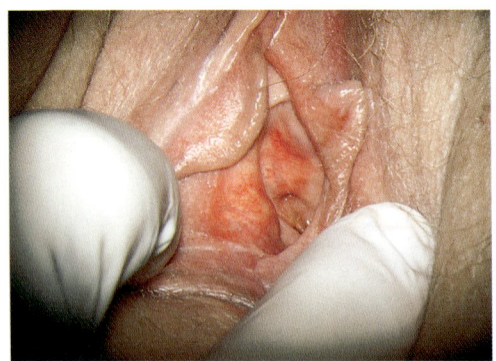

b) typische Veränderungen am Zahnfleisch.

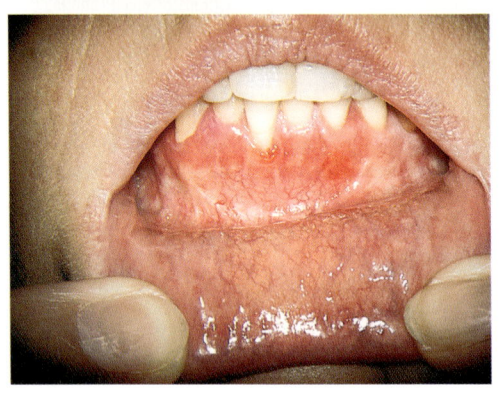

¹Beim Auftreten von Erosionen an der Vulva, die innerhalb von zwei bis drei Wochen nicht abheilen, sollte differentialdiagnostisch immer an einen Pemphigus chronicus vulgaris gedacht werden!

auftreten. Weitere Hautläsionen finden sich beim Lichen ruber an der Innenseite der Handgelenke und an der Vorderseite der Schienbeine: purpurrote polygonale Papeln und pruriginöse Plaques.

Die **Diagnosestellung** erfolgt mittels Inspektion und durch die kolposkopische Untersuchung. Die Sicherung der Diagnose kann durch die histologische Untersuchung erbracht werden.

Therapeutisch wird die lokale Steroidanwendung bevorzugt. Insbesondere bei Ausdehnung auf die Vagina ist die intravaginale Anwendung von Hydrocortison-Rektalschaum (Colifoam®) zu empfehlen. Die Applikation wird von der Patientin selbst vorgenommen; über einen Zeitraum von drei Wochen wird Colifoam® zweimal täglich in die Vagina eingeführt. Je nach Behandlungserfolg kann eine solche Therapie bei einmal täglicher Applikation über ein bis zwei Wochen weitergeführt werden. Während der Behandlung sollte zumindest einmal eine Kontrolluntersuchung zum Ausschluß von Traumata erfolgen.

7 Blasenbildende Dermatosen

Bei blasenbildenden Erkrankungen der Haut kann die Vulva mitbefallen oder sogar Erstmanifestationsort sein. Zu den blasenbildenden Erkrankungen zählen der Pemphigus chronicus und das bullöse Pemphigoid.

7.1 Pemphigus chronicus vulgaris

Der Pemphigus chronicus vulgaris tritt überwiegend bei Patientinnen im mittleren Lebensalter auf und ist klinisch charakterisiert durch schlaffe, tangential verschiebliche Blasen (**Nikolski-Phänomen**). Er kann an der Vulva und Vagina [17] mit primär erosiven Veränderungen beginnen (Abb. 1-13). Daher sollte differentialdiagnostisch an einen Pemphigus chronicus vulgaris gedacht werden, wenn Erosionen an der Vulva auftreten, die innerhalb von zwei bis drei Wochen nicht abheilen.¹ Der Pemphigus chronicus vulgaris kann einen akuten oder einen chronischen Krankheitsverlauf nehmen. Unbehandelt nehmen die Hautläsionen zu, und die Krankheit führt nach wenigen Monaten oder Jahren zum Tod. Die Diagnostik und die Therapie sollte in enger Abstimmung mit einem erfahrenen dermatologischen Fachkollegen erfolgen.

7.2 Bullöses Pemphigoid

Das bullöse Pemphigoid kommt im höheren Lebensalter vor. Höchstwahrscheinlich führen Autoantikörperreaktionen zu einer subepidermalen Blasenbildung. Histologisch findet sich eine lineare IgG-Ablagerung an der Basalmembran. Das klinische Leitsymptom sind straffe, nicht verschiebliche Blasen, die leicht aufplatzen. Im Gegensatz zum Pemphigus chronicus vulgaris besteht aber eine gute Heilungstendenz. Die Diagnostik und die Therapie sollten wie beim Pemphigus chronicus vulgaris in enger Abstimmung mit einem dermatologischen Fachkollegen erfolgen. Im Vordergrund der Be-

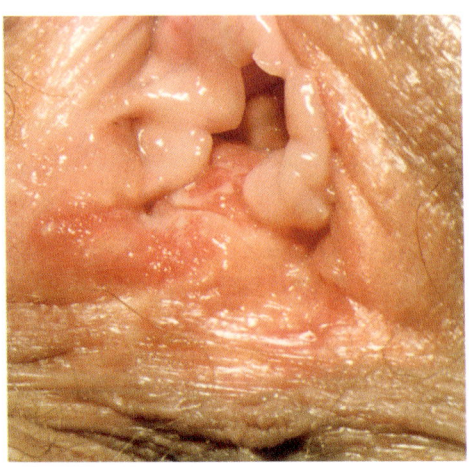
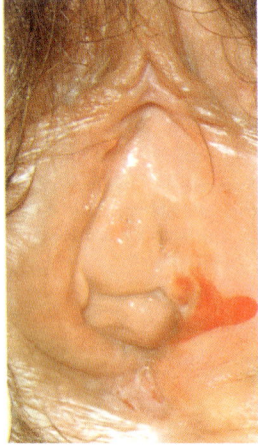

Abb. 1-13
Zwei Fälle von Pemphigus chronicus vulgaris der Vulva: sattrote Erosionen, bei denen sich teilweise die Epidermis im Randbereich wegschieben läßt; keine fibrinoiden Beläge.

handlung steht die **immunsuppressive Therapie**, z.B. mit Azathioprin oder einem Kortisonpräparat. Daneben ist eine symptomatische Behandlung der Wundflächen als selbstverständlich anzusehen.

8 Aphthosen

Aphthen sind schmerzhafte, akut auftretende, scharf abgrenzbare erosive Hautdefekte, die von einem roten Randsaum umgeben und von einem Fibrinbelag bedeckt werden. Meist werden sie nur linsengroß. Es ist umstritten, ob die Aphthen mit Bläschen oder mit Knötchen beginnen. Wahrscheinlich handelt es sich um Vaskulitiden, die zu einer superfiziellen Nekrose der Haut führen. Bei schwerem Krankheitsverlauf treten ausgeprägte Ulzerationen auf. Eine Rezidivneigung wird beobachtet. Prädilektionsstelle für aphthöse Läsionen sind die Mundschleimhaut und das Genitale.

In Abhängigkeit von der Schwere des Krankheitsbildes wird der **Minortyp** (Mikulicz) (Abb. 1-14) vom **Majortyp** (Sutton) unterschieden, die beide nichtinfektiös sind. Der Majortyp verläuft schwerer. Er führt zu Nekrosen tieferer Gewebeschichten mit extremer Schmerzhaftigkeit.

Differentialdiagnostisch müssen ein Herpes genitalis, ein fixes Arzneimittelexanthem sowie das Initialstadium eines Morbus Behçet ausgeschlossen werden.

Die **Therapie** erfolgt symptombezogen. Durch lokale pflegerische Maßnahmen wird eine Superinfektion vermieden. Gelegentlich müssen antimikrobielle Salben zur Infektprophylaxe aufgetragen werden, z.B. 1%iges Tetracyclin. Bei Ulzerationen ist die Lokalbehandlung mit Hydrokortikosteroiden ratsam.

9 Morbus Behçet

Die Behçet-Erkrankung ist durch aphthöse Mundschleimhautveränderungen, ulzeröse Genitalveränderungen (Abb. 1-15), Hypopyoniritis, Gelenkveränderungen sowie andere seltenere Symptome (z.B. Thrombophlebitis, Enzephalomeningitis) charakterisiert. Es handelt sich um eine schubweise, meist chronisch progredient verlaufende Systemvaskulitis mit polytoper Organbeteiligung. Die Patientinnen erkranken in der Regel in der zweiten und dritten Lebensdekade. Die Krankheit tritt bevorzugt in Japan und in den östlichen Mittelmeerländern auf.

Die genitalen Ulzera liegen meist an den Labia minora und majora. Die Ulzera bestehen Wochen bis Monate, sind schmerzhaft und heilen unter Narbenbildung ab. Die **Diagnosestellung** erfolgt durch Ausschluß anderer, differentialdiagnostisch in Frage kommender Erkrankungen: Primäraffekt bei Lues, Ulcus molle, Herpes simplex, traumatische Ulzera.

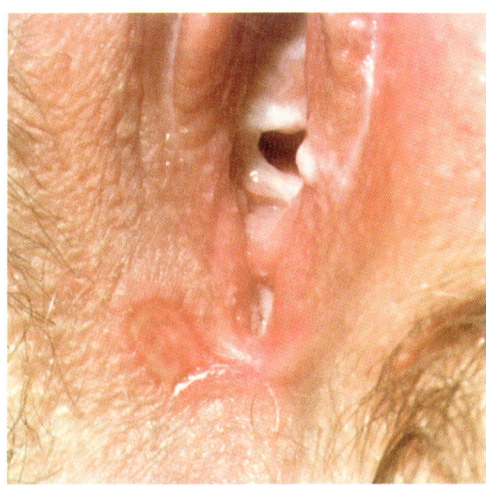

Abb. 1-14
Solitäraphthe bei einer 20jährigen Patientin mit seit Jahren chronisch-rezidivierenden Aphthen im Mundbereich; hier das zweite Rezidiv von Aphthen an der Vulva. BSG 11/32 mm n.W., HLA-Typ: A1, A10, B12, B18

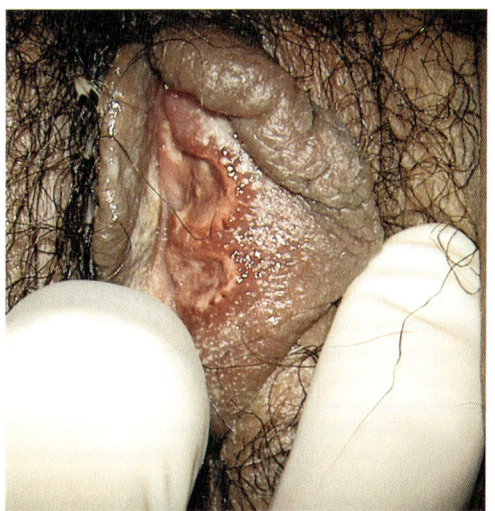

Abb. 1-15
*28jährige Patientin mit einem Morbus Behçet.
a) Ulzerierende Läsionen der Labia minora (links),*

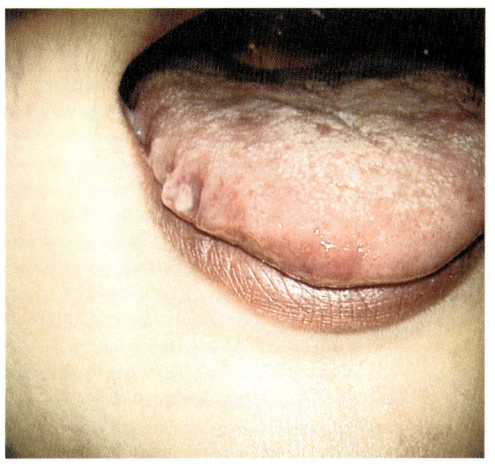

b) ulzerierende Läsionen der Zunge.

Abb. 1-16
19jährige Patientin mit Langerhanszell-Histiozytose der Vulva.

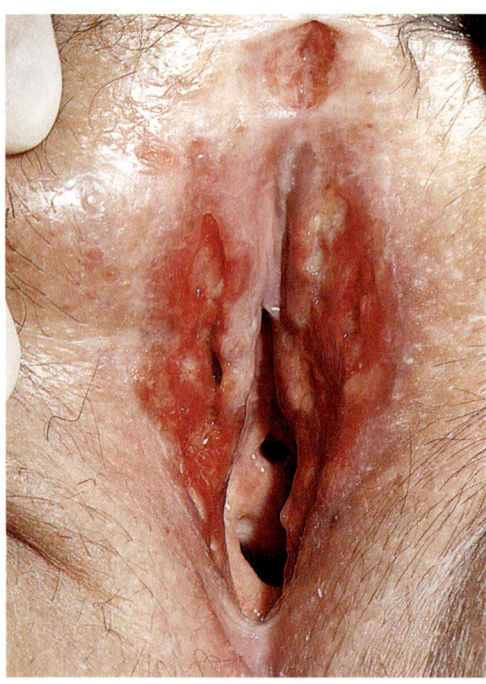

Die **Therapie** sollte gemeinsam mit einem versierten Dermatologen überwacht werden. Eine kausale Therapie ist nicht bekannt. Wegen der ernsten Prognose bei kardiovaskulärer oder neurologischer Symptomatik kann versucht werden, den Verlauf durch Kortikosteroide und andere Immunsuppressiva zu steuern.

10 Langerhanszell-Histiozytose

Der Begriff Langerhanszell-Histiozytose ersetzt den bisher gebräuchlichen Terminus Histiocytosis X.

Tabelle 1-5
Stadieneinteilung der Langerhanszell-Histiozytose.

Stadium	
I	a) solitäre Knochenläsion b) multiple Läsionen in einem oder verschiedenen Knochen
II	> 24 Monate alt zum Zeitpunkt der Diagnosestellung mit einem oder mehreren Symptomen: Diabetes insipidus, Beteiligung von Zähnen, Zahnfleisch, Lymphknoten, Haut, Lunge, Knochen (fokal)
III	a) < 24 Monate alt zum Zeitpunkt der Diagnosestellung mit Organbeteiligung wie unter Stadium II b) > 24 Monate alt zum Zeitpunkt der Diagnosestellung mit Leber- und/oder Milzbeteiligung, massive Knochenbeteiligung mit ausgedehnten Lungenfibrosen (Honigwabenlunge)
IV	Milzdurchmesser > 6 cm, Fieber länger als 1 Monat
V	Monozyten im peripheren Blut (> 20% im Differentialblutbild) zusammen mit Stadium III und IV

Die Langerhanszell-Histiozytose umfaßt drei **Krankheitsbilder**:

- das eosinophile Granulom
- die Hand-Schüller-Christian-Erkrankung
- die Letterer-Siwe-Erkrankung.

Bei allen drei Krankheitsbildern werden proliferierende Zellen nachgewiesen, die strukturell und funktionell Eigenschaften von Langerhans-Zellen haben. Nach heutigem Kenntnisstand repräsentieren diese drei Krankheitsbilder verschiedene Formen der Langerhanszell-Histiozytose:

- **Nicht-systemisch:** solitär innerhalb des Skelettsystems oder außerhalb des Skelettsystems in Lymphknoten oder Lunge (eosinophiles Granulom)
- **Systemisch:** multifokal innerhalb des Skelettsystems (Hand-Schüller-Christian) oder multifokal innerhalb des Skelettsystems und außerhalb des Skelettsystems (Letterer-Siwe).

Die Langerhanszell-Histiozytose befällt meist junge Menschen in den ersten drei Lebensdekaden. In 80% der Fälle sind die betroffenen Patientinnen jünger als 30 Jahre, 50% der Patientinnen sind Kinder unter zehn Jahren. Eine disseminierte Verteilung der Langerhanszell-Histiozyten wird fast ausschließlich bei Kindern unter zwei Jahren nachgewiesen, weswegen dem Erkrankungsalter zum Zeitpunkt der Erstdiagnose der Langerhanszell-Histiozytose prognostische Bedeutung zukommt und daher in das Staging-System aufgenommen wurde (Tab. 1-5).

Der **klinische Verlauf** hängt demnach vom Krankheitsstadium der Langerhanszell-Histiozytose ab. Die ungünstigste Prognose hat die akute, rasch progressive, histiozytär-proliferative Form mit Multiorganbeteiligung, die bei Säuglingen und Kleinkindern gesehen wird und oft tödlich verläuft (Letterer-Siwe). Ein ebenfalls schweres Krankheitsbild ist die chronische, histiozytär-proliferative Form, die in etwa 50% der Fälle letal verläuft (Hand-Schüller-Christian). Günstiger ist der Krankheitsverlauf bei solitären Herden eines histiozytär-proliferativen Infiltrats (eosinophiles Granulom), z. B. an der Haut. Selten befällt die Langerhanszell-Histiozytose die Vulva alleine [29]. Bei solitärem Befund ohne klinische Zeichen einer Hepatosplenomegalie, Lymphadenopathie oder Blutbildveränderungen (Abb. 1-16) handelt es sich meist um eine gute Prognose; möglicherweise tritt sogar eine Spontanheilung ein.

11 Toxische Vulvitis

Toxische Substanzen können nach ein- oder mehrmaligem Auftragen auf die Haut zu einer direkt schädigenden Wirkung führen. Mögliche hautschädigende Wirkstoffe stellen alkoholhaltige Desinfektionsmittel und Trimethylmethanfarbstoffe (Methylviolett, Brillantgrün, Gentianaviolett) dar. Eine häufige Anwendung von Seifen an der Vulva kann auch zu einem toxischen Ekzem führen. Allerdings handelt es sich dann in der Regel um eine geringgradige Hautirritation.

Bei der **klinischen** Untersuchung finden sich Rötung und Blasenbildung, gelegentlich auch die Ausbildung von Nekrosen. Die Beschwerden treten bei stark toxischen Substanzen akut auf. Im weiteren Verlauf kann eine Superinfektion das Krankheitsbild verschlechtern. Bei weniger potenten Noxen besteht ein chronischer Verlauf, der zur Entwicklung einer Lichenifikation führen kann. Bei toxischer Hautschädigung der Vulva wird das Eindringen eines Allergens begünstigt, so daß **allergische Kontaktekzeme** differentialdiagnostisch ausgeschlossen werden müssen. Bei begründetem Verdacht auf das Vorliegen eines allergischen Kontaktekzems sollten entsprechende Allergietestungen eingeleitet werden, z. B. eine Testung der angewandten Seifen und Deodorantien sowie deren weiterer Bestandteile (z. B. Parabene, Perubalsam).

Die **Behandlung** einer toxischen Vulvitis besteht in der lokalen Anwendung von Hydrokortison-haltigen Salben, z. B. mit Triamcinolon. Bei Superinfektion der Dermatitis sollte zusätzlich eine Antibiotikabehandlung eingeleitet werden.

12 Gefäßveränderungen der Vulva

Varizen der Vulva bilden sich überwiegend an den Labia majora aus. Sie sind ein- und beidseitig nachweisbar. Form, Ausdehnung und Größe der Varizen wechseln; im Stehen sind sie besonders prominent. Die Ursachen einer vulvären Varikosis sind die gleichen wie für andere subkutane Venenerweiterungen. Eine familiäre Prädisposition wird angenommen. In der Schwangerschaft führt die durch den vergrößerten Uterus erzeugte Kompression der abführenden Gefäße zu einer Abflußbehinderung und damit zu einer Zunahme des Venendrucks, wodurch die Ausprägung der Varizen verstärkt wird.

Komplikationen der Varikosis sind die Ausbildung von Thrombosen. Es tastet sich ein derber Gefäßstrang, der druckschmerzhaft verdickt ist. Eine umgebende Hautrötung ist typisch. Eine weitere Komplikation stellt die Ruptur von Varizen dar. Diese wird überwiegend während der Geburt beobachtet. Gelegentlich werden aber auch spontane Rupturen oder Rupturen nach einem Trauma beobachtet. Zur Vermeidung größerer Blutverluste sollten zügig Ligaturen der blutenden Gefäße vorgenommen werden.

Eine weitere Gefäßveränderung der Vulva stellt die Ausbildung eines **Angiokeratoms** dar. Subepithelial finden sich innerhalb des Koriums dilatierte Kapillaren. Bei der Untersuchung imponieren etwa stecknadelkopfgroße, dunkelblaue erhabene Knötchen, die an der Oberfläche eine Hyperkeratose aufweisen. Beschwerden treten selten auf.

Bei klinisch unklarer Diagnosestellung sollte ein Knötchen exemplarisch exzidiert werden. Bei multiplen Befunden ist die Behandlung abhängig von den Beschwerden der Patientin. Angiokeratome sind harmlose Hautveränderungen, die nicht grundsätzlich entfernt werden müssen (Abb. 1-17).

13 Acne inversa

Bei der Acne inversa handelt es sich um eine Hautveränderung mit unklarer Ätiologie. An der Außenseite der Labia majora, sich auf die Genitokruralfalten ausdehnend, bilden sich zahlreiche Fistelöffnungen, die von einer livid-rötlichen Haut umgeben werden. Die Fistelgänge sind unterschiedlich lang und verlaufen parallel zur Hautoberfläche. Häufig kommt es zu Hautverziehungen. Aus den Fistelgängen kann sich eitriges Sekret entleeren. Differentialdiagnostisch sind der anorektale Symptomenkomplex und der Morbus Crohn abzugrenzen.

Ein großes Problem stellt die Behandlung der – häufig rezidivierenden – Acne inversa dar. Neben lokal desinfizierenden Maßnahmen (z. B. mit Polyvidonjod) kann eine systemische Behandlung mit Vitamin-A-Säure Derivaten, z. B. mit Isotretinoin (Roaccutan®), versucht werden. Bei Abszeßbildung sind oftmals operative Maßnahmen unumgänglich.

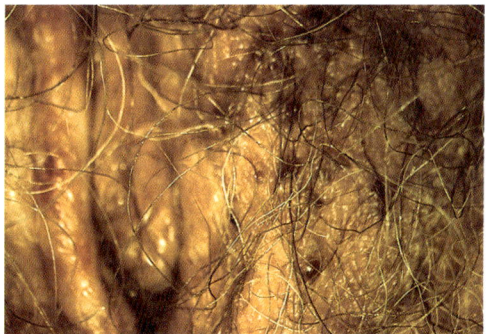

Abb. 1-17
56jährige Patientin mit multiplen Angiokeratomen der Labia majora.

14 Trauma

Traumatisch bedingte Verletzungen der Vulva werden am häufigsten nach Entbindungen gesehen, treten aber auch nach sexuellem Mißbrauch auf. Besonders vulnerabel ist die atrophe Haut während der Kindheit und im Senium.

14.1 Hämatom der Vulva

Hämatome der Vulva werden als Folge eines geburtshilflichen oder stumpfen Traumas beobachtet, treten aber relativ selten auf. Ein stumpfes Trauma wird hervorgerufen durch Pfählungsverletzungen (z. B. Fahrrad, Turnen) oder durch Kohabitationsverletzungen. Bei der Geburt können Hämatome sowohl beim Spontanpartus als auch bei operativ vaginalen Entbindungen entstehen. Wird nach Anlage einer Episiotomie keine ausreichende Blutstillung durchgeführt, kann es ebenfalls zur Entwicklung von Hämatomen der Vulva kommen. Bei sich spontan entwickelnden Hämatomen müssen Gerinnungsstörungen abgeklärt werden.[I]

Als **Akutmaßnahme** bei Ausbildung eines frischen Hämatoms ist die Kälteanwendung, z.B. mit Eisbeuteln, eine sinnvolle Maßnahme. Solche kalten Kompressen helfen gewöhnlich aber nur bei kleinen, wenig symptomatischen Hämatomen. Größere Hämatome müssen operativ revidiert werden. Blutkoagel müssen ausgeräumt werden und die blutenden Gefäße ligiert bzw. umstochen werden. Bei größeren Hämatomen ist die Gefahr einer Nekrosebildung und Infektion der Vulva gegeben. Wird eine Urinretention nachgewiesen, kann wegen einer möglichen Urethrakompression durch das Hämatom die Einlage eines Dauerkatheters notwendig werden. Bei Ausbildung einer Hämaturie sollte durch eine Urethro-Zystoskopie eine Blasen- oder Urethraläsion ausgeschlossen werden.

Werden neben den Hämatomen auch oberflächliche oder tiefe Wunden an der Vulva nachgewiesen, erfolgt die typische chirurgische Versorgung der Wunden. Insbesondere bei **Sexualdelikten** sollten der Ausschluß von Verletzungen von Nachbarorganen und die allgemeine körperliche Untersuchung zum Routineprogramm zählen. Grundsätzlich ist im Zusammenhang mit schweren Verletzungen im Genitalbereich – unabhängig von seiner Ursache – die Abklärung von weiteren möglichen Organverletzungen indiziert.[II]

Selten kommt es bei der ersten Kohabitation zu nennenswerten Verletzungen der Vulva. Liegen anatomische Veränderungen des Hymens vor, z.B. ein Hymen cribriformis, kann es zu erheblichen Blutverlusten kommen; insbesondere wenn die Einrisse bis nahe an die Klitoris oder nahe an die Urethra heranreichen.

14.2 Bestrahlungsfolgen an der Vulva

An der Vulva werden Hautläsionen sowohl akut, noch während der Bestrahlung, als auch viele Jahre später, nach längst abgeschlossener Radiatio, beobachtet. Im Akutstadium tritt eine Schwellung und Hautrötung im Strahlenfeld ein. Bei gravierenden Strahlenschäden kann es zur Ausbildung nässender, teils blasenbildender Hautdefekte und Ulzerationen kommen. Im Gefolge der Abheilung kann es zu einer Hyperpigmentierung, evtl. mit Ausbildung von Teleangiektasien kommen.

Spätkomplikationen nach einer Radiotherapie der Vulva treten viele Jahre nach Abschluß der Behandlung auf. Es finden sich eine Atrophie des bestrahlten Areals mit bindegewebiger Umwandlung, Veränderungen der Pigmentierung und die Ausbildung von Teleangiektasien.

Akute Strahlenschäden der Vulva können bei regelrechter Strahlendosis vermieden werden, wenn auf hautirritierende Maßnahmen verzichtet wird. Zu solchen Maßnahmen zählt insbesondere das Waschen mit Seife. Prophylaktisch sollte die Haut mit Vaseline eingefettet werden. Kommt es zu akuten Strahlenschäden an der Vulva, kann eine kurzfristige Lokalbehandlung mit fluorierten Steroiden nützlich sein. Bei größeren ulzerierenden Hautdefekten müssen mitunter ausgedehnte plastisch-chirurgische Maßnahmen durchgeführt werden, um den entstandenen Defekt zu decken.

15 Zysten der Vulva

Vulvazysten werden ätiologisch in mehrere Gruppen eingeteilt. Die häufigsten zystischen Veränderungen der Vulva sind:
- dysontogenetische Zysten
- Retentionszysten
- posttraumatische Zysten.

Die bevorzugte Lokalisation der verschiedenen Zystenformen ist in Abbildung 1-18 dargestellt [2].

15.1 Dysontogenetische Zysten

Vom Müller-Epithel abgeleitete Zysten – die sog. **paramesonephrischen Zysten** – finden sich in der Umgebung der Klitoris, an den kleinen Labien und im oberen Drittel der Vulva. Die vom Wolff- bzw. Gartner-Gang abeleiteten Zysten – die sog. **mesonephrischen Zysten** – sind klinisch nicht von mukösen Zysten zu unterscheiden. Mesonephrische Zysten entwickeln sich im Bereich der Vagina-Seitenwände häufiger als an der Vulva. Andererseits führen die im Introitus vaginae gelegenen Zysten eher zu Beschwerden.

Primäre Epidermiszysten sind embryonale Fehlentwicklungen des Sinus urogenitalis und kommen an der Klitoris, am Hymen und an den Labia minora und majora vor.

Mesotheliale Zysten, sog. Nuck-Zysten, treten selten auf und stellen eine Analogiebildung zur Hydrozele beim Mann dar. Prädilektionsort ist der äußere, laterale Anteil der Labia majora am Ansatz des Lig. teres uteri. Das mögliche Vorkommen von Nuck-Zysten zusammen mit inguinalen Hernien ist zu berücksichtigen.

15.2 Retentionszysten

Talgretentionszysten (Atherome) sind subepithelial gelegene Veränderungen von weiß-gelbem Aussehen (Abb. 1-19). Das Zystenlumen enthält amorphes Material mit viel Cholesterin. Eine sekundäre Verkalkung kann eintreten.

Die Therapie der Wahl ist die operative Ausschälung der Veränderungen in toto. Ein solches Vorgehen ist normalerweise in Lokalanästhesie möglich. Bei Superinfektion sollte vor einer chirurgischen Intervention eine antibiotische Vorbehandlung mit einem Tetracyclin-Präparat oder einem Makrolid-Antibiotikum erfolgen.

Epidermiszysten, die bis zu 1 cm im Durchmesser groß werden können, tasten sich als pralle kugelförmige Strukturen. Sie werden vorwiegend an den großen Labien nachgewiesen. Treten Beschwerden auf, sollten Epidermiszysten operativ entfernt werden.

Muköse Zysten sind endodermale Abkömmlinge des Sinus urogenitalis und bilden sich solitär oder multipel im Vestibulum vaginae aus. Sie liegen subepidermal und schimmern graugelblich oder blaurötlich durch (Abb. 1-20). Differentialdiagnostisch ist eine Endometriose abzugrenzen. Da die Sekretion der innerhalb der Zysten gelegenen Zylinderepithelzellen östrogenabhängig ist, beginnt das Wachstum der mukösen Zysten in der Pubertät. Bei Auftreten von Beschwerden sollten die Zysten lokal exzidiert werden, was normalerweise in Lokalanästhesie möglich ist.

Die zystische Erweiterung des Ausführungsganges der Bartholin-Drüse, die sog. **Bartholin-Zyste** kann zunächst im lateralen, perinealen Anteil der Labia majora getastet werden. Bei Größenzunahme entwickelt sich dann eine zunehmende Vorwölbung zum Introitus hin. Es kommt zu einem für die Patientinnen störenden Druckgefühl und evtl. Dyspareunie. Insbesondere bei Beschwerdesymptomatik der Patientinnen sollten Bartholini-Zysten durch eine Marsupialisation operativ eröffnet werden (Abb. 1-21). Nur selten führt die Marsupialisation nicht zur Beschwerdefreiheit der Patientin. Dann muß die operative Entfernung der gesamten Zyste in Erwägung gezogen werden.

Von den o. g. Befunden, die nur selten mit entzündlichen Veränderungen einhergehen, ist die **Bartholinitis** abzugrenzen. Die Entzündung der Bartholin-Drüse und ihrer Ausführungsgänge

Abb. 1-18
Annähernde prozentuale Verteilung von Zysten im vorderen (B), mittleren (A) und hinteren (C) Drittel der Vulva (nach Bender [2]):

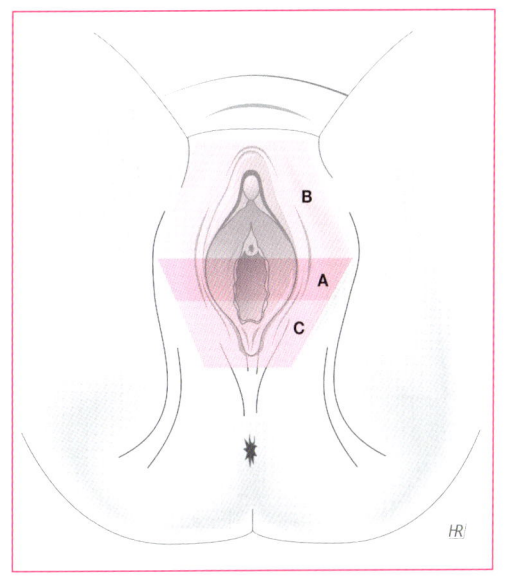

Zystentyp	A	B	C
dysontogenetische Zysten	35	70	–
Retentionszysten	35	20	70
posttraumatische Zysten	25	5	25
andere Zysten	5	5	5
	100%	100%	100%

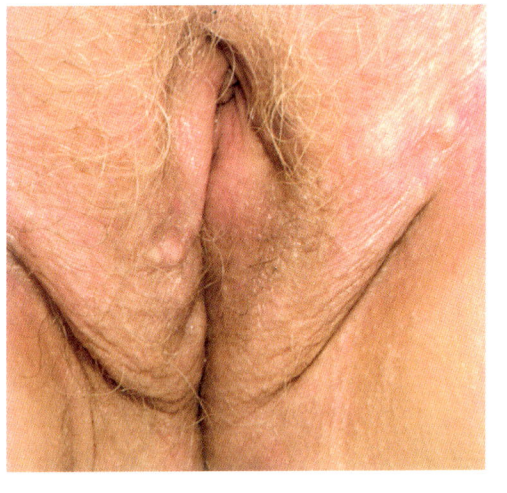

Abb. 1-19
Sebozystome (Talgretentionszysten) bei einer 83jährigen Patienten

1 Gutartige Erkrankungen der Vulva

V. Küppers, H. G. Bender

Abb. 1-20
Muköse Zysten bei einer 45jährigen Patientin

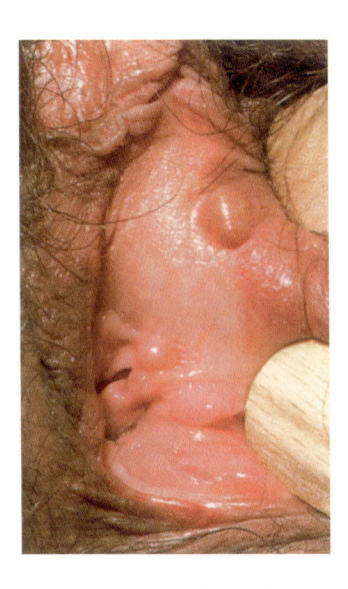

[!] Pigmentierte Veränderungen der Vulva sollten großzügig histologisch abgeklärt werden!

[!!] Kongenitale Nävi weisen eine erhöhte Inzidenz für eine maligne Entartung auf!

Abb. 1-21
Marsupialisation bei rechtsseitiger Bartholin-Zyste. Die Wand der entleerten Bartholin-Zyste wird durch Einzelknopfnähte an den Wundrand der kleinen Labie geheftet. Die Höhle wird durch das neu geschaffene Ostium mit einer Gummilasche oder einem Gazestreifen drainiert.

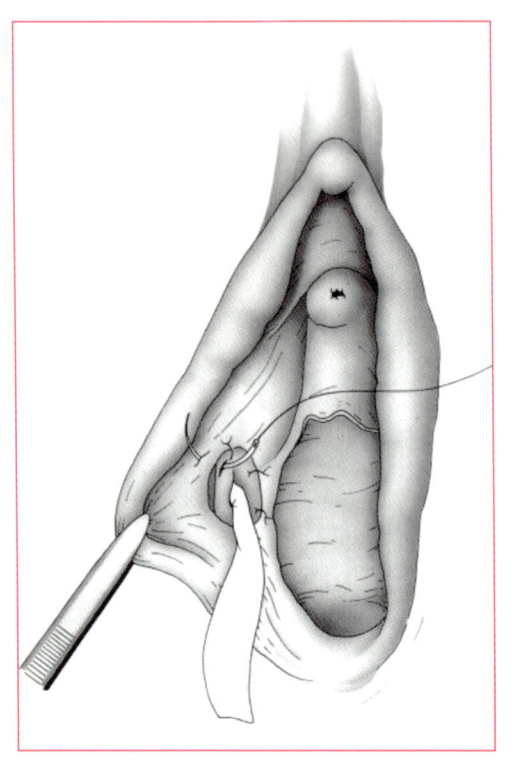

zytose nachweisbar. Miktion und Defäkation können durch die Schmerzen behindert sein.

Therapeutisch steht die Wiederherstellung des Schleimabflusses aus der Bartholin-Drüse im Vordergrund. Zumeist wird dies durch die Marsupialisation erreicht. Bakteriologische und mykologische Untersuchungen des nach Marsupialisation gewonnenen eitrigen Exsudats sollten dringend durchgeführt werden. An die Abklärung einer möglicherweise vorliegenden Gonorrhö sollte gedacht werden. Bis zum Vorliegen eines Antibiogramms sollte eine symptomatische Therapie mit Schmerzmitteln und Antiphlogistika erfolgen.

16 Pigmentierte Veränderungen

Pigmentierte Veränderungen der Vulva sollten großzügig histologisch abgeklärt werden.[!] Der **Naevus naevocellularis** grenzt sich klinisch eindeutig gegen andere pigmentierte Veränderungen, wie die Melanosis vulvae, die seborrhoische Keratose oder die bowenoide Papulose (vulväre intraepitheliale Neoplasie), ab. Nävi, die schon bei der Geburt nachweisbar sind, werden kongenitale Nävi genannt. Diese weisen eine erhöhte Inzidenz für eine maligne Entartung auf [35].[!!]

Die meisten Nävi sind nicht direkt nach der Geburt nachweisbar, sondern entwickeln sich erst während der Kindheit, wobei die sonnenexponierte Haut die höchste Zahl an Nävi ausbildet. Es werden der Junktionsnävus, der Compound-Nävus und der intradermale Nävus histologisch und klinisch voneinander unterschieden. Der Junktionsnävus, der selten an der Vulva nachgewiesen wird, ist flach oder nur gering erhaben über das Hautniveau (Abb. 1-22). Der Compound-Nävus ist mehr papulös aufgebaut, während der intradermale Nävus papulös, polypoid und gestielt aufgebaut ist.

Großzügig sollte zur Abgrenzung gegenüber dem malignen Melanom eine histologische Abklärung herbeigeführt werden. **Melanomverdächtig** sind Nävi, die im Laufe der Zeit eine Veränderung der Pigmentierung aufweisen oder sich unscharf gegen die gesunde Haut abgrenzen. Auch neu aufgetretene Rötung und Juckreiz in der Umgebung von pigmentierten Veränderungen sind als verdächtig für ein malignes Melanom anzusehen. Wegen des möglichen Entartungsrisikos sollten Nävi an der Vulva großzügig lokal exzidiert werden. Das betrifft insbesondere Nävi, bei denen Blutungen auftreten.

Die **seborrhoische Keratose** an der Vulva weist die gleichen klinischen und histologischen Kriterien auf wie an anderen Hautarealen. Die Abgren-

gehört zu den häufigeren Erkrankungen des äußeren Genitale, überwiegend in der dritten Lebensdekade auftretend. Oft kommt es zu einseitigen Veränderungen; durch Verklebung der Drüsenausführungsgänge kommt es zur Ausbildung eines Bartholin-Abszesses.

Klinisch imponiert die am hinteren Anteil der Labia minora auftretende ballonartige Schwellung und Rötung. Je nach Schwere des Krankheitsbildes kann es zu unerträglichen Schmerzen beim Sitzen und Gehen kommen. Nicht selten treten Temperaturerhöhungen ein, laborchemisch ist eine Leuko-

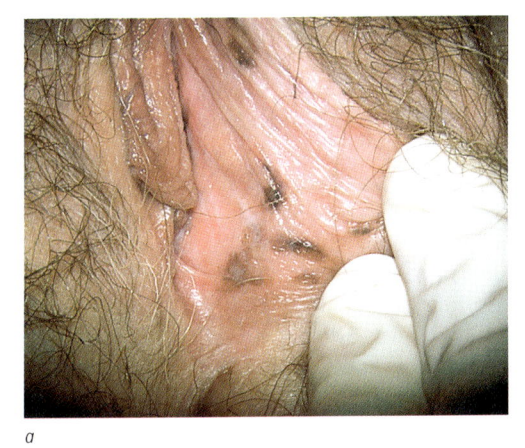

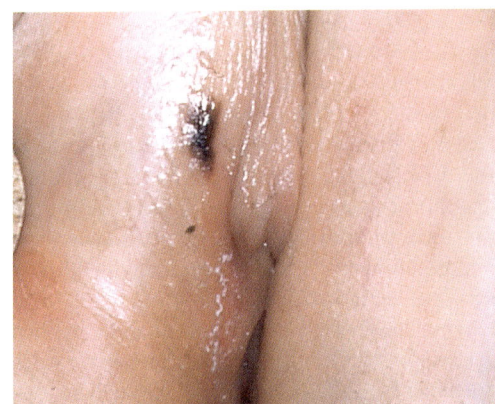

Abb. 1-22
Pigmentierte Veränderungen der Vulva.
a) 38jährige Patientin mit einer histologisch gesicherten Melanosis vulvae.
b) 16jährige Patientin mit einem histologisch gesicherten stark pigmentierten junktionalen Nävuszellnävus (Abbildung von Frau PD Dr. U. Hofmann, Würzburg).

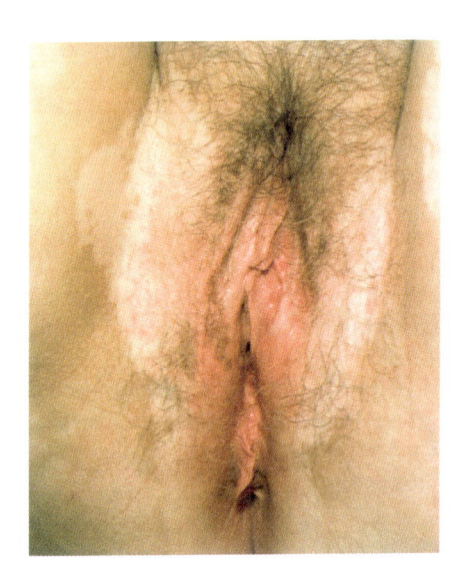

Abb. 1-23
59jährige Patientin mit einer Vitiligo der Vulva.

zung zu einer flach erhabenen, pigmentierten vulvären intraepithelialen Neoplasie ist in Einzelfällen nur durch eine Probeentnahme und histologische Untersuchung möglich.

Klinisch eindeutiger zu befunden ist die **Melanosis vulvae**, die häufig bei der Routineuntersuchung beim Gynäkologen als Zufallsbefund erhoben wird. Befunde einer Melanosis vulvae können sehr großflächig sein. Histologisch findet sich im Stratum basale und parabasale eine übermäßige Melaninanreicherung, die zu einer Hyperpigmentierung führt. Herde, die kleiner als 4 mm im Durchmesser sind, werden als Lentigo simplex bezeichnet. Da die Diagnose einer Lentigo simplex und einer Melanosis vulvae nur durch die histologische Untersuchung zu beweisen ist, erfolgt die Bestätigung der klinischen Diagnose durch die Probeexzision (Abb. 1-22).

17 Vitiligo

Die Vitiligo ist eine Erkrankung, bei der es durch die reduzierte Zahl von Melanozyten zu einer umschriebenen **Hautdepigmentierung** kommt. Als Ursache für die Vitiligo werden Autoimmunphänomene angenommen. Etwa ein Drittel aller betroffenen Patientinnen weist eine Schilddrüsenfunktionsstörung auf [34]. Andere Begleiterkrankungen sind der Morbus Addison, die perniziöse Anämie und der Diabetes mellitus. Bei Vitiligo werden Antikörper gegen Schilddrüsengewebe sowie Zellkerne und Parietalzellen der Magenschleimhaut signifikant häufiger nachgewiesen.

Bei der **klinischen Untersuchung** zeigen sich scharf abgrenzbare depigmentierte Hautareale ohne Zeichen der Atrophie (Abb. 1-23). Die Patientinnen sind symptomlos. Häufig handelt es sich um eine Zufallsdiagnose.

Differentialdiagnostisch ist ein Lichen sclerosus abzugrenzen. Die Vitiligo zeigt eine schärfere Demarkierung gegenüber der normalen Haut als der Lichen sclerosus. Beim Lichen sclerosus erscheint zudem die Haut atrophisch. Die Patientinnen beklagen zudem – anders als bei der Vitiligo – einen störenden Pruritus vulvae. Anders als beim Lichen sclerosus der Vulva benötigen Patientinnen mit einer Vitiligo keine Therapie.

Vulvodynie

Als Vulvodynie bezeichnet die ISSVD ein Krankheitsbild, das chronische Mißempfindungen oder Schmerzen an der Vulva auslöst (siehe Abschnitt „Diagnostisches Vorgehen"). Obwohl die an der Vulva auftretenden Beschwerden der Patientinnen sehr vielfältig sind, stehen brennende Schmerzen im Vordergrund der Symptomatik [27]. Die geschilderten Beschwerden können über längere Zeit persistieren oder immer wieder durch äußere Einflüsse, z. B. durch Berührung, ausgelöst werden. Die Mißempfindungen bzw. Schmerzen können umschrieben auftreten, werden aber auch diffus an der gesamten Vulva bemerkt. In vielen Fällen treten die Beschwerden spontan, z. B. bei Berührung der Vestibulardrüsenausführungsgänge, auf. Nicht auszuschließen ist ein Zusammenhang zwischen der o. g. geschilderten Beschwerdesymptomatik und einer Pudendusneuralgie. Bei vielen Patientinnen hat die Entwicklung einer Vulvodynie großen Einfluß auf die Lebensqualität.

1 Ätiologie

Ursachen für die Entstehung einer Vulvodynie sind bis heute unbekannt. Es wird von einer multifaktoriellen Genese ausgegangen [18, 19]. Bei der Vulvodynie können sichtbare Veränderungen auftreten, die auf das Vestibulum vulvae beschränkt sind. Andererseits werden auch Läsionen diagnostiziert, die sich über das Vestibulum vulvae ausdehnen. Sind keine Veränderungen sichtbar, gelingt nur in seltenen Fällen die ätiologische Einordnung des Krankheitsbildes. Diskutiert werden verschiedene **Ursachen:**

- Trauma oder Irritation von Nerven, welche die Vulva innervieren
- lokalisierte Hypersensitivität auf Candida-Spezies
- allergische Reaktion auf Deodorantien und Seifen
- hohe Spiegel von Oxalsäure im Urin
- Muskelspasmen des Beckenbodens.

Bis heute gibt es keine Hinweise darauf, daß die Vulvodynie durch eine genitale Infektion oder durch eine sexuell übertragbare Erkrankung hervorgerufen wird.

2 Diagnostik und Therapie

Hilfreich für das diagnostische Vorgehen bei Beschwerden einer Vulvodynie ist die Kenntnis der verschiedenen Subtypen (siehe Abschnitt „Nomenklatur", Teil 3). Neben dem Vestibulum-vulvae-Syndrom, der zyklischen Vulvovaginitis und der dysästhetischen Vulvodynie können auch vulväre Dermatosen mit dem Auftreten einer Vulvodynie assoziiert sein [7, 32], (Tab. 1-6). Diese führen oft zu stechenden Schmerzen und können akut oder chronisch auftreten. Da viele Dermatosen schwer zu diagnostizieren sind, kann oftmals auf eine Biopsie zur Erhebung der Diagnose nicht verzichtet werden.

Neben der Biopsie zur Verifizierung oder zum Ausschluß einer Dermatose kommt der Anamneseerhebung und der Schilderung der Beschwerden eine wichtige Rolle zu (Tab. 1-7, S. 28). Die Beschwerden an der Vulva treten in aller Regel akut auf, oft begleitet von einer bakteriellen Vaginose oder einer unspezifischen Kokkenkolpitis. Andere Ereignisse, die mit dem erstmaligen Auftreten einer Vulvodynie oftmals in Zusammenhang gebracht werden, sind ein Partnerwechsel, traumatische Entbindung und Z. n. destruierender Lokalbehandlung, z. B. mittels Kryo- oder Lasertherapie. In vielen Fällen entwickeln sich die Beschwerden an der Vulva dann zu einem chronischen Geschehen mit einer Dauer von Monaten bis Jahren. Nicht ungewöhnlich ist ein häufiger Wechsel der Frauenärzte, die weder eine richtige Diagnose stellen konnten noch eine adäquate Therapie eingeleitet haben. Viele Frauen fühlen sich oft durch ihre Frauenärzte mißverstanden. Die bei den Patientinnen nachgewiesene depressive Verstimmung ist oft Folge der lang andauernden Beschwerden, selten Ursache der Vulvodynie.

3 Zyklische Vulvovaginitis

Bis vor kurzem wurde die zyklische Vulvovaginitis (CVV) zusammen mit dem Vestibulitis-Vulvae-Syndrom und der dysästhetischen Vulvodynie als Subgruppe der Vulvodynie von den mit einer Vulvodynie einhergehenden Dermatosen abgegrenzt. Da wir heute annehmen, daß die CVV die Folge einer Hypersensitivitätsreaktion gegen Candida-Antigen darstellt, wird die CVV den Dermatosen der Vulva zugeordnet.

Bei einer periodisch auftretenden Vulvovaginitis, bei der nur gelegentlich eine Pilzinfektion nachgewiesen wird, spricht man von einer zyklischen Vulvovaginitis. Wird Candida albicans oder seltener

---

Tabelle 1-6
Vulväre Dermatosen, die mit einer Vulvodynie assoziiert sind.

- Lichen sclerosus
- Lichen simplex chronicus
- Psoriasis, seborrhoische Dermatitis
- erosive Vulvitis, Lichen ruber planus
- irritative und allergische Kontaktdermatitis
- zyklische Vulvovaginitis
- atrophische Vaginitis
- steroid rebound Dermatitis

Candida glabrata kulturell nachgewiesen, so gelingt der Erregernachweis erstaunlicherweise am häufigsten während des beschwerdefreien Intervalls. Meistens innerhalb der Geschlechtsreife, aber auch postmenopausal, treten immer wieder in regelmäßigen Abständen Beschwerden auf, bei prämenopausalen Patientinnen häufig in der zweiten Zyklushälfte kurz vor dem Einsetzen der Periodenblutung. Gelegentlich tritt ein Pruritus vulvae auf. Die Patientinnen berichten über brennende und stechende Schmerzen nach dem Koitus, mit einem Maximum der Beschwerden am darauffolgenden Tag. Kolposkopisch handelt es sich um einen nahezu unauffälligen Befund des unteren Genitaltrakts. Es besteht allenfalls eine diskrete Schwellung und Rötung der kleinen Labien, die großen Labien sind nur selten in Mitleidenschaft gezogen.

Therapeutisch werden bei zyklisch auftretenden Beschwerden trotz des oft fehlenden Pilznachweises gute Therapieerfolge mit systemisch verabreichten Antimykotika beschrieben [20]. Eine antimykotische Lokaltherapie des unteren Genitaltrakts ist selten erfolgreich. Es wird eine **orale Langzeitbehandlung** mit 150 mg Fluconazol (Diflucan®) empfohlen:
- 150 mg Diflucan Kps. als Eintagestherapie wöchentlich über einen Zeitraum von zwei Monaten
- 150 mg Diflucan Kps. als Eintagestherapie jede zweite Woche über einen Zeitraum von zwei Monaten
- 150 mg Diflucan Kps. als Eintagestherapie einmal pro Monat über einen Zeitraum von zwei Monaten oder bis zur Beschwerdefreiheit.

Alternativ kann nach Durchführung einer üblichen 14tägigen antimykotischen Lokalbehandlung für ein halbes Jahr eine prophylaktische systemische Behandlung mit 400 mg Itraconazol (Siros®) an einem Tag pro Monat durchgeführt werden. Dabei sollten die Patientinnen am 4. oder am 5. Zyklustag je 200 mg Itraconazol im Abstand von 12 Stunden einnehmen. Wegen der Hepatotoxizität dieser Präparate sollten zwischenzeitlich zumindest regelmäßige Serum-Kontrollen der Leberfunktionswerte erfolgen.

4 Vestibulitis-vulvae-Syndrom

Die Vestibulitis vulvae ist eine chronisch entzündliche Erkrankung, die im Vestibulum vulvae auftritt. Besonders prädisponiert sind die Mündungsstellen der Bartholini-Ausführungsgänge und der periurethral gelegenen Skene-Drüsengänge. Schmerzhaftigkeit und Entzündung scheinen sich auf diese Bereiche zu konzentrieren. Die Schmerzen sind auslösbar bei Berührung, z. B. beim Einführen eines Tampons. Eine häufige Ursache der Vestibulitis vulvae ist die chronische Candida-Infektion des unteren Genitaltrakts. Allerdings bleibt bei einigen Patientinnen der Pilznachweis aus.

In Abgrenzung zu den durch eine Candida-Infektion entstandenen Beschwerden einer Vestibulitis vulvae wird von einem Vestibulitis-vulvae-Syndrom (VVS) gesprochen, wenn folgende **diagnostische Kriterien** zutreffen:
- Introitus-Dyspareunie
- fehlender Nachweis einer aktiven Infektion
- Erythem um die Mündungsstelle der Vestibulardrüsen-Ausführungsgänge
- auslösbarer Schmerz an den Vestibulardrüsen-Ausführungsgängen auf Berührung mit einem Wattetupfer (positiver Tip-Test).

Die **Ätiologie** des VVS ist unklar. In einigen Fällen werden die Beschwerden durch eine bakterielle Vaginose verstärkt. Andere verursachende Faktoren sind möglicherweise chemische Irritantien oder allergische Reaktionen. Die Beschwerden stehen nicht, wie früher vermutet, im Zusammenhang mit einer subklinischen HPV-Infektion [3]. Prognostisch günstig ist zu werten, wenn Patientinnen einen gelegentlich schmerzfreien Koitus erleben. Eine Persistenz der Beschwerdesymptomatik über mehr als sechs Monate muß als prognostisch schlecht gedeutet werden. Bei manchen Patientinnen sind die Beschwerden so stark, daß ein Koitus unmöglich ist.

Bei **Nachweis einer Candida-Infektion** sollte eine systemische antimykotische Therapie eingeleitet werden; je nach klinischem Verlauf kann eine solche Therapie wie bei der zyklischen Vulvovaginitis als Langzeitbehandlung durchgeführt werden.

Wird **keine Pilzinfektion** nachgewiesen, müssen lokal reizende Substanzen und Allergene ausfindig gemacht und eliminiert werden. Die probatorische Lokalbehandlung mit antimykotischen Salben sollte keinesfalls durchgeführt werden, da hierdurch die Beschwerden eher noch verstärkt werden.! Manche Patientinnen profitieren von einer lokalen Interferonbehandlung (Fiblaferon-Gel®), durchgeführt über vier bis sechs Wochen, wobei das Interferon lokal fünfmal täglich aufgetragen werden muß. Nur wenig Erfahrung besteht mit der Behandlung durch Oxalat-sparende Diät und Calciumcitrat-Substitution (Calcitrat® 3 x 1 oder 2 x 2 Tbl. pro Tag) bei Patientinnen mit periodisch nachweisbarer Hyperoxalurie bei bestehendem VVS. Einzelne Arbeitsgruppen berichten über gute Resultate nach chirurgischer Intervention (Vestibulo-

!Eine probatorische Lokalbehandlung mit antimykotischen Salben sollte bei einem Vestibulitis-vulvae-Syndrom keinesfalls durchgeführt werden, da dies die Beschwerden eher noch verstärkt!

1 Gutartige Erkrankungen der Vulva

V. Küppers, H. G. Bender

Tabelle 1–7 Differentialdiagnostisches Vorgehen bei Mißempfindungen an der Vulva.

Leitsymptom	Wegweisende Nebensymptome und Befunde
chronischer Pruritus vulvae bei (ano)genital porzellanweißem Epithel, evtl. mit umschriebener Hyperkeratose	Verlust der kleinen Labien, Labiensynechien, Stenose des Introitus vaginae, Dyspareunie bei Fissurbildung an der hinteren Kommissur der Vulva, Erkrankungsbeginn in jeder Altersgruppe möglich, **Speculum**: Vagina immer ohne Veränderungen eines Lichen sclerosus Erhöhte Inzidenz von Vulvakarzinomen
chronischer Pruritus vulvae bei Lichenifikation und Exkoriation des Epithels	Anatomie der Vulva erhalten, anamnestisch rezidivierende Candida-Infektion, Tinea und Dermatitis, Folgeerkrankung eines Pruritus vulvae
brennende Schmerzen bei umschriebenen erosiven Schleimhautdefekten des Introitus vaginae mit weniger klar abgrenzbaren, netzförmigen, weißen und violetten Papeln oder Plaques	Ausdehnung der im Vestibulum vaginae gelegenen Veränderungen bis in die Scheide möglich, Introitus-Stenose und Scheidenstenose bzw. Vaginalwand-Adhäsionen möglich; Dyspareunie, Blutungen nach dem Koitus; Speculum-Einstellung bei schweren stenosierenden Befunden nur eingeschränkt oder überhaupt nicht möglich weitere Schleimhautveränderungen der Gingiva Hautläsionen an der Innenseite der Handgelenke und an der Vorderseite der Schienbeine (5 x P: Purpurrote polypöse Papeln und pruriginöse Plaques)
brennende Schmerzen nach Absetzen lokal applizierter Steroide	fein strukturiertes papulöses Erythem, deutlich hervorgehobene Talgdrüsen, häufig Exazerbation der Beschwerden durch genitale Candida-Infektion mit zusätzlich einsetzendem Pruritus vulvae, Abklärung mittels Nativabstrich oder Pilzkultur anamnestisch häufig langfristige Lokalbehandlung mit mittelhoch- bis hochpotenten Kortikoiden
brennende und stechende Schmerzen von Fissuren auf dem Boden bevorzugt in den intertriginösen Hautfalten auftretender roter, schuppender, scharf abgrenzbarer Plaques	neben anogenitalen typischen Veränderungen schuppender Plaques Ausbildung extragenitaler Veränderungen an den Knien, Ellenbogen und dem behaarten Kopf; Tüpfelnägel häufig positive Familienanamnese
periodisch auftretende brennende und stechende Schmerzen postkoital	zyklisch auftretende vulvo-vaginale Rötung, nur gelegentlich mit Nachweis einer Pilzinfektion und einem Pruritus vulvae, Beschwerden am häufigsten bei prämenopausalen Patientinnen
auslösbare stechende Schmerzen bei Berührung der Vestibulardrüsen-Ausführungsgänge	umschriebene Rötung betont um die Vestibulardrüsen-Ausführungsgänge als Ausdruck einer chronisch entzündlichen Erkrankung, Dyspareunie bei der Penetration, kein HPV-Nachweis allerdings am häufigsten chronische Candida-Infektion des unteren Genitaltrakts; **Vestibulitis-vulvae-Syndrom:** 1. Introitus-Dyspareunie, 2. keine aktive Infektion, 3. Erythem an der Mündung der Vestibulardrüsen-Ausführungsgänge, 4. positiver Tip-Test
dem Hautbefund zuzuordnender Pruritus vulvae, ggf. auch lokale brennende Beschwerden	■ **VIN:** umschriebener, scharf abgrenzbarer Hautbefund uni- oder multifokal; Kolposkopie: erhabenes Epithel mit und ohne Pigmentierung mit und ohne papillären Charakter, Hyperkeratosen, großflächige Erythroplakie; möglicherweise Ausdehnung der Veränderungen bis in den Analbereich, typisches essigweißes/lugolnegatives Epithel von Cervix uteri und Vagina bei multizentrischem Befund des unteren Genitaltrakts ■ **Morbus Paget:** scharf abgegrenzter, hell-rötlich verfärbter Hautbefund, oftmals ausgehend von den behaarten Abschnitten der Vulva; Kolposkopie: erhabenes Epithel mit inselartigen Auflagerungen eines hyperkeratotischen weißen Epithels; bimanuelle gynäkologische Tastuntersuchung, Vaginalsonographie und evtl. weiterführende (internistische) Diagnostik zum Ausschluß eines Adenokarzinoms
vermehrter vaginaler Fluor mit oder ohne Mißempfindungen der Vulva	■ **Candida-Infektion:** Pruritus vulvae, weiß-gelblicher bröckeliger Fluor, Dyspareunie insbesondere bei Fissurbildung, Dysurie, Rötung und Schwellung der kleinen Labien, **Speculum:** Rötung der Vaginalschleimhaut und der Ektozervix, **Nativ:** Döderlein-Flora, Pilzhyphen, Sproßzellen; **pH-Wert** der Scheide < 4,5; bei rezidivierender genitaler Pilzinfektion und in der Schwangerschaft oftmals keine wesentliche klinische Symptomatik ■ **Trichomoniasis:** reichlich übelriechender Fluor, akute stechende und brennnende Schmerzen in Vagina und Introitus vaginae, nicht selten begleitet von Unterbauchschmerzen, Dyspareunie, Dysurie, **Speculum:** Colpitis granularis; **Nativ:** Trichomonaden, keine Döderlein-Flora, Granulozyten; **pH-Wert** der Scheide > 4,5 ■ **Bakterielle Vaginose:** reichlich übelriechender Fluor, besonders nach dem Geschlechtsverkehr bei fehlender klinischer Symptomatik, **Speculum:** unauffällige Schleimhäute der Vagina und Zervix, **Nativ:** Clue-cells, keine Döderlein-Flora, Granulozyten; **pH-Wert** der Scheide > 4,5, positive Aminprobe
über einen Zeitraum von mindestens 6 Monaten anhaltende kontinuierlich brennende Mißempfindungen im Vestibulum vulvae	ggf. Schwellungsgefühl an der Vulva und Mißempfindungen im Rektumbereich; weitere begleitende Beschwerden: Urethralsyndrom, Pudendusneuralgie, Schmerzen im Sakralbereich der Wirbelsäule; **Kolposkopie:** ggf. diskrete Rötung des Introitus vaginae, betont an der hinteren Kommissur der Vulva bei sonst unauffälligem Befund des unteren Genitaltrakts

Verdachtsdiagnose	Sicherung der Diagnose
Lichen sclerosus	Biopsie zur histologischen Begutachtung
Lichen simplex chronicus	Biopsie zum Ausschluß einer dermatologischen Erkrankung
Lichen ruber planus	Biopsie zur histologischen Begutachtung
Steroid rebound Dermatitis	Besserung der Beschwerden nach Absetzen der lokalen Steroidtherapie, falls erforderlich, Ausschleichen der Behandlung
Psoriasis	Biopsie zur histologischen Begutachtung
zyklische Vulvovaginitis	Sicherung der Diagnose durch subtile Anamneseerhebung
Vestibulitis vulvae (Syndrom)	Bestätigung oder Ausschluß einer Pilz-Infektion durch Nativpräparat oder Pilzkultur bei klassischem kolposkopischem Befund
neoplastische Epithelveränderungen	Biopsie zur histologischen Begutachtung
Infektionen des unteren Genitaltraktes	Pilznachweis in Pilzkultur, Nachweis bakterieller Erreger durch den mikrobiologischen Abstrich
essentielle Vulvodynie	Ausschlußdiagnose von Vulvadermatosen und Infektionen des unteren Genitaltrakts

plastik). Lokal destruierende Maßnahmen, z. B. die Durchführung einer CO_2-Lasertherapie, sind nur in Einzelfällen erfolgreich.

5 Dysästhetische Vulvodynie

Beschwerden einer dysästhetischen Vulvodynie werden überwiegend bei älteren Frauen in der Peri- und Postmenopause nachgewiesen. Die Ursache der dysästhetischen Vulvodynie ist unklar. Es gibt keine Hinweise auf eine infektiöse Genese. Mißempfindungen an der Vulva bestehen kontinuierlich, eine zyklisch auftretende Symptomatik wird nicht beschrieben. Dyspareunie und punktuell auslösbare Schmerzen im Introitus vaginae stehen nicht im Vordergrund. In diesem Zusammenhang sei darauf hingewiesen, daß durch die subtile klinische Untersuchung differentialdiagnostisch auch eine **Fibromyalgie** ausgeschlossen werden muß.

Bei der klinischen Untersuchung finden sich keine typischen Hauterkrankungen an der Vulva (siehe Tab. 1-6); in einzelnen Fällen zeigt die kolposkopische Untersuchung allenfalls eine diskrete Rötung, betont an der hinteren Kommissur der Vulva. Somit handelt es sich bei der dysästhetischen Vulvodynie um eine **Ausschlußdiagnose**. Auffällig ist eine diffuse Hyperästhesie, die großflächigere Ausmaße annimmt als beim VVS. Heftige Schmerzen können schon bei leichter Berührung ausgelöst werden.

Der **Krankheitsverlauf** von Patientinnen mit einer dysästhetischen Vulvodynie ist gewöhnlich geprägt durch zahllose Besuche bei verschiedenen Frauenärztinnen/Frauenärzten. In der Vorgeschichte werden zahlreiche frustrane Behandlungsversuche mit topischen und/oder oralen Antimykotika, topischen Kortikosteroiden sowie Anibiotika angegeben. In einigen Zentren wird die medikamentöse Behandlung mit trizyklischen Antidepressiva in geringer Konzentration (Amitriptylin 10 mg/die) favorisiert [20]. Allerdings ist zu berücksichtigen, daß diese Behandlung selten bei unter 40jährigen Frauen zu einem Therapieerfolg führt und bei etwa der Hälfte aller Patientinnen Nebenwirkungen zu erwarten sind.

Da nicht auszuschließen ist, daß die Beschwerden einer dysästhetischen Vulvodynie auf muskuläre Spasmen des Beckenbodens zurückzuführen sind, muß in den nächsten Jahren der physikalischen Therapie und Biofeedback-Mechanismen Aufmerksamkeit geschenkt werden [9].

Von großem Stellenwert für die Patientin ist das **ausführliche aufklärende Gespräch** über das

Krankheitsbild. Denn die oft langjährige Schmerzsymptomatik der Vulva provoziert bei fast allen Patientinnen psychischen Streß. Viele Partnerschaften leiden oder zerbrechen unter dem Krankheitsbild der dysästhetischen Vulvodynie. Nicht selten treten nach langjähriger Symptomatik depressive Verstimmungen der betroffenen Patientinnen auf. Eine begleitende psychosomatische Betreuung ist häufig indiziert. Wichtig ist es, den Patientinnen zu vermitteln, daß ein Fortschritt der Behandlung nur in kleinen Schritten zu erreichen ist. Eine deutliche Besserung der Beschwerden wird erfahrungsgemäß erst nach Monaten bis Jahren erreicht [23].

6 Selbsthilfe-Tips zur Hautpflege der Vulva

Wie oben beschrieben, liegen verschiedene Ursachen vor, die zu dem Beschwerdebild einer Vulvodynie führen. Demnach richtet sich die Therapie maßgeblich nach dem das Krankheitsbild verursachenden Befund. Doch nicht nur die spezifische Therapie hilft den Patientinnen bei der Linderung der Beschwerden. Im folgenden wird ein Katalog einiger **präventiver Maßnahmen** zusammengefaßt, der den Patientinnen eine Hilfestellung geben soll, weitere Hautirritationen zu meiden:

- Unterwäsche aus Baumwolle benutzen
- keine engen Hosen tragen
- Haut nicht lange nassem Badeanzug aussetzen
- keine Weichspüler für Unterwäsche benutzen
- nur dermatologisch getestete Detergentien im Genitalbereich benutzen
- keine Shampoos, Seifen oder Deodorantien an der Vulva benutzen
- Binden oder Tampons sollten aus 100% Baumwolle bestehen
- lauwarme oder kalte Sitzbäder lindern die Symptome der Vulvodynie
- zur Prophlaxe einer Dyspareunie kann ein topisches Lokalanästhetikum hilfreich sein (z. B. Lidocain-Gel 5%)
- Meiden von Tätigkeiten, die großen Druck auf die Vulva auslösen (z. B. Fahrradfahren, Reiten) oder zu großer Reibung führen (Dauerlauf); Linderung der Beschwerden durch Kühlung der Vulva mit Eisbeuteln oder kaltem Wasser nach Durchführung der aufgeführten Belastungen
- Meiden von Schwimmbädern mit stark gechlortem Wasser.

Erkrankungen der Vulva im Kindesalter

An der Vulva treten im Kindesalter in gleicher Weise wie beim Erwachsenen Krankheitsbilder auf. Es hat sich im Rahmen kindergynäkologischer Sprechstunden gezeigt, daß am häufigsten Veränderungen an der Vulva den Anlaß geben, einen Kinderarzt oder einen Frauenarzt aufzusuchen. Etwa die Hälfte der erkrankten Mädchen leidet unter den Beschwerden einer Vulvovaginitis. Wenn auch überwiegend hygienische Fehler Ursache für eine solche Vulvovaginitis im Kindesalter sind, bedarf diese Erkrankung immer der Abklärung möglicherweise zugrunde liegender anatomischer Fehlbildungen.

Gynäkologische Untersuchungen bei Säuglingen, bei Kindern oder bei Jugendlichen sind organisatorisch und zeitlich aufwendig. Relativ einfach ist die Erstuntersuchung bei Neugeborenen, die häufig in Anwesenheit der Eltern auf dem Wickeltisch untersucht werden. Die Untersuchung umfaßt gewöhnlich:

- Inspektion
- Untersuchung des Introitus vaginae durch Spreizen der Labien
- Überprüfung der Eingängigkeit des Introitus vaginae, z. B. mit einem kleinen Watteträger
- Untersuchung der Leisten nach Bruchpforten oder evtl. vorhandener Leistenhoden.

Ab dem Kleinkindesalter sollten die jungen Patientinnen an den vor und während der Untersuchung stattfindenden Gesprächen beteiligt werden. Es ist sinnvoll, zumindest eine kurze Erklärung über die Untersuchung zu geben und vor der Untersuchung den Untersuchungsraum und das Instrumentarium zu zeigen. Es sollte dafür gesorgt werden, daß eine ausreichend starke Lichtquelle zur Verfügung steht.

Besonders bewährt hat sich die Inspektion mit dem **Kolposkop**. Die Untersuchung der Kinder wird in Rückenlage durchgeführt, wobei im Kleinkindesalter von der Mutter oder einer Assistenz die gebeugten Knie gegen die Brust gedrückt werden, so daß die Vulva gut einsehbar ist. Größere Kinder können die Knie selber anziehen oder die Unterschenkel wie die Erwachsenen in die Beinschalen legen. Durch Spreizen der Labien gelingt es dem Untersucher den Introitus vaginae zu inspizieren. Oft entfaltet sich dabei auch der Hymenalring, so daß das untere Vaginaldrittel gut einsehbar wird. Gelingt die Entfaltung des Hymenalrings nicht problemlos, sollte das Kind aufgefordert werden tief einzuatmen oder einen Luftballon aufzublasen.

In den folgenden Abschnitten wird auf wesentliche Krankheitsbilder eingegangen, die in der kindergynäkologischen Sprechstunde diagnostiziert werden.

1 Angeborene Anomalien bei chromosomaler Aberration oder hormoneller Störung

Chromosomal bedingte Vulvaanomalien werden bei Patientinnen mit einem Turner-Syndrom, die einen 45,X0-Chromosomensatz aufweisen, und bei der Trisomie 14 beobachtet. Beim Turner-Syndrom ist die Vulva hypoplastisch, während bei der Trisomie 14 wegen einer Hypoplasie der Labia majora eine klaffende Vulva auffällt.

Weitere Entwicklungsstörungen des weiblichen Genitales werden durch Gonadendysgenesien hervorgerufen. Man unterscheidet bei den „reinen" Gonadendysgenesien phänotypisch weibliche Kinder mit männlichem Chromosomensatz von solchen mit weiblichem Chromosomensatz. Bei den „gemischten" Gonadendysgenesien ist karyotypisch ein 46,XY/45,X0-Mosaik nachweisbar. Das weibliche Genitale bleibt zeitlebens im infantilen Zustand.

Hormonell bedingte angeborene Anomalien können durch eine in der Schwangerschaft stattfindende (exogene) Hormonzufuhr sowie durch hormonproduzierende mütterliche Tumoren der Nebennieren oder der Ovarien entstehen. Besonders ausgeprägte Veränderungen werden vor abgeschlossener Embryogenese beobachtet, wobei Fehlbildungen bis zur vollständigen Virilisierung des weiblichen Genitales führen können. Die häufigste Ursache einer umschriebeneren Störung, der Klitorishypertrophie mit und ohne Sinus urogenitalis, ist das adrenogenitale Syndrom. Weitere Ursachen liegen in einer fehlerhaften Hormontherapie der schwangeren Mutter während der frühen Embryonalentwicklung. Ferner findet sich eine Klitorishypertrophie und ein Sinus urogenitalis bei bestimmten Formen von Hermaphroditen und Pseudohermaphroditen. Die Veränderungen des äußeren Genitales werden nach dem Schema von Prader (Abb. 1-24) in fünf Stadien eingeteilt.

Die **Diagnostik** der angeborenen Anomalien des äußeren Genitales beinhaltet, neben der endokrinologischen Untersuchung, die Chromosomenanalyse und die röntgenologische Untersuchung, um den Sinus urogenitalis, die Urethra und die Harnblase darzustellen. Eine Hypospadie muß differentialdiagnostisch immer ausgeschlossen werden.[1] Die interdisziplinäre Zusammenarbeit zwischen Pädiatern und Gynäkologen ist in vielen Fällen zur Abklärung angeborener Anomalien besonders hilfreich.

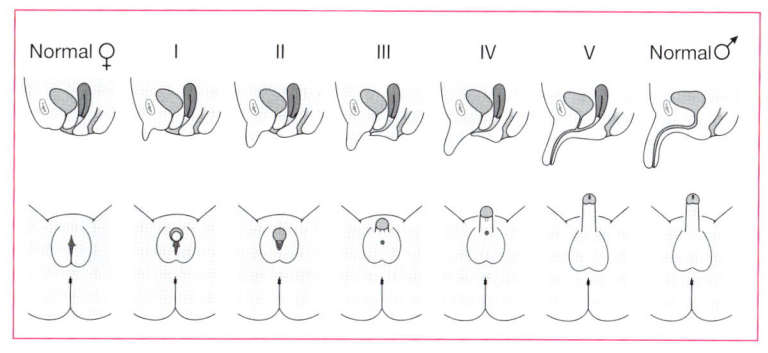

Abb. 1-24
Veränderungen des äußeren Genitales nach dem Schema von Prader.

[1] *Eine Hypospadie muß differentialdiagnostisch immer ausgeschlossen werden!*

2 Hymenalanomalien

Der normale Hymenalring ist so weit, daß auch beim Säugling der untere Anteil der Vagina einsehbar ist. Hymenalanomalien mit subtotalem Verschluß fallen nur bei subtiler Untersuchung und genauer Inspektion auf. Zu den Hymenalanomalien mit **subtotalem Verschluß** gehören:
- Hymen anularis
- Hymen septus
- Hymen cribriformis
- Hymen altus.

Beim Hymen anularis besteht eine ringförmige Einengung des Introitus vaginae; beim Hymen septus spannt sich ein Septum – meist in sagittaler Richtung – zwischen dem Hymen aus (Abb. 1-25). Vom Hymen cribriformis spricht man, wenn sich innerhalb der Hymenalplatte mehrere kleine Öffnungen befinden. Ein Hymen altus liegt vor, wenn ein subtotaler Verschluß des Introitus vaginae besteht. Unterhalb des Orificium externum urethrae ist oft nur eine kleine Öffnung nachweisbar. Das Hymen altus kann aber auch das Orificium externum urethrae vollständig verdecken.

Therapeutisch ist von besonderer Bedeutung, daß das Hymen altus möglichst sofort nach Diagnosestellung behandelt werden sollte, während die anderen das Hymen teilweise verschließenden Anomalien nicht unbedingt vor der Pubertät korrigiert werden müssen.[II] Dies findet seine Begründung darin, daß sich beim Hymen altus bei der

[II] *Ein Hymen altus sollte möglichst sofort nach Diagnosestellung behandelt werden!*

Abb. 1-25
16jähriges Mädchen mit septiertem Hymen.
a) Hymenalbefund nicht eindeutig darstellbar.
b) Bei der Narkoseuntersuchung gut darstellbares breites Septum.

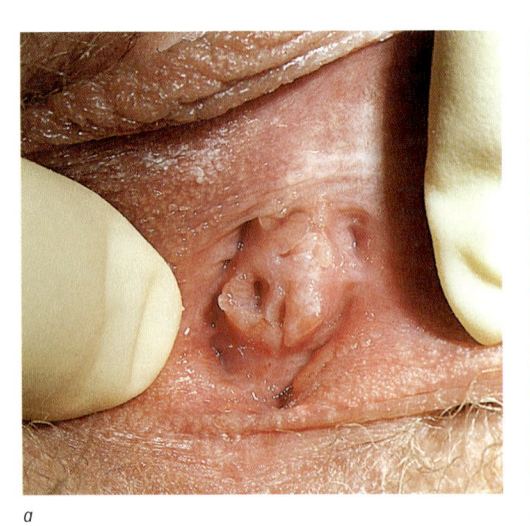

Miktion oft Urin in die Vagina ergießt und sekundär aufsteigende Infektionen des Urogenitaltrakts gefürchtete Komplikationen darstellen. Die Behandlung besteht in der Exzision der Hymenalplatte mittels Skalpell. Die Exzision gelingt am besten, wenn die Hymenalplatte auf dem aufgepumpten Ballon eines Foley-Katheters, der in die Vagina eingeführt und nach unten gezogen wird, aufgespannt wird. Alternativ zu dieser Methode werden ebenfalls gute postoperative Ergebnisse nach V-förmiger Inzision der Hymenalplatte mit dem CO_2-Laser unter kolposkopischer Sicht erreicht (Abb. 1-26).

Bei den anderen Formen der das Hymen teilweise verschließenden Anomalien treten klinische Symptome mit der Menarche ein. Es bestehen oft Schwierigkeiten beim Einführen oder Entfernen von Tampons, so daß spätestens bei Auftreten solcher Symptome eine operative Korrektur – entweder herkömmlich mittels Skalpell oder durch eine CO_2-Laserbehandlung – erfolgen sollte.

Den Hymenalanomalien mit inkomplettem Verschluß wird der **vollständige Hymenalverschluß** gegenübergestellt. Dieser kann im Säuglingsalter zur Ansammlung von Mukus und Ausbildung eines Mukokolpos führen. Eine familiäre Häufung wird beschrieben [30]. Die Therapie besteht in der Exzision der Hymenalplatte, nachdem auf die Oberfläche ein anästhesierendes Gel aufgetragen worden ist. Wird ein vollständiger Hymenalverschluß nicht im Säuglingsalter diagnostiziert, führt oftmals erst die ausbleibende Menarche bei gleichzeitig zeitgerechter Pubertätsentwicklung zur Diagnosestellung des Hymenalverschlusses. Oft werden von den jungen Patientinnen Menstruationsbeschwerden bei ausbleibender Regelblutung geschildert. Als Folge des Hymenalverschlusses können ein Hämatokolpos, eine Hämatometra, bei lange verschleppter Diagnosestellung gar Hämatosalpingen ultrasonographisch nachgewiesen werden. Pelviskopisch finden sich bei spätem Zeitpunkt der Diagnosestellung Hämosiderin- und Fibrinablagerungen im kleinen Becken. Die Therapie besteht in der Exzision der Hymenalplatte, entweder mittels Skalpell, elektrochirurgisch oder laserchirurgisch.

3 Entzündliche Erkrankungen

Entzündliche Erkrankungen im Sinne einer Vulvovaginitis können im Kindesalter genauso auftreten wie beim Erwachsenen. Im folgenden soll auf die wesentlichen Aspekte eingegangen werden, die das diagnostische Vorgehen im Kindesalter von dem im Erwachsenenalter unterscheidet.

Das Krankheitsbild der Vulvovaginitis tritt wahrscheinlich sehr viel häufiger auf, als es in der kinderärztlichen Sprechstunde tatsächlich vorgestellt wird. Es gibt aber Gründe dafür, gerade im Kindesalter der Ursache für eine Vulvovaginitis nachzugehen. Anders als beim Erwachsenen tritt selten eine Candida-Infektion auf [6], nicht selten ist ein **intravaginaler Fremdkörper** Ursache für

Abb. 1-26
5jähriges Mädchen mit einem Hymen altus.
a) Vor Durchführung der CO_2-Lasertherapie.
b) Nach Durchführung der CO_2-Lasertherapie.

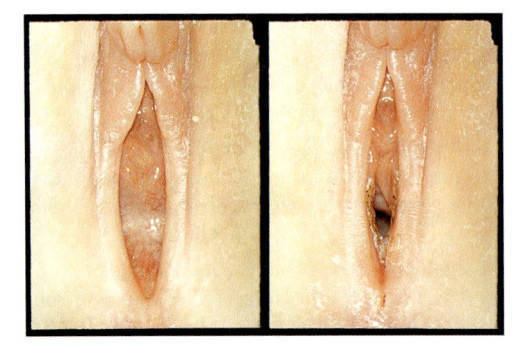

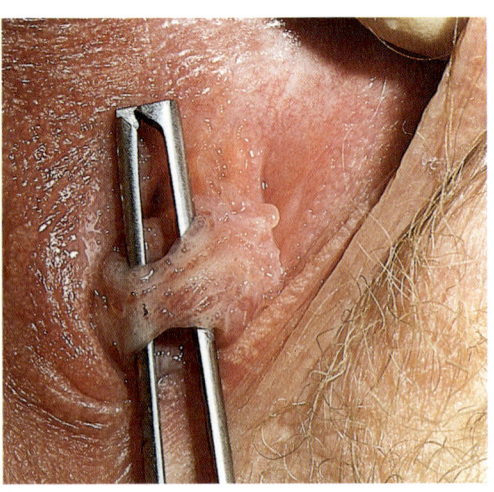

eine unspezifische Infektion. Der Ausschluß gelingt relativ einfach durch die Vaginoskopie, die im Kleinkindesalter auch notwendig wird, wenn blutiger Fluor vaginalis den Verdacht auf pathologische intravaginale Veränderungen ergibt.

Des weiteren sollten frühzeitig anatomische **Fehlbildungen** als Ursache ausgeschlossen werden. Durch die frühzeitige Diagnostik und Einleitung einer spezifischen Therapie können zudem chronische aufsteigende Harnwegsinfektionen vermieden werden.

Abschließend sei darauf hingewiesen, daß der Nachweis einer Vulvovaginitis auch Zeichen für einen **sexuellen Mißbrauch** sein kann, wenn der Lokalbefund einen auch sehr häufig im Stich läßt.

Diagnostisch wird neben der schon erwähnten Vaginoskopie die Nativuntersuchung von Sekret aus dem Introitus vaginae – z.B. entnommen mit einem Einmalkatheter der Urethra – mittels Phasenkontrastmikroskop durchgeführt. Zusätzlich zum Nativabstrich sollte bei Verdacht auf eine bakterielle Infektion die mikrobiologische Untersuchung von steril entnommenem Vaginalsekret durchgeführt werden.

Klinisch zeigt die Vulvovaginitis meist eine typische, auf die Vulva begrenzte Rötung. Die Kinder geben brennende Beschwerden an der Vulva oder einen Pruritus vulvae an. Die Mütter berichten oft darüber, daß die Kinder in dem betroffenen Bereich kratzen; nicht selten ist das Krankheitsbild mit einer Dysurie vergesellschaftet. Die Kinder schildern typischerweise Schmerzen beim Wasserlassen nach Beginn der Miktion. Hinweise für eine Urethritis oder Zystitis ergeben sich dann, wenn starke Beschwerden mit Beginn der Miktion oder Beschwerden am Ende der Miktion angegeben werden. Bei differenzierter Betrachtung der Ursachen für eine Vulvovaginitis im Kindesalter ergeben sich altersabhängige Unterschiede, die in Tabelle 1-8 zusammengefaßt sind.

4 Labiensynechie

Labiensynechien im Kindesalter kommen selten vor. Als ätiologische Faktoren werden der Lichen sclerosus der Vulva, aber auch chronisch entzündliche Veränderungen zusammen mit dem im Kindesalter vorliegenden Östrogenmangel angenommen. Die Folge können Verklebungen der Labia minora miteinander sein (Abb. 1-27). Bei später Diagnosestellung sind aufsteigende Harnwegsinfektionen möglich, da der Urin bei der Miktion nicht vollständig an der Labiensynechie vorbeigeleitet werden kann und es zu einem Harnaufstau kommt [16].

Therapeutisch ist in den meisten Fällen ein konservatives Vorgehen erfolgreich. Mit einem Wattetupfer (Q-Tip) werden unter sanftem Druck östriolhaltige Cremes lokal in der Raphe aufgetragen. In den meisten Fällen löst sich schon nach wenigen Applikationen die Synechie. Eine kurzfristige Nachbehandlung mit östrogenhaltigen Cremes wird prophylaktisch empfohlen. In der Ausnahme werden therapieresistente Fälle gesehen, die einer operativen Therapie zugeführt werden müssen. Wir haben gute Erfahrungen mit der CO_2-Laserbehandlung unter kolposkopischer Sicht

Altersgruppe	Klinisches Bild	Ursache	Erreger	Therapie
Neugeborenes	Vulvitis Stomatitis	peripartale Infektion im Geburtskanal	Candida albicans	Antimykotika lokal, oral bei generalisiertem Befall
Säugling	Windeldermatitis	Feuchtigkeit der Haut	Candida albicans	Antimykotika lokal
Kleinkind/ Schulkind	unspezifische Vulvovaginitis	▪ Schmierinfektion bei mangelnder Reinlichkeit oder schlechter Genitalhygiene ▪ intravaginale Fremdkörper ▪ Infektion der oberen Luftwege („gynäkologischer Schnupfen")	▪ Enterokokken ▪ Escherichia coli ▪ Streptokokken Gruppe B ▪ Staph. aureus ▪ **selten:** Candida albicans	▪ suffiziente Genitalhygiene ▪ Sitzbäder mit Kaliumpermanganat ▪ evtl. Lokalbehandlung mit unspezifisch desinfizierenden Salben ▪ in Ausnahmefällen orale Antibiose nach Antibiogramm

Tabelle 1-8
Altersabhängige Einteilung der Ursachen einer Vulvovaginitis im Kindesalter.

Abb. 1-27
4jähriges Mädchen mit nahezu vollständiger Labiensynechie.

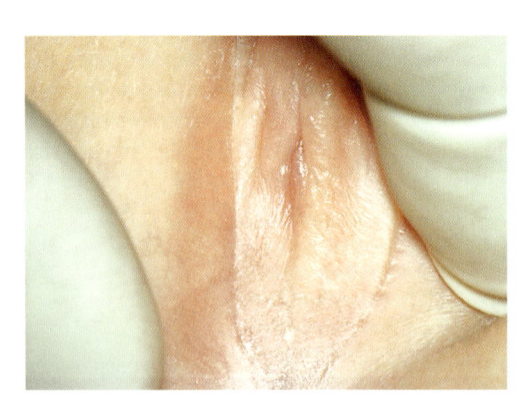

Abb. 1-28
8 Monate altes Mädchen mit kavernösem Hämangiom der Labia majora mit Ulzeration und Blutungen.

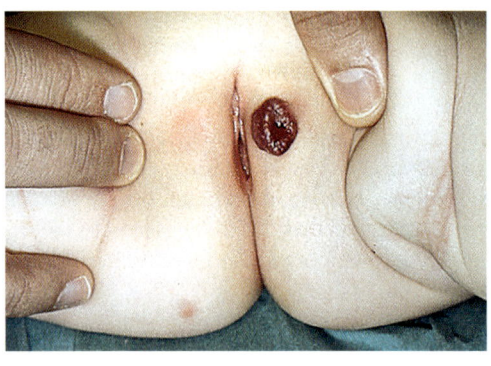

!Trotz der hohen Rate an spontanen Rückbildungen bei Hämangiomen ist bei starker Wachstumstendenz und/oder anatomisch ungünstiger Lokalisation von einem abwartenden Verhalten dringend abzuraten!

gemacht. Bei fokussiertem Laserstrahl wird die Synechie gelöst. Dabei ist darauf zu achten, daß das Gewebe des hinter der Synechie gelegenen Vestibulum vulvae nicht verletzt wird. Bei keinem Mädchen kam es zu einem Rezidiv. Lediglich bei einem Mädchen sahen wir an der hinteren Kommissur eine weniger als 10%ige Synechie, die sich mit lokaler Östrogenapplikation gut behandeln ließ. Wundheilungsstörungen traten in keinem Fall auf.

5 Kavernöse Hämangiome

Frühkindliche Hämangiome sind bei der Geburt vorhanden oder werden innerhalb des ersten Lebensmonats sichtbar. Sitz kann jede Körperstelle sein. Hämangiome imponieren zunächst als flach erhabene, rote Areale, die später eine deutliche Proliferationstendenz aufweisen. Auf diese Proliferationsphase folgt in der Regel nach etwa 12 Monaten eine sehr langsam verlaufende Regressionsphase.

Bei Hämangiomen der Vulva besteht wegen der hohen Rate der **spontanen Rückbildung** in den meisten Fällen keine Indikation zu einer operativen Intervention. Von einem abwartenden Verhalten sollte allerdings dringend bei starker Wachstumstendenz und/oder anatomisch ungünstiger Lokalisation abgewichen werden.! Bei den im Windelbereich gelegenen Hämangiomen treten nicht selten Entzündungen mit Nekrosen und Blutungen auf (Abb. 1-28). Bei Persistenz dieser Beschwerden besteht eine Indikation zur laserchirurgischen Entfernung der Veränderungen. Der Einsatz von Argon- oder Farbstofflasern führt zu guten kosmetischen Ergebnissen und ist ein schonendes Verfahren. Alternativ dazu können bei großflächigen Veränderungen plastisch-chirurgische Maßnahmen notwendig werden.

Inhalt*

- **Anatomie und anatomische Fehlbildungen der Vagina** 37
- 1 Anatomie 37
- 2 Anatomische Fehlbildungen der Vagina 37
- 2.1 Ätiologie und Häufigkeit 37
- 2.2 Klinik 37
- 2.2.1 Fehlbildungen im primären Dammbereich ... 38
- 2.2.2 Vaginalaplasie 39
- 2.2.3 Längs- und Quersepten der Vagina 39
- 2.2.4 Vaginalzysten 39
- 2.3 Diagnostik 40
- 2.4 Operative Therapie 40

- **Physiologie der Vagina** 41
- 1 Vaginale Keimbesiedelung 41
- 2 Veränderungen in den verschiedenen Lebensphasen 43
- 2.1 Neugeborenenperiode und Kindheit 43
- 2.2 Geschlechtsreife 43
- 2.3 Gravidität und Puerperium 44
- 2.4 Postmenopause 44
- 3 Iatrogene Beeinflussung der physiologischen Vaginalflora 44
- 3.1 Operative Eingriffe 44
- 3.2 Kontrazeption 45

- **Diagnostisches Vorgehen** 45
- 1 Anamnese 45
- 2 Techniken der Diagnostik von Vaginalerkrankungen 45

- **Entzündliche Erkrankungen der Vagina** 47
- 1 Bakterielle Vaginose 48
- 2 Trichomonaden-Infektion 50
- 3 Candida-Infektion 52
- 4 Mykoplasmen-Infektion 54
- 5 Atrophische Vaginitis 54
- 6 Toxisches Schocksyndrom 54
- 7 Toxisch-allergische Vaginitis 55
- 8 Erosiver Lichen ruber planus 55

- **Dystrophe Veränderungen** 56
- 1 Cirrhosis anularis subhymenalis 56
- 2 Cirrhosis anularis vaginae 56

- **Verletzungen der Vagina** 56
- 1 Kohabitations- und Pfählungsverletzungen .. 56
- 2 Thermische und chemische Verletzungen 56
- 3 Narben 57
- 4 Strahlenbedingte Veränderungen 57

- **Gutartige Tumoren** 57
- 1 Epitheliale Tumoren 57
- 1.1 Condylomata acuminata 57
- 1.2 Adenosis vaginae 59
- 2 Granulationsgewebspolypen 59
- 3 Mesenchymale Tumoren 60

*Das Literaturverzeichnis findet sich in Kapitel 14, S. 301.

2 Gutartige Erkrankungen der Vagina

V. Küppers, H. G. Bender

Anatomie und anatomische Fehlbildungen der Vagina

1 Anatomie

Der kraniale Abschnitt der Vagina entwickelt sich, wie Uterus und Tuba uterina, aus den mesodermalen Müller-Gängen (paramesonephrische Gänge). Er verschmilzt im Laufe der Embryogenese mit der Pars pelvina des Sinus urogenitalis, der das kaudale Fünftel der Vagina bildet. Die gesamte Vagina bildet einen bindegewebig-muskulösen Schlauch, der von einem mehrschichtigen, nicht verhornenden Plattenepithel ausgekleidet wird. Da Vorder- und Hinterwand aufeinander liegen, ist das Scheidenlumen ein quergestellter Spalt. Vom Scheideneingang bis zur Umfassung durch den M. levator ani ist die Scheide eng, weiter nach proximal wird sie weiter. Der Übergang in die Portio uteri wird als Scheidengewölbe (Fornix vaginae) bezeichnet. Da die Portio uteri der Vagina-Hinterwand anliegt, ist diese länger als die Vagina-Vorderwand.

Die **Blutversorgung** der Vagina wird durch die A. vaginalis aufrechterhalten. Diese geht aus dem Ramus descendens der A. uterina hervor. Außerdem erhält die Vagina noch Rr. vaginales aus der A. vesicalis inferior und aus der A. pudenda. Die Venen bilden einen mächtigen Plexus venosus vaginalis, der mit dem Plexus venosus vesicalis zusammenhängt. Das venöse Blut der Vagina wird über die Beckenvenen in die V. iliaca interna abgeleitet. Die regionären Lymphknoten der Vagina sind die pelvinen Lymphknoten, im distalen Anteil der Vagina aber auch die inguinalen Lymphknoten.

Die **Nervenversorgung** wird durch sympathische und parasympathische Fasern aufrechterhalten. Sympathische Bahnen vom Ganglion mesentericum inferius gelangen in den Plexus uterovaginalis, der Ganglien enthält (Frankenhäuser-Ganglien) und seitlich zwischen Zervix und Scheidengewölbe liegt. In diesen Plexus strahlen auch die parasympathischen Fasern aus dem 3. und 4. Sakralnerv (N. pelvicus) ein.

2 Anatomische Fehlbildungen der Vagina

Fehlbildungen der Genitalorgane können einzeln oder in Kombination auftreten. Dabei können einzelne Organe nicht angelegt sein (Agenesie), ihre Ausbildung kann gehemmt oder ihre regelrechte Weiterentwicklung gestört sein.

2.1 Ätiologie und Häufigkeit

Bis heute ist die Ätiologie vaginaler Fehlbildungen nicht eindeutig geklärt. Diskutiert werden mehrere Ursachen:
- Chromosomenanomalien
- genetische Defekte
- exogene Noxen.

Gut dokumentiert ist das Auftreten vaginaler Fehlbildungen beim Ullrich-Turner-Syndrom (Genotyp X0), bei dem eine große Zahl von Patientinnen betroffen ist. Dieses Beispiel verdeutlicht den Zusammenhang zwischen numerischen Aberrationen und vaginalen Fehlbildungen, wobei beim Ullrich-Turner-Syndrom aberrative Veränderungen der Geschlechtschromosomen im Vordergrund stehen. Die organische Intersexualität stellt ein weiteres Risiko für Fehlbildungen der Vagina dar. Vermutlich spielen auch teratogene Noxen bei der Fehlentwicklung der Vagina eine wesentliche Rolle [34].

2.2 Klinik

Angeborene Verschlußfehlbildungen werden durch die gesetzlich vorgeschriebene Neugeborenen-

Abb. 2-1
Fehlbildungen im Bereich des primären Damms (aus Mestwerdt und Martius [38]).
a) Normal,
b) Anus vestibularis,
c) Fistula rectovestibularis,
d) Fistula rectovaginalis,
e) Fistula rectocloacalis.

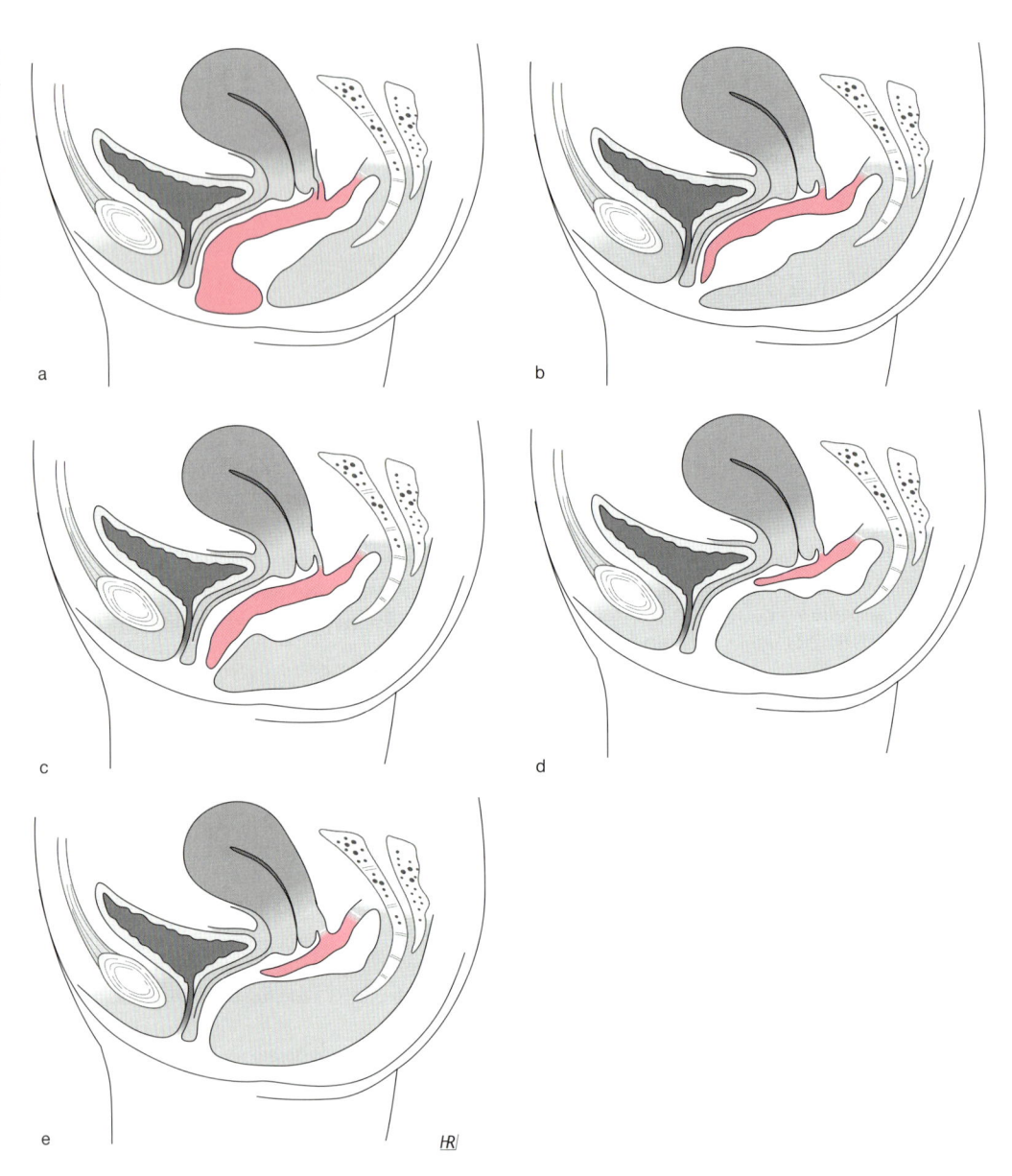

untersuchung häufig schon im Säuglingsalter diagnostiziert. Bleibt die Diagnosestellung im Säuglingsalter aus, kommt es nach der Menarche durch Sekret- oder Blutaufstau in der Vagina zur Ausbildung eines Mukokolpos oder eines Hämatokolpos. Bei unauffälliger Pubertätsentwicklung und primärer Amenorrhö treten als Folge rezidivierende Unterbauchschmerzen oder ein Unterbauchtumor auf. Unabhängig von den o.g. Symptomen besteht bei genitalen Blutungen und bei persistierendem Fluor im Säuglings- und Kindesalter eine Indikation zur Durchführung einer gynäkologischen Untersuchung. Im Folgenden werden häufige Fehlbildungen der Vagina beschrieben.

2.2.1 Fehlbildungen im primären Dammbereich

Fehlbildungen im Bereich des primären Damms sind mit einer Häufigkeit von 1:6000 bis 1:10 000 zu erwarten. Die verschiedenen Formen sind entsprechend der Nomenklatur in Abbildung 2-1 gezeigt. Inkontinenzprobleme stehen im Vordergrund der klinischen Symptomatik. Eine möglichst frühzeitige operative Korrektur nach Erhebung der Diagnose ist anzustreben.

Die **Hypospadie**, eine Hemmungsfehlbildung des Septum urethrovesiale, verursacht eine Inkontinenz unterschiedlichen Ausmaßes. Die Urethramündung, die normalerweise sternförmig ausgebildet ist, weist bei der Hypospadie eine V-förmige

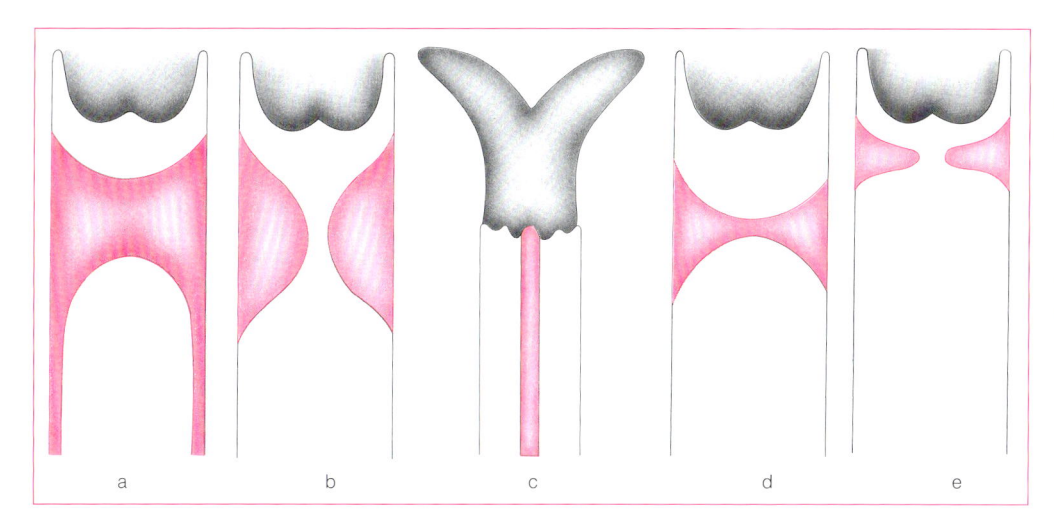

Abb. 2-2
Quersepten und Aplasia vaginae partialis (aus Mestwerdt und Martius [38]).
a) Aplasia vaginae partialis,
b) Stenosis vaginae congenitalis,
c) Längsseptum der Vagina bei vollständiger Doppelbildung des Uterus,
d) Septum transversum,
e) Phimosis cervicis.

Mündung auf, wobei die Spitze in die Vagina ragt. Oft sind mehrere operative Korrekturen notwendig, um die Hypospadie zu korrigieren [14]. In Einzelfällen treten Fehlbildungen des Septum rectovaginale auf.

Eine weitere, seltene Fehlbildung sind **vaginal mündende Ureteren.** Durch diese Fehleinmündung kann eine Enuresis ureterica verursacht werden. Die Klärung der Diagnose wird überwiegend röntgenologisch herbeigeführt. Die Therapie der Wahl besteht in einer chirurgischen Rekonstruktion.

2.2.2 Vaginalaplasie

Die Vaginalaplasie (Abb. 2-2a) ist oft mit anderen genitalen Fehlbildungen assoziiert. Eine isolierte Vaginalaplasie kommt äußerst selten vor. Das **Mayer-Rokitanski-Küster-Syndrom** [10], bei dem die Vaginalaplasie mit einer Aplasia uteri kombiniert ist, stellt die häufigste mit einer Vaginalaplasie einhergehende Fehlbildung dar, gefolgt von Vaginalaplasien bei der **testikulären Feminisierung.**

Pathologisch-anatomisch ist zwischen einer vollständigen und einer partiellen Vaginalaplasie zu unterscheiden. Eine ausgeprägte vaginale Stenose ist abzugrenzen (Abb. 2-2b). Neben der klinischen Untersuchung führt die abdominale Sonographie zur Diagnosestellung. Nicht selten sind zusätzlich zu den genitalen Fehlbildungen auch Fehlbildungen der Nieren und der harnableitenden Wege nachweisbar.

2.2.3 Längs- und Quersepten der Vagina

Längs- und Quersepten der Vagina sind meist keine isolierten Fehlbildungen. Insbesondere Längssepten der Vagina sind häufig mit Doppelbildungen des Uterus assoziiert (Abb. 2-2c). Es wird zwischen einer vollständigen (Vagina septa) und einer unvollständigen Septierung der Vagina (Vagina subsepta) unterschieden. Auch Quersepten treten in der Vagina auf. Sie können die Vagina vollständig, aber auch unvollständig unterteilen (Abb. 2-2d). Bei einem angeborenen ringförmigen Septum vor der Cervix uteri spricht man von einer Phimosis cervicis (Abb. 2-2e).

2.2.4 Vaginalzysten

Die Tabelle 2-1 gibt einen Überblick über die verschiedenen Vaginalzysten. Am häufigsten sind Vaginalzysten aus persistierenden Anteilen des Müller-Epithels, gefolgt von Gartner-Gangzysten (Abb. 2-3). Von diesen ontogenetisch ableitbaren Zysten sind Vaginalzysten abzugrenzen, die sich nach Trauma, durch Sekretretention, durch Invagination oder durch Parasitenbefall ausbilden. Auch die Endometriose kann zur Ausbildung vaginaler Zysten führen (Abb. 2-4).

Tabelle 2-1
Einteilung der Scheidenzysten unter embryologisch-morphologisch-ätiologischen Gesichtspunkten.

Primärgewebe	→	Sekundärgewebe
Persistenz des Müller-Epithels	→	Müller-Epithelzysten
Reste des Urnierengangs	→	Gartner-Gangsystem
Plattenepithel (traumatisch)	→	Invaginationszysten
Skene-Gänge (Retention)	→	Paraurethralzysten
Glandulae vestibulares minores (Retention)	→	Zysten der Glandulae vestibulares minores
Peritoneum	→	Zysten des Septum rectovaginale
Endometrium	→	Endometriosezysten
embryonale Tumoren	→	Dermoidzysten
Hämatome	→	Bindegewebszysten
Parasitenbefall (z. B. Echinococcus-Arten)	→	parasitäre Zysten
Vergesellschaftung verschiedener Zystenarten	→	Mischzysten

Abb. 2-3
26jährige Patientin mit einer Gartner-Gangzyste der Vagina im oberen Drittel (links); Nebenbefund: zirkuläre Portio-Ektopie mit Fluorbeschwerden.

!Da genitale Fehlbildungen oft mit Defekten an den Nieren und den harnableitenden Wegen assoziiert sind, ist neben der Sonographie der Nieren und der harnableitenden Wege die Durchführung eines i.v.-Urogramms sinnvoll!

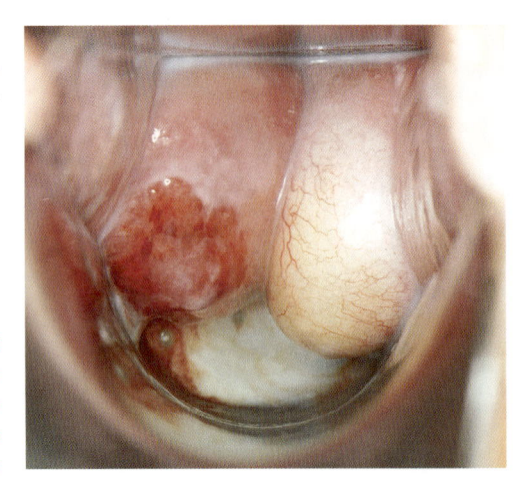

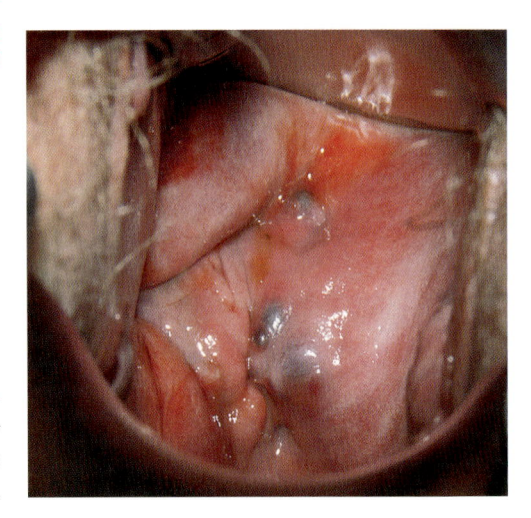

Abb. 2-4
35jährige Patientin mit einer Endometriose des hinteren Scheidengewölbes.

Beschwerden treten selten auf. Meist werden Vaginalzysten als Zufallsbefund diagnostiziert. Nur bei besonders großen zystischen Veränderungen kann durch Verdrängung der Nachbarorgane der Vagina eine Obstipation oder eine Harnentleerungsstörung eintreten, die zur Diagnostik führt. Andere von den Patientinnen geschilderte Beschwerden sind Dyspareunie und Druckgefühl im Unterbauch.

2.3 Diagnostik

Werden durch die klinische Untersuchung genitale Fehlbildungen diagnostiziert, muß der Versuch unternommen werden, die Ätiologie der Erkrankung herauszufinden. Die weitere diagnostische Vorgehensweise ist von dem Wissen geprägt, daß unterschiedliche Ursachen für die jeweils nachgewiesene genitale Fehlbildung in Frage kommen. Die Abklärung chromosomaler und hormoneller Störungen ist vorzunehmen. Die Untersuchung des inneren Genitales erfolgt mittels abdominaler Sonographie bei voller Harnblase. Gelegentlich kann eine diagnostische Hysteroskopie und Laparoskopie zur Abklärung des inneren Genitales notwendig werden.

Nicht unerheblich ist die Feststellung, daß die o.g. genitalen Fehlbildungen oft mit Defekten an den Nieren und den harnableitenden Wegen assoziiert sind. Daher ist neben der Sonographie der Nieren und der harnableitenden Wege die Durchführung eines i.v.-Urogramms sinnvoll.[!] Die Nierenszintigraphie zum Ausschluß einer stummen Niere kann dann angezeigt sein, wenn vermutet wird, daß ein negatives i.v.-Urogramm durch eine Ureterstenose oder eine Ureteratresie verursacht wird. Die Urethro-, Zystoskopie ist bei einer gemeinsamen Ausmündung von Vagina und Urethra und bei vaginal mündenden Ureterostien angezeigt. Die zusätzliche retrograde Kontrastmittelauffüllung mit Röntgendarstellung in zwei Ebenen kann indiziert sein.

2.4 Operative Therapie

Schwere urogenitale Fehlbildungen, die meist schon im Neugeborenenalter diagnostiziert werden, müssen frühzeitig nach Diagnosestellung operativ korrigiert werden. Im Gegensatz dazu ist die Notwendigkeit zur operativen Intervention bei isoliert vaginalen Fehlbildungen erst dann gegeben, wenn eine kohabitationsfähige Vagina gewünscht wird. In Abstimmung mit der betroffenen, zumeist nicht volljährigen Patientin ist der Zeitpunkt der operativen Intervention zu wählen. In Einzelfällen kann die begleitende Betreuung durch einen Psychosomatiker hilfreich sein.

Längs- und Quersepten der Vagina werden ebenfalls operativ korrigiert. Der Zeitpunkt der operativen Intervention hängt von den Beschwerden der Patientin ab. Die führende Symptomatik sind Dyspareunie und Dysmenorrhö.

Zur Vermeidung eines Geburtshindernisses werden **Längssepten** mittels HF-Chirurgie elektrochirurgisch abgetragen. Bei Abtragung der Septen mittels Skalpell müssen die Wunden wie bei einer Kolporrhaphie vernäht werden.

Auch **Quersepten** können elektrochirurgisch abgetragen werden. Kongenitale Vaginalstenosen werden mittels Z-Plastik nach Musset chirurgisch versorgt. Bei der Z-Plastik kann der Umfang des Introitus verlängert und entlastet werden. Das Operationsgebiet wird zunächst mit Kugelzangen angespannt und Z-förmig tief inzidiert. Nach Präparation der Epithellappen werden diese versetzt und wieder vernäht.

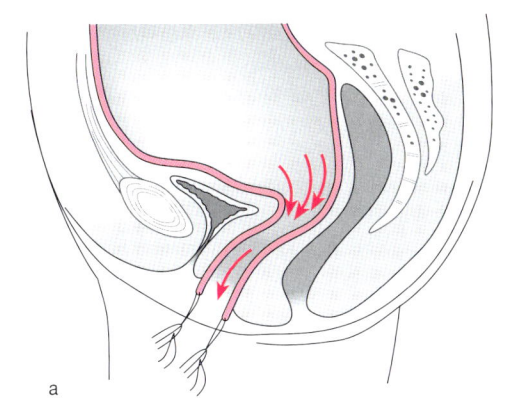

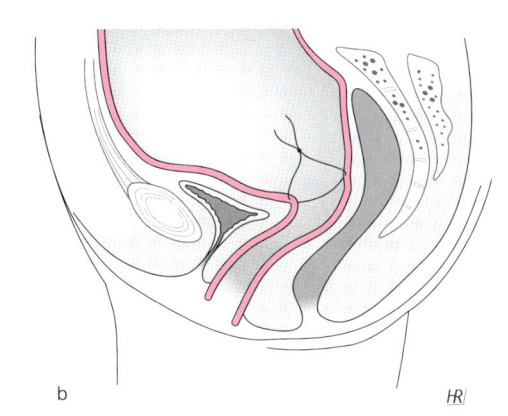

Abb. 2-5
Prinzip der operativen Korrektur der Vaginalaplasie nach Davidov-Friedberg (aus Mestwerdt und Martius [38]).

Bei der Behandlung der **Vaginalaplasie** sind zahlreiche Verfahren propagiert worden. Vielfach setzt sich heute die laparoskopisch modifizierte Operation nach Vecchietti durch [5]. Dabei wird ein mit Fäden armiertes Teflon-Steckphantom vom Introitus vaginae aus hochgezogen. Die Fäden, die durch das Spatium vesicorectale hinter der Blase bis vor die Bauchhaut geführt werden, werden von dort aus mit einer Spannvorrichtung unter permanentem Zug gehalten, wodurch sich nach mehreren Wochen eine Neovagina ausbildet. Ein weiteres häufig angewendetes Verfahren ist die Operation nach Davidov in der Modifikation nach Friedberg (Abb. 2-5), bei dem das operativ geöffnete Spatium urethrovesicale mit Peritoneum ausgekleidet wird [7]. Nennenswerte Schrumpfungen des aus Peritoneum gebildeten Vaginalrohrs entstehen dabei nicht. In einigen Zentren hat sich eine für die Patientin wenig eingreifende Methode durchgesetzt, die als Variation der McIndoe- oder Kirschner-Scheide aufzufassen ist. Bei dieser Methode wird von vaginal das Spatium urethrovesicorectale eröffnet und mit einem Spalthautlappen der Epidermis ausgekleidet. Spalthaut, die mit einem Mesh-Graft-Dermatom zu einem Netz geschnitten wird, wird auf ein Glasphantom gestülpt und mit diesem in das vorpräparierte Scheidenrohr gesteckt und an der Vulva fixiert. Innerhalb einer Woche heilt die Spalthaut an [9].

Die **Anlage einer Neovagina** unter Verwendung von Darmtransplantaten hat gegenüber den o.g. Verfahren den Vorteil der geringeren Schrumpfungstendenz. Allerdings besteht ein höheres Operationsrisiko. Zudem wird von den Patientinnen nicht selten über eine unkontrollierte Sekretabsonderung aus der Darmscheide berichtet.

Physiologie der Vagina

Die Physiologie der Vagina ist maßgeblich von den anatomischen Gegebenheiten bestimmt. Obwohl das Vaginalepithel drüsenlos ist, wird das Epithel von einem Scheidensekret benetzt. Dieses besteht aus dem Transsudat des Endometriums, der Eileiter, der die Vaginalwand versorgenden Gefäße sowie dem muzinösen Sekret der Zervixdrüsen. Die Menge des Vaginalsekrets wiederum ist von der hormonellen Beeinflussung der Vagina und der Cervix uteri abhängig. Somit finden wir in der Geschlechtsreife andere Verhältnisse vor als in der Kindheit oder in der Postmenopause. Die Pubertät und das Klimakterium sind geprägt von der in diesen Lebensabschnitten stattfindenden hormonellen Umstellung.

1 Vaginale Keimbesiedelung

In der Vagina findet sich, wie am äußeren Genitale, physiologischerweise eine Vielzahl von Keimen, die man als **normale Mikroflora** bezeichnet. Aufgrund der Nähe zum Perineum sind auch verschiedene fakultativ pathogene Keime als Bestandteil der physiologischen Mikroflora anzusehen, solange keine pathologischen Veränderungen eintreten. In der Geschlechtsreife liegen bis zu 10⁹ Mikroorganismen pro Gramm Vaginalsekret vor. Dieses mikrobiologische System ist einem steten Wandel unterzogen. Neben äußeren Einflüssen spielen auch die Interaktionen innerhalb der Bakterienpopulation für die zu einem bestimmten Zeitpunkt herrschende qualitative und quantitative Zusammensetzung der Mikroflora eine bedeutende Rolle. Die Zusammensetzung der Vaginalflora wird beeinflußt durch:
- Angebot an essentiellen Nährstoffen

Abb. 2-6
Nach Gram gefärbtes Präparat vom physiologischen Vaginalsekret bei 1000facher Vergrößerung mit Epithelzelle und reichlich grampositiven Stäbchenbakterien (Lactobacillus spp.).

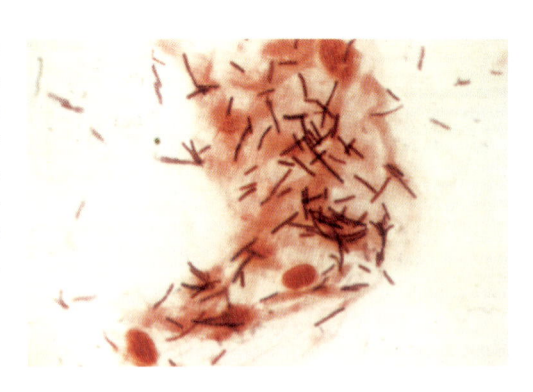

- Stoffwechselprodukte der Bakterien, die das Wachstum anderer Bakterien verhindern
- pH-Wert
- Redoxpotential und Sauerstoffspannung der Umgebung
- körpereigene Abwehrmechanismen auf immunologischer Basis.

Die quantitativ prädominanten Mikroorganismen der physiologischen Vaginalflora in der Geschlechtsreife sind die fakultativ anaeroben grampositiven Stäbchenbakterien, die **Laktobazillen** (Abb. 2-6). Ihnen siedeln sich andere Keime hinzu, die gewöhnlich für die Entwicklung von Entzündungen in der Vagina nicht verantwortlich sind. Schon vor mehr als 100 Jahren hat Döderlein zu Recht angenommen, daß den Laktobazillen bei der Regulation und Aufrechterhaltung der physiologischen Vaginalflora eine wichtige Aufgabe zukommt.

Unter dem Einfluß von Östrogenen wird das im Vaginalepithel gespeicherte Glykogen durch Laktobazillen nach der Abschilferung des Epithels verstoffwechselt. Nach der Freisetzung von Glukose aus Glykogen vergären die Laktobazillen die Glukose anaerob und bilden Milchsäure. Liegt innerhalb der Vagina ein pH-Wert unter 4,5 vor, spricht das für ein sicheres Zeichen für die Anwesenheit von Laktobazillen. Dabei ist der pH-Wert um so niedriger, je höher die Konzentration an Laktobazillen ist. Zusammen mit dem von einigen Laktobazillen gebildeten Wasserstoffperoxid (H_2O_2) führt der niedrige pH-Wert der Vagina dazu, daß azidophile Bakterien wie Laktobazillen in ihrem Wachstum gefördert, während andere Bakterien, z. B. Anaerobier, gehemmt werden.

Wie oben bereits erwähnt, sind die Laktobazillen nicht die einzige Keimart, die sich in der physiologischen Vaginalflora nachweisen läßt. Durchschnittlich sind in der Geschlechtsreife bis zu zehn verschiedene, fakultativ anaerobe und anaerobe Bakterienarten vorhanden (Tab. 2-2) [32]. Qualitativ überwiegen mit einem Verhältnis von 10:1 die strikt anaeroben gegenüber den fakultativ anaeroben Keimen. Quantitativ dominieren bei den fakultativ anaeroben Arten die Lactobacillus spp., Corynebacterium spp., Streptococcus spp., Staphylococcus spp., Gardnerella vaginalis und Escherichia coli. Zu den häufigsten anaeroben Arten gehören Peptococcus spp., Peptostreptococcus spp., anaerobe Lactobacillus spp., Eubacterium spp., Propionibacterium spp., Clostridium spp. und Bacteroides-Arten. Der Nachweis von Ureaplasma urealyticum ist von fraglicher ätiologischer Bedeutung. Die Mehrzahl der Patientinnen mit Hinweisen auf das Vorliegen von Ureaplasma urealyticum oder von Mycoplasma hominis hat keine Beschwerden. Ob Sexualpraktiken einen Einfluß auf die Zusammensetzung der Vaginalflora haben, wird kontrovers diskutiert. Während in früheren Arbeiten eine Korrelation zwischen dem Nachweis von G. vaginalis, Mykoplasmen und Ureaplasmen und sexueller Aktivität beschrieben wurde [31], wird dies in einer jüngst erschienen Studie widerlegt [23].

Ein Überblick über die Charakteristik der in Tabelle 2-2 aufgeführten Spezies soll in den folgenden Abschnitten gegeben werden:

- **Corynebakterien** sind gram-positive Stäbchen, die auf der Körperoberfläche häufig gefunden werden, aber bis auf Corynebacterium diphtheriae nur als gering pathogen einzustufen sind.
- **Hämolysierende Streptokokken der Gruppe B und D** sind gram-positive Kokken und werden bei fast einem Drittel aller asymptomatischen Frauen isoliert. Peripartal und postoperativ werden diese Keime aber für das Auftreten von Infektionen verantwortlich gemacht. Bei Neugeborenen kann es zur Ausbildung eines schwer verlaufenden septischen Krankheitsbildes kommen. Den hämolysierenden Streptokokken der Gruppe B und D ist die Streptokokken-A-Infektion gegenüberzustellen. Diese gehören nicht zur physiologischen Vaginalflora. Im Zusammenhang mit postpartalen Infektionen werden schwere septische Krankheitsbilder gesehen. Im

Tabelle 2-2
Die am häufigsten aus der Vagina von prämenopausalen Frauen ohne Beschwerden isolierten Mikroorganismen

Fakultativ anaerobe Keime	anaerobe Keime
Lactobacillus spp.	Peptococcus spp.
Corynebacterium spp.	Peptostreptococcus spp.
Streptococcus spp.	Lactobacillus spp.
Staphylococcus spp.	Eubacterium spp.
Gardnerella vaginalis	Propionibacterium spp.
Escherichia coli	Clostridium spp.
	Bacteroides spp.
Mycoplasma hominis	
Ureaplasma urealyticum	

Kindesalter führen sie zur Ausbildung einer Vulvovaginitis.
- **Koagulase-positive Staphylokokken** (Staphylococcus aureus) werden in bis zu 10% in der Vagina von asymptomatischen Frauen gefunden. Besteht eine behandlungsbedürftige Infektion, muß berücksichtigt werden, daß wegen der Produktion einer Penicillinase bei einigen S.-aureus-Stämmen eine Resistenz gegenüber Penicillin und Ampicillin besteht. Koagulase-negative Staphylokokken (Staphylococcus epidermidis) sind von geringer Pathogenität. Sie werden häufig bei asymptomatischen Frauen auf der Haut und innerhalb der Vagina nachgewiesen.
- **Gardnerella vaginalis,** ein gram-negatives Stäbchenbakterium, kann in niedriger Konzentration bei asymptomatischen Frauen in bis zu 60% aus der Scheide isoliert werden. Bei Ausbildung einer bakteriellen Vaginose liegt G. vaginalis in hoher Konzentration vor.
- **Escherichia coli** gehört zur Normalflora der Frau. Wird E. coli bei einer gestörten Scheidenflora in hoher Konzentration (> 105) nachgewiesen, muß dieser Befund als pathogen angesehen werden. E. coli gehört häufig zusammen mit anderen gram-negativen Keimen zu dem Erregerspektrum bei Ausbildung einer Bartholinitis. Zudem ist E. coli die häufigste Ursache für Harnwegsinfektionen.
- **Anaerobe Staphylokokken und Streptokokken** gehören zur normalen vaginalen Flora, werden aber im Wochenbett mit aszendierenden genitalen Infektionen in Zusammenhang gebracht.
- Die verschiedenen **Bacteroides-Arten** sind anaerobe gram-negative Stäbchenbakterien, die zur normalen Vaginalflora gehören, aber auch bei schwer verlaufenden genitalen Infektionen mit Abszeßbildung häufig nachgewiesen werden.
- Die **anaeroben Clostridien-Arten** werden in bis zu 10% bei der gesunden Frau gefunden. Andere anaerobe Mikroorganismen, wie Eubacterium spp., werden bei der gesunden Frau intravaginal nachgewiesen und gelten als apathogen.

2 Veränderungen in den verschiedenen Lebensphasen

Wesentlichen Einfluß auf das Scheidenmilieu hat die Produktion der weiblichen Hormone. Daher unterliegt die mikrobiologische Besiedelung der Vagina Veränderungen, die von der Hormonproduktion der jeweiligen Lebensphase der Frau abhängig sind.

2.1 Neugeborenenperiode und Kindheit

Die Neugeborenenperiode ist geprägt durch den Einfluß der mütterlichen Hormone. Die beim Neugeborenen noch wirksamen mütterlichen Östrogene bewirken die Ausbildung eines hoch aufgebauten Plattenepithels, das reichlich Glykogen enthält. Die Bakterienflora ist reich an Laktobazillen. Der pH-Wert der Vagina liegt unter 4,5, so daß ein Infektionsschutz besteht. Ein physiologischer Fluor albus ist nachweisbar. Etwa drei bis vier Wochen post partum, nach Abbau der mütterlichen Hormone, bildet sich eine Atrophie des Vaginalepithels aus, die während der Kindheit erhalten bleibt. Das vulnerable Epithel ist arm an Glykogen, die Nachweisrate von Laktobazillen sinkt auf unter 40% ab. Der pH-Wert der Vagina steigt an, so daß eine höhere Infektionsgefährdung eintritt. Im Kleinkindes- und Kindesalter werden aber innerhalb der Vagina oft Corynebakterien, Staphylococcus epidermidis, hämolysierende Streptokokken, E. coli und Klebsiellen nachgewiesen, ohne daß eine klinische Beschwerdesymptomatik vorliegt.

2.2 Geschlechtsreife

Mit dem Einsetzen der Hormonproduktion der weiblichen Geschlechtshormone am Anfang der Pubertät wird neben den für die Geschlechtsreife typischen Veränderungen das Plattenepithel der Vagina wieder aufgebaut. Die Epithelatrophie wird aufgehoben. Ist die Geschlechtsreife erreicht, wird Glykogen im Zytoplasma des Vaginalepithels ausreichend aufgenommen; die Laktobazillen werden zur zahlenmäßig dominierenden Bakterienflora der Vagina. Der pH-Wert sinkt unter 4,5. Allerdings unterliegt das Vaginalmilieu (Flora, Säuregrad) in der Geschlechtsreife bei der gesunden Frau physiologischen zyklischen Schwankungen. So bleibt das Vaginalmilieu zwar während der Menstruation sauer, verschiebt sich aber während dieser Zeit deutlich zur alkalischen Seite, so daß der pH-Wert auf über 6 ansteigen kann. Auch ist während der Menstruationsphase die Zahl der Laktobazillen reduziert, wohingegen die Konzentration der Anaerobier zunimmt. Nach Abschluß der Menstruation stellt sich der Ausgangszustand wieder her.

Der während der Geschlechtsreife von Frauen oft als sehr lästig empfundene Nachweis von Fluor vaginalis ist nicht grundsätzlich als Hinweis für pathologische Veränderungen zu werten. Physiologischer Fluor ist geruchlos, klar oder weißlich und viskös. Er muß von Fluorbeschwerden bei akuter oder chronischer Kolpitis unterschieden werden. Eine physiologische Zunahme des Fluors wird häufig zum Zeitpunkt der Ovulation beobachtet, abhängig vom zunehmenden Wassergehalt des Zervixsekrets. Auch während der Schwangerschaft wächst durch den hyperöstrogenen Effekt die Menge an Fluor vaginalis an.

2.3 Gravidität und Puerperium

Während der Schwangerschaft nehmen aufgrund der typischen hormonellen Veränderungen die Zahl der fakultativ anaeroben Laktobazillen, das Redoxpotential und der Säuregehalt des vaginalen Milieus zu. Gleichzeitig kommt es zu einer Abnahme der Anaerobier. Auf der anderen Seite begünstigen die schwangerschaftsbedingten Veränderungen den vaginalen Hefepilzbefall. Nach Berichten von Mendling erkranken Schwangere aber nicht wesentlich häufiger an einer vaginalen Mykose als Nichtschwangere [20]. Postpartal nimmt die Zahl der vaginalen Mykosen auch ohne Therapie wieder ab.

Im Wochenbett kommt es zu ausgeprägten postpartalen Veränderungen des Scheidenmilieus. Bedingt durch das Lochialsekret sowie die sich einstellende relative Hormonmangelsituation kommt es zu einer Alkalisierung der Vaginalflora. Häufig wird eine Zunahme der Konzentration von gram-positiven anaeroben Kokken, gram-negativen anaeroben Stäbchen, Kolibakterien und aeroben Streptokokken gesehen, während eine Abnahme der Laktobazillen zu verzeichnen ist. Bei Frauen in der Laktationsphase sind diese Veränderungen besonders ausgeprägt und bleiben oft während der gesamten Stillzeit bestehen. Beschwerden wie Pruritus vulvae und Dyspareunie können durch eine lokale Östrogenanwendung normalerweise behoben werden.

2.4 Postmenopause

Durch den in der Postmenopause deutlichen Abfall der Produktion weiblicher Geschlechtshormone werden die physiologischen Verhältnisse der in der Geschlechtsreife vorliegenden Vaginalflora aufgehoben. Die Atrophie des Vaginalepithels wird begleitet von einer Zunahme des pH-Werts der Vagina auf über 6 und einer Veränderung der für die Geschlechtsreife normalen Vaginalflora [25]. Postmenopausale Patientinnen, bei denen keine Östrogensubstitution durchgeführt wurde, haben gegenüber Frauen in der Geschlechtsreife in verminderter Häufigkeit Laktobazillen als Bestandteil der Mikroflora der Vagina, während Kolibakterien in der Postmenopause häufiger nachgewiesen werden. Weniger häufig als während der Geschlechtsreife werden auch Gardnerella vaginalis, Ureaplasma urealyticum und Candida albicans nachgewiesen [16].

3 Iatrogene Beeinflussung der physiologischen Vaginalflora

Die physiologischen Funktionsabläufe in der Vagina können neben exogenen und endogenen Einflüssen auch durch iatrogene Maßnahmen beeinflußt werden (Abb. 2-7). In kurzer Form soll auf die wichtigsten im Rahmen der gynäkologischen Versorgung erfolgenden Maßnahmen eingegangen werden, die iatrogen zu einer Störung der Vaginalflora führen können.

3.1 Operative Eingriffe

Operative Eingriffe an der Vagina oder in Nachbarschaft der Vagina können vorübergehend zu massiven Veränderungen der vaginalen Mikroflora

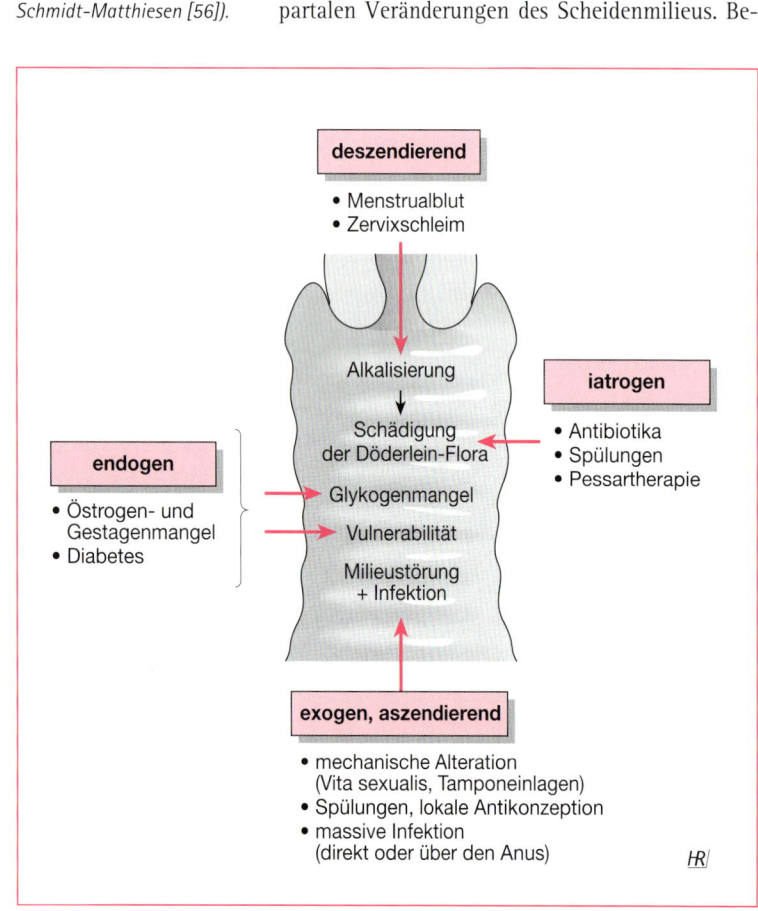

Abb. 2-7
Die physiologischen Funktionsabläufe in der Vagina (hormonell gesteuerte Proliferation des Vaginalepithels, Milchsäurebildung nach Glykogenolyse in Anwesenheit der Döderlein-Flora) und die Möglichkeiten ihrer Störung durch endogene, deszendierende, iatrogene und exogene Einflüsse (nach Schmidt-Matthiesen [56]).

führen. Die Zahl der Laktobazillen nimmt zugunsten der aeroben und der anaeroben gram-negativen Stäbchen ab. Ursache hierfür ist die Alkalisierung des vaginalen Milieus durch Blut und Nekrosen. Als weitere Ursache ist die bei vaginalen Eingriffen durchgeführte peri- und postoperative Antibiotikaprophylaxe zu nennen. Unter der Antibiose nimmt die Zahl und Konzentration der antibiotikaempfindlichen Keime ab. Es muß berücksichtigt werden, daß jede systemische oder lokale Antibiotikatherapie mit der Gefahr verbunden ist, die Vaginalflora zu beeinflussen. Nicht selten tritt als Folge einer solchen Antibiotikabehandlung eine genitale Candidose auf.[I]

3.2 Kontrazeption

Häufig angewendete kontrazeptive Maßnahmen, wie die hormonelle Antikonzeption, Barrieremethoden, die intrauterine Spirale oder spermizide Substanzen, können die Vaginalflora beeinflussen. Während die Barrieremethoden das Risiko erniedrigen, an einer sexuell übertragbaren Infektion (STD) zu erkranken, führt die Anwendung spermizider Substanzen nicht selten zu einer Störung der vaginalen Mikroflora.[II] Die Folge ist eine Reduktion der Zahl der Laktobazillen zugunsten einer Zunahme der Anaerobier und von E. coli, so daß eine Prädisposition für genitale Infektionen geschaffen wird [12].

Ob die Einlage einer **intrauterinen Spirale** (IUD) das Risiko einer genitalen Infektion erhöht, wird immer wieder kontrovers diskutiert. Es gibt Hinweise darauf, daß Frauen mit liegender intrauteriner Spirale ein erhöhtes Risiko haben, an einer bakterielle Vaginose zu erkranken [4]. Auf der anderen Seite besteht offensichtlich kein erhöhtes Infektionsrisiko für andere häufige sexuell übertragbare Erkrankungen des unteren Genitaltrakts, wie die Trichomoniasis, die Gonorrhö, die Chlamydien-Infektion oder die Candida-Infektion [17].

Bezüglich der Einflußnahme **hormoneller Antikonzeptiva** auf die Vaginalflora liegen keine gesicherten Daten vor. Im Hinblick auf die Vielzahl der Anwenderinnen von hormonellen Antikonzeptiva und der in dieser Gruppe vergleichsweise geringen Zahl an Infektionen der Vagina kommt die Vermutung auf, daß die hormonelle Antikonzeption kein erhebliches Infektionsrisiko darstellt. Daß ein Zusammenhang zwischen der hormonellen Antikonzeption und der vaginalen Candidose besteht, konnte bislang nicht gesichert werden [30]. Andererseits besteht offensichtlich bei jungen Frauen, die Anwenderinnen der hormonellen Antikonzeption sind, die Neigung zur Ausbildung einer Portioektopie, was wiederum das Auftreten von Chlamydien-Infektionen begünstigt. Eine abschließende Bewertung des tatsächlichen Risikos, unter hormoneller Antikonzeption eine genitale Infektion zu erwerben, wird nur nach groß angelegten prospektiven Untersuchungen möglich sein.

Diagnostisches Vorgehen

1 Anamnese

Wie bei den Erkrankungen der Vulva ist bei der Abklärung vaginaler Erkrankungen die ausführliche Erhebung der Anamnese vor Durchführung der gynäkologischen Untersuchung ein wichtiger Bestandteil der Diagnostik. Bei der Anamneseerhebung interessiert die detaillierte Beschreibung der Dauer und der Art der Beschwerden. Steht die Fluorsymptomatik im Vordergrund, sind Art und Aussehen des Fluors von Bedeutung. Die Beschreibung des Fluors – weißlich, gelblich, bräunlich, fleischwasserfarben, blutig, schleimig, bröcklig, geruchlos, übelriechend – kann erste wichtige Hinweise geben. Ebenfalls von Interesse ist die Frage nach schon durchgeführten Behandlungen und dem Erfolg der jeweiligen Therapieformen. Von den Patientinnen oft beklagte Beschwerden sind Dyspareunie, Pruritus vulvae und Dysurie. Hierbei ist zu klären, ob neben einem vaginalen Befund auch Veränderungen der Vulva nachweisbar sind.

2 Techniken der Diagnostik von Vaginalerkrankungen

Die Untersuchung von Patientinnen mit einer vermuteten Vaginalerkrankung beginnt zunächst mit der Inspektion des äußeren Genitale. Insbesondere bei entzündlichen Erkrankungen und bei HPV-assoziierten Läsionen des unteren Genitaltrakts bestehen oft bezüglich der Lokalisation der Veränderungen an Vulva, Vagina und Cervix uteri fließende Übergänge. Darauffolgend wird mittels Spekulum die Vagina und die Cervix uteri eingestellt.

Je nach Alter der Patientinnen stehen unterschiedliche Spekula zur Verfügung. So werden im **Kindesalter** gewöhnlich Vaginoskope verwendet, die einen besonders kleinen Durchmesser haben (Abb. 2-8). Unter Verwendung von Kaltlichtquellen

---

[I] *Jede systemische oder lokale Antibiotikatherapie ist mit der Gefahr verbunden, die Vaginalflora zu beeinflussen, was nicht selten eine genitale Candidose zur Folge hat!*

[II] *Barrieremethoden verringern das Risiko, an einer sexuell übertragbaren Infektion zu erkranken. Die Anwendung spermizider Substanzen führt jedoch nicht selten zu einer Störung der vaginalen Mikroflora und somit zu einer Prädisposition für genitale Infektionen!*

Abb. 2-8
Kindergynäkologisches Instrumentarium mit verschiedenen Vaginoskopen.

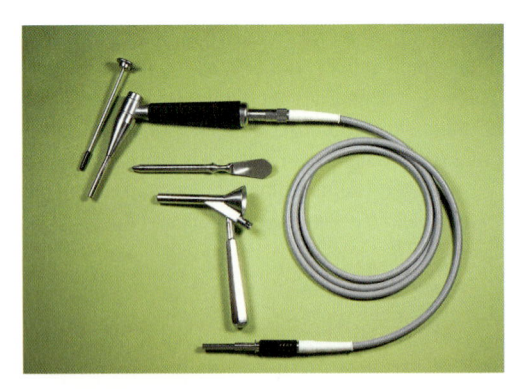

Abb. 2-9
52jährige Patientin mit kolposkopisch darstellbarer, histologisch gesicherter, schwerer intraepithelialer Neoplasie am Scheidenblindsack.

a) Geröteter Scheidenblindsack mit Resten von Fluor vaginalis ohne sicheren Hinweis auf eine intraepitheliale Neoplasie.

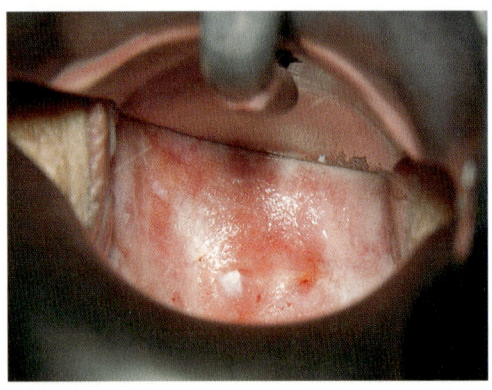

b) Multifokal nachweisbares essigweißes Epithel der intraepithelialen Neoplasie nach Auftragen 3%iger Essigsäurelösung.

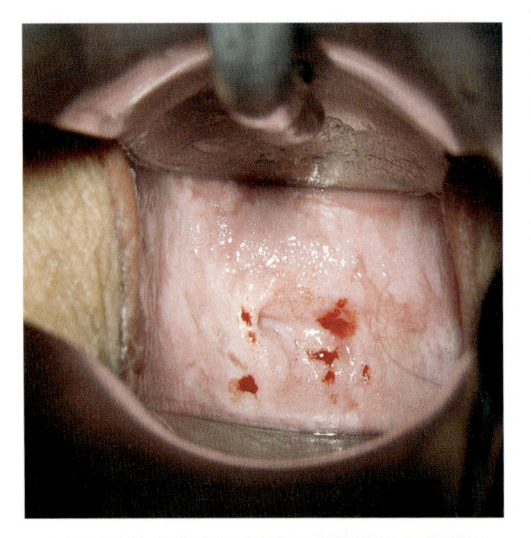

c) Lugolnegatives Epithel nach Auftragen der Lugol-Lösung, korrespondierend zum essigweißen Epithel.

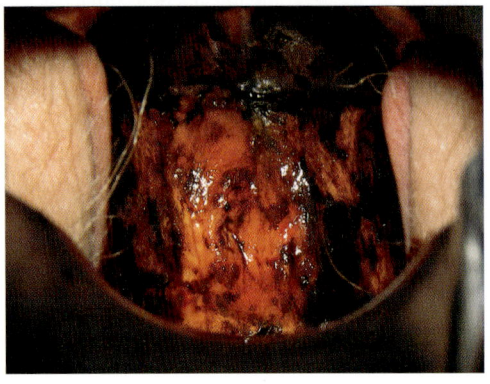

gelingt eine gute Einsicht in die kindliche Vagina; mittels über die Vaginoskope einführbare Faßzangen ist eine Entfernung von Fremdkörpern, mittels Biopsiezangen die Entnahme von Gewebeproben möglich. Die Inspektion des unteren Genitaltrakts ist genauer, wenn die Untersuchung mit dem Kolposkop durchgeführt wird. Bei speziellen Fragestellungen kann die Essigsäure-Applikation (3–5%) und die Durchführung der Lugol-Probe zusätzliche Informationen geben (Abb. 2-9).

Neben der Inspektion des Vaginalepithels interessieren Menge und Aussehen des Vaginalsekrets. Schaumiger Fluor weist auf eine Trichomonaden-Infektion hin, bröckeliger Fluor („Hüttenkäse") auf eine Mykose, klarer bis grauer Fluor mit ammoniakähnlichem Geruch auf eine bakterielle Vaginose. Dieser auch als fischartig beschriebene Geruch des Fluors kann durch Zusatz von 10%iger Kalilauge (KOH) verstärkt werden; bei Candidosen und anderen Mykosen treten Pseudomyzelien, Myzelien und andere Pilzelemente im Nativabstrich deutlicher hervor.

Der **Nativabstrich**, bei dem aus dem hinteren Scheidengewölbe gewonnener Fluor vaginalis mit ein paar Tropfen physiologischer Kochsalzlösung versetzt wird, hat sich bei der Abklärung entzündlicher Erkrankungen der Vagina bewährt. Manchmal ist eine zusätzliche Nativfärbung mit Methylenblau (0,1%) sinnvoll, während Gram-Färbungen des Nativpräparats nicht hilfreich sind. Die mikroskopische Beurteilung des Präparats erfolgt in 250facher und in 400facher Vergrößerung. Die Phasenkontrasteinstellung erleichtert das Auffinden von Trichomonaden und Hefen. **Mikroskopisch** wird die Vaginalflora wie folgt beurteilt [27]:

- normale Laktobazillenflora ohne Entzündungsreaktion (weniger als 20 pro Gesichtsfeld bei 400facher Vergrößerung)
- normale Laktobazillenflora mit erhöhter Leukozytenzahl (mehr als 50 pro Gesichtsfeld)
- gestörte Vaginalflora, bestehend aus Laktobazillen und gleich vielen oder mehr kleinen Bakterien mit oder ohne Entzündungsreaktion
- Laktobazillen mit Pseudomyzelien oder Sproßzellen mit oder ohne Entzündungsreaktion
- keine Laktobazillen, Clue-cells, massenhaft kleine Bakterien, Leukozyten unter 50 pro Gesichtsfeld
- Normalflora oder Mischflora mit massenhaft Leukozyten (über 100 pro Gesichtsfeld).

Die Beurteilung des Nativpräparats macht es möglich, zwischen unauffälliger Laktobazillenflora, Mischflora und bakterieller Vaginose zu differenzieren. Keimzahlen von $< 10^5$ werden mikroskopisch nur schwer erfaßt. Bei symptomatischen Patientinnen und bei speziellen Fragestellungen ist daher die differenzierte mikrobiologische, virologische und mykologische Untersuchung obligater Bestandteil der weiteren Abklärung (siehe Kap. 1, Abschnitt „Diagnostisches Vorgehen, Teil 2").

Zur **pH-Wert-Bestimmung** wird Vaginalsekret aus der Mitte der Vagina entnommen. Die pH-Wert-Bestimmung kann mittels Indikatorpapier durchgeführt werden. Werte < 4,5 werden bei der Normalflora in der Geschlechtsreife, aber auch bei vulvovaginaler Candidiasis gefunden. Werte > 4,5 sprechen für eine Störung der Scheidenflora, wie z. B. bei einer bakteriellen Vaginose oder bei einer Trichomoniasis. Ungenaue Befunde werden erhoben, wenn sich innerhalb der Scheide Ejakulat befindet.

Der **zytologische Abstrich von der Cervix uteri** sollte obligater Bestandteil des Untersuchungsganges sein.[1] Neben der Beurteilung der Zellmorphologie nach der Münchener Nomenklatur II werden hilfreiche Informationen zur Vaginalflora gegeben. Dabei interessiert, ob im Abstrich Laktobazillen alleine, Laktobazillen zusammen mit einer Kokkenflora (Mischflora) oder eine Kokkenflora ohne Nachweis von Laktobazillen vorliegen. Häufig finden sich bei der Beurteilung der mikrobiellen Veränderungen im zytologischen Abstrich um so mehr Leukozyten, je deutlicher die Normalflora durch eine Misch- oder Kokkenflora verdrängt wird.

Bezüglich der Asservierung und der Befundung von Vaginalsekret bei Frauen, die nach einer **Vergewaltigung** zur gynäkologischen Untersuchung vorgestellt werden, sollten besondere Maßnahmen berücksichtigt werden. Der Untersucher sollte sich dessen bewußt sein, daß er mit der gynäkologischen Untersuchung eine Befunderhebung vornimmt, die weder den Ausschluß noch den Beweis erbringen kann, ob ein sexueller Mißbrauch vollzogen worden ist. Für die weitere Beweisführung sind die Entnahme eines Nativabstrichs, eines nach Papanicolaou gefärbten Zellabstrichs sowie die Entnahme von Vaginalsekret mit einem Tupfer, der luftgetrocknet in einem sterilen Röhrchen asserviert wird, notwendig. Diese Maßnahmen dienen dem Spermiennachweis, der Blutgruppenbestimmung und weiteren molekularbiologischen Untersuchungen („genetischer Fingerabdruck"), die in der Regel in einem gerichtsmedizinischen Institut durchgeführt werden [1]. Die kolposkopische Untersuchung erhöht zwar gegenüber der alleinigen Inspektion die Nachweisrate von genitalen Verletzungen [18]. Damit wird aber lediglich eine Befunderhebung dokumentiert, die nicht zwangsläufig den Beweis einer vollzogenen Vergewaltigung erbringt.

Eine invasivere Diagnostik als die oben beschriebenen Methoden ist die **Probeexzision** zur weiteren histologischen Untersuchung. Liegen umschriebene Veränderungen am Vaginalepithel vor, die eine histologische Abklärung erforderlich machen, kann in vielen Fällen ambulant mittels Tischler-Morgan-Knipsbiopsiezange eine Gewebeprobe entnommen werden. Zu empfehlen ist die Entnahme der Gewebeprobe unter kolposkopischer Sicht. Diese Maßnahme erfordert um so seltener die Durchführung einer Lokalanästhesie, je höher gelegen die Befunde vorliegen. Insbesondere im oberen Scheidendrittel besteht keine wesentliche Schmerzempfindung. Es gilt aber zu berücksichtigen, daß vor allem bei älteren Frauen mit atrophischen Veränderungen der Scheide oder unabhängig vom Alter bei ängstlichen Patientinnen die Manipulation mit dem Spekulum bei Durchführung einer Biopsie als so unangenehm empfunden werden kann, daß in solchen Fällen auf eine generelle Anästhesie nicht verzichtet werden sollte.

Die diagnostische Abklärung vaginaler Befunde kann durch die **Palpation** vervollständigt werden. Die gynäkologische Tastuntersuchung dient der Abgrenzung und Größenbestimmung von Tumoren. Bei besonderen Fragestellungen ist eine rektovaginale Untersuchung insbesondere bei Befunden an der Vaginahinterwand hilfreich. Auch lassen sich mit der rektovaginalen Untersuchung bei Verdacht auf einen malignen Prozeß das paravaginale und das pararektale Gewebe gut beurteilen.

Entzündliche Erkrankungen der Vagina

Entzündliche Erkrankungen der Vagina sind häufig sexuell übertragene Erkrankungen, die Veränderungen im gesamten Urogenitaltrakt auslösen können. Nicht sexuell übertragene endogene Infektionen der Vagina führen oft auch zu einer über die Vagina hinausgehenden Infektion des unteren Genitaltrakts. Daher ist bei der Vermutung, daß eine Entzündung vorliegt, zunächst die Vulva auf die klassischen Entzündungszeichen zu untersuchen: Rötung, Schwellung und Schmerzen. Des weiteren ist auf Bläschenbildung, Ulzerationen und Fissuren zu achten. Spätestens bei der Spekulumeinstellung der Vagina sollte die Inspektion mittels Kolposkop durchgeführt werden. Die **Beurteilung des Fluors** erfolgt im Hinblick auf:
- Menge
- Farbe

[1] *Der zytologische Abstrich von der Cervix uteri ist obligat!*

- Konsistenz
- Geruch (KOH-Test)
- pH-Wert.

Die Anfertigung eines Nativpräparats, das bei 100- bis 400facher Vergrößerung unter dem Mikroskop durchgemustert werden sollte, führt ohne größeren zeitlichen und finanziellen Aufwand zur Diagnosestellung der häufigen Infektionen der Vagina.

Während bei der gesunden Frau in der Geschlechtsreife Döderlein-Bakterien neben abgeschilferten Epithelien und keine oder wenige Leukozyten nachgewiesen werden, können typische Krankheitserreger, wie Trichomonaden, Clue-cells bei bakterieller Vaginose, Blastosporen und Pseudomyzelien bei hoher Keimzahl, sicher im Nativabstrich erkannt werden. Dieses kostengünstige Verfahren zur Abklärung einer vaginalen Infektion muß durch **kulturelle Verfahren** ergänzt werden, wenn der Verdacht auf eine Infektion mit folgenden Erregern gegeben ist:
- Chlamydia trachomatis
- Neisseria gonorrhoeae
- Trichomonas vaginalis
- Candida spp. (in geringer Keimzahl)
- Herpes simplex (innerhalb der ersten 48 Std. nach initialen Beschwerden).

Die Beschreibung der Differentialdiagnose der mittels Nativabstrich nachweisbaren Erreger der Vaginitis gibt die Tabelle 2-3 wieder.

In den entzündlichen Prozeß der Vagina kann die **Cervix uteri** ebenso einbezogen sein wie die Vulva. Daher ist die sorgfältige kolposkopische Inspektion der Cervix uteri wichtiger Bestandteil der Diagnostik.! Hinweise auf eine Zervizitis geben eine erhöhte Vulnerabilität, z.B. Kontaktblutungen nach Berührung, und ein gelbliches Sekret aus dem Zervikalkanal. Auch Ulzerationen der Zervix können Hinweise auf eine genitale Infektion geben. Bei der Verdachtsdiagnose einer Zervizitis muß an eine Infektion mit Chlamydia trachomatis, Neisseria gonorrhoeae, hämolysierende Streptokokken der Gruppe B nach Lancefield und Herpes-simplex-Viren gedacht werden. In den folgenden Abschnitten werden die häufigsten entzündlichen Erkrankungen der Vagina besprochen und aktuelle Erkenntnisse zur Diagnostik und Therapie vermittelt.

1 Bakterielle Vaginose

Die bakterielle Vaginose, die im deutschen Sprachraum auch Aminkolpitis genannt wird, kommt schätzungsweise bei 10 bis 15% aller Frauen vor. Sie ist die häufigste Infektion, die zu einer Kolpitis führt. Bei der bakteriellen Vaginose wird ein unphysiologischer Anstieg der spärlichen Begleitflora der gesunden Vagina beobachtet. Die anaeroben Keime der Begleitflora steigen um mehr als das 10fache an, gefolgt von einer deutlichen Abnahme der Laktobazillen.

Ursache der bakteriellen Vaginose scheint das Fehlen der säurebildenden Laktobazillen zu sein. Warum es vor Ausbildung einer bakteriellen Vaginose aber zu einer Abnahme der Laktobazillen kommt, ist bis heute nicht geklärt. Es steht zur Diskussion, daß Patientinnen mit einer intrauterinen Spirale, einer hohen Zahl von Sexualpartnern und einer vorher durchgemachten Trichomonaden-Infektion ein erhöhtes Risiko haben. Ob es sich bei der bakteriellen Vaginose immer um eine sexuell übertragene Erkrankung handelt, ist umstritten [22].

Bei der bakteriellen Vaginose handelt es sich um eine polymikrobielle Infektion der Vagina. Der am regelmäßigsten nachgewiesene Keim ist **Gardnerella vaginalis,** der in etwa 90% aller Fälle vorliegt. G. vaginalis ist ein fakultativ anaerobes, kurzes, gram-variables Stäbchenbakterium, das bei der

!Die sorgfältige kolposkopische Inspektion der Cervix uteri ist wichtiger Bestandteil der Diagnostik, da die Zervix von einem entzündlichen Prozeß der Vagina ebenso betroffen sein kann wie die Vulva!

Tabelle 2-3
Differentialdiagnose Vaginitis

	bakterielle Vaginose	Candidose	Trichomoniasis
Fluor	grau-weißlich, homogen-wäßrig, riechend	weißlich, krümelig, nicht riechend	gelblich-grün, homogen-wäßrig, riechend
Amintest	+	–	+
pH-Wert	> 4,5	≤ 4,5	> 4,5
Nativpräparat			
■ Leukozyten	–	+/–	+
■ Laktobazillen	–	+	–
■ Trichomonaden	–	–	+
■ Hyphen und Sporen	–	+	–
■ Clue-cells	+	–	+/–

+ vorhanden, – fehlt

bakteriellen Vaginose in hoher Keimzahl nachgewiesen wird, aber bei gesunden Frauen in niedriger Keimzahl intravaginal vorliegt. Neben G. vaginalis finden sich bei Ausbildung einer Infektion andere anaerobe Keime: Mobiluncus spp., Bacteroides spp. Peptostreptococcus spp., Mycoplasma hominis. Alle Frauen mit dem Nachweis von Mobiluncus spp. haben eine bakterielle Vaginose. Aber nicht alle Frauen, die eine bakterielle Vaginose entwickeln, haben einen positiven Nachweis von Mobiluncus spp.. Es ist unstrittig, daß Frauen mit einer bakteriellen Vaginose ein höheres Risiko für aszendierende Infektionen und für geburtshilfliche Komplikationen haben.[1]

Diagnostik

Mehr als die Hälfte aller Frauen mit einer bakteriellen Vaginose sind asymptomatisch. Typische **Beschwerden** sind ein vermehrter dünnflüssiger Fluor vaginalis, der häufig fischig riecht. Eine Verstärkung der Geruchsbelästigung berichten die betroffenen Frauen oft nach Koitus oder während der Menstruation, wenn eine Alkalisierung des vaginalen Milieus eintritt. Brennen und Juckreiz von Vulva und Vagina oder Dysurie sind selten geklagte Beschwerden.

Bei der **Spekulumeinstellung** wird oft ein typisch weißlich-grauer, dünner und manchmal schaumiger Fluor sichtbar. Vulva und Vagina zeigen selten Entzündungszeichen. Typisch sind der auf über 4,5 erhöhte pH-Wert des Vaginalsekrets und der positive Ausfall der Riechprobe mit 10%iger Kalilauge.

Nach Anfertigung eines Nativpräparats werden bei 80% der Patientinnen sog. Clue-cells nachgewiesen. Sie sind spezifisch für den Nachweis einer bakteriellen Vaginose. Bei Clue-cells handelt es sich um Epithelzellen, die von einem Bakterienrasen bedeckt sind und deren Zellgrenzen kaum noch erkennbar sind (Abb. 2-10). Laktobazillen sind nicht oder nur in ganz geringer Menge nachweisbar. Leukozyten sind nicht vermehrt im Nativpräparat vorhanden. Die Diagnose der bakteriellen Vaginose gilt als gesichert, wenn mindestens drei der folgenden **Symptome** nachweisbar sind:
- dünnflüssiger homogener Fluor
- pH-Wert über 4,5
- positiver KOH-Riechtest
- Clue-cells im Nativpräparat.

Es wird diskutiert, ob beim Nachweis von Clue-cells zusammen mit einem positiven KOH-Riechtest tatsächlich ein drittes Symptom für die Diagnosestellung der bakteriellen Vaginose notwendig ist [35].

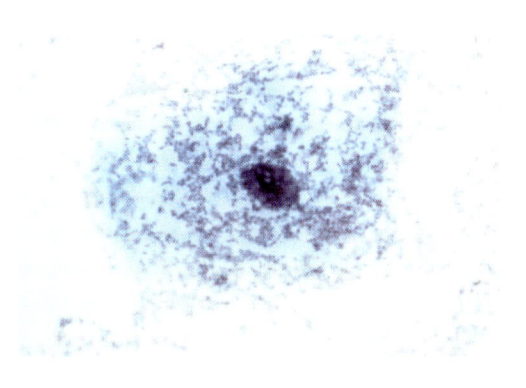

Außerhalb der Schwangerschaft erhöht die bakterielle Vaginose das Risiko einer aszendierenden Infektion. Frauen mit einer bakteriellen Vaginose klagen häufiger über Blutungsstörungen im Zusammenhang mit einer Endometritis. Zudem liegt nach operativen Eingriffen ein erhöhtes Infektionsrisiko vor.

Während einer Schwangerschaft besteht ein erhöhtes Risiko für geburtshilfliche Komplikationen. An erster Stelle steht dabei das Frühgeburtsrisiko bei Ausbildung einer vorzeitigen Wehentätigkeit oder eines vorzeitigen Blasensprungs vor der abgeschlossenen 37. SSW. Bei Fieberentstehung unter der Geburt finden sich im Fruchtwasser häufig Mikroorganismen, die für die bakterielle Vaginose typisch sind. Die Entwicklung einer Chorioamnionitis und die erhöhte Infektionsrate post partum – z.B. Wundinfektion nach vaginaler, vaginal-operativer oder operativer Entbindung – begleiten oft die bakterielle Vaginose.

Therapie

Die Behandlung der bakteriellen Vaginose erfolgt bei Auftreten von Beschwerden. Therapieversuche mit Laktobazillen oder die Zugabe von Milchsäure zur Aufbesserung der Döderlein-Flora haben sich nicht durchgesetzt. Diese beiden therapeutischen Maßnahmen haben nur so lange einen protektiven Effekt, wie die Präparate angewendet werden.

Metronidazol, ein Nitroimidazol, ist das Mittel der Wahl bei der bakteriellen Vaginose. Mit dieser Behandlung soll eine Eliminierung der vermehrten anaeroben Bakterienflora erreicht werden. Metronidazol (Clont®, Arilin®) wird in einer Dosierung von 2 x 400 bis 2 x 500 mg pro Tag über einen Zeitraum von 5 bis 7 Tagen oral verabreicht (Tab. 2-4). Genauso gut wirksam ist die Einmalgabe von oral 2 g Metronidazol. Beide Dosierungsschemata führen zu einer schnellen Beschwerdefreiheit. Die Heilungsrate liegt zwischen 70 und 90%.

Neben der systemischen Gabe von Metronidazol kann auch die **lokale Applikation** erfolgen. 500 bis

Abb. 2-10
Nach Gram gefärbtes Präparat vom Vaginalsekret bei einer Patientin mit bakterieller Vaginose bei 1000facher Vergrößerung: Epithelzelle mit dichtem Bakterienrasen (Gardnerella vaginalis) und unscharfen Zellgrenzen, entsprechend einer typischen Clue-cell. Stäbchenbakterien fehlen.

[1] *Frauen mit einer bakteriellen Vaginose weisen ein höheres Risiko für aszendierende Infektionen und geburtshilfliche Komplikationen auf!*

Tabelle 2-4 *Therapie der bakteriellen Vaginose*

Außerhalb der Schwangerschaft
- Metronidazol oral 800–1000 mg pro Tag für 5–7 Tage
  oder
- Metronidazol oral 2 g als Einmaldosis
  oder
- Metronidazol lokal 500–1000 mg pro Tag für 5–7 Tage
  oder
- Clindamycin oral 600 mg pro Tag für 7 Tage

Bei häufigen Rezidiven: Versuch der Partnerbehandlung und ggf. Entfernung von IUD

Während der Schwangerschaft (nach dem I. Trimenon)
- Metronidazol oral 2 g (Einmaldosis)
  oder
- 2%ige Clindamycin-Creme intravaginal, 5 ml pro Tag für 5–7 Tage

1000 mg Metronidazol werden intravaginal über einen Zeitraum von 5 bis 7 Tagen eingeführt. Die Heilungsrate liegt bei etwa 80%. Nebenwirkungen – Kopfschmerzen, gastrointestinale Beschwerden, Benommenheit und metallener Geschmack – treten bei intravaginaler Behandlung deutlich seltener auf. In 10 bis 80% rezidiviert die bakterielle Vaginose. Die Mechanismen, die zu einer rezidivierenden bakteriellen Vaginose führen, sind unklar. Eine Partnerinfektion scheint nicht die Ursache zu sein.

Abb. 2-11 *Nativpräparat vom Vaginalsekret bei Trichomoniasis mit reichlich Leukozyten und vereinzelt ovalen Trichomonaden; Döderlein-Stäbchen fehlen (400fache Vergrößerung, aus Mestwerdt und Martius [38]).*

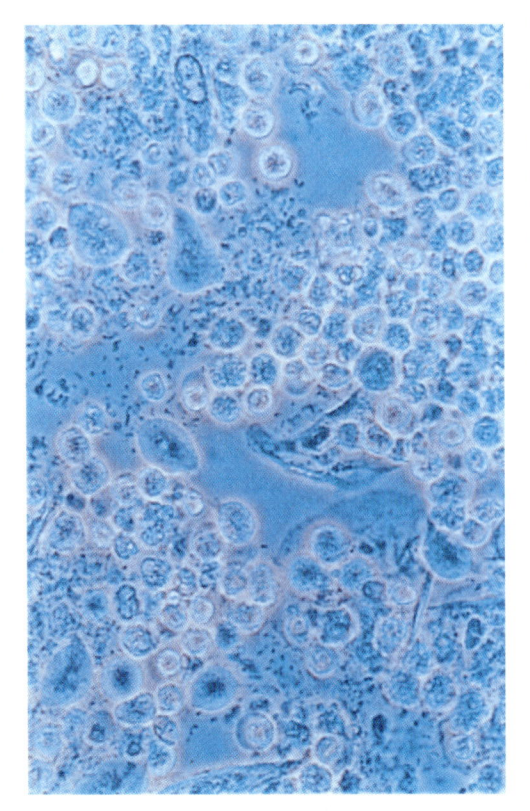

Die gleichzeitige Partnertherapie bei rezidivierender bakterieller Vaginose führt nämlich zu keiner Reduktion der Erkrankungshäufigkeit [28].

Im II. und III. Trimenon besteht innerhalb der **Schwangerschaft** keine strenge Kontraindikation gegen systemisch verabreichtes Metronidazol. Genauso effektiv wie Metronidazol ist Clindamycin (2 × 300 mg über 7 Tage). Clindamycin sollte in der Schwangerschaft intravaginal angewendet werden. Eine 2%ige Creme steht für die intravaginale Anwendung zur Verfügung und wird einmal pro Tag über einen Zeitraum von 5 bis 7 Tagen appliziert. Die Heilungsrate ist hoch und liegt bei etwa 90%. Die lokale Anwendung of Clindamycin wird vor allem für das I. Trimenon empfohlen.

2 Trichomonaden-Infektion

Trichomonas vaginalis ist ein anaerober beweglicher Parasit aus der Gruppe der Protozoen. Trichomonaden sind mit 7 bis 15 µm Durchmesser deutlich größer als Leukozyten (Abb. 2-11). Sie sind rund bis oval und haben optimale Wachstumsbedingungen bei einem pH-Wert von 5 bis 7 in feuchtem Milieu. Trichomonas vaginalis wird bei der Frau in der Vagina, aber auch in Harnröhre und gelegentlich in der Harnblase nachgewiesen. Selten ist die Endozervix infiziert. Die Übertragung erfolgt überwiegend durch Sexualkontakt. 30 bis 40% der Sexualpartner von infizierten Frauen sind Träger. 85% aller weiblichen Partner von Männern mit nachgewiesener Trichomonaden-Infektion erkranken an einer Trichomoniasis [33]. Neben der sexuellen Übertragung der Trichomonaden-Infektion ist schon 1963 beschrieben worden, daß Trichomonaden außerhalb der Vagina in feuchtem Milieu zwischen 1 und 3 Stunden überleben und zu urogenitalen Infektionen führen können [3].

Bei Frauen, die während der Schwangerschaft eine Trichomonaden-Infektion erleiden, wird eine **erhöhte Frühgeburtlichkeit** beobachtet. Tritt die Trichomonaden-Infektion am Ende der Schwangerschaft ein, erhöht sich das Risiko, post partum eine Endometritis auszubilden. Selten tritt unter der vaginalen Entbindung eine Infektion des Neugeborenen im Geburtskanal ein. Bei eingetretener Infektion kann in den ersten Lebenstagen bei weiblichen Neugeborenen eine Rötung und Schwellung als Folge der Trichomonadenkolpitis ausgebildet sein.

Diagnostik

Von den mit T. vaginalis infizierten Frauen haben zwischen 50 und 70% klinische Beschwerden.

Symptome der urogenitalen Trichomonaden-Infektion sind vermehrter, teils übelriechender, teils gelblich-grünlicher Fluor, Brennen und Juckreiz von Vulva und Vagina, Dyspareunie sowie Dysurie. Eine Rötung von Vulva und Vagina ist in ausgeprägten Fällen nachweisbar. Selten finden sich das klassische Bild einer Colpitis granularis (Abb. 2-12) und eine schaumige Konsistenz des Fluors. Da bei einer Trichomonaden-Infektion oft eine begleitende Infektion in Form einer bakteriellen Vaginose oder einer klassischen Geschlechtskrankheit vorkommt, ist es aufgrund der Überlappung klinischer Symptome – z.B. bei zusätzlichen abdominellen Beschwerden – wichtig, an die Abklärung der Trichomonaden-Infektion zu denken. Die Partneranamnese ist häufig leer. Bei Männern treten meist keine Symptome auf, die Infektion ist in der Regel selbstlimitierend.

Die Diagnosestellung der Trichomonaden-Infektion erfolgt am einfachsten mittels mikroskopischer Untersuchung des **Nativabstrichs** vom Vaginalsekret. Der Nachweis des Erregers im Nativpräparat gelingt um so häufiger, je höher die Zahl der Erreger ist. Frauen ohne Symptome haben eine nur geringe Keimzahl, somit gelingt hier der mikroskopische Keimnachweis seltener. Typisch für die Trichomonaden-Infektion ist, als Ausdruck der eitrigen Entzündung, der Nachweis von zahlreichen Leukozyten im Nativpräparat. Bei einer symptomatischen Infektion wird nahezu immer der mikroskopische Nachweis sich bewegender Protozoen gelingen. Zu beachten ist, daß bei begleitender bakterieller Vaginose der pH-Wert > 4,5 ist und die KOH-Probe positiv ausfällt. Im Nativabstrich lassen sich typischerweise **Clue-cells** nachweisen. Da auch andere bakterielle Infektionen begleitend auftreten, sollten neben dem Nativpräparat Abstriche für weitere mikrobiologische Untersuchungen entnommen werden, die dann in typischer Weise mittels Kulturmedien untersucht werden.

Der **Goldstandard** zum Nachweis von T. vaginalis ist – wenn im Nativabstrich der eindeutige Nachweis einer Trichomoniasis nicht gelingt – die Kulturmethode mit Hilfe von Spezialmedien (Diamonds, Holländer) oder die Polymerasekettenreaktion (PCR). Die Sensitivität beider Methoden liegt bei etwa 95% [26].

Therapie

Das Mittel der Wahl bei der Behandlung der urogenitalen Infektion mit T. vaginalis ist **Metronidazol**. Nach Einführung von Metronidazol in den 60er Jahren war über lange Zeit die Einnahme von 3 x 250 mg Metronidazol (oral) über einen Zeitraum von sieben Tagen die Standarddosierung. Heute weiß man, daß bei gleicher Wirksamkeit die Einmalgabe von 2 g Metronidazol (oral) ausreichend ist. Zudem ist bei dieser Dosierung die Compliance der Patientinnen höher. Die Heilungsrate liegt bei über 90% und ist besonders hoch, wenn der Sexualpartner mitbehandelt wird. Die Partnerbehandlung ist obligatorisch.[!] Da die intravaginale Lokalbehandlung mit Metronidazol-Suppositorien deutlich weniger effektiv ist, kann sie nur in Ausnahmefällen – z.B. im I. Trimenon der Schwangerschaft – empfohlen werden.

Ein **Versagen der Therapie** tritt gewöhnlich dann ein, wenn sie nicht korrekt durchgeführt wird. Dies kann zum einen bei inkorrekter Einnahme durch die Patientin oder zum anderen bei ausbleibender oder insuffizienter Partnerbehandlung der Fall sein. Im Einzelfall kann trotz korrekter Therapie bei wenig empfindlichen T.-vaginalis-Stämmen ein Therapieversager beobachtet werden. Oft führt die Wiederholung der Behandlung mit 2 g Metronidazol (oral) als Einmalgabe zum Erfolg. Alternativ kann auch die Behandlung über 7 Tage mit 3 x 250 mg Metronidazol durchgeführt werden. Führt die orale Behandlung zu keinem Erfolg, wird die **intravenöse Applikation** von bis zu 4 g pro Tag empfohlen. Alternativ zu dieser Vorgehensweise wurde die Lokalbehandlung mit der spermiziden Substanz Nonoxinol 9 zur Behandlung der metronidazolresistenten Trichomoniasis empfohlen [19]. In einer neueren Studie konnte jedoch die Effektivität dieser Substanz nicht bestätigt werden [2].

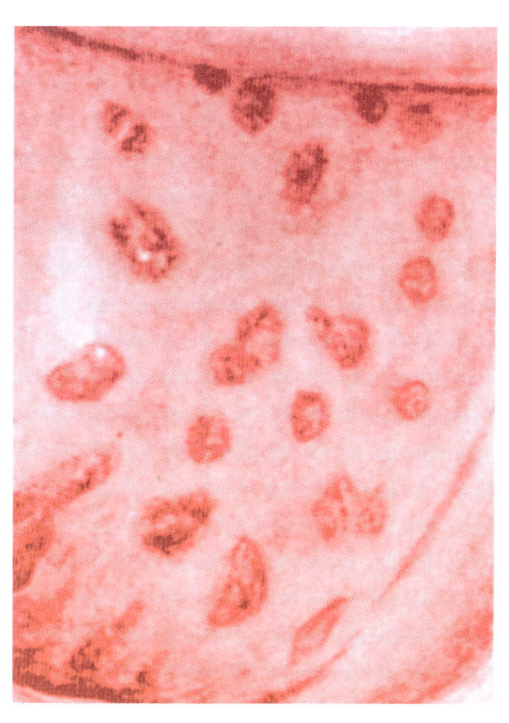

Abb. 2-12
Colpitis granularis bei kolposkopischer Betrachtung (aus Mestwerdt und Martius [38]).

!*Die Partnerbehandlung ist bei einer Trichonomaden-Infektion obligatorisch!*

Wird eine urogenitale Trichomonaden-Infektion **während der Schwangerschaft** nachgewiesen, sollte innerhalb des I. Trimenons die Lokalbehandlung mit Metronidazol-Suppositorien durchgeführt werden. Der Sexualpartner muß effektiv behandelt werden; der Geschlechtsverkehr sollte geschützt mittels Kondom durchgeführt werden. Nach dem I. Trimenon ist bei mütterlicher Infektion die einmalige orale Metronidazolgabe (2 g) möglich, denn bis heute sind keine mutagenen oder teratogenen Eigenschaften durch Metronidazol bekannt.

In der **Laktationsphase** wird den stillenden Müttern geraten, etwa bis 24 Stunden nach der Einmalgabe von 2 g Metronidazol die Muttermilch zu verwerfen, da Metronidazol in die Milch übergeht. Bei klinischer Symptomatik des Neugeborenen ist es ratsam, Metronidazol in einer Dosierung von 10 bis 30 mg/kg Körpergewicht für eine Dauer von 5 bis 8 Tagen zu verabreichen.

3 Candida-Infektion

Die Infektion mit Candida-Arten gehört in der Geschlechtsreife zu den häufigsten Ursachen einer Vulvovaginitis. Es ist davon auszugehen, daß 75% aller Frauen zumindest einmal in ihrem Leben eine genitale Candida-Infektion durchmachen; die Hälfte dieser Frauen hat mindestens ein Rezidiv. Eine geringe Zahl, wahrscheinlich weniger als 5% der Frauen, leiden unter einer chronischen vulvovaginalen Candidose. In 85 bis 90% aller genitalen Pilzinfektionen wird Candida albicans nachgewiesen, selten wird Candida glabrata nachgewiesen. Bei asymptomatischen Frauen wird die Prävalenz eines Candida-Nachweises in der Vaginalflora je nach Nachweismethode mit 10 bis 30% angegeben [6, 11, 20].

Die Häufigkeit, an einer genitalen Candida-Infektion zu erkranken, weist **altersabhängige Unterschiede** auf. Das Vaginalmilieu von gesunden Kindern in der hormonellen Ruhephase zeigt nur selten eine Kolonisation mit Candida-Spezies. Mit Ausnahme des Säuglingsalters (Windeldermatitis) tritt bis zum Zeitpunkt der Pubertätsentwicklung nur selten eine Candida-Infektion auf. Die hormonelle Ruhephase in der Postmenopause ist dafür verantwortlich zu machen, daß in diesem Lebensabschnitt vulvovaginale Candida-Infektionen ähnlich selten auftreten wie im Kindesalter. Daß die Candida-Infektion in der Geschlechtsreife am häufigsten auftritt, wird damit erklärt, daß unter dem Einfluß von Östrogen epitheliales Glykogen die Vermehrung von Candida-Arten fördert. Zudem hat Candida albicans Östrogenrezeptoren im Zytosol, durch die die Anheftung von Myzelien an das Vaginalepithel unter Östrogeneinfluß begünstigt wird. Mit Beginn der Schwangerschaft steigt – wahrscheinlich durch die zunehmenden Östrogenspiegel – das Risiko der Frau, an einer Candida-Infektion zu erkranken. Die Einnahme östrogenhaltiger Antikonzeptiva ist ebenfalls mit einem häufigeren Auftreten einer vulvovaginalen Candidose assoziiert.

Eine **Prädisposition**, eine genitale Candida-Infektion zu erwerben, ist für mehrere Krankheitsbilder beschrieben. Diabetiker sind bekanntlich besonders anfällig für Candidosen. Eine symptomatische Infektion wird aber vorwiegend bei schlecht eingestelltem Diabetes mellitus beobachtet. Bei der HIV-Infektion ist ebenfalls eine Prädisposition für eine genitale – aber auch extragenitale (Mund, Ösophagus) – Candida-Infektion gegeben. Wie beim erworbenen Immundefektsyndrom (AIDS) steigt bei medikamentöser Immunsuppression, z.B. bei Transplantierten oder bei konsumierender Erkrankung unter Zytostatikabehandlung, die Inzidenz der vulvovaginalen Candidose. Weitere Medikamente, die die Entstehung einer symptomatischen Candida-Infektion begünstigen, sind Breitspektrumantibiotika.

Neben dem medikamentösen Einfluß auf die Inzidenz der Candida-Infektion werden besondere Gewohnheiten bezüglich der Kleidung als prädisponierend für eine Candida-Infektion angegeben. Besonders enge, abdichtende Kleidung und synthetische Unterwäsche scheinen die Inzidenz der vulvovaginalen Candidose zu erhöhen [8].

Weitere Einflüsse sind beschrieben, die die Besiedelung des Genitalbereichs mit Candida-Arten begünstigen. Eine **perinatale Infektion** des Neugeborenen kann erfolgen, wenn die Mutter zum Zeitpunkt der Geburt eine genitale oder gastrointestinale Candida-Infektion aufweist. Beim Neugeborenen kann sich neben einer Windeldermatitis auch ein Mundsoor entwickeln. Bei sehr unreifen Neugeborenen kann die perinatal erworbene Candida-Infektion zu einer trotz adäquater Therapie schwer verlaufenden Sepsis führen.

Kontrovers wird zur Zeit diskutiert, ob das gastrointestinale Reservoir bei Patientinnen mit einer chronisch-rezidivierenden Candidiasis von pathognomonischer Bedeutung ist. Eine sexuelle Übertragung der Candida-Infektion ist möglich. Die Partnerbehandlung von Patientinnen mit einer chronisch-rezidivierenden vulvovaginalen Candidose führt aber zu keiner signifikanten Reduktion der Rezidivhäufigkeit.

Bei sehr unreifen Neugeborenen kann die perinatal erworbene Candida-Infektion trotz adäquater Therapie zu einer schwer verlaufenden Sepsis führen!

Diagnostik

Das häufigste **Symptom** der genitalen Candidose ist der Pruritus vulvae, gefolgt von Brennen und Mißempfindungen an Vulva und Vagina. Bei periurethraler Beteiligung wird eine Dysurie beschrieben. Weitere Beschwerden sind Dyspareunien und eine Veränderung der Beschaffenheit des Fluor vaginalis, der in aller Regel geruchlos ist. Die Vaginalcandidose geht fast immer mit einer Beteiligung des Introitus vaginae einher. Eine Exazerbation der Beschwerden tritt häufig eine Woche vor der Regelblutung auf.

Bei der klinischen Untersuchung fällt schon an der Vulva eine Rötung und Schwellung, bei genauer Inspektion häufig auch eine Ausbildung von Rhagaden auf. Die Vaginalwände sind gerötet; innerhalb der Vagina fällt der veränderte, krümelige Fluor auf, der auch eine Adhärens zu den Vaginalwänden aufweist. Aber nicht bei allen Frauen ist die klinische Untersuchung so eindeutig. Bei einem Teil der Patientinnen mit symptomatischer Candidose sind die Befunde uncharakteristisch oder nur diskret ausgebildet, so daß sie leicht übersehen werden.

Eine symptomatische Candidose wird sehr oft durch den positiven Nachweis im Nativabstrich des Vaginalsekrets bestätigt (Abb. 2-13). Typischerweise sieht man Blastosporen und Pseudomyzelien, daneben vereinzelt auch Leukozyten. Die Döderlein-Flora ist meist erhalten. Der pH-Wert des Vaginalsekrets ist, obwohl eine Candida-Infektion vorliegt, oft unter 4,5. Die KOH-Riechprobe fällt negativ aus. Besteht der klinische Verdacht auf eine Candida-Infektion, die durch das Nativpräparat nicht bestätigt werden kann, muß eine Kultur, z.B. mit Sabouraud-Agar, angelegt werden. Nur durch die Kultur kann in diesen Fällen letztendlich eine sichere Diagnose gestellt werden.

Therapie

Die Mittel der Wahl bei der Behandlung der vulvovaginalen Candida-Infektion sind lokal oder systemisch anzuwendende **Imidazole** – Clotrimazol, Miconazol, Econazol, Ketoconazol, Fluconazol, Itraconazol – und **Nystatin**. Agenzien, die heute nicht mehr angewendet werden sollten, sind Farbstofflösungen, z.B. Pyoktanin, Gentianaviolett oder Brillantgrün. Sie wirken zwar bakteriostatisch, bakterizid und antimykotisch, führen aber zu Hautunverträglichkeit und Hautverfärbung.

Die **topische Anwendung** erfolgt häufig mit Imidazol-Präparaten. Bei lokaler Applikation erreicht man bei sporadisch aufgetretener, akuter genitaler Candidose Heilungsraten, die zwischen 70 und 90% liegen. Das am häufigsten verwendete Präparat ist Clotrimazol. Dieses kann als Eintagestherapie appliziert werden, bei schweren Infektionen wird die Behandlung über 3 oder über 6 Tage durchgeführt.

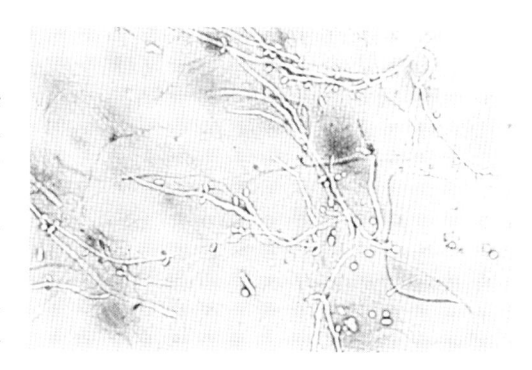

Bei der **systemischen Anwendung** wird eine Heilung in mehr als 90% der Fälle erreicht. Die am häufigsten bei akuter genitaler Candidose eingesetzten systemisch applizierbaren Päparate sind Fluconazol (Fungata®, Diflucan®) und Itraconazol (Sempera®, Siros®). Sie haben eine Halbwertszeit von etwa 20 Stunden, so daß eine Einmalgabe möglich ist. Aber eine solche Kurzzeittherapie ist nicht in allen Fällen erfolgreich (siehe Kap. 1, Abschnitt „Nicht-neoplastische Veränderungen", Teil 3.1).

Die Behandlung der **chronisch rezidivierenden Candidose**, die vorliegt, wenn in einem halben Jahr drei oder mehr genitale Candida-Infektionen nachgewiesen werden, stellt ein großes Problem dar. Zunächst müssen Risikofaktoren – Diabetes mellitus, Immunsuppression, östrogenbetonte Antikonzeptiva – ausgeschlossen werden. Liegt eine große Portio-Ektopie vor, kann diese die Ursache für chronisch rezidivierende Infektionen des unteren Genitaltrakts darstellen und sollte vor Durchführung weiterer Maßnahmen z.B. mittels CO_2-Lasertherapie abgetragen werden. In vielen Fällen ist aber kein Risikofaktor festzustellen. Bei sehr häufig auftretenden Rezidiven hat sich die Durchführung einer Halbjahrestherapie mit Fluconazol oder Itraconazol bewährt (siehe Kap. 1, Abschnitt „Vulvodynie", Teil 2.1). Trotzdem kann es nach Beendigung der Halbjahrestherapie nach einem mehr oder weniger langen beschwerdefreien Intervall in bis zu 50% der Fälle zu einem erneuten Rezidiv kommen. Symptomatische Partner sollten selbstverständlich ebenfalls einer effektiven antimykotischen Therapie zugeführt werden.

Während der **Schwangerschaft** wird eine Behandlung der genitalen Candida-Infektion bei Beschwerden empfohlen. Ab der 34. SSW sollte auch bei der asymptomatischen Patientin mit nachge-

Abb. 2-13
Nativpräparat vom Vaginalsekret einer Patientin mit Candidose bei 400facher Vergrößerung: typische Blastosporen und Pseudomyzelien.

wiesener Candida-Besiedelung der Vagina die topische Behandlung mit Clotrimazol durchgeführt werden. Damit wird eine Prophylaxe der perinatalen Neugeboreneninfektion durchgeführt.

4 Mykoplasmen-Infektion

Mycoplasma hominis und Ureaplasma urealyticum werden in bis zu 70% sexuell aktiver symptomloser Frauen in niedriger Konzentration nachgewiesen. Ihre ätiologische Bedeutung ist fraglich. Als alleinige Ursache für eine vaginale Infektion kommen sie nicht in Betracht. Bei beschwerdefreien Frauen bedarf der Nachweis dieser Keime keiner Therapie. Bei Beschwerden sind Tetrazykline und Makrolid-Antibiotika die Mittel der Wahl.

5 Atrophische Vaginitis

Die atrophische Vaginitis ist eine Erkrankung der Frau in der **Postmenopause**. Sie wird auch als Colpitis senilis bezeichnet. Durch die Abnahme bzw. das Sistieren der ovariellen Hormonproduktion kommt es zu einem Hormonmangelzustand, der eine Epithelatrophie der Vaginalhaut mit verminderter Glykogenspeicherug im Vaginalepithel bewirkt. Diese Veränderungen führen zu einer Abnahme der Konzentration der Laktobazillen, der pH-Wert der Vagina wird alkalisiert und erreicht Werte um 6.

Im Vordergrund der **Beschwerden** stehen Pruritus vulvae sowie Brennen im Bereich der Vulva und der Vagina. Die Patientinnen geben durchaus auch Mißempfindungen im Sinne einer Vulvodynie an. Eine Dyspareunie wird auf Nachfragen häufig geschildert.

Die **klinische Untersuchung** zeigt ein atrophes Epithel im Introitus vaginae. Die Scheidenwände erscheinen blaß und sind auffallend glatt. Aufgrund der Atrophie des Epithels scheinen zum Teil die Gefäße durch. Der Fluor hat eine gelbliche Farbe, kann aber auch bei schweren Zeichen der Atrophie blutig tingiert sein. Schon vor der Spekulumeinstellung, aber auch während der Spekulumuntersuchung können selbst bei kleinem Instrumentarium Epitheldefekte des Introitus vaginae und der Scheide nachgewiesen werden.

Die **Therapie** der Wahl ist zunächst die lokale, später evtl. auch die systemische Östrogensubstitution. In vielen Fällen wird damit eine Beschwerdefreiheit erreicht. Gelegentlich kann bei persistierenden Beschwerden eine antibiotische Behandlung nach Antibiogramm erforderlich werden.

6 Toxisches Schocksyndrom

In den 80er Jahren wurde einer Erkrankung besondere Aufmerksamkeit geschenkt, die bei jungen Frauen zu einem akut fieberhaften Krankheitsbild mit Ausbildung eines Kreislaufschocks bis hin zum Multiorganversagen führte. Es handelt sich hierbei um das 1978 erstmals in der Lancet [36] beschriebene toxische Schocksyndrom (TSS), das durch eine Staphylococcus-aureus-Infektion verursacht wird. Als Auslöser gilt ein von einigen Stämmen von S. aureus produziertes Exotoxin (TSST1-Toxin). Das toxische Schocksyndrom wird definiert durch:

- Fieber über 38,8 °C
- diffuse Rötung der Haut mit nachfolgender Desquamation
- Hypotonie, systolisch unter 90 mm Hg
- Beteiligung von wenigstens drei Organsystemen: Gastrointestinaltrakt, Muskulatur, Schleimhäute, Zentralnervensystem, Niere, Blut, Leber.

Es wird zwischen einem menstruationsabhängigen und einem nicht menstruationsabhängigen Krankheitsbild unterschieden, wobei in den letzten Jahren das nicht menstruationsabhängig auftretende toxische Schocksyndrom deutlich zugenommen hat [13]. Ein **menstruationsabhängiges** TSS liegt vor, wenn typische Symptome innerhalb von drei Tagen nach Beginn oder nach Abschluß der Menstruationsblutung auftreten. Alle anderen Formen des TSS werden dem **menstruationsunabhängigen** Krankheitsbild zugeschrieben: Wundinfektionen nach chirurgischen Eingriffen, nach Aborten oder post partum, bei Salpingitis und bei grippalem Infekt.

Voraussetzung für die Entwicklung eines TSS ist eine Besiedelung mit $TSST_1$-Toxin produzierenden Stämmen von Staphylococcus aureus. Dieses Toxin kann über kleinste Verletzungen in die Blutbahn gelangen.

Begünstigende Faktoren für die Entwicklung des Krankheitsbildes scheinen bei Frauen, die Tampons anstatt Binden anwenden, zu bestehen [24]. Werden Tampons in der Scheide vergessen, führt dies zu einem übelriechenden, teils blutigen Ausfluß und erhöht das Risiko, an einem TSS zu erkranken. Mit der Entfernung des Tampons verschwinden die Fluorbeschwerden rasch. Frauen, die ein TSS während des Tampongebrauchs entwickeln, haben ein erhöhtes Rezidivrisiko.[1]

Die Effektivität der Behandlung des TSS hängt maßgeblich davon ab, wie frühzeitig die richtige **Diagnose** gestellt wird. Da die initial auftretenden Symptome eher unspezifisch sind und eine Vielzahl von differentialdiagnostischen Überlegungen möglich sind, ist die Diagnosestellung zunächst

[1] Patientinnen, die während des Tampongebrauchs ein toxisches Schocksyndrom entwickeln, haben ein erhöhtes Rezidivrisiko!

unsicher. Die Anamneseerhebung hilft beim menstruationsabhängigen TSS weiter, wenn ein zeitlicher Zusammenhang zwischen Auftreten der ersten Symptome und der Menstruation bei Anwenderinnen von Tampons besteht. Die Diagnose kann gesichert werden, wenn eine Hautdesquamation und/oder ein Anstieg des Anti-TSST$_1$-Antikörpertiters zu verzeichnen sind [38].

Differentialdiagnostisch ist zu beachten, daß Infektionen mit Exotoxin produzierenden hämolysierenden Streptokokken ein dem TSS sehr ähnliches Krankheitsbild auslösen können, aber anders als beim TSS mit einer Mortalität von über 50% einhergehen.

Die **therapeutischen Maßnahmen** werden zunächst von dem Bemühen, eine Kreislaufstabilisierung zu erreichen, maßgeblich beeinflußt. Die Schockbekämpfung, eine frühzeitige Intubation und die Gabe von Staphylokokken-wirksamen Antibiotika wird empfohlen. Eine intensivmedizinische Betreuung ist in den meisten Fällen notwendig. Bei frühzeitiger adäquater Behandlung liegt die Mortalität bei unter 2%.

7 Toxisch-allergische Vaginitis

Entzündliche Veränderungen von Vulva und Vagina können mit Pruritus vulvae und Brennen einhergehen. Sie können toxisch-allergischen Ursprungs sein und führen neben Rötung und Schwellung bei schwerem Verlauf zu breitflächigen Ulzerationen. Als auslösende Ursache kommen Seifen, Deodorantien, spermizide Substanzen, Sperma, aber auch topisch angewendete Medikamente und Antiseptika in Frage (Abb. 2-14). Die Therapie besteht in der Vermeidung der ursächlichen Substanzen und der Durchführung symptomatischer Maßnahmen.

8 Erosiver Lichen ruber planus

Erosive Veränderungen der Vagina werden beim erosiven Lichen ruber planus vaginalis oder gingivovaginalis nachgewiesen. Gar nicht selten bilden sich neben den erosiven Defekten umschriebene Vaginalstenosen oder sekundäre Vaginalatresien aus (Abb. 2-15). Die Mundschleimhaut kann mitbetroffen sein. Die Erkrankung wird oft lange Zeit nicht erkannt, so daß bis zur Diagnosestellung schon ausgedehnte Veränderungen der Vagina aufgetreten sind. Die Patientinnen berichten über Schmerzen, besonders aber über eine seit Jahren bestehende Dyspareunie.

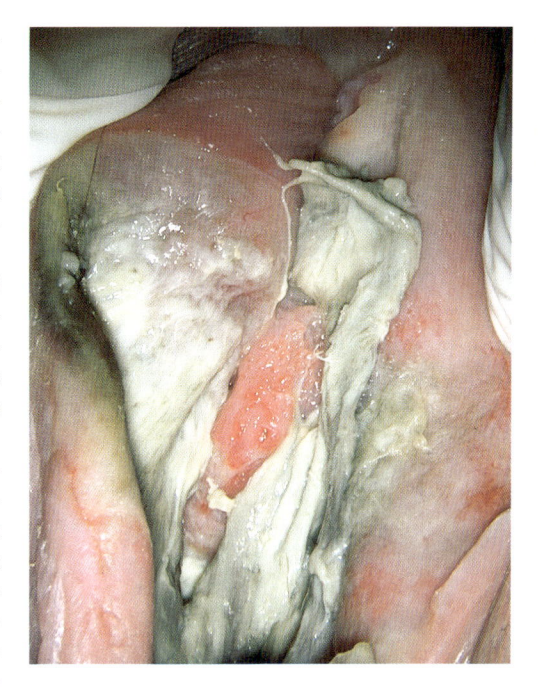

Abb. 2-14
34jährige Patientin mit toxisch-allergischer Vulvovaginitis nach lokaler Anwendung eines Antiseptikums.

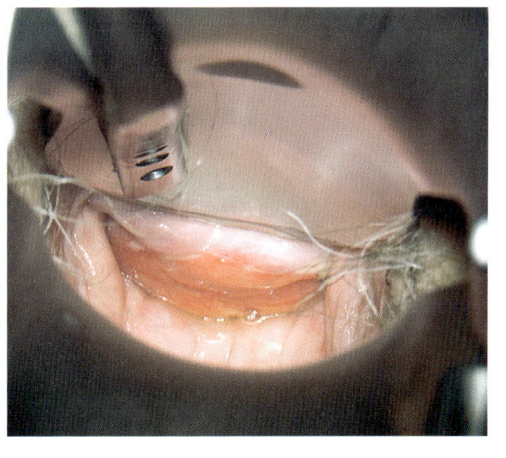

Abb. 2-15
59jährige Patientin mit einem erosiven Lichen ruber der Vagina und Ausbildung einer Vaginalstenose.

Für die **Diagnostik** hilfreich ist die kolposkopische Untersuchung. Da zum Zeitpunkt der Diagnosestellung oft schon großflächige Erosionen nachweisbar sind, gelingt nicht immer die histologische Bestätigung der Diagnose. Denn werden aus diesen erosiven Arealen Gewebeproben entnommen, dominiert ein unspezifisches entzündliches Zellinfiltrat, das Oberflächenepithel ist abgeschilfert. Die histologische Befundbestätigung gelingt häufiger, wenn aus der den erosiven Defekten benachbarten Haut Biopsien entnommen werden.

Psychosomatische Ursachen, die wegen der Dyspareunie den Patientinnen mit einem erosiven Lichen ruber planus oft unterstellt werden, sind nicht maßgeblich für den Krankheitsverlauf. Demgegenüber müssen psychosomatische Ursachen der Beschwerden dann in Erwägung gezogen werden, wenn durch die klinische Untersuchung kein pathologischer Genitalbefund erhoben werden konnte.

Therapeutisch werden beim erosiven Lichen ruber planus durch eine lokale Kortikoidtherapie mit Colifoam Rektalschaum® intravaginal oder die topische Anwendung von Sandimmun Optoral® durchaus Erfolge erzielt, die aber selten lange anhalten. Die Behandlung gehört in die Hand eines erfahrenen Gynäkologen oder Dermatologen (siehe Kap. 1, Abschnitt „Nicht-neoplastische Veränderungen", Teil 6).

Dystrophe Veränderungen

1 Cirrhosis anularis subhymenalis

Unter der Cirrhosis anularis subhymenalis versteht man eine Stenose des Hymenalrings, die gelegentlich der altersbedingten physiologischen Involution vorausgeht. Im wesentlichen werden Kohabitationsbeschwerden geschildert. Die Therapie besteht in der operativen Deepithelialisierung und Exzision der ringförmigen Stenose. Unterstützend wirkt die postoperative lokale Anwendung von Östrogenderivaten.

2 Cirrhosis anularis vaginae

Die Cirrhosis anularis vaginae tritt meist bei älteren Frauen auf, wird gelegentlich aber auch bei jungen Frauen diagnostiziert. Es handelt sich hierbei um eine Fornixstenose. Bei voller Ausprägung findet sich zwischen mittlerem und oberem Drittel der Vagina eine ringförmige Einengung mit Abflachung und Schrumpfung des Scheidengewölbes. Die Vaginalhaut ist dünn, gerötet, leicht verletzlich und gelegentlich mit vulnerablem Granulationsgewebe bedeckt. Ausgeprägte Fornixstenosen können einen im Scheidenniveau gelegenen äußeren Muttermund vortäuschen.

Die Entstehungsursache ist bis heute nicht geklärt. Hormonmangelzustände als alleinige Ursache kommen nicht in Frage, da auch junge Frauen in der Geschlechtsreife erkranken. Klinisch ist wichtig, daß bei einem kleinen Prozentsatz aller Patientinnen mit Fornixstenosen Karzinome des Genitaltrakts nachgewiesen werden.

Die **Behandlung** der Fornixstenose besteht in der chirurgischen Entfernung und nachfolgender lokaler Östrogenbehandlung.

Verletzungen der Vagina

1 Kohabitations- und Pfählungsverletzungen

Penetrierende Verletzungen werden oft beim Koitus verursacht, Pfählungsverletzungen der Vagina kommen demgegenüber selten vor. Ursachen für Pfählungsverletzungen sind vielfältig. Zu denken ist an Verkehrsunfälle und Knochenspießverletzungen sowie Gewebezerreißungen bei Beckenbrüchen. Da bei solchen – oft komplexen – Verletzungen eine Perforation des Darms, der Harnblase oder der Beckengefäße denkbar ist, muß eine solche Verletzung interdisziplinär abgeklärt werden. Es können starke Blutungen zu großem Blutverlust führen. Die abdominovaginale Exploration ist in den meisten Fällen indiziert. Die unfallchirurgische Versorgung einschließlich Durchführung einer Tetanusprophylaxe ist bei schweren Verletzungen notwendig.

2 Thermische und chemische Verletzungen

Thermische Verletzungen der Vagina sind in der Regel iatrogen. Bei nicht adäquater Handhabung elektrochirurgischer Maßnahmen oder unachtsamer Anwendung verschiedener Lasertechniken kann es zu schweren thermischen Schädigungen der Vagina kommen. Um die Zahl solcher Verletzungen klein zu halten, sind Sicherheitsaspekte bei elektrochirurgischen Eingriffen und bei der Laseranwendung zu beachten. Daher darf eine Lasertherapie nur von Personen durchgeführt werden, die an einer gesetzlich vorgeschriebenen Einführung in die Methoden der Lasertechnik teilgenommen haben und durch eine spezielle Schulung in die Gerätenutzung eingeführt worden sind.

Chemische Verletzungen der Vagina werden durch Spülungen mit ungeeigneten oder hochkonzentrierten Lösungen hervorgerufen. Solche Lösungen sind meist im Handel erhältlich und dienen zur hygienischen Anwendung oder zur Antikonzeption. Meist erfolgt die unsachgemäße Anwendung durch die Patientin selbst. Es kommt nicht nur zu einer lokalen Schädigung bzw. Reizung des Vaginalepithels. Oft wird auch die physiologische Vaginalflora gestört, so daß die Entstehung einer Kolpitis begünstigt wird.

3 Narben

Narbenbildungen der Vagina werden nach Colporrhaphia anterior et posterior, aber auch nach Entbindungen, Unfällen, chronisch-rezidivierenden entzündlichen Prozessen sowie chemischen Noxen gesehen. Die Folge können Unwegsamkeiten der Vagina sein. Verkürzungen der Scheide ergeben sich häufig nach Radikaloperationen von Malignomen des Uterus und der Vagina. Die führende Symptomatik sind Kohabitationsbeschwerden.

Durch Störungen des Abflusses von Menstrualblut kann aber auch die Entwicklung eines **Hämatokolpos** begünstigt werden. Sekundäre Infektionen führen zu einem Pyokolpos. Bei Penetration ins benachbarte Parakolpium bestehen neben lokalen Beschwerden auch Fieberschübe, Leukozytose und CRP-Anstieg. Die Therapie besteht in der operativen Behandlung, wie bei den angeborenen Anomalien beschrieben.

4 Strahlenbedingte Veränderungen

Die Häufigkeit aktinischer Veränderungen geht immer weiter zurück. Dies hat damit zu tun, daß heute Afterloading-Verfahren mit computergestützter Berechnung der Strahlendosis eingesetzt werden. Kommt es zu einer lokalen radiogenen Überdosierung der Vagina, wird eine akute von einer chronischen Verlaufsform unterschieden. Neben den bei der klinischen Untersuchung nachweisbaren Veränderungen können auch am Vaginalabstrich durch die mikroskopische Untersuchung zytologische Merkmale einer akuten, aber auch einer chronischen Zellschädigung dokumentiert werden. Akut können flache Ulzera auftreten. Rektum- und Blasen-Scheiden-Fisteln sind heute eine Rarität. Die Behandlung ist individuell und besteht in der Regel in chirurgischen Maßnahmen.

Gutartige Tumoren

Vaginaltumoren kommen relativ selten vor. Es überwiegen die gutartigen Tumoren, die wegen häufig fehlender klinischer Beschwerden oft als Zufallsbefund erhoben werden. In den folgenden Abschnitten werden die wichtigsten gutartigen Tumoren besprochen.

1 Epitheliale Tumoren

1.1 Condylomata acuminata

Condylomata acuminata sind durch eine Infektion mit **humanen Papillomaviren** (HPV) hervorgerufene Veränderungen. Wir wissen heute, daß die HPV-Infektion die häufigste durch den Geschlechtsverkehr übertragene Virusinfektion darstellt. Nur ein kleiner Teil der HPV-Infektionen führt zu pathologischen Veränderungen des im unteren Genitaltrakt vorliegenden Epithels. Condylomata acuminata werden zwar in der Vagina nachgewiesen, doch ist die Hauptlokalisation dieser HPV-assoziierten Veränderungen die Vulva oder die Cervix uteri. Auf die Veränderungen der Vulva wurde bereits eingegangen (siehe Kap. 1, Abschnitt „Nicht-neoplastische Veränderungen", Teil 3.4).

Patientinnen mit Condylomata acuminata der Vagina haben keine Beschwerden. Oft wird die Diagnose im Zusammenhang mit der Abklärung HPV-assoziierter Veränderungen der Cervix uteri und der Vulva gestellt. Die häufig sehr diskreten

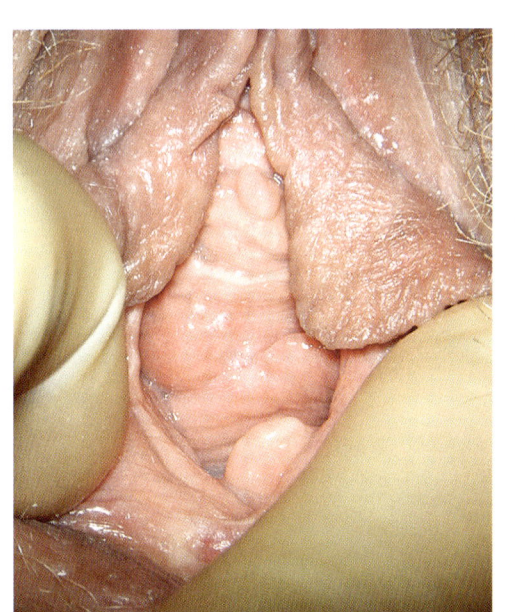

Abb. 2-16
38jährige Patientin mit einem solitären Condyloma acuminatum der Vaginavorderwand (unteres Drittel), darstellbar unter kolposkopischer Sicht.

Abb. 2-17
32jährige Patientin mit persistierendem PAP IIID bei Z.n. auswärtiger Konisation 3 Monate zuvor; kolposkopisch großflächige Hyperkeratose und essigweißes Epithel bei histologisch gesichertem Condyloma acuminatum mit umschriebener leichtgradiger intraepithelialer Neoplasie.

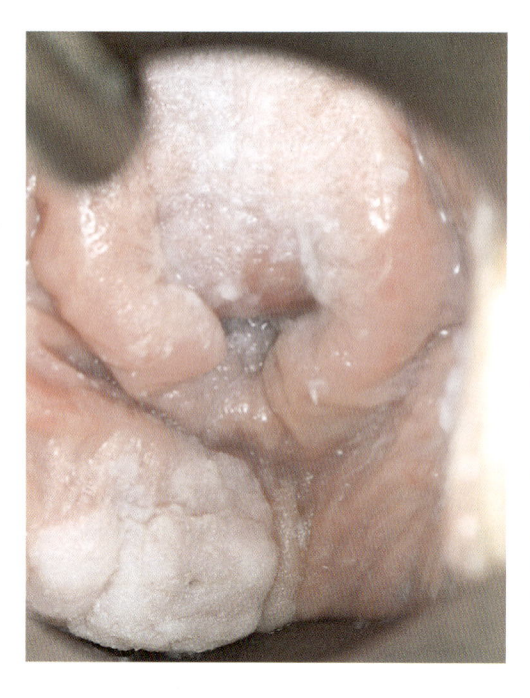

Abb. 2-18
20jährige Patientin mit breitflächigem Befund des vorderen Scheidengewölbes, zytologisch PAP IIID, histologisch einem Condyloma acuminatum entsprechend.
a) Areal mit deutlich essigweißem erhabenem Epithel.

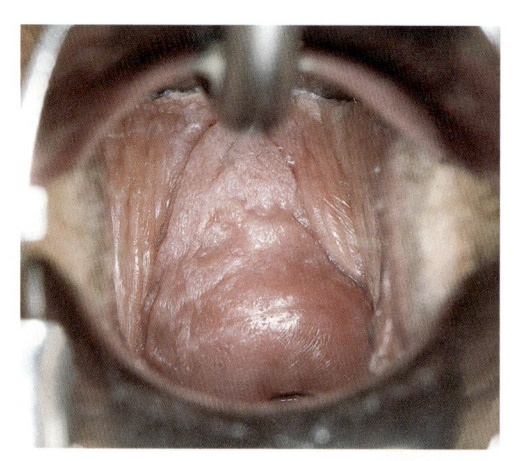

b) Korrespondierend zum essigweißen Epithel partiell lugolpositives, überwiegend lugolnegatives Epithel.

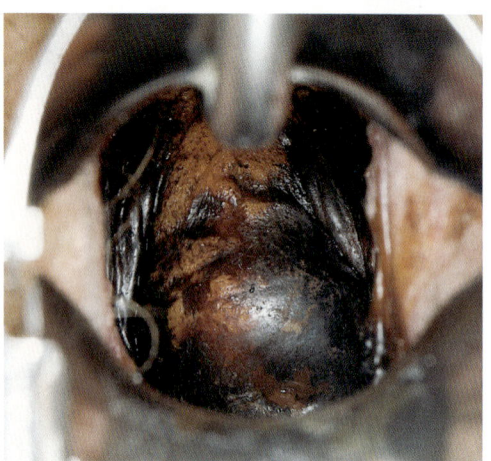

[1] *Die großflächige Verlegung des Geburtskanals durch Condylomata acuminata stellt eine zwingende Indikation zur Durchführung einer Sectio dar!*

Veränderungen entgehen der Diagnostik, wenn die Inspektion ohne Kolposkop durchgeführt wird (Abb. 2-16). Daher sollte auf eine kolposkopische Untersuchung nicht verzichtet werden. Wird nach Spekulumeinstellung der Cervix uteri und Funderhebung das Spekulum nicht vorsichtig unter kolposkopischer Sicht zurückgezogen, läuft man Gefahr, vaginale Veränderungen der HPV-Infektion zu übersehen (Abb. 2-17). Ein besonderes Risiko, multizentrische Befunde nach HPV-Infektion auszubilden, haben immunsupprimierte Patientinnen, z.B. bei HIV-Infektion.

Die Bestätigung der klinischen Diagnose kann durch die histologische Untersuchung nach Entnahme einer Biopsie herbeigeführt werden. Eine solche histologische Untersuchung wird vor allem dann empfohlen, wenn durch die kolposkopische Untersuchung die Abgrenzung zu einer intraepithelialen Neoplasie nicht möglich ist (Abb. 2-18).

In der **Schwangerschaft** stellen sich großflächig ausbreitende Condylomata acuminata der Vagina als ein besonderes Problem dar. Denn bei solchen Befunden ist, neben der Gefahr von Verletzungen des Geburtskanals während der Entbindung, das Risiko der peripartalen kindlichen Infektion mit HPV zu berücksichtigen. Unabhängig davon, ob in der Schwangerschaft die Condylomata acuminata entfernt werden, scheint das Risiko einer peripartalen Infektion aber gering zu sein [37]. Dennoch wird trotz ausführlicher Aufklärung über das geringe Infektionsrisiko fast regelmäßig von den Patientinnen gegenüber den Geburtshelfern der Wunsch geäußert, zur Reduktion des kindlichen Infektionsrisikos eine primäre **Sectio caesarea abdominalis** als Geburtsmodus zuzulassen. Eine zwingende Indikation zur Durchführung einer Sectio caesarea abdominalis besteht dann, wenn der Geburtskanal großflächig durch Condylomata acuminata verlegt ist.[1] Bei geringfügigen Befunden besteht eine relative Indikation zur Durchführung einer Sectio caesarea abdominalis. Hierbei muß in die Entscheidungsfindung einfließen, ob mit einer zügigen Entbindung oder mit einem protrahierten Geburtsverlauf zu rechnen ist. Ein Spontanpartus wird bevorzugt, wenn es vorher gelungen ist, in der Schwangerschaft diagnostizierte Condylomata acuminata bis zur abgeschlossenen 34. SSW operativ zu entfernen. Zur Entfernung der Condylomata bietet sich die kolposkopisch dirigierte CO_2-Laservaporisation an. Eine medikamentöse Therapie kommt nicht in Betracht, da keine intravaginal anwendbaren Substanzen zur Verfügung stehen, die in der Schwangerschaft zugelassen sind.

Aber auch außerhalb der Schwangerschaft ist die Möglichkeit einer medikamentösen Lokalbehandlung von Condylomata acuminata der Scheide dadurch eingeschränkt, daß kein Medikament zur intravaginalen Anwendung zugelassen ist. Daher bieten sich nur **operative Maßnahmen** an. Zu empfehlen sind elektrochirurgische Methoden (HF-Chirurgie) oder alternativ die CO_2-Lasertherapie. Wegen der anatomischen Gegebenheiten der Vagina gehört die operative Behandlung – insbesondere bei ausgedehnten Befunden – in die Hand eines erfahrenen Gynäkologen. Die Operation sollte unter kolposkopischer Sicht erfolgen.

1.2 Adenosis vaginae

Adenome der Vagina entstammen entwicklungsgeschichtlich dem Gewebe des mesonephrischen und des paramesonephrischen Systems. Sie stellen eine seltene Erkrankung der Vagina dar. Adenome des paramesonephrischen Systems werden als Adenosis vaginae bezeichnet. Sie leiten sich vom Müller-Epithel ab und zeigen bei der histologischen Betrachtung eine große Ähnlichkeit zu zervikalen Drüsen.

Die **Pathogenese** der Adenosis vaginae ist bis heute nicht bekannt. Diskutiert werden verschiedene Ursachen, darunter mechanische und entzündliche, chronische Reizzustände. In den USA wurde die Adenosis vaginae gehäuft bei Patientinnen beobachtet, deren Mütter im I. Trimenon der Schwangerschaft mit Stilbenderivaten, z.B. dem Diethylstilbestrol (DES), behandelt worden waren. Diese Behandlung war in den 40er Jahren bei drohendem oder habituellem Abort in den USA weit verbreitet. In Europa war diese Behandlung nicht üblich, daher wurde hier auch kein gehäuftes Auftreten der Adenosis vaginae beobachtet. Die Adenosis vaginae tritt aber auch ohne DES-Substitution auf.

Das führende **Symptom** der Adenosis vaginae ist der vermehrte Fluor vaginalis. Einige Patientinnen klagen über Dyspareunie und Fremdkörpergefühl. Bei der kolposkopischen Untersuchung imponieren isolierte, kleine, zystische Strukturen oder aber rötliche, fleckförmige Veränderungen (Abb. 2-19). Eher zufällig wird die endophytisch wachsende Form der Adenosis vaginae diagnostiziert.

Zur Bestätigung der **Diagnose** sind gezielte Biopsien aus der Vagina unter kolposkopischer Sicht unerläßlich. Durch die histologische Untersuchung wird der Befund bestätigt und eine Malignität ausgeschlossen. Auch wenn es sich bei der Adenosis vaginae nicht um eine prämaligne Veränderung handelt, sollte einmal jährlich eine zytologische und kolposkopische Kontrolluntersuchung erfolgen.

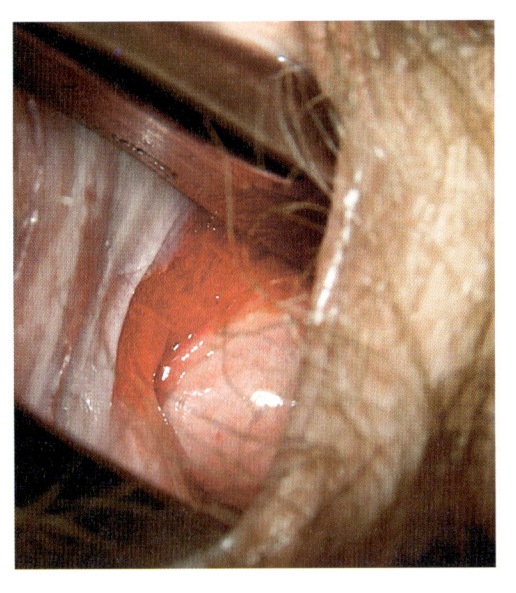

Abb. 2-19
27jährige Patientin mit fleckförmig rötlicher Veränderung der Vaginaseitenwand rechts (oberes Scheidendrittel) bei histologisch gesicherter Adenosis vaginae.

Bei Beschwerdefreiheit und fehlenden Malignitätskriterien kann ohne Therapie abgewartet werden. Kleine isolierte Läsionen können bei Beschwerden, nach histologischer Sicherung des Befundes, mittels CO_2-Laser und HF-Chirurgie oder durch konventionelle chirurgische Exzision entfernt werden. Der Verdacht auf eine **maligne Entartung** ist besonders dann gegeben, wenn Kontaktblutungen oder ein blutig tingierter Fluor vaginalis auftreten. Die Behandlung großflächiger Befunde einer Adenosis vaginae muß individuell dem Beschwerdebild und den Bedürfnissen der Patientin angepaßt werden. Selten ist eine partielle oder eine totale Kolpektomie indiziert.

2 Granulationsgewebspolypen

Eine hypertrophe Granulation führt zu polypös wuchernden, glasig bis rot aussehenden Strukturen, die leicht auf Berührung bluten. Solche Veränderungen werden gelegentlich nach Hysterektomien am Scheidenblindsack nachgewiesen. Die Patientinnen klagen über blutigen Fluor vaginalis und über Kontaktblutungen. Granulationsgewebspolypen sollten entfernt und stets histologisch untersucht werden. Die operative Entfernung kann mittels Skalpell, elektrochirurgisch oder laserchirurgisch erfolgen.

Differentialdiagnostisch von Granulationsgewebe abzugrenzen ist ein Tubenprolaps nach Hysterektomie. Sowohl nach abdominaler als auch nach vaginaler Hysterektomie kann es zu einem Prolaps einer oder beider Tuben in die Vagina kommen. Ursache hierfür dürfte eine inkomplette

Peritonealisierung sein. Die prolabierte Tube ist oft in Granulationsgewebe eingebettet. Bei dem Versuch, das Gewebe ohne Vollnarkose zu entfernen, gibt die Patientin meist heftige Schmerzen an. Anamnestisch bestehen häufig ein blutiger Fluor vaginalis und eine Dyspareunie. Therapeutisch wird ein kombiniert vaginales und laparoskopisches Vorgehen empfohlen [15].

3 Mesenchymale Tumoren

Vaginale Leiomyome sind sehr selten. Wie uterine Leiomyome kommen sie hauptsächlich bei 35- bis 50jährigen Frauen vor, sind aber nicht grundsätzlich mit dem Auftreten uteriner Leiomyome assoziiert. Leiomyome der Vagina sind gut gegen die Umgebung abgrenzbar und variieren in der Größe. Die Stärke der klinischen Beschwerdesymptomatik hängt im wesentlichen vom Sitz und von der Größe des Leiomyomknotens ab. Im Vordergrund der Beschwerden stehen Miktions- und Defäkationsbeschwerden, Dyspareunie und gelegentlich Unterbauchschmerzen. Bei raschem Wachstum ist an eine maligne Entartung zu denken, die nur durch die histologische Untersuchung ausgeschlossen werden kann.

Die Indikation zur Entfernung der Leiomyome ist von dem Beschwerdebild der Patientin abhängig. Bei starken Beschwerden oder bei schnellem Tumorwachstum und Malignitätsverdacht ist der Eingriff vorzunehmen. Gelegentlich kann zur präoperativen Abklärung des Befundes eine bildgebende Diagnostik hilfreich sein. Die Abgrenzung eines solchen Tumors gegenüber Urethra, Harnblase, Darm und Uteringefäßen muß präoperativ bedacht werden. Je nach Lokalisation und Größe des Befundes wird eine abdominale oder vaginale operative Vorgehensweise gewählt.

Weitere, meistens als Fallbeobachtungen beschriebene Tumorarten sind: fibroepitheliale Polypen, Hämangiome, Myxome, Lipome und Neurofibrome. Gewöhnlich verursachen diese Tumoren keine Symptome. Bei stärkerem Wachstum entstehen Schmerzen, Dyspareunie, Miktions- und Defäkationsbeschwerden. Insbesondere wegen der Möglichkeit einer malignen Entartung muß die vollständige Entfernung im Gesunden angestrebt werden.[1]

[1] Wegen der Möglichkeit einer malignen Entartung muß die vollständige Entfernung im Gesunden angestrebt werden!

Inhalt*

- **Anatomie der Cervix uteri** 63
- 1 Makroanatomie 63
- 2 Histologie 65
- 3 Veränderungen der Cervix uteri während der verschiedenen Lebensphasen 66

- **Untersuchung der Cervix uteri** 67
- 1 Klinische Untersuchung 67
- 2 Zytologische Abstrichuntersuchung 68
- 2.1 Beurteilungssysteme 68
- 2.2 Abstrichentnahmetechnik 69
- 3 Mikrobiologische Abstrichuntersuchung 69
- 4 Kolposkopie 70
- 4.1 Normaler kolposkopischer Befund 70
- 4.2 Abnorme kolposkopische Befunde 70
- 5 Biopsie 72
- 6 Hysteroskopie 72
- 7 Mikrokolpohysteroskopie 72
- 8 Bildgebende Verfahren 72

- **Fehlbildungen der Cervix uteri** 73
- 1 Kongenitale Atresie 73
- 2 Doppelfehlbildungen 73

- **Pseudotumoren der Cervix uteri** 73
- 1 Endozervikale Polypen 73
- 2 Mikroglanduläre endozervikale Hyperplasie 74
- 3 Epitheliale Einschlußzysten 74

- **Benigne Tumoren der Cervix uteri** 74
- 1 Leiomyom 74
- 2 Hämangiom und andere seltene Tumoren 74
- 3 Papilläres Adenofibrom 75
- 4 Adenomyom und Fibroadenom 75
- 5 Mesonephrogenes Papillom beim Kind 75
- 6 Endometriose 75
- 7 Mesonephroide Reste 75
- 8 Heterologes Gewebe (Glia, Haut, Knorpel) 75
- 9 Malignes Adenofibrom 76

- **Verletzungen und Narben der Cervix uteri** 76
- 1 Mechanische Verletzungen 76
- 1.1 Zervixrisse 76
- 1.2 Perforation 77
- 2 Strikturen, Stenosen und Atresien 77

- **Entzündliche Erkrankungen der Cervix uteri** 77
- 1 Nicht durch Erreger bedingte Zervizitis 77
- 2 Bakterielle Zervizitis 78
- 2.1 Allgemeine Aspekte 78
- 2.2 Chlamydieninfektion 78
- 2.3 Gonorrhö 79
- 2.4 Syphilis 79
- 2.5 Lymphogranuloma inguinale 79
- 2.6 Ulcus molle 79
- 2.7 Aktinomykose 80
- 2.8 Tuberkulose 80
- 3 Virusbedingte Zervizitis 80
- 3.1 Herpesvirusinfektion 80
- 3.2 Papillomavirusinfektion 80
- 3.3 Zervikale Manifestation der Zytomegalievirusinfektion 81
- 4 Zervikale Mykosen 82
- 5 Trichomoniasis 82

- **Therapie von unspezifischen Erkrankungen der Cervix uteri** 82
- 1 Medikamentöse Therapie 82
- 2 Operative Therapie 83
- 2.1 Probeexzision 83
- 2.2 Zervixkürettage 83
- 2.3 Konisation 83
- 2.4 Hysterektomie 84
- 2.5 Lokal-destruierende Verfahren 84
- 2.5.1 Diathermie 84
- 2.5.2 Kryochirurgie 84
- 2.5.3 Lasertherapie 85
- 2.5.4 Infrarotkoagulation 86

*Das Literaturverzeichnis findet sich in Kapitel 14, S. 302.

3 Gutartige Erkrankungen der Cervix uteri

D. S. Mosny, H. G. Bender

Anatomie der Cervix uteri

1 Makroanatomie

Als Cervix uteri wird der kaudal von Isthmus und Corpus uteri gelegene Anteil der Gebärmutter bezeichnet. Die Zervix weist bei einer adulten Nullipara eine durchschnittliche Länge von 2,5 bis 3,5 cm auf und ist unterteilt in einen vaginalen Anteil, der zapfenförmig in die Scheide hereinragt, und einen supravaginalen Abschnitt (Abb. 3-1). Der Abschnitt, der von einem nichtverhornenden Plattenepithel bedeckt und bei der Spekulumeinstellung einsehbar ist, wird als Ektozervix bezeichnet. Diese unterteilt das kraniale Scheidenende in den jeweils taschenartig ausgebildeten ventralen und dorsalen Fornix. Der äußere Muttermund stellt die Grenze zur Endozervix (= Zervikalkanal) dar, die durch ein hochprismatisches Zylinderepithel ausgekleidet ist.

Die Portio vaginalis uteri weist eine konvex-elliptische Oberfläche auf, so daß eine ventrale und dorsale Muttermundslippe unterschieden werden können. Zentral verläuft der Zervikalkanal vom Orificium uteri externum (Orificium canalis cervicis externae) zum Isthmus uteri (Orificium isthmi externum). Dieser Kanal ist spindelig geformt mit einem Durchmessermaximum von ca. 8 mm. Er enthält longitudinale Schleimhautfalten. Das Orificium externum ist bei der Nullipara rund ausgebildet und hat nach Geburten eine schlitzartige, querverlaufende Form (Abb. 3-2).

Der Abschnitt des Zervikalkanals zwischen Endozervix und endometrialer Höhle wird als Isthmus uteri oder innerer Muttermund bezeichnet. Hier ist die Muskulatur der Uteruswandung geringer ausgebildet im Vergleich zum Corpus uteri, wodurch die Dilatation unter der Geburt erleichtert wird.

Die Cervix uteri ist durch das Lig. cardinale, das zur Beckenwand zieht, und das Lig. sacrouterinum fest am Beckenboden verankert.

Die Blutversorgung der Cervix uteri erfolgt vorwiegend durch absteigende Verzweigungsäste der A. uterina, die von lateral mit dem Lig. cardinale den Uterus in Höhe des Isthmus erreicht (Abb. 3-3). Die venöse Drainage findet zunächst in einem ausgedehnten Plexus statt und verläuft dann parallel

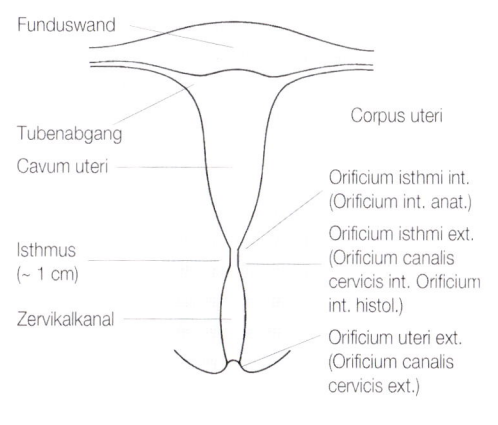

Abb. 3-1
Lagebeziehungen der Korpus-, Isthmus- und Zervixabschnitte des Uterus (nach Mestwerdt [48])

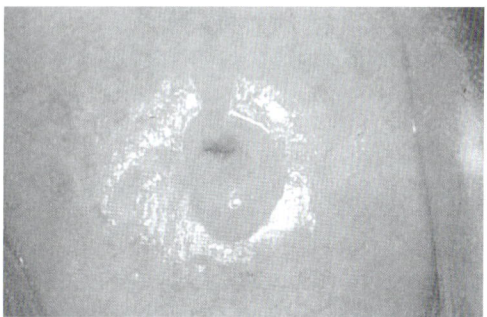

Abb. 3-2
Auswirkungen einer Geburt auf Portio und Muttermund (aus Heinzl [26]).
a) originäre Portio einer Nullipara,

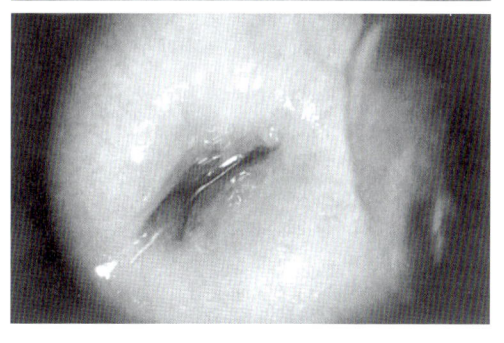

b) originäre Portio einer Multipara

63

Abb. 3-3
Halbschematische Darstellung der großen Gefäßversorgung des Uterus (rechts: arteriell, links: venös)

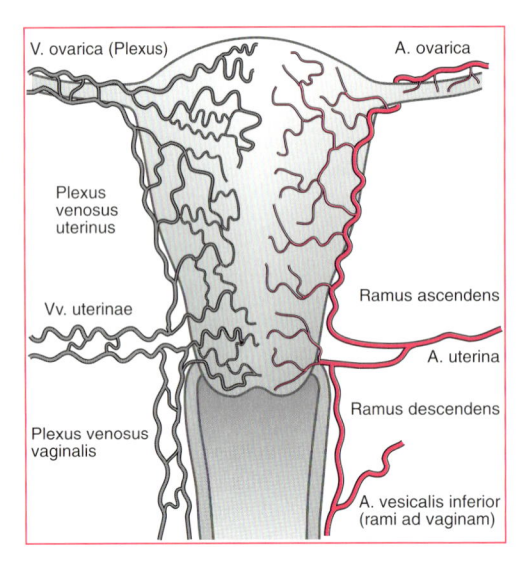

zu den Arterien. Es bestehen Anastomosen zum vaginalen Venenplexus und zu Venen des Harnblasenhalses [101].

Die Lymphabflußwege der Zervix haben einen dualen Ursprung [75]. Sie entspringen zum einen unterhalb der Mukosa, zum anderen in der Tiefe des fibrösen Stromas (Abb. 3-4). Beide Systeme sammeln sich im lateral gelegenen Plexus in Höhe des Isthmus. Entlang des Bandapparats erfolgt die Drainage zu Lymphknoten in der Fossa obturatoria, entlang der Aa. iliacae externae, internae und communes sowie zu präsakralen Lymphstationen.

Eine Innervation der Cervix uteri findet sich vornehmlich in der Endozervix und nur in zentralen Anteilen der Ektozervix, die daher relativ schmerzunempfindlich ist. Die Nerven stammen

Abb. 3-4
Lymphgefäße und -knoten der Cervix uteri (nach Mestwerdt [48]).

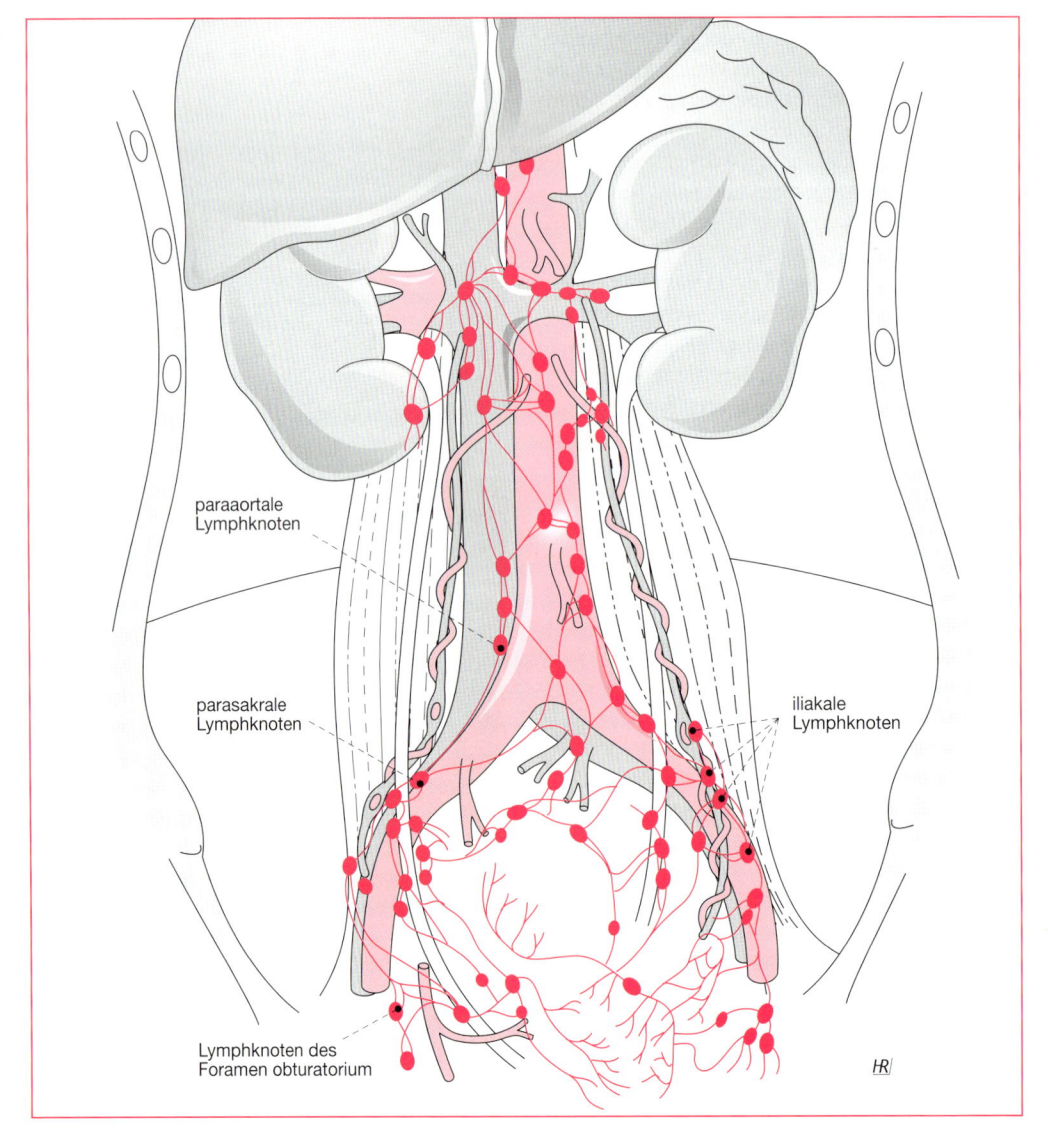

vorwiegend vom autonomen System (Plexus hypogastricus inferior) ab (Abb. 3-5).

2 Histologie

Die Gewebekomponenten der Cervix uteri sind Bindegewebe, Muskulatur sowie Platten- und Zylinderepithel.

Das **Bindegewebe** besteht überwiegend aus fibrösen und elastischen Fasern. Es weist einen Muskelanteil von nur etwa 15% auf, wobei die glatten Muskelfasern vorwiegend in Nachbarschaft des Zervikalkanals lokalisiert sind. Im Isthmus uteri findet sich eine konzentrische, sphinkterartige Muskelfaseranordnung.

Die Ektozervix wird von einem nichtverhornenden **Plattenepithel** bedeckt, das durch eine Basalmembran vom darunterliegenden Stroma getrennt wird. Charakteristisch für dieses Östrogenrezeptoren enthaltende Epithel [70] ist die ständige Erneuerung durch Proliferation, Ausreifung und Desquamation. In der Regel wird das Epithel alle vier bis fünf Tage vollständig erneuert, wobei sich der Erneuerungszyklus unter Östrogeneinfluß auf drei Tage verkürzt. Hemmend auf die Ausreifung wirkt Progesteron, so daß ein Reifungsstillstand in der Intermediärzellschicht erfolgt.

Der histologische Aufbau des zervikalen Plattenepithels entspricht dem des Vaginalepithels bis auf die geringere Bildung von Reteleisten. Ausgereiftes Epithel kann bis zu 50 Zellagen aufweisen. Man unterscheidet drei wesentliche Schichten: Stratum basale, Stratum spinosum und Stratum superficiale (Abb. 3-6). Das Stratum basale ist die unterste, der Basalmembran angrenzende Schicht und besteht in der Regel nur aus einer Lage kuboider bis leicht zylindrischer Zellen. Das Stratum spinosum profundum wird aus gering polygonalen bis ovalen Zellen aufgebaut. Diese beiden Schichten bilden zusammen das Stratum germinativum, wobei die Zellerneuerung überwiegend von den Parabasalzellen ausgeht, die Basalzellschicht dagegen nur als Reservezellschicht dient. Ohne hormonelle Stimulation besteht das Epithel nur aus diesen beiden Zellagen. Eine weitere Ausreifung des Epithels bewirkt die Differenzierung zu kleinen Intermediärzellen, die das Stratum spinosum superficiale bilden. An der Oberfläche des Epithels liegt das Stratum superficiale, das sich aus großen Intermediärzellen und Superfizialzellen zusammensetzt. Synonyme Bezeichnungen sind Wabenzellschicht oder Clear-Zone. Charakteristisch für diese Zellschicht ist der hohe Glykogengehalt.

Der Zervikalkanal und die angrenzenden Drüsenstrukturen werden von einer **Schleimhaut** aus-

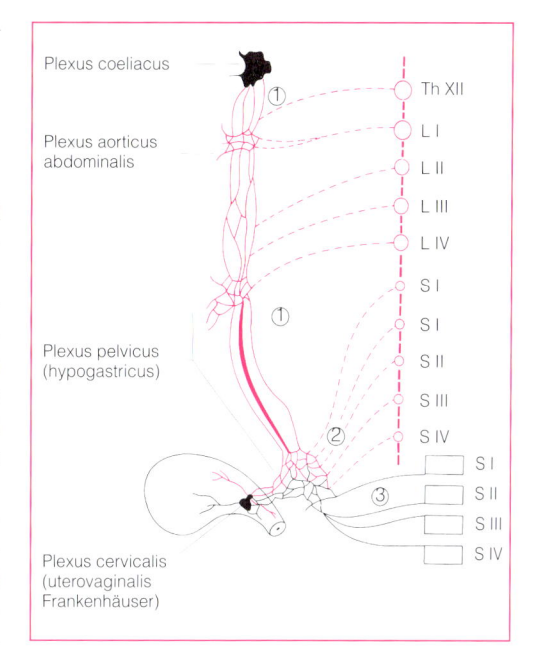

Abb. 3-5
*Vegetative Nervenversorgung der weiblichen Genitalorgane (nach Fluhmann [17]).
1 = sympathische Bahnen aus den prävertebralen Ganglien im Grenzstrang des Sympathikus, 2 = sympathische Bahnen aus dem untersten Lumbal- und Sakralstrang, 3 = parasympathische Fasern aus den ersten vier Sakralnerven*

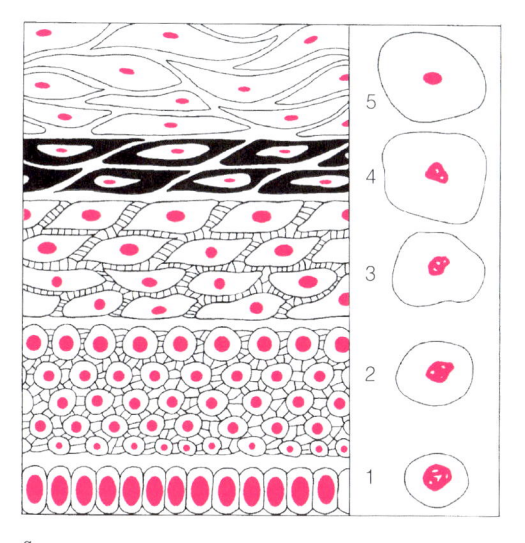

Abb. 3-6
*Aufbau des normalen Plattenepithels an der Cervix uteri.
a) schematische Darstellung vom histologischen Aufbau des normalen Plattenepithels der Cervix uteri (aus Heinzl [26]):
1 = Basalzellschicht (Stratum germinativum), 2 = Parabasalzellschicht (Stratum spinosum profundum),
3 = tiefe Intermediärzellschicht (Stratum spinosum superficiale), 4 = oberflächliche Intermediärzellschicht (Stratum granulosum),
5 = Oberflächenzellschicht (Stratum corneum)
b) histologisches Präparat der Zervix einer adulten Frau (Hämatoxylin-Eosin-Färbung)*

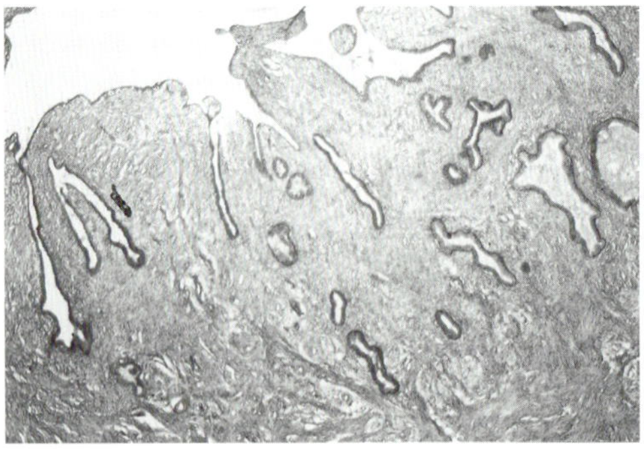

Abb. 3-7
Zervixdrüsenfeld im Querschnitt mit einschichtiger Zylinderepithelauskleidung von einer adulten Frau (histologisches Präparat, Hämatoxylin-Eosin-Färbung).

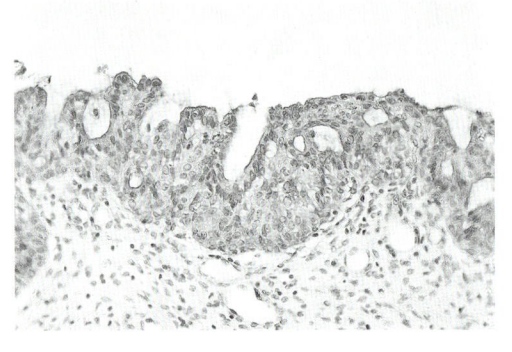

Abb. 3-8
Transformationszone im Längsschnitt mit reifen metaplastischem Epithel (histologisches Präparat, Hämatoxylin-Eosin-Färbung).

Abb. 3-9
Die Portio vaginalis uteri in verschiedenen Lebensphasen (schematische Darstellung, nach Ober [58]).
a) Adoleszenz,
b) Geschlechtsreife,
c) Geschlechtsreife,
d) Klimakterium,
e) Senium

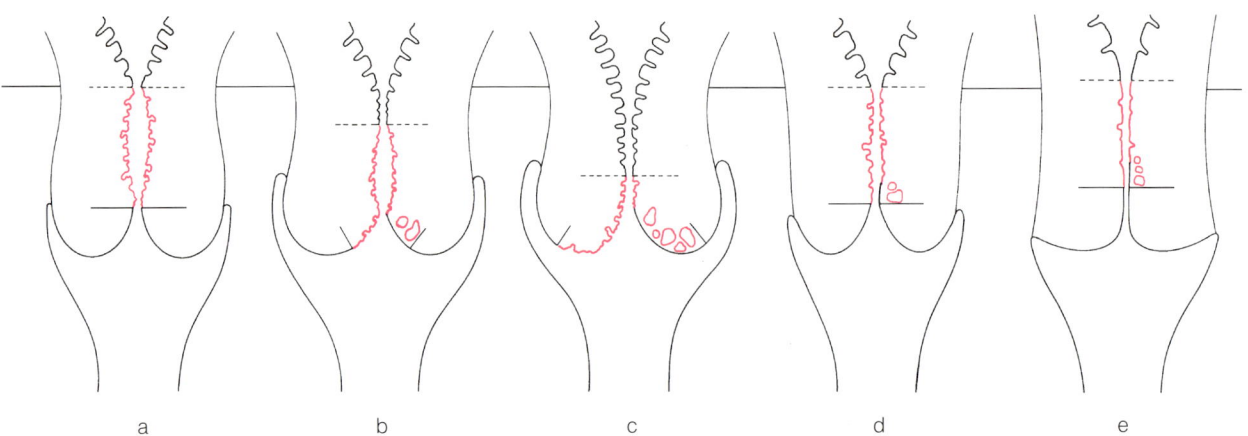

gekleidet (Abb. 3-7). Die Grenze zum Plattenepithel auf der Portiooberfläche ist primär scharf. Dagegen findet sich zur Endometriumschleimhaut ein fließender Übergang. Die Zervixschleimhaut besteht histologisch aus einem einreihigen **Zylinderepithel**, das sich aus sekretorischen Zellen und Flimmerzellen zusammensetzt [89]. Die zilientragenden Zellen sind einzeln oder in kleinen Gruppen über den gesamten Zervikalkanal verstreut.

Als **Transformationszone** wird die Berührungslinie zwischen dem Plattenepithel der Portiooberfläche und dem Zylinderepithel des Zervikalkanals bezeichnet (Abb. 3-8). Dabei müssen zwei Formen unterschieden werden:

- die „originäre" Plattenepithel-Zylinderepithelgrenze, bei der die beiden Epithelien scharf aneinandergrenzen
- die „physiologische" oder „funktionelle" Grenze, bei der Zylinderepithelabschnitte sekundär von Plattenepithel überdeckt werden. Hierdurch kann es zu einem unscharfen Übergang kommen. Charakteristisch sind kleine zirkuläre Drüsengangöffnungen, die in der Plattenepithelzone liegen, und/oder Ovula Nabothi, die Drüsengangeinschlüsse ohne Ausführungsgänge darstellen.

Die Transformationzone ist häufig Ausgangspunkt von Zervixmalignomen. Als Kofaktor werden neben den viralen Einflüssen auch die proliferativen Vorgänge der verschiedenen Epithelien mit Ausbildung von Metaplasien und Epitheleinschlüssen angesehen.

3 Veränderungen der Cervix uteri während der verschiedenen Lebensphasen

Während der verschiedenen Lebensphasen, aber auch während des Menstruationszyklus verschiebt sich die Epithelgrenze an der Portio vaginalis uteri (Abb. 3-9) [70].

Bei der **Geburt** eines Mädchens findet sich in der Regel die Plattenepithel-Zylinderepithelgrenze an der Portiooberfläche. Im Verlauf der **Kindheit** wandert diese Grenze in den Zervikalkanal. Unter dem hormonellen Einfluß der **Geschlechtsreife** findet eine Ektropionierung statt unter gleichzeitiger Ausbildung der Transformationszone, bei der das Plattenepithel Anteile des Zervixdrüsenfelds überdeckt.

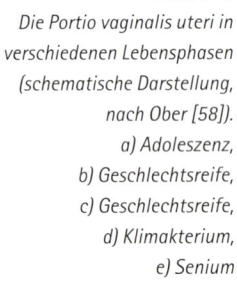

Schwangerschaft, Geburt und Wochenbett verändern die Form der Portio vaginalis uteri. Während der Schwangerschaft kommt es aufgrund einer verstärkten Gefäßversorgung und eines Stromaödems zu einer Volumenzunahme. Die Ektropionierung nimmt unter dem hormonellen Einfluß zu. Aufgrund der mechanischen Beanspruchung während der Geburt kommt es zu vorübergehenden (Ulzerationen, Hämatome), aber auch zu bleibenden Veränderungen (spaltförmiger Muttermund, Emmet-Risse, geänderte Form des Drüsenfelds).

Bei **postmenopausalen** Frauen finden aufgrund der fehlenden Östrogenstimulation regressive Veränderungen wie Involution des Zervixvolumens mit Retraktion der Transformationszone und Abflachung der Portiooberfläche statt (Abb. 3-10). Das bedeckende Plattenepithel atrophiert mit gleichzeitiger Abnahme des zytoplasmatischen Glykogengehalts, so daß bei der Jodprobe nach Schiller eine reduzierte Braunfärbung zu beobachten ist (Abb. 3-11; siehe Abschnitt „Untersuchung der Cervix uteri", Teil 4). Aufgrund der Atrophie des Epithels tritt das subepitheliale Gefäßmuster deutlicher in Erscheinung.

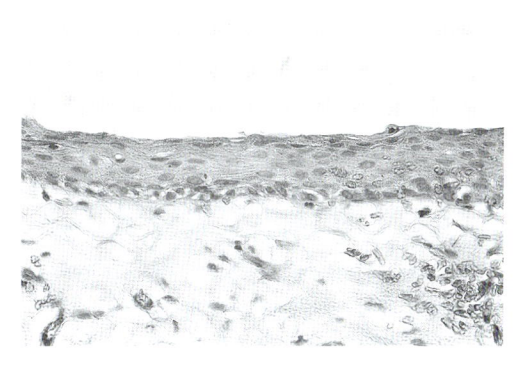

Abb. 3-10
Portioepithel einer Patientin im Senium (histologisches Präparat, Hämatoxylin-Eosin-Färbung).

Untersuchung der Cervix uteri

1 Klinische Untersuchung

Die ausführliche Anamnese und die klinische Untersuchung sind Voraussetzungen für alle weitergehenden diagnostischen Maßnahmen und die sich daran anschließende Therapie. Bei Erhebung der Anamnese müssen z.B. Menstruationsblutung, Fluor, Schmerzen, Brennen und Juckreiz, Druckgefühl, Kohabitationsbeschwerden erfragt und besprochen werden. Die klinische Untersuchung beschränkt sich nicht nur auf den Genitalbefund, sondern es muß auch eine Untersuchung des Abdomens einschließlich der harnableitenden Wege und eine Beurteilung der Leistenlymphknoten stattfinden.[1]

Nach einer detaillierten Inspektion des äußeren Genitales erfolgt die Einstellung der Vagina in Steinschnittlage mit Hilfe eines Spekulums (Abb. 3-12). Die zweiteiligen Spekula nach Sims oder Simon haben den Vorteil der leichteren und für die Patientin angenehmeren Einstellmöglichkeit, andererseits braucht man für die Kolposkopie und die Abstrichentnahme/Biopsie eine Assistenz. Daher wurden verschiedene Selbsthaltespekula entwickelt (nach Cusco, Neugebauer, Nott, Trelat und anderen). Einmalspekula aus durchsichtigem Plexiglas werden mit dem Argument propagiert, daß mögliche vaginale Befunde durch die Spekulumblätter nicht verdeckt werden. Bei herkömmlichen Metallspekula erfolgt beim Zurückziehen der Blätter unter Rotation die Inspektion der Vagina.

Der erste Untersuchungsschritt nach der Plazierung des Spekulums ist die Beurteilung von Menge, Konsistenz, Farbe und gegebenenfalls auffälliger Geruchsbildung des **vaginalen Sekrets**. Für die weitere Untersuchung müssen eventuell Hilfsinstrumente verwendet werden (Abb. 3-13). Proben für die Nativbeurteilung und/oder die mikrobiologische Untersuchung werden mit einem Watteträger entnommen, ohne das Portioepithel zu berühren.

Bei der Inspektion der **Portio** mit dem bloßen Auge erkennt man in der Regel nur Befunde wie Tumoren, Leukoplakien oder Erythroplakien. Eine

[1] *Die klinische Untersuchung umfaßt nicht nur den Genitalbefund, sondern auch eine Untersuchung des Abdomens einschließlich der harnableitenden Wege und eine Beurteilung der Leistenlymphknoten.*

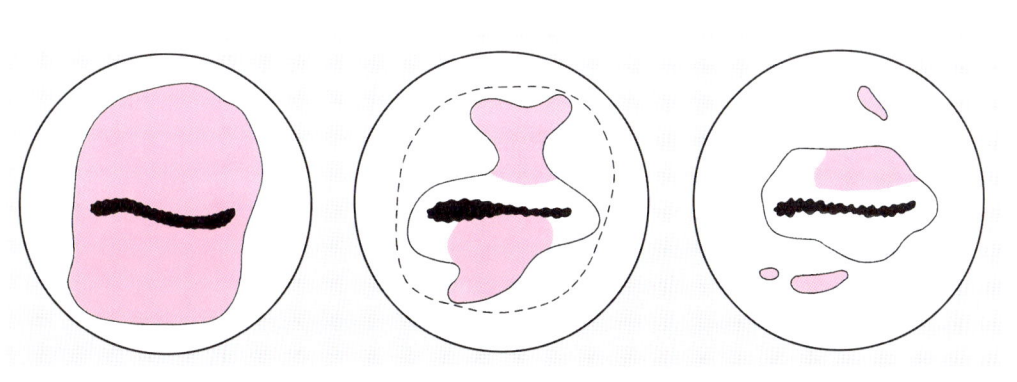

Abb. 3-11
Spontane Regression der Jodaufnahme im Schiller-Test bei einer 50jährigen Frau (schematische Darstellung, nach Jordan [30]).

weitere Differenzierung ist erst mit Hilfe der Kolposkopie (siehe „Untersuchung der Cervix uteri", Teil 4) möglich. Die speziellen Abstrichtechniken werden in Teil 2 und 3 dargestellt.

Die gynäkologische Untersuchung schließt mit der bimanuellen Tastuntersuchung ab. Hierbei werden Größe, Beweglichkeit, Konsistenz, Lage, Formveränderungen von Cervix und Corpus uteri beurteilt.

2 Zytologische Abstrichuntersuchung

2.1 Beurteilungssysteme

Bei der gynäkologischen Zytodiagnostik (siehe Bd. 10, Kap. 5, Abschnitt „Praktizierte Zytologie in der Gynäkologie", Teil 1) werden nach Beurteilung des Zellbilds im Ausstrichpräparat (Abb. 3-14) Rückschlüsse auf histologische Veränderungen am Epithel der Zervix und des Corpus uteri gezogen. Die Methode ist mit dem Namen Papanicolaou eng verbunden, der sie erstmals Ende der 20er Jahre vorgestellt hat und umfangreichere Untersuchungen Mitte der 40er Jahre publizierte. Eine einheitliche Befunddokumentation stellt in der Bundesrepublik die sog. **Münchner Nomenklatur** dar, die 1989 in ihrer zweiten Version in Anlehnung an das Bethesda-System (USA) vereinbart worden ist [87] (siehe Bd. 10, Kap. 5, Abschnitt „Allgemeine Grundlagen", Teil 3).

In den USA wurde vom National Cancer Institute 1989 ein Klassifizierungsschema (Bethesda-System) zur Beurteilung des Zervixabstrichs veröffentlicht [65, 86], um eine standardisierte Terminologie mit klarem Bezug zur Patientenbehandlung zu erhalten. Statt der alten Papanicolaou-Einteilung erfolgt eine deskriptive Befundwiedergabe einschließlich Qualitätsbeurteilung des Ausstrichs mit nachfolgender Verschlüsselung. Eine Unterscheidung zwischen CIN 1 und Koilozytose mit Atypien sowie zwischen CIN 2 und CIN 3 erfolgt nicht mehr. Bestehen bleibt eine Differenzierung zwischen unauffälligen Zellen und „atypical squamous cells of undetermined significance" (ASQUS), ASQUS und Koilozyten mit Atypien sowie CIN 1 und CIN 2. Vorteil dieser Klassifizierung soll die verbesserte Reproduzierbarkeit der Befunde mit niedrigerer Diskordanz zwischen verschiedenen Untersuchern sein [86].

Die zytologische Untersuchung soll bereits bei der Adoleszenten durchgeführt werden, da vergleichende Studien zeigen, daß in dieser Altersgruppe korrespondierend zur sexuellen Aktivität die Rate an genitalen Infektionen und daraus resultierenden Zellveränderungen am höchsten ist [63].

Ergänzend zur morphologischen Diagnostik stehen zwei hochsensitive Testsysteme zum **Nachweis von HPV-Viren** zur Verfügung (PCR und hybrid capture test). Die HPV-Bestimmung kann einen diagnostischen Wert insbesondere bei der unklaren oder leichten Dysplasie erlangen [57]. In einer prospektiven Studie konnte nachgewiesen werden, daß im Fall einer erstmaligen Diagnose einer leichten bis mäßigen zervikalen intraepithelialen Neoplasie nur bei Persistenz der HPV-Infektion eine Progression der Dysplasie zu erwarten ist [69].

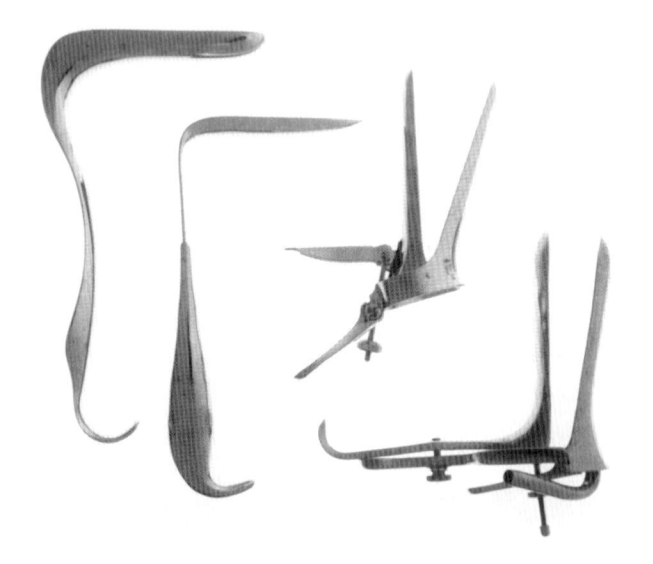

Abb. 3-12
Verschiedene Scheidenspiegelmodelle (aus Heinzl [26]). Links: zweiblättrige Scheidenspiegel, Mitte und rechts: Cusco-Scheidenspiegel.

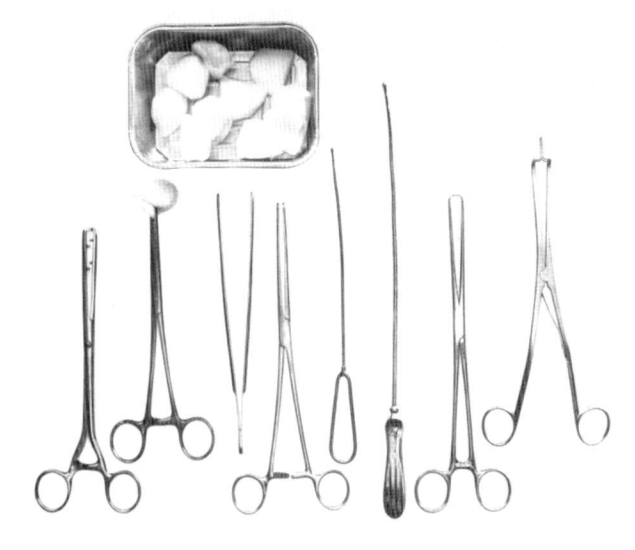

Abb. 3-13
Verschiedene Hilfsmittel, welche bei der Zervixdiagnostik dienlich sind.

Der Nachweis von entzündlichen Veränderungen im zytologischen Ausstrichpräparat läßt keine Rückschlüsse zu, ob es sich hierbei um sexuell übertragene Erkrankungen handelt [17].

2.2 Abstrichentnahmetechnik

Voraussetzung für eine gute Zytodiagnostik ist die richtige Abstrichentnahmetechnik mit sofortiger Herstellung des Ausstrichpräparats einschließlich der Fixierung (siehe Bd. 11, Kap. 1, Abschnitt „Krebsvorsorge der weiblichen Genitalorgane", Teil 3.3.1) [53]. Diese Zellabstrichentnahme steht am Anfang der gynäkologischen Untersuchung. Zellbildverändernde Agenzien zur Desinfektion der Vagina oder Gleitmittel auf den Spekula dürfen zuvor nicht verwendet werden. Allenfalls können die Spekula mit physiologischer Kochsalzlösung benetzt werden. Die Patientin muß informiert sein, daß sie in den Tagen vor der Untersuchung keine medikamentöse Lokalbehandlung oder Vaginalduschen vornehmen darf.

Die zwei Abstrichentnahmen erfolgen in der Regel mit trockenen Watteträgern [87]. Der erste Abstrich wird aus den **äußeren Abschnitten des Zervikalkanals** entnommen. Dies kann nach Konisation mit Narbenbildung, bei Nullipara oder älteren Frauen erschwert oder nicht möglich sein. Mit dem zweiten Watteträger wird die Portiooberfläche abgestrichen. Die entnommenen Zellen werden unmittelbar auf einem fettfreien, vorher beschrifteten Glasobjektträger durch eine rollende Bewegung ausgestrichen und sofort fixiert. Die Fixierung muß vor Austrocknen der Probe erfolgen.

Weitere Instrumente zur Probengewinnung sind kleine Nylonbürsten und der Holzspatel nach Ayre in Kombination mit einem endozervikalen Bürstchen. Alle drei Methoden weisen identische prädiktive Werte bezüglich der Diagnose von Zellatypien auf, obwohl sich die Zahl der endozervikalen Zellen je nach Methode unterscheidet [45].

Der Ayre-Holzspaltel, der an seiner Spitze konkav angeschnitten ist, wird mit der Spitze in den Muttermund eingeführt und um 360 Grad gedreht. Vorteil dieser Methode ist eine erhöhte Zellausbeute, insbesondere bei verhornenden Prozessen am äußeren Muttermund. Nachteilig kann sich die vermehrte Blutungsneigung, die bei dieser Technik auftritt, auswirken.

Für die Entnahme von Proben aus dem Zervikalkanal eignen sich insbesondere die von Stromby entwickelte Cyto-Brush®. Dabei wird eine kleine Nylonbürste in einer rotierenden Bewegung in den Zervikalkanal eingeführt. Die Ausbeute an endozervikalen Zylinderepithelien kann hierdurch von ca. 60% auf nahezu 90% erhöht werden [45]. Die regelmäßige Anwendung von Cyto-Brush® trägt zur

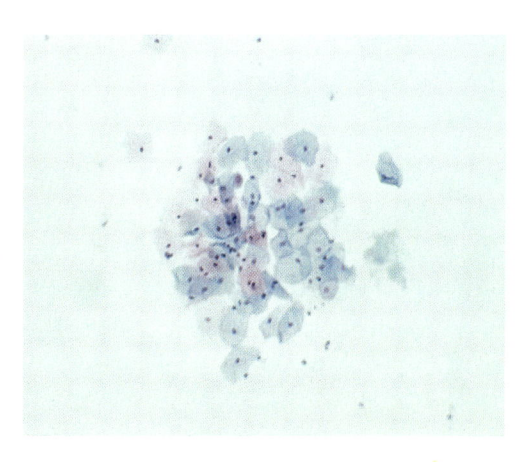

Abb. 3-14
Normales Zervixabstrichpräparat (Papanicolaou-Färbung).

Qualitätsverbesserung des endozervikalen Abstrichs bei [42]. Es wurde aber auch eine Zunahme des Nachweises von „atypical glandular cells of undetermined significance (AGUS)" bei Verwendung der Cyto-Brush® beobachtet [83]. Da sich die Zellbilder je nach durchgeführter Entnahmetechnik unterscheiden, muß auf den Begleitpapieren die Abstrichart dokumentiert sein.

Ein weiteres, neues Verfahren, insbesondere um mehrere Präparate für unterschiedliche Untersuchungsmethoden zu erhalten, ist der „AgarCyto", bei dem das Abstrichmaterial in 2%iger Agarose aufgenommen und anschließend in Paraffin eingebettet wird. Analog histologischen Schnitten lassen sich mehr als 20 Präparate von einer Probe herstellen, um dann unterschiedliche immunhistochemische und molekularbiologische Analysen durchzuführen zu können. [44].

Kontraindikationen: Die Zellabstrichuntersuchung soll in folgenden Situationen nicht erfolgen:
- bei klinisch erkennbaren Tumoren
- bei einer deutlichen Kolpitis durch Kokken, Trichomonaden oder Pilze
- während der ersten Tage nach der Menstruationsblutung, da hier die Abstriche nur wenig Zellmaterial enthalten.

Die Rate an falsch-negativen Zytologiebefunden (bis zu 20%) beruht zu einem hohen Prozentsatz auf einer falschen Entnahmetechnik [16]. Der suboptimale zytologische Abstrich wird doppelt so häufig bei geburtshilflichen Patientinnen im Vergleich zu gynäkologischen Patientinnen beobachtet [46].

3 Mikrobiologische Abstrichuntersuchung

Die Untersuchungsschritte bei einer Zervizitis/Kolpitis bestehen aus der Nativabstrichentnahme und

Abb. 3-15
Kolposkopische Ansicht einer Portioektopie.
a) nach Essigsäureeinwirkung
b) nach Jodapplikation (Schiller-Probe)

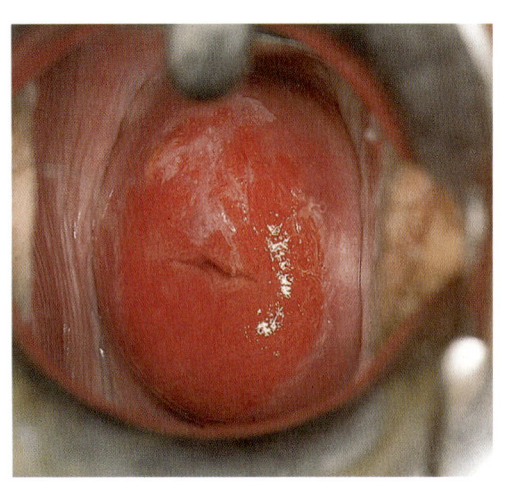

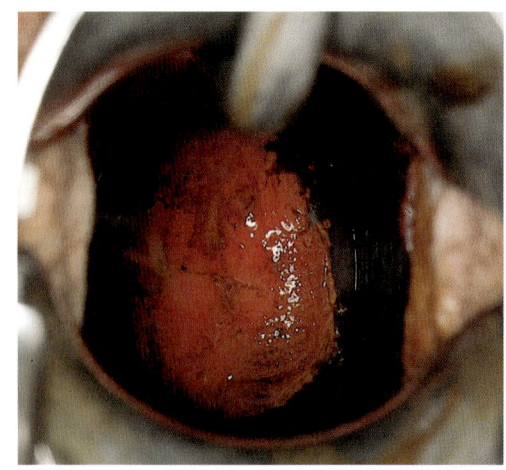

a

b

der Asservierung von Proben für eine mikrobiologische/kulturelle Untersuchung. Hierzu benutzen wir Watteträger, die in ein anaerobes Kulturmilieu überführt werden, mit denen auch empfindliche Keime, wie z. B. Neisserien, angezüchtet werden können. Für Chlamydien und Mykoplasmen stehen spezielle Kulturmedien zur Verfügung (siehe auch Kap. 7).

4 Kolposkopie

Von Hinselmann wurde die Kolposkopie im Jahre 1925 eingeführt. Heute ist sie neben der Zytologie fester Bestandteil in der Früherkennung der zervikalen intraepithelialen Neoplasien [59, 98]. Mit dieser Methode wurde es möglich, die Portio vaginalis uteri unter optimalen Beleuchtungsverhältnissen in einer Vergrößerung bis zum Faktor 40 stereoskopisch zu betrachten, gegebenenfalls mit Grünlichtfiltern zur Darstellung kleiner Kapillaren (siehe auch Bd. 11, Kap. 1, Abschnitt 3.3.2). Man unterscheidet die Routinekolposkopie, bei der eine grobe Orientierung gewonnen wird, von der Differentialkolposkopie. Hierbei erfolgt eine Untersuchung bei verschiedenen Vergrößerungsstufen unter Verwendung von Essigsäure und Jod (Jodprobe nach Schiller, Abb. 3-15). Die Differentialkolposkopie wird bei allen Patientinnen mit auffälligen zytologischen Ergebnissen gefordert. Bei Vergleich der unterschiedlichen Screeningmethoden konnte mittels einer Metaanalyse gezeigt werden, daß die Kolposkopie in ihrer Wertigkeit vor Zervikographie, HPV-Testung, Zervikoskopie und PAP-Abstrich rangiert [58].

Eine Weiterentwicklung der Methode stellt der Einsatz eines Konfokal-Mikroskops [18] oder die Verwendung von oberflächlich aufgetragenen fluoreszierenden Agenzien dar [35].

Die Befundung kolposkopischer Veränderungen wurde zuletzt 1990 bei einem Consensus Meeting auf dem VII. Weltkongreß für Zytologie geändert und ergänzt [89]. Man unterscheidet **fünf übergreifende Diagnosegruppen:**

- normaler kolposkopischer Befund
- abnormer kolposkopischer Befund
- kolposkopischer Verdacht auf invasives Karzinom
- keine kolposkopische Befundung möglich
- verschiedene Befunde wie Kondylome, Polypen, Infektionen, Erosionen oder atrophische Veränderungen.

4.1 Normaler kolposkopischer Befund

Dem normalen kolposkopischen Befund werden drei Erscheinungsbilder zugeordnet: das originäre Plattenepithel, das Zylinderepithel, das bei der Ektopie zu finden ist, und die physiologische Transformationszone.

4.2 Abnorme kolposkopische Befunde

Einem abnormen kolposkopischen Befund entsprechen folgende Veränderungen: essigsäureweißes Epithel, Punktierung, Leukoplakie, Mosaik, atypisches Gefäßmuster, jodnegativer Bezirk.

Bei den einzelnen Veränderungen soll eine **Klassifizierung nach Schweregrad** erfolgen. Zu den leichten Veränderungen zählen: essigsäureweißes Epithel, feines Mosaik, feine Punktion, dünne Leukoplakie. Schwere Veränderungen sind: dichtes essigsäureweißes Epithel, grobes Mosaik, grobe Punktierung, dicke Leukoplakie, atypische Gefäße und die Erosion.

Die **Leukoplakie** kann zum Teil mit dem bloßen Auge erkannt werden, manchmal jedoch erst mit Hilfe des Kolposkops (Abb. 3-16). Man erkennt scharf zur Umgebung begrenzte, weißliche Flächen mit glatter bis leicht erhabener Oberfläche. Im fortgeschrittenen Stadium werden die Grenzen unscharf, die Oberfläche rauher, manchmal mit einem mosaikartigen Aussehen. Eine Leukoplakie kann sowohl in als auch peripher der Transformationszone beobachtet werden.

Histologisch entspricht die Leukoplakie einer Parakeratosis oder einer echten Verhornung. Diese zwei histologischen Formen sind kolposkopisch nicht mit Sicherheit zu unterscheiden, wobei ein kolposkopisch umschriebener weißer Fleck in der Regel mit einer Parakeratose korrespondiert, während eine echte Verhornung dicke Plaques mit rauher Oberfläche bildet. Nach Abheben der Verhornungsschicht weist das darunterliegende Epithel häufig das charakteristische Bild einer Punktierung auf. Eine weitere Differenzierung des Epithels ist kolposkopisch nur schwer möglich, obwohl die Leukoplakie bei einer Akanthose feiner ausgebildet ist. Eine ausgeprägtere Verhornung korreliert eher mit dem Bild eines Carcinoma in situ oder einer frühen Stromainvasion. Auch die Jodprobe nach Schiller ermöglicht nach Entfernung der Leukoplakie keine sicheren weiteren Informationen.

Bei der **Punktierung** unterscheidet man eine feine und eine grobe Form, wobei fließende Übergänge bestehen, die dann einer weiteren histologischen Klärung zugeführt werden müssen. Die feine Punktierung findet sich charakteristischerweise in umschriebenen gräulich-weißen bis rötlichen Abschnitten. Die einzelnen Punkte der feinen Punktierung liegen dicht nebeneinander. Die gleichzeitige Ausbildung eines Mosaiks (siehe unten) wird häufig beobachtet. Eine umschriebene feine Punktierung korreliert häufig mit entzündlichen Veränderungen.

Bei der groben Punktierung (Abb. 3-17) sind die einzelnen Punkte größer, auffälliger und weiter voneinander angeordnet. Bei höherer Vergrößerung können korkenzieherartige Kapillaren in den Papillen beobachtet werden. Nach Applikation von Essigsäure tritt die grobe Punktierung über das Niveau des umgebenden Epithels hervor. Die grobe Punktierung kann mit einem groben Mosaik kombiniert auftreten. Histologisch korreliert die Punktierung mit feinen Papillen, die Kapillaren enthalten.

Beim **Mosaik** werden ebenfalls eine feine und eine grobe Form unterschieden. Das feine Mosaik erscheint in scharf abgegrenzten Feldern im Niveau des umgebenden Epithels. Ohne Applikation von Essigsäure fallen solche Bezirke häufig gar nicht auf oder lassen sich von der Transformationszone nur schwer unterscheiden. Nach Essigsäureapplikation verändert sich die Farbe leicht nach gräulich-weiß, und die Gefäßzeichnung tritt mehr in den Hintergrund. Charakteristisch für das Mosaik sind feine, netzartig angeordnete, schwachrote Linien. Histologisches Korrelat sind elongierte Stromapapillen, die in das Epithelniveau hineinragen.

Übergangsformen vom feinen in das grobe Mosaik entsprechen histologisch häufig leichten Formen der intraepithelialen Neoplasie.

Das grobe Mosaik (Abb. 3-18) weist stärkere Unregelmäßigkeiten mit tieferer Faltenbildung auf. Nach Essigsäureapplikation entwickelt sich das Bild des groben Mosaiks erst langsam, während sich das feine Mosaik sofort darstellt. In Abschnitten mit Mosaik oder Punktierung sind Drüsenöffnungen und Ovula Nabothi der Transformationszone in der Regel nicht nachweisbar.

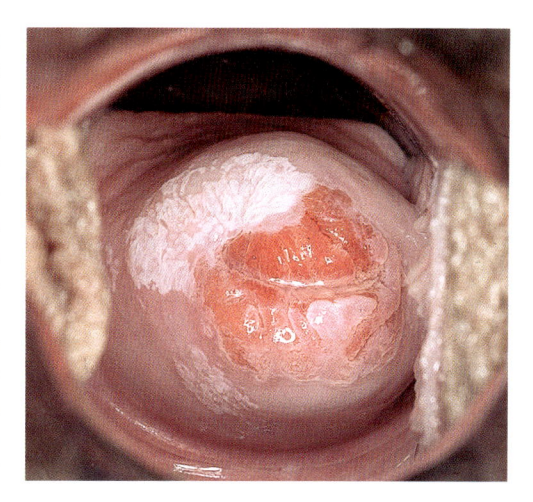

Abb. 3-16
Leukoplakie an der Portio vaginalis uteri (kolposkopische Ansicht nach Essigsäureeinwirkung).

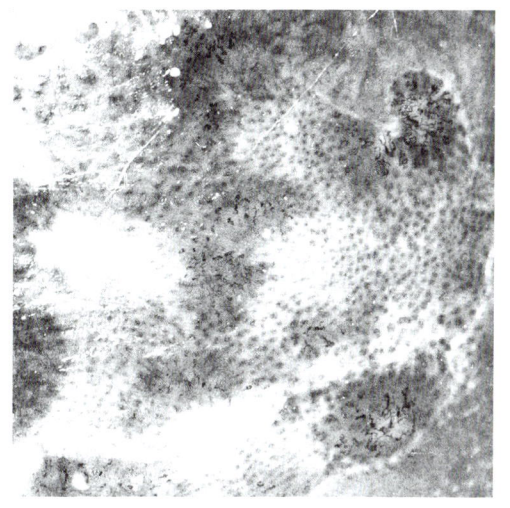

Abb. 3-17
Grobe Punktierung an der Portio vaginalis uteri nach Essigsäureeinwirkung bei Carcinoma in situ (14fache Vergrößerung).
(Originalaufnahme: Dr. L. Wolnik, Kempten/Allg.)

Abb. 3-18
Grobes Mosaik (Felderung) an der Portio vaginalis uteri nach Essigsäureeinwirkung (10fache Vergrößerung). (Originalaufnahme: Dr. L. Wolnik, Kempten/Allg.)

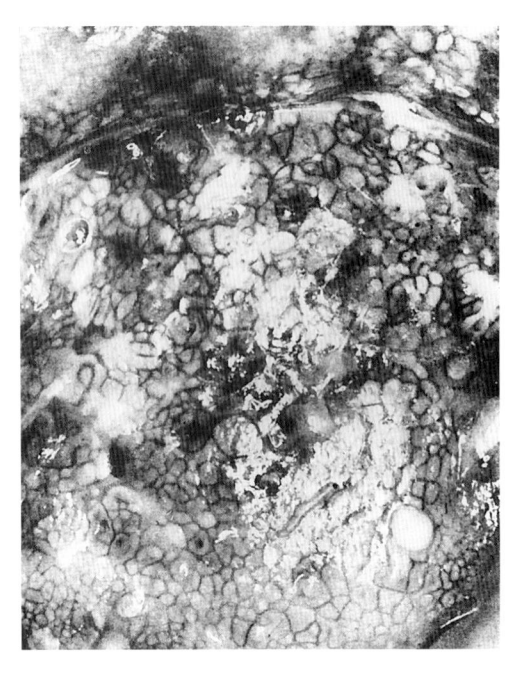

Die **Erosio vera** kann traumatisch, iatrogen, entzündlich, aber auch durch eine Neoplasie bedingt sein. Abzugrenzen ist die Pseudoerosion, bei der es sich um regelrechtes Zylinderepithel handelt und die sich nach Applikation von Essigsäure weißlich färbt. Weitere Dignitätsaussagen sind nach Beurteilung der Randzone, des Niveaus, der Oberfläche, der Farbe und Konsistenz des Grunds möglich.

Polypen der Portiooberfläche sind kolposkopisch leicht zu erkennen, wobei dann eine Beurteilung erfolgen muß, ob das bedeckende Epithel Zeichen der Dysplasie aufweist. Das Papillom der Zervix bildet sich aus Zylinderepithel der Endozervix.

5 Biopsie

Jeder verdächtige kolposkopische Befund bedarf der weiteren Abklärung durch eine histologische Untersuchung. Dazu werden unter kolposkopischer Sicht kleine Proben aus veränderten Bezirken entnommen (siehe auch „Therapie von unspezifischen Erkrankungen der Cervix uteri", Teil 2.1).

Zur Gewebeentnahme stehen verschiedene Biopsiezangen zur Verfügung. Der Nachteil bei dieser Methode ist die oft kleine Probe, bei der Quetschungsartefakte die Diagnostik zusätzlich erschweren. Vergleichende histologische Untersuchungen weisen für die sog. Knipsbiopsie bei über der Hälfte der Patientinnen Unterschiede auf gegenüber den größeren Proben, die durch Elektroschlingenentnahme gewonnen werden [8]. Mit der Diathermieschlinge können Probengrößen von 8 x 5 x 5 mm erreicht werden. Die thermisch bedingten Zellveränderungen an der Präparatgrenze sind minimal und stören bei der histologischen Beurteilung in der Regel nicht. Durch die Diathermieentnahme erfolgt in der Regel eine suffiziente Blutstillung, so daß der Eingriff ambulant in Lokalanästhesie durchgeführt werden kann.

6 Hysteroskopie

Bei der Hysteroskopie erfolgt während des Zurückziehens des Instruments die Beurteilung des Zervikalkanals mit seinen Längsfalten. Insbesondere tumoröse Veränderungen wie Polypen oder Myomknoten, aber auch Doppelfehlanlagen des Uterus lassen sich so nachweisen (siehe auch Kap. 4).

7 Mikrokolpohysteroskopie

Die Mikrokolpohysteroskopie, eine selten angewendete Untersuchungsmethode, stellt eine Kombination aus Kolposkopie, Hysteroskopie und zytologischer Untersuchung dar. Mit einer speziellen 90-Grad-Optik und einer Vergrößerungsmöglichkeit bis Faktor 150 werden die einzelnen Abschnitte des Uterus nach Vitalfärbung mit Lugol-Lösung, Waterman-Blaulösung und Methylenblaulösung inspiziert [29]. Dabei werden die oberflächlichen Zellen des Zervikalkanals auf unregelmäßige Anordnung, auffällige Gefäßveränderungen, Anisokaryose, Dyskaryose, Dyschromie und Kernveränderungen inspiziert.

Eine **Indikation** für diese Untersuchung liegt insbesondere bei auffälligen zytologischen Abstrichuntersuchungen vor, die kein entsprechendes Korrelat an der Portiooberfläche aufweisen.

Eine Weiterentwicklung der Kontakthysteroskopie stellt das Hamou-Hysteroskop dar, mit dem die Übergangszone von Plattenepithel zu Zylinderepithel ergänzend zur konventionellen Hysteroskopie untersucht werden kann. Als besondere Variante wurde mit dieser Untersuchungsmethode das „pseudofunctional dysvascular endometrium" (PFDE) beobachtet, das mit dysfunktionellen Blutungen einhergeht [6].

8 Bildgebende Verfahren

Die bildgebenden Verfahren spielen bei der Untersuchung der Cervix uteri eine untergeordnete Rolle.

Mittels der **vaginalen Sonographie** können Größenbestimmungen an der Cervix uteri insbesondere während einer Schwangerschaft durchgeführt werden [100]. Tumoren, die im supravaginalen Abschnitt liegen, oder parazervikale Zysten lassen sich in ihrer Größe ausmessen.

Magnetresonanztomographisch finden sich an der Cervix uteri drei konzentrische Zonen. Die hohe Signalintensität zentral entspricht Mukus im Zervikalkanal und dem Zervixdrüsenfeld mit der Zylinderepithelauskleidung. Die zwei äußeren Zonen mit niedriger bzw. mittlerer Signalintensität korrelieren mit fibromuskulärem Stroma [82]. Aus Kostengründen ergeben sich für die Computertomographie oder Kernspinresonanztomographie in der Regel keine Indikationen.

Fehlbildungen der Cervix uteri

1 Kongenitale Atresie

Die kongenitale zervikovaginale Atresie (Mayer-Rokitansky-Küster-Syndrom; siehe auch Kap. 2, Abschnitt „Anatomie und anatomische Fehlbildungen der Vagina", Teil 2) kann mit einer rudimentären Uterusanlage einschließlich eines funktionsfähigen Endometriums einhergehen. Aufgrund des fehlenden Abflusses des Menstrualbluts beobachtet man bei diesen Patientinnen gehäuft eine Endometriose [68].

2 Doppelfehlbildungen

Uterusdoppelfehlbildungen, die durch die unvollständige Verschmelzung der Müller-Gänge während der Embryonalphase entstehen, können – abhängig vom Schweregrad der Fehlbildung – auch die Portio vaginalis uteri mitbetreffen (siehe auch Kap. 4, Abschnitt „Anatomie und anatomische Fehlbildungen", Teil 2). Bei der klinischen und/oder kolposkopischen Untersuchung können sich Doppelanlagen des Orificium uteri externum an der Portiooberfläche darstellen. Eine andere häufige Variante ist die Mündung des zweiten Zervikalkanals in einen blind endenden, rudimentären Vaginalabschnitt.

Pseudotumoren der Cervix uteri

Unter dem Begriff der pseudoneoplastischen drüsigen Veränderung der Cervix uteri sind verschiedene Erkrankungen oder Veränderungen zu subsumieren.

Differentialdiagnostisch müssen folgende benigne Erkrankungen abgegrenzt werden: papilläre Endozervizitis, tief im Stroma gelegene Drüsengänge oder Ovula Nabothi, mikroglanduläre Hyperplasie, Metaplasie der Drüsen, intestinale Metaplasie, Endometriose, Arias-Stella-Phänomen, sekundäre Reaktion auf Muzinaustritt in das Stroma sowie verschiedene entzündliche Veränderungen [99].

1 Endozervikale Polypen

Der endozervikale Polyp ist die häufigste tumoröse Neubildung der Cervix uteri (Abb. 3-19). Dabei handelt es sich um lokale, hyperplastische Protrusionen der endozervikalen Falten, die aus Epithel und Stroma bestehen. Patientinnen zwischen 40 und 60 Jahren und Multiparae sind am ehesten betroffen. Klinisch können sich die endozervikalen Polypen durch Blutungen oder entzündlichen Fluor manifestieren. Die entzündlichen Veränderungen bedingen eine vermehrte Schleimproduktion und/oder eine Ulzeration des bedeckenden Epithels. Die Polypen haben eine rundliche bis keulenartige Form und weisen eine glatte bis leicht gelappte, teils auch papilläre Oberfläche auf. Aufgrund der vermehrten Durchblutung erscheinen sie dunkelrot. Die Größe variiert von wenigen Millimetern bis 2 oder 3 cm. Nur in Ausnahmen errei-

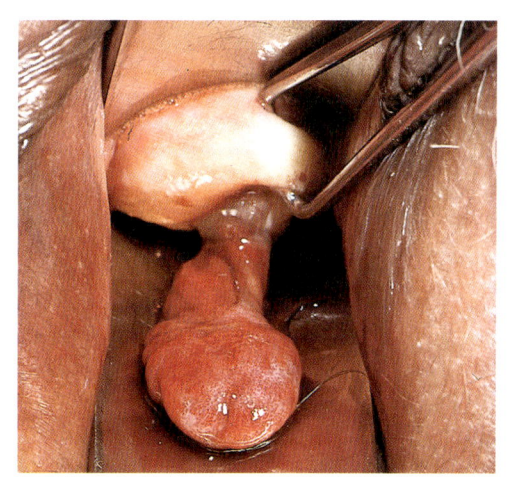

Abb. 3-19
Zervixpolyp (Nativansicht).

chen sie größere Dimensionen mit Geburt in den Introitus, wo sie dann ein Karzinom vortäuschen können [9].

Histologisch setzt sich der endozervikale Polyp aus Drüsenstrukturen mit Zylinderepithelauskleidung und einem Stromagerüst zusammen. Bei Prädominanz der bindegewebigen Komponente spricht man von einem fibrösen Polypen. Liegt eine übermäßige Gefäßausbildung vor, handelt es sich um einen vaskulären Polypen. Nahezu immer findet sich eine chronische Entzündungsreaktion im Stroma des Polypen. Während einer Schwangerschaft kann das Stroma eines Zervixpolypen eine deziduale Umwandlung erfahren.

2 Mikroglanduläre endozervikale Hyperplasie

Die mikroglanduläre endozervikale Hyperplasie (MEH) äußert sich klinisch ähnlich wie ein endozervikaler Polyp. Insbesondere postkoital finden sich leichte Blutungen. Prädisponiert sind Frauen, die orale Kontrazeptiva einnehmen oder Frauen in der Schwangerschaft und postpartal. Aufgrund dieser Beobachtungen wird die MEH auf eine Gestagenstimulation zurückgeführt. Weitere Faktoren können jedoch ebenfalls eine Rolle spielen, da die Veränderung auch ohne hormonelle Stimuli beobachtet wird.

Histologisch kann die MEH solitär oder verteilt auf mehrere Foci an der Oberfläche der Schleimhautfalten oder in tiefer gelegenen Drüsengängen auftreten. Die mikroglanduläre Hyperplasie besteht aus unterschiedlich großen drüsigen oder tubulären Einheiten, die aus Zylinderepithel gebildet werden und geringe Mengen Schleim enthalten [67]. Daneben wird eine atypische endozervikale Hyperplasie beobachtet, die leicht mit einem Adenokarzinom zu verwechseln ist. Die zytologische Untersuchung zeigt häufig das Bild der „atypical glandular cells of undetermined significance (AGUS)", die dann der histologischen Abklärung bedarf [83]. Die fehlende Stromainvasion und der klinische Verlauf berechtigen zur Abgrenzung vom Karzinom.

3 Epitheliale Einschlußzysten

Die meist solitären epithelialen Einschlußzysten werden durch ein nichtverhornendes Plattenepithel ausgekleidet. Sie finden sich im Zervixstroma unterhalb des Epithels und erreichen einen Durchmesser von 1 bis 2 cm. Ursache ist eine Epithelverschleppung bei der Geburt oder bei chirurgischen Eingriffen.

Benigne Tumoren der Cervix uteri

1 Leiomyom

In der Cervix uteri treten 8% aller uterinen Myomknoten auf. Überwiegend handelt es sich um solitäre Tumoren, die zu asymmetrischen Verformungen der Portio vaginalis uteri führen. Seltene Normvarianten sind benigne Mischtumore wie Adenolipoleiomyome [52]. Teilweise wölben sich die Leiomyomknoten in den Zervikalkanal vor und können mit einem endozervikalen Polypen verwechselt werden. Hierbei kann die Sonographie einen differentialdiagnostischen Beitrag liefern. Das histologische Bild der zervikalen Leiomyomknoten unterscheidet sich nicht von dem der uterinen Tumoren.

Zervikale Leiomyomknoten können bei der Hysteroskopie die Optik in eine falsche Richtung lenken mit Ausbildung einer Perforation [39]. Sie können bei der vaginalen Geburt ein mechanisches Hindernis darstellen oder diese sogar unmöglich machen. Postpartal kann der Lochialabfluß durch die Myome behindert werden.

2 Hämangiom und andere seltene Tumoren

Hämangiome sind seltene Tumoren der Cervix uteri. Man unterscheidet den kapillären und den kavernösen Typ [27].

Eine **Panarteriitis nodosa** kann klinisch das Bild eines Zervixkarzinoms vortäuschen [66]. Nach Vorliegen des histologischen Ergebnisses muß bei diesem Krankheitsbild eine systemische Abklärung zum Ausschluß weiterer Manifestationen in anderen Organen erfolgen.

Einzelfallstudien berichten von zervikalen Lymphangiomen, Lipomen, Neurofibromen und Ganglioneuromen.

3 Papilläres Adenofibrom

Das papilläre Adenofibrom der Cervix uteri erinnert in seinem morphologischen Aufbau an das Adenofibrom des Ovars. Durch plump-papilläres Wachstum des dichten fibrösen Stromas entstehen spaltförmige Hohlräume, die von einschichtigem Zylinderepithel ausgekleidet werden [1, 23, 93]. Eine Abgrenzung zum Stromasarkom ist aufgrund der fehlenden Mitoseaktivität und Kernpleomorphie möglich. Das papilläre Adenofibrom findet sich fast ausschließlich bei Patientinnen in der Peri- und Postmenopause. Klinisch imponiert eine Menorrhagie.

4 Adenomyom und Fibroadenom

Das Adenomyom und das Fibroadenom sind seltene, gutartige Tumoren der Cervix uteri und setzen sich morphologisch aus Bindegewebe, glatter Muskulatur und Zylinderepithel zusammen [26]. Abhängig von der Prädominanz einer Gewebekomponente wird der Tumor als Adenomyom oder Fibroadenom klassifiziert.

5 Mesonephrogenes Papillom beim Kind

Bei Mädchen wurde in einzelnen Fallstudien ein benignes papilläres Wachstum im Zervixabschnitt beobachtet [20]. Es besteht aus papillären Strukturen, die durch ein flaches Zylinderepithel bedeckt werden [2].

6 Endometriose

Die Endometriose der Cervix uteri wird im Stroma und im endozervikalen Kanal beobachtet [76]. Bei der Inspektion oder Kolposkopie erscheinen die Herde als kleine blau-rote bis bräunliche Knoten von wenigen Millimetern Durchmesser (Abb. 3-20). Deviationen der Portio uteri aus der Medianebene können durch Endometriosezysten bedingt sein [74]. Auch eine Obstruktion durch Endometrioseherde im Zervikalkanal wurde beobachtet mit der Folge von Meno-/Metrorrhagien [5, 10]. **Histologisch** finden sich typische Endometriumdrüsen mit begleitendem Stroma. Im zytologischen Abstrich imponieren die Zellen einer zervikalen Endometriose wie glanduläre Atypien oder atypische Plattenepithelmetaplasien [30, 90].

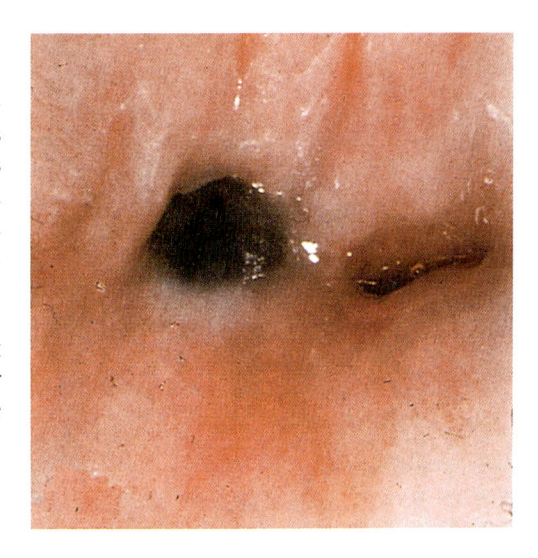

Abb. 3-20
Endometriose der Portio vaginalis uteri (aus Heinzl [26]).

Als **Ursache** für eine zervikale Endometriose wird neben den allgemein diskutierten Faktoren auch eine Implantation von Endometriumschleimhaut nach Geburten oder operativen Eingriffen angesehen [24, 76].

7 Mesonephroide Reste

Reste der mesonephroiden Gänge werden bei ca. 1% aller Frauen in Nachbarschaft der Cervix uteri beobachtet. Histologisch finden sich feine Gangstrukturen oder Zysten, die von einem flachen, kuboiden Zylinderepithel ausgekleidet werden. Die Drüsenstrukturen liegen in kleinen Haufen angeordnet in den lateralen Wandabschnitten der Cervix uteri. Im Fall einer mesonephroiden Hyperplasie ist die Abgrenzung zum Adenokarzinom nur aufgrund zellulärer Kriterien möglich.

8 Heterologes Gewebe (Glia, Haut, Knorpel)

In der Cervix uteri können in seltenen Fällen ektope Gewebearten nachgewiesen werden.

Nervengewebe (Glia) findet sich klinisch als polypartige Struktur, die leicht blutet. Zwei **Genesetheorien** werden diskutiert:
- Das Nervengewebe stamme von fetaler zerebraler Glia ab und habe sich bei der instrumentellen Ausräumung eines Aborts im Zervikalkanal implantiert.
- Es stamme von einer heterotopen Fehlentwicklung während der Embryogenese ab.

Abb. 3-21
Zerklüftete und vernarbte Portio nach Geburtstrauma (Emmet-Riß).

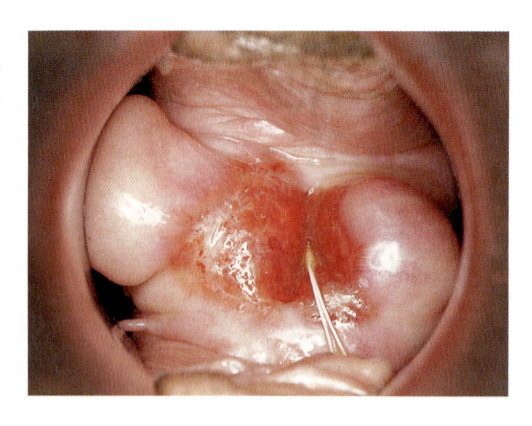

Im Zervikalkanal zeigt sich eine Umwandlung des Zylinderepithels in Epidermis mit **Hautanhangsgebilden** wie Drüsen oder Haaren [77]. Wie diese ektodermalen Strukturen sich im mesodermalen Zylinderepithel bilden können, ist schwierig zu klären. Möglicherweise findet nach squamöser Metaplasie unter einem chronischen Entzündungsreiz die Ausdifferenzierung der Hautanhangsgebilde statt [20].

Einzelne Fallberichte über den Nachweis von ausgereiftem Knorpelgewebe in der Cervix uteri sind in der Literatur zu finden. Eine klinische Relevanz hat der Nachweis von Knorpelgewebe nicht. Nur eine Verwechselung mit dem malignen Müller-Mischtumor muß vermieden werden (siehe auch Bd. 11, Kap. 7, Abschnitt 3.4).

9 Malignes Adenofibrom

Das sog. Adenoma malignum der Zervix ist eine extrem seltene Variante des endozervikalen Adenokarzinoms mit aggressivem, infiltrierendem Wachstum. Zytologisch und lichtmikroskopisch läßt es sich jedoch kaum von einer gutartigen endozervikalen Epithelproliferation unterscheiden [81]. Aufgrund der Fehlinterpretation der Histologie wird daher die Diagnose in der Regel erst im fortgeschrittenen Stadium gestellt. Ein hilfreiches differentialdiagnostisches Kriterium stellt der Nachweis von karzinoembryonalem Antigen (CEA) im Adenoma malignum dar. Chemotherapie und Radiatio führen zu keinen nennenswerten Therapieerfolgen.

[!]*Nichterkannte Zervixrisse mit Versprengung von Zervixdrüsenanteilen und Ausbildung eines Lazerationsektropiums können zu chronischen Infektionen führen!*

Verletzungen und Narben der Cervix uteri

1 Mechanische Verletzungen

1.1 Zervixrisse

Risse der Cervix uteri treten insbesondere bei Geburten oder iatrogen bei operativen Eingriffen auf.

Bei der **Geburt** verändert sich die Cervix uteri in ihrer Konsistenz unter anderem durch den Einfluß von freigesetzten Prostaglandinen. Das Stroma lockert auf und wird dehnbar. Bei einer zu raschen mechanischen Dehnung infolge schnellen Geburtsfortschritts können mechanische Überbeanspruchungen mit Einrissen auftreten. Diese sog. **Emmet-Risse** finden sich gehäuft bei 3 und 9 Uhr (Abb. 3-21). Eine erhöhte Einrißgefahr der Cervix uteri besteht bei operativ vaginalen Entbindungen, insbesondere wenn nicht auf die vollständige Eröffnung des Muttermunds geachtet wird. Viele kleinere geburtsbedingte Einrisse sind primär nicht nachweisbar, sondern zeigen sich in Form von Narben nach Rekonstruktion des Muttermunds am Ende des Wochenbetts.

Außerhalb der Geburt können Risse der Cervix uteri bei allen **operativen Eingriffen** auftreten. Insbesondere die zu schnelle Dehnung des Muttermunds mit Hegar-Stiften über 10 mm kann zu Verletzungen führen, so daß bei nachfolgenden Schwangerschaften die Verschlußfunktion der Zervix gestört ist oder bei Geburten abgelaufene Narben- und Strikturbildungen eine Störung der Eröffnungsphase zur Folge haben. Die Verletzungsgefahr ist erhöht bei einer chronischen Zervizitis, einer Atrophie des Zervikalkanals oder anatomischen Veränderungen durch Geschwulstbildungen im Zervixstroma.

Leitsymptom des Zervixrisses ist die Blutung. Insbesondere bei Fortsetzung des Risses in das untere Uterinsegment oder die Parametrien können größere Seitenäste der A. uterina mitverletzt worden sein.

Bei der operativen Versorgung des Risses ist die Darstellung des oberen Wundwinkels erforderlich. Zu einer sicheren Blutstillung muß die Naht oberhalb des Wundwinkels beginnen.

Nichterkannte Zervixrisse mit Versprengung von Zervixdrüsenanteilen und Ausbildung eines Lazerationsektropiums können zu **chronischen Infektionen** führen.[!] Die Patientin klagt über entzündlichen Fluor. Bei zunehmender Beschwerdesymptomatik ist eine operative Sanierung in Form einer lokalen Destruktion (Kauterisierung, Kryotherapie, Lasertherapie) erforderlich.

1.2 Perforation

Die Perforation ist eine nicht seltene Komplikation, die bei diagnostischen und therapeutischen Eingriffen mit Uterussonden, Hegar-Stiften, Intrauterinpessarsonden oder Hysteroskopen auftreten kann. Insbesondere bei ante- oder retroflektiertem Uterus besteht eine erhöhte Perforationsgefahr, falls die Gebärmutter vor Einführen des Instruments nicht in eine ausreichende Streckstellung gebracht wird. Auch können Zervixtumoren das Instrument in eine falsche Richtung lenken und so zu einer Perforation führen.

Eine akute Komplikation der Perforation kann eine Blutung darstellen. Falls keine spontane Blutstillung eintritt, muß zunächst der Versuch der Umstechung durchgeführt werden. Gegebenenfalls ist die Cervix uteri bis zur Perforation zu spalten, um sie sanieren zu können.

Bei Perforationen können **Nachbarorgane** mitverletzt werden. Die Folge können Fistelbildungen zwischen Cervix uteri und Harnblase, seltener zwischen Cervix uteri und Rektum sein. Sie werden häufiger bei unsachgemäßen Aborten beobachtet. Ob eine Perforation einer sofortigen operativen Versorgung bedarf, hängt von der Blutungsstärke, der Mitbeteiligung von Nachbarorganen und der Größe der Verletzung ab. Bei einer operativen Revision ist die Darstellung des gesamten Wundgebiets Voraussetzung für eine komplikationslose Abheilung. Wird die Wunde unvollständig verschlossen, können Nachblutungen zu Hämatomen führen, die sich wiederum infizieren können.

2 Strikturen, Stenosen und Atresien

Der vollständige Verschluß des Zervikalkanals kann eine kongenitale Fehlbildung sein, er tritt jedoch meistens infolge von Infektionen oder operativen Eingriffen auf. Die Patientin klagt über Dysmenorrhöen, die infolge eines gestörten Menstrualblutabflusses entstehen. Nur in seltenen Fällen kommt es zu einer retrograden Menstruation in die Peritonealhöhle mit abdominellen Beschwerden.

Bei der kongenitalen Atresie weisen die Patientinnen zumeist mit der Menarche erste Beschwerden mit Ausbildung einer Hämatometra auf. Nach Ausschluß weiterer Fehlbildungen erfolgt die operative Rekanalisierung, wobei eine hohe Restenosierungsrate existiert.

Chronische und/oder rezidivierende Entzündungen – und hier insbesondere die Gonorrhö – können zu einer Stenosierung oder vollständigen Atresie des Zervikalkanals führen. Seltene Ursachen sind eine Genitaltuberkulose [12] oder ein septischer Abort.

Die Verlegung des Zervikalkanals ist jedoch meistens die Folge chirurgischer Eingriffe wie Konisation, Ringbiopsie oder Portioamputation. Bei diesen Operationen wird der Zervikalkanal verletzt, und im Rahmen der Wundheilung kommt es zur Narbenbildung mit Stenosierung oder Atresie. Die Einlage eines Fehling-Röhrchens in den Gang bis zur Reepithelisierung stellt hier eine Prophylaxe dar.

Weitere Ursachen können zervikale Tumorbildungen mit Kompression des Zervikalkanals, Fremdkörper oder Folgen einer Radiatio sein.

Die **Therapie** bei einer Stenosierung oder Atresie besteht in der Neuformung des Zervikalkanals. Auch hier muß postoperativ prophylaktisch ein Fehling-Röhrchen eingesetzt werden. Bei rezidivierender Stenosierung mit wiederkehrender Beschwerdesymptomatik kann als Ultima ratio insbesondere bei erfülltem Kinderwunsch eine Hysterektomie durchgeführt werden.

Entzündliche Erkrankungen der Cervix uteri

1 Nicht durch Erreger bedingte Zervizitis

Die nichtbakterielle Zervizitis mit der Folge einer unspezifischen Entzündungsreaktion wird in der Regel durch chemische oder mechanische Ursachen ausgelöst. Vaginalspülungen, Deodorants oder Spermizide sind die häufigsten chemischen Agenzien, die zu einer Entzündungsreaktion führen können. Als mechanische Ursachen kommen Tampons, Pessare, Spiralen, Diaphragmen oder andere intravaginal applizierte Fremdkörper in Frage. Des weiteren führt jede operative Manipulation zu einer begleitenden Entzündungsreaktion.

Klinisch erscheint bei einer Zervizitis die Portio ödematös aufgequollen, gerötet und gefäßinjiziert. Es kann ein grün-gelblicher endozervikaler Fluor auftreten. Bei der akuten Form finden sich histologisch Granulozyteninfiltrationen, ein Stromaödem und eine Gefäßstauung. Bei längerem Verlauf treten Epitheldefekte mit Ulzerationen auf.

Die **chronische** Zervizitis, die in schwacher Form vom Pathologen bei nahezu allen Hysterektomiepräparaten beschrieben wird, korreliert mit Plasmazellinfiltrationen und – bei stärkerer Ausprägung – mit Granulationsgewebe und Stromafibrose. Die Portiooberfläche erscheint dabei gerötet und kann eine vermehrte Gefäßzeichnung aufweisen. Im fortgeschrittenen Stadium treten Ulzerationen des Epithels hinzu. Die Plasmazellinfiltrationen können sich lymphfollikelartig subepidermal anordnen, wie es sich bei Chlamydieninfektionen gehäuft findet. Andererseits muß in seltenen Fällen differentialdiagnostisch an ein Lymphom gedacht werden.

2 Bakterielle Zervizitis

2.1 Allgemeine Aspekte

In einer unselektierten Gruppe gesunder Frauen setzt sich die normale aerobe und fakultativ anaerobe Vaginalflora wie folgt zusammen: koagulase-negative Staphylokokken (61%), Enterokokken (25%), Gardnerella vaginalis (19%), diphtheroide Stäbchen (12%), Streptokokken der Gruppe B (6,8%), Escherichia coli (5,4%) und Candida spp. (4%) [94].

Bakterielle Entzündungen sind die häufigste Ursache für eine Zervizitis. Dabei muß zwischen Keimen unterschieden werden, die fakultativ und nur bei Vorliegen prädisponierender Faktoren wie verändertem vaginalem pH, Epithelatrophie aufgrund Östrogenmangels, Ulzerationen, Zervikalkanalobstruktion oder Verletzungen zu einer Zervizitis führen, und Keimen, die ohne prädisponierende Faktoren pathogen sind, wie z.B. Chlamydia trachomatis oder Neisseria gonorrhoeae, bei denen für die Infektionsübertragung nur das Ausmaß der Exposition von Bedeutung ist.

Das Zylinderepithel der Endozervix ist für Infektionen mehr prädisponiert als das nichtverhornende Plattenepithel der Ektozervix. Daher weisen junge Frauen mit einer Ektopie und schwangere Patientinnen deutlich häufiger Zeichen einer Zervizitis auf.[!] Die **Verteilung von Mikroorganismen** im weiblichen Genitale während der Geschlechtsreife ist wie folgt [15]:

- Vagina und Portio 65,6%
- Zervixschleim 52,1%
- Uterushöhle 7,3%
- Ovaroberfläche 0%.

Dagegen ist eine bakterielle Infektion der Endozervix vor der Menarche oder bei postmenopausalen Frauen eine Seltenheit. Chronische Infektionen werden durch Sekretstau und Obstruktion des Zervikalkanals oder der Ausführungsgänge der zervikalen Drüsen begünstigt. Häufig findet sich die latente, asymptomatische Entzündung im subepithelialen Zervixstroma.

Die **Folgen** einer Zervizitis können vielseitig sein. Ausgehend vom unteren Uterinsegment kann es zu einer aszendierenden Infektion mit Befall des Endometriums und der Tuben bis hin zu einer Peritonitis kommen. Im Fall einer Schwangerschaft besteht die Gefahr von frühzeitiger Wehentätigkeit, von Amnionitis mit vorzeitigem Blasensprung und Infektion des Feten. Bei einem Viertel der Patientinnen mit vorzeitiger Wehentätigkeit konnte eine pathologische Keimflora am äußeren Muttermund nachgewiesen werden. Der Erfolg der Tokolyse wurde durch eine antibiotische Therapie signifikant verbessert [97].

2.2 Chlamydieninfektion

Die Infektion mit Chlamydia trachomatis (Untergruppen D bis K) stellt in der westlichen Welt die häufigste sexuell übertragene Erkrankung dar (siehe auch Kap. 7, Abschnitt „Andere sexuell übertragene Krankheiten", Teil 4). Befallen wird an der Cervix uteri bevorzugt das Zylinderepithel der Endozervix, so daß eine begleitende Kolpitis meist nicht zu beobachten ist.

Die Chlamydieninfektion verursacht morphologische Veränderungen, die Hinweise auf die Erregerart geben können. Patientinnen mit einer schleimig-eitrigen Zervizitis, die eine grau-gelbliche endozervikale Exsudation aufweisen und bei denen im Ausstrichpräparat (Abb. 3-22) mehr als zehn neutrophile Granulozyten in einem 100fachen Vergrößerungsfeld nachzuweisen sind, zeigten kulturell in 58% eine Chlamydieninfektion [11]. Eine Mitbeteiligung der Urethra und des Rektums wird häufig gefunden. Des weiteren weisen diese Patientinnen eine deutlich höhere Frequenz auf, gleichzeitig an anderen bakteriellen oder viralen Genitalinfektionen erkrankt zu sein.[!!] Chlamydia trachomatis wurde als häufigster Erreger der sog. Adnexitis (pelvic inflammatory disease, PID) isoliert [88] (siehe auch Kap. 6).

Histologisch auffällig ist die Koinzidenz einer Chlamydieninfektion und einer follikulären Zervi-

---

[!] *Junge Frauen mit einer Ektopie und schwangere Patientinnen weisen deutlich häufiger Zeichen einer Zervizitis auf!*

[!!] *Patientinnen mit einer Chlamydieninfektion weisen wesentlich häufiger gleichzeitig eine andere bakterielle oder virale Genitalinfektion auf!*

zitis. Des weiteren ist die Chlamydienzervizitis mit einem dichten, deutlich entzündlich veränderten Exsudat und reaktiven plattenepithelialen und endozervikalen Atypien verbunden. Eventuell vorhandene zytoplasmatische Einschlüsse in Zylinderepithelien entsprechen Aggregationen von Chlamydienorganismen, die in einem zytologischen Abstrich möglicherweise nachgewiesen werden können, sie sind jedoch als diagnostisches Kriterium zu unspezifisch [48].

Die **Diagnosesicherung** der Chlamydieninfektion kann kulturell, fluoreszenz-histochemisch, mittels Mikrotiterplatten, Enzymimmunoassay (EIA) oder Hybrid-Capture-Test sowie durch Polymerase-Kettenreaktion (PCR) erfolgen (siehe auch Kap. 7, Abschnitt „Andere sexuell übertragene Krankheiten", Teil 4). Die zuletzt genannten Tests weisen eine Sensitivität von über 95% bei einer Spezifität von 100% auf [61, 64].

Eine Chlamydienzervizitis führt gehäuft zu aszendierenden Infektionen mit Beteiligung des Endometriums (40%) und der Tuben (11%), ohne daß die Patientinnen Symptome aufweisen müssen.

Auch die subklinische Chlamydieninfektion bedarf einer Behandlung, einschließlich des Sexualpartners, um möglichen Spätfolgen der Infektion wie z.B. Peritonitis, tubarer Sterilität oder neonatalen Infektionen vorzubeugen. Die Standardtherapie erfolgt mit Doxycyclin über sieben Tage (siehe auch Kap. 7).

2.3 Gonorrhö

Die Infektion mit Neisseria gonorrhoeae führt bei der Frau zu stark variablen Beschwerdebildern (siehe auch Kap. 7, Abschnitt „Die Geschlechtskrankheiten im Sinne des Gesetzes", Teil 1). Das Spektrum reicht von fehlenden Symptomen bis zu einer purulenten Kolpitis/Zervizitis, die sich bei Aszension zur Endometritis, Salpingitis und letztlich zu Peritonitis und Sepsis ausweiten kann. Die Rate asymptomatischer Patientinnen liegt durchschnittlich bei 70%, wobei die Zahlen je nach Institution stark variieren.

Die Gonokokken befallen bevorzugt Zylinderepithelien im Zervikalkanal und in der Urethra mit den angrenzenden Drüsen.

Klinisch sieht man an der Cervix uteri im akuten Stadium der Infektion eine deutliche Rötung mit Schwellung und Vorwölbung der Zervixschleimhaut. Es fließt grün-gelblicher Eiter ab. Im weiteren Verlauf gehen die Symptome zurück. Das Zylinderepithel erhält eine höhere Widerstandskraft durch metaplastische Umwandlung. In den tiefer gelegenen Schleimhautfalten finden sich jedoch weiterhin Gonokokkennester, die ein potentes Infektionsreservoir darstellen.

Neben dem mikroskopischen und kulturellen **Nachweis** besteht auch die Möglichkeit, Neisseria gonorrhoeae kombiniert mit Chlamydia trachomatis in einem Hybrid-Capture-Test bei hoher Sensitivität (93 bzw. 97%) und Spezifität nachzuweisen [78]. Dagegen weist die mikroskopische Untersuchung des Zervixabstrichs für Gonorrhö nur eine Sensitivität von 50 bis 70% auf, für Trichomonaden von 40 bis 80% und ist unbedeutend bei der Diagnose der Chlamydieninfektion [3].

2.4 Syphilis

Der Erreger der Syphilis, Treponema pallidum, wird vornehmlich bei Sexualkontakten übertragen. Die Lokalisation des Primäraffekts bei der Frau befindet sich zwar meist an den großen und kleinen Labien sowie an der hinteren Kommissur, seltener läßt er sich jedoch auch am Orificium urethrae externum, an der Portio vaginalis uteri [25] oder in der Vagina nachweisen (siehe Kap. 7, Abschnitt „Die Geschlechtskrankheiten im Sinne des Gesetzes", Teil 2).

2.5 Lymphogranuloma inguinale

Das bei uns seltene Lymphogranuloma inguinale wird durch Chlamydia trachomatis der Subgruppen L1 bis L3 übertragen und kann bei der Frau zu hirse- bis reiskorngroßen Papeln unter anderem an der Portio vaginalis der Cervix uteri führen (siehe Kap. 7, Abschnitt „Die Geschlechtskrankheiten im Sinne des Gesetzes", Teil 4).

2.6 Ulcus molle

Das Ulcus molle wird durch das gramnegative Stäbchen Haemophilus ducreyi vornehmlich bei Geschlechtsverkehr übertragen (siehe auch Kap. 7, Abschnitt „Die Geschlechtskrankheiten im Sinne

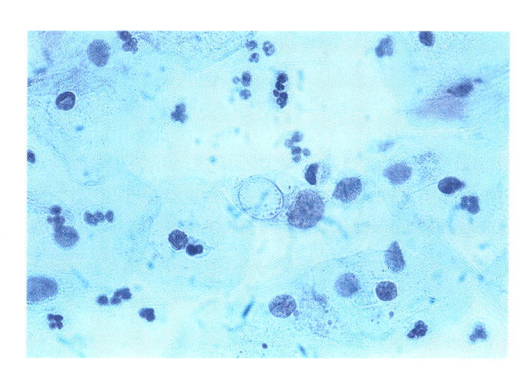

Abb. 3-22
Zytologisches Bild mit Hinweisen auf eine Chlamydieninfektion. In der Bildmitte findet sich eine intrazytoplasmatische Vakuole mit Einschlußkörperchen (500fache Vergrößerung, Papanicolaou-Färbung).

des Gesetzes", Teil 3). Bei der Frau sind neben der Vulva häufiger die Portio und Urethra befallen, seltener die Vagina. Nach einer Inkubationszeit von zwei bis vier Tagen treten zunächst Papeln auf, die sich in der Folge in Pusteln und dann in scharf begrenzte und schmerzhafte Ulzera variabler Größe umwandeln. Der Ulkusgrund ist schmierig belegt.

2.7 Aktinomykose

Die seltene Infektion mit Actinomyces israelii tritt gehäuft nach chirurgischen Eingriffen, Abruptiones oder nach Einlage eines Intrauterinpessars auf [7, 28]. Die **Diagnosesicherung** erfolgt durch Nachweis des Erregers, der in der Klassifikation zwischen Bakterien und Pilzen steht, im Zentrum größerer Abszesse, die in der Regel eine Granulombildung aufweisen. Die Erreger erscheinen als verzweigte, grampositive Filamente. **Therapie** der Wahl ist eine hochdosierte, langandauernde parenterale Penicillingabe. Spätfolgen einer chronischen Entzündung sind Fibrosierung und Vernarbungen der Cervix uteri.

2.8 Tuberkulose

Die Tuberkulose der Cervix uteri ist heute in Mitteleuropa selten und tritt in der Regel erst sekundär auf nach tuberkulöser Salpingitis oder Endometritis, die wiederum mit einer pulmonalen Manifestation assoziiert sind [79, 84]. Eine Fallsammlung wurde zuletzt auf dem indischen Subkontinent publiziert [13].

Das **klinische Erscheinungsbild** der Zervix kann von einem unauffälligen bis hin zu einem neoplastischen Aussehen variieren. Die Verdachtsdiagnose basiert auf zentral verkäsenden Granulomen, mehrkernigen Langhans-Zellen und epitheloiden Histiozyten, die **Diagnosesicherung** auf dem Nachweis von säurefesten Stäbchen (Mycobacterium tuberculosis) in der Ziehl-Neelsen-Färbung, besser durch eine Kultur oder im Tierversuch. In der Randzone der Granulome zeigt sich eine ausgeprägte lymphoplasmatische Entzündungsreaktion [91]. **Differentialdiagnostisch** müssen Fremdkörpergranulome nach chirurgischer Naht, Lymphogranuloma inguinale, Schistosomiasis und die Sarkoidose abgegrenzt werden.

Die Therapie einer Genitaltuberkulose muß in Zusammenarbeit mit dem Internisten erfolgen.[!]

3 Virusbedingte Zervizitis

Eine virale Entzündung der Portio vaginalis uteri mit dem humanen Papillomavirus (HPV) oder mit dem Herpes-simplex-Virus (HSV) führt vornehmlich zu Veränderungen am nichtverhornenden Plattenepithel der Ektozervix und der Transformationszone. Das Zytomegalievirus wird häufig von der Zervix isoliert, ohne daß sie jedoch Zeichen einer Zervizitis aufweist.

3.1 Herpesvirusinfektion

Die Infektion des Genitales erfolgt in der Regel durch HSV-2 und wird durch sexuellen Kontakt übertragen (siehe auch Kap. 7, Abschnitt „Andere sexuell übertragene Krankheiten", Teil 2). Frauen mit einer HSV-Infektion in der Anamnese weisen im Rahmen einer Reaktivierung der Infektion bereits in einer subklinischen Phase eine HSV-Infektiösität auf, die zirka ein Drittel der gesamten Krankheitsdauer ausmacht. Sie stellen somit eine hohes Risikokollektiv für die Übertragung von HSV dar [95].

Klinisch finden sich bei der Herpesinfektion multiple, schmerzhafte, gruppierte Bläschen an der Vulva, Vagina und Portio vaginalis uteri, die sich in flache, schmerzende Ulzerationen mit rotem Hof umwandeln. Mittels der PCR-Methode läßt sich die Diagnose am Material des zytologischen Abstrichs im Rahmen einer Schnelluntersuchung sichern [21, 37].

In der HSV-2-Infektion wird ein Kofaktor bzw. eine Starterfunktion für die Zervixkarzinomentstehung vermutet [31]. In der Perinatologie ist die akute Infektion der Geburtswege gefürchtet wegen der Infektionsgefahr für das Neugeborene mit Ausbildung einer Herpesenzephalitis. Daher wird beim Vorhandensein von Herpesbläschen bei einer Geburt die Sectio caesarea empfohlen (siehe auch Bd. 5, Kap. 22.[!!])

Eine lokale Infektionsprophylaxe läßt sich mit hoher Wahrscheinlichkeit durch T-PSS (= poly(sodium 4-styrene sulfonate)) erzielen, einer hochmolekularen Substanz, die die Adhärens der Viren blockiert [33].

3.2 Papillomavirusinfektion

Die Infektion mit dem humanen Papillomavirus (HPV) stellt eine sexuell übertragbare Erkrankung mit außergewöhnlichen epidemiologischen Dimensionen dar, die bei der infizierten Patientin und dem Sexualpartner engmaschige Kontrollen erforderlich machen, da eine hohe Koinzidenz zum Zervixkarzinom besteht [85].[!!!]

In einer schwedischen Studie konnte bei jungen Frauen beobachtet werden, daß die Prävalenz für HPV bei sexuell aktiven Frauen 22% betrug, dagegen nur 4% bei Frauen

---

!!Die Therapie einer Genitaltuberkulose muß in Zusammenarbeit mit dem Internisten erfolgen!

!Beim Vorhandensein von Herpesbläschen bei einer Geburt wird die Sectio caesarea empfohlen!

!!!Bei einer Papillomavirusinfektion sind sowohl bei der infizierten Patientin als auch bei deren Sexualpartner engmaschige Kontrollen erforderlich, da eine hohe Koinzidenz zum Zervixkarzinom besteht!

ohne sexuelle Kontakte. Dabei stellte die Anzahl der männlichen Sexualpartner den einzigen unabhängigen Risikofaktor dar [41].

Bisher wurden über 50 verschiedene HPV-Arten identifiziert. Relevant für die Condylomata acuminata (Feigwarzen) sind die Virustypen 6 und 11, seltener 16 und 18.

Im Fall eines unauffälligen zytologischen und kolposkopischen Bildes ist der Nachweis von HPV-Viren in vielen Fällen (Hazard-Ratio 28,2, 95% CI 3.72-215.2) mit späteren zytologischen und kolposkopischen Veränderungen verbunden [38].

Condylomata acuminata plana sind scharf abgegrenzte, leicht erhabene, unregelmäßig geformte Tumoren mit einer leicht gewellten oder granulären oder perlmuttartigen Oberfläche (Abb. 3-23). Mit bloßem Auge ohne kolposkopische Vergrößerung ist eine Abgrenzung nicht immer möglich, da sie im Niveau des umgebenden Epithels liegen. Nach Applikation von 5%iger Essigsäure erscheinen sie - abhängig vom Grad der Verhornung - weißlich. Sie treten in der Regel multifokal am originären Plattenepithel der Portio vaginalis uteri, am Plattenepithel der Transformationszone und an metaplastisch umgewandeltem Plattenepithel, das zervikales Zylinderepithel ersetzt, auf. Eine Mitbeteiligung des endozervikalen Kanals ist möglich. Früher wurden die flachen Kondylome häufig als intraepitheliale Neoplasien fehlinterpretiert.

Exophytisch-papillär wachsende oder auch spitze Kondylome finden sich typischerweise am Perineum und an der Vulva.

Kolposkopisch lassen sich bei der Papillomavirusinfektion verschiedene **Formen** unterscheiden [50, 80]:

- frühe und ausgereifte, unauffällige, typische Papillome
- atypische Papillome, kolposkopisch CIN-verdächtig
- subklinische Formen, die nur kolposkopisch erkannt werden können
- latente Läsionen ohne kolposkopische Veränderungen, jedoch mit immunologischem Nachweis von HPV.

Typisches zytologisches und histologisches Merkmal eines Kondyloms sind Koilozyten (Ballonzellen) und Dyskeratozyten (siehe auch Bd. 11, Kap. 1, Abschnitt „Krebsvorsorge der weiblichen Genitalorgane", Teil 3.3.3). Aber auch zytologisch und histologisch unauffällige Patientinnen können Trägerinnen des HPV-Genoms sein, wie PCR-Hybridisierungsuntersuchungen nachgewiesen haben.

Die HPV-induzierten Gewebeveränderungen wie Condylomata acuminata und/oder persistierende intraepitheliale Neoplasien bedürfen einer

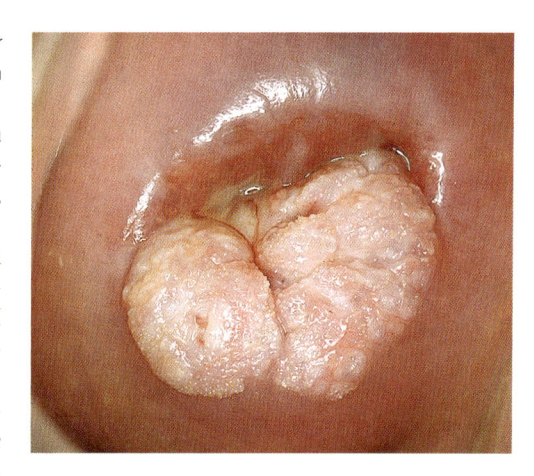

Abb. 3-23
Condylomata acuminata (kolposkopische Ansicht).

Therapie, auch wenn sich spontane Regressionen einstellen. Dazu werden die Läsionen durch lokaldestruierende Maßnahmen wie Elektrokaustik, Kryochirurgie und - bei ausgedehnten Veränderungen - durch Lasertherapie oder Messerkonisation zerstört oder entfernt. Wichtig ist die komplette Destruktion auch kleiner Herde, einschließlich solcher in benachbarten Genitalabschnitten, um Rezidiven vorzubeugen. Im Fall von Rezidiven oder multilokulären Manifestationen kann die Rezidivrate durch systemische Therapie mit Interferon-alpha-2a signifikant gesenkt werden [4].

3.3 Zervikale Manifestationen der Zytomegalievirusinfektion

Symptome der Zytomegalie treten verhältnismäßig selten, aber in vielfältiger Ausprägung und unterschiedlichen Organsystemen auf. Sie stehen fast immer im Zusammenhang mit besonderen Begleitumständen der Infektion, Bestehen einer Grunderkrankung oder aggressiven bzw. invasiven ärztlichen Maßnahmen. Die Infektion ist weltweit verbreitet mit einer Durchseuchungsrate der Bevölkerung zwischen 50 und 100%, je nach äußeren Lebensbedingungen (siehe auch Bd. 5, Kap. 22, Abschnitt „Zytomegalie").

Im Rahmen der Allgemeininfektion kommt es bei der Frau häufig zu einer Virusausscheidung über die Zervixschleimhaut mit unspezifischen Zeichen einer akuten und/oder chronischen Zervizitis mit Fluor. Eine sexuelle Übertragung ist neben der oralen und respiratorischen möglich [71].

Sowohl der kulturelle als auch histologische (Einschlußkörper)Nachweis gestaltet sich schwierig. Ein sicherer Nachweis gelingt mit der PCR-Methode.

Abb. 3-24
Candida-albicans-Infektion mit Sporenbildung (zytologischer Abstrich, Papanicolaou-Färbung).

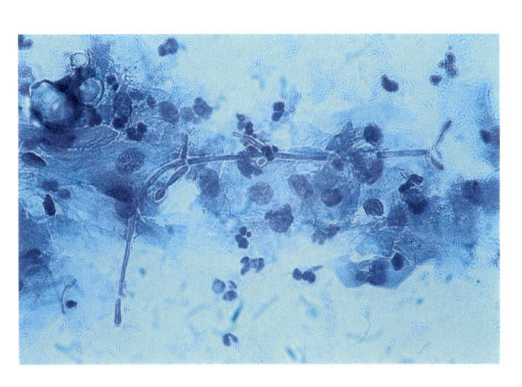

Abb. 3-25
Trichomonadeninfektion. Im zytologischen Abstrich erscheinen die Trichomonaden hellblau und etwas größer als Leukozyten (Papanicolaou-Färbung; aus Heinzl [26]).

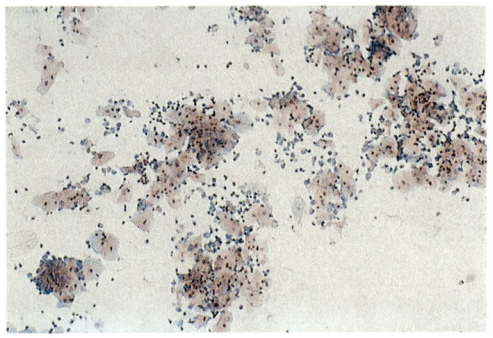

4 Zervikale Mykosen

Die zervikale Pilzinfektion tritt in der Regel im Rahmen einer Vulvovaginalmykose auf und wird durch fakultativ pathogene Hefen verursacht. Prädispositionsfaktoren sind Diabetes mellitus, Antibiose, Schwangerschaft, Radiatio, kohlenhydratreiche Ernährung, berufliche Faktoren oder allgemeine Abwehrschwäche [55]. In der Regel handelt es sich bei der Genitalmykose um eine Candidose, wobei nur wenige der etwa 200 Candida-Arten pathogen sind [47]. Der häufigste Erreger ist mit 75 bis 80% **Candida albicans**, darauf folgt Candida glabrata in 10 bis 15% aller Fälle.

Die **Symptome** einer Candidose sind wechselnd starkes Brennen und Jucken. Das klinische Erscheinungsbild variiert zwischen einer unspezifischen Rötung des Epithels und einem weißlichen, trockenen, manchmal auch krümeligen Fluor mit weißlichen Schleimhautbelägen. Der Pilznachweis im Nativpräparat oder zytologischen Ausstrichpräparat ist möglich (Abb. 3-24), sicherer ist ein kultureller Hefenachweis, z.B. auf Sabouraud-Agar.

5 Trichomoniasis

Die Trichomoniasis ist in Mitteleuropa die dritthäufigste Kolpitisform [72]. Nur ein Teil der erkrankten Frauen zeigt Symptome wie vermehrten, übelriechenden Fluor, verbunden mit Juckreiz und Brennen. Der gelbliche oder grünliche, teilweise glasige Fluor weist eine leicht schaumige Konsistenz und eine pH-Verschiebung zum Alkalischen hin (> 5) auf. Die Portiooberfläche ist rotfleckig (Colpitis macularis) oder mit Papeln (Colpitis granularis) bedeckt.

Die Diagnosesicherung mit Nachweis der beweglichen Flagellaten erfolgt im Phasenkontrastmikroskop und in der Zytologie (Abb. 3-25).

Therapie von unspezifischen Erkrankungen der Cervix uteri

1 Medikamentöse Therapie

Eine **lokale antiseptische** Behandlung ist bei der Zervizitis nur als Begleitmaßnahme indiziert, da die Medikamente nicht an den Wirkungsort gelangen. Jodhaltige Lösungen oder Suppositorien bewirken in der Vagina in über 90% eine Keimfreiheit, in den Zervixdrüsen jedoch nur in weniger als 10%, da der Zervixschleim die Penetration der Desinfektionslösung verhindert. In der Routine wird den Patientinnen präoperativ am Vorabend ein Vaginalsuppositorium, z.B. Polyvidonjod, verabreicht.

Adstringenzien (Silbernitrat, Albothyl®) wirken lokal verschorfend und gefäßverengend. Bei einer akuten Infektion ist ihr Einsatz daher nicht indiziert, sondern die Behandlung sollte nur bei therapieresistenten Fällen im symptomarmen Intervall erfolgen.

Die **antimykotische** Therapie an der Portiooberfläche erfolgt lokal mit Vaginalsuppositorien kombiniert mit Salben. Standardtherapie ist die Applikation von Imidazolen oder Polyenen über ein bis drei Tage. Bei rezidivierenden Candidosen ist die Diagnostik auf den Gastrointestinaltrakt auszudehnen und dieser gegebenenfalls mit in die Therapie einzuschließen. Bei erfolgloser Lokalbehandlung ist die systemische Therapie mit Fluconazol erforderlich.

Die **antibiotische** Behandlung der Zervizitis ist in der Regel nur in Form einer systemischen Applikation sinnvoll, da vaginal verabreichte Medikamente nur in geringem Umfang in das Zervixdrüsenfeld oder das Stroma gelangen.

Eine spezielle Darstellung der Therapieformen bei Geschlechtskrankheiten findet sich in Kapitel 7.

Virusinfektionen lassen sich in der Regel nur symptomatisch behandeln. Bei HPV-Zervizitis kann der Krankheitsverlauf durch die Anwendung von Aciclovir (z. B. Zovirax®, 5mal täglich 200 mg über 5–10 Tage) bei gleichzeitiger antiphlogistischer Behandlung gemildert werden.

Ein **Therapieversagen** bei zervikalem Fluor kann folgende Ursachen haben:
- falsche Diagnose aufgrund unvollständiger Diagnostik (Mikrobiologie fehlt)
- Diagnosestellung nur nach Anamnese und Symptomenschilderung
- telefonische Diagnosestellung (nur Rezeptur)
- Einsatz von Breitspektrumtherapeutika (führt zu vermehrter Resistenzentwicklung)
- keine Partnerbehandlung
- keine klinische Untersuchung, keine Untersuchung der Nachbarorgane
- Behandlung nur aufgrund einer zytologischen Verdachtsdiagnose
- Nichteinsatz des Mittels der Wahl
- Lokaltherapie bei erregerbedingter Zervizitis.

2 Operative Therapie

Eine operative Maßnahme an der Cervix uteri kann aus diagnostischen oder/und therapeutischen Gründen erfolgen. Je nach Ausmaß des Eingriffs und der dabei erforderlichen Narkose kann sie auch ambulant durchgeführt werden. Bei den lokal-destruierenden Verfahren muß auf eine vorangegangene histologische Sicherung der Diagnose geachtet werden.

2.1 Probeexzision

Die Probenentnahme von Gewebe aus der Portio vaginalis uteri kann auf verschiedene Weise erfolgen (siehe auch Abschnitt „Untersuchung der Cervix uteri, Teil 5"). Bei dem Eingriff ist darauf zu achten, daß nur primär einsehbare Bezirke mit ihren Grenzen zu unauffälligem Nachbargewebe entnommen werden. Liegt der Befund nicht einsehbar im Zervikalkanal, ist eine Konisation mit Abrasio erforderlich.

Ein einfaches, aber nur bedingt zu empfehlendes Verfahren der Probeexzision stellt die **Knipsbiopsie** dar, mit der gezielt aus dem veränderten Bezirk Gewebe entnommen wird. Ein Nachteil ist die relativ kleine Gewebemenge, die für die histologische Untersuchung gewonnen wird, und damit mangelnde Repräsentanz sowie die Veränderung der Probe durch Quetschartefakte. Gegenüber der Schlingenentnahme finden sich in über 50% abweichende histologische Befundergebnisse [14]. Blutungen aus der Entnahmestelle werden durch Adstringenzien oder Elektrokauterisierung zum Stillstand gebracht.

Bewährt hat sich die Probenentnahme mit der **Diathermieschlinge** [51], die jedoch einen höheren apparativen Aufwand darstellt. Die Proben sind größer und enthalten in der Regel die Grenzzone zu unauffälligem Nachbargewebe. Durch die Auswahlmöglichkeiten der Schlingenform kann das Ausmaß der Probenentnahme festgelegt werden. Die Hitzeeinwirkung beschränkt sich auf die Schnittfläche, so daß eine Beeinflussung der Histologie kaum stattfindet.

Die Entfernung kleiner, auffälliger Herde mit dem Skalpell spielt in unserer klinischen Routine keine Rolle mehr.

Bei kleinen Tumoren oder Polypen sind Diagnosesicherung und Therapie in einer Maßnahme vereint. Bei größeren Befunden ist jedoch ein zweizeitiges Vorgehen zu empfehlen, um zunächst die histologische Diagnose abwarten zu können.

Wird ein Befund nicht in toto entfernt und bleibt ein kleiner Rest in situ, so kann trotzdem von einer vollständigen Zerstörung der pathologischen Veränderung durch die Nekrosebildung im Randbezirk ausgegangen werden. Die Nekrosezone hat in der Regel eine Breite von 1 bis 2 mm. Regelmäßige Nachsorgeuntersuchungen müssen jedoch gewährleistet werden.

2.2 Zervixkürettage

Die Zervixkürettage ist in erster Linie ein **diagnostischer** Eingriff. In der Regel kann der Zervikalkanal ohne zuvorige Dilatation mit einer kleinen, scharfen Kürette abradiert werden. Nach Dilatation des inneren Muttermunds wird in einem zweiten Schritt das Cavum uteri zur Gewinnung von Proben des Endometriums ausgeschabt.

2.3 Konisation

Die Konisation weist sowohl eine diagnostische als auch häufig eine therapeutische Indikation auf. Insbesondere wenn eine Läsion der Transformationszone in den Zervikalkanal hereinreicht und diese Läsion histologisch verifiziert werden muß, ist die Konisation anderen Gewebeentnahmetechniken überlegen.

Es stehen drei Verfahren zur Verfügung: die Messerkonisation, die Laserkonisation und die Konisation mit Hilfe einer Diathermieschlinge. Unklarheit besteht in der Literatur zur Zeit über die jeweiligen Vor- und Nachteile von Laserkonisation und Messerkonisation [19]. Bei allen Verfahren muß die Form des Konus die Ausdehnung der Transformationszone berücksichtigen. Liegt die Veränderung eher in der Ektozervix, so muß ein flacher, breitbasiger Kegel gewonnen werden. Bei einer postmenopausalen Patientin, bei der die Transformationszone größtenteils in den Zervikalkanal retrahiert ist, muß eine spitze, lange und schmalbasige Kegelform gewählt werden. Allgemein besteht die Tendenz, daß die Konusgröße bei der Operation zu klein gewählt wird. Für eine histopathologische Zuordnung des möglichen Befunds ist die räumliche Orientierung unumgänglich, die am besten vom Operateur noch in situ vorgenommen wird. Ein Morcellement des Konus erschwert die räumliche Zuordnung von pathologischen Veränderungen oder macht sie unmöglich.

Der Ablauf der **Messerkonisation** ist in Band 11, Kap. 5, Abschnitt „Präinvasive Stadien", Teil 5.1.1 beschrieben.

Die **Laserkonisation** wird in der Regel mit einem CO_2-Laser bei hoher Lichtleistung und eng gebündeltem Lichtstrahl durchgeführt. Die Form des entnommenen Gewebes ist bei dieser Methode eher zylindrisch. Vorteile dieser Methode sind die sofortige Blutstillung und eine geringere Stenosierungsrate des Zervikalkanals nach Abheilung der Wunde. Von Nachteil ist jedoch die Zerstörung der Schnittfläche des entnommenen Gewebes, wodurch es schwierig oder unmöglich gemacht werden kann, die Ausdehnung eines Prozesses zu beurteilen.

Bei der Verwendung einer **Diathermieschlinge** wird mit einer dreieckigen Schlinge in den Zervikalkanal eingegangen und die Schlinge um die Achse des Zervikalkanals gedreht. In der Randzone der Probe können Artefakte durch Hitzeeinwirkung entstehen.

Die häufigste **Komplikation** (3–20%) nach einer Messerkonisation ist die Nachblutung am 8. bis 10. postoperativen Tag, wenn die primäre Nekroseschicht abfällt. Akute intra- und postoperative Blutungen sind häufig auf eine falsche Operationstechnik zurückzuführen. Die Infektionsgefahr nach Konisation liegt deutlich unter 1%. Spätfolgen können Stenosen, reduzierte Fertilität [96] oder eine Zervixverschlußinsuffizienz bei einer Schwangeren sein [43, 92].

2.4 Hysterektomie

Die **Indikation** zur Hysterektomie bei gutartigen Veränderungen der Cervix uteri ist folgenden Situationen vorbehalten: ausgedehnte Leiomyombildung im Abschnitt der Cervix uteri und/oder therapieresistente Stenosen und Atresien des Zervikalkanals.

2.5 Lokal-destruierende Verfahren

Indikationen für lokal-destruierende Maßnahmen sind: hypersezernierende Ektopien, chronische Zervizitis, blutende Umwandlungszone oder lokal begrenzte, gutartige Tumorbildungen. Es stehen verschiedene Methoden zur Verfügung, wie die Elektrokauterisation und Diathermie, Kaltkaustik, Kryochirurgie und Lasertherapie. Die einzelnen Verfahren weisen gleiche therapeutische Ergebnisse auf und unterscheiden sich nicht in den Rezidivraten [60]. Die prophylaktische Destruktion der oben aufgeführten Veränderungen führt zu einer Reduktion der Inzidenz von Zervixkarzinomen [73].

2.5.1 Diathermie

Die Diathermie beruht auf der Hitzeentwicklung bei Hochfrequenzstromfluß. Anders als beim Glühkauter ist hierbei die Hitzeeinwirkung bedingt steuerbar. Eine exakte Dosierung der Wärme erlaubt der von Semm entwickelte Koagulator. Mit der sog. Kaltkaustik wird das Gewebe lediglich auf eine Temperatur von 70 bis 90 °C aufgewärmt, was zu einer Denaturierung des Eiweißes führt. Die Tiefenwirkung ist bedingt bestimmbar. Die Abheilung der verschorften Gewebezonen dauert in der Regel acht bis zwölf Wochen, wobei teilweise ein übelriechender und blutiger Fluor auftreten kann. Spätfolgen sind Narbenbildungen mit möglicher Stenosierung des Zervikalkanals.

2.5.2 Kryochirurgie

Bei der Kryochirurgie wird der zu zerstörende Gewebekomplex kurzfristig vereist [36]. Nach Auftauen tritt ein hämorrhagisches Ödem mit Ulzeration und Nekrosebildung auf. Je nach Größe des Defekts findet eine komplette Abheilung mit Reepithelisierung innerhalb von ein bis vier Wochen statt.

Die Kälteapplikation erfolgt durch den unmittelbaren Kontakt des Gewebes mit sog. Kryosonden, die es in multiplen Formen und Größen gibt. Die direkte Sprühanwendung von flüssigem Stickstoff ist aufgrund von iatrogener Verletzungsgefahr der Vagina verlassen worden. Die Dauer der Kälteeinwirkung ist abhängig von dem verwandten Kühlmedium und liegt zwischen 30 Sekunden und 3 Minuten. Zur Entfernung der Sonde wird diese anschließend auf 37 °C erwärmt, so daß sie sich problemlos von dem Gewebe löst. Infolge der Kälteeinwirkung kann der Uterus mit Kontraktionen reagieren, die die Patientin als menstruationsartige Schmerzen empfindet.

Mögliche **Komplikationen** der Kryotherapie sind Entzündungen des kleinen Beckens, zervikale Stenose und Hämatometra [34].

Die Ergebnisse der Kryochirurgie bei der Behandlung von gutartigen Veränderungen sind vergleichbar mit denen anderer Methoden [49]. Die Heilungsrate nach einer Behandlungssitzung liegt zwischen 80 und 92%. Durch eine weitere Behandlung sind nahezu alle Veränderungen zu therapieren.

Nachteile der Methode sind, daß die Ausdehnung der Behandlung in die Tiefe nur bedingt steuerbar und daß während der Anwendung die Läsion nicht einsehbar ist. Frühkomplikationen bei der Kryochirurgie sind Blutungen und Infektionen mit vermehrter Fluorbildung. Spätfolgen können Vernarbungen des Zervikalkanals, pelvine Infektionen oder Fisteln sein.

2.5.3 Lasertherapie

Mit Laserstrahlen können am Gewebe – je nach verwendeter Intensität, Anwendungsdauer und Aggregatzustand des Lasermaterials – unterschiedliche biologische und/oder physikalische Veränderungen hervorgerufen werden:

- Erwärmung des Gewebes ohne biologische Reaktion
- lokale Gewebeerwärmung mit Schädigung der Lebensfähigkeit
- Beeinträchtigung der Enzymtätigkeit
- Wasserentzug und Schrumpfung des Gewebes
- irreversible Koagulation von Proteinen
- Karbonisierung (Schorfbildung aus einer Kohlenstoffschicht)
- Vaporisierung (Verdampfung des Gewebes).

Für die Lasertherapie an der Portio vaginalis uteri stehen vornehmlich zwei Systeme zur Verfügung, nämlich der **Neodym-YAG-Laser** (Wellenlänge 1060 nm, unsichtbar, nahes Infrarot), der aufgrund einer Volumenabsorption eine hohe Eindringtiefe hat, und der **CO_2-Laser** (Wellenlänge 10 600 nm, unsichtbar, mittleres Infrarot) mit Oberflächenabsorption und einer geringen Eindringtiefe (Abb. 3-26). Der Neodym-YAG-Laser eignet sich insbesondere zum Koagulieren, während der CO_2-Laser vorwiegend zum Schneiden (z.B. Konisation) und Vaporisieren verwendet wird.

Bei der Anwendung der Lasertherapie ist ein spezielles Spekulum mit Rauchabzugsvorrichtung und nichtreflektierenden Flächen erforderlich. Des weiteren müssen alle im Raum anwesenden Personen Schutzbrillen tragen.[1]

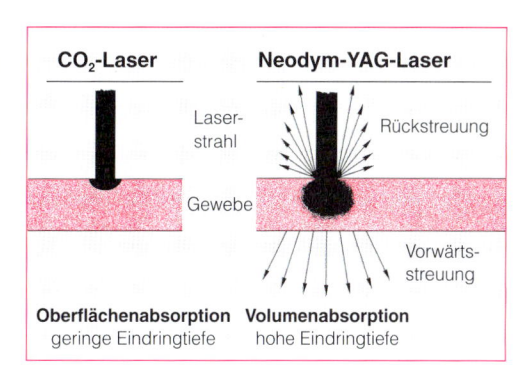

Abb. 3-26
Wirkungsarten des Neodym-YAG- und CO_2-Lasers (aus Heinzl [26]).

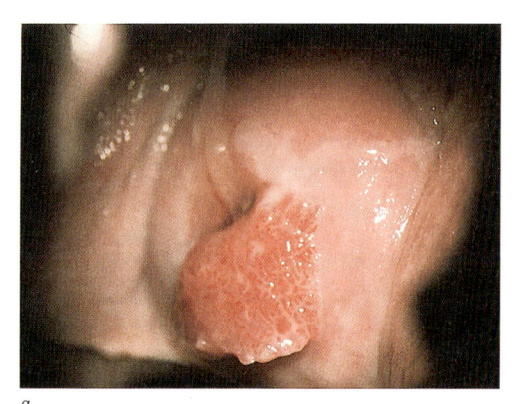

Abb. 3-27
Verschorfung eines Papilloms an der Portio vaginalis uteri mit dem CO_2-Laser (aus Heinzl [26]).
a) präoperativ,
b) unmittelbar postoperativ,
c) drei Monate postoperativ.

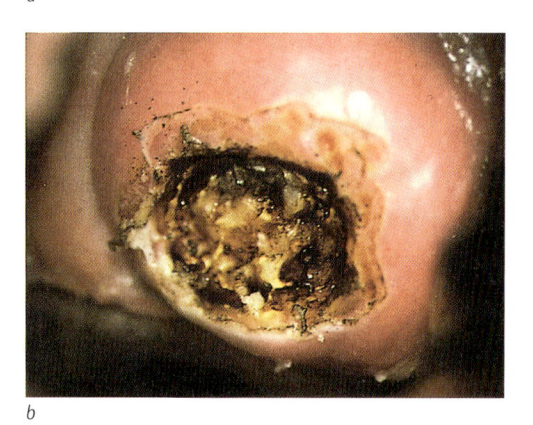

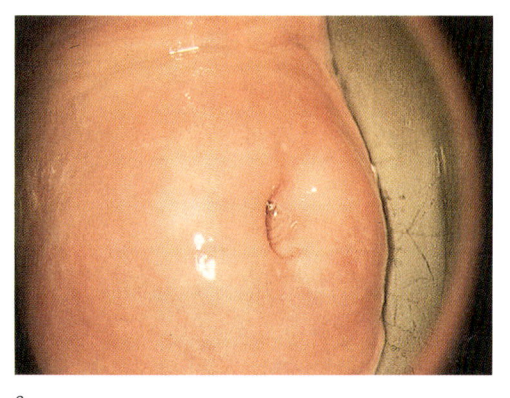

> [1]Bei der Anwendung der Lasertherapie ist ein spezielles Spekulum mit Rauchabzugsvorrichtung und nichtreflektierenden Flächen erforderlich. Des weiteren müssen alle im Raum anwesenden Personen Schutzbrillen tragen!

Wenn sich unter der Therapie leichte ziehende Schmerzen im Unterbauch einstellen, muß die Behandlung für kurze Zeit unterbrochen werden, so daß sich das umgebende Gewebe wieder abkühlt. Mögliche Blutungsquellen werden von dem Laserstrahl in der Regel sofort verschorft. Die posttherapeutischen Beschwerden, insbesondere die Fluorbildung, sind in der Regel gering. Kontrollen erfolgen nach einer Woche sowie nach drei Monaten, dann auch mit einer Abstrichentnahme zur zytologischen Untersuchung.

Die **Indikationen** für die Anwendung des CO_2-Lasers sind in erster Linie Abtragung von Tumoren der Cervix uteri und hier insbesondere Condylomata acuminata. Für die Therapie von Erosionen, Ektopien, chronischer Zervizitis, Kontaktblutungen und bei Ektropium eignet sich die Methode weniger.

Komplikationen nach Lasertherapie sind Blutungen und vereinzelt vermehrte Fluorbildung, wobei im Vergleich zu anderen Behandlungsmethoden die Symptomatik deutlich geringer und seltener vorhanden ist. Postoperative Zervixstenosen finden sich nach Lasertherapie nur äußerst selten.

Als **Vorteil** der Lasertherapie ist zu werten, daß ein präzises Arbeiten unter kolposkopischer Kontrolle in der Regel ohne Narkose und unter ambulanten Bedingungen möglich ist. Die Heilungsphase ist kurz und mit geringen Nebenwirkungen belastet (Abb. 3-27). **Nachteile** sind die hohen Gerätekosten, der hohe Sicherheitsaufwand, der betrieben werden muß und die Immobilität der Laserapparatur.

2.5.4 Infrarotkoagulation

Bei der Infrarotkoagulation wird gebündeltes, energiereiches Licht über einen Lichtleiter auf eine teflonartige, mit dem Gewebe nicht verklebende Behandlungssonde übertragen. Die Tiefenwirkung der Koagulation läßt sich durch die Impulsdauer steuern, wobei aber auch Gewebebeschaffenheit und Sukkulenz der Portio sowie Alter und Zyklusphase der Patientin einen Einfluß auf die Nekrosetiefe haben.

Indikationen für die Infrarotkoagulation stellen insbesondere Ektopien, veränderte Umwandlungszonen oder die chronische Zervizitis dar. Bei diesen Krankheitsbildern werden Heilungsraten bis zu 95% erzielt. Die Nebenwirkungen sind vergleichbar mit denen der Lasertherapie.

Inhalt*

■	**Anatomie und anatomische Fehlbildungen**	89
1	Normale Anatomie des Uterus	89
2	Anatomische Fehlbildungen des Uterus	89
2.1	Ursachen	89
2.2	Einteilung	90
2.3	Klinisches Bild	90
2.4	Diagnostik	91
2.5	Therapie	92
2.5.1	Endoskopische Verfahren	92
2.5.2	Transabdominale Behandlungsmethoden	92
■	**Normale und pathophysiologische Veränderungen des Endometriums**	93
1	Lebensphasenabhängige Veränderungen des Endometriums	93
2	Veränderungen des Endometriums durch hormonelle Dysregulation	93
■	**Untersuchungsgang und diagnostische Methoden am Uterus**	94
■	**Uterussynechien**	94
1	Ätiologie	94
2	Klinik und Diagnostik	95
3	Therapie	95
■	**Endomyometritis**	96
1	Faktoren, die eine Endomyometritis begünstigen	96
1.1	Physiologischer Zyklus	96
1.2	Organisch-mechanische Faktoren	96
1.3	Östrogenmangel	96
1.4	Diagnostische und therapeutische Eingriffe	96
1.5	Intrauterinpessare	97
2	Erreger der Endomyometritis	97
3	Morphologische Veränderungen bei Endomyometritis	98
4	Klinik der Endomyometritis	98
5	Diagnostik der Endomyometritis	99
6	Therapie der Endomyometritis	99
7	Sonderformen der Endomyometritis	99
7.1	Endometritis tuberculosa	99
7.2	Sarkoidose des Endometriums	100
■	**Endometriumpolypen**	101
1	Definition und Epidemiologie	101
2	Ursachen	101
3	Morphologie	101
3.1	Makroskopische Morphologie	101
3.2	Histogenese und Histologie	101
3.3	Maligne Entartung	102
4	Klinik	102
5	Diagnose und Differentialdiagnose	102
6	Therapie	103
■	**Uterus myomatosus**	103
1	Epidemiologie	103
2	Ätiopathogenese	103
3	Morphologie von Uterusmyomen	104
3.1	Makroskopischer Befund	104
3.2	Histogenese und Histologie	105
4	Sekundäre Veränderungen von Uterusmyomen	106
5	Klinik des Uterus myomatosus	106
5.1	Blutungsstörungen	106
5.2	Druck- und Verdrängungserscheinungen	107
5.3	Schmerzen	108
5.4	Allgemeinsymptome	108
6	Diagnostik bei Uterus myomatosus	108
6.1	Klinische Parameter	108
6.2	Bildgebende Verfahren	108
6.3	Invasive Methoden	108
7	Differentialdiagnostik des Uterus myomatosus	109
8	Therapie des Uterus myomatosus	110
8.1	Konservative Maßnahmen	110
8.1.1	Medikamentöse Therapie	110
8.1.2	Embolisation der Aa. uterinae	111
8.2	Operative Maßnahmen	112
8.2.1	Organerhaltende operative Maßnahmen	113
8.2.2	Radikale operative Therapie	118
■	**Metropathischer Uterus**	118
■	**Seltene gutartige Tumoren des Uterus**	119
1	Einteilung der seltenen gutartigen Uterustumoren	119
1.1	Echte Uteruszysten	119
1.2	Uterusfibrome	119
1.3	Uteruslipome	119
1.4	Uterine Mischgeschwülste	119
1.5	Tumoren der uterinen Blut- und Lymphgefäße	119
2	Therapie der seltenen gutartigen Uterustumoren	119

*Das Literaturverzeichnis findet sich in Kapitel 14, S. 304.

4 Gutartige Erkrankungen des Corpus uteri

F. De Bruyne, T. Somville

Anatomie und anatomische Fehlbildungen

1 Normale Anatomie des Uterus

Der Uterus als birnenförmiges Organ ist anatomisch in drei Abschnitte gegliedert: das Corpus uteri, den Isthmus uteri und die Cervix uteri. Das Corpus uteri ist von Peritoneum parietale, dem Perimetrium, überzogen. Es bedeckt die breite Muskelschicht, die aus verflochtenen glatten Muskelfasern besteht. Nach innen wird das Cavum uteri durch die Korpusschleimhaut begrenzt. Bei der geschlechtsreifen Frau mißt die Sondenlänge des Cavum uteri im allgemeinen 7 cm.

Die **Blutversorgung** geschieht über die Aa. uterinae, die im Tubenwinkel mit den Aa. ovaricae anastomosieren. Die Lymphgefäße sind entlang den ovariellen Gefäßen und die Lymphknoten neben der Aorta an der Wirbelsäule angeordnet. Außerdem führt eine Lymphbahn vom Corpus uteri durch die Chordae uteroinguinales zu den Leistenlymphknoten.

Die **Nervenversorgung** geschieht über das vegetative Nervensystem, wobei der Plexus pelvicus und der Frankenhäuser-Plexus im Zusammenspiel der sympathischen und parasympathischen Nervenversorgung eine wesentliche Rolle spielen.

2 Anatomische Fehlbildungen des Uterus

2.1 Ursachen

Die regelrechte anatomische Entwicklung der Genitalorgane läuft zwischen der 6. und 17. Woche der embryofetalen Entwicklung ab (siehe auch Bd. 1, Kap. 1). Speziell die Uterusfehlbildungen entstehen durch die unvollständige Vereinigung der Müller-Gänge vor der 9. Fetalwoche.[1] Hier können verschiedene Schweregrade auftreten, die zeitlich mit den Stadien der Embryogenese der weiblichen Geschlechtsorgane korrelieren (Tab. 4-1, Abb. 4-1).

Welche Faktoren die Fehlbildungen verursachen, ist ungeklärt. Chromosomenaberrationen, wie sie häufiger bei der Gonadenagenesie oder -dysgenesie beobachtet werden, lassen sich in Kombination mit Uterusfehlbildungen nur selten nachweisen. Wie die anatomischen Fehlbildungen der Vagina gehen auch die Uterusfehlbildungen häufig mit Fehlbildungen der Harnwege einher. In 35% wurde z.B. der Uterus didelphys mit Fehlbildungen der ableitenden Harnwege oder dem Fehlen einer Niere gesehen [36]. Über die Kombination eines Uterus didelphys mit einer einseitig nicht eröffneten Vagina ist berichtet worden [17]. Bemerkenswert ist, daß sich der Uterus septus meist als solitäre Fehlbildung erweist.

Uterusfehlbildungen entstehen durch die unvollständige Vereinigung der Müller-Gänge vor der 9. Fetalwoche!

Tabelle 4-1
Fehlbildungen des Uterus (in Anlehnung an Kaskarelis [46])

Fehlbildung	zeitliche Stadien der Embryogenese
Aplasie des Uterus	
■ komplette Aplasie (bei nicht lebensfähigen Früchten)	
■ inkomplette Aplasie (z.B. Rokitansky-Küster-Syndrom)	6.–9. Woche
■ vollständige Aplasie eines Uterushorns, Uterus unicornis	
■ inkomplette Aplasie eines Uterushorns (Uterus pseudounicornis)	
Uterus bicornis	
■ Uterus bicornis unicollis	
■ Uterus bicornis bicollis	
■ Uterus bicollis mit Atresie des Kollums	
■ Uterus bicollis mit Mündung in eine verschlossene Hemivagina	10.–12. Woche
■ kommunizierende Formen	10.–12. Woche
Uterus septus	
■ arcuatus	
■ unicervicalis	
■ bicervicalis	
■ communicans	

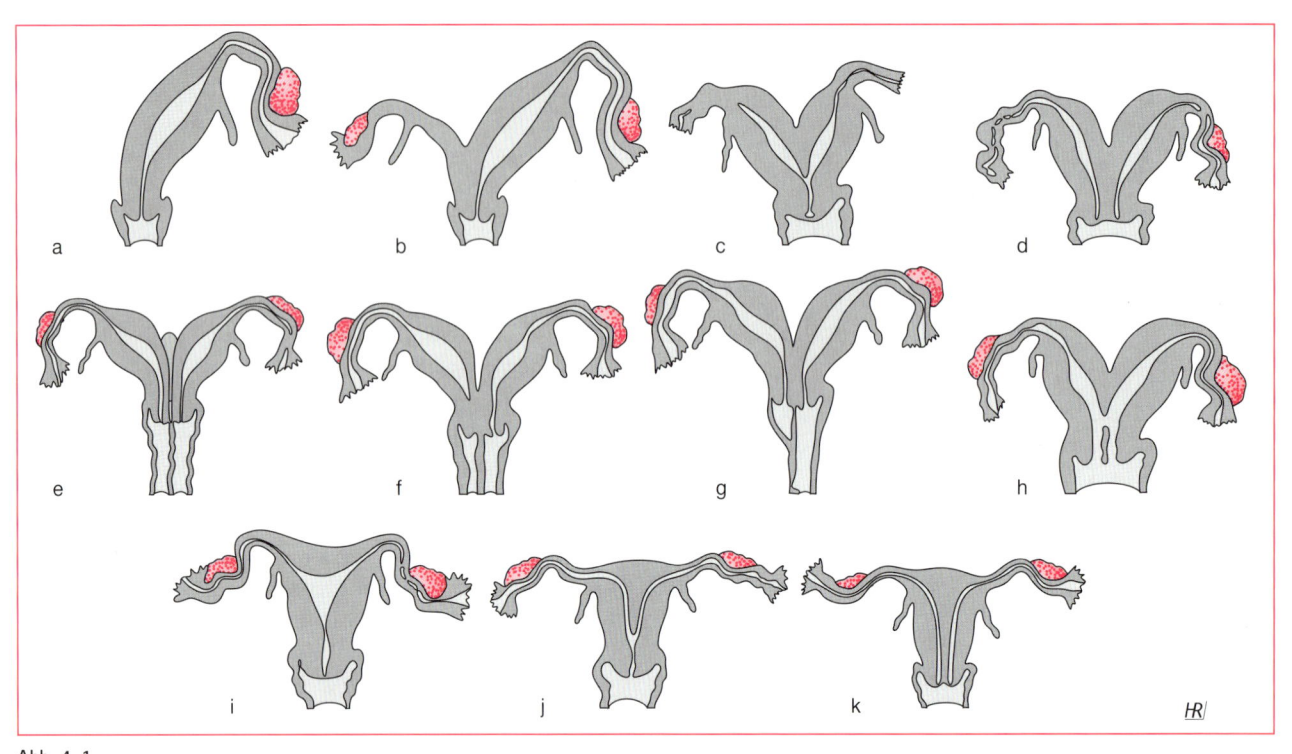

Abb. 4-1
Uterusfehlbildungen (in Anlehnung an Kaskarelis [46]).
a) einseitige Aplasie von Uterus, Tube und Ovar, b) inkomplette einseitige Aplasie, c) Uterus bicornis unicollis, d) Uterus bicornis bicollis, e) Uterus bicornis bicollis mit doppelter Vagina, f) Uterus bicollis mit einseitig undurchgängigem Kollum, g) Uterus bicollis mit verschlossener Hemivagina, h) kommunizierende Uterushöhlen, i) Uterus arcuatus, j) Uterus septus unicollis, k) Uterus septus bicollis.

Tabelle 4-2
Klassifizierung uteriner Fehlbildungen (nach Buttram und Gibbons [14])

Klasse	Merkmale
Klasse I:	partielle Agenesie oder Hypoplasie des Müller-Gangsystems
Klasse II:	Uterus unicornis mit oder ohne rudimentäres kontralaterales Horn
Klasse III:	Uterus didelphys
Klasse IV:	Uterus bicornis und Uterus arcuatus
Klasse V:	Uterus septus oder Uterus subseptus
Klasse VI:	durch Diethylstilbestrol verursachte Kavumveränderungen, Uterus hypoplasticus

2.2 Einteilung

Eine einfache, praktikable Einteilung kongenitaler Uterusfehlbildungen wurde von Buttram und Gibbons vorgeschlagen (Tab. 4-2) [14]. Grundlage für diese nach funktionellen Gesichtspunkten zusammengestellte Klassifizierung ist der Grad des Abweichens einer Fehlanlage von der Normalform. Damit legten Buttram und Gibbons bereits 1979 den Grundstein für die 1988 beschlossene Klassifikation der American Fertility Society. Tabelle 4-3 zeigt die Häufigkeitsverteilung der einzelnen uterinen Fehlformen [1].

2.3 Klinisches Bild

Während die komplette, aber auch die inkomplette Aplasie des Uterus das Symptom der primären **Amenorrhö** beinhaltet, führen der Uterus bicornis und der Uterus septus nur selten zu subjektiven oder objektiven Symptomen wie Blutungsstörungen oder Dysmenorrhöen.

Die häufigste Ursache für **habituelle Aborte** ist nach heutigen Erkenntnissen ein Uterusseptum. Die spontane Abortrate bei Vorliegen einer derartigen Fehlbildung wird in einer Sammelstatistik mit 67% angegeben [14]. Dabei geben die Untersuchungen Hinweise darauf, daß die Abortneigung mit der Größe der uterinen Trennwand korreliert. Dies hängt vermutlich damit zusammen, daß sich eine Implantation relativ seltener an den physiologischen Nidationsstellen vollzieht, sondern häufiger auf dem größeren Septum stattfindet. Die mangelhafte Durchblutung des Septums erklärt, weshalb bei dieser Entwicklungsstörung hauptsächlich **Früh-**

Autor	Klasse II (unicornis)	Klasse III (didelphys)	Klasse IV (bicornis)	Klasse V (sub-/septus)	n
Buttram und Gibbons 1979	20,9%	4,4%	1,1%	73,6%	91
Capraro 1968	2,6%	20,5%	48,7%	28,2%	78
Green und Harris 1975	21,7%	2,9%	50,7%	24,7%	69
Heinonen 1982	9,0%	14,5%	40,7%	35,8%	145
Michalas 1976	4,0%	12,0%	68,0%	16,0%	25
Musich und Behrmann 1978	2,7%	28,9%	31,6%	36,8%	38
Rasmussen und Pedersen 1987	–	–	75,0%	25,0%	20
Semmens 1962	9,1%	–	87,3%	3,6%	55
Hucke et al. 1992	3,8%	–	3,8%	92,4%	26

Tabelle 4-3
Prozentuale Häufigkeitsverteilung der einzelnen uterinen Fehlbildungen (modifiziert nach Hucke [40])

aborte zu beobachten sind (Tab. 4-4). In der eigenen Klinik wurden 85 Hysteroskopien bei Patientinnen mit drei oder mehr Aborten ausgewertet. Bei 30% fand sich eine kongenitale Fehlbildung des Uterus, wobei in 24 von 26 Fällen ein Uterus septus oder subseptus vorlag.

Im Gegensatz zum Uterus septus bzw. subseptus spielt der Uterus bicornis wahrscheinlich nicht die ihm häufig zugeschriebene Rolle bei der Entstehung habitueller Aborte. Es wird insbesondere in älteren Arbeiten häufig nicht unterschieden zwischen dem Uterus septus bzw. subseptus und dem Uterus bicornis. Zu erklären ist dies damit, daß die unter dem Sammelbegriff „Doppeluterus" beschriebene Fehlanlage der Gebärmutter allein mit Hilfe der Hysterosalpingographie diagnostiziert wurde, wodurch eine Differenzierung der beiden prinzipiell voneinander verschiedenen Uterusanomalien nicht möglich ist [16, 43].

Es ist bis heute Gegenstand der Diskussion, ob ein Uterus hypoplasticus, Uterus juvenilis oder der mit typischen Kavumveränderungen einhergehende Uterus solcher Frauen, deren Mütter in der Schwangerschaft Diethylstilbestrol (DES) eingenommen hatten, für die Entstehung gehäufter Aborte eine Rolle spielen. Es wird über erfolgreiche Schwangerschaftsverläufe nach medikamentöser Behandlung eines Uterus hypoplasticus berichtet [33]. Dabei ist allerdings nicht klar, ob durch die hormonelle Therapie die Hypoplasie der Gebärmutter oder die mit diesen Uterusformen häufig verbundene Ovarialinsuffizienz beeinflußt wurde. In einer Untersuchungsreihe von 267 DES-Patientinnen wurde in 185 Fällen (69%) der röntgenologische Hinweis auf Kavumveränderungen – meist in Form eines sog. T-Uterus oder Uterus hypoplasticus – erbracht [47]. Bei den untersuchten Frauen, die keine Deformierung der Uterushöhle aufwiesen, lag eine Spontanabortrate von 21% vor. Demgegenüber fand sich bei den Patientinnen mit pathologischem Röntgenbefund eine Abortrate von 39%.

Autor	Fehlbildungen	n
Gerhard et al. 1981	58%	64/110
Harger et al. 1983	27%	30/112
Stray-Pedersen 1984	19%	19/95
Heine et al. 1989	9%	4/45
Hinney und Neumeyer 1991	10%	4/40
Hucke et al. 1992	30%	26/85

Tabelle 4-4
Prozentuale Häufigkeit von Uterusfehlbildungen bei Patientinnen mit habituellen Aborten (modifiziert nach Hucke [40])

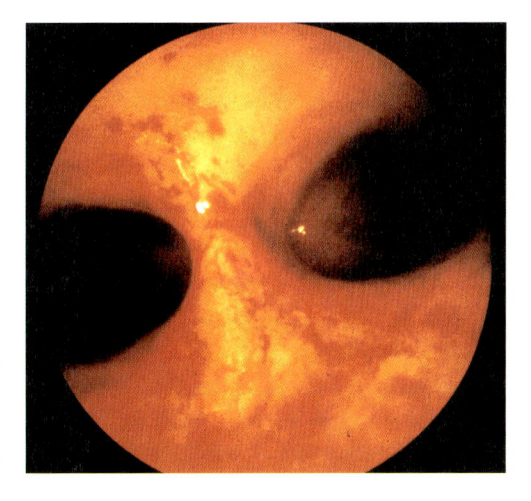

Abb. 4-2
Uterus septus im hysteroskopischen Bild.

2.4 Diagnostik

Zur Abklärung von Uterusfehlbildungen sollte die Kombination von Hysteroskopie und Laparoskopie eingesetzt werden. Diese Techniken haben die früher häufig durchgeführte Salpingographie verdrängt (Abb. 4-2). Die Ultrasonographie allein hat ebenfalls einen eingeschränkten diagnostischen Stellenwert. Die Diagnostik kann bei Hämatometra bzw. Hämatokolpos oder bei kombinierten Fehlbildungen von Uterus, Zervix und Vagina erschwert sein [41, 42].

Abb. 4-3
Prinzip der Metroplastik (nach [38]).
a) Inzisionslinie des Uterus nach Bret.
b) Spalten des Septums mit Hilfe einer Kocher-Sonde
c) Verschluß der Uteruswunde, erste Nahtreihe.

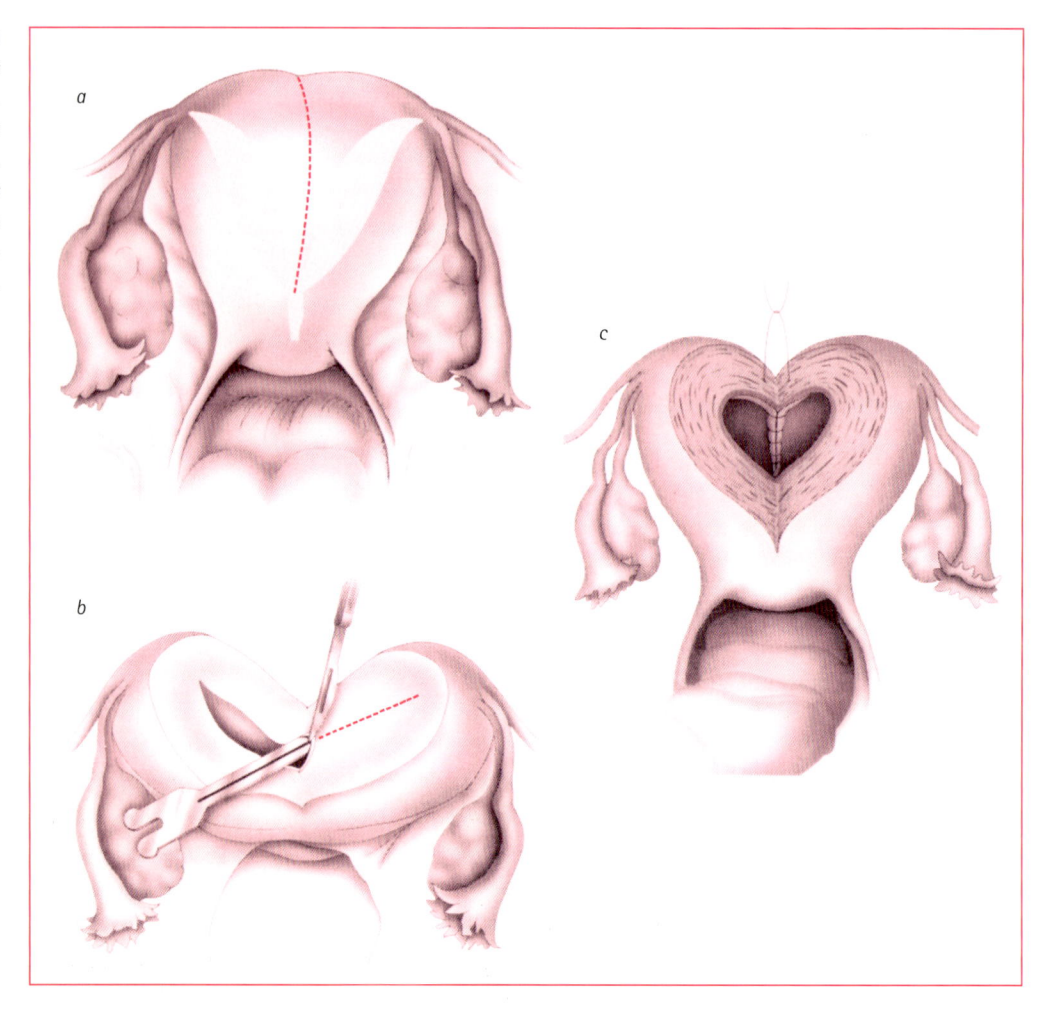

2.5 Therapie

2.5.1 Endoskopische Verfahren

In früheren Jahren stand zur operativen Korrektur des Uterus septus nur die Möglichkeit einer Metroplastik nach Bret, Palmer und Tompkins, Jones oder Strassmann zur Verfügung.

Der **transzervikale hysteroskopische Zugang** ersetzt diesen aufwendigen operativen Eingriff durch ein weniger belastendes Verfahren [43]. Nach der Diagnosestellung eines uterinen Septums wird in der Regel durch Laparoskopie die äußere Form des Uterus dargestellt. Eine häufig zu findende, leichte mediane Furche im Bereich des Fundus uteri stellt keine Kontraindikation für das hysteroskopische Vorgehen dar. Mit einer unipolaren Resektionselektrode bzw. einer Lasersonde (Touch-Technik) wird das Septum schrittweise von kaudal nach kranial durchtrennt. Die postoperativen Ergebnisse sind in der Regel ausgezeichnet, das Wundgebiet wird vom umliegenden Endometrium reepithelisiert, Synechienbildung kommt kaum vor.

In der eigenen Klinik wurde bei 48 Frauen eine hysteroskopische Septumdissektion wegen Kinderwunsches durchgeführt. Präoperativ hatten 37 der Frauen insgesamt 110 Schwangerschaften gehabt, die in 99 Fällen (90%) als Abort endeten. Die Abortrate nach der hysteroskopischen Septumdissektion lag bei 9,5% der Schwangerschaften. Nur 7 der 37 Frauen hatten präoperativ eine erfolgreich ausgetragene Schwangerschaft, postoperativ waren es 18 von 19 Frauen. Die mit 66 bis 90% außerordentlich hohe Schwangerschaftsrate nach Resektion eines Septums ist ein weiteres Indiz dafür, daß das Uterusseptum beim habituellen Abort ätiologisch bedeutsam ist.

2.5.2 Transabdominale Behandlungsmethoden

Die transabdominale Durchführung einer Metroplastik kommt nur noch beim Uterus bicornis und Uterus didelphys in Betracht. Dabei gilt es heute als selbstverständlich, daß derartige Laparotomien unter Berücksichtigung mikrochirurgischer Operationsprinzipien vorgenommen werden, um eine operationsbedingte Sterilität zu vermeiden.

Normale und pathophysiologische Veränderungen des Endometriums

Die bereits erwähnten Operationsverfahren zielen auf die Schaffung eines größeren Hohlraums und die Wiederherstellung eines einheitlichen, ungeteilten Kavums ab (Abb. 4-3).

1 Lebensphasenabhängige Veränderungen des Endometriums

Die auffälligsten regelrechten Veränderungen der Gebärmutter betreffen die Uterusschleimhaut; sie sind von der Lebensphase und der Zyklusphase abhängig. So beobachtet man während der Kindheit und im Senium ein abgeflachtes, drüsenarmes Endometrium. Im Lauf des Zyklus erfolgt ein Wechsel zwischen dem proliferierten und sekretorisch transformierten Endometrium mit Abstoßung während der Menstruation (Desquamationsphase; Abb. 4-4 bis 4-8).

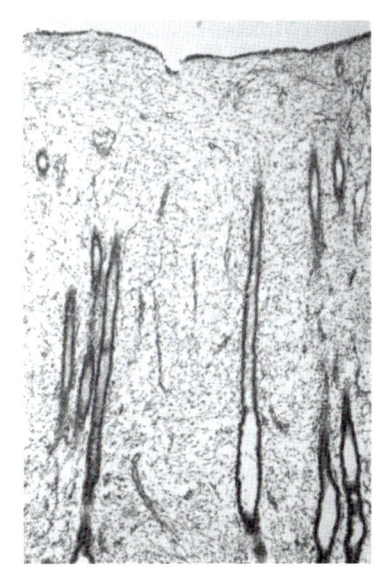

Abb. 4-4
Im Endometrium der Proliferationsphase sind die Drüsen schlank. Hämatoxylinfärbung, 80fache Vergrößerung (aus Mestwerdt [60]).

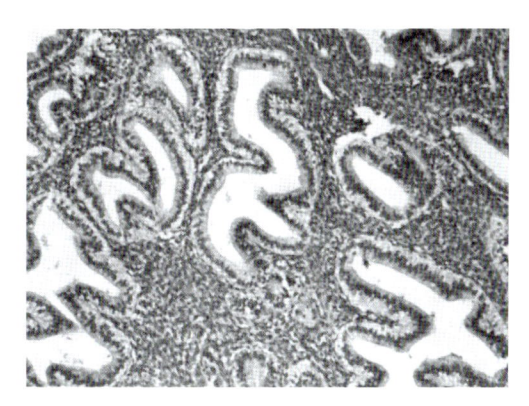

Abb. 4-5
Endometrium in Zyklusmitte; Hämatoxylinfärbung (aus Mestwerdt [60]).
a) Dichte Drüsen und charakteristische retronukleäre Vakuolen der Drüsenepithelien (80fache Vergrößerung).

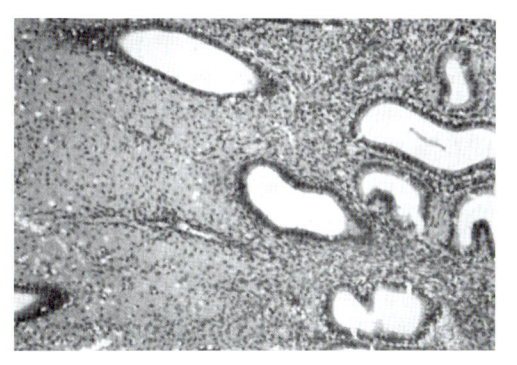

b) Ovulationsblutung: durch den kurzfristigen Hormonabfall in Zyklusmitte entstehen Einblutungen in das Stroma des Endometriums (250fache Vergrößerung).

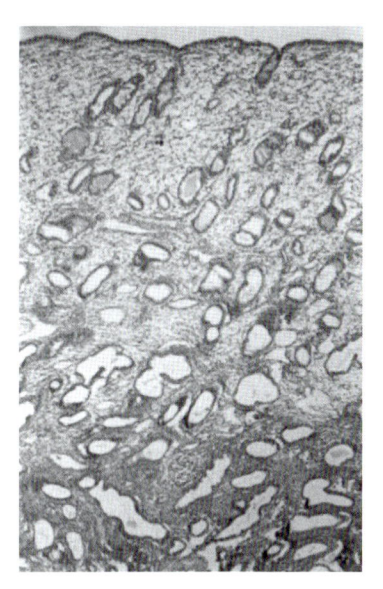

Abb. 4-6
Das Endometrium der Sekretionsphase ist verbreitert und weist sägeblattartig konfigurierte Drüsen auf. Hämatoxylinfärbung, 80fache Vergrößerung (aus Mestwerdt [60]).

2 Veränderungen des Endometriums durch hormonelle Dysregulation

Pathophysiologische Veränderungen an der Uterusschleimhaut ergeben sich aus einer Dysbalance der ovariellen Hormone, meist dahingehend, daß der Östrogeneinfluß überwiegt.

Abb. 4-7
Im Endometrium der Desquamationsphase sind die Drüsen fragmentiert. Hämatoxylinfärbung, 80fache Vergrößerung (aus Mestwerdt [60]).

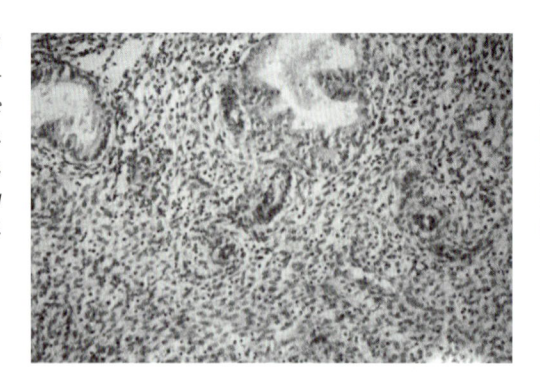

Abb. 4-8
Im Senium ist das Endometrium abgeflacht und enthält nur wenige Drüsenfragmente. Hämatotoxylinfärbung, 80fache Vergrößerung (aus Mestwerdt [60]).

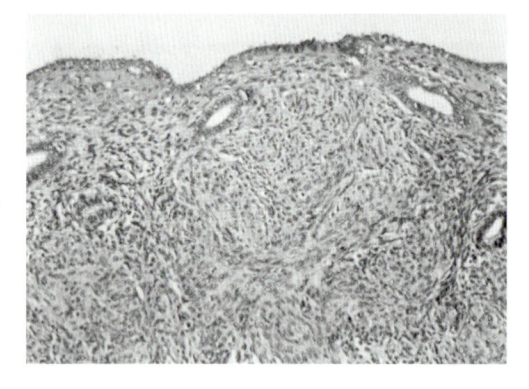

Abb. 4-9
Bei der glandulär-zystischen Hyperplasie des Endometriums sind die Drüsen zystisch erweitert mit hoch profiliertem Epithel und von zellreichem Stroma umgeben. 100fache Vergrößerung (aus Mestwerdt [60]).

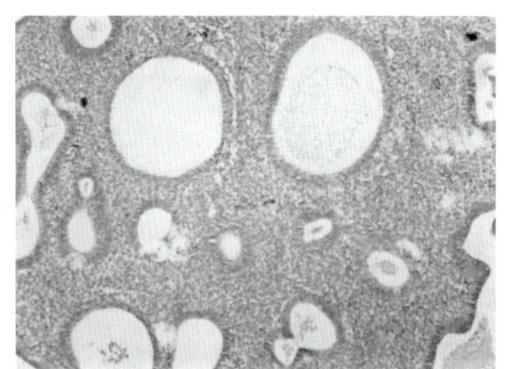

Als Beispiel sei die **glandulär-zystische Hyperplasie** des Endometriums nach kurzfristiger sekundärer Amenorrhö mit beginnender Dauerschmierblutung erwähnt. Im Fall einer glandulär-zystischen Hyperplasie ist das Endometrium stark verdickt. Durch Abrasio gewonnene Gewebestreifen sind kleinzystisch beschaffen. Histologisch bietet sich das Bild von zystisch erweiterten Endometriumdrüsen, die von zelldichtem Stroma umgeben sind (Abb. 4-9).

Andere pathophysiologische Veränderungen des Endometriums, wie z.B. die **adenomatöse Hyperplasie**, entwickeln sich nicht allein als Folgeerscheinung einer hormonellen Dysregulation, sondern sind gleichzeitig Ausdruck einer lokalen anatomischen Fehlentwicklung (Abb. 4-10 und 4-11).

Das wichtigste Symptom bei hormoneller Dysregulation ist die uterine Blutung. Differentialdiagnostisch tritt sie auch bei organischen Veränderungen des Endometriums, z.B. Polypen, auf. Ferner sind myometriale Faktoren, z.B. submuköse Myome und Endometriosis uteri, zu berücksichtigen.

Untersuchungsgang und diagnostische Methoden am Uterus

Von der allgemein-gynäkologischen Untersuchung, die eine sorgfältige Anamneseerhebung ebenso wie eine orientierende Spekulumuntersuchung voraussetzt, ist die **gynäkologische Tastuntersuchung** zur Diagnose einer Uteruserkrankung als wichtiger Untersuchungsgang anzusprechen. Mit dieser Untersuchung werden Größe, Konsistenz, Beweglichkeit und Lage des Organs überprüft. Die gynäkologische Untersuchung wird im Bedarfsfall durch Zusatzuntersuchungen wie z.B. Ultrasonographie, Computertomographie, Hysteroskopie und Pelviskopie ergänzt. Ihr Einsatz wird im Zusammenhang mit den jeweiligen Krankheitsbildern besprochen.

Uterussynechien

1 Ätiologie

Die häufigsten Ursachen intrauteriner Verwachsungen sind forcierte Kürettagen bei Aborten oder Retention von Plazentagewebe nach einer Entbindung oder nach einem Schwangerschaftsabbruch jenseits der 16. Schwangerschaftswoche. Seltener sind Entzündungen die Ursache von Uterussynechien; bekannt sind sie als Folge der außerordentlich selten auftretenden tuberkulösen Endometritis. Es ist nicht auszuschließen, daß Operationen am Uterus mit Eröffnung des Cavum uteri (Sectio, Myomenukleation) Uterussynechien zur Folge haben können.

Im Zusammenhang mit Uterussynechien sei das von Asherman erstmals beschriebene Syndrom erwähnt [3]: Er bezeichnete dabei Verwachsungen des Zervikalkanals als Amenorrhoea traumatica (atretica) und die der Uterushöhle als posttraumatische intrauterine Adhäsionen. Verschiedene Autoren vertreten die Meinung, daß in der Ätiopathogenese des Asherman-Syndroms die Kürettage als Trauma die wichtigste Rolle spielt.

2 Klinik und Diagnostik

Von den Patientinnen mit Synechien geben über 22% eine Amenorrhö und 71% Oligomenorrhöen an [46]. Eine Reihe von ihnen klagt auch über uncharakteristische Schmerzen im Unterbauch. Bei Sterilitätspatientinnen, bei denen zwei oder mehr Kürettagen vorgenommen wurden, findet man in bis zu 80% Synechien. Ob Synechien durch Einengungen des Uteruskavums oder durch Störungen der Vaskularisation als alleinige Ursache für Nidations- und Wachstumsstörungen der Fruchtanlage verantwortlich sein können, ist bisher nicht eindeutig zu beantworten.

So fanden Schenker et al. nur bei 14% von 2141 Patientinnen mit intrauterinen Synechien eine Abortneigung [81]. Oelsner entfernte bei 41 Patientinnen mit habituellen Aborten intrauterine Synechien. Bei den 16 postoperativ gravide gewordenen Frauen beobachtete er eine Lebendgeburtenrate von 70%. Präoperativ endeten dagegen von 55 Schwangerschaften dieser Patientinnen 48 (87%) mit einem Abort [63].

Die Diagnosestellung erfolgt durch die Hysteroskopie, die auch hier die Hysterosalpingographie weitgehend verdrängt hat (Abb. 4-12).

3 Therapie

Die frühere Behandlung bestand in der erneuten Durchführung einer Kürettage, bei der die Adhäsionsstränge stumpf zerstört werden sollten, und anschließender Einlage einer intrauterinen Spirale. Ausgedehnte Fälle wurden durch Metroplastik nach Laparotomie behandelt.

Durch Anwendung der **Hysteroskopie** ist es möglich geworden, die Adhäsionsstränge gezielt unter Sicht zu durchtrennen. Der Eingriff kann – wie die Abtragung von Septen – mit dem Resektoskop oder dem Laser erfolgen; wegen der häufig gering vaskularisierten fibrotischen Form der Synechien ist es jedoch oft auch möglich, ohne wesentliche Blutungen mit einer durch den Instrumentenkanal des Hysteroskops eingeführten flexiblen Schere zu arbeiten. Postoperativ empfiehlt sich in diesen Fällen die Einlage einer Intrauterinspirale (was bei der Behandlung kongenitaler Septen nicht unbedingt erforderlich ist). Sollte eine komplette

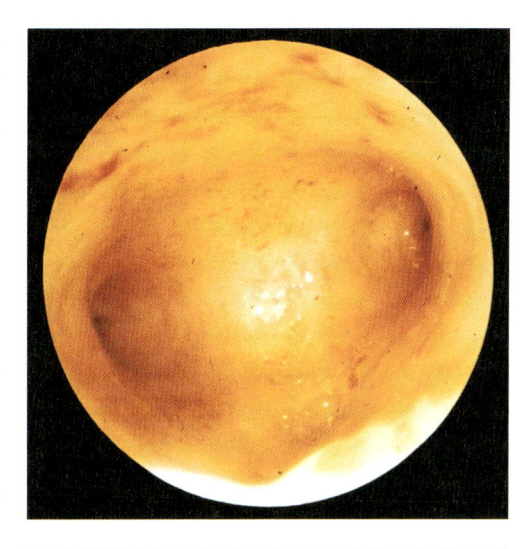

Abb. 4-10
Unauffälliges proliferiertes Endometrium im hysteroskopischen Bild.

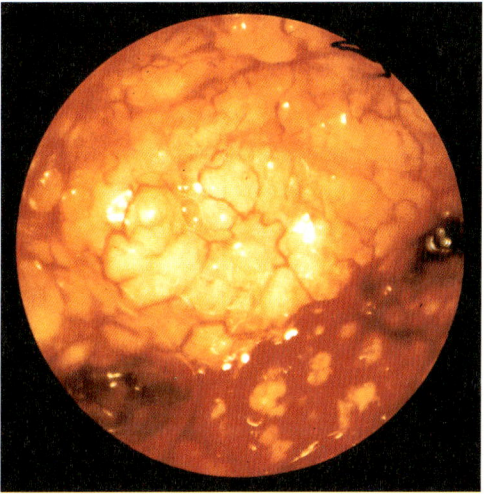

Abb. 4-11
Diffuse, pflastersteinartige Endometriumhyperplasie (adenomatöse Hyperplasie) im hysteroskopischen Bild.

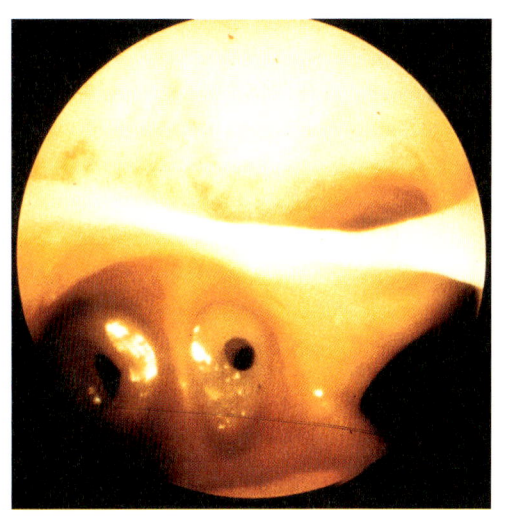

Abb. 4-12
Intrakavitäre Synechien im hysteroskopischen Bild.

Atresie des Kavums bestehen, so kann es allerdings weiterhin notwendig sein, einen transabdominalen Eingriff im Sinne einer Metroplastik durchzuführen.

Endomyometritis

Unter Entzündung wird im allgemeinen die gewebliche Reaktion auf die Infektion mit pathogenen Keimen bei gleichzeitiger charakteristischer klinischer Symptomatik verstanden. Im Prinzip gilt dies auch für die Endomyometritis, obwohl gerade hier weitere wesentliche pathogenetische Lokalfaktoren zu berücksichtigen sind.

1 Faktoren, die eine Endomyometritis begünstigen

1.1 Physiologischer Zyklus

Schon unter physiologischen Bedingungen laufen am Endometrium entzündungsähnliche Gewebereaktionen ab, die vom Lebensalter und der jeweiligen hormonellen Situation der Patientin abhängig sind (siehe auch Abschnitt „Normale und physiologische Veränderungen des Endometriums"). Dabei hat die anatomisch-physiologische Beschaffenheit des Endometriums mit Proliferations-, Sekretions- und Desquamationsphase für die ätiologischen und pathogenetischen Faktoren einer Entzündung von Endometrium und Myometrium eine besondere Bedeutung. Die Erfahrung, daß eine isolierte Myometritis selten anzutreffen ist, dürfte mit den physiologischen Begebenheiten eng im Zusammenhang stehen. So darf bei lokaler Endometritis mit einer raschen Ausheilung gerechnet werden, da während der Menstruation das Endometrium mit dem entzündlichen Prozeß weitgehend abgestoßen werden kann. Bei derartigen lokalen Endometritiden ist das Myometrium meist gar nicht beteiligt. Es ist deshalb erklärlich, daß eine Infektion mit pathogenen Keimen häufig nur zu einer passageren Endometritis führt, sich jedoch in höher- oder tiefergelegenen Genitalabschnitten manifestieren kann. Dei Gonorrhö ist hier als Beispiel zu erwähnen (siehe auch Kap. 7). Die Menstruation kann in diesem Fall sogar als Provokationstest für den Erregernachweis genutzt werden.

Auf der anderen Seite stellen die erwähnten anatomisch-physiologischen Verhältnisse am Endometrium hinsichtlich der Infektions- und Entzündungsmechanismen durchaus einen begünstigenden Faktor dar. Eine Endometritis tritt in den meisten Fällen nach einer Menstruation auf, da die Absiedlung pathogener Keime gerade nach Desquamation der Korpusschleimhaut erleichtert ist und dann auch auf das Endometrium übergreifen kann. Infektionsfördernd wirkt hier außerdem der in diesem Zeitraum mehr oder weniger weit eröffnete Zervikalkanal, der die Aszension der Keime begünstigt.

1.2 Organisch-mechanische Faktoren

Nicht selten können organisch-mechanische Ursachen als auslösende Faktoren für eine Endomyometritis gelten. Erwähnt seien Gewebeläsionen bei prolongierten Blutungen, wenn gleichzeitig submuköse Myome, Polypen oder auch ein Korpuskarzinom vorliegen. Ferner können Synechien mit Abflußbehinderung der Sekrete begünstigend auf die Entwicklung einer Endomyometritis wirken. Als Beispiel sei die ausgedehnte histiozytäre Endometritis als Antwort auf die Abflußbehinderung des Menstrualbluts bei bestehender Zervixstenose aufgeführt [13].

1.3 Östrogenmangel

Indirekt kann auch ein Östrogenmangel als mitauslösender Faktor bei der Endomyometritis gelten. Dabei ist der Östrogenschutz über den höheren Aziditätsgrad der Vagina erklärbar, der eine gewisse Hemmwirkung für pathogene Keime hat. Um so erstaunlicher ist, daß bei Patientinnen in der Postmenopause mit häufig deutlichen Östrogenmangelsyndromen die Endomyometritis selten in Erscheinung tritt.

1.4 Diagnostische und therapeutische Eingriffe

Die Entstehung einer Endomyometritis ist iatrogen möglich, wenn vor uterinen Eingriffen sterile bzw. septische Kautelen nicht genügend berücksichtigt werden oder wenn vor dem Eingriff bereits Entzündungszeichen bestanden haben. Inwieweit dieser Entzündungsprozeß auf das Endometrium bzw. das Myometrium beschränkt bleibt, oder ob er nur ein Zwischenstadium einer pelvinen oder auch generalisierten Infektion im Organismus darstellt, läßt sich zahlenmäßig nicht exakt erfassen. In

Übersichtsartikeln über die diagnostischen Methoden am Uterus, wie z. B. die Kürettage, die Pertubation und die Hysterosalpingographie sowie die Hysteroskopie, wird die Endomyometritis als mögliche Komplikation oft nicht ausdrücklich erwähnt. In Untersuchungsserien zur operativen Hysteroskopie werden diesbezüglich sehr niedrige Zahlen angegeben (1 auf 4000 bis 2 auf 211 Patientinnen [11, 83]).

Die Endomyometritis nach therapeutischen Maßnahmen ist als isolierte Erkrankung nur schwer zu diagnostizieren. Dennoch erscheint der Einsatz einer Antibiotikaprophylaxe insbesondere bei länger dauernden transzervikalen Hysteroskopien um so mehr gerechtfertigt, als es sich hier um Sterilitätspatientinnen handelt. Im Rahmen der intrakavitären Bestrahlung von Malignomen bestehen durch Gewebezerfall nicht selten bereits morphologische, wenn auch klinisch stumme Zeichen einer Entzündung.

1.5 Intrauterinpessare

In den letzten Jahren kommen vor allem kupfertragende bzw. progesteronabgebende Intrauterinpessare (IUP) zum Einsatz. Als Nebenwirkungen können Unterleibschmerzen, dysmenorrhoische Beschwerden, Schmierblutungen oder Hypermenorrhöen auftreten. Eine Endometritis oder aufsteigende Adnexitis wird in den meisten Studien bei weniger als 3 bis 4% der IUP-Trägerinnen beobachtet [9, 86].

Faktoren, die zur Auslösung einer Endomyometritis mit Entwicklung einer allgemeinen Genitalinfektion führen können, sind:
- die sterile inflammatorische Reaktion an Endometrium und Tuben
- verlängerte Menstruationsblutung
- die Aszension von Bakterien entlang von IUP-Faden und -Schaft
- die Einschleusung von Bakterien während der Insertion.

Bei IUP-Trägerinnen treten nichtbakterielle Entzündungen im Corpus uteri und in den Tuben häufiger auf [24]. Diese zunächst sterile Entzündung kann die Resistenz gegenüber pathogenen Keimen vermindern. Am Endometrium können IUP auch zu lokalen Ulzerationen führen, die den Weg für eine bakterielle Infektion tieferer Gewebeschichten bahnen. Es ist auch denkbar, daß die Bakterien während der Menstruation leichter in das Endometrium gelangen, weil der Zervixschleim fehlt und das Blut darüber hinaus als Kulturmedium der Bakterien dient. Der Aszension von Bakterien wird durch den IUP-Faden Vorschub geleistet.

Bei Uteri, die nach Hysterektomie auf Bakterien untersucht wurden, fand man bei den Trägerinnen von IUP, sowohl von solchen mit monofilamentären als auch mit multifilamentären Fäden, eine bakterielle Infektion [88]. Diese konnte im Cavum uteri bei einer Kontrollgruppe von 50 Patientinnen nicht nachgewiesen werden.

Untersuchungen zur Klärung unterschiedlicher Endomyometritis- bzw. Genitalinfektionsraten bei Anwendung verschiedener IUP-Typen zeigen, daß progesteronhaltige Intrauterinpessare weniger inflammatorische Veränderungen hervorrufen als andere IUP-Typen [49, 100]. Andere Autoren [86] fanden keinen statistisch signifikanten Unterschied. In einem Übersichtsartikel, dem sechs kontrollierte epidemiologische Studien von fünf verschiedenen Forschern in drei verschiedenen Ländern zugrundeliegen, wird über den Zusammenhang zwischen IUP in situ und dem Auftreten akuter Entzündungen im Genitalbereich berichtet [65]. Alle sechs Studien gelangen zu der gleichen Schlußfolgerung: Bei der IUP-Anwendung sei mit einem drei- bis vierfach erhöhten Risiko einer aufsteigenden Genitalinfektion zu rechnen. Eine Reihe von Autoren rät aufgrund dieser Ergebnisse von der Anwendung des Kupfer-IUP als Kontrazeptivum für junge Nulligravidae ab.

Eine strenge Indikationsstellung mit Ausschluß von anamnestischen Risikofaktoren und latenten Infektionsbefunden kann ebenso wie die korrekte Einlagetechnik und die Anwendung der modernen kupfer- oder progesteronhaltigen Pessare dazu beitragen, die Infektionsraten zu verringern.

2 Erreger der Endomyometritis

Unter den in Teil 1 dieses Abschnitts besprochenen infektionsfördernden Bedingungen können die meisten pathogenen Keime das Endometrium infizieren und eine Endomyometritis verursachen. Aus der Gruppe der Bakterien, der besonderen Formen und der Viren sind als die wichtigsten Vertreter zu nennen:
- Staphylokokken
- Gardnerella vaginalis
- Streptokokken
- Aktinomyces
- Gonokokken
- Spirochäten
- Kolibakterien
- Corynebacterium diphtheriae
- Klebsiellen
- Listerien
- Proteus
- Chlamydien

Abb. 4-13
Endomyometritis im histologischen Bild mit Leukozyteninfiltration im Endo- und Myometrium. 200fache Vergrößerung (aus Mestwerdt [60]).

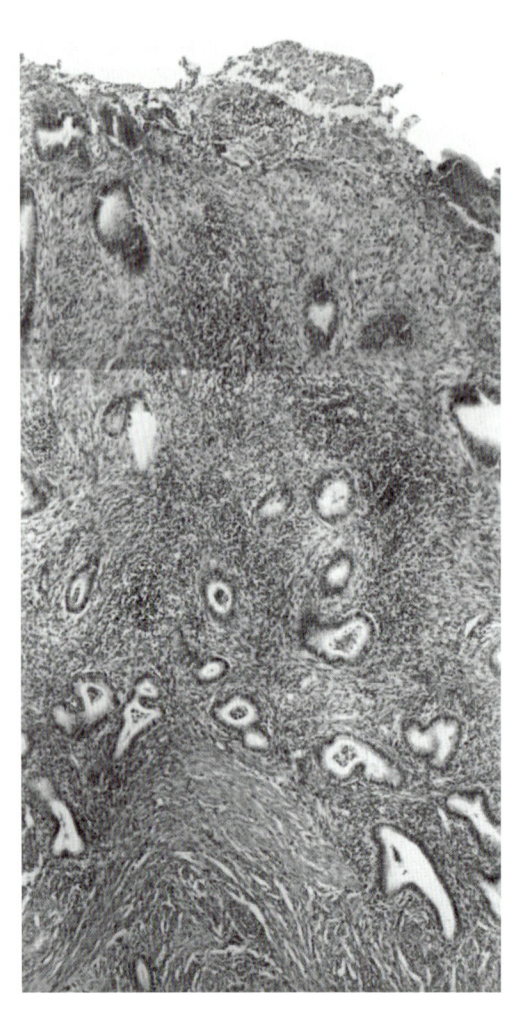

- Pseudomonas
- Mykoplasmen
- Tuberkelbakterien.

Zu erwähnen sind ferner:
- Protozoen (Trichomonas, Toxoplasma gondii)
- Pilze

und die Gruppe verschiedener Virusarten:
- Herpes hominis Typ II
- Papillomaviren
- Zytomegalieviren
- Molluscum-contagiosum-Viren.

Gerade für die pelvinen Entzündungen dürfte dem Endometrium als Übertrittsort der Erreger eine Schlüsselstelle zukommen. Besonders in der Desquamationsphase des Endometriums findet eine bakterielle Durchwanderung statt.

3 Morphologische Veränderungen bei Endomyometritis

Histologisch läßt sich die Krankheit in einen lokalen und einen generalisierten Typus unterteilen.

Bei der **generalisierten akuten Form** entwickelt sich in allen Schichten des Endometriums eine Entzündung, die in den meisten Fällen auf das angrenzende Myometrium übergreift. Außerdem ist bei der generalisierten Endometritis häufig auch die Drüsenstruktur zerstört und von Leuko- und Lymphozyten durchsetzt (Abb. 4-13). Auch Mikroabszesse können beobachtet werden.

Im **chronischen Stadium** sind häufiger Plasmazellen und Histiozyten anzutreffen. Bei der generalisierten Form der Endometritis besteht die Gefahr der Reinfektion in den nachfolgenden Zyklen vom Zervikalkanal, aber auch von den Tuben her.

Lokale Endometritiden werden zum großen Teil in der Desquamationsphase abgestoßen, wodurch nach erneuter Proliferation des Endometriums der Prozeß ausgeheilt ist.

In Einzelfällen wird über eine sog. kalzifizierte Endometritis oder endometriale Ossifikation berichtet, weniger als degenerative lokale Prozesse nach chronischer Endometritis, sondern als eingewachsene ektope Knotenformationen oder Calciumablagerungen in unmittelbarer Nachbarschaft eines IUP [7, 21, 94].

4 Klinik der Endomyometritis

Im **akuten Stadium** der Endometritis ist Fluor, der meist blutig bis eitrig ist, das häufigste Symptom. Außerdem besteht nicht selten ein dumpfer Unterbauchschmerz, vor allem dann, wenn das Myometrium und die Adnexe am Entzündungsprozeß beteiligt sind. Allgemeine Symptome wie Abgeschlagenheit, Fieber oder charakteristische laborchemische Entzündungsparameter stellen sich häufig beim Übergreifen des zunächst lokalen Entzündungsprozesses im Uterus auf seine Nachbarorgane ein. Abhängig von der bakteriellen Ätiologie kann bei der Endomyometritis auch die Gefahr des Endotoxinschocks bestehen (siehe auch Kap. 2, Abschnitt „Entzündliche Erkrankungen", Teil 6).

Die **chronische Endometritis** verläuft schmerzarm. Bezeichnend für dieses Stadium ist die Verlängerung der Menstruationsblutung. Gelegentlich zeigt sich Fluor.

Die aufgezeigten Symptome sind nicht pathognomonisch für die Endometritis allein, sondern können auch durch andere organische Ursachen (z.B. Polypen und submuköse Myome) verursacht sein. Im Rahmen der intrakavitären Strahlentherapie kann eine Pyometra entstehen, wobei Fieber und zusätzlich charakteristische Laborbefunde vorliegen können.

5 Diagnostik der Endomyometritis

Meist weist die Anamnese auf den einen oder anderen entzündungsbegünstigenden Faktor hin (siehe auch Teil 1 dieses Abschnitts). Bei der bimanuellen Untersuchung tastet man gelegentlich eine vergrößerte und druckdolente Gebärmutter, vor allem dann, wenn gleichzeitig eine Myometritis besteht. Aus dem Os externum fließt meist rötlicher Fluor. Eine Bakterienprobe für den kulturellen Nachweis der Erreger sollte in jedem Fall abgenommen werden.

Zusätzliche diagnostische Maßnahmen: Die Rolle der Ultraschalluntersuchung im akuten Stadium einer Endomyometritis ist vor allem in der Erkennung der Ausdehnung des Entzündungsprozesses auf die Nachbarorgane des Uterus zu sehen. Provoziert eine akute Genitalinfektion das Bild eines akuten Abdomens, ist die Laparoskopie, gegebenenfalls auch die Laparotomie indiziert (siehe auch Kap. 9). Im chronischen Stadium der Endometritis kann bei Rückläufigkeit der blutchemischen Entzündungswerte und des klinischen Befunds eine Hysteroskopie bzw. Kürettage vorgenommen werden. Sie kann auch zum Ausschluß anderer organischer Ursachen (z.B. Polypen oder submuköse Myome) von Nutzen sein.

6 Therapie der Endomyometritis

Die Behandlung der **akuten Endometritis** sollte gezielt antibiotisch erfolgen. Voraussetzung dafür ist der Nachweis der Erreger und ihre Austestung gegenüber Antibiotika. Ist dies nicht möglich, ist eine Initialbehandlung mit Penicillin gerechtfertigt, da gram-positive Staphylokokken und Streptokokken die häufigste Ursache dieser Entzündung sind. Nach Keimaustestung ist eine Umstellung des Antibiotikums möglich. Einige Autoren empfehlen eine antibiotische Therapie über die nächste Menstruation hinaus, weil Rezidive gerade in dieser Zeit auftreten. Mischinfektionen erfordern den Einsatz eines Breitbandantibiotikums.

Die Therapieempfehlung für die im Zusammenhang mit dem **Einsetzen eines Intrauterinpessars** ausgelöste Endomyometritis und für eine daraus resultierende allgemeine Genitalinfektion ist nicht einheitlich. Sie folgt dem Prinzip, akute entzündliche Stadien so rasch wie möglich zu beherrschen, um nachfolgende Komplikationen wie Salpingo-Oophoritis, Pelveoperitonitis und Spätkomplikationen, Infertilität und ektope Schwangerschaft zu reduzieren. Deshalb empfehlen die meisten Autoren bei der Diagnose einer Infektion bei IUP-Trägerinnen, das IUP zu entfernen und Antibiotika zu applizieren. Einige Autoren raten, das IUP nur dann zu entfernen, wenn die Patientin nicht innerhalb von wenigen Tagen auf Antibiotika anspricht.

7 Sonderformen der Endomyometritis

7.1 Endometritis tuberculosa

Epidemiologie und Pathogenese

Die Tuberkulose des Uterus befällt hauptsächlich das Endometrium; die Zervix und das Myometrium werden seltener befallen. In den meisten Fällen besteht gleichzeitig eine tuberkulöse Salpingitis.

Bei den Faktoren für das Zustandekommen der tuberkulösen Endometritis steht die von einem Primärherd ausgehende, auf dem Blutweg sich ausbreitende Infektion an erster Stelle. In 80% der Genitaltuberkulosefälle wurde eine abgelaufene extragenitale Infektion festgestellt [92]. Diskutiert werden auch eine primäre Endometritis oder der Infektionsweg über die Lymphbahnen; für diesen Ausbreitungs- und Infektionsweg konnten jedoch stichhaltige Beweise nicht angeführt werden.

Gewöhnlich erkranken jüngere Frauen; die höchste Prävalenz liegt im Alter zwischen 26 und 30 bzw. 35 Jahren. Die Inzidenz der tuberkulösen Endometritis ist gering.

Sutherland fand bei 5521 Kürettagen und 864 Endometriumbiopsien histologisch nur in 1,1% eine Endometriumtuberkulose. Anhand von 42770 Endometriumproben hat man in 2,3% die histologische Diagnose einer Endometritis tuberculosa stellen können. Daß im Jahre 1955 noch bei 6% der Endometriumbiopsien und Abradate eine Endometritis tuberculosa diagnostiziert werden konnte, hängt wohl damit zusammen, daß in den Nachkriegsjahren tuberkulöse Prozesse im allgemeinen häufiger beobachtet wurden [108].

Klinik

Das Beschwerdebild dieser Erkrankung ist uncharakteristisch. Ein Leitsymptom gibt es bei der tuberkulösen Endometritis nicht. Anamnestisch besteht eine geringe Tendenz zur verspäteten Menarche. Auf Menstruationsstörungen wird hingewiesen, jedoch beschreiben einige Autoren in mehr als 60% der Fälle einen normalen Menstruationszyklus [90, 107]. Während primäre Amenorrhöen selten vorkommen, wird über sekundäre Amenorrhöen bei 43,5% der Patientinnen mit Endometritis tuberculosa berichtet. Möglicherweise spielen Synechien im Cavum uteri bei der Grundkrankheit eine Rolle. Aus der Vorgeschichte erfährt man in etwa einem Drittel der Fälle, daß eine Pleuritis tuberculosa vorgelegen habe. Charakteristisch ist der Hinweis in der Literatur, daß in über 90% Infertilität besteht.

Diagnose

Die Diagnose einer tuberkulösen Endometritis ist außerordentlich schwierig, insbesondere am Beginn der Erkrankung. Anhaltspunkte bieten die Anamnese, ferner die klinischen, bakteriologischen, histologischen und röntgenologischen Befunde. Bei den allgemeinen und speziellen Untersuchungen zur Diagnose der Endometritis tuberculosa müssen mehrere Maßnahmen berücksichtigt werden. Hierzu gehört neben der Röntgenuntersuchung des Thorax und Laborchemie auch die Durchführung von **Tuberkulintests**. Speziell für die Endometritis tuberculosa ist die bakteriologische Untersuchung des in einem Hämatophor aufgefangenen Menstrualbluts auch heute noch ein sicheres diagnostisches Verfahren. Die histologische Diagnose der Endometritis tuberculosa ist nur in Verbindung mit dem Erregernachweis als sicher anzusehen (Abb. 4-14).[!]

Während die gynäkologische Untersuchung hinsichtlich der Diagnose wenig Aufschluß gibt, läßt sich **hysterosalpingographisch** diese spezifische Entzündung im Cavum uteri durch charakteristische Schatteneffekte in der Uteruswand, aber auch in den Tubenwänden relativ gut darstellen. Dabei erhebt sich allerdings die Frage, ob ein derartig provozierender diagnostischer Eingriff nicht zu einer Exazerbation des entzündlichen Prozesses führen kann. Darüber hinaus besteht auch die Möglichkeit einer sekundären Infektion mit anderen pathogenen Keimen. Es gibt Autoren, die dieses Verfahren allerdings als wenig riskant ansehen [5, 91].

Therapie

Wenn die tuberkulöse Endometritis diagnostisch gesichert werden kann, ist die Therapie mit Tuberkulostatika in vielen Fällen erfolgreich. Eine operative Behandlung der Endometritis tuberculosa kommt nur noch bei Patientinnen in Frage, bei denen gleichzeitig ausgedehnte Adnexveränderungen bestehen.

7.2 Sarkoidose des Endometriums

Bei der Sarkoidose handelt es sich um eine chronische, granulomatöse Systemerkrankung, deren Ätiologie und Pathogenese noch nicht genau geklärt sind. Im Bereich des inneren Genitales kommt sie sehr selten vor [39].

Das Erkrankungsalter schwankt zwischen 19 und 64 Jahren. Bei der histologischen Aufarbeitung von Endometriumbiopsien finden sich Granulome mit Epitheloidzellen ohne die charakteristischen käsigen Nekrosen, wie sie von der Tuberkulose her bekannt sind. Die Symptomatologie ist uncharakteristisch.

Die Differentialdiagnostik bereitet insbesondere gegenüber der Tuberkulose einige Schwierigkeiten. Einen gewissen Hinweis auf das Vorliegen einer solchen Erkrankung gibt der Kveim-Test.

Nach klinischer Erfahrung kann die Sarkoidose erfolgreich mit Cortison behandelt werden. Nicht selten kommt es auch zur Spontanheilung.

!Die histologische Diagnose der Endometritis tuberculosa ist nur in Verbindung mit dem Erregernachweis als sicher anzusehen!

Abb. 4-14
Bei der Endomyometritis tuberculosa weist das histologische Bild epitheloidzellige Tuberkel, die von Lymphozytenansammlungen umgeben sind, sowie mehrkernige Riesenzellen vom Langhans- und Fremdkörpertyp auf (aus Mestwerdt [60]).

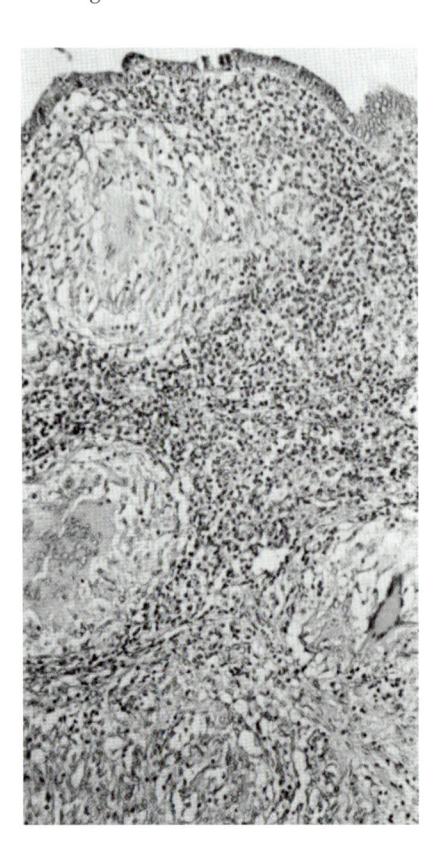

Endometriumpolypen

1 Definition und Epidemiologie

Eine umschriebene Wucherung des Endometriums wird als Korpus- oder Endometriumpolyp bezeichnet. In ca. 20% der Fälle kommen Korpuspolypen mehrfach vor. Man spricht dann von einer Polyposis endometrii. Häufiger (bei etwa 43%) werden sie in Kombination mit einem Uterus myomatosus gesehen. Korpuspolypen kommen in jedem Alter vor, wobei die höchste Prävalenz um das 50. Lebensjahr liegt.

2 Ursachen

Die Ursache für die Entwicklung von Korpuspolypen ist nicht endgültig geklärt. Zu den möglichen kausalen Faktoren sind Regelwidrigkeiten in der Hormonsynthese und damit verbundene ungleichmäßige Stimulationen des Erfolgsorgans Endometrium in der Geschlechtsreife und Postmenopause zu rechnen. Andererseits werden auch lokale Faktoren diskutiert, indem man z.B. die Entwicklung der Polypen auf dem Boden von Adenomen der Basalschicht des Endometriums zu erklären versucht.

3 Morphologie

3.1 Makroskopische Morphologie

Im Anfangsstadium sitzen die Polypen dem Endometrium breitbasig auf (Abb. 4-15). Bei zunehmendem Wachstum drängt sich der Polyp gegen die Uterushöhle vor, wird gestielt und kann somit im äußeren Muttermund sichtbar werden. Oberflächlich zeigen sich häufig herdförmige Einblutungen. Die Gestalt eines Korpuspolypen wechselt zwischen einer halbkugeligen Form und einer dem Uteruskavum angepaßten dreieckigen Form. Die Konsistenz ist eher weich. Auf der Schnittfläche sind nicht selten kleine Zysten zu sehen. Auch die Größe dieser Gebilde kann erheblich schwanken. Die Polypen können sich an jeder Stelle des Cavum uteri entwickeln (Abb. 4-16); bevorzugt sind jedoch die Tubenecken und die Isthmusschleimhaut am inneren Muttermund.

3.2 Histogenese und Histologie

Ausgangspunkt der Entwicklung eines Korpuspolypen ist das basale Endometrium. In einzelnen Beispielen sieht man in einem solchen Polypen noch zyklusgerecht entwickeltes Endometrium. In der Mehrzahl der Fälle handelt es sich jedoch um

a

b

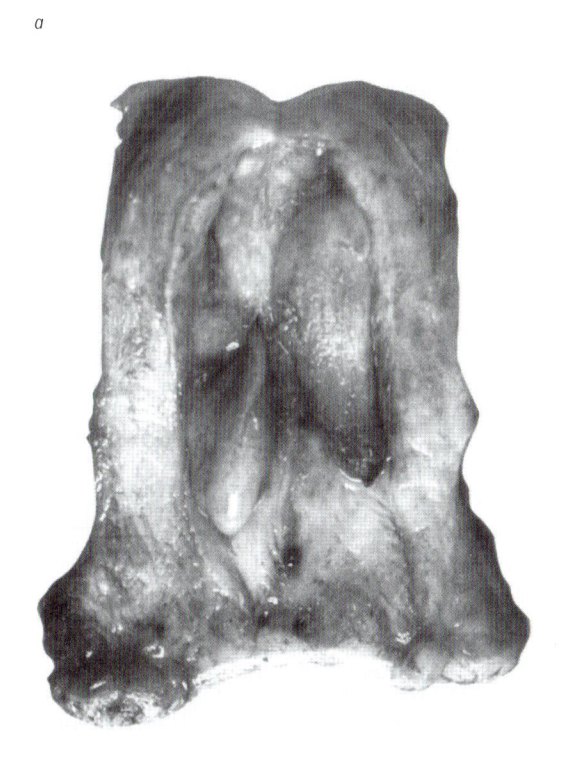

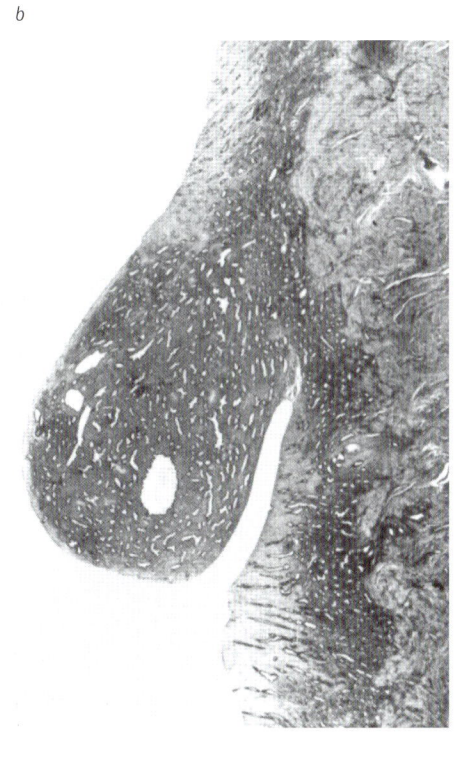

Abb. 4-15
Korpuspolypen,
a) im aufgeschnittenen Uterus,
b) in der histologischen Übersicht.

[I]Korpuspolypen können auf das Vorhandensein einer malignen Veränderung im Uterus hinweisen!

[II]Patientinnen mit Korpuspolypen weisen statistisch ein neunfach erhöhtes Risiko für die Entwicklung eines Korpuskarzinoms auf!

Polypen, die zyklisch reagieren. Dabei sind unterschiedlich große Zysten vorhanden, die von wechselnd breitem Stroma umgeben sind (siehe auch Abb. 4-15b). Die Zysten können sowohl von flachem als auch von proliferiertem, mehrreihig und/oder papillär angeordnetem Epithel ausgekleidet sein.

In der Postmenopause beobachtet man nicht selten den sog. **Matronenpolyp**. Hierbei handelt es sich um einen zystischen Polypen, in dem die Zystenwände Rücken an Rücken liegen und deren Epithel meist abgeflacht ist. Aber auch gemischte morphologische Formen mit zystisch-atrophischen sowie proliferierten glandulären Partien sind zu sehen. Gelegentlich ist gerade der zuletzt angesprochene Teil einem reifen Adenokarzinom des Endometriums täuschend ähnlich.

3.3 Maligne Entartung

Die maligne Entartung des Korpuspolypen ist eine Seltenheit; die Häufigkeit liegt zwischen 0,36 und 1,12%. Voraussetzung für die Diagnose „maligne entarteter Korpuspolyp" ist eine Beschränkung auf den Polypen, d. h. kein Karzinom an der übrigen Korpusschleimhaut. Der maligne Prozeß befindet sich überwiegend in den oberflächlichen Gewebeschichten des Polypen, während die basalen Abschnitte gutartige Veränderungen zeigen. Frühe Karzinome in Korpuspolypen bei gleichzeitigem Vorliegen eines zweiten Karzinoms, entweder im Endometrium oder in der Zervix, sind bekannt. Dieser Befund wird als Beleg für die Notwendigkeit einer weiterführenden Diagnostik zum Ausschluß eines Korpus- und/oder Zervixkarzinoms ausgelegt. Sogar über eine karzinomatöse Transformation in einem Korpuspolypen wurde berichtet.

Abb. 4-16 Endometriumpolyp im hysteroskopischen Bild.

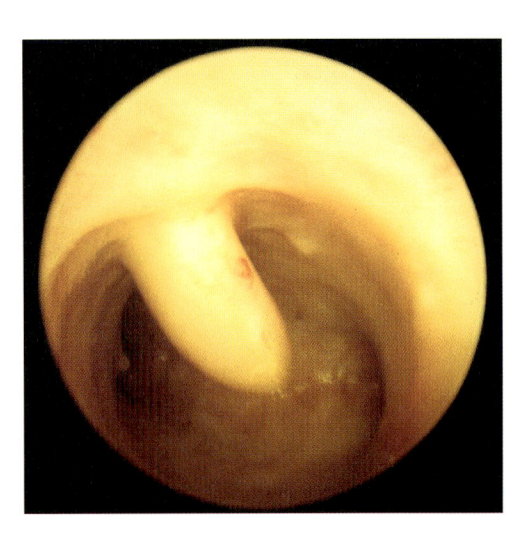

Von praktisch-klinischer Bedeutung ist hingegen die Beobachtung, daß Korpuspolypen auf das Vorhandensein einer malignen Veränderung im Uterus hinweisen können [60].[I] In der Literatur wird berichtet, daß bis zu 30% der Korpuspolypen mit einem Korpuskarzinom vergesellschaftet sind, wenn man das Alter unberücksichtigt läßt. Betrachtet man nur Fälle in der Postmenopause, so wird in bis zu 55% die Kombination eines Korpuspolypen mit einem Endometriumkarzinom gesehen. Allgemein wurde für Patientinnen mit Korpuspolypen ein neunfach erhöhtes Risiko für die Entwicklung eines Korpuskarzinoms errechnet.[II]

Weiterhin ist zu bedenken, daß Korpuspolypen nicht selten kombiniert mit Zervixpolypen auftreten. Es wird ein Prozentsatz von 10,8% angegeben. Die Zervixpolypen werden häufig ambulant abgetragen, ohne daß nach Korpuspolypen gefahndet wird. Bei Frauen im Klimakterium und in der Menopause sollte die Diagnose eines Zervixpolypen über eine Polypabtragung hinaus zu weiteren diagnostischen Maßnahmen Anlaß geben.

4 Klinik

Kleine Korpuspolypen sind meist symptomlos. Das häufigste Symptom sind Menorrhagien. Gelegentlich treten auch Zwischenblutungen auf, die vielfach mit einer hormonellen Blutungsstörung in Zusammenhang gebracht werden. Bei Postmenopausenblutung sind Polypen des Endometriums zusammen mit Zervixpolypen in 20,8% und Korpuspolypen allein in bis zu 21,2% zu beobachten. Größere Polypen können oberflächlich ulzerieren und somit Ursache eines blutig-braunen Ausflusses sein. Wehenartige Schmerzen werden durch Stieldrehung der Polypen oder durch den Versuch des Uterus, den Polypen auszustoßen, verursacht. Wenn dann die gestielten Korpuspolypen im äußeren Muttermund sichtbar werden, sind sie meist von einem submukösen Myom in statu nascendi nicht zu unterscheiden.

5 Diagnose und Differentialdiagnose

Bei der Hysterosalpingographie stellen sich nur größere Polypen dar, wobei hier die Differentialdiagnose gegenüber submukösen Myomen Schwierigkeiten bereiten kann. Auch hat die Hysteroskopie die röntgenologische Methode verdrängt. Zur Abklärung einer atypischen uterinen Blutung hat es sich als sinnvoll erwiesen, die klassische fraktionierte Abrasio durch eine vorangehende hysteroskopische Begutachtung zu ergänzen. Nicht selten wird anläßlich einer Kürettage an Polypen vorbeikürettiert, weshalb die Beschwerden bestehenbleiben. Bereits 1951 konnte Berwind durch intrauterine Exploration mit der Kornzange versteckte Korpuspolypen häufiger aufdecken als durch die Abrasio [6]. Neuere Untersuchungen zeigen deutlich, daß die Sensibilität der blinden fraktionierten Abrasio lediglich bei 90 bis 92% liegt [62].

Eine große Zahl von Korpuspolypen bleibt symptomlos und unerkannt. So erklärt sich auch der relativ hohe Prozentsatz von Korpuspolypen als Zusatzbefund im Operationspräparat, der mit 10 bis 30% ohne Altersbegrenzung angegeben wird. Differentialdiagnostisch ist bei polypösen Gebilden im Cavum uteri zunächst an submuköse Myome, aber auch an ein Korpuskarzinom zu denken.

6 Therapie

Die operative hysteroskopische Entfernung der Korpuspolypen ist die Therapie der Wahl. Mit Rezidiven muß gerechnet werden. Befindet sich die Patientin bereits in der Postmenopause und bestehen zusätzlich starke proliferative Vorgänge am Endometrium mit dysplastischen und/oder atypischen Kernveränderungen des Drüsenepithels, sollte man die Indikation zur Hysterektomie großzügig stellen.

Uterus myomatosus

Als Uterus myomatosus wird von dem Kliniker sowohl die knotige als auch die diffuse Vergrößerung der Gebärmutter bezeichnet. Dabei handelt es sich bei den unterschiedlich großen Tumorknoten um Geschwülste aus glatter Muskulatur, die mehr oder minder auch von Bindegewebe durchsetzt sein können.

1 Epidemiologie

Exakte Angaben über die absolute Häufigkeit eines Uterus myomatosus, d.h. die Anzahl der Erkrankungen bezogen auf die weibliche Bevölkerung aller Altersstufen, können nicht gemacht werden. Ein Uterus myomatosus entwickelt sich in den meisten Fällen erst nach Eintritt der Geschlechtsreife. Dabei wird das Vorkommen einer solchen Erkrankung vor dem 20. Lebensjahr als äußerst selten bezeichnet [32]. Es wird angenommen, daß Myome bei 20 bis 25% der Frauen über 35 Jahre auftreten [103]. Andere Literaturangaben berichten durchaus über höhere Inzidenzen. Reidy beschreibt eine Inzidenz von 40% bei menstruierenden Frauen über 50 Jahre [76]. Nur Obduktionen bieten die einzigen zuverlässigen Ergebnisse hinsichtlich der absoluten Häufigkeit. Eine histologische Untersuchung an 100 Hysterektomiepräparaten zeigte eine Frequenz von 77%. Bei nur 33% dieser Patientinnen wurden die Myome präoperativ diagnostiziert [19]. Bei Frauen in der Postmenopause sind Uteri myomatosi seltener zu beobachten. Meist bestehen sie schon vor Eintritt in diese Lebensphase, bleiben jedoch vorher unerkannt.

2 Ätiopathogenese

Die Ätiologie des Uterus myomatosus ist nicht völlig geklärt. Es wird eine ganze Reihe von Faktoren diskutiert, die bei der Myomentwicklung eine Rolle spielen könnten und für die auch zahlreiche Untersuchungsergebnisse vorgelegt worden sind. Zu den allgemeinen Risikofaktoren werden Parität und Adipositas gezählt. Das relative Risiko, Myome zu entwickeln, sinkt mit zunehmender Parität [56]. Parazzini berichtete, daß das relative Risiko bei Patientinnen mit Kindern bei 0,5 liegt gegenüber Nullipara und daß das Risiko durch jede weitere Schwangerschaft abnimmt [67].

Adipöse Patientinnen entwickeln häufiger Myome. Pro 10 kg Gewichtszunahme erhöht sich das Risiko, an Myomen zu erkranken um 21% [79]. Die pathophysiologischen Gründe der Anfälligkeit adipöser Patientinnen, Myome zu entwickeln, wird durch die erhöhte periphere Konvertierung von Androgenen zu Östrogenen durch das Aromatase-Enzym wie auch die niedrigere Konzentration an SHBG (sexual hormon binding globulin) erklärt, wodurch die Menge an freien, physiologisch aktiven Östrogenen in der Zirkulation höher ist [84].

Protektive Faktoren sind Rauchen und orale Kontrazeptiva. Rauchen wird eher als antiöstrogen angesehen, und Raucherinnen haben niedrigere Östrogenkonzentrationen als Nichtraucherinnen [57]. Frauen, die 10 Zigaretten pro Tag rauchen, haben im Vergleich zu Nichtraucherinnen ein um 18% geringeres Risiko, Myome zu entwickeln [68, 79]. Größere epidemiologische Studien weisen darauf hin, daß die Einnahme von Ovulationshemmern über einen Zeitraum von zehn Jahren das

Risiko für die Entstehung von Myomen um 30% verringert [79].

Eine gewisse **familiäre Prädisposition** wurde ebenfalls dokumentiert. Vikhlyaeva konnte nachweisen, daß Myome 2,2 mal häufiger bei Patientinnen auftreten, in deren Familien bereits zwei oder mehrere Angehörige Myome hatten [101]. Andere Autoren berichteten über eine relative Risikoerhöhung von 3,47 für Frauen mit einer familiären Myombelastung [56]. Bei Afro-Amerikanerinnen ist die Frequenz eines Uterus myomatosus verglichen mit Frauen der weißen Rasse deutlich erhöht [48].

Zytologische, molekulare und epidemiologische Studien weisen auf eine **genetische Komponente** in der Ätiologie der Myome hin. Zytogenetische Veränderungen wurden nachgewiesen in den Chromosomen 1, 3, 6, 7, 10, 12 und 14. Abnormalitäten wurden ebenfalls im X-Chromosom nachgewiesen. Insgesamt werden diese Veränderungen in ca. 40 bis 50% der Myome nachgewiesen. Verschiedene Myome innerhalb einer Gebärmutter können verschiedene zytogenetische Veränderungen aufweisen [53].

Auch wenn die Ursache der Myome letztendlich unklar ist, erscheint es unumstritten, daß das Wachstum von Myomen **hormonell** beeinflußt wird [78]. In mehreren Studien wird kontrovers diskutiert, ob die in Myomen vorhandenen Östrogenrezeptoren eine höhere Konzentration aufweisen als die Östrogenrezeptoren im normalen Myometrium [12, 80, 87]. Die Überproduktion von Östrogenen soll nach älteren Untersuchungen einen wichtigen Faktor bei der Genese des Uterus myomatosus darstellen [105]. Ein höherer Rezeptorgehalt in Myomen als in dem normalen Myometriumgewebe wurde festgestellt; die Differenz war tendenziell, erreichte aber keine statistische Signifikanz [60].

Immunozytochemische Untersuchungen zeigten jedoch klar, daß die Konzentration der Östrogenrezeptoren in den einzelnen Zellen statistisch signifikant höher war als im Myomgewebe. Obwohl eine Reihe von Daten Hinweise geben für eine Interaktion zwischen Östrogenen und der Genese bzw. dem Wachstum von Myomen, bleibt der genaue Wirkungsmechanismus unklar. Serumbestimmungen von Estradiol, Progesteron, FSH und LH zeigten keine Unterschiede zwischen Trägerinnen von Myomen und Kontrollgruppen [58]. Diese Tatsache schließt weder eine myomselektive höhere Sensitivität für Östrogene aus noch eine lokal höhere Produktion von Östrogenen in oder in der Umgebung von Myomen. Die letztgenannte Hypothese könnte eine Erklärung darstellen für die Tatsache, daß in der unmittelbaren Umgebung von submukösen Myomen häufig eine lokale glanduläre Hyperplasie des Endometriums vorgefunden wird. Im an die Myome angrenzenden Myometrium wird ebenfalls eine erhöhte Estronsulfataseaktivität und Estronkonzentration vorgefunden [106].

3 Morphologie von Uterusmyomen

3.1 Makroskopischer Befund

Die **Größe** der Myome fällt sehr verschieden aus. In einigen Fällen lassen sich Myome nur durch histologische Untersuchungen nachweisen; in anderen stellen sie riesige Gewächse dar (Abb. 4-17). Die Myome sind meist von kugeliger Gestalt. Gelegentlich werden andere Formen beobachtet, insbesondere dann, wenn sich das Myom submukös entwickelt hat.

Das Myom ist kapselartig von einer verdichteten, konzentrischen Schicht des normalen Myometriums umgeben. Charakteristisch ist die Retraktion einer Myomkapsel beim Aufschneiden, vor allem bei intramural gelegenen Myomen. Die **Schnittfläche** ist gewöhnlich grauweiß gefärbt. Ferner sieht man häufig eine knotige Struktur mit wirbelartiger Anordnung der Myomfasern. Die **Konsistenz** der Myomknoten ist wechselnd in Abhängigkeit vom Reifezustand, dem Bindegewebegehalt, der Gefäßversorgung und nicht selten vom Ernährungszustand des Tumors.

Am häufigsten bilden sich Myome im Corpus uteri. Infolge der **Wachstumsrichtung** können sie sich subserös, intramural oder submukös entwickeln. Je nach Lage und Anzahl der Myomknoten kann die Gebärmutter deformiert sein. Wenn submuköse oder kleine intramural gelegene Myome vorliegen, ist die äußere Gestalt des Uterus selten verändert. Zu den **subserösen Myomen** zählt auch jener Tumor, der sich zwischen den Peritonealblättern der Mesosalpinx ausbreitet und als **intraligamentäres Myom** bezeichnet wird. Wenn dieser Tumor umfangreich wird, kann es zu Kompressionen der großen Gefäße und der Nervenstränge sowie des Ureters mit Folgeerscheinungen kommen. Die **intramuralen Myome** können eine erhebliche Größe annehmen und das Cavum uteri in Breite und Länge verzerren. Das größte Myom, das jemals entfernt wurde, wog 65 kg (Hunt, 1888).

Submuköse Leiomyome beginnen ihr Wachstum primär nahe der Uterusschleimhaut. Nach dem Gesetz des geringsten Widerstands wölben sie sich bald in das Uteruskavum vor. Das oberhalb des

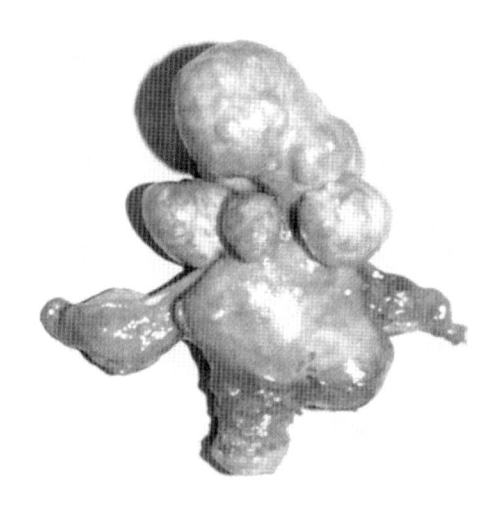

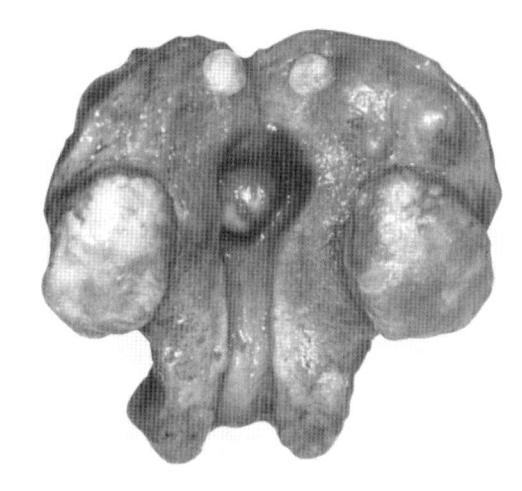

Abb. 4-17
Mehrknollige myomatöse Uteri,
a) in der vorderen Aufsicht,
b) aufgeschnittenes Präparat
(aus Mestwerdt [60]).

a

b

submukösen Myoms gelegene Endometrium ist meist dünn ausgezogen und zeigt Einblutungen. Auch ein submuköses Myom kann gestielt sein und beim Vorwachsen in das Cavum uteri als ein sog. **Myoma in statu nascendi** im äußeren Muttermund sichtbar werden.

3.2 Histogenese und Histologie

Das gewöhnliche Leiomyom ist relativ gefäßarm. Es besteht aus glatten Muskelzellbündeln, die faszikulär angeordnet sind und im histologischen Bild quer, schräg oder längs getroffen sein können. Längs getroffene Muskelzellbündel fallen durch einen stäbchenförmigen Kern auf. Zwischen den Muskelzellbündeln findet sich mehr oder minder stark ausgebildetes Bindegewebe, das im allgemeinen kernärmer erscheint als das Tumorparenchym.

Die **Kapsel** eines Myoms besteht aus konzentrisch gelagerten Lamellen des normalen Myometriums, in dem häufiger Gefäßquerschnitte erkennbar sind (Abb. 4-18 und 4-19). Bemerkenswert ist, daß in der **Nachbarschaft** der Myome auch das normale Endometrium hypertrophiert sein kann. Bei submukösen Myomen zeigt sich oberhalb des Myomknotens und ihm gegenüberliegend eine Atrophie und gelegentlich eine ödematöse Aufquellung der Uterusschleimhaut.

Bezüglich der Histogenese der Myome hat es verschiedene Theorien gegeben. Townsend sah den Ausgangspunkt eines Myoms in jeder beliebigen Muskelzelle [93]. Um die Jahrhundertwende kam die Meinung auf, daß die Myome ihren Ursprung in der Muskulatur der Adventitia kleinerer Gefäße nehmen.

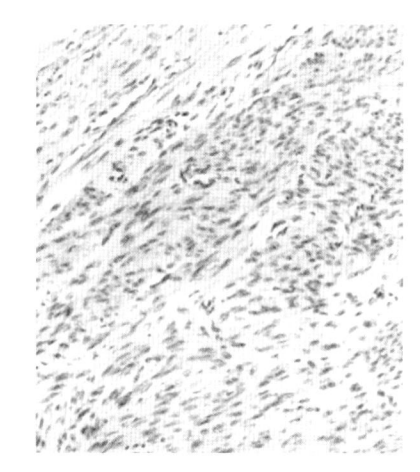

Abb. 4-18
Histologischer Ausschnitt eines Myoms mit Kapsel links oben. Vergrößerung 200fach (aus Mestwerdt [60]).

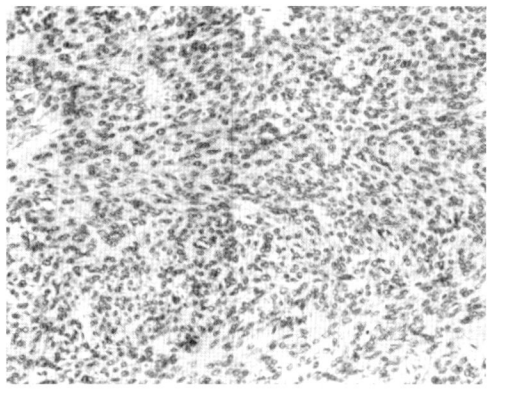

Abb. 4-19
Histologisches Bild eines zellreichen Myoms (aus Mestwerdt [60]).

Ob und inwieweit die in Einzelfällen beschriebene **Leiomyomatosis peritonealis disseminata** (LPD) als generalisierte Leiomyomatose oder als Metastase eines benignen Leiomyoms aufzufassen ist, läßt sich nicht sicher beweisen. Bemerkenswert ist, daß bisher berichtete Fälle einer LPD häufiger bei Schwangeren aufgetreten sind und daß bei der histologischen Untersuchung der disseminierten

Abb. 4-20
Histologisches Bild eines hyalinisierten Myoms. Vergrößerung 200fach (aus Mestwerdt [60]).

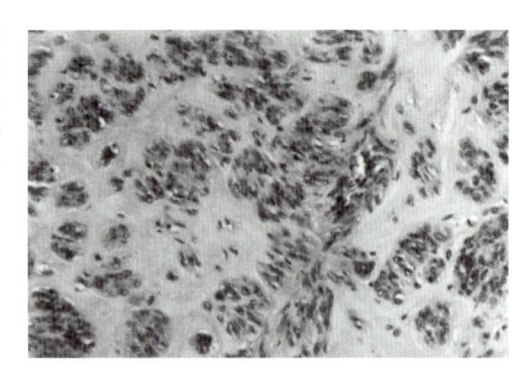

Abb. 4-21
Histologisches Bild eines verkalkten Myoms. Vergrößerung 200fach (aus Mestwerdt [60]).

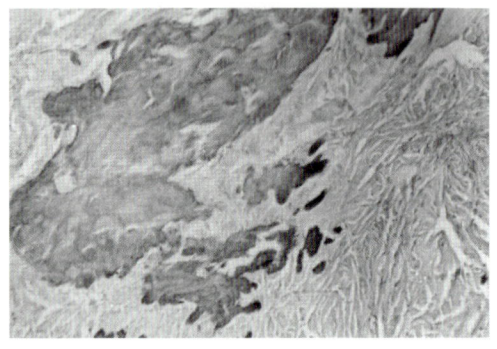

Knötchen reichlich deziduaähnliche Zellen und ein geringer Anteil glatter Muskelzellen vorliegen. Man sprach sogar von einer disseminierten fibrosierten Deziduosis. Für die Identifikation der verschiedenen Zelltypen in der LPD wird eine Serienschnittuntersuchung gefordert, um das Krankheitsbild auch histologisch genau definieren zu können [37].

4 Sekundäre Veränderungen von Uterusmyomen

Sekundäre Veränderungen verschiedenster Art sind bei Leiomyomen seit langer Zeit bekannt und häufig beschrieben worden.

Die wichtigsten Formen der sekundären Veränderungen sind die Fibrosierung und **Hyalinisierung** eines Myoms (Abb. 4-20). Beide Formen führen zu einer Verhärtung des Myoms, so daß die Schnittfläche eine mattweiße Farbe zeigt und manchmal knorpelartig beschaffen ist. Ferner kann ein Myom verkalken, was als Folge einer hochgradigen Durchblutungsstörung anzusehen ist (Abb. 4-21); am häufigsten sind subseröse Myome von derartigen sekundären Veränderungen betroffen. Außerdem kann es in jedem Myom zur Nekrose, zur fettigen Degeneration und zur myxomatösen Veränderung kommen.

Zu erwähnen ist eine besondere Form mit Nekrose und Blutung in einem Myom, die sog. **rote Degeneration**. Die charakteristische Farbe kann durch Hämolyse bedingt sein, wobei die peripheren Venen der Geschwulst verstopfen sollen. Da die Arterien weiterhin Blut in den Tumor pumpen, kommt es zur extravasalen Hämorrhagie.

Gelegentlich sind sog. **zystisch veränderte Myome** zu sehen, die durch erweiterte Lymph- bzw. Blutgefäße bedingt sein können. Man spricht von lymphangiektatischen oder teleangiektatischen Myomen. Infolge einer Altersinvolution kann es auch zur Atrophie der Myome kommen.

Entzündungen bei Myomen sind selten; gelegentlich werden sie im Wochenbett beobachtet. Auch tuberkulös infizierte Myome sind beschrieben.

Beim **pseudosarkomatösen Leiomyom** des Uterus werden drei Gruppen unterschieden [71]:
- Myome mit dichtgelagerten, spindeligen Zellen
- plexiforme Myome mit endothelialer und perizytaler Regeneration um alte Nekroseherde
- Myome mit abnormen Kernen.

Die Häufigkeit der sarkomatösen Entartung von Leiomyomen des Uterus wird mit 0,13 bis 0,81% angegeben [50].

5 Klinik des Uterus myomatosus

Trotz der Häufigkeit der Erkrankung verursacht der Uterus myomatosus bei vielen Frauen (etwa 50% der Myomträgerinnen) weder Beschwerden noch andere Symptome. Die Symptomatologie der Leiomyome wird bestimmt durch ihren Sitz, ihre Größe und ihre Wachstumsrichtung. Man unterscheidet fünf Hauptsymptome: Blutungsstörungen, Druck- und Verdrängungserscheinungen, Schmerzen, durch die Veränderung im Leiomyom selbst verursachte Symptome und vom Leiomyom hervorgerufene Allgemeinsymptome im Organismus (Tab. 4-5).

5.1 Blutungsstörungen

Von Frauen mit einem Uterus myomatosus klagen 30 bis 50% über Blutungsstörungen [45]. Es erscheint logisch anzunehmen, daß submuköse Myome häufiger Blutungsprobleme verursachen als intramurale oder subseröse Myome. Über 90% der Patientinnen mit submukösen Myomen weisen Menometrorrhagien auf. Mehrere pathophysiologische Ereignisse wurden zur Erklärung dieser Blutungen angegeben, die wahre Genese dieser Blutungen ist jedoch bis jetzt nicht komplett geklärt. Häufig werden **endometriale Veränderungen** als Ursache vorgetragen. Hypertrophien des Endometriums direkt neben einem Myom, Atrophien des

Tab. 4-5

Klinik der Myome, nach Lokalisation differenziert (modifiziert nach Mestwerdt [60])

Myomlokalisation	Symptomatologie	Diagnose	Diagnostische Maßnahmen	Differentialdiagnose
Submuskös	Meno- und Metrorrhagien (ca. 95%) gelegentlich wehenartige Schmerzen Anämie	„Caput succedaneum" eines Myoma in statu nascendi Sondenlänge > 7 cm Abradat: atrophisches und hyperplastisches Endometrium, Myomstrukturen	Hysteroskopie Abrasio	Korpus-, Zervixpolypen Korpuskarzinom eventuell Zervixkarzinom
Intramural	Menorrhagien (ca. 60%) Druck- und Verdrängungserscheinungen (Blase, Rektum, Ureter)	Uterus vergrößert, plump-beweglich, meist derb Sondenlänge > 7 cm	Schwangerschaftstest Ultraschall Zystokopie i.v. Pyelogramm Narkoseuntersuchung Abrasio	metropathischer Uterus Endometriosis uteri interna Schwangerschaft Leiomyosarkom
Subserös	Druck- und Verdrängungserscheinungen (Blase, Rektum, Ureter, Colon descendens, Dünndarm), akutes Abdomen bei Stieldrehung mit sekundären Veränderungen der Myome	Uterus mehrknollig, rechts und/oder links ausladend, derb, wenig mobil Sondenlänge > 7 cm	Ultraschall Zystokopie i.v. Pyelogramm Narkoseuntersuchung Laparoskopie	Adnextumor entzündlicher Adnexprozeß alte Extrauteringravidität Darmtumor

Endometriums auf den Myomen oder Ulcerationen des Endometriums auf dem Myom bzw. an der kontralateralen Seite der Gebärmutter während der Menstruation wurden als Ursache der Menorrhagien angegeben. Es wurde auch postuliert, daß die vergrößerte endometriale Oberfläche, die ein submuköses Myom in das uterine Cavum entstehen läßt, die Ursache der Menorrhagien seien. Eine erhöhte fibrinolytische Aktivität der Myome wurde auch als Pathomechanismus dargestellt.

Die myombedingten Blutungsprobleme werden erklärt durch das Modell von Farrer-Brown und Buttram [14a, 25]. Der Hauptgedanke ist, daß Myome durch ihre Größe auf den venösen Abfluß des Endometriums drücken und hierdurch **venöse Ektasien** entwickeln. Daß solche Ektasien bestehen, wurde mehrfach histologisch nachgewiesen. Molekularbiologische Untersuchungen belegen, daß diese Ektasien nicht durch Kompression entstehen, sondern das Resultat von lokalen Effekten verschiedener vasoaktiver Wachstumsfaktoren sind [89]. Durch das Ausmaß der Ektasien kann die normale Gerinnung nicht Schritt halten, was dann zu starken Menorrhagien führt.

Eine besondere Form stellt das Myom in statu nascendi dar. Ein gestieltes intracavitäres Myom wirkt im Corpus uteri wie ein **Fremdkörper**, von dem sich die Gebärmutter durch Kontraktion zu befreien versucht. Hierdurch können diese Myome wirklich „entbunden" werden. Falls dies nur inkomplett geschieht oder wenn das Myom längere Zeit in der Scheide hängt oder sich an der Vulva zeigt, wird die Oberfläche durch Scheuerphänomene verändert. Die Oberfläche des Myoms ist, auch durch die oft begleitende Infektion, sehr verletzlich und blutet schnell.

Bei Frauen mit abnormalen uterinen Blutungen und Myomen muß nicht immer das Myom die Ursache der Blutung sein. Auch andere Ursachen wie Malignität, Infekte, Traumata, Medikamenteneinnahme, Gerinnungsprobleme, Adenomyosis oder dysfunktionelle uterine Blutungen können vorliegen.

5.2 Druck- und Verdrängungserscheinungen

Druck- und Verdrängungserscheinungen sind in erster Linie vom Sitz und von der Wachstumsrichtung der Myome abhängig. Sowohl intramurale als auch subseröse Leiomyome, insbesondere solche, die an der Uterusvorderwand oder im Fundus zu liegen kommen, führen durch Druck auf die Blasenwand zu schweren Blasenreizungen und in der Folge zu Miktionsbeschwerden. Bei einem großen, retroflektierten Uterus myomatosus kann es sogar zu einer Verdrängung von Harnblase und Urethra nach oben kommen, so daß als Folgeerscheinung eine Harnretention mit Zystitis und Ischiuria paradoxa auftreten kann. Auch eine Harnsperre wird gelegentlich beobachtet. Intraligamentäre Myome führen nicht selten zu einer Verdrängung und Kompression des Ureters, so daß sich ein Hydroureter bzw. eine Hydronephrose ausbilden kann [70].

Ein Druck auf sensible Nervenfasern in der Kreuzbeinhöhle wird insbesondere von Hinterwandmyomen verursacht. Wenn der Tumor zum Rektum hin wächst, kann es zu Obstipationsbeschwerden oder sogar zu Ileussymptomen kommen.

5.3 Schmerzen

Ca. 20 bis 30% der Myompatientinnen klagen über Schmerzen. Dabei lassen sich Ursachen für die Schmerzsymptomatik meist von der Geschwulst her erklären:
- Die Torsion eines subserösen gestielten Leiomyoms kann zu peritonealen Reizerscheinungen mit akutem Abdomen führen.
- Die „Geburt" eines submukösen Leiomyoms durch die Zervix kann einen wehenartigen Schmerz verursachen.
- Degenerative Veränderungen der Myome, z.B. im Zusammenhang mit Erweichung, Einblutung, aseptischer Nekrose oder Ruptur der Kapsel, können ebenfalls peritoneale Reizerscheinungen mit einem akuten Abdomen hervorrufen.
- Verwachsungen mit Nachbarorganen, vor allem mit dem Darm, wie sie insbesondere bei sekundär veränderten Myomen auftreten können, sind ebenfalls gelegentlich als Ursache für eine Schmerzsymptomatik verantwortlich.

5.4 Allgemeinsymptome

Uterusmyome können sekundäre Allgemeinstörungen hervorrufen. Hierzu sind die Anämien und die Herz-Kreislauf-Beschwerden zu rechnen, die als Folge der bei Uterusmyomen häufig auftretenden Blutungsstörungen aufzufassen sind.

6 Diagnostik bei Uterus myomatosus

6.1 Klinische Parameter

Die Diagnose eines Leiomyoms ist bei Vorliegen eines mehrknolligen Uterus myomatosus durch eine bimanuelle Untersuchung einfach. Handelt es sich um ein solitäres Leiomyom mit einer rechts- oder linksseitigen Wachstumsrichtung, so kann es unklar sein, ob dieser Tumor den Adnexen oder dem Uterus entspringt. Dabei gibt auch die Konsistenz eines solchen Tumors keine weiteren Aufschlüsse über seinen Ursprung. Durch Erhebung einer genauen Blutungsanamnese kann jedoch zusammen mit anderen diagnostischen Maßnahmen die Diagnose eines Uterus myomatosus relativ leicht gestellt werden.

6.2 Bildgebende Verfahren

Eine für die Patientin wenig belastende zusätzliche Untersuchung ist die Ultraschalldiagnostik. Durch die große Gewebedichte bedingt das Myom eine starke Absorption der Schallwellen, während zystische Tumoren wegen ihrer geringen Absorption der Schallwellen deutlich von Myomen zu unterscheiden sind (Abb. 4-22). Bei einem erfahrenen Untersucher stimmt die Ultraschalldiagnose mit der klinischen Diagnose weitgehend überein. Es gelingt darüber hinaus, Tumoren, die nach der Palpation anscheinend dem Adnexbereich zuzuordnen wären, mit Hilfe der Ultraschalluntersuchung als Myome zu identifizieren. Differentialdiagnostische Schwierigkeiten in der Ultraschalldiagnostik können auftreten, wenn Uteruszysten oder zystisch veränderte Leiomyome vorliegen, die auch gegen zystische Äquivalente der Adnexe abgegrenzt werden müssen.

6.3 Invasive Methoden

Endoskopische Techniken zur Diagnostik und Behandlung des Uterus myomatosus haben in den letzten Jahren zunehmend an Bedeutung gewonnen. Technische Probleme haben dazu geführt, daß die **Hysteroskopie**, die als Methode schon seit 1869 bekannt ist, längere Zeit vernachlässigt wurde. Organspezifische Probleme wie die Empfindlichkeit des Endometriums, das bei mechanischer Verletzung sehr schnell mit Blutungen und Beeinträchtigung der Sichtverhältnisse reagiert, und die Notwendigkeit der Entfaltung des an sich kollabierten kleinen Uteruskavums mittels spezieller Distensionsmedien sind erst in den letzten zehn Jahren zufriedenstellend gelöst worden.

Die modernen diagnostischen Hysteroskope weisen einen Schaftdurchmesser von 3 bis 5 mm auf, was bei den meisten Patientinnen eine direkte Einführung in das Kavum ermöglicht. In einer größeren Untersuchungsserie wurde gezeigt, daß lediglich bei 5,16% von 4204 ambulanten Hysteroskopien der Untersuchungsvorgang nicht möglich war [15]. Für die ambulante diagnostische Hysteroskopie wird eine Ringer-Laktat- oder Hartmann-Lösung verwendet. Als gasförmiges Medium wird CO_2 angewandt. Zur Durchführung der ambulanten Hysteroskopie wird das Hysteroskop unter Sicht durch den Zervixkanal vorgeschoben. Das Anhaken der Portio ist nur selten notwendig. Es erfolgt eine Gesamtbeurteilung der Kavumsymmetrie, des Endometriumaufbaus und eventueller pathologischer Prozesse. Bei Vorhandensein von pathologischen vaginalen Blutungen werden Myome bei der einfachen Kürettage häufig übersehen. Die Hysteroskopie ist in diesen Fällen zu einem wesentlichen diagnostischen und behandlungsorientierenden Hilfsmittel geworden (Abb. 4-23 und 4-24) [43].

Die **Laparoskopie** kann bei Unklarheiten in der Differentialdiagnose zwischen Myom und Adnextumor eine weitere Hilfestellung leisten. Bei größeren palpablen Tumoren, die ohnehin einer histologischen Diagnose unterzogen werden müssen, scheint eine obligate Vorschaltung der Laparoskopie nicht indiziert. Eine zusätzliche Beschreibung von Ausdehnung, Sitz und Relation zu den umliegenden Organen kann durch Ultraschall, evtl. auch durch eine Computertomographie oder eine Kernspintomographie erfolgen.

7 Differentialdiagnostik des Uterus myomatosus

Im vorangegangenen Teil 6 sind differentialdiagnostische Probleme bereits angesprochen worden.

Schwierigkeiten können auftreten bei der Differenzierung des Uterus myomatosus von der **Endometriosis uteri**, die in etwa 40% mit einem Uterus myomatosus einhergeht (siehe auch Kap. 8). Auch die Endometriosis uteri führt zu einer diffusen Vergrößerung der Gebärmutter, wie sie durch intramurale sowie submuköse Leiomyome hervorgerufen sein kann. Beide Krankheitsbilder geben sich durch Blutungsstörungen zu erkennen. Allerdings beobachtet man bei der Endometriosis uteri häufiger Dysmenorrhöen.

Bei Uterus myomatosus und **gleichzeitig bestehender Gravidität** fällt nicht nur die Vergrößerung der Gebärmutter, sondern auch die schwangerschaftsbedingte Auflockerung der Myome auf. Wesentliche diagnostische Hilfmöglichkeiten in diesen Fällen stellen die Ultraschalluntersuchung und der Schwangerschaftstest dar.

Gelegentlich kann auch ein **sarkomatös entartetes Leiomyom**, das meist bei älteren Patientinnen auftritt, eine auffällig weiche Konsistenz erkennen lassen.

Die Differentialdiagnose zum **Ovarialtumor** sollte zunächst mit Hilfe der gynäkologischen Untersuchung abgeklärt werden. Wird dabei der Uterus durch die Palpation bewegt, so wird ein vom Uterus unabhängiger Adnextumor diese Bewegung nicht mitmachen. Schwierigkeiten ergeben sich,

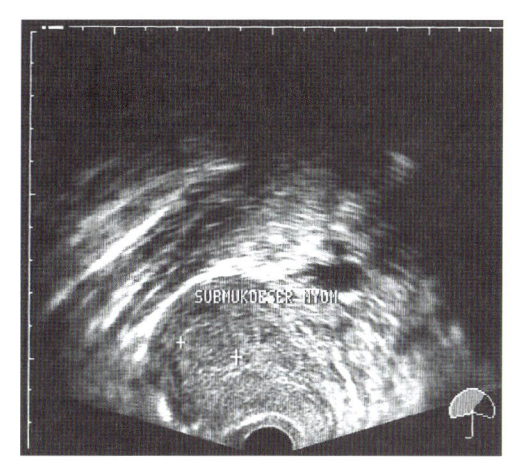

Abb. 4-22
Uterus myomatosus im vaginalen Ultraschallbild. Das obere Bild zeigt ein submuköses Myom, das untere Bild zeigt ein subseröses Myom.

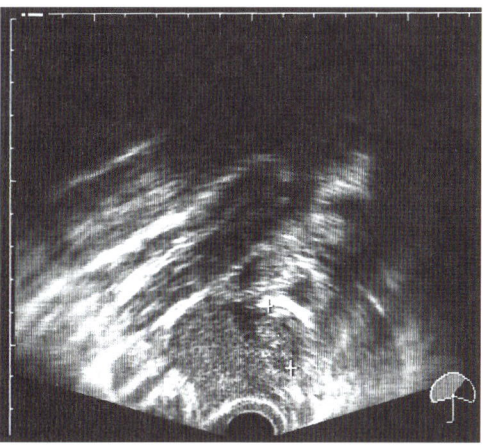

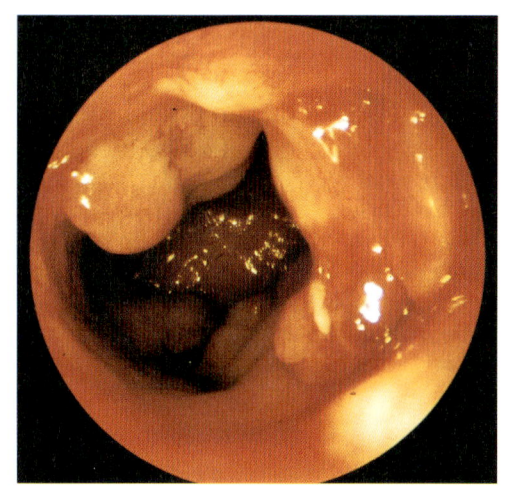

Abb. 4-23
Submuköse Myome im hysteroskopischen Bild.

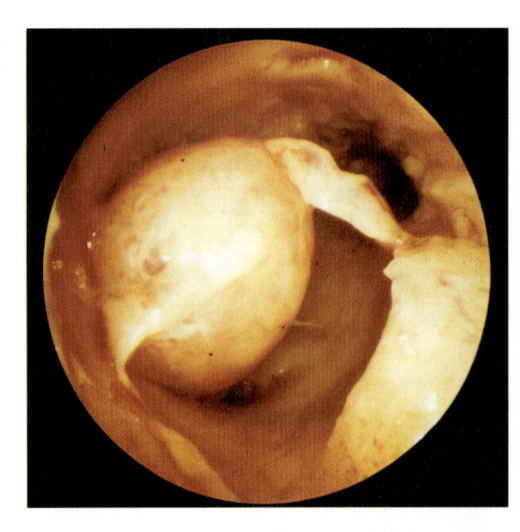

Abb. 4-24
Intrakavitäres Myom im hysteroskopischen Bild.

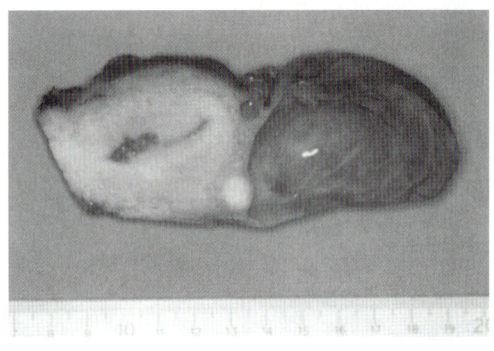

Abb. 4-25
Operationspräparat einer Uteruszyste (aus Mestwerdt [60]).

Myome, die beim ersten Arztbesuch bereits über 10 cm groß sind oder ein Wachstum von mehr als 20% in 6 Monaten aufweisen, sollten Anlaß zur Beunruhigung sein!

wenn der Adnextumor mit dem Uterus verbacken ist, wie es häufig nach chronisch-rezidivierenden Adnexitiden oder auch bei malignen Adnextumoren der Fall sein kann. Bei chronischen Adnexprozessen, insbesondere nach Entzündung mit Saktosalpingen und Tuboovarialzysten, bestehen meist erhebliche Verwachsungen mit dem Uterus, der Beckenwand und auch dem Douglas-Raum.

Ein **perityphlitischer Abszeß**, in den der Uterus mit einbezogen sein kann, läßt sich wegen seiner Schmerzsensationen häufig nur schwer von einem **nekrotisierten** oder **hämorrhagisch infarzierten Myom** durch die einfache klinische Untersuchung unterscheiden, die darüber hinaus durch Abwehrspannung der Patientin während der Untersuchung erschwert ist.

Ähnliche Schwierigkeiten können sich bei einer **Extrauteringravidität** ergeben, insbesondere bei verschleppten Fällen mit bereits negativem Schwangerschaftstest. Auch hier steht die Schmerzsymptomatik deutlich im Vordergrund, wobei wiederum an ein hämorrhagisch infarziertes oder nekrotisch gewordenes gestieltes Myom gedacht werden muß.

Differentialdiagnostisch muß auch an seltene Krankheitsbilder wie **Uteruszysten** gedacht werden (Abb. 4-25). Im Ausnahmefall kann eine Uteruszyste auch einmal durch Echinokokken hervorgerufen sein.

Der **diffus vergrößerte, plumpe Uterus** kann nicht nur durch ein Leiomyom bedingt, sondern auch Folge einer chronischen Endomyometritis, der Endometriose oder eines sog. metropathischen Uterus sein (siehe auch Abschnitt „Metropathischer Uterus").

Submuköse Myome sind von **Zervixpolypen** zu unterscheiden. Zervixpolypen sind häufig zungenförmig gestaltet und weisen eine weichere Konsistenz auf (siehe auch Kap. 3, Abschnitt „Pseudotumoren der Cervix uteri", Teil 1).

Zur Differentialdiagnose gegenüber **Darmtumoren** bzw. **retroperitonealen Tumoren**, z.B. Lipomen und Tumoren, die vom sympathischen Nervensystem ausgehen, steht die Computertomographie bzw. die Kernspintomographie zur Verfügung.

8 Therapie des Uterus myomatosus

8.1 Konservative Maßnahmen

Wie oben bereits angegeben, sind 50% der Myomträgerinnen beschwerdefrei, und dies ist relativ unabhängig von der Größe des Myoms. Konsequenterweise ist eine weitere Therapie hier nicht notwendig. Man kann den Patientinnen vorschlagen, die weitere Dynamik der Myome regelmäßig mittels Ultraschall überwachen zu lassen. Beunruhigend sind Myome, die beim ersten Arztbesuch bereits über 10 cm groß sind, oder Myome, die ein nachgewiesenes Wachstum von mehr als 20% in 6 Monaten aufweisen.! Asymptomatische Myome, die bereits eine gewisse Kompression der Ureteren verursachen, sollten therapiert werden, um einer weiteren Beeinträchtigung der Nierenfunktion vorzubeugen. Ansonsten gilt die Aussage: „no symptoms, no surgery".

8.1.1 Medikamentöse Therapie

Die medikamentöse Therapie der Myome beschränkt sich auf wenige Substanzen, kann aber dennoch sehr variabel eingesetzt werden. Wenn die Situation der Patientin es erlaubt, ist es möglich, die Beschwerden zuerst symptomatisch zu behandeln. Diese Therapien sind nicht kausal und nur zeitlich begrenzt einzusetzen. Die hormonelle Therapie der Myome hat als Ziel, die Myomgröße zu reduzieren. Dies wird errreicht durch die Induktion einer Hypoöstrogenämie. Als generische Substanzen stehen Danazole, Gonadotropin Releasing Hormon (GnRH)-Analoga und GnRH-Antagonisten zur Verfügung. Auch Mifepristone, ein Antiprogesteron, wurde zur Behandlung von Myomen eingesetzt.

Der Einsatz von **GnRH-Analoga** bewirkt einen postmenopausalen Östrogenspiegel. Durch die Reduktion der Myomgröße können sowohl Blutungsprobleme als auch größenabhängige Beschwerden behandelt werden. Bei der Anwendung von Analoga sind die Depotpräparate mit einer Wirkungsdauer von 4 Wochen einer transnasalen Applikation überlegen, weil die Bioverfügbarkeit sicherer und stabiler ist. Bei den Antagonisten sind zur Zeit nur täglich zu verabreichende s.c.-Injektionspräparate verfügbar (Cetrotide®). Es wurden ebenfalls Depotpräparate getestet, jedoch ist der Spiegel an aktiver Substanz instabil [28].

Nach Absetzen der Behandlung kommt es in der Regel wieder zum raschen Wachstum der Myome bis zur ursprünglichen Größe innerhalb von 3 Monaten. Die Einsetzbarkeit beider Therapieformen wird eingeschränkt durch ihre **Nebenwirkungen**. Hierbei sind nach einer 6monatigen Behandlungszeit die Osteoporose und das kardiovaskuläre Risiko zu berücksichtigen. Deswegen können die Präparate nicht lange ohne Zusatztherapie verabreicht werden. Der Zusatz besteht in der Verabreichung von Östrogenen und Progestogenen. In der anglo-amerikanischen Literatur wird dies als **„Add-back"-Therapie** bezeichnet. Hierbei wird der Patientin 3 Monate ein GnRH-Analogon verabreicht, um die Volumenreduzierung der Myome zu ermöglichen. In Folge erhält die Patientin eine gewisse Menge Östrogene und Progestogene. Hiermit können die vasomotorischen Erscheinungen der GnRH-Therapie erfolgreich behandelt werden. Die Hypothese ist, daß die Menge an Östrogenen gegeben wird, die ausreichend sein sollte, um die klimakterischen Beschwerden zu behandeln, jedoch zu klein ist, um das Myomwachstum zu beschleunigen [30].

Die Zielgruppe dieser Therapieform sind **periklimakterische Frauen mit symptomatischen Myomen.** Man kann die Add-back-Therapie durchführen, bis die Patientin die natürliche Menopause erreicht. So kann im Einzelfall eine Operation vermieden werden. Es ist unmöglich, eine Altersgrenze zu definieren, bei der man diese Add-back-Therapie nicht durchführen sollte. Die Patientin soll sicher periklimakterisch sein. Langzeitergebnisse, die über eine Zeit von 1 bis 2 Jahren hinausgehen, sind kaum bekannt.

Für **Myomträgerinnen mit Kinderwunsch** stellt die Add-back-Therapie keine Alternative zur Operation dar.[1] Die Hauptanwendung der GnRH-Therapie liegt theoretisch in der präoperativen Reduzierung der Myomgröße. Die GnRH-Therapie ist teuer, reduziert den intraoperativen Blutverlust, verursacht aber keine wesentliche Reduktion der Operationszeit oder reduziert die postoperative Morbidität [51]. Ein Nachteil ist, daß die Trennungsebene zwischen Myom und Myometrium deutlich schlechter darstellbar ist. Die perioperative GnRH-Therapie ist nur sinnvoll bei der operativen Hysteroskopie.

Die meisten myombedingten Operationen haben einen elektiven Charakter. Die Rechtsprechung verlangt, daß bei jedem elektiven Eingriff die Patientinnen über die Möglichkeit und evtl. Durchführung einer Eigenblutspende informiert werden. Die Verabreichung von GnRH-Analoga entbindet den Arzt nicht von seiner Transfusionsaufklärungspflicht. Durch die ausbleibende Monatsblutung steigt der endogene Hämoglobinwert und reduziert die Wahrscheinlichkeit einer Bluttransfusion von Eigen- oder Fremdblut. Eine perioperative Anämie kann ebenfalls mittels einer Eisentherapie oder Erythropoetin behandelt werden.

Mifepristone, ein **Progesteronantagonist**, wurde ebenfalls bei der Behandlung von Myomen eingesetzt. Bei Einnahme von 25 mg oder 50 mg pro Tag konnte Murphy bei 27 Patientinnen eine Myomgrößenreduktion von 22% nach 4 Wochen, 39% nach 8 Wochen und 49% nach 12 Wochen zeigen. Auffällig war, daß bei den Langzeitergebnissen keine Osteoporose nachgewiesen werden konnte [61].

8.1.2 Embolisation der Aa. uterinae

Wenn die Organerhaltung das Hauptmerkmal der konservativen Therapie darstellt, ist auch die von Ravina vorgeschlagene Embolisation der Aa. uterinae als Alternative zu betrachten [75].

Die **Technik** ist relativ einfach: nach vorheriger lokaler Hautdesinfektion knapp unterhalb des Leistenbandes wird die rechte A. femoralis mit einer Nadel punktiert, über die dann in Seldinger-Technik eine Gefäßschleuse (i.d.R. 5 F) eingebracht wird. Anschließend wird eine Übersichtsangiographie des Beckens angefertigt. Danach wird dann entweder ipsilateral oder in sog. Cross-over-Technik ein geeigneter Katheter in der A. uterina positioniert. Für die Embolisation wird ein entsprechendes Embolisat (z.B. Poly-Vinyl-Alkohol (PVA) Mikropartikel) vermischt mit Röntgenkontrastmitteln und unter Durchleuchtung langsam injiziert. Die Embolisation wird beendet, wenn der Fluß in der A. uterina gänzlich sistiert. In der Regel können beide Aa. uterinae über einen Zugangweg (eine arterielle

[1] Für Patientinnen mit Kinderwunsch stellt die Add-back-Therapie keine Alternative zur Operation dar!

Punktion) selektiv sondiert werden. Nach beidseitiger Embolisation wird die Intervention beendet.

PVA ist eine radioluscente, nicht wasserlösliche, nicht metabolisierbare Substanz. Wenn PVA-Partikel in die Blutbahn injiziert werden, adhärieren sie an den arteriellen Wänden. Hierdurch wird die Flußgeschwindigkeit in der Arterie geringer. Wenn die Flußgeschwindigkeit unter ein kritisches Niveau sinkt, koaguliert das Blut in der Arterie, und der Fluß sistiert. Wenn die Arterie an einer Seite okkludiert wird, übernimmt die andere Arterie sofort die Durchblutung des gesamten Organs über die arteriellen Anastomosen zwischen beiden Systemen. Nach der Okklusion der ersten Arterie befindet sich weder das Myometrium noch das Myom in einem Ischämiezustand. Die Ischämie tritt sofort auf, wenn auch die zweite Arterie okkludiert wird. Das Signal der Hypoxie stimuliert die Blutversorgung über die Anastomose mit der A. ovarica. Die Ischämie erklärt die von den Patientinnen angegebenen, z. T. starken Schmerzen. Das Myometrium scheint resistenter gegenüber der Ischämie zu sein als die Myome.

Warum die Myome sich zurückbilden, ist durch die Tatsache zu erklären, daß die Myomzellen die Ischämie nicht so lange tolerieren wie das native Myometrium. Eine alternative Erklärung ist, daß die Myome die entstehenden Koagel nicht eliminieren können oder daß die Myome keine oder nicht schnell genug eine kollaterale Gefäßversorgung erzeugen können. Die Reduktion des Myomvolumens ist abhängig von der Menge an lebendigen Zellen. Besteht das Myom primär aus mehr fibroidem Gewebe, wird die Umwandlung von lebendigen Zellen zu fibroidem Material weniger ausgeprägt sein, und demzufolge ist die Volumenreduktion des Myoms nicht sehr ausgeprägt. Dieser Mechanismus der transienten, uterinen Ischämie mit sekundärer Reperfusion erklärt, warum bei Ischämie in der gesamten Gebärmutter das Myometrium überlebt und sich die Myome zurückbilden [4, 85].

Als **Alternative** zur Embolisation ist eine **endoskopische Unterbindung** der Aa. uterinae möglich. Das Unterbrechen des Blutflusses in der Arterie kann auf verschiedene Arten durchgeführt werden. Die Arterie kann chirurgisch mittels eines Fadens unterbunden werden, sie kann geclippt werden, oder die gesamte Arterie kann mittels bipolarer Energie verschorft werden [54].

Die Embolisation als Therapeutikum ist relativ jung, und die derzeitige Datenlage zu dieser Technik ist gering. Im Jahr 2000 überblickte man in der Literatur nur Daten von insgesamt 800 Fällen. Deswegen gilt die Embolisation noch als experimentell in dem Sinne, daß noch keine randomisierten, prospektiven Studien vorliegen, die das wahre Potential dieser Technik gegenüber den traditionelleren Behandlungsmethoden (Myomektomie und Hysterektomie) darstellt. Die retrospektiven Daten, die uns vorliegen, sind aber vielversprechend. In der Regel beträgt die Volumenreduktion der Gebärmutter ca. 58%, und die Zufriedenheit der Patientinnen liegt bei ca. 95% [44, 74]. Komplett und deutlich umschriebene Indikationen und Kontraindikationen werden zur Zeit, außer durch Ravina, in der Literatur nicht explizit dargestellt [74].

Indikationen:
- Durch Ultraschall/MRT dokumentierte, symptomatische Myome mit Wunsch nach Organerhaltung
- Lebensalter über 40 Jahre
- abgeschlossene Familienplanung
- negatives Screening auf zervikale Neoplasie/Infektiologie
- Einverständniserklärung
- Compliance für die Nachsorge.

Relative Kontraindikationen:
- Kinderwunsch
- extrem großes Uterusvolumen
- Hydrosalpinx.

Absolute Kontraindikationen:
- submuköse oder gestielte subseröse Myome
- Kontraindikationen für invasive radiologische Intervention (bekannte Kontrastmittelallergie, Hyperthyreose, eingeschränkte Nierenfunktion, Gerinnungsstörungen).

Neben der Strahlenbelastung sind die **Hauptrisiken** dieser Therapie die unabsichtliche Embolisation anderer Gefäße (prämature Menopause), Sepsis und Schmerzen (Post-Embolisations-Schmerz-Syndrom).

In der Literatur wurden bis jetzt zwei letale Ausgänge beschrieben. Eine Patientin verstarb aufgrund einer Sepsis, und eine andere Patientin verstarb nach einer Lungenembolie [96, 97].

Entwürfe multizentrischer Studien, die die Wertigkeit dieser Therapie klären könnten, wurden bereits zusammengestellt [10].

8.2 Operative Maßnahmen

Die **Indikation** zur operativen Therapie ist unter den folgenden Umständen gegeben:
- starke Periodenblutungen (Menorrhagien) mit Neigung zur Anämie ohne hormonelle Therapiemöglichkeit

- Schmerzsymptomatik (Stieldrehung, Nekrose, Blutung in die Myomkapsel)
- schnelles Wachstum des Myoms (Verdacht auf Sarkom bzw. Differentialdiagnose Ovarialtumor)
- erhebliche Größe des Myoms oder Myoma in statu nascendi
- Unsicherheit in der Diagnose.

Die organerhaltende operative Behandlung umfaßt die operative Hysteroskopie, die operative Laparoskopie mit Myolyse und Myomenukleation und die klassische Myomektomie per Laparotomie. Die radikalere Therapieoption ist die subtotale oder komplette Hysterektomie. Diese kann sowohl endoskopisch als auch per Laparotomie durchgeführt werden.

8.2.1 Organerhaltende operative Maßnahmen

Operative Hysteroskopie

Submuköse Myome werden klassifiziert nach Wamsteker [104]. Hier werden Myome unterteilt nach ihrer intramuralen Ausbreitung:

- Ein **Typ-0-Myom** ist ein pedunkuliertes Myom mit einer geringen intramuralen Komponente.
- Ein **Typ-I-Myom** hat einen intramuralen Anteil von weniger als 50%.
- Ein **Typ-II-Myom** hat einen intramuralen Anteil von mehr als 50%.

All diese verschiedenen Formen können eine uterine Blutung hervorrufen, aber nicht alle Myome sind operativ hysteroskopisch, wenn überhaupt in einer Operationssitzung, zu resezieren. Transmural wachsende Myome können besser per Laparotomie entfernt werden (siehe Abb. 4-29)

Überhaupt sind **submuköse Myome von mehr als 4 cm** problematisch. Diese Myome füllen die gesamte Gebärmutterhöhle und lassen deswegen keinen Raum für eine operative Hysteroskopie. Die Sichtverhältnisse werden extrem erschwert, so daß ein sicheres Arbeiten mit Unipolarstrom kaum möglich ist. Außerdem ist der Zeitaufwand, ein solches Myom zu resezieren, zu groß. Hierdurch wird die Patientin zu lange mit der Rollerpumpe verbunden, die notwendig ist, um intraoperativ das Uteruskavum aufzudehnen. Hierdurch vergrößert sich die Gefahr, an einer hypotonen Hyperhydratation zu erkranken, die sich zu einem Lungenödem bzw. einem Hirnödem entwickeln kann. Deshalb werden alle Myome, die größer als 4 cm sind, mit GnRH-Analoga vorbehandelt.[1] Falls bei einer diagnostischen Hysteroskopie mehrere kleinere Myome dargestellt werden können, sollte man sich darauf beschränken, nur die größten Myome zu entfernen. Sonst läuft man Gefahr, daß nach einer kompletten Myomektomie kaum noch Endometrium belassen wird. Dies kann den gleichen Effekt wie eine Endometriumablation haben.

Mit einer Schneideschlinge des Hysteroresektoskops wird – in Analogie zur Prostataresektion – das Myom zerstückelt und bis zu seiner Basis unterhalb der Endometriumlinie abgetragen; die Myompartikel werden dabei für die histologische Untersuchung gesammelt (Abb. 4-26 bis 4-28). Die Nutzung von hochfrequentem unipolarem Strom ist als Standard etabliert. Es bestehen ebenfalls bipolare Alternativen. Für die Distension des Uteruskavums wird eine elektrolytfreie Flüssigkeit gebraucht (Sorbit-Mannit-Lösung). Eine druck- und flußkontrollierte Rollerpumpe wird so eingestellt, daß intraoperativ immer eine gute Visualisierung erreicht wird. Der intrakavitäre Druck beträgt ca. 110 mm Hg, und die Flußgeschwindigkeit liegt bei 350 ml/min. Der Ablauf über den Außenschaft ist passiv. Die Flüssigkeit, die über das Resektoskop abfließt, wird direkt zu einer Waage geleitet. Die Flüssigkeit, die trotzdem noch aus der Scheide läuft, wird über einen Beutel, der an die Patientin geklebt wird, ebenfalls zum Waagesystem geleitet. Die Flüssigkeit, die auf den Boden des Operationssaals läuft, wird über einen Wassersauger ebenfalls dem Waagesystem zugeführt. Auf diese Art und Weise kann die Bilanzierung der Flüssigkeit korrekt verlaufen. Ab einer negativen Bilanz von 500 ml sollte die Überwachung der Patientin intensiviert werden. Ab 1000 ml Verlust ist darauf zu achten, daß der Eingriff bald beendet wird [55]. Zusätzlich kann das Serumnatrium kontrolliert werden. Falls das Natrium unter ein kritisches Niveau sinkt, wird die Operation unverzüglich abgebrochen und die Hyponaträmie korrigiert.

Die **Komplikationen** der Myomresektion per operativer Hysteroskopie sind unterteilt in intraoperative, direkt postoperative und verzögert postoperative Komplikationen. Zu den intraoperativen gehören Blutungen, Perforation, Luftembolie, Verbrennungen und die bereits erwähnte hypotone Hyperhydratation. Die direkt postoperativen Komplikationen sind hypotone Hyperhydratation, Nachblutungen und Infektionen. Die Spätkomplikationen sind Synechiebildung, infektionsbedingte Sterilität, Uterusruptur in der Schwangerschaft und Plazentalösungsprobleme.

Die **Fertilität** nach operativer hysteroskopischer Myomektomie beträgt 43 bis 53% [95, 99]. Die Resektion des Endometriums, die bei einer hysteroskopischen Myomektomie unvermeidlich ist, scheint die Fertilität nicht zu reduzieren. Bei Menorrhagien ist es nach kompletter Resektion in 80 bis 95% der Fälle möglich, eine komplette Kontrolle der Blutungen zu erreichen [104].

Wichtig ist eine korrekte Bilanzierung der Flüssigkeit bei der Hysteroskopie. Ab einer negativen Bilanz von 500 ml sollte die Überwachung der Patientin intensiviert und ab einem Verlust von 1000 ml sollte der Eingriff bald beendet werden!

[1]*Alle submukösen Myome, die größer als 4 cm sind, werden mit GnRH-Analoga vorbehandelt!*

Abb. 4-26
Operationshysteroskop.

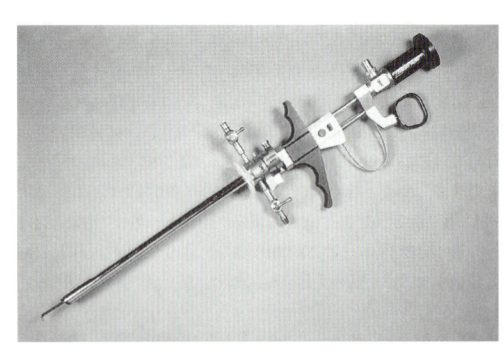

Abb. 4-27
Einsätze für die operative Hysteroskopie. Links: Resektionsnadel (bei Uterus septus), Mitte: Rollerball (zur Endometriumablation), rechts: Resektionsschlinge (zur intrakavitären Myomenukleation).

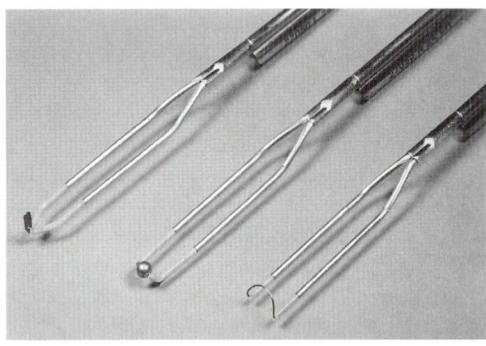

Abb. 4-28
Myomresektion mittels elektrochirurgischer Schlinge.

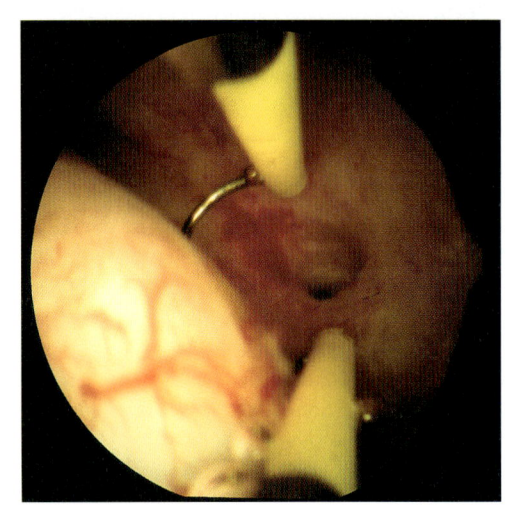

Operative Laparoskopie

Laparoskopisch sind myomatös veränderte Gebärmütter auf zwei verschiedene Wege zu therapieren: durch Myolyse und durch die laparoskopische Myomektomie. Eine dritte, bereits oben erwähnte Möglichkeit, ist die Unterbindung der Aa. uterinae als operative Alternative der Embolisation.

Myolyse: Die Myolyse ist ein chirurgisches Verfahren, bei dem mittels thermischer Energie die Myome und deren Blutversorgung koaguliert werden. Verschiedene Energieformen wurden hierbei untersucht: der Neodynium-Yttrium-Aluminium-Garnet(Nd:YAG)-Laser, bipolare Nadeln, Myolyse durch Diathermie, Kryomyolyse und die interstitielle Thermotherapie.

Bei der Nd:YAG-Lasertherapie wird eine Laserfaser unter ständiger Energieanwendung in 5-mm-Abständen in das Myom eingeführt. Das gleiche Vorgehen gilt bei der Anwendung von bipolaren Nadeln. Der erste Nachteil der Nd:YAG-Laser ist, daß die Faser sehr warm wird und deswegen gekühlt werden muß. Zweitens ist der Kaufpreis eines Lasergerätes hoch. Drittens werden nach der Lasertherapie häufig Verwachsungen beobachtet. Die bipolare Technik hat diese Probleme nicht und ist auch schneller.

Bei der Myolyse durch Diathermie werden an der Oberfläche des Myoms mittels eines CO_2-Laser Öffnungen geschaffen, über die eine Diathermiesonde in das Myom eingeführt werden kann, um die Proteine zu denaturieren. Auch bei der Kryomyolyse wird zuerst durch die Serosa des Uterus Öffnungen geschaffen, durch die die Kryosonde in das Myom eingeführt wird. Diese Methode verursacht jedoch häufig Verwachsungen und wird selten angewandt.

Bei der **interstitiellen Thermotherapie** wird ein 1,5-mm-Trokar in das Myom eingeführt, um darüber einen Diodenlaser zu applizieren. Auch für diese Methode liegen wenige Daten vor.

Das am besten dokumentierte Verfahren ist der Nd:YAG-Laser und die bipolare Nadelanwendung. Die Patientinnen werden in der Regel 3 Monate mittels GnRH-Analoga vorbehandelt. Hierdurch wird eine primäre Volumenreduktion des Myoms erreicht. Anschließend wird die Myolyse laparoskopisch durchgeführt.

In einem Kollektiv von 167 Patientinnen mit einer postoperativen Beobachtungszeit von 7 bis 12 Monaten konnte Phillips nach einer Myolyse eine Reduktion des Gebärmuttervolumens von 78,9% nachweisen. Das totale Myomvolumen war um 84,4% reduziert. Interessant ist, daß die Myolyse in der Lage war, nach der primären GnRH-bedingten Volumenreduktion nochmals eine sekundäre zusätzliche Reduktion der Myome von 30 bis 50% zu realisieren [72].

Die wichtigsten **Komplikationen** der Myolyse sind die Verwachsungsbildung, die Ischämie-bedingten postoperativen Beschwerden und Infektionen [34, 72]. Arcangeli berichtete eine Ruptur der Gebärmutter in der Schwangerschaft nach Myolyse [2]. Vilos berichtete über drei Schwangerschaften nach Myolyse. Bei zwei Patientinnen rupturierte der Uterus in der 32. bzw. 39. Schwangerschaftswoche. Die dritte Patientin wurde elektiv per Sektio in der 39. Schwangerschaftswoche entbunden [102]. Die

Zielgruppe wird dadurch zur Zeit eingeschränkt auf Patientinnen mit symptomatischen Myomen und abgeschlossener Familienplanung.[1]

Laparoskopische Myomektomie: Die laparoskopische Myomektomie ist eine wertvolle Erweiterung der endoskopischen Therapiemöglichkeiten. Es unterscheiden sich jedoch verschiedene Anwendungsgebiete. Zum einen das gestielte subseröse und zum anderen das intramurale Myom.

Ein **gestieltes Myom** kann einfach operiert werden, indem man den Stiel koaguliert und danach das Myom mit herkömmlichen mechanischen oder elektrisch angetriebenen endoskopischen Morcellatoren zerkleinert. Während der Operation wird die Integrität des Myometriums kaum beeinträchtigt.

Die Behandlung eines **intramuralen Myoms** ist wesentlich komplizierter. Nicht nur die Enukleation eines großen Myoms, sondern die Versorgung des Wunddefekts stellt ein Problem dar. Die laparoskopische Myomenukleation kann in vier verschiedene Phasen unterteilt werden. Die erste Phase ist die **Hysterotomie**. Die Inzision des Myometriums oberhalb des Myoms wird am besten in der Längsrichtung der Gebärmutter gemacht, dort, wo das Myom seine maximale Vorwölbung zeigt. Legt man die Inzision in Querrichtung, läuft man Gefahr, daß sich bei der Enukleation das Wundgebiet in das Parametrium hinein erweitert. Jedes Myom wird am besten über eine eigene Schnittführung enukleiert. Den Schnitt so zu legen, daß mehrere Myome über einen Schnitt enukleiert werden können, ist kaum möglich, da die Blutungsgefahr zu groß ist. Die zweite Phase ist die **Enukleation** des Myoms. Das Myom wird stabilisiert mittels einer Faßzange oder speziell hierfür entwickeltes Instrumentarium. Man soll versuchen, die Präparation in der Gewebeschicht zwischen Myom und Myometrium durchzuführen. Hierdurch verläuft die Operation blutungsfreier, und es müssen weniger blutstillende Maßnahmen ergriffen werden. Die dritte Phase der Operation ist das **Schließen der Wundhöhle**. Das korrekte anatomische Adaptieren der Wundränder ist technisch nicht einfach. Bei sehr großen Wunden kann man versuchen, die Wunde in mehreren Schichten zu schließen und zwar mit großen, gebogenen Nadeln. Man soll sehr darauf achten, die Basis der Wunde zu versorgen, da sonst kleine Hohlräume entstehen, die zu Hämatometrae führen, die dann einen Schwachpunkt in der Wand darstellen. Die Serosa wird sofort in der Naht des Myometriums mitgenommen. Die letzte Phase der Operation ist die **Bergung** des Myoms. Dies kann geschehen durch eine mechanische oder motorische Morcellation. Als Alternative hierzu kann eine hintere Kolpotomie oder eine Minilaparotomie durchgeführt werden.

Nicht alle Myome sind für eine laparoskopische Myomektomie geeignet. Das Myom soll einen Durchmesser von 8 cm nicht überschreiten.[II] Es sollen nicht mehr als drei Myome enukleiert werden. Am Anfang der Lernkurve sollte man sich auf kleinere symptomatische subseröse Myome beschränken.

Eine weitere Problematik ist, ob man eine laparoskopische Myomektomie auch bei Patientinnen mit Kinderwunsch anwenden sollte. Es wird oft an der geburtshilflich relevanten Qualität der postoperativen Narbe gezweifelt. In der Literatur beschreiben mehrere Autoren eine **Uterusruptur** nach einer vorherigen laparoskopischen Myomektomie [29, 31, 35, 59, 69]. Eine mögliche Ursache ist die zu intensive Anwendung von bipolarer Energie zur Blutstillung. Hierdurch entsteht ein Saum von nekrotischem Gewebe, das die Wundheilung belastet. Nicht nur Rupturen, sondern auch **uteroabdominale Fistelbildungen** wurden beschrieben. Die Inzidenz von Rupturen ist unbekannt, wird jedoch mit 1% angegeben [23]. Diese Inzidenz ist für Befürworter dieser Technik kein Grund, Sterilitätspatientinnen diese vorzuenthalten. Andererseits ist es wegen der Art dieser Komplikationen ebenso verständlich, daß mehrere Arbeitsgruppen die laparoskopische Myomektomie für Patientinnen mit abgeschlossener Familienplanung vorbehalten. Die Entscheidung zur laparoskopischen Myomektomie bei Kinderwunschpatientinnen muß deswegen nach sorgfältiger Abwägung der Risiken geschehen.[III] Die Detektion von Narbenproblemen kann während der Schwangerschaft mittels Ultraschall oder eines Kernspintomogramms untersucht werden.

In einer vergleichbaren randomisierten Studie konnte Saracchioli keinen Unterschied zwischen der Fertilität nach Laparoskopie und Laparotomie nachweisen. Die Schwangerschaftsrate nach laparoskopischer Myomektomie war 53,6% und 55,9% nach einer Laparotomie [82]. Fauconnier konnte in einer Gruppe von 89 Patientinnen eine kumulative Wahrscheinlichkeit für eine spontane Schwangerschaft von 34% nach einem Jahr und 44% nach zwei Jahren beschreiben. Die Schwangerschaftsrate war reduziert, wenn die Fertilität durch zusätzliche Faktoren wie männliche Infertilität, tubare oder ovarielle Pathologie beeinflußt wurde. Intramurale oder Hinterwandmyome beinflußten die Schwangerschaftsrate ebenfalls negativ. Die Resektion von submukösen Myomen hatte eine positive Auswirkung auf die Fertilität. Die Größe des Myoms, die Deformierung des Uteruscavums und das Alter der Patientinnen hatten keinen

---

[I] Die Myolyse wird zur Zeit nur für Patientinnen mit symptomatischen Myomen und abgeschlossener Familienplanung empfohlen!

[II] Für eine laparoskopische Myomektomie geeignet sind nur Myome, deren Durchmesser nicht größer als 8 cm ist!

[III] Die Entscheidung zur laparoskopischen Myomektomie bei Kinderwunschpatientinnen muß nach sorgfältiger Abwägung der Risiken erfolgen!

Effekt auf die Schwangerschaftsrate [26]. Die gleiche Arbeitsgruppe führte bei 45 Patientinnen eine zweite Laparoskopie durch, um die Verwachsungsbildung nach laparoskopischer Myomektomie zu untersuchen. Die allgemeine Verwachsungsrate betrug 35,6%. Wenn keine zusätzlichen gynäkologischen Eingriffe durchgeführt wurden, betrug die Verwachsungsrate nur 26,9%. Der Sitz des Myoms war bestimmend für die Verwachsungsbildung. Bei Hinterwandmyomen waren bei 33,3% Adhäsionen nachweisbar gegenüber 4,8% bei Vorderwand- oder Fundusmyomen [22].

Myomektomie per Laparotomie

Die Myomektomie per Laparotomie ist ein Standardeingriff in der Gynäkologie. Die **Indikationen** sind symptomatische Myome, die nicht durch operative Hysteroskopie oder Laparoskopie durchgeführt werden können, wobei der Wunsch nach Organerhaltung besteht. Kinderwunschpatientinnen mit Myomen stellen ebenfalls eine Indikation dar.

Technik (Abb. 4-29): Die Bauchdecke wird über einen Pfannenstielschnitt geöffnet. Die Gebärmutter wird dargestellt, und die Myomektomie wird unter mikrochirurgischen Bedingungen durchgeführt. Die Serosa wird vorsichtig mit einer bipolaren Pinzette koaguliert. Das Myometrium oberhalb des Myoms wird mit einer Unipolarelektrode inzidiert. Das Myom wird mit einer Klemme gefaßt und nach kranial stabilisiert. Dieses Vorgehen bietet zwei Vorteile. Es sorgt für eine zusätzliche Hämostase und verlagert die Gebärmutter weg von den Nachbarorganen, wodurch die Verletzungsgefahr reduziert wird. Das Myom wird mittels einer bipolaren Pinzette enukleiert, die die Blutversorgung in der Schicht zwischen Myom und Myometrium selektiv koaguliert. Es gelingt meistens, das Myom zu entfernen, ohne das Cavum uteri zu eröffnen. Die Wunde wird mittels Vicryl-1-Einzelknopfnähten in mehreren Schichten genäht. Die oberste Schicht des Myometriums wird mit Vicryl 0 versorgt. Die Serosa wird invertierend mit einer fortlaufenden Nahtreihe mit Vicryl 6/0 verschlossen. Durch die Anwendung dieser Technik ist eine Bluttransfusion äußerst selten.

In einem Kollektiv von 51 Myomträgerinnen konnte Li eine Schwangerschaftsrate von 57% darstellen. Bei Patientinnen mit zusätzlichen Infertilitätsgründen war die Schwangerschaftsrate 43% gegenüber 76% bei Patientinnen ohne Zusatzpathologie. In dieser Studie war das Alter der Patientinnen ein entscheidender Faktor. Von Frauen, die jünger als 35 Jahre waren, wurden 74% schwanger gegenüber nur 30% von Frauen über 36 Jahre. Die Lokalisation, der Sitz der Myome und das gesamte Gebärmuttervolumen hatten keine Auswirkung auf die Schwangerschaftsrate. Li konnte ebenfalls in seinem Kollektiv nachweisen, daß eine Myomektomie die Fehlgeburtsrate stark reduziert. Die präoperative Fehlgeburtsrate von 60% konnte nach der Operation bis auf 24% zurückgedrängt werden. Die Lokalisation des Myoms war hierbei nicht signifikant entscheidend [52]. Diese o. g. Schwangerschaftsraten stimmen mit den Daten von Vercellini überein, der berichtete, daß 60% der Patientinnen innerhalb des ersten Jahres nach Myomektomie schwanger wurden [98].

Eine Ruptur der Uterusnaht nach Myomektomie per laparotomiam ist selten, wird aber möglicherweise unterschätzt. Es handelt sich in der Literatur meistens um Einzelfallberichte. Das Auftreten einer Uterusruptur unter der Geburt in 4,4% der Fälle nach vorheriger Myomektomie wurde von Roopnarinesingh beschrieben [77].

Abb. 4-29 Transabdominale Myomektomie. a) Ausschälen eines subserösen Myomknotens, b) Naht des Wundbetts.

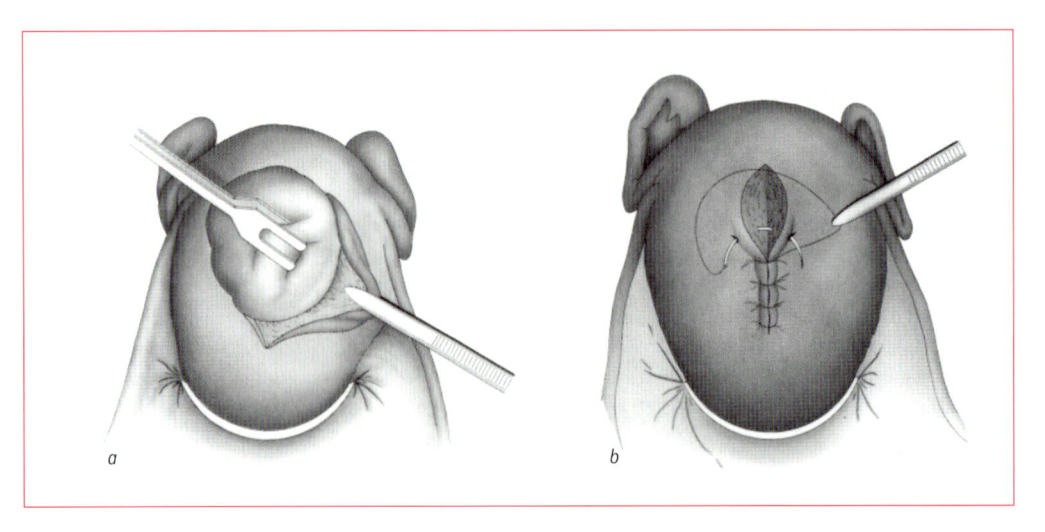

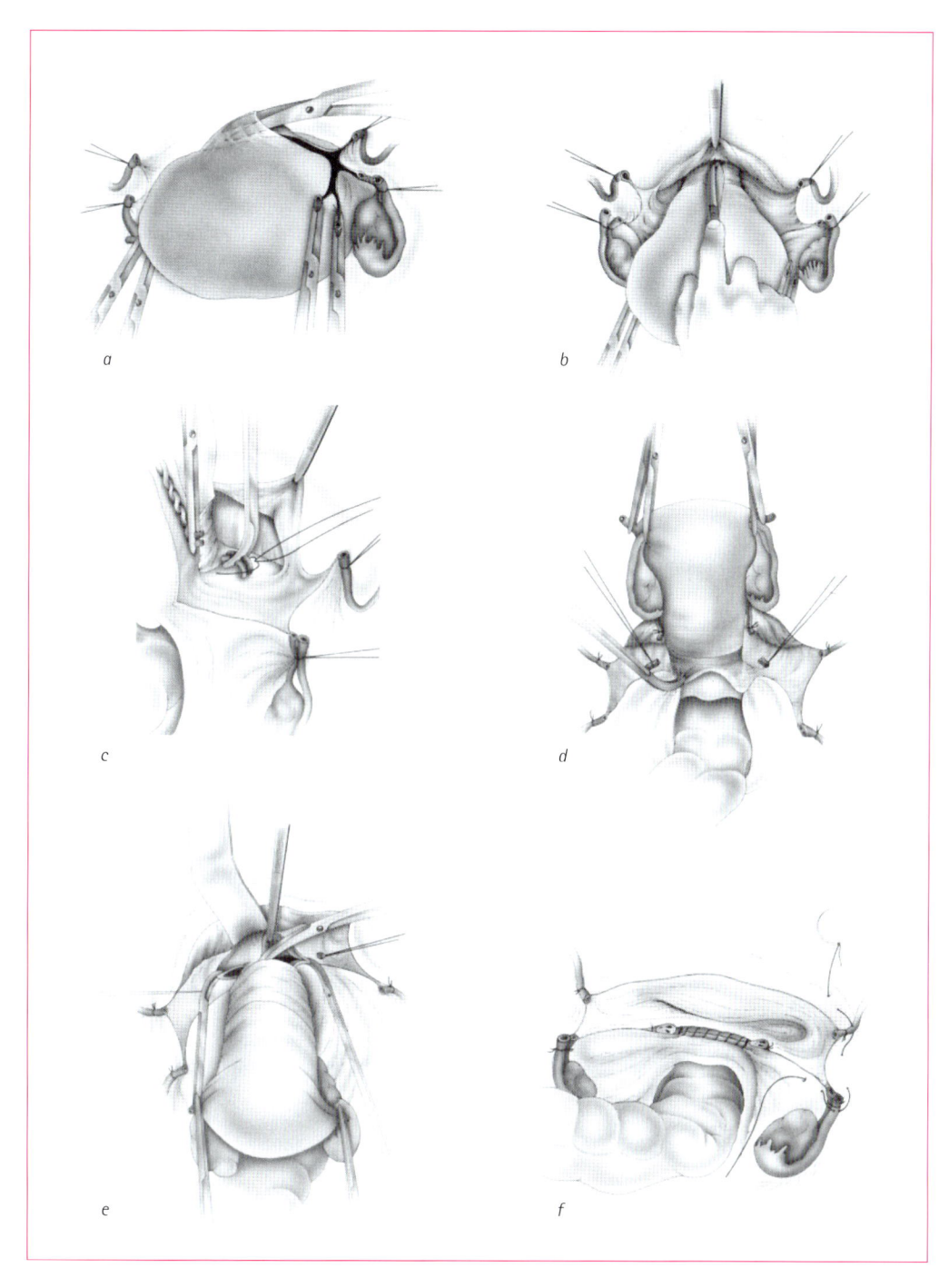

Abb. 4-30
Abdominale Hysterektomie bei Uterus myomatosus (nach [38]).
a) Absetzen der umstochenen Adnexe und des Lig. rotundum rechts,
b) Mobilisierung der Blase,
c) Umstechung der Vasa uterina rechts,
d) Absetzen der Ligg. sacrouterina,
e) Eröffnen der Vagina,
f) Stumpfversorgung und Peritonealisierung.

Die Myomektomie ist kein zwingender Grund, jede Schwangerschaft mittels Kaiserschnitt zu beenden. **Die Indikation zur Sectio** bleibt weiterhin abhängig von dem geburtshilflichen Verlauf, sollte jedoch großzügig gestellt werden. Allgemein sollte der Umgang mit Uterotonika während der Geburt eher vorsichtig sein. Dadurch bedingt kann die Sectioindikation etwas schneller gestellt werden. Wenn bei der Myomektomie das Cavum uteri geöffnet wurde, wird oft beschrieben, daß dieses eine direkte Indikation zur Sectio darstellt.

Die **Rezidivrate** nach Myomektomie ist abhängig von der Screeningmethode. Fedele nutzte eine transvaginale Ultraschalluntersuchung als Screening und dokumentierte eine kumulative Rezidivwahrscheinlichkeit von 51% in 5 Jahren. Die Rezidivwahrscheinlichkeit wird beeinflußt durch die Parität. Sie beträgt 55% für Patientinnen, die nach der Myomektomie nicht schwanger wurden, gegenüber 42% für Patientinnen, die postoperativ entbunden werden konnten [27].

8.2.2 Radikale operative Therapie

Die radikale operative Therapie umfaßt die vaginale oder abdominale Hysterektomie (Abb. 4-30). Die operativen Möglichkeiten wurden durch die endoskopischen Varianten der Hysterektomie erweitert. Die American Association of Gynecologic Laparoscopists (AAGL) hat Anfang 2000 eine Klassifizierung vorgestellt, die sowohl für Forschungszwecke als auch für den klinischen Alltag anzuwenden ist. Hier wird, neben einer komplexen Vollversion mit 17 Unterverteilungen, eine Kurzversion vorgestellt, die die verschiedenen Arten der laparoskopischen und subtotalen Hysterektomie übersichtlich darstellt. Die AAGL hat hierbei bewußt den Namen „laparoskopische Hysterektomie" gewählt und weitere Varianten auf der Basis von bekannten anatomischen Merkmalen zugelassen [64].

Der Einsatz endoskopischer Techniken ermöglicht es, eine vaginale Hysterektomie in Situationen durchzuführen, in denen früher eine abdominale Hysterektomie notwendig war. Für die Hysterektomie bei beschwerdefreiem Uterus myomatosus gibt es keine eindeutige Indikation. Nur in Fällen von silenter Ureterobstruktion durch Myome ist eine Hysterektomie auch bei asymptomatischen Patientinnen gerechtfertigt. Tabelle 4-6 zeigt die Indikationen zu präoperativen Maßnahmen und Kontraindikationen der Hysterektomie bei Myomen [20].

Die Behandlung uteriner Myome ist komplex. Durch das Verschieben des Kinderwunsches ins spätere Alter und durch den zunehmenden Wunsch der Patientinnen, die Gebärmutter zu erhalten, ist die Therapie immer sehr individuell zu gestalten.

Metropathischer Uterus

Neben der deformierenden Uterusvergrößerung durch multiple intramurale, subseröse und submuköse Myome kann eine diffuse Vergrößerung des Uterus vorliegen, der sog. metropathische Uterus. Andere Bezeichnungen sind z. B. Myohyperplasia corporis uteri, Myosis, diffuses Myom. Da nicht selten zusammen mit dieser diffusen Uterusvergrößerung auch eine Hyperplasie des Endometriums mit Blutungsstörungen vorliegt, wird gerne von einer Metropathia haemorrhagica gesprochen.

Für eine derartige Vergrößerung der Gebärmutter gibt es noch keine allgemeingültige Erklärung. Diskutiert werden eine chronische Subinvolution des Uterus nach Aborten und Geburten, außerdem eine Bindegewebevermehrung. Als wesentliche **makroskopische Befunde** fallen häufig die bis zu 10 cm und mehr messende Sondenlänge und die starke Wandverdickung des Myometriums auf. Sie kann 2 cm und mehr betragen.

Histologisch fällt eine gleichmäßige Vermehrung der Muskulatur und des Bindegewebes auf, das ebenso wie zahlreiche Gefäßwände erheblich sklerosiert sein kann. Zu erwähnen ist, daß in vielen Fällen gleichzeitig eine Endometriumhyperplasie erkennbar ist.

Bei der **Symptomatologie** stehen Menorrhagien im Vordergrund. Blutungen von bis zu zehn oder zwölf Tagen Dauer sind keine Seltenheit. Die Diagnose läßt sich meist durch die bimanuelle Untersuchung stellen. Die Überprüfung der Sondenlänge ist ein weiterer diagnostischer Hinweis.

Differentialdiagnostisch ist am ehesten an eine Endometriosis uteri mit ähnlicher Symptomatologie und Klinik zu denken (siehe auch Kap. 8). Bei

Tabelle 4-6 Indikationen, präoperative Maßnahmen und Kontraindikationen der Hysterektomie bei Myomen [20]

Indikationen
- asymptomatische Myome, die tastbar sind und die Patientin beunruhigen
- abnormale uterine Blutungen mit folgenden Eigenschaften:
  - starke diffuse Blutung oder Abgang von Koageln oder wiederholte Blutungen, die länger als 8 Tage andauern
  - Anämie durch akute oder chronische uterine Blutungen
- Unterbauchprobleme verursacht durch Myome:
  - akut und massiv
  - chronische Schmerzen oder Druckprobleme im Unterbauch

Präoperative Maßnahmen
- Ausschluß von zervikaler und endometrialer Malignität
- Ausschluß anderer Ursachen der abnormalen uterinen Blutung
- Abwägung der operativen Morbidität verursacht durch die Anämie oder sonstige Erkrankungen mit Anschluß notwendiger Therapie
- Abwägung der psychologischen Konsequenzen einer Hysterektomie
- Information über Alternativen der Hysterektomie
- Einverständniserklärung

Kontraindikationen
- bestehender Kinderwunsch
- asymptomatische Myome, die durch gynäkologische oder Ultraschalluntersuchung einem Uterusvolumen von weniger als der 12. SSW entsprechen

der diffusen Vergrößerung der Gebärmutter können sich auch diagnostische Schwierigkeiten gegenüber einer Gravidität ergeben. Zum Ausschluß trägt ein Schwangerschaftstest bei.

Therapeutisch verhält man sich beim metropathischen Uterus, insbesondere bei Blutungsanämien, wie beim Uterus myomatosus.

Seltene gutartige Tumoren des Uterus

1 Einteilung der seltenen gutartigen Uterustumoren

1.1 Echte Uteruszysten

Von den sekundär zystisch veränderten Leiomyomen und den zystischen Tumoren der Blut- und Lymphgefäße können sog. echte Uteruszysten abgegrenzt werden. Es handelt sich um eine sehr seltene Geschwulstform. Differentialdiagnostisch muß an eine Echinokokkuszyste gedacht werden.

1.2 Uterusfibrome

Ob reine Fibrome in der Gebärmutter überhaupt vorkommen, ist umstritten. Es wird die Ansicht vertreten, daß einige alternde Myome derart stark degenerativ verändert sind, daß am Ende dieses Degenerationsprozesses ein reines Fibrom steht, das seiner Ätiologie wegen „fibrös entartetes Myom" heißen müßte.

1.3 Uteruslipome

Lipome sind im Uterus äußerst selten und bieten diagnostisch keine Schwierigkeiten [18, 73].

1.4 Uterine Mischgeschwülste

Gutartige Mischgeschwülste sind reich an Fett, glatter Muskulatur und Bindegewebe. Bei den typischen glatten Muskelgeschwülsten werden epitheloidzellige Leiomyome, hellzellige und plexiforme Myomtypen unterschieden. Zwischen den einzelnen Beispielen sollen auch Übergangsformen gesehen worden sein. Als Besonderheiten sind einzelne Tumorformen in der Gebärmutter zu erwähnen. Hierzu gehören Geschwülste des Nervengewebes, das Myxom und das Osteochondrom des Uterus sowie Neurofibromatosis uteri bei der Recklinghausen-Krankheit, über die lediglich Einzelfallberichte vorliegen. Erwähnt werden sollen hier auch Einzelbeobachtungen von Fibromyomen, die in einem Fall eine Karzinoidmetastase enthielten, sowie ein Myom mit einer Metastase eines Mammakarzinoms. Ferner wurden in der Gebärmutter Lymphome, Adenomatoidtumoren, ein Gliom und ein Hämangioperizytom beschrieben [8].

1.5 Tumoren der uterinen Blut- und Lymphgefäße

Gutartige Tumoren, die vom Blut- und Lymphgefäßsystem im Uterus ausgehen, kommen außerordentlich selten vor. Hämangiome können intramural sowohl in kapillärer als auch in kavernöser Form vorliegen, wobei die histologische Einteilung keine praktische klinische Bedeutung hat. Sie können unterschiedlich groß sein und auch eine differente Wachstumsrichtung erkennen lassen. Im Fall eines myometralen Hämangioms wurde über die Diagnose mit Hilfe einer Arteriographie berichtet. In diese Gruppe seltener Tumoren des Uterus sind auch das Angiomyom und das uterine Teratom mit lymphatischer Hyperplasie einzuordnen.

Lymphangiome werden im Uterus noch seltener angetroffen. Beim sog. lymphozystischen Fibrom bestehen häufig differentialdiagnostische Probleme zum lymphangiektatisch erweichten Myom. Ein kavernöses Lymphangiomyxofibrom der Gebärmutter wurde ebenfalls berichtet. Auch die primär gutartigen Tumoren der Blut- und Lymphgefäße können gelegentlich maligne entarten.

2 Therapie der seltenen gutartigen Uterustumoren

Für die seltenen benignen Formen der angesprochenen Tumoren stellt die Operation die Methode der Wahl dar. Die sorgfältige morphologische Aufarbeitung des Operationspräparats dient zum Ausschluß einer bereits beginnenden sarkomatösen Entartung bzw. eines bereits vorhandenen Sarkoms.

Inhalt*

■	**Einleitung**	121
	Anatomische Fehlbildungen der Tube	121
1	Tubenaplasie	121
2	Partielle Tubenaplasie	121
3	Tubenhypoplasie	122
4	Akzessorische Tuben und Tubenostien	122
5	Tubendiagnostik	122
■	**Salpingitis isthmica nodosa**	123
■	**Tubenendometriose**	123
■	**Die extrauterine (ektope) Gravidität**	124
1	Diagnostik	125
2	Therapie	126
2.1	Operative Therapie	126
2.2	Medikamentöse Therapie	127
■	**Andere mögliche Ursachen einer Hämatosalpinx**	129
■	**Tubentorsion**	129
■	**Gutartige Tubentumoren**	129
■	**Paratubare Zysten**	130
1	Hydatiden	130
2	Paraovarialzysten	130
3	Retentionszysten, Walthard-Knötchen	130
4	Wolff-Adenom	130
5	Endosalpingiose	131
6	Paratubare Tumoren	131
7	Heterotope Nebennierenrinde	131

■	**Gutartige Erkrankungen des Ovars**	131
1	Funktionelle Follikelzysten des Ovars	131
2	Corpus-luteum-Zysten und Thekaluteinzysten	132
3	Das ovarielle Hyperstimulationssyndrom	132
3.1	Klinik	133
3.2	Therapie	133
4	Das Syndrom der polyzystischen Ovarien	134
4.1	Diagnostik	134
4.1.1	Neuroendokrine Störungen	135
4.1.2	Ultrasonographisches Bild	135
4.1.3	Hyperandrogenämie	135
4.1.4	Hyperinsulinämie	135
4.2	Therapie	136
4.2.1	Clomifencitrat	136
4.2.2	Clomifencitrat in Kombination mit humanem Choriongonadotropin	136
4.2.3	Gonadotropinbehandlung	137
4.2.4	Gewichtsreduktion	137
4.2.5	Glukokortikoide	138
4.2.6	Operative Verfahren	138
4.2.7	Techniken der assistierten Reproduktion	138
■	**Echte gutartige Neubildungen des Ovars**	138
1	Gutartige seröse Tumoren des Ovars	139
2	Gutartige muzinöse Tumoren des Ovars	139
3	Endometriome	139
4	Brenner-Tumoren	139
5	Keimstrang-Stromatumoren	140
5.1	Granulosazelltumoren	140
5.2	Tumoren der Thekom-Fibromgruppe	140
5.3	Androblastome (Sertoli-Leydig-Zelltumoren)	141
6	Gutartige Keimzelltumoren	141
6.1	Struma ovarii	141
6.2	Gonadoblastome	141

*Das Literaturverzeichnis findet sich in Kapitel 14, S. 306.

5 Gutartige, nicht entzündliche Veränderungen der Adnexe

R. Felberbaum, K. Diedrich

Einleitung

Gutartige, nicht entzündliche Veränderungen im Bereich der Adnexe haben in den letzten 10 Jahren deutlich an Bedeutung gewonnen, da durch die Einführung der transvaginalen Sonographie diese Diagnosen stark zugenommen haben. Die routinemäßig eingesetzte Transvaginalsonographie erlaubt es, alle physiologischen und pathologischen Veränderungen an Ovar oder Tube ab wenigen Millimetern Größe zu erkennen. Es ist daher grundsätzlich wichtig, physiologische Veränderungen im Bereich der Adnexe während eines Zyklus von echten pathologischen Veränderungen abzugrenzen, die dann auch eine operative Intervention nötig machen. Ohne Zweifel werden heutzutage viel zu viele funktionelle Veränderungen des Ovars operativ – vorzugweise laparoskopisch – behandelt, die sich früher, vor Einführung der Transvaginalsonographie der Diagnostik entzogen hätten. In der Tradition des vorzüglichen Beitrags der vorhergehenden Auflage soll hier versucht werden, die Synthese von pathologischer Anatomie mit dem medizinisch gebräuchlichen Rüstzeug der Diagnose, Differentialdiagnose, der Kenntnis des Krankheitsverlaufs und seinen Komplikationen sowie deren Therapie zu vermitteln [73].

Anatomische Fehlbildungen der Tube

Nicht erworbene anatomische Fehlbildungen der Tube sind insgesamt selten. Sie lassen sich in Hemmungsfehlbildungen (Aplasie, Hypoplasie) und Doppelfehlbildungen (akzessorische Tuben, akzessorische Tubenostien) unterteilen.

1 Tubenaplasie

Die aplastischen Fehlbildungen der Tube treten so gut wie nie isoliert auf, sondern fast immer in Kombination mit Uterus-, Ovar- und Nierenfehlbildungen. So finden sich bei unilateraler Tubenaplasie häufig eine gleichseitige Ovar- und Nierenaplasie und ein Uterus unicollis der kontralateralen Seite, während die ipsilateralen Adnexe des Hemiuterus fast immer normal sind [33]. Eine isolierte Tubenaplasie ohne andere Genitalanomalie ist eine extreme Rarität und spielt klinisch so gut wie keine Rolle.[1] Bei unilateralem Fehlen einer Adnexa oder Tube ohne begleitende renale oder uterine Fehlbildung wird als Ursache eine nichtdiagnostizierte Adnextorsion mit nachfolgender vollständiger Nekrose diskutiert [78].

2 Partielle Tubenaplasie

Die partielle Tubenaplasie ohne vorhergegangenen operativen Eingriff stellt ebenfalls nur eine Ranke dar. Die Entstehung eines solchen Tubendefekts ist aus der Organogenese schwer verständlich. Eher

[1] *Eine isolierte Tubenaplasie ohne andere Genitalanomalie ist extrem selten und spielt klinisch so gut wie keine Rolle!*

scheinen eine inapparent verlaufene Tubentorsion oder eine durchgemachte Tubargravidität für diese Pathologie verantwortlich zu sein. Wurde früher die Therapie der Wahl bei beidseitiger partieller Tubenaplasie als Sonderform der tubaren Sterilität in der mikrochirurgischen isthmo-ampullären Tubenanastomose gesehen, so sollte heutzutage auf jeden Fall die Möglichkeit der In-vitro-Fertilisation (IVF) mit diesen Patientinnen diskutiert werden. In diesem Zusammenhang erscheint es wichtig, darauf hinzuweisen, daß eine Frau mit pathologisch veränderter Tube auf nur einer Seite und anatomisch sowie funktionell normaler kontralateraler Tube hinsichtlich ihrer Fertilität als gesund zu betrachten ist.

3 Tubenhypoplasie

Abgesehen von hypoplastischen Tuben im Rahmen von Gonadendysgenesie, Intersexualität und anderen Genitalfehlbildungen sollte die Diagnose der hypoplastischen Tube ebenso wie die des hypoplastischen oder infantilen inneren Genitale mit größter Zurückhaltung verwendet werden. Zum einen können normozyklische Patientinnen ohne auffälligen Hormonstatus, die diese Diagnose aufgrund eines Aspekts ihres inneren Genitales nahezulegen scheinen, spontan und ohne Behandlung konzipieren, zum anderen gibt es keine operative oder medikamentöse Behandlungsmethode. Die psychologische Stigmatisierung, die mit dieser Diagnose einhergehen kann, sollte man den Patientinnen ersparen.

4 Akzessorische Tuben und Tubenostien

Die Häufigkeit der akzessorischen Tube wird mit ca. 5% angegeben [125]. Akzessorische Tubenostien sind noch seltener. Nebentuben sind gestielte, 1 bis 3 cm lange Gebilde, die zumeist von dem ampullären Tubenabschnitt ausgehen und mit einem unterschiedlich ausgeprägten Fimbrienkranz enden. Der Stiel ist fast immer solide und besteht aus gefäßreichem Bindegewebe und glatter Muskulatur. Selten ist eine Lichtung vorhanden, noch seltener besteht eine Verbindung mit dem Tubenlumen. Die klinische Bedeutung der Nebentuben ist ebenso wie die der akzessorischen Tubenostien gering. Allerdings scheint ihre Inzidenz in einem Sterilitätskollektiv mit 13% höher zu sein als in der Normalpopulation [123]. Zum anderen können ektope Graviditäten in einer akzessorischen Tube auftreten. Aufgrund dieser beiden Beobachtungen gilt weiterhin die Empfehlung, falls während eines operativen Eingriffs eine akzessorische Tube als Zufallsbefund entdeckt wird, diese zu entfernen [15].

5 Tubendiagnostik

Aufgrund der intraperitonealen Lage der Tube sind pathologische Veränderungen durch einfache Inspektion nicht diagnostizierbar. Da die klinischen Symptome, der gynäkologische Palpationsbefund und auch die Labordiagnostik bei den verschiedenen Tubenerkrankungen wenig spezifisch sein können, sind meist zusätzliche Untersuchungsmethoden erforderlich.

Wegen der gonadalen Strahlenbelastung ist die Hysterosalpingographie (HSG) in den letzten Jahren etwas in den Hintergrund gedrängt worden. Alternativ bietet sich die **Hysterosalpingokontrastsonographie** (HySaCo) unter Verwendung des Kontrastmittels Echovist® an. Allerdings wird auch bei diesem Verfahren in erster Linie eine Aussage zur Durchgängigkeit der Tuben ermöglicht, während zusätzliche Pathologien wie z.B. Adhäsionen oder auch eine Endometriose übersehen werden können. Daher gilt zur Zeit die **Laparoskopie mit Chromopertubation und Hysteroskopie** als „gold standard" zur Beurteilung der Tubenfunktion. Im Gegensatz zu HSG oder HySaCo ist durch die Laparoskopie eine Beurteilung der Tubenmotilität und möglicherweise bestehender peritubarer Adhäsionen möglich. Solche Adhäsionen können auch in gleicher Sitzung entfernt werden.

Auch wenn die Entwicklung von **Tuboskopen** mit einem Durchmesser von weniger als 0,5 mm eine intraluminale Beurteilung der Tuben erlaubt, so hat sich diese Technik noch nicht durchsetzen können, da die zur Zeit verfügbaren Tuboskope als noch nicht ausgereift bezeichnet werden müssen [8, 35]. Dagegen stellen sog. **„small diameter laparoscopes"** (SDL) mit einem Durchmesser von nur 2 mm eine wichtige Weiterentwicklung dar, die das Risiko und die Belastung der Patientinnen durch solch einen diagnostischen Eingriff klinisch relevant senken können [9].

Salpingitis isthmica nodosa

Die Diagnose der Salpingitis isthmica nodosa (SIN) meint eine knotige Verdickung des proximalen isthmischen Tubenanteils. Die Angaben zur Inzidenz dieses komplexen Krankheitsbildes differieren in der Literatur zwischen 0,8 und 12%. Obwohl die SIN in 30 bis 50% beidseitig auftritt, konnte eine retrospektive Analyse in Dänemark bei 193 Patientinnen mit SIN keine niedrigere Geburtenzahl im Vergleich zu einem Kollektiv ohne SIN ermittelt werden [105].

Auch wenn die Erkrankung bereits im Jahre 1887 von Chiari erstmals beschrieben und von Schauta 1888 als Salpingitis isthmica nodosa bezeichnet worden ist, ist ihre **Ätiologie** weiterhin unklar [14, 99]. Ob entzündliche Vorgänge zum Entstehen der SIN beitragen, ist weiterhin umstritten [97]. Auf jeden Fall ist die SIN keine angeborene Erkrankung. Sie kommt vor allem bei Frauen während der Geschlechtsreife vor.

Histologisch wird die knotenförmige Auftreibung des uterusnahen Anteils des isthmus tubae durch ein Eindringen von Tubenepithel in die Tunica muscularis tubae verursacht. Diese bildet ein verzweigtes, zum Teil zystisch erweitertes Gangsystem mit nodulärer Hypertrophie und Hyperplasie der umgebenden Muskelschichten (Abb. 5-1, 5-2) [60]. In histogenetischer Analogie zur Endometriosis uteri interna scheinen die drüsenförmigen Epithelstrukturen eine reaktive Muskelhypertrophie zu induzieren [120]. Allerdings grenzt das fehlende zytogene Stroma die SIN von der eigentlichen Tubenendometriose ab [52]. Die Konsistenz der beschriebenen knotigen Auftreibungen der Tuben ist derb, ähnlich der eines Myoms. Die Auftreibungen sind dabei typischerweise weder digital, noch im Rahmen der Laparoskopie mit dem Taststab komprimierbar.

Die das Lumen einengenden Strukturen können schließlich Ursache einer **proximalen tubaren Okklusion** (PTO) werden. Auch wenn die SIN sich histopathologisch unterschiedlich zur klassischen Endometriose verhält, so kann doch eine mehrmonatige Behandlung mit GnRH-Analoga in Kombination mit dem Versuch einer transzervikalen, entweder fluoroskopisch oder tuboskopisch gesteuerten Dilatation der proximalen Enge therapeutisch erfolgreich sein [121, 54]. Alternativ kämen die mikrochirurgische Resektion des betroffenen Segments oder aber die In-vitro-Fertilisation in Frage [101, 58].

Tubenendometriose

Die Tube ist eine eher seltene Lokalisation der Endometriose. Die Inzidenz der Tubenendometriose wird mit 7% angegeben [41]. Dennoch können rupturierte Tubenendometriome in seltenen Fällen auch Ursache eines akuten Abdomens mit Hämoperitoneum sein [50].

Bei der Tubenendometriose kann eine intra- und extraluminale Ausbreitung der Endometriumschleimhaut unterschieden werden [120]. Bei der **intraluminalen Form** breitet sich die Uterusschleimhaut kontinuierlich in das Lumen des intramuralen – seltener des isthmischen Tubensegments

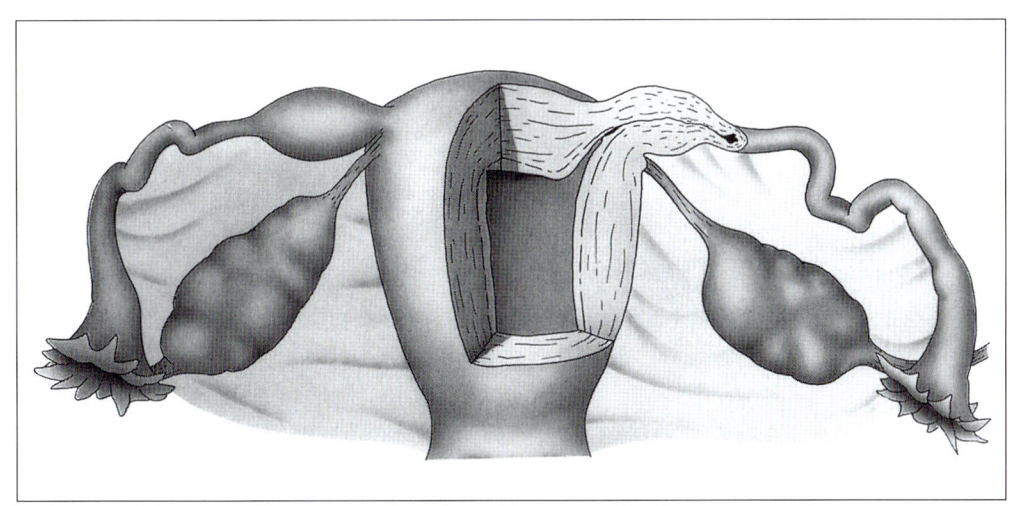

Abb. 5-1
Salpingiosis („Salpingitis") isthmica nodosa mit knotenförmigen Auftreibungen des uterusnahen Anteils der Pars isthmica.

Abb. 5-2
*Salpingiosis („Salpingitis") isthmica nodosa mit multiplen zystisch-kanalikulären Hohlräumen in der Tunica muscularis, die von Tubenepithel ausgekleidet und zum Teil von konzentrisch angeordneten Muskelschichten umgeben sind. HE-Färbung.
a) 11fache Vergrößerung, L = eingeengtes Tubenlumen.
b) Ausschnitt aus a) in 85facher Vergrößerung. (Originalbilder: H. Kastendieck, Pathologisches Institut, Allgemeines Krankenhaus Harburg).*

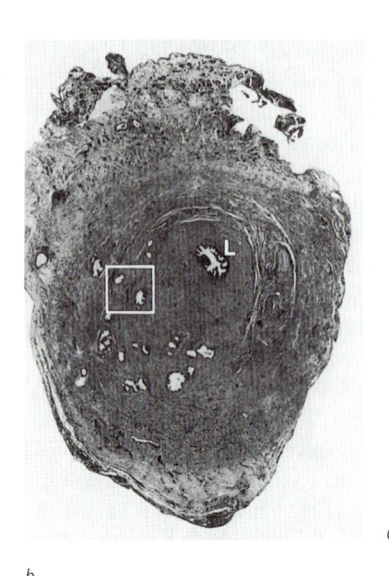

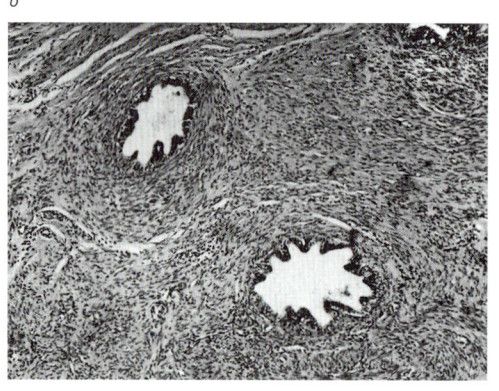

aus – und kann so zu einer partiellen oder auch vollständigen Obstruktion des Eileiters führen (Abb. 5-3). **Außerhalb** des Tubenlumens finden sich die Endometrioseherde meist im Bereich des Tubenabgangs. Dabei kann die Tubenendometriose mit knotigen Veränderungen ähnlich denen bei der Salpingitis isthmica nodosa einhergehen. Allerdings ist die Tubenendometriose gegenüber den drüsenförmigen Veränderungen bei der SIN durch den endometrialen Typ des auskleidenden Epithels ohne Flimmerzellen und den Nachweis von zytogenem Stroma gekennzeichnet [120]. Beide Tubenerkrankungen können in Kombination vorkommen [61].

Die **Behandlung** der tubaren Endometriose orientiert sich an den Therapieprinzipien der Endometriose anderer Lokalisation (diese werden an anderer Stelle ausführlich dargestellt; siehe Kap. 8). Dies ist insofern von Bedeutung, als bis vor kurzem die Möglichkeit auch einer rein medikamentösen Therapie der endometriotisch bedingten proximalen Okklusion der Tube als nicht erwiesen galt [60]. Wie entsprechende Untersuchungen aus den USA nun zeigen konnten, kann in über 60% der Fälle bei Einsatz von GnRH-Analoga mit einem therapeutischen Erfolg gerechnet werden [76].

Die extrauterine (ektope) Gravidität

Die extrauterine Gravidität stellt nach wie vor, trotz aller Fortschritte in Diagnostik und Therapie einen potentiell lebensgefährlichen Krankheitszustand dar. Dies gilt es um so mehr zu berücksichtigen, da die Inzidenz der extrauterinen Gravidität in den letzten Jahrzehnten weltweit zugenommen hat. So betrug die Inzidenz in den USA 1970 4,5 auf 1000 Schwangerschaften, aber 1986 bereits 14 auf 1000 Schwangerschaften. Die Angaben für Deutschland lagen bei einem Anstieg von 4,5 auf 9,4 ‰, also etwas niedriger. Mittlerweile wird von einer Inzidenz von 2% ausgegangen! Insgesamt kann von einer Verdopplung bis Verdreifachung der Inzidenz dieses Krankheitsbildes innerhalb von 20 Jahren ausgegangen werden [64].

Die **pathophysiologischen Mechanismen** einer Eileiterschwangerschaft sind letztendlich ungeklärt. Als Ursache für den Anstieg in der Inzidenz werden einerseits eine Zunahme von Infektionen und Operationen am Eileiter, eine häufigere Anwendung von Intrauterinspiralen bzw. eine Zunahme von hormonellen Antikonzeptiva und damit einhergehend ein verändertes Sexualverhalten und eine Verschiebung der Erfüllung des Kinderwunsches auf eine spätere Lebensphase verantwortlich gemacht, so daß potentielle Noxen längere Zeit auf den Genitaltrakt der Frau Einfluß

Abb. 5-3
Großes Tubenendometriom rechts (Z.n. Adnexektomie links).

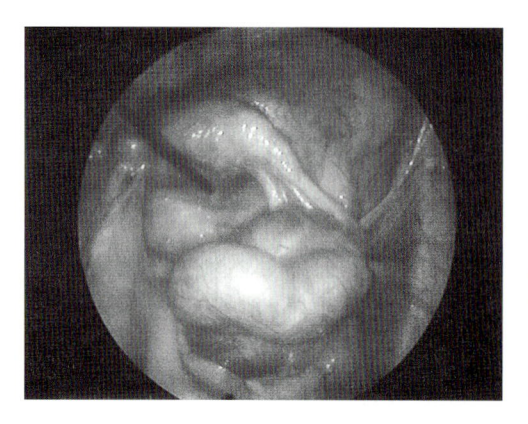

nehmen können. Eine ähnliche Ätiologie also wie bei der Zunahme der Sterilitätsbehandlungen [106]. Zum anderen hat aber auch sicher eine verfeinerte Diagnostik unter dem Einsatz quantifizierender hCG-Bestimmungen und das Aufkommen der Sonographie, vor allem der Transvaginalsonographie dazu geführt, daß viele EUG, die früher übersehen und vielleicht asymptomatisch verlaufen wären, nun entdeckt, und insgesamt die Diagnostik in einen früheren Zeitpunkt der Erkrankung verlegt werden konnte [75].

1 Diagnostik

Basierte die **Diagnostik** in früherer Zeit auf der klassischen klinischen Trias von Schmerzen im Unterbauch, irregulärer vaginaler Blutung und dem dolenten Tastbefund im Unterbauch, werden heute über 90% der Patientinnen mit Verdacht auf eine extrauterine Gravidität aufgrund der Konstellation von **positivem SS-Test** und **sonographisch leerer Uterushöhle** vom niedergelassenen Kollegen vorgestellt. Diese Tendenz ist sehr zu begrüßen, denn da die Extrauteringravidität einen zeitabhängig raumfordernden, invasiven und destruierenden Prozeß darstellt, gilt, daß je eher die Diagnose EU gestellt wird, desto geringer der anatomische Schaden gehalten werden kann, den das invasiv wachsende Trophoblastgewebe an der Tube oder an den anderen Strukturen des kleinen Beckens anrichten kann. Im Idealfall sollte der Verdacht auf eine EUG vor dem Einsetzen klinischer Symptome geäußert werden. Dies gelingt jedoch nicht immer [117].

Nur die sorgfältige Anamnese erlaubt den sinnvollen Einsatz der laborchemischen und physikalischen Untersuchungsmethoden und die richtige Einordnung der Symptome [92].

Typische Hinweise für ein **erhöhtes EUG-Risiko** sind:
- Zustand nach Operationen an den Adnexen
- Zustand nach stattgehabter EUG
- Antikonzeption mit JUP
- Antikonzeption mit der Minipille
- Zustand nach PID/TOA
- Zustand nach Sterilisation
- Sterilitätspatientin, vor allem bei bekanntem positivem Tubenfaktor.

Die wichtigste anamnestische Angabe und gleichzeitig das wichtigste Symptom sind **Blutungsanomalien**, am häufigsten in Form von Metrorrhagien nach kurzfristiger Amenorrhö.[I] Die **Allgemeinsymptome** wie Spannen in den Mammae, morgendliche Übelkeit und Erbrechen oder eine stärkere Pigmentierung der Mamillen sind dagegen nicht von einer frühen intrauterinen Schwangerschaft zu unterscheiden. Die Blutungsunregelmäßigkeit stellt dabei eine Hormonentzugsblutung, bedingt durch die sich verschlechternde Versorgungssituation des Konzeptus mit dadurch bedingtem Abfall des hCG und nachfolgendem Abfall der Progesteronsekretion durch das Corpus luteum in graviditate dar. Lokal erfolgt durch die Auftreibung der Tube eine **Dehnung der Wandung** und das Auftreten von **Schmerzen**. Diese werden als bohrend oder stechend, meist intermittierend empfunden, können jedoch auch kolikartigen Charakter haben. In der überwiegenden Zahl der Fälle kann die Patientin die Schmerzsensation auf der befallenen Seite lokalisieren.

Bedingt durch die anatomischen Gegebenheiten treten diese Symptome je eher auf, desto näher die ektope Gravidität am Uterus gelegen ist, zumindest wenn es sich um eine Tubargravidität handelt.

97% aller Extrauteringraviditäten sind Tubargraviditäten. 83% sind im ampullären Teil lokalisiert, 13% im isthmischen und nur 1,5% im interstitiell/intramuralen Teil. Dazu kommen 2,3% ovarielle Graviditäten, 0,5% primär abdominelle Implantationen und ca. 0,2% zervikale Graviditäten, die definitionsgemäß auch zu den extrauterinen Graviditäten gezählt werden [11].

Es erscheint einleuchtend, daß bei den **Tubargraviditäten** die Pars ampullaris mit einer Länge von 7 bis 8 cm und einem Durchmesser von 6 bis 7 mm aufgrund der relativen Weite und Dehnbarkeit ein relativ langes Fortschreiten der Gravidität ermöglichen. Dagegen ist der **isthmische Tubenanteil** nur 3 bis 4 cm lang, schwer dehnbar mit einer lichten Weite von nur 3 bis 4 mm. Dieser anatomische Umstand beschleunigt das frühzeitige Auftreten von subjektiven Symptomen und auch die frühzeitige Ruptur.

Die Diagnose der **ovariellen Gravidität** ist schwierig, da sie meist erst im Zustand der Ruptur symptomatisch wird. Diese tritt durchschnittlich später auf als dies bei der tubaren Gravidität der Fall ist. Der mögliche Grund ist die größere Resistenz des Ovarialgewebes und die lokale, günstigere Gefäßversorgung.

Die Bedeutung der primären **Abdominalgravidität** liegt in ihrer Seltenheit und in dem Problem der erschwerten Diagnostik bei fortgeschrittenem Gestationsalter. Für den Kliniker und den in der Praxis tätigen Arzt ist die Tatsache von Wichtigkeit, daß auch kleinste ektope Schwangerschaftsherde zu schweren intraabdominellen Blutungen führen können.[II]

[I] Wichtigste anamnestische Angabe und gleichzeitig wichtigstes Symptom sind Blutungsanomalien, am häufigsten in Form von Metrorrhagien nach kurzfristiger Amenorrhö!

[II] Auch kleinste ektope Schwangerschaftsherde können zu schweren intraabdominellen Blutungen führen!

Abb. 5-4
Sonographische Darstellung einer extrauterinen Gravidität in der linken Tube, rechnerisch 8+5 SSW. (Original von Prof. Dr. med. U. Gembruch, Bereich Pränatale Medizin, Universitätsfrauenklinik Lübeck).

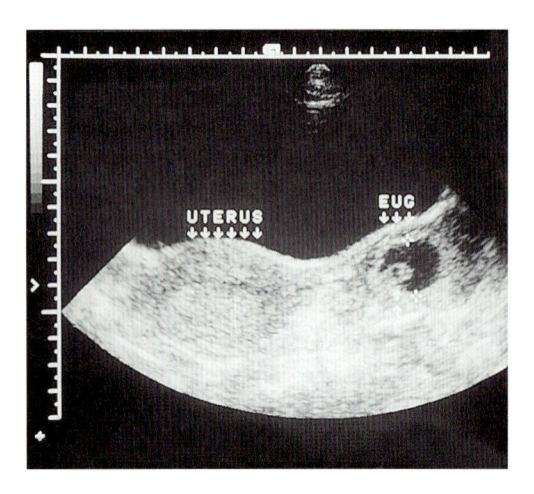

Bei gegebenem klinischen Verdacht gründet sich die **weitere Diagnostik** auf drei Säulen. HCG-Bestimmung, Transvaginalsonographie und operativer Eingriff, sprich Abrasio und/oder Pelviskopie. Von eminenter Bedeutung ist die **hCG-Serienbestimmung.** Die hCG-Verdopplungszeit in den ersten 7 Schwangerschaftswochen bei einer intakten Gravidität beträgt 2,4 Tage. Bei gestörter Frühgravidität, also auch bei der EU verläuft diese Kurve parallel zur Normalkurve, zeitlich verspätet, flacher als die Normalkurve, bildet ein Plateau oder fällt ab. Typisch ist dabei die Kombination mit einem auffallend niedrigen Progesteronwert, der meist unter 15 ng/ml liegt. Wird Douglassekret, z.B. im Rahmen einer Douglaspunktion gewonnen, so ist typischerweise die hCG-Konzentration im Douglassekret höher als im Serum. An dieser Stelle muß jedoch betont werden, daß es keine für die EU beweisende hCG-Verlaufskurve gibt. Eine EU kann zu jedem hCG-Wert, auch bei abfallenden Werten rupturieren. Es existiert kein hCG-Wert, nach dessen Unterschreiten es nicht mehr zu einer Ruptur kommen könnte.!

!Es existiert kein hCG-Wert, nach dessen Unterschreiten es nicht mehr zu einer Ruptur kommen könnte!

Mit der **Transvaginalsonographie** ist es möglich, etwa ab dem 32. Zyklustag ein intrauterines Chorion nachzuweisen. Der frühe Nachweis einer intrauterinen Rundstruktur ohne fetale Anteile darf jedoch nur zu der Diagnose „wahrscheinlich intrauterine Gravidität" veranlassen. Erst der sichere Nachweis von Herzaktionen, der etwa ab Tag 38 möglich ist, erlaubt die Diagnose „intrauterine Gravidität". Das echte Chorion sitzt dabei typischerweise exzentrisch, während der sog. Pseudogestationssack, bedingt durch Flüssigkeits- und Blutansammlung im Cavum typischerweise streng zentral lokalisiert ist. Der sichere sonographische Nachweis einer EU besteht in der Darstellung eines extrauterin gelegenen Embryos mit oder ohne Herzaktionen bei gleichzeitig leerem Cavum uteri.

Verwechslungen mit zystischen Strukturen, eingebluteten Corpus-luteum-Zysten oder Saktosalpingen sind dabei möglich (Abb. 5-4).

Ist die Diagnose nicht eindeutig, jedoch vom Hormonverlauf eine intakte Gravidität sicher auszuschließen, so sollte eine **Abortkürettage** erfolgen. Die Patientin sollte dabei bei täglichen hCG-Kontrollen stationär verbleiben, bis der histologische Befund eintritt. Wird hier kein Trophoblast, oder aber auch nur ein **Arias-Stella-Phänomen** beschrieben, so sollte die pelviskopische Abklärung erfolgen. Dieses histologische Phänomen, ausgelöst durch eine erhöhte und protrahierte Progesteroneinwirkung ist beweisend für das Vorliegen eines Trophoblasts intra- oder extrauteriner Lokalisation. Die endometrialen Drüsenzellen nehmen dabei ein sehr typisches Bild mit bizarren, oft monströs erscheinenden Kernen und einer deutlichen Vakuolisierung des Zytoplasmas an. Natürlich kann die Abortkürettage bereits mit der pelviskopischen Abklärung kombiniert werden. Vor allem die Minilaparoskopie unter Verwendung von 2-mm-Optiken, die auch in Analgosedierung und lokaler Anästhesie eingesetzt werden können, eröffnen hier neue Wege [9]. Dabei bleibt jedoch darauf hinzuweisen, daß sich die extrem frühe extrauterine Gravidität, z.B. im Fall einer kornualen bzw. interstitiellen EUG, auch dem laparoskopisch erhobenen Befund entziehen kann.

2 Therapie

Die Therapie der extrauterinen Gravidität gründet sich auf zwei Säulen, einmal der **operativen** Therapie, und zum anderen der medikamentösen Therapie unter Einsatz des Folsäureantagonisten **Methotrexat**. Das expektative Management, obwohl in der Literatur seit der finnischen Publikation von Lund aus dem Jahre 1955 immer wieder diskutiert, stellt im klinischen Alltag nur eine Ranke dar [68]. Letzteres ist meines Erachtens zu begrüßen, da dies stets ein riskantes Unterfangen darstellt. Wie bereits betont, kann eine EUG bei jedem möglichen hCG-Wert, und vor allem bei jedem möglichen hCG-Verlauf rupturieren und die Patientin in einen katastrophalen Zustand bringen. Ein expektatives Management unter ambulanten Bedingungen ist strikt abzulehnen [71].!!

!!Ein expektatives Management unter ambulanten Bedingungen ist strikt abzulehnen!

2.1 Operative Therapie

Die **Laparotomie** ist nach wie vor das Vorgehen der ersten Wahl bei der **rupturierten EUG** mit hämodynamischer Instabilität der Patientin. Dies gilt um so mehr, wenn der Operateur mit laparoskopischen Techniken nicht vertraut ist. Da im Fall der Ruptur innerhalb kürzester Zeit hohe Blutverluste zu gewärtigen sind, ist Eile geboten. Die **komplette Salpingektomie** auf der betroffenen Seite ist indiziert. Allerdings muß auch in diesem Fall die in den 50er Jahren propagierte Adnexexstirpation anläßlich der ektopen Gravidität, unter der Vorstellung, die kontralaterale Ovulation zu fördern, als obsolet bezeichnet werden. Das Ovar sollte vielmehr als endokrines Organ auch in dieser Situation im Hinblick auf später erwünschte assistierte Befruchtung erhalten bleiben.[1]

Bei der hämodynamisch stabilen Patientin mit **nicht rupturierter EUG** stellt das **laparoskopische** Vorgehen mittlerweile das Mittel der Wahl dar. Die Laparoskopie hat sich in dieser Indikation weltweit durchgesetzt. Allerdings muß auch bei der Laparoskopie zwischen ablativer und konservativer, organerhaltender Therapie unterschieden werden [29].

Im Fall einer **ampullären** Lokalisation der EUG ist die longitudinale, antimesenteriale Salpingotomie mit anschließender Entfernung bzw. Absaugung des Schwangerschaftsprodukts das empfohlene Vorgehen. Da der Konzeptus zwischen Endosalpinx und Serosa lokalisiert ist, quillt er meist spontan nach der Inzision der Serosa hervor, und kann meist leicht ohne weitere Schädigung des Tubenlumens entfernt werden (Abb. 5-5).

Die Inzision kann mit der monopolaren Nadel, der Schere oder dem Laserstrahl erfolgen. Um den Blutverlust möglichst gering zu halten, können vorher 2,5 IE Vasopressin, verdünnt in 25 ml physiologischer Kochsalzlösung in die Mesosalpinx und in die EU selbst appliziert werden. Allerdings muß dabei eine intravasale Injektion dieses Medikaments streng vermieden werden. Das Auftreten einzelner Todesfälle hat dazu geführt, daß z.B. in Frankreich die Anwendung von Vasopressin in dieser Indikation verboten ist. Nach erfolgter Blutstillung wird die Heilung per secundam intentionem abgewartet. Eine Naht ist nicht notwendig. Im Fall eines bereits begonnenen Tubarabortes kann das alleinige Absaugen der EUG ausreichend sein.

Im Fall der **isthmischen EUG** ist die segmentale Exzision sowohl beim laparotomischen als auch beim laparoskopischen Operieren das Vorgehen der Wahl. Eine Salpingotomie in dieser Lokalisation kann schwierig sein oder aber weitere Schäden an der Tube verursachen. Die segmentale Resektion erlaubt, wenn gewünscht, die spätere mikrochirurgische Reanastomosierung in einer zweiten Sitzung.

Die **laparoskopische Salpingektomie** ist angezeigt bei schwer geschädigter Tube oder großer EUG. Dabei sollte die Tube über einen Endobag geborgen werden, um den Verlust trophoblastären Materials im Bauchraum zu verhindern. Die Bedeutung der primären Salpingektomie nimmt insofern in letzter Zeit zu, als daß vor allem die Arbeiten von Jean Bernard Dubuisson aus Paris zeigen konnten, daß bei makroskopisch intakter kontralateraler Tube die Schwangerschaftsrate nach Salpingektomie nicht niedriger zu sein scheint als nach tubenerhaltendem Vorgehen, jedoch die Inzidenz erneuter EUGs signifikant niedriger ist [28].

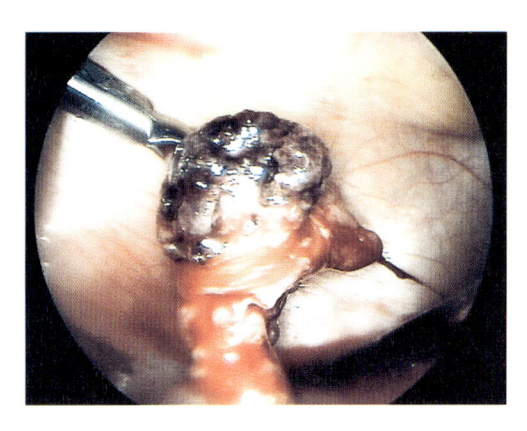

Im Fall einer ampullären ektopen Gravidität können über 90% der Patientinnen erfolgreich organerhaltend durch Salpingotomie oder fimbrialen „Milk out" behandelt werden. Ca. 10% müssen mit der Möglichkeit rechnen, daß Reste trophoblastären Materials in der Tube verbleiben. Daher ist die **postoperative Kontrolle der hCG-Verläufe** obligat. Bei persistierenden oder wieder ansteigenden hCG-Werten ist die Salpingektomie im zweiten Eingriff, oder aber die medikamentöse Therapie mit Methotrexat angezeigt. Entsprechend den vorliegenden Daten in der Literatur sind ca. 75% der operierten Tuben bei der Kontrolle durchgängig. Ca. 57% der betroffenen Patientinnen empfangen im weiteren Lebensverlauf eine intrauterine Gravidität, während 13 bis 20%, je nach Literaturangabe, erneut eine extrauterine Gravidität erleiden [92, 95].

Risikofaktoren für das Verbleiben trophoblastärer Reste sind die sehr kleine extrauterine Gravidität, die sehr frühe operative Therapie vor dem 42. Tag nach der letzten Menstruation, die hohe Konzentration von hCG (> 3000 IE/ml) präoperativ und die Nidation medial der longitudinalen Inzision.

2.2 Medikamentöse Therapie

Die medikamentöse Therapie mit Methotrexat hat sich in vielen Ländern, vor allem den USA, von einer Second-line- zu einer First-line-Therapie ent-

---

Abb. 5-5
*Laparoskopische Exstirpation des Schwangerschaftsproduktes nach longitudinaler Salpingotomie bei Tubargravidität links.
(Original von PD Dr. med. E. Malik, Universitätsfrauenklinik Lübeck).*

[1]*Das Ovar sollte als endokrines Organ im Hinblick auf eine später erwünschte assistierte Befruchtung erhalten bleiben!*

wickelt [113]. Dabei spielen ohne Zweifel auch ökonomische Faktoren eine große Rolle, da sie mit Abstand die billigste Therapie darstellt. Methotrexat als Folsäureantagonist verhindert die De-novo-Synthese von Purinen und Pyrimidinen und interferiert mit der DNA-Synthese und Zellteilung. Aktives proliferierendes trophoblastäres Gewebe ist hochgradig empfindlich gegenüber Methotrexat. Daher ist Methotrexat das Mittel der Wahl bei schwangerschaftsinduzierten Neoplasien wie der destruierenden Mole oder dem Chorionkarzinom.

Methotrexat kann sowohl intravenös als auch intramuskulär appliziert werden. Die empfohlene Dosis beträgt 1 mg Methotrexat pro kg Körpergewicht, wobei sowohl repetitive als auch einmalige Gaben mit weiterer Applikation in Abhängigkeit vom hCG-Verlauf beschrieben sind. Fast alle Patientinnen zeigen zunächst einen weiteren Anstieg der hCG-Werte über die ersten drei Tage nach der Methotrexatgabe. Nach dem 7. Tag fallen die hCG-Werte dann ab. Sie müssen bis zum vollständigen Verschwinden des hCG im Serum verfolgt werden. Dieses hCG-Verhalten entspricht der Wirkungsweise des Methotrexats als falschem Antagonisten [12].

Methotrexat kommt in erster Linie bei **operativen Therapieversagern,** oder aber **bei nicht zu lokalisierender EUG** zur Anwendung. Soll die Methotrexatgabe als alleinige Therapie zur Anwendung kommen, so sind entsprechende Scores entwickelt worden, die ein solches Vorgehen erlauben. Die einflußnehmenden Faktoren sind dabei das Alter der EUG, die Höhe der hCG-Werte, die Höhe des Progesterons, das Vorliegen subjektiver Symptome, das Vorhandensein einer Hämatosalpinx oder eines Hämoperitoneums. Stellt sich die Faktorenkonstellation als ungünstig dar, sollte von der rein medikamentösen Therapie Abstand genommen werden. Ebenso muß die Patientin engmaschig kontrolliert werden. Bei dem Auftreten subjektiver Symptome muß operiert werden. Auch unter laufender Methotrexatgabe kann es zur Ruptur der EUG kommen [36].!

Die Ergebnisse der reinen Methotrexatgabe sind jedoch vielversprechend. Es werden durchgängige Tuben in über 80% der behandelten Fälle beschrieben, die intrauterine Schwangerschaftsrate im Follow-up ist gleich wie nach operativer Therapie, jedoch scheint die Rate erneuter ektoper Schwangerschaften niedriger zu sein.

Nachteile der Methotrexatmedikation sind die möglichen systemischen Nebenwirkungen, vor allem in Einzelfällen das Auftreten von Stomatitiden, aber auch die Möglichkeit einer schädigenden Wirkung auf die Gonaden. Diese gilt es besonders bei den experimentellen Arbeiten zu berücksichtigen, in denen das Methotrexat direkt in die EUG gespritzt wurde, somit in unmittelbarer anatomischer Nähe des Ovars [34]. Die wenigen diesbezüglichen Untersuchungen sind noch kontrovers und entsprechende Auswirkungen auf nachfolgende Schwangerschaften noch nicht endgültig abschätzbar. Allerdings konnten bei Patientinnen, die eine Methotrexattherapie aufgrund einer schwangerschaftsinduzierten Neoplasie erhalten hatten, keine negativen Auswirkungen hinsichtlich späterer Konzeption und auch keine höhere Inzidenz kongenitaler Fehlbildungen bei den dann geborenen Kindern beobachtet werden [118]. Vor dem Hintergrund dieser Daten sollte die MTX-Therapie als sicher bezeichnet werden können.

Ohne Zweifel stellt die Methotrexatgabe aber die Therapie der ersten Wahl bei intramuraler, kornualer ektoper oder aber bei festgestellter zervikaler Gravidität dar, da hier die operative Therapie schwierig und komplikationsträchtig ist.

Jede diagnostizierte ovarielle oder abdominale Gravidität ist immer sofort operativ anzugehen, da die operativ-technischen Schwierigkeiten mit fortschreitender Gravidität zunehmen.!! Ein Versuch, im Fall einer Abdominalgravidität das Kind bis zur Lebensfähigkeit heranreifen zu lassen, ist mit Rücksicht auf die zu erwartende Fehlbildungshäufigkeit und auf die täglich größer werdende Lebensgefahr für die Mutter als Fehler zu bezeichnen. Aus den genannten Gründen besteht bei ausgetragener Abdominalgravidität eine außerordentlich hohe perinatale Mortalität von 90% und eine mütterliche Mortalität von 18%.

Nach wie vor als experimentell zu bezeichnen sind Therapieverfahren, in denen Prostaglandine, 5 bis 10 mg Prostaglandin F2-alpha, oder aber 10 bis 20 ml 50% Glukoselösung intratubar instilliert wurden. Obwohl vom Prinzip sehr attraktiv erscheinend, haben sie sich klinisch nicht durchsetzen können.

Abschließend soll nochmals betont werden, daß der hCG-Wert unter allen Umständen bis auf Null verfolgt werden muß, da ansonsten die Gefahr der Entwicklung eines Chorionepithelioms droht.!!! Obwohl bei fallendem hCG-Wert und fehlender Symptomatik die Gefahr einer Tubenruptur außerordentlich gering ist, gibt es immer wieder Einzelfälle, die unerwartet verlaufen können.

!!Jede diagnostizierte ovarielle oder abdominale Gravidität ist immer sofort operativ anzugehen, da die operativ-technischen Schwierigkeiten mit fortschreitender Gravidität zunehmen!

!Auch unter laufender Methotrexatgabe kann es zur Ruptur der EUG kommen!

!!!Der hCG-Wert muß unter allen Umständen bis auf Null verfolgt werden, da ansonsten die Gefahr der Entwicklung eines Chorionepithelioms droht!

Andere mögliche Ursachen einer Hämatosalpinx

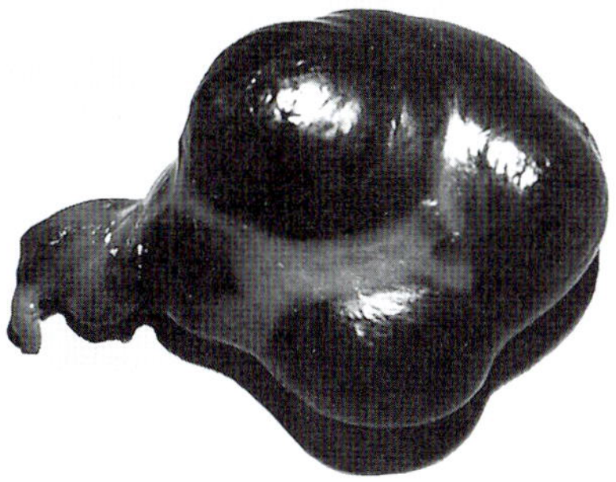

Bei **angeborenen Atresien** des unteren Genitaltrakts (Gynatresie) kann es zu einem Rückstau von Menstrualblut in die Tuben kommen (Abb. 5-6). Der Tubeninhalt besteht aus ungeronnenem, schokoladenartigem und eingedicktem Blut ähnlich dem Inhalt eines Endometriums. Die Tubenenden sind meist verklebt. Die Hämatosalpinx entsteht dabei aufgrund der geringeren Wanddicke der Tube zumeist vor der Ausbildung einer Hämatometra [81].

Behandlungsziel muß es sein, bei den zumeist jungen Patientinnen die Fertilität zu erhalten. Die Hämatosalpingen führen nur selten zu einer irreversiblen Schädigung der Endo- und Myosalpinx. Daher besteht nach Beseitigung des Abflußhindernisses und dem Ablaufen des gestauten Menstrualblutes eine insgesamt gute Rückbildungstendenz der Hämatosalpinx mit im allgemeinen guter Prognose. Gegebenenfalls sollte bei bestehendem unerfülltem Kinderwunsch und Z.n. Hämatosalpinx aufgrund einer bestehenden Gynatresie möglichst bald eine Abklärung des Tubenfaktors erfolgen.

Abb. 5-6
Hämatosalpinx nach Torsion einer Hydrosalpinx.

blutungsstörung drohen Zerstörung der Wandstrukturen und gangränöse Nekrosen. Daher gilt vor allem für junge Frauen mit dem Wunsch nach Erhaltung ihrer Fertilität, beim Verdacht auf eine Tuben- bzw. Adnextorsion so schnell wie möglich therapeutisch zu handeln.[1] Nur die frühe Diagnosestellung erhöht die Aussichten auf eine erfolgreiche organerhaltende Therapie.

Die definitive Diagnose und in den meisten Fällen auch die Therapie wird auf laparoskopischem Wege durchgeführt. Bei jungen Frauen sollte stets zunächst versucht werden, die torquierte Tube zurückzudrehen. Dann gilt es zu prüfen, ob die normale Durchblutung sich wieder einstellt. Erscheint die Tube nach Rückdrehung vital und ausreichend durchblutet, kann die Tube erhalten werden [55]. Bei Verdacht auf Gewebsnekrosen muß ablativ vorgegangen werden. Dabei kann es im Einzelfall schwierig sein, zwischen Nekrosen und reversiblen Strangulationsschäden zu unterscheiden [51].

[1] *Vor allem bei jungen Frauen mit dem Wunsch nach Erhaltung ihrer Fertilität muß bei Verdacht auf eine Tuben- bzw. Adnextorsion so schnell wie möglich therapeutisch gehandelt werden!*

Tubentorsion

Eine pathologisch veränderte Tube, z.B. eine Hämato- oder Saktosalpinx, aber auch eine Tube nach stattgehabter Sterilisation (Tubenkoagulation) kann sich isoliert torqieren. Eine solche Tubentorsion kann im Einzelfall auch bilateral auftreten [7, 55].

Tubentorsionen führen wie auch Adnextorsionen in der Mehrzahl der Fälle zu akuten Unterbauchbeschwerden. Rund 3% aller gynäkologischen Notfälle werden durch eine Stieldrehung der Adnexe hervorgerufen [51]. Am häufigsten werden Frauen im reproduktionsfähigen Alter betroffen [77].

Die Torsion der Mesosalpinx führt zu einer **Kompression der venösen Gefäße.** Da das arterielle Strombett zunächst weiter eröffnet bleibt, kommt es zur hämorrhagischen Infarzierung und Ödembildung [120]. Bei länger bestehender Durch-

Gutartige Tubentumoren

Gutartige Tumoren der Tube sind selten und stellen meist intraoperative Zufallsbefunde dar. Histologisch unterscheidet man epitheliale Tumoren (Papillome und Polypen), nichtepitheliale Tumoren und gutartige Teratome.

Bei den **nichtepithelialen** Tumoren handelt es sich um Leiomyome, Hämangiome, Lymphangiome, Lipome, Fibrome, neurogene Tumoren und Mesotheliome. Die benignen Mesotheliome (Adenomatoidtumoren) sind die häufigsten dieser insgesamt sehr seltenen Veränderungen. Sie entwickeln sich vom Mesothel abstammend als subseröse Knoten mit einem Durchmesser bis zu 1 cm und haben eine gelbliche oder weißlich-graue Schnittfläche. Die Mesotheliome können das Tubenlumen einengen und somit zum Sterilitätsfaktor werden. Sie können sich auch auf der Uterusoberfläche oder im Douglas-Raum finden. Mikroskopisch bestehen diese Tumoren aus zahlreichen spaltförmigen, von einreihigem flachem Mesothel ausgekleideten Hohlräumen [18, 57].

Die gutartigen Teratome der Tube entwickeln sich analog zu den Teratomen des Ovars aus Ekto-, Meso- und Entoderm. Sie liegen meist im Lumen der Tube, sind oft gestielt und haben häufiger eine zystische als eine solide Schnittfläche [18].

Paratubare Zysten

Paratubare Zysten können sich aus Resten des mesonephrischen (Wolff-Gang) bzw. des paramesonephrischen Zölomepithels (Müller-Gang) oder durch Einsenkung des Tubenepithels bilden.

1 Hydatiden

Hydatiden sind die am häufigsten zu findenden paratubaren Zysten. Sie stellen fast immer Zufallsbefunde im Rahmen eines operativen Eingriffs dar. Sie entstehen aus frühembryonalen Abschnürungen des Müller-Ganges und bilden gestielte, meist bis zu 1 cm große, selten größere, auch traubig erscheinende Gebilde. Die Hydatide hat eine sehr dünne Wandung und ist mit klarer Flüssigkeit gefüllt. Der Krankheitswert der Hydatiden ist minimal. Allerdings können größere Hydatiden Ursache einer Stieldrehung sein und dann Beschwerden verursachen. Das Risiko einer malignen Entartung von Hydatiden muß als äußerst gering bezeichnet werden. Dennoch wird von einigen Autoren die **prophylaktische Entfernung** aller bei einem operativen Eingriff erreichbaren Hydatiden oder hydatidenähnliche zystischen Gebilde empfohlen [72].

2 Paraovarialzysten

Paraovarialzysten entstehen aus den Resten des Urnierenganges (Wolff-Gang), den aus mesonephrischem Zölomepithel entstandenen Nebeneierstöcken (Epoophoron und Paroophoron), die in der Mesosalpinx lokalisiert sind. Daher liegen die Paraovarialzysten immer **intraligamentär** [57].

Sonographisch erscheinen sie als einkammerige, homogen echoarme, glattwandige zystische Strukturen, neben (!) denen das unauffällige Ovar zur Darstellung kommt. Bei der Laparoskopie erkennt man leicht als entscheidendes makroskopisches Diagnosekriterium die zwei voneinander unabhängigen, kreuzenden Gefäßsysteme der Zyste selbst und der Mesosalpinx.

Paraovarialzysten sind nach allgemeiner Ansicht immer gutartig. Allerdings können sie in Abhängigkeit von der Größe Beschwerden verursachen. Auch können sie mit den üblichen präoperativen diagnostischen Verfahren nicht sicher von paraovariellen Zysten anderen Ursprungs unterschieden werden. So werden in der Literatur Paraovarialzysten mesothelialer und paramesonephrischer Herkunft beschrieben, die Epithelproliferationen bis zur malignen Entartung aufweisen können [53]. Da Paraovarialzysten auch keine Tendenz zur spontanen Regression zeigen, sollten sie wie alle persistierenden Ovarialzysten operativ abgeklärt werden. Dies gelingt in den allermeisten Fällen auf dem Wege der Laparoskopie. Die Exstirpation der Paraovarialzyste ist dabei operationstechnisch nicht schwierig, da sich die Zyste infolge der lockeren Bindegewebsschicht zwischen Serosa und Zystenwand ohne Schwierigkeiten ausschälen läßt.

3 Retentionszysten, Walthard-Knötchen

Durch Einsenkung der Tubenserosa können kleine Retentionszysten entstehen. Sie sind nur wenige Millimeter groß und werden von flachem Mesothel ausgekleidet. Durch Metaplasie können epithelähnliche Zellnester entstehen, die die Retentionszysten ausfüllen und die sog. Walthard-Knötchen bilden. Sowohl die kleinen Retentionszysten als auch die Walthard-Knötchen haben klinisch keine besondere Bedeutung. Allerdings können sie Anlaß zu einer Verwechslung mit einer Peritonealtuberkulose, Endometriose oder einer Peritonealkarzinose geben (Abb. 5-7) [57].

4 Wolff-Adenom

Wolff-Ademome können bis zu Faustgröße erreichen. Sie treten intraligamentär im Bereich des Ligamentum latum oder gestielt an der Tubenserosa auf. Sie sind ausgesprochen selten. Sie sind von einer derben Kapsel umgeben, in Läppchen geteilt und haben eine gummiartige oder bröcklige, mit Zysten und Verkalkungen besetzte Schnittfläche. Histologisch finden sich solide Epithelnester oder Tubuli. Eine maligne Entartung ist möglich.

5 Endosalpingiose

Bei der Endosalpingiose handelt es sich in Analogie zu Endometriose um eine heterotope Absiedlung von Tubenschleimhaut. Histologisch findet sich tubenähnliches Epithel mit zilientragenden Zellen. Die Endosalpingiose ist gutartig [120].

6 Paratubare Tumoren

Von den Ligamenten des weiblichen inneren Genitale können sich gutartige Neubildungen, wie zum Beispiel Leiomyome, Fibrome, Lipome, neurogene Tumoren, Hämangiome, Lymphangiome, Zystadenome und auch bösartige Geschwülste wie Sarkome, Adenokarzinome, mesonephrische Karzinome, bösartige Adrenalresttumoren und sekundär metastatische Malignome entwickeln. Ihre Therapie ist unter Berücksichtigung des intraoperativen Befundes, des Lebensalters der Patientin und des möglichen Kinderwunsches zu individualisieren.

7 Heterotope Nebennierenrinde

Bei ungefähr 20% aller Frauen finden sich paratubar Reste der Nebennierenrinde. Diese heterotopen Anteile der Nebennierenrinde sind vor allem in der Mesosalpinx lokalisiert und können bis erbsgroß werden. Selten können aus diesen Nebennierenrindenversprengungen gut- und bösartige Tumoren werden.

Gutartige Erkrankungen des Ovars

Die wichtigste Entscheidung bei Vorliegen einer tumorösen Veränderung des Ovars ist die, ob überhaupt eine operative Therapie erforderlich ist, oder ob es sich um eine funktionelle Veränderung handelt, die keiner operativen Therapie bedarf [90a]. Es gilt jedoch auch der Grundsatz, daß jeder Adnextumor, der zyklusunabhängig über einen längeren Zeitraum nachweisbar ist, bis zum histologischen

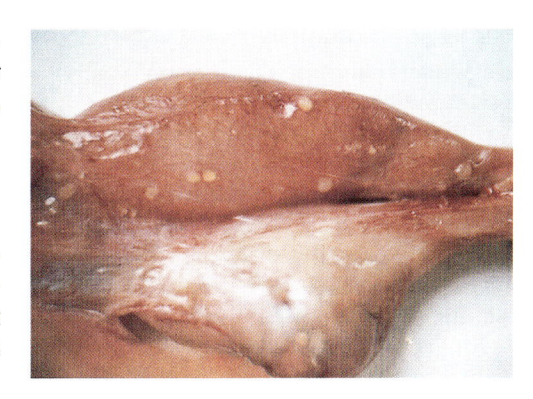

Abb. 5-7a und b
Multiple Retentionszysten (Walthard-Knötchen) im Bereich der Tubenserosa.

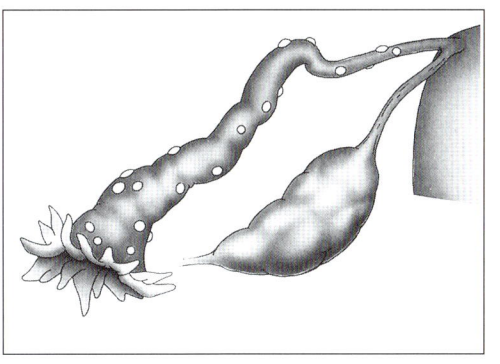

Beweis des Gegenteils als malignitätsverdächtig angesehen werden muß. Das Problem ist sehr komplex. Trotz aller diagnostischer Sorgfalt wird man davon ausgehen müssen, daß in 15% der Fälle sich histologisch als funktionelle Zysten herausstellende Veränderungen des Ovars unnötigerweise operativ entfernt werden [63].

1 Funktionelle Follikelzysten des Ovars

Der Begriff der funktionellen Zyste meint unter dem Einfluß der Gonadotropine, der Ovarialhormone selbst oder auch durch exogene Hormonzufuhr induzierte normale oder auch pathologische Zysten, die als Wachstums- oder Regressionsvorgang im Rahmen der physiologischen Ovarialfunktion zu interpretieren sind. Solche Zysten bedürfen primär keiner operativen Therapie. Allerdings können sie im Fall von Beschwerden oder Komplikationen bzw. bei längerfristiger Persistenz doch eine operative Abklärung notwendig machen. Während eine mikrozystische Degeneration der Ovarien keine pathologische Bedeutung hinsichtlich hormoneller Aktivität und Fertilität hat, können größere, hormonproduzierende und längerfristig persistierende Zysten zum Auftreten von Endometriumhyperplasie und Menometrorrhagien führen.

Das Syndrom der persistierenden Follikel, von einigen Autoren als eigene Krankheitsentität angesehen, bedarf einer endokrinen, nicht einer operativen Therapie [115].

Überschreitet ein Follikel eine Größe von 4 cm, so wird er als Follikelzyste bezeichnet. Der Übergang zwischen einem ovulationsbereiten Graaf-Follikel und einem persistierenden Follikel ist verständlicherweise fließend. Das Ausbleiben des normalerweise die Ovulation auslösenden mittzyklischen Anstiegs des Luteinisierenden Hormons (LH) kann aus einem reifen, ovulationsbereiten Follikel einen persistierenden Follikel werden lassen. Dies ist typischerweise der Fall während der ersten Zyklen nach der Menarche und im perimenopausalen Zeitraum, wenn monophasische Zyklen gehäuft auftreten.

Histologisch zeigt ein persistierender Follikel eine intakte Granulosa- und Thekazellschicht, während bei der Follikelzyste die Granulosazellen weitgehend abgeschilfert sind. Die Thekazellschicht kann eingeblutet sein. Beim zystisch atretischen Follikel fehlt die Granulosazellschicht, während die Thekazellschicht weitgehend bindegewebig umgewandelt ist [119].

Da sich persistierende Follikelzysten häufig spontan zurückbilden, kann zunächst abgewartet werden. Allerdings muß sich der zystische Befund innerhalb von 2 bis 3 Monaten zurückgebildet haben. Eine medikamentöse Hemmung der Gonadotropinsekretion durch eine exogene Hormonzufuhr, z.B. durch ein orales Kontrazeptivum oder ein anderes Östrogen-Gestagen-Kombinationspräparat kann die Regression des zystischen Befundes fördern.

Als **Komplikation** einer größeren persistierenden Follikelzyste ist neben der Adnextorsion die intraabdominelle Blutung bei Ruptur zu bezeichnen. Letztere kann vor allem bei Patientinnen mit gestörter Blutgerinnung zu lebensbedrohlichen Zuständen führen [80]. In beiden Fällen ist es das klinische Bild des akuten Abdomens, das zur sofortigen operativen Intervention zwingt (siehe auch Kap. 9).

2 Corpus-luteum-Zysten und Thekaluteinzysten

Zystische Corpora lutea finden sich häufiger in Ovarien von Schwangeren. Im ovariellen Zyklus der Frau treten sie seltener, bei ovulationsauslösender Therapie häufiger auf. Die Wandauskleidung der Zysten besteht aus wenigen Lagen luteinisierter Granulosa- und Thekazellen. Klinisch ist wichtig, bei temporärer Amenorrhö und anschließender Dauerschmierblutung nicht allein an die persistierende Follikelzyste zu denken. Die möglichen Komplikationen und Akutsymptome sind jedoch die gleichen wie bei der größeren Follikelzyste, sprich Adnextorsion und Blutung nach Ruptur.

Thekaluteinzysten sind häufig Begleiterscheinungen bei Trophoblasttumoren (Blasenmole und Chorionepitheliom). Sie treten fast immer multipel auf. Die Ursache liegt in der unphysiologischen Stimulation durch das exzessiv sezernierte humane Choriongonadotropin (hCG) im Rahmen dieser beiden Krankheitszustände. Histologisch weisen die Thekaluteinzysten eine schmale Granulosazellschicht und eine verbreiterte Theka auf. Nicht selten findet man Einblutungen in die Zysten und in das Ovarialparenchym. Nach Entzug oder Wegfall der stimulierenden Choriongonadotropine kommt es meist zu einer raschen Regression der Zysten.

3 Das ovarielle Hyperstimulationssyndrom

Das ovarielle Überstimulationssyndrom oder ovarielles Hyperstimulationssyndrom (OHSS) stellt die ernstzunehmendste Komplikation einer ovariellen Stimulation mit Gonadotropinen und anschließender Ovulationsinduktion dar.

Die **Pathophysiologie** dieses Syndroms muß weiterhin als nicht völlig geklärt bezeichnet werden, und die Therapie beschränkt sich somit weiterhin auf die Behandlung der Symptome. Das OHSS ist das Ergebnis einer massiven multizystischen Luteinisierung der stimulierten Follikel als Folge der induzierten Ovulation [100]. Humanes Choriongonadotropin, verwendet zu Ovulationsinduktion, kann zwar aufgrund seiner molekularen Ähnlichkeit zum LH den ovulationsauslösenden LH-Anstieg imitieren, ruft jedoch nicht die gleichen physiologischen Reaktionen wie endogenes LH hervor. So hat hCG eine deutlich längere Halbwertszeit als LH und auch keine Wirkung im Sinne des mittzyklischen physiologischen FSH-Anstiegs. Dabei scheinen verschiedene Systeme aktiviert zu werden, wobei vor allem das Renin-Angiotensin-System und der Vascular Endothelial Growth Factor (VEGF) eine Rolle zu spielen scheinen [22, 66, 88]. Ein Anstieg der VEGF-Konzentration im Serum in Kombination mit einem Abfall der VEGF-Konzentration in der Follikelflüssigkeit scheint ein wichtiger Prognoseparameter hinsichtlich des Risikos für die Entwicklung eines OHSS zu sein [88].

3.1 Klinik

Klinisch wird das OHSS in drei Schweregrade entsprechend den aufgetretenen Symptomen unterteilt (Tab. 5-1)

Die milde Verlaufsform tritt in fast allen Fällen stimulierter Zyklen auf. Ihr Krankheitswert ist als gering zu betrachten. Die mittelschwere Variante tritt in bis zu 7% und die schwere Verlaufsform in bis zu 10% der Fälle auf. Alle Verlaufsformen manifestieren sich im allgemeinen 2 bis 10 Tage nach der hCG-Gabe. Wichtigster Screening-Parameter ist dabei der Hämatokrit, der nach Möglichkeit unter 40% betragen sollte. Aber auch ein Hämoglobinwert von > 16 g%, eine Leukozytose > 16 000/µl und eine Thrombozytose > 400 000/µl sind ernstzunehmende Grenzwerte. Bleibt die Schwangerschaft aus, so bildet sich das Krankheitsbild im allgemeinen selbst zügig wieder zurück. Bei angehender Schwangerschaft kann es sich jedoch bis weit in den späteren Schwangerschaftsverlauf erstrekken. Zusammen mit massiven Volumenverschiebungen zwischen Intra- und Extravasalraum, Aszites, Hämokonzentration, Thrombozytose, Hydrothorax und thromboembolischen Ereignissen kann sich die schwere Verlaufsform zu einem lebensbedrohlichen Krankheitsbild entwickeln.[1] Auch Herzinfarkte bei bis dato gesunden jungen Frauen sind beschrieben worden [67].

Klinisches **Leitsymptom** des schweren OHSS ist dabei der Bauchschmerz. Gastrointestinale Symptome wie Meteorismus, Übelkeit, Erbrechen und Durchfall sind auf die Veränderungen im Wasser- und Elektrolythaushalt zurückzuführen. Asziesbildung und Hydrothorax können die Patientin dyspnoeisch werden lassen. Die faktische Hypovolämie im Gefäßsystem führt über eine vermehrte Sekretion von Adiuretin zu einer vermehrten Wasserretention in der Niere und gemeinsam mit der progesteronbedingten Natriurese zu einer Hyponatriämie. Diese Konstellation kann bei Verschleppung der Situation zum Nierenversagen führen.

3.2 Therapie

Die **milde Verlaufsform** kann bei regelmäßigen Kontrollen ambulant betreut werden. Die Patientin sollte sich schonen, aber keine Bettruhe einhalten, um keiner Thrombose Vorschub zu leisten. Die Patientin muß angehalten werden, mindestens 3 l Flüssigkeit pro Tag zu sich zu nehmen, um der drohenden Hämokonzentration entgegenzuwirken. Bei Schmerzen sollte die Patienin sofort die nächstgelegene Frauenklinik aufsuchen.

Tabelle 5-1
Schweregrade des ovariellen Hyperstimulationssyndroms (nach Lunenfeld et al., 1992 [69])

Symptom	Schweregrad I	Schweregrad II	Schweregrad III
Hyperöstrogenismus	+	+	+
Ovarvergrößerung	+	+	+
Bauchschmerz	?	+	+
Ovarialzysten		+	+
Meteorismus		+	+
Nausea		+	+
Erbrechen		+	+
Diarrhö		?	+
Aszites			+
Hydrothorax			+
Hämokonzentration			+
Thromboembolie			?

Die **mittelschwere**, und vor allem die **schwere Verlaufsform** bedürfen auf jeden Fall der stationären Therapie. Diese ist prinzipiell konservativ. Die Laparotomie bleibt der „abdominalen Katastrophe" vorbehalten im Fall einer akuten Adnextorsion oder intraabdominellen Blutung bei Zystenruptur [69].

Ziel der Behandlung muß die **Vermeidung der Hämokonzentration** sein, der Ausgleich des Elektrolyt- und des Proteinverlustes und die Stützung des Kreislaufs. Dabei können Vollelektrytlösungen oder auch Vollelektrolytlösungen in Kombination mit kolloidalen Lösungen zum Einsatz kommen. Die Patientinnen sollten initial ca. 2500 ml/24 h infundiert bekommen. Die Patientin muß dabei streng bilanziert werden. Erst bei einem Hämatokrit unter 40% kann eine Negativbilanz angestrebt werden. Schleifendiuretika sind im allgemeinen kontraindiziert, da sie relativen intravasalen Volumenmangel noch verstärken würden. Nur bei anhaltender Oligurie und drohendem Nierenversagen kann Furosemid niedrig dosiert verwendet werden.

Bei schweren Verlaufsformen sollte regelmäßig der **zentrale Venendruck** gemessen werden. Dieser sollte nach Möglichkeit im Normbereich zwischen 4 und 12 cm H_2O liegen. Eine Erhöhung des ZVD wiederum müßte an eine Zunahme des intrathorakalen Drucks und damit an einen zunehmenden Hydrothorax denken lassen. Wegen der Möglichkeit einer disseminierten intravasalen Koagulation sollen regelmäßige Kontrollen der Gerinnungsparameter erfolgen. Eine **Low-dose-Heparinisierung** ist angezeigt.

Bei ausgeprägten Pleuraergüssen hat die Punktion zu erfolgen. Die Parazentese bleibt solchen

[1]*Die schwere Verlaufsform kann sich zu einem lebensbedrohlichen Krankheitsbild entwickeln (massive Volumenverschiebungen zwischen Intra- und Extravasalraum, Aszites, Hämokonzentration, Thrombozytose, Hydrothorax, thromboembolische Ereignisse)!*

Fällen vorbehalten, bei denen massive Spannungsschmerzen im Bereich des Abdomens und die damit einhergehende Beeinträchtigung der Atmung eine Entlastung nötig erscheinen lassen. Sie muß unter sorgsamer sonographischer Kontrolle erfolgen, um eine Verletzung der vergrößerten und zystisch veränderten Ovarien zu vermeiden [84].

Die Gabe von 500 ml 5% Albuminlösung während der Follikelpunktion und unmittelbar danach, zunächst von Asch et al. als Durchbruch in der Prävention des schweren OHSS präsentiert, hat seine Effektivität bis heute nicht nachweisen können [5, 83].

4 Das Syndrom der polyzystischen Ovarien

Im Gegensatz zur Amenorrhö aufgrund des Ausfalls der hypothalamisch-hypophysären Steuerung, wie sie für die anovulatorische Patientin der WHO-Gruppe I typisch ist, liegt im Fall der anovulatorischen Patientin der WHO-Gruppe II eine Dysfunktion der hypothalamisch-hypophysären Steuerung vor. Diese kann mit einer Vielzahl menstrueller Störungen vergesellschaftet sein wie Corpus-luteum-Insuffizienz, anovulatorischen Zyklen und Amenorrhö. Dabei liegt eine ausreichende endogene Estradiolsekretion mit normalen Östrogenkonzentrationen im Serum vor. Der Gestagentest fällt bei diesen Patientinnen typischerweise positiv aus. FSH- und Prolaktinspiegel befinden sich im Bereich der Norm.

Die wichtigste Untergruppe innerhalb der Patientinnen mit hypothalamisch-hypophysärer Dysfunktion stellen die Frauen mit polyzystischen Ovarien dar (Syndrom der polyzystischen Ovarien; PCOS). Das Krankheitsbild selbst ist relativ lange bekannt. Stein und Leventhal beschrieben bereits 1935 ein Syndrom, das durch polyzystische Veränderungen an den Ovarien sowie durch klinische Zeichen der Hyperandrogenämie, der Amenorrhö, der Adipositas und der Infertilität gekennzeichnet war [108]. Lange Zeit wurde daher auch vom sog. Stein-Leventhal-Syndrom gesprochen. Auch wenn mit der Zeit weitere mit diesem Krankheitsbild einhergehende klinische Manifestationen gefunden wurden, so ist es dennoch bis heute nicht gelungen, verbindliche Kriterien zu formulieren, die die Diagnose PCOS eindeutig definieren (Abb. 5-8) [82].

Beim polyzystischen Ovarsyndrom (PCOS) liegt eine **androgenabhängige ovarielle Funktionsstörung** vielschichtiger Natur vor. Die Ätiologie, Diagnostik und Therapie der hyperandrogenämischen Ovarialinsuffizienz gehört nach wie vor zu den kontrovers diskutierten Themen der gynäkologischen Endokrinologie. Bei insgesamt gestörter hypothalamisch-hypophysärer-ovarieller Achse ist die Lokalisation und Art der ursächlichen Störung bisher ungeklärt.

4.1 Diagnostik

Um die Diagnostik des PCOS einzugrenzen, werden im allgemeinen vier verschiedene Ansätze verfolgt.

- Zum einen besteht Einigkeit darin, daß bei Patientinnen mit PCOS eine gestörte Dynamik in der Pulsatilität der GnRH-Sekretion, gefolgt von einer pathologischen FSH- und LH-Sekretion besteht. Eine Steigerung des LH/FSH-Quotienten > 2 gilt dabei als typisches Kriterium für das Vorliegen eines PCOS mit nachfolgender Anovulation. Analysen der pulsatilen Gonadotropinsekretion konnten dabei zeigen, daß die LH-Pulsamplitude und -frequenz bei Patientinnen mit PCOS erhöht sind [116]. Diese sog. „top down school" sieht in der neuroendokrinen Störung die Ursache des Krankheitsbildes [17].
- Die „bottom down school" hingegen geht vom ultrasonographischen Bild der Ovarien als grundlegendes Kriterium aus [37].
- Der dritte Ansatz hebt die Hyperandrogenämie als zentrales Kriterium des Krankheitsbildes heraus und fokussiert auf die wichtigen Interaktionen zwischen ovarieller und adrenaler Sekretion der Androgene, die wiederum zur Störung der Gonadotropinsekretion und dadurch zur Störung der Follikelreifung und schließlich auch zum sonographisch faßbaren Bild der polyzystischen Ovarien führen können [96, 124].
- Der vierte Ansatz wiederum hebt die gestörte Insulinsekretion bei diesen oft adipösen Patientinnen mit partieller Insulinresistenz hervor, die auf einen primären Defekt der Insulinwirkung und -sekretion hindeuten. Über die Rezeptoren für den insulin-like growth factor können diese überhöhten Insulinspiegel zu einer Störung am Ovar mit der Folge einer Follikelreifestörung

Abb. 5-8 Polyzystisches Ovar mit typischerweise verdicktem ovariellem Stroma und subkortikal angeordneten Zysten.

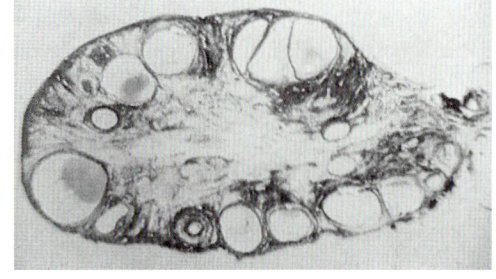

führen [2, 30]. Ohne Zweifel tragen alle genannten Ansätze zum Verständnis dieses komplexen Krankheitsbildes bei (Tab. 5-2).

4.1.1 Neuroendokrine Störungen

Die periphere Östrogenbildung verläuft bei den anovulatorischen Patientinnen azyklisch und resultiert in chronisch erhöhten Blutspiegeln. Durch diesen konstanten Östrogeneinfluß kommt es zu einer Störung der zunächst normalen GnRH-kontrollierten Gonadotropinfreisetzung. Die Stimulierbarkeit der Hypophyse durch GnRH wächst und die Amplitude und Frequenz der pulsatilen LH-Sekretion nimmt zu. Dadurch steigt das zirkulierende LH an, während die FSH-Spiegel in charakteristischer Weise supprimiert sind [21]. Durch den anhaltenden azyklischen LH-Stimulus und die Verschiebung der LH/FSH-Ratio zugunsten des LH kommt es zu einer kontinuierlichen Steigerung der ovariellen Androgensekretion in den Thekazellen, die sich zum einen deletär auf die Follikelreifung, zum anderen verstärkend auf eine bereits bestehende Hyperandrogenämie adrenaler Herkunft auswirken kann. Die durch LH stimulierte Steroidbiosynthese ist nicht verbunden mit einer adäquaten FSH-abhängigen Aromatisierung der anfallenden Androgene [24]. Dabei könnte sogar die im Vergleich zur LH-Sekretion erniedrigte FSH-Sekretion ursächlich für das Krankheitsbild sein. Es konnte gezeigt werden, daß im Vergleich zu den FSH-Spiegeln der frühen Follikelphase bei normalen Frauen die der Patientinnen mit PCOS um 30% niedriger lagen! Dies wiederum könnte in einer pathologisch erhöhten Frequenz der GnRH-Sekretion durch den mediobasalen Hypothalamus dieser Patientinnen bedingt sein [17].

4.1.2 Ultrasonographisches Bild

Auch wenn das morphologische Bild der Ovarien nicht zur Erhellung der Ätiologie und Pathogenese dieses komplexen Krankheitsbildes beiträgt, so haben die sonographischen **Kriterien**, wie sie von Adams und Franks formuliert worden sind, entscheidende Bedeutung für eine objektive Definition der Diagnose PCOS [1]. Diese Kriterien lauten wie folgt:
- die Veränderungen müssen in beiden Ovarien zu beobachten sein
- in jedem Ovar müssen mehr als 8 Follikel einer Größe zwischen 8 und 10 mm zur Darstellung kommen
- diese Follikel sollen in der Peripherie des Ovars wie eine Halskette angeordnet sein („necklace phenomenon"; Abb. 5-9).

Die Vorstellung, daß die Ovarien in jedem Fall ver-

- Hirsutismus
- Akne, Seborrhö
- Alopecia androgenetica
- Oligoamenorrhö
- Infertilität

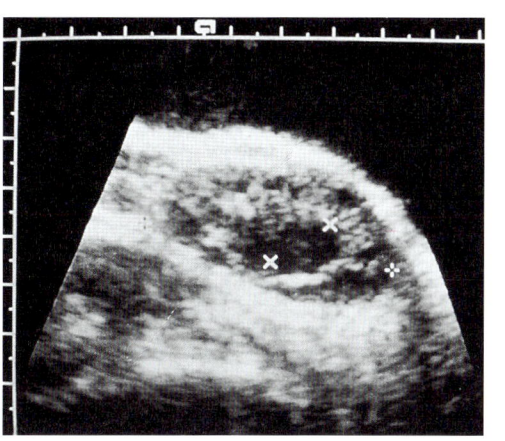

Tabelle 5-2
Klinische Zeichen des Syndroms der polyzystischen Ovarien

Abb. 5-9
Sonographisches Bild eines polyzystischen Ovars: Zahlreiche kleine, in der Peripherie des Ovars wie eine Halskette („necklace phenomenon") angeordnete Follikel (Original von Prof. Dr. med. U. Gembruch, Bereich Pränatale Medizin, Universitätsfrauenklinik Lübeck).

größert sein müssen, trifft nicht zu. Daher sollte die Vergrößerung der Ovarien nicht zu den bindenden diagnostischen Kriterien gezählt werden [17].

4.1.3 Hyperandrogenämie

Es erscheint offensichtlich, daß die Assoziation einer Hyperandrogenämie mit einem PCOS relativ unspezifisch ist [17]. Auch Patientinnen mit einem androgenproduzierenden adrenalen Tumor, oder solche, denen Androgene zugeführt werden (Anabolika), oder solche mit einem 21-Hydroxylase-Mangel können ein morphologisches Bild der Ovarien entsprechend einem PCOS bieten. Wird die Quelle der Hyperandrogenämie entfernt, so normalisiert sich das Bild der Ovarien wieder. Dennoch wurde die chronische Erhöhung der Plasmaandrogene lange Zeit als Ausgangspunkt der Erkrankung angesehen, wobei diese adrenaler oder ovarieller Genese sein könnte [124]. Die vermehrt verfügbaren Androgene würden entsprechend dieser Hypothese primär im Fettgewebe zu Östron aromatisiert. Diese periphere Östrogenbildung, die naturgemäß azyklisch verläuft, resultiert dann in chronisch erhöhten Blutspiegeln.

4.1.4 Hyperinsulinämie

Insbesondere adipöse Frauen mit PCOS können eine Insulinresistenz mit Hyperinsulinämie aufweisen. Diese wiederum könnte neben dem Einfluß am Ovar über den Rezeptor für den Insulin-like-growth-Factor auch indirekt für die erhöhte Androgenproduktion verantwortlich sein. In-vitro-Studien konnten nachweisen, daß Insulin die LHinduzierte Androstendionproduktion von Thekazellen synergistisch beeinflussen kann [6, 94].

4.2 Therapie

Die Behandlung dieser Patientinnen ist komplexer und schwieriger als die der Gruppe I und weist auch geringere Erfolgsraten auf. Dies erscheint verständlich, weil die begonnene Stimulationstherapie stets auf eine Anzahl unterschiedlich weit entwickelter und angereifter Follikel trifft – im Gegensatz zum ruhenden Ovar bei völligem Ausfall der hypothalamischen Funktion.

4.2.1 Clomifencitrat

Bei der hypothalamisch-hypophysären Dysfunktion, vor allem bei bestehendem Syndrom der polyzystischen Ovarien ist nach wie vor das Antiöstrogen Clomifen das Therapeutikum der ersten Wahl. Clomifen ist ein nicht-steroidales Östrogen mit chemischer Ähnlichkeit zum Chlorotrianisen. Es ist gut wasserlöslich, kann oral absorbiert werden, wird über die Leber und den Darm ausgeschieden und zirkuliert im enterohepatischen Kreislauf. Clomifen besitzt einen schwachen eigenen Östrogeneffekt, seine Hauptwirkung erklärt sich jedoch durch seine Kompetition mit dem Estradiol um die Bindung an den Östrogenrezeptoren von Hypothalamus und Adenohypophyse. Durch diese Bindung sind Hypothalamus und Hypophyse nicht in der Lage, auf die tatsächlich zirkulierende Östrogenmenge adäquat zu reagieren. Die „Falschmeldung" einer unzureichenden Östrogenkonzentration wird mit einer vermehrten Sekretion von FSH und LH beantwortet. Diese erhöhte Gonadotropinsekretion soll die Follikelreifung stimulieren und schließlich zur Ovulation führen.

Clomifencitrat wurde 1956 von Frank Palopoli synthetisiert [85]. Es muß betont werden, daß es bis zu diesem Zeitpunkt kein medikamentöses Therapeutikum zur Behandlung der Anovulation gab, das über einen reinen Plazeboeffekt hinausreichte. Die ersten klinischen Versuche mit Clomifen wurden 1961 von Greenblatt an Patientinnen mit dem Krankheitsbild der polyzystischen Ovarien durchgeführt [44]. 1967 wurde Clomifen in den USA durch die Food and Drug Administration (FDA) für diese Indikation zugelassen.

Da die Bindung von Clomifen an den Östrogenrezeptor nur kurzzeitig ist, besteht die Möglichkeit, daß nach Absetzen der Medikation der Hypothalamus unter der zunehmenden Estradiolproduktion durch die reifenden Follikel im Sinne des positiven „Feed-back"-Mechanismus mit dem LH-Peak reagiert und die Ovulation auslöst. Die Behandlung mit Clomifencitrat wird am 3. bis 5. Tag nach Einsetzen einer spontanen Regelblutung oder nach einer Gestagenentzugsblutung begonnen, wobei im ersten Therapiezyklus mit 50 mg Clomifencitrat pro Tag für 5 Tage begonnen werden sollte.

Zahlreiche Studien zur Anwendung von Clomifencitrat bei PCOS haben dessen Wirksamkeit belegt. Die Ovulationsraten liegen bei 60 bis 85%, die Schwangerschaftsrate bei 30 bis 40% [23, 40, 42, 45, 49, 70]. Die Abortrate nach Behandlung mit Clomifencitrat liegt bei 13 bis 25%. Allerdings muß bei Patientinnen mit PCOS mit einer Rate von **„Clomifen-non-Respondern"** von ca. 35% gerechnet werden (siehe Teil 4.2.3). Die Faktoren, die über ein Ansprechen bzw. Nichtansprechen auf die Clomifentherapie entscheiden, sind weiterhin unklar. allerdings scheinen vor allem adipöse Patientinnen zu den „Non-Respondern" zu gehören [65, 93]. Schließt man alle weiteren Sterilitätsursachen aus, so kann bei anovulatorischen Patientinnen der WHO-Gruppe II nach sechs Behandlungen mit Clomifencitrat von einer kumulativen Schwangerschaftsrate von über 60% ausgegangen werden. Dies unterstreicht nochmals die Bedeutung dieses einfach anzuwendenden und preiswerten Präparats für die Behandlung der Anovulation [62].

Das **Monitoring** der PCOS-Patientin unter Behandlung mit Clomifencitrat sollte die vaginalsonographische Follikulometrie, die Estradiol- und LH-Bestimmung im Serum in der Follikelphase sowie die Progesteronbestimmung in der Lutealphase beinhalten. *Eine Anwendung von Clomifencitrat ohne Monitoring – vor allem ohne transvaginalsonographische Kontrolle – ist wegen des deutlich erhöhten Risikos einer Mehrlingsschwangerschaft abzulehnen.*

Bleibt eine Ovulation aus, so wird die Dosis im nächsten Zyklus auf 100 mg/die erhöht. Eine Erhöhung der Clomifendosis auf über 150 mg/die hat keine Vorteile, da durch den erhöhten antiöstrogenen Effekt eine Verschlechterung der Follikulogenese eintritt.

4.2.2 Clomifencitrat in Kombination mit humanem Choriongonadotropin

Weist die Patientin eine ausreichende Follikelreifung auf (Follikulometrie und Estradiolbestimmung), bleibt jedoch die Ovulation aus, so kann diese durch die i.m.-Applikation von 5000 I.E. hCG 8 bis 10 Tage nach der 5tägigen Behandlung mit Clomifencitrat nach Nachweis eines Leitfollikels von > 18 mm und eines Estradiolwerts von etwa 300 pg/ml ausgelöst werden. Durch eine zusätzliche Gabe von hCG eine Woche nach der ersten Injektion kann das Corpus luteum in seiner Funktion unterstützt werden.

4.2.3 Gonadotropinbehandlung

Im Fall einer Resistenz gegenüber einer Behandlung mit Clomifen, wie sie bei 35% der Patientinnen mit PCOS zu erwarten ist, besteht eine Indikation für eine Gonadotropintherapie. Allerdings ist auch bei der Gonadotropintherapie die erzielte Schwangerschaftsrate niedrig (ca. 10% pro Zyklus). Die Rate der Mehrlingsgraviditäten ist mit 30% hoch. Spontanaborte treten in ca. 25% auf [46]. Das Hauptproblem stellt jedoch die hohe Sensibilität dieser Patientinnengruppe gegenüber der Gonadotropinstimulation dar, die sich in der hohen Rate an zum Teil schweren Hyperstimulationssyndromen und Mehrlingsschwangerschaften äußert.

Heute stehen verschiedene Gonadotropine zur Verfügung. Neben den klassischerweise eingesetzten urinären humanen postmenopausalen Gonadotropinen (**hMG**) gibt es Präparate mit gereinigtem, oder aber gentechnisch hergestellte sog. rekombinante **FSH-Präparationen**, die völlig frei von jeder LH-Aktivität sind [13]. Theoretisch sollte der Einsatz von reinem FSH zur Ovulationsinduktion bei PCOS mit seiner pathologisch erhöhten LH/FSH-Ratio von Vorteil sein. Allerdings ist es bisher nicht gelungen, diesen theoretischen Vorteil durch große, randomisierte und prospektive Studien zu untermauern.

Die Behandlung beginnt mit 1 bis 2 Ampullen pro Tag (75–150 IE FSH). Ist nach 4 bis 5 Tagen eine ovarielle Reaktion anhand der Estradiolkontrolle nicht erkennbar, so wird die Dosierung um 1 Ampulle erhöht. Es werden dieselben Überwachungsmaßnahmen und Kriterien eingesetzt wie bei einer Behandlung mit hMG. Die Ovulation wird mit hCG ausgelöst, wenn der Leitfollikel 18 bis 20 mm beträgt und die Plasmakonzentration für Estradiol zwischen 200 bis 600 pg/ml liegt. Allerdings hat diese Therapie mit reinem FSH keine Vorteile bezüglich der Rate an Überstimulationssyndromen und Mehrlingsschwangerschaften. In diesem Zusammenhang ist es sicherlich von Vorteil, die Stimulation erst nach vollständiger Desensitisierung der Hypophyse durch die Gabe eines GnRH-Agonisten durchzuführen. Da das Hyperstimulationssyndrom erst nach der hCG-Applikation auftritt, kann es durch den Verzicht auf die Auslösung zumindest sicher verhindert werden.

Step-down-Stimulation

Um die physiologische zyklische FSH-Sekretion zu simulieren, wurden sog. Step-down-Behandlungsprotokolle entworfen [32]. Von diesen verspricht man sich eine physiologischere Art der Follikelrekrutierung. In der Praxis haben sich jedoch keine wesentlichen Vorteile dieser Behandlungsweise gezeigt.

Low-dose-Stimulation

Für die Durchführung einer Gonadotropinbehandlung bei bestehendem PCOS ist es von ganz entscheidender Bedeutung, die gesteigerte Sensitivität der Ovarien für exogen zugeführte Gonadotropine zu berücksichtigen. Auf diesem Ansatz beruht die Einführung der sog. Low-dose-Stimulation. Um die hormonelle Imbalanz in der Follikelphase auszugleichen, erscheint es hierbei sinnvoll, hochgereinigtes FSH in niedriger Dosierung längerfristig zu verabreichen. Die Behandlung beginnt mit 75 IE reinem FSH pro Tag über 14 Tage. Sollte die Patientin dabei multifollikuläres Wachstum zeigen, wird der Behandlungszyklus abgebrochen und die Dosis im nächsten Zyklus auf 37,5 IE reduziert. Die Dosis kann alle 10 bis 14 Tage um 37,5 IE ($^1/_2$ Ampulle) erhöht werden, bis aktives Follikelwachstum feststellbar ist. 5000 IE hCG werden appliziert, wenn nicht mehr als drei Leitfollikel > 16 mm zu sehen sind. Wird diese Zahl überschritten, so sollte auf die Ovulationsinduktion verzichtet werden.

In einer klinischen Verlaufsstudie zwischen konventioneller FSH-Stimulation und dem Low-dose-Protokoll konnte in der Low-dose-Gruppe bei Einhaltung des beschriebenen Managements nicht ein einziges Überstimulationssyndrom festgestellt werden [104]. Alle erzielten Schwangerschaften waren Einlingsschwangerschaften. Mit diesem Regime scheint es gelungen zu sein, die Schwellendosis („threshold value") für die Entwicklung eines einzelnen Leitfollikels herauszutitrieren, selbst bei hoch sensibel reagierenden Patientinnen wie bei bestehendem PCOS. Durch diese Art der Behandlung werden in ca. 70% der Therapiezyklen Ovulationen erzielt; von diesen sind ca. 70% Monoovulationen. Die Schwangerschaftsraten sowie die Zahl der Aborte unterscheiden sich nicht wesentlich von den Ergebnissen einer konventionellen Gonadotropintherapie. Dagegen werden nur in geringen Prozentsätzen Mehrlingsgraviditäten und schwere Überstimulationssyndrome beobachtet [48].

4.2.4 Gewichtsreduktion

Übergewicht und Adipositas sind häufig bei Patientinnen mit PCOS. Gerade in diesem Kollektiv findet sich häufig die bereits beschriebene partielle Insulinresistenz mit Hyperinsulinämie, die aufgrund ovarieller Insulinwirkungen zur gesteigerten Androgensekretion führen kann [86]. Die Adipositas wiederum ist in hohem Maß mit einer Resistenz gegenüber Clomifen, aber auch Gonadotropinen zur Ovulationsinduktion vergesellschaftet. Frauen mit einem Body-Mass-Index von 25,1 bis 28 benötigen signifikant höhere Gonadotropindosen zur Ovulationsinduktion im Vergleich zu nicht adipösen Patientinnen [47]. Die Schwangerschaftsrate in diesen beiden Gruppen mit PCOS scheint gleich zu sein, aber adipöse Frauen mit PCOS erleiden in 60% einen spontanen Abort im Vergleich zu durchschnittlich 27% in der Gruppe der nicht adipösen Patientinnen mit PCOS. Aufgrund dieser Datenlage sollten adipöse Frauen mit PCOS unbedingt vor dem Beginn einer Stimulationsbehandlung zur Gewichtsreduktion angehalten werden. Allerdings sind solche Diäten in der täglichen Praxis nicht immer durchzusetzen. Alternative Behandlungsansätze zur Therapie der bestehenden Hyperinsulinämie mit Acarbose oder Metformin müssen zur Zeit noch als experimentell bezeichnet werden [122].

4.2.5 Glukokortikoide

Die zusätzliche Gabe von 0,25 bis 0,5 mg Dexamethason oder von 2,5 bis 5 mg Prednisolon pro Tag kann bei nachgewiesener Erhöhung der adrenalen Androgene (DHEA, DHEA-S) eine sinnvolle Ergänzung der Stimulation mit Clomifen oder mit Gonadotropinen sein. Der Erfolg einer zusätzlichen Glukokortikoidgabe bei Clomiphenbehandlung konnte nachgewiesen werden [19]. Die Einnahme sollte abends erfolgen.

4.2.6 Operative Verfahren

Am Anfang der Behandlung des PCOS stand – historisch betrachtet – die operative Behandlung im Sinne der Keilresektion. Durch die damit verbundene Reduktion der Stromamasse, einhergehend mit einem Abfall der ovariellen Androgensekretion gelang es, die Oligomenorrhö und die Infertilität bei PCOS erfolgreich zu behandeln. Schwangerschaftsraten zwischen 25 und 85% wurden beschrieben [3, 109]. Aufgrund der schweren Folgeschäden in Form von **massiven Adhäsionen,** die ihrerseits wiederum eine Sterilität bedingen können, sollte dieses Verfahren heutzutage als obsolet gelten. Auch alternative Operationsverfahren zur Behandlung des PCOS wie z.B. die laparoskopische Elektrokoagulation mittels monopolarer Nadel oder aber die Lasertherapie können solch schwere Verwachsungen nach sich ziehen [43]. Auch wenn das Prinzip beider Methoden, nämlich die Punktion subkapsulär gelegener Follikel als therapeutisch wirksam zu bezeichnen ist, so können diese Verfahren nicht als Behandlungsformen der ersten Wahl bezeichnet werden.

4.2.7 Techniken der assistierten Reproduktion

Die Techniken der assistierten Reproduktion (ART) stellen die einzige erfolgversprechende Alternative bei jahrelanger frustraner Behandlung des PCOS dar. Während jedoch die ovarielle Stimulation für die Befruchtung in vivo die Reifung und Ovulation möglichst nur eines einzigen Follikels zum Ziel hat, wird bei der extrakorporalen Befruchtung bewußt die Hyperstimulation angestrebt, um möglichst viele Eizellen und Embryonen zur Verfügung zu haben. Aufgrund der hohen Sensibilität der Ovarien bei bestehendem PCOS ist die kontrollierte ovarielle Hyperstimulation (COH) zur IVF meist erfolgreich. Die Zahl der gewonnenen Eizellen liegt im Durchschnitt höher als bei Frauen ohne PCOS bei gleichzeitig schlechterer Eizellqualität [27]. Die Schwangerschaftsraten nach vollzogenem Transfer scheinen sich jedoch nicht zu unterscheiden (ca. 30%). Ein weiteres Problem bei dieser Patientinnengruppe stellt die erhöhte Abortrate dar. Beträgt diese bei Patientinnen ohne Hinweis auf ein PCOS ca. 20 bis 30%, so werden bei PCOS-Patientinnen Abortraten nach IVF von bis zu 44% berichtet. Inwieweit die tonisch erhöhten LH-Konzentrationen hierfür verantwortlich sind, ist weiterhin umstritten. Dennoch stellt die IVF im Fall einer Patientin mit PCOS und mehreren gescheiterten Versuchen der Ovulationsinduktion zur Konzeption in vivo einen gerechtfertigten Therapieversuch dar [114].

Echte gutartige Neubildungen des Ovars

Wegen der geringen Häufigkeit gutartiger Ovarialtumoren orientiert sich die Tumorklassifikation meist am **Histogeneseprinzip**, wobei für die Ovarialtumoren die histologische Klassifikation der WHO in der im Jahre 1999 revidierten Form internationale Gültigkeit erlangt hat. Allerdings hat diese Revision der WHO-Klassifikation nur wenig zur Übersichtlichkeit und Klarheit dieser Klassifizierung beigetragen (Tab. 5-3) [25].

1 Gutartige seröse Tumoren des Ovars

Vertreter dieser Gruppe sind reine Zystadenome, papilläre Zystadenome, Oberflächenpapillome, Adenofibrome und Zystadenofibrome. Sie gehören in die Gruppe der epithelialen Tumore des Ovars, die ca. 75% aller Ovarialtumoren ausmachen.

Innerhalb der Gruppe der serösen Tumoren sind ungefähr 70% als benigne, 5 bis 10% als sog. Borderline-Tumoren und 20 bis 25% als maligne Tumoren einzustufen [107]. Der Häufigkeitsgipfel liegt für die benignen serösen Tumoren im 3., für die sog. Borderline-Tumoren im 3. bis 4. und für die serösen Karzinome im 5. bis 6. Lebensjahrzehnt [107].

Histologisch sind die serösen Zystadenome von einem einschichtigen flachen bis kubischen Epithel ausgekleidet, wobei einzelne Zellgruppen Zilien tragen können. Die Papillenstöcke bestehen meist aus einem faserreichen, oft ödematös geschwollenem Stroma [73]. Seröse Zystadenome können zu sehr großen, die gesamte Bauchhöhle ausfüllenden Tumoren heranwachsen. Auch diese haben wie alle benignen serösen Tumoren des Ovars eine gute Prognose.

2 Gutartige muzinöse Tumoren des Ovars

Das muzinöse Zystadenom, auch Pseudomuzinkystom genannt, enthält eine gallertartige, schleimige und fadenziehende Flüssigkeit, die diesen Tumoren ihren Namen gegeben hat. Ähnlich dem serösen Zystadenom können diese Tumoren riesige Ausmaße annehmen. Bei der Entfernung dieser Tumoren aus der Bauchhöhle sollte peinlich darauf geachtet werden, eine Ruptur zu vermeiden. Ein Ausfließen der beschriebenen gallertartigen Masse in die Bauchhöhle hinein könnte die Entwicklung eines Pseudomyxoma peritonei mit all seinen möglichen Komplikationen nach sich ziehen.[1]

3 Endometriome

Endometriome des Ovars stellen ein fortgeschrittenes Stadium der Endometriose dar. Invaginationen des ovariellen Kortex unter Einschluß der bestehenden, primär oberflächlichen Endometrioseherde scheinen die Ausbildung dieser mitunter großen, von dickflüssiger brauner Flüssigkeit gefüllten Tumoren (Schokoladenzysten) zu ermöglichen [26]. Die Behandlung der Ovarendometriome besteht in ihrer operativen Sanierung in Kombination mit einer östrogensuppressiven Therapie mittels GnRH-Agonisten. Bei bestehendem Kinderwunsch sind Schwangerschaftsraten nach diesem Therapiekonzept von über 50% beschrieben worden [26] (siehe auch Kap. 8).

4 Brenner-Tumoren

Brenner-Tumoren sind selten und machen etwa 2% aller Ovarialgeschwülste aus. Rund 99% der Brenner-Tumoren sind gutartig [107]. Feingeweblich finden sich im faserreichen Stroma Herde relativ heller, wabenartig aussehender Zellen. Ihre Kerne sind oval strukturiert und oft kaffeebohnenartig gekerbt. Diese Zellinseln können mikrozystische und schleimbildende Zellen einschließen. Die Brenner-Tumoren sind überwiegend einseitig lokalisiert. Meist handelt es sich um glatt begrenzte Tumoren mit einem mittleren Durchmesser von 5 cm. Tumoren bis zu 20 cm kommen vor [73].

Tabelle 5-3
WHO-Klassifikation der Ovarialtumoren in der Fassung von 1999 (nach Dietel et al. 2000 [25])

Surface Epithelial-Stromal Tumours	Sex Cord-Stromal Tumours	Germ Cell Tumours	Gonadoblastome
serous tumours (1.1)	granulosa stromal cell tumours (2.1)	Dysgerminom	
mucinous Tumours, endocervical-like and intestinal type (1.2)	adult GC-tumours (2.1.1.1)	Dottersacktumor	
endometroid tumours (1.3)	juvenile GC-tumours (2.1.1.2)	endodermaler Sinustumor	
clear cell tumours (1.4)	thekoma-fibroma-group (2.1.2) [mit 9(!) Untergruppen]	embryonales Karzinom	
transitional cell tumours (1.5)	Sertoli stromal cell tumours und androblastomas (2.2)	Polyembryom	
squamous cell tumours (1.6)	sex cord tumours with annular tubules (2.3)	Chorionkarzinom	
mixed epithelial tumours (1.7)	Gynandroblastoma (2.4)	Teratom	
	unclassified sex cord stromal tumours (2.5)	gemischte Formen	
	steroid lipid cell tumours (2.6)		

---

[1] *Bei der Entfernung muzinöser Zystadenome aus der Bauchhöhle sollte eine Ruptur unbedingt vermieden werden, da ein Ausfließen der gallertartigen Masse in die Bauchhöhle hinein die Entwicklung eines Pseudomyxoma peritonei mit all seinen möglichen Komplikationen nach sich ziehen könnte!*

5 Keimstrang-Stromatumoren

Keimstrang-Stromatumoren entwickeln sich aus dem sexuell differenzierten Mesenchym des Ovars. Sie stellen die sog. hormonbildenden Tumoren des Ovars dar. Granulosazelltumoren und Thekazelltumoren können Östrogene und Gestagene bilden, während Tumoren aus Sertoli- und Leydig-Zellen Androgene produzieren können. Dabei besteht keine direkte Korrelation zwischen dem Reifegrad der Tumoren und deren hormoneller Aktivität. Reine Geschwulsttypen sind häufiger endokrin stumm als Mischformen. Die Keimstrangtumoren stehen als semimaligne Geschwülste zwischen den benignen und malignen Tumoren des Ovars [107].

5.1 Granulosazelltumoren

Granulosazelltumoren kommen in allen Altersgruppen vor und stellen von den gutartigen Ovarialtumoren ungefähr 2% und von den malignen Ovarialtumoren etwa 10% [107]. Schon diese prozentuale Verteilung zeigt, daß das Verhalten dieser Tumoren hinsichtlich ihrer Malignität und ihres Metastasierungspotentials schwer kalkulierbar ist. Klinisch können sich manche dieser Granulosazelltumoren außerordentlich maligne verhalten, ohne daß dies histologisch dem entsprechenden Typ anzusehen wäre. Spätrezidive mit fulminanter Tumormetastasierung nach mehr als 20 Jahren sind auch bei hochdifferenzierten Formen beschrieben worden [10, 110]. Dennoch gilt die Prognose im allgemeinen als günstig. Die Zehn-Jahres-Überlebensrate liegt bei Geschwülsten im Stadium I zwischen 86 und 96%. In etwa 95% der Fälle ist nur ein Ovar betroffen. Histologisch lassen sich mikrofollikuläre, makrofollikuläre, trabekuläre und sarkomatoide Subtypen unterscheiden. Mischformen aus allen vier Typen können vorkommen (Abb. 5-10).

Sind die Tumoren hormonell aktiv, so berichten die Patientinnen in der Geschlechtsreife über Menometrorrhagien oder eine sekundäre Amenorrhö. In der Postmenopause treten typischerweise postmenopausale Blutungen auf. Histologisch kann oftmals als Resultat der längerfristigen Östrogenstimulation eine glandulär-zystische Hyperplasie nachgewiesen werden. Das Risiko für die Entwicklung eines Endometriumkarzinoms ist erhöht. Treten hormonaktive Granulosazelltumoren dagegen bei Mädchen in der Kindheit auf, so kann dies Ursache einer Pubertas praecox sein [39]. In all diesen Fällen eines hormonaktiven Granulosazelltumors kann ein **erhöhtes Inhibin als Tumormarker** gelten und sollte in der Nachsorge mitbestimmt werden [38].

In der Peri- oder Postmenopause oder bei prämenopausalen Patientinnen mit abgeschlossener Familienplanung ist die abdominale Hysterektomie mit Adnexektomie beidseits und sorgsamer pelviner und paraaortaler Lymphonodektomie die Therapie der Wahl [39, 91]. Da jedoch in den meisten Fällen der Tumor auf ein Ovar beschränkt ist, kann bei jüngeren Patientinnen mit Kinderwunsch die Operation auf eine einseitige Adnexektomie mit einseitiger pelviner Lymphonodektomie beschränkt werden.

Im Fall eines **inoperablen Situs** (Stadium III–IV) können durch eine Radiochemotherapie Remissionsraten von bis zu 50% erzielt werden. Als Chemotherapie wird im allgemeinen eine Kombination von Cisplatin, Vinblastin und Bleomycin empfohlen [98]. Der Wert einer adjuvanten Chemotherapie im Stadium I ist umstritten [87].

5.2 Tumoren der Thekom-Fibromgruppe

Thekome treten bevorzugt in der Peri- und Postmenopause auf. Allerdings können sie auch in seltenen Fällen schon bei Kindern auftreten [16]. Sie sind der zweithäufigste Typ endokrin aktiver Ovarialtumoren. Meist sind sie nur in einem Ovar vorhanden (Abb. 5-11). Makroskopisch handelt es sich meist um begrenzte, glatte, überwiegend solide, derb-fibröse Tumoren. Ihre Schnittfläche ist häufig gelbweiß bis gelbbraun gefärbt.

Abb. 5-10
Granulosazelltumor mit gelb verfärbter Schnittfläche und ubiquitär aufgetretenen, herdförmigen Einblutungen (Operationspräparat).

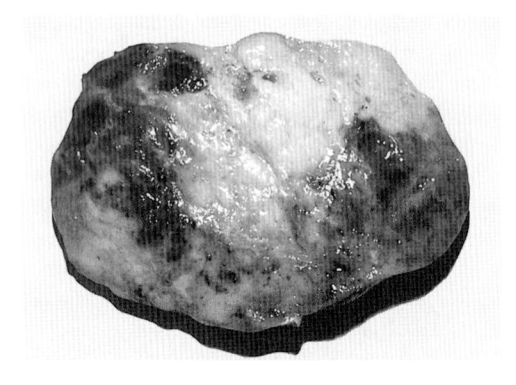

Abb. 5-11
Uterus mit Adnexa einer Patientin in der Postmenopause. Abgekapseltes Thekom im linken Ovar mit gelb verfärbter Schnittfläche. Der Uterus ist leicht vergrößert, das rechte Ovar sieht altersentsprechend aus.

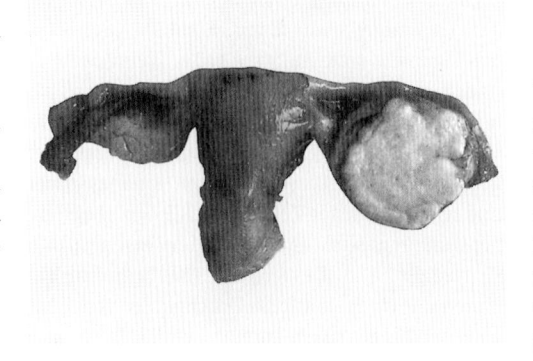

Thekome sind im Gegensatz zu Granulosazelltumoren fast immer benigne und nahezu immer östrogenaktiv [107]. Ihre Abgrenzung gegenüber einfachen Fibromen und Fibrosarkomen sowie sarkomatoiden Granulosazelltumoren kann Schwierigkeiten bereiten.

Ovarialfibrome treten ebenfalls gehäuft postmenopausal auf, sie sind meist einseitig und relativ derb. Manchmal findet sich beim einseitigen Ovarialfibrom ein begleitender Aszites mit einseitigem Pleuraerguß. Dieses Syndrom (Ovarialfibrom, Aszites, Pleuraerguß) ist auch unter dem Begriff des **Meigs-Syndroms** bekannt.

5.3 Androblastome (Sertoli-Leydig-Zelltumoren)

Androblastome sind sehr selten. Sie machen nur 0,2% aller Ovarialtumoren aus. Sie kommen in allen Altersgruppen vor. Die jüngeren Altersgruppen sind bevorzugt betroffen. Die Geschwülste sind meist abgekapselt. In 4 bis 5% sind beide Ovarien betroffen. In Abhängigkeit vom Anteil an Sertoli- oder Leydigzellen können verschiedene Formen unterschieden werden. In über 40% der Fälle sind diese Tumoren aufgrund ihrer Fähigkeit, Testosteron oder andere androgene Hormone zu produzieren, mit mehr oder weniger deutlichen Zeichen der **Virilisierung** verbunden [56].

Unter **Gynandroblastomen** versteht man eine seltene Sonderform der Keimstrang-Stromatumoren, in denen männlich und weiblich determinierte Strukturkomponenten vereint sind.

Androblastome müssen operativ exstirpiert werden. Rezidive sind in Einzelfällen beschrieben worden [4].

6 Gutartige Keimzelltumoren

Etwa 25% der Ovarialtumoren gehen von den Keimzellen aus. Der häufigste gutartige Keimzelltumor ist das zystische reife Teratom oder reifes Dermoidkystom. Rund 3% aller Keimzelltumoren sind maligne mit nahezu ausschließlicher Manifestation im Kindes- und Jugendlichenalter.

Dermoide entstehen meist einseitig bei jüngeren Frauen. Ca. 85% aller Dermoide werden bei Frauen in der reproduktiven Lebensspanne festgestellt [89]. Nur in 8 bis 15% der Fälle sind sie beidseitig lokalisiert [73]. Da sie meist keine Symptome verursachen und nur langsam wachsen, werden sie meist erst ab einer Größe von über 2 cm in der Transvaginalsonographie erkannt (Abb. 5-12) [103]. Der Inhalt der Dermoidzysten ist zähflüssig und meist talgartig. Das Material ist häufig von Haaren durchsetzt. Nach Entfernung dieses Materials gerät man in vielen Fällen an eine solide Partie, den sog. **Kopfhöcker**, der teilweise Zähne, Haare und Knochenanteile enthalten kann. Dermoide können in Abhängigkeit von ihrer Größe fast immer organerhaltend, auch laparoskopisch operiert werden. Nur bei sehr großen Dermoiden, bei denen kein normales Ovargewebe mehr vorhanden ist, muß das Ovar in toto entfernt werden [90].

6.1 Struma ovarii

Zystische Teratome enthalten gelegentlich nur eine einzige ausdifferenzierte Gewebskomponente. Wenn ausdifferenziertes, hormonaktives Schilddrüsengewebe vorliegt, spricht man von einer Struma ovarii. Auch hier kann es zur autonomen Hormonproduktion mit allen klinischen Zeichen der Hyperthyreose bis hin zur Thyreotoxikose kommen [31]. Eine maligne Entartung der Struma ovarii ist in Einzelfällen beschrieben worden [20].

6.2 Gonadoblastome

Diese Tumorform wurde erstmals 1953 beschrieben [102]. Sie finden sich in 80% bei genetisch abnormen, phänotypisch weiblichen Individuen mit Gonadendysgenesie. Gonadoblastome sind ebenfalls bei echten Hermaphroditen beobachtet worden [111, 112]. Es handelt sich um kleine runde, derbe Geschwülste, etwa kirschgroß, selten größer als 5 cm. Die Schnittfläche sieht homogen aus und ist gelb-weiß gefärbt. Bilateralität kommt in 30 bis 40% vor. Begleitende Dysgerminome finden sich in etwa 50% der Fälle, seltener ist die Kombination mit anderen, zum Teil hochmalignen Keimzelltumoren (z.B. embryonales Karzinom, embryonales Teratom oder Chorionepitheliom) anzutreffen [79, 107].

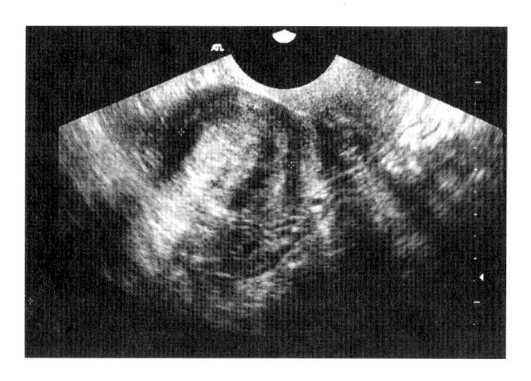

Abb. 5-12
Sonographisches Bild eines kleinen Dermoids mit echodichtem „Kopfhöcker" (Original von Prof. Dr. med. U. Gembruch, Bereich Pränatale Medizin der Universitätsfrauenklinik Lübeck).

Inhalt*

- **Einleitung** 143

- **Ätiologie, Pathogenese und Risikofaktoren** . . 143
1 Ätiologie 143
2 Pathogenese 144
3 Risikofaktoren 145
3.1 Alter 145
3.2 Zyklusphase 145
3.3 Verhütungsmethoden 145
3.4 Sexualverhalten 145

- **Klinik** 145
1 Klinisch relevante Adnexitis 146
2 Subklinische oder atypische Adnexitis 146
3 Fitz-Hugh-Curtis-Syndrom 146
4 Tuboovarialabszeß 146
5 PID und HIV-Infektion 147

- **Diagnostik** 147
1 Klinische Diagnose 147
2 Laparoskopie 148
3 Mikrobiologie 148
4 Sonographie 149

5 Magnetresonanztomographie 150
6 Endometriumbiopsie 150

- **Therapie** 150
1 Therapie der unkomplizierten Adnexitiden . . . 150
2 Therapie des Tuboovarialabszesses 152
2.1 Konservative Therapie 152
2.2 Operative Therapie 152
2.2.1 Laparoskopie 152
2.2.2 Ultraschallgesteuerte Punktion 153

- **Genitaltuberkulose** 153

- **Folgeerkrankungen** 153
1 Sterilität 154
2 Extrauteringravidität 154
3 Chronischer Unterleibsschmerz 154

- **Prävention** 154
1 Primärprävention 154
2 Sekundärprävention 155
3 Tertiärprävention 155

*Das Literaturverzeichnis findet sich in Kapitel 14, S. 309.

6 Entzündliche Erkrankungen der Adnexe mit Beteiligung der Nachbarorgane

C. Berg, E. Malik

Einleitung

Das breite Spektrum der entzündlichen Adnexerkrankungen wird im deutschsprachigen Schrifttum mit den nur unzureichend definierten Begriffen Adnexitis und Aszension umrissen. Das morphologische Korrelat ist in der Regel eine Salpingitis. Zervizitis und Endometritis sind als Begleiterkrankungen nahezu obligat, weitere Organbeteiligungen können sich mit wechselnder Prävalenz anschließen [61].

Im angelsächsischen Sprachraum werden die entzündlichen Erkrankungen der Adnexe unter dem Begriff **Pelvic inflammatory disease (PID)** folgerichtig als Syndrom zusammengefaßt. PID bezeichnet eine Entzündung des Uterus, der Tuben und der benachbarten pelvinen Strukturen, die nicht im Zusammenhang mit einer Schwangerschaft oder postoperativ entstanden ist [58]. Die in Tabelle 6-1 zusammengefaßten Manifestationsformen gehören dem komplexen Bild des PID an [71].

Es handelt sich bei der Adnexitis um eine ernsthafte Infektion, die vor allem junge Frauen mit einem Altersgipfel zwischen 16 und 24 Jahren betrifft. In den USA erkranken jährlich ca. eine Million Frauen, mit zunehmender Tendenz. Langzeitfolgen wie Sterilität, Extrauteringravidität und chronische Unterbauchschmerzen treten bei 25% der Betroffenen auf [11]. Gerade die zunehmende Zahl von Heranwachsenden, die an einer Adnexitis erkranken, ist aufgrund der zu erwartenden Folgen von enormer Bedeutung [54]. Unter den sexuell aktiven Patientinnen haben die 15- bis 19jährigen die höchste Inzidenz [5]. Die durch diese Erkrankung verursachten direkten und indirekten Kosten belaufen sich in den USA auf über 5,5 Milliarden Dollar jährlich [71] und werden im Jahr 2001 auf über 9 Milliarden angestiegen sein, wenn der Trend sich bestätigt [107].

Ätiologie, Pathogenese und Risikofaktoren

1 Ätiologie

Bei den Adnexitiden handelt es sich fast immer um eine sexuell übertragene, aufsteigende bakterielle Infektion, in deren Verlauf Erreger aus dem zervikovaginalen Fluor aszendieren und das Endometrium und die Tuben besiedeln. Andere Entstehungsmechanismen, die diskutiert werden, sind die lymphatische Ausbreitung von Bakterien über die Parametrien und die Aszension bakterienbesiedelter Spermien [113].

Die wichtigsten pathogenen **Keime** sind Chlamydia trachomatis (C. trachomatis), Neisseria gonorrhoeae (N. gonorrhoeae) und eine bei bakteriellen Vaginosen auftretende Mischflora (Tab. 6-2)

- Endometritis
- Salpingitis
- Salpingo-Oophoritis
- Adnexitis
- Parametritis
- Pyosalpinx
- Tuboovarialabszeß
- Pelveoperitonitis
- Perihepatitis
- Periappendizitis

Tabelle 6-1
Manifestationsformen des PID (nach Paavonen 1998 [71])

[71]. Während in den unteren sozialen Schichten N. gonorrhoeae der führende Keim ist, überwiegen bei den sozial besser gestellten Patientinnen die Infektionen mit C. trachomatis [58]. In den Industrienationen haben in den letzten Jahrzehnten die Infektionen mit N. gonorrhoeae deutlich abgenommen, während die Prävalenz der durch C. trachomatis bedingten Infekte unverändert hoch ist oder sogar noch steigt [68].

Besteht eine endozervikale Infektion mit C. trachomatis oder N. gonorrhoeae, ist das Risiko, an einer Adnexitis zu erkranken für die betroffenen Patientinnen signifikant erhöht.[I] 50% der mit N. gonorrhoeae und 30% der mit C. trachomatis infizierten Patientinnen entwickeln eine klinisch manifeste Adnexitis [76, 91].

Die polymikrobielle Ätiologie der akuten Adnexitis wird in den letzten Jahrzehnten immer häufiger in Frage gestellt, da bei laparoskopisch gewonnenen mikrobiologischen Proben in den meisten Fällen nur eine Spezies nachzuweisen ist. Untersuchungen, die eine polymikrobielle Ätiologie unterstützen, beruhen meist auf Proben, die bei Douglaspunktionen und Endometriumaspirationen gewonnen wurden - Entnahmetechniken, bei denen eine Kontamination nicht ausgeschlossen werden kann [61].

Viren- und Pilzinfektionen scheinen bei der Ätiologie der Adnexitiden keine Rolle zu spielen.

> [I] *Besteht eine endozervikale Infektion mit C. trachomatis oder N. gonorrhoeae, besteht ein signifikant erhöhtes Risiko für die betroffenen Patientinnen, an einer Adnexitis zu erkranken!*
>
> [II] *Das Risiko, an einer Adnexitis zu erkranken ist für Patientinnen mit einer bakteriellen Vaginose bis zu neunfach erhöht!*

2 Pathogenese

Ein wichtiger pathogenetischer Faktor der lange Zeit unterschätzt wurde ist die **bakterielle Vaginose** [90, 93]. Der bakteriellen Vaginose liegt eine Überbesiedlung der normalen Vaginalflora zugrunde, die sonst von wasserstoffperoxidproduzierenden Lactobacillus Spp. dominiert wird [23]. Der Rückgang der Laktobazillen geht mit einem überproportionalen Anstieg der Keimzahlen von Gardnerella vaginalis, Mobiluncus Sp., Mykoplasmen und anaeroben gram-negativen Keimen einher [71]. Patientinnen mit einer bakteriellen Vaginose haben ein bis zu neunfach erhöhtes Risiko an einer Adnexitis zu erkranken [54].[II] Bei 62% der Patientinnen mit Adnexitis besteht gleichzeitig eine bakterielle Vaginose, deren Keimspektrum sich auch intraoperativ aus dem oberen Genitaltrakt isolieren läßt [35, 90, 93]. Hillier wies im Endometrium von Patientinnen mit Adnexitis in 94% der Fälle Keime nach, die mit einer bakteriellen Vaginose assoziiert sind. Chlamydien bzw. Gonokokken kamen dagegen in nur 13 bzw. 25% der Fälle vor [35].

Die meisten Adnexitiden treten in der **ersten Zyklushälfte** auf [71]. Prädisponierend hierfür ist wohl das Fehlen des zervikalen Schleimpfropfes, der vermutlich wichtigsten Barriere gegen aufsteigende Infektionen und das Menstruationsblut als optimales Nährmedium [54].

Die als nächste Stufe der Aszension entstehende **Zervizitis** ist eine Entzündung des Zylinderepithels im Zervikalkanal. Chlamydien- und Gonokokkeninfektionen kommen häufig gemeinsam vor, wobei die Interpretation der bakteriologischen Befunde schwierig ist, weil die Zervixproben bei der Entnahme durch Vaginalflora kontaminiert werden. An der Zervix entsteht gelegentlich ein typisches koloposkopisches Bild der ödematös-exophytisch-follikulären Zervizitis. Allerdings können Chlamydien auch von einer kolposkopisch unauffälligen Zervix isoliert werden [61].

Nach der bakteriellen Besiedelung von Vagina und Zervix kommt es zu einer **Endometritis**. Auch hier dominieren C. trachomatis, N. gonorrhoeae und die Erreger der bakteriellen Vaginose. Actinomyces israelii ist mit einer Prävalenz von 1,6 bis 11,6%, insbesondere bei Frauen mit einem Intrauterinpessar (IUP), beschrieben worden [61]. Bei 65% der Patientinnen mit klinisch manifester Adnexitis lassen sich Plasmazellen in der Endometriumbiopsie als Entzündungsmarker nachweisen. 68% der Patientinnen mit laparoskopisch nachgewiesener Salpingitis haben eine Endometritis [35]. In der Praxis ist die Abgrenzung der Endo-

Tabelle 6–2
Mögliches Keimspektrum der Adnexitiden (modifiziert nach Walker 1999 [105])

■ Aerobier	koagulasenegative Staphylokokken Gruppe-B-Streptokokken β-hämolysierende Streptokokken nicht-hämolysierende Streptokokken Neisseria gonorrhoeae	gram-negativ
	Haemophilus influenzae Escherichia coli Gardnerella vaginalis	gram-positiv
■ Anaerobier	Peptostreptococcus anaerobius Peptostreptococcus asaccharolyticus Peptococcus Spezies Bacteroides fragilis Prevotella Spezies	gram-negativ
■ intrazelluläre Mykoplasmen	Chlamydia trachomatis Mycoplasma homonis Ureaplasma urealyticum	

metritis vom restlichen Komplex des PID schwierig und nicht immer sinnvoll.

Als nächste Stufe der Aszension entwickelt sich eine **Salpingitis**, die zur Pyosalpinx und zur Bildung eines Tuboovarialabszesses führen kann [71]. Voraussetzung für die Abzeßbildung scheint das Vorkommen einer aerob-anaeroben Mischflora zu sein, da Chlamydien und Gonokokken allein nicht zu einer Abszedierung führen [17].

3 Risikofaktoren

Sozioökonomische Risikofaktoren für eine Adnexitis sind junges Alter, Promiskuität, die erste Zyklusphase und bestimmte Verhütungsmethoden wie postkoitale Scheidenspülung [117] und Intrauterinpessare.[1]

3.1 Alter

Sexuell aktive Teenager erkranken dreimal häufiger an einer Adnexitis, als sexuell aktive 25- bis 29jährige Frauen [4]. Die Gründe hierfür liegen wahrscheinlich in der größeren Fläche der Portioektopie, der niedrigeren Prävalenz protektiver Antikörper und der größeren Penetrierbarkeit des Zervikalschleims [11, 54].

3.2 Zyklusphase

Die ersten Symptome einer Adnexitis treten typischerweise in den ersten 7 Tagen des Zyklus auf. Es liegt daher nahe, den Zeitpunkt der Infektion während der Menses zu vermuten [54]. Begünstigende Faktoren sind hierbei vermutlich der Verlust des Schleimpfropfes, der außerdem zu Beginn der Menses die geringste bakteriostatische Potenz hat [11] und die kurz nach der Menarche dominierenden anovulatorischen Zyklen mit dem dadurch bedingt Östrogen-dominierten Zervikalschleim, der die Penetration von pathogenen Keimen und bakterienbeladenen Spermien erleichtert [40]. Auch die retrograde Menstruation vermag beim Bakterientransport eine Rolle zu spielen [79].

3.3 Verhütungsmethoden

Barrieremethoden haben einen protektiven Effekt [116]. Frauen, die hormonelle Kontrazeptiva benutzen, haben zwar signifikant häufiger eine zervikale Chlamydieninfektion [30], der Krankheitsverlauf scheint aber in seiner Vehemenz abgeschwächt [115, 116]. Ursächlich hierfür sind wohl die Veränderung des Zervixschleims, die Abnahme der retrograden Menstruation, die verminderten uterinen Kontraktionen und damit die Reduktion der Keimaszension [54]. Allerdings gibt es auch Hinweise darauf, daß die Einnahme von Ovulationshemmern nur zu einer erhöhten Rate an subklinischen Verläufen und damit zu bedeutenden Folgeerkrankungen wie Sterilität und Extrauteringravidität führt [66]. Als Ursache für die stummen Verläufe wird eine immunmodulatorische Wirkung der Ovulationshemmer vermutet, die die Entzündungsreaktion unterdrückt [30].

Dagegen stellen Intrauterinpessare, zumindest während der ersten 3 Monate der Anwendung, einen prädisponierenden Faktor in bezug auf das Auftreten einer Adnexitis dar [33]. Dies hängt wohl vor allem mit dem Verschleppen von Keimen während des Einsetzens des Intrauterinpessars zusammen [11]. Eine perioperative Antibiotikaprophylaxe während der Einlage des Intrauterinpessars hat sich allerdings in einer kontrollierten klinischen Studie als nicht sinnvoll erwiesen [106].

3.4 Sexualverhalten

Junge Frauen haben mehr Sexualpartner, eine höhere Sexualfrequenz, setzen weniger Barrieremethoden zur Verhütung ein und haben ein größeres Keimreservoir im Pool ihrer Partner als ältere Frauen. All dies sind Faktoren, die das Auftreten einer Adnexitis begünstigen [11, 108].

Nikotinabusus ist ebenfalls mit den Adnexitiden vergesellschaftet, allerdings eher als Indikator für risikofreudiges Verhalten [85].
Eine großangelegte Screening-Studie bei über 13000 weiblichen Rekruten in den USA ergab folgende unabhängige Risikofaktoren für eine Infektion mit C. trachomatis [25]:
- Geschlechtsverkehr
- Alter 25 Jahre oder jünger
- schwarze Hautfarbe
- mehr als ein Sexualpartner in den letzten 90 Tagen
- Partnerwechsel 90 Tage vor Beginn der Adnexitis
- Geschlechtsverkehr mit einem Partner ohne Kondome 90 Tage vor Beginn der Adnexitis
- eine vorangegangene Geschlechtskrankheit.

Klinik

Das klinische Spektrum der Adnexitiden ist sehr breit und reicht von der subklinischen Salpingitis über die klinisch manifeste Salpingitis, die Pyosal-

---

[1]*Risikofaktoren für eine Adnexitis sind junges Alter, Promiskuität, die erste Zyklusphase und bestimmte Verhütungsmethoden wie postkoitale Scheidenspülung und Intrauterinpessare!*

pinx bis hin zum Tuboovarialabszeß mit Pelveoperitonitis und Perihepatitis.

1 Klinisch relevante Adnexitis

Das führende Symptom sind Unterleibsschmerzen, die charakteristischerweise bilateral auftreten. Diese Schmerzen können mit vermehrtem Ausfluß, atypischen vaginalen Blutungen, Endometritis, Dysurie, Dyspareunie, Übelkeit und Erbrechen, Fieber oder anderen Allgemeinsymptomen einhergehen. Durch Gonokokken verursachte Adnexitiden setzen abrupt ein und verursachen eine gravierendere febrile Symptomatik als Infektionen mit anderen Keimen [58]. Insbesondere Infektionen mit C. trachomatis können in einem hohen Prozentsatz klinisch milde verlaufen, allerdings mit den gleichen schwerwiegenden Folgeerkrankungen [112].

2 Subklinische oder atypische Adnexitis

Infektionen des oberen Genitaltrakts mit Gonokokken, Chlamydien oder anderen Mikroorganismen gehen nicht immer mit einer klinisch manifesten Entzündung einher. Der subklinischen Adnexitis wird in den letzten Jahren eine immer größere Bedeutung zugeschrieben [71]. Viele Frauen mit den typischen Langzeitfolgen, wie z.B. tubarer Sterilität, geben an, nie an einer Adnexitis erkrankt zu sein. Bei 64% der Frauen mit einer Chlamydien-Zervizitis lassen sich trotz fehlender klinischer Symptome Plasmazellen in der Endometriumbiopsie nachweisen, so daß von einer subklinischen Adnexitis ausgegangen werden kann [70]. In anderen Studien konnte gezeigt werden, daß diese asymptomatischen oder atypischen Verläufe ebenfalls zu ernsthaften Tubenschädigungen führen können [73]. Patientinnen mit keinen oder nur milden Symptomen nehmen schließlich auch seltener ärztliche Hilfe in Anspruch und haben daher ein erhöhtes Risiko für Folgeschäden [36].

3 Fitz-Hugh-Curtis-Syndrom

Diese Form der Perihepatitis ist mit 5 bis 20% der Adnexitiden assoziiert. Klinisch dominieren atemabhängige rechtsseitige Oberbauchschmerzen, die in die Schulter und in den Rücken ausstrahlen können. Die Beschwerden treten entweder gleichzeitig mit den Symptomen der Adnexitis auf, oder mit bis zu zwei Wochen Latenz. Die Leberwerte sind meist erhöht. Es besteht eine direkte Assoziation mit N. gonorrhoeae oder C. trachomatis [83]. Die pathogenetischen Mechanismen sind letztendlich nicht vollständig geklärt, es scheint sich aber um einen immunpathologisch bedingten Prozeß zu handeln.

4 Tuboovarialabszeß

Bis zu 34% der wegen eines PID in stationärer Behandlung befindlichen Patientinnen entwickeln einen Tuboovarialabszeß [81].

Hyperämie, Ischämie und Nekrose der Tuben sind kennzeichnend für das Initialstadium der Adnexitis. In der Folge wird Eiter aus der Tube abgesondert, der das Ovar umgibt und zu einer lokalen Peritonitis führt. Die Tuben verdicken sich, was zu einer Abflußstörung führen kann, die das distale Lumen auftreibt. Vermutlich stellt die durch die Ovulation entstandene Läsion die Eintrittspforte dar, über die die bakterielle Invasion der Ovarien beginnt. Sowohl Ovarien, als auch andere Organe im kleinen Becken werden in den entzündlichen Prozeß einbezogen. Ein Fortschreiten des entzündlichen Geschehens führt schließlich zur Bildung eines Tuboovarialabszesses. Dieser kann lokal begrenzt bleiben oder andere Strukturen im Beckenbereich miteinbeziehen. Sowohl symptomatische als auch subklinische Infektionen können in einen Tuboovarialabszeß übergehen, rupturieren und unbehandelt eine lebensgefährliche Peritonitis auslösen [28, 52, 54]. Die Ruptur eines Tuboovarialabszesses ist mit einer Mortalität von bis zu 7% vergesellschaftet [104].

Die lokale Irritation am Kolon kann zu einem paralytischen Ileus führen. Abbildung 6-1 zeigt eine in der Transvaginalsonographie massiv dilatierte Darmschlinge des Sigmoids einer Patientin mit ausgedehntem Tuboovarialabszeß und para-

Abb. 6-1
In der Transvaginalsonographie zeigt sich eine massiv dilatierte Darmschlinge des Sigmoids einer Patientin mit ausgedehntem Tuboovarialabszeß und paralytischem Ileus (wichtig ist hierbei die Diskriminierung von Abszeßhöhle und Darm). (Mit freundlicher Genehmigung von Prof. Gembruch, Bereich Pränatale Medizin, Klinik für Frauenheilkunde und Geburtshilfe, Universitätsklinikum Lübeck.)

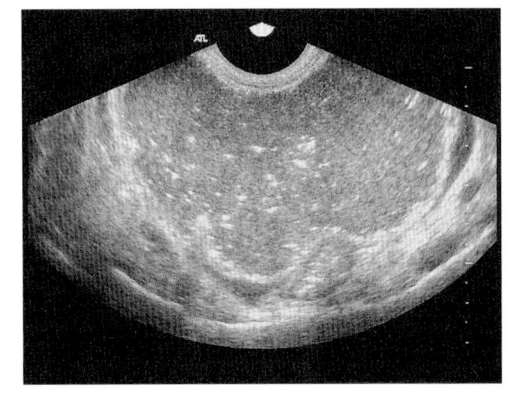

lytischem Ileus (wichtig ist hierbei die Diskriminierung von Abszeßhöhle und Darm).

Tuboovarialabszesse sind vorwiegend **polymikrobiellen Ursprungs.** Eine Flora aus Anaerobiern und fakultativ pathogenen Keimen kann in den meisten Fällen isoliert werden, wobei Anaerobier in bis zu 100% der Abszesse nachgewiesen werden. Die vorherrschenden Keime sind E. coli, Bacteroides Spp., Peptokokken, Streptokokken und Peptostreptokokken. C. trachomatis und N. gonorrhoeae kommen sehr selten vor [52]. Die Klinik des Tuboovarialabszesses ist sehr unspezifisch. Bei der klinischen Untersuchung werden die Raumforderungen oft übersehen, weshalb der Transvaginalsonographie eine große Bedeutung unter den gering-invasiven diagnostischen Verfahren zukommt [89].

5 PID und HIV-Infektion

Wie N. gonorrhoeae und C. trachomatis wird auch das HIV-Virus sexuell übertragen. So ist es nicht verwunderlich, daß der serologische Nachweis einer HIV-Infektion bei Patientinnen mit Adnexitis oder bakterieller Vaginose häufiger erfolgt [94, 96]. Ob eine Co-Infektion mit dem HI-Virus die Klinik, das Erregerspektrum oder den Verlauf der Adnexitiden beeinflußt, ist Gegenstand derzeitiger wissenschaftlicher Untersuchungen.

Hoegsberg et al. vermuteten, daß HIV-positive Patientinnen mit Adnexitis zu schwereren Verläufen tendieren, häufig kompliziert durch Abszeßbildung, die eine chirurgische Intervention nötig machen [39]. Irwin et al. [42] konnten zeigen, daß HIV-positive Patientinnen tatsächlich zur Abszeßbildung neigen und mehr Infektionen mit Mykoplasmen und Streptokokken haben. Cohen et al. [15] untersuchte 133 Frauen mit Salpingitis. Bei 17 der 52 HIV-positiven Patintinnen fanden sich Tuboovarialabszesse, im Gegensatz dazu nur bei 12 der 81 seronegativen Frauen. Patientinnen mit < 14% CD4-Zellen hatten innerhalb der HIV-Gruppe ebenfalls mehr Abszesse.

Die meisten Autoren beschreiben ein gutes Ansprechverhalten auf konservative Therapieversuche mit Antibiotika, bei einem gegenüber HIV-negativen Patientinnen ähnlichem Keimspektrum, wobei die Inzidenz von C. trachomatis und N. gonorrhoeae sehr niedrig ist [9, 15, 42, 96]. Anzala et al. [2] fanden bei HIV-positiven Patientinnen mit Adnexitis höhere Virämieraten und niedrigere CD4-Zahlen als bei HIV-negativen Patientinnen mit Adnexitis. In jedem Fall sollten HIV-positive Patientinnen unter stationären Bedingungen parenteral antibiotisch therapiert werden [3].

Diagnostik

1 Klinische Diagnose

Die Diagnose einer Adnexitis sollte bei jeder Frau mit Unterleibsschmerzen im reproduktiven Alter in Erwägung gezogen werden.[1] Der Goldstandard für die Diagnose der Adnexitis ist seit den 60er Jahren die **Laparoskopie**, mittels derer die entzündeten Tuben und umliegenden Strukturen dargestellt werden können [43]. Allerdings wird von dieser visuellen Diagnostik aufgrund der Invasivität zurückhaltend Gebrauch gemacht, da es häufig nicht gerechtfertigt erscheint, diese jungen Patientinnen aufgrund einer oft nur milden Symptomatik zu operieren [54]. Üblicherweise wird die Diagnose daher anhand der klinischen Symptomatik gestellt.

Hauptsymptome bei der körperlichen Untersuchung sind druckschmerzhaftes unteres Abdomen, schmerzhafte Adnextumoren und Portioschiebeschmerz. Diese Untersuchungsbefunde lassen sich bei über 90% der Patientinnen mit laparoskopisch nachgewiesener Adnexitis erheben [87]. Andere klinische Befunde wie Fieber, erhöhte Blutsenkungsgeschwindigkeit, erhöhtes C-reaktives Protein und mukopurulenter Ausfluß sind aufgrund ihrer hohen Variabilität weniger spezifisch [87].

Die klinische Diagnose hat allerdings nur begrenzte Aussagefähigkeit. Die meisten Studien berichten von einer Sensitivität der klinischen Diagnose der Adnexitis von 60 bis 70% [71]. In einer Studie konnte nur bei zwei Drittel der Patientinnen, die aufgrund der klinischen Verdachtsdiagnose Adnexitis laparoskopiert wurden, auch intraoperativ der Nachweis entzündeter Adnexe erbracht werden. Die restlichen Befunde reichten vom unauffälligen Situs, über die Endometriose im kleinen Becken bis hin zur eingebluteten Corpus-luteum-Zyste [43]. Andererseits werden im Rahmen von Laparoskopien aufgrund anderer Verdachtsdiagnosen oft Adnexitiden entdeckt [43]. Die Spezifität der klinischen Diagnostik könnte durch die Hinzunahme anderer Kriterien, wie z.B. Fieber oder Leukozytose, verbessert werden, allerdings würde hierunter die Sensitivität leiden [58].

Aufgrund der potentiellen Langzeitfolgen sollte sowohl die Diagnose als auch die Indikation zur Therapie einer Adnexitis großzügig gestellt werden [58]. Die Erkenntnisse über die Bedeutung der subklinischen Adnexitis führten im US-amerikanischen Raum zu der Empfehlung bereits bei den in Tabelle 6-3 zusammengefaßten unspezifischen Symptomen und Untersuchungsbefunden eine Therapie zu initiieren [82].

[1] *Die Diagnose „Adnexitis" sollte bei jeder Patientin im reproduktiven Alter, die über Unterleibsschmerzen klagt, in Erwägung gezogen werden!*

¹Im Zweifelsfall sollte immer eine Laparoskopie erwogen werden!

Die US-amerikanischen Centers for Disease Control and Prevention (CDC) empfehlen die in Tabelle 6-4 zusammengefaßten Kriterien für die Diagnose einer Adnexitis. Eine empirische Therapie sollte initiiert werden, wenn alle Minimalkriterien erfüllt sind und keine andere Erkrankung differentialdiagnostisch in Frage kommt. Die Zusatzkriterien sollen die Diagnose verhärten. Bei schweren Verläufen oder Unsicherheiten in der Diagnose müssen Zusatzuntersuchungen für die Überprüfung der apparativen und operativen Kriterien durchgeführt werden [12].

Die Diagnose einer oft mit Adnexitiden vergesellschafteten bakteriellen Vaginose erfolgt in der Praxis klinisch und anhand der Mikroskopie. Die in Tabelle 6-5 aufgeführten Kriterien sprechen für das Vorliegen einer bakteriellen Vaginose [61].

2 Laparoskopie

Im Zweifelsfall sollte immer eine Laparoskopie erwogen werden.¹ Bestätigt sich die Diagnose, so kann im Rahmen desselben Eingriffs die Lösung von Adhäsionen, eine Peritoneallavage oder eine Abszeßdrainage vorgenommen werden. Bestätigt sich die Diagnose nicht, so finden sich oft andere Erkrankungen im kleinen Becken mit ähnlicher Symptomatik, die per laparoskopiam saniert werden können, wie Endometriome, rupturierte Ovarialzysten, stielgedrehte Ovarien oder eine Appendizitis [63].

3 Mikrobiologie

Bei V.a. bakterielle Vaginose müssen Streptokokken der Gruppen A und B, Staphylococcus aureus und Candida-Spezies als potentiell pathogene Erreger kulturell erfaßt werden. Der kulturelle Nachweis von Gardnerella vaginalis ist ungeeignet für die Diagnose einer bakteriellen Vaginose, da G. vaginalis sich auch bei 40% der gesunden Frauen aus dem Vaginalabstrich isolieren läßt [34]. Endozervikale Abstriche sollten zum Nachweis von Chlamydien und Gonokokken entnommen werden. Die Untersuchung von Zervix- und Vaginalabstrichen auf Anaerobier, Mykoplasmen und andere Keime ist unnötig, da diese auch bei gesunden Frauen vorkommen. Allein die Laparoskopie oder Laparotomie ermöglicht die Entnahme repräsentativer mikrobiologischer Proben. Diese sollten auf das Vorkommen von C. trachomatis, N. gonorrhoeae, obligate und fakultative Anaerobier, Mykoplasmen und gegebenenfalls auf Mycobacterium tuberculosis untersucht werden [61].

Für den Nachweis einer **Chlamydieninfektion** aus dem Zervixkanal ist eine sorgfältige Entnahmetechnik unabdingbare Voraussetzung: zunächst sollte der oberflächliche Schleim vom Muttermund entfernt werden; danach wird ein Tupfer oder Zytobrush in den Zervikalkanal eingeführt und um 360° gedreht; der Tupfer sollte entfernt werden ohne die Vaginalschleimhaut zu berühren.

Die Anzucht in Zellkulturen stellt den klassischen Goldstandard der Chlamydiendiagnostik dar. Das Untersuchungsmaterial wird in ein Transportmedium eingebracht und gekühlt transportiert (bei 4–8 °C). Es ist darauf zu achten, daß der Tupfer nicht im Transportmedium verbleibt, sondern nur kräftig darin ausgeschlagen wird. Das Medium wird auf einen Zellmonolayer zentrifugiert, nach 48stündiger Inkubation mit markierten monoklonalen Antikörpern angefärbt und im Fluoreszenzmikroskop abgelesen.

Tabelle 6-3
Symptome der Adnexitis und Untersuchungsbefunde, die eine empirische Therapie rechtfertigen (nach Rolfs 1991 [82])

- Unterleibsschmerzen
- druckschmerzhafte Adnexe
- Portioschiebeschmerz
- Fehlen einer Differentialdiagnose
- negativer Schwangerschaftstest

Tabelle 6-4
CDC-Kriterien für die Diagnose einer Adnexitis

Minimalkriterien
- Unterbauchschmerzen
- druckdolente Adnexe
- Portioschiebeschmerz

Zusatzkriterien
- Fieber > 38 °C
- abnormer Fluor vaginalis
- erhöhte BSG
- erhöhtes CRP
- Nachweis von C. trachomatis oder N. gonorrhoeae im Zervixabstrich

Apparative und operative Kriterien
- histopathologischer Nachweis von Entzündungszeichen in der Endometriumbiopsie
- Nachweis von verdickten, flüssigkeitsgefüllten Tuben mit oder ohne freie Flüssigkeit
- oder Tuboovarialabszeß mittels bildgebender Verfahren
- laparoskopischer Nachweis einer Adnexitis

Tabelle 6-5
Diagnostische Kriterien der bakteriellen Vaginose

- typischer grau-weißer, homogener Ausfluß
- vaginaler pH-Wert > 4,5
- positiver Amintest (Geruchsverstärkung bei Zugabe von 10%iger KOH-Lösung zum Fluor)
- mikroskopischer Nachweis von Schlüsselzellen (Clue-cells)

Die zytologische Untersuchung eines Zervikalabstrichs (Färbung nach Papanicolau) ist für die Diagnose einer Chlamydieninfektion nicht ausreichend spezifisch [62]. Auch mit der Infektiosserologie werden frische Infektionen mit Chlamydia trachomatis meist nicht erfaßt. Dagegen werden persistierende Infektionen sehr deutlich angezeigt [6a].

Bei den Nukleinsäure-Amplifikationsverfahren (NAT) und der Ligase-Kettenreaktion handelt es sich um hochspezifische und hochsensitive Nachweisverfahren, die als neuer Goldstandard zum Nachweis von Chlamydieninfektionen angesehen werden [62]. Da auch Urin als Probenmaterial in Frage kommt, wäre mit diesem Verfahren auch ein breites Screening in der Bevölkerung möglich.

Die Probengewinnung für den Nachweis von **N. gonorrhoeae** erfolgt analog zu der bei C. trachomatis. Für den mikroskopischen Nachweis werden Ausstriche angefertigt und nach Gram gefärbt. Proben für die Kultur werden im Idealfall sofort auf 37 °C vorgewärmte Selektivnährböden inokuliert.

Für den Nachweis einer **Mykoplasmeninfektion** aus laparoskopisch gewonnenen Proben müssen alle Untersuchungsmaterialien sofort in Transportmedium eingebracht werden, da der Keim aufgrund der fehlenden Zellwand sehr empfindlich gegen Austrocknung ist. Der Tupfer verbleibt hierbei im Transportmedium. Die Nachweismethode der Wahl für Mykoplasmen ist die kulturelle Anzucht [62].

Bei Verdacht auf **Aktinomykose** ist die mikrobiologische Untersuchung eines entfernten IUPs nur von geringer Aussagekraft, da Aktinomyzeten als normale Standortflora im Zervikalkanal vorkommen. Für die Diagnose einer Beckenaktinomykose ist daher nur laparoskopisch gewonnenes Material für eine kulturelle Diagnostik geeignet. Daher erscheint das Entfernen eines Intrauterinpessars bei im Zervixabstrich positivem Aktinomyzetennachweis nicht sinnvoll, wenn keine Symptome einer Adnexitis/Endometritis vorliegen. Auch eine antibiotische Therapie erscheint in diesem Fall nicht gerechtfertigt [55].

Die **Genitaltuberkulose** wird üblicherweise histologisch diagnostiziert. Die Kultur aus Menstruationsblut ist aufwendig und gelingt nur selten. Blutkulturen sind bei fieberhaften Verläufen des PID indiziert. Idealerweise werden zwei bis drei Blutkulturen innerhalb von 24 Stunden entnommen [61].

Die oben genannten diagnostischen Schwierigkeiten sind der Grund für die derzeitige Suche nach verläßlicheren und leichter anwendbaren Techniken zur Diagnose der Adnexitiden. Diskutiert werden unter anderem die Transvaginalsonographie, Magnetresonanztomographie (MRT) und die Endometriumbiopsie.

4 Sonographie

Die Transvaginalsonographie hat einen hohen Stellenwert bei der Diagnose einer Adnexitis. In einer Studie wurden 70% der sonographisch nachgewiesenen Raumforderungen im Adnexbereich während der klinischen Untersuchung übersehen [10]. Die Sensitivität des transvaginalen Ultraschalls bei der Detektion von Adnexitiden wird mit 81 bis 90% angegeben [72, 101]. Die in Tabelle 6-6 zusammengefaßten Befunde können in Abhängigkeit vom Schweregrad der Adnexitis im Ultraschall erhoben werden [21].

Milde Adnexitis
- unauffälliger Situs
- Schmerzen beim Bewegen des Transducers
- vergrößerte Ovarien
- periovarielle Flüssigkeitsansammlung
- nicht klar abgrenzbare Kontur der Ovarien
- nicht klar abgrenzbare Kontur des Uterus
- nicht klar abgrenzbares Endometrium
- Flüssigkeitsansammlung im Cavum uteri
- freie Flüssigkeit im Douglas-Raum

Moderate bis schwere Adnexitis
- Hydrosalpinx
  - wurstartig
  - flüssigkeitsgefüllt (echofrei)
  - verdickte Mukosafalten
  - verdickte Serosa
  - großer Abstand zum Ovar
  - Serosaduplikatur (durch Verbiegen der Tube)
  - konkave Wandung neben dem Ovar
- Tuboovarialabszeß
  - komplexer zystisch-solider Tumor mit unscharfer Wandstruktur

Tabelle 6-6
Ultraschallbefunde bei akuter Adnexitis (nach Dodson 1995 [21])

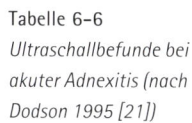

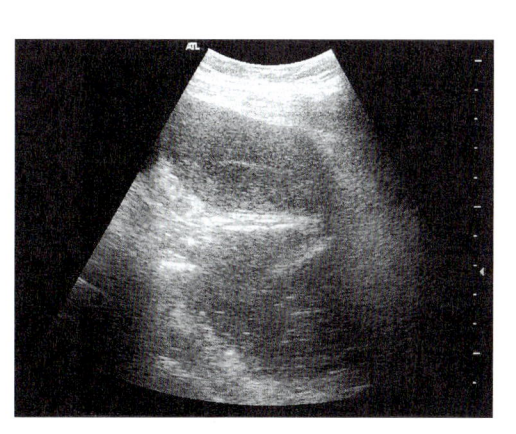

Abb. 6-2
In der Transvaginalsonographie zeigt sich ein unscharf begrenzter Uterus mit einer dahinterliegenden Abszeßhöhle. (Mit freundlicher Genehmigung von Prof. Gembruch, Bereich Pränatale Medizin, Klinik für Frauenheilkunde und Geburtshilfe, Universitätsklinikum Lübeck.)

Abb. 6-3
Transvaginalsonographie eines ausgeprägten Douglas-Abszesses bei einer Patientin mit Tuboovarialabszeß. (Mit freundlicher Genehmigung von Prof. Gembruch, Bereich Pränatale Medizin, Klinik für Frauenheilkunde und Geburtshilfe, Universitätsklinikum Lübeck.)

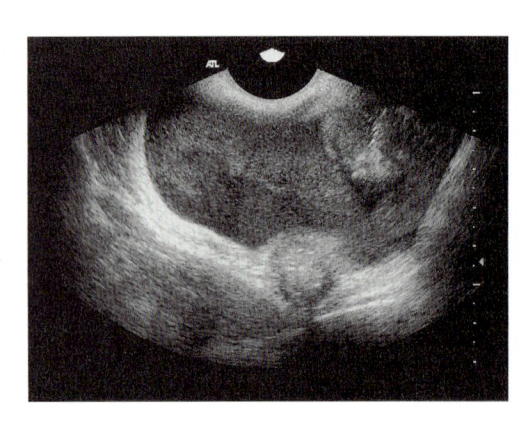

Tabelle 6-7
CDC-Kriterien, die die stationäre Therapie einer Adnexitis bedingen

- Unsicherheiten bei der Diagnose
- interventionspflichtige Krankheitsbilder wie Extrauteringravidität und Appendizitis
- Tuboovarialabszeß
- Schwangerschaft
- Minderjährigkeit
- HIV-Infektion
- Schwere des klinischen Krankheitsbildes macht eine ambulante Therapie unmöglich
- Patientin ist nicht in der Lage, sich einer ambulanten Therapie zu unterziehen
- Patientin hat nicht auf eine ambulante Therapie angesprochen
- eine Wiedervorstellung innerhalb von 72 Stunden nach Beginn der Antibiotikatherapie kann nicht ermöglicht werden

Abbildung 6-2 zeigt einen in der Transvaginalsonographie unscharf begrenzten Uterus mit einer dahinter liegenden Abszeßhöhle. Abbildung 6-3 zeigt die Transvaginalsonographie eines ausgeprägten Douglas-Abszesses. Die Transvaginalsonographie bietet gemäß jüngerer Studien die Möglichkeit, akute von subakuten Adnexitiden zu unterscheiden [100]. Auch im Rahmen der Verlaufskontrolle hat die Sonographie ihren Stellenwert [51, 98].

5 Magnetresonanztomographie

Eine jüngere Studie untersuchte die diagnostische Aussagekraft der MRT anhand von 30 Patientinnen mit klinischem Verdacht auf Adnexitis, die sich einer Laparoskopie unterzogen. Die Befunde der MRT stimmten hierbei zu 95% mit denen der Laparoskopie überein, im Gegensatz zur Transvaginalsonographie mit nur 81% [101].

6 Endometriumbiopsie

Die Endometriumbiopsie mittels Strichkürettage ist eine einfache Methode für den histologischen Nachweis einer Endometritis, die mit dem Nachteil behaftet ist, daß die Ergebnisse nicht sofort vorliegen. Nimmt man die Laparoskopie als Referenzmethode, so hat der Nachweis von Plasmazellen im Endometriumbiopsat eine Sensitivität von 89% und eine Spezifität von 67% für die Diagnose einer Adnexitis [69].

Therapie

1 Therapie der unkomplizierten Adnexitiden

Die meisten Patientinnen mit Adnexitis werden ambulant behandelt. Obwohl man vermuten könnte, daß die Hospitalisierung mit Bettruhe und hohen parenteral applizierten Antibiotikadosen Vorteile gegenüber der ambulanten Therapie bietet, gibt es keine komparativen Studien, die dies zweifelsfrei nachweisen [58]. Nach den Richtlinien der US-amerikanischen Centers for Disease Control and Prevention (CDC) [13] ist eine stationäre Therapie indiziert, wenn einer der in Tabelle 6-7 zusammengefaßten Faktoren zutrifft.

In jedem Fall muß ein **Schwangerschaftstest** durchgeführt werden, um keine Extrauteringravidität zu übersehen. Da die Adnexitiden durch eine Vielzahl von mikrobiologischen Keimen verursacht werden und diese in der Regel nicht vor dem Beginn der Therapie isoliert werden können, muß die Antibiose das gesamte Erregerspektrum abdecken. Monotherapien mit Penicillinen oder Tetrazyklinen allein decken das Erregerspektrum nur unzureichend ab, und haben daher hohe Versagerquoten [99].

Cephalosporin-Monotherapien führen zwar teilweise zu Remissionen, sind aber gegen C. trachomatis unwirksam [95]. Daher werden üblicherweise Antibiotika-Kombinationen verschrieben, die gegen Gonokokken, Chlamydien, gram-negative Keime und Anaerobier wirksam sind. Die US-amerikanischen Centers for Disease Control empfehlen für die ambulante Therapie die in Tabelle 6-9 dargestellten Antibiotika-Kombinationen [12].

In Schema A der **ambulanten Therapie** deckt Ofloxacin N. gonorrhoeae und C. trachomatis ab,

Gattung	Antibiotikum (Handelsname)	Wirkungsspektrum
Cephalosporine 2. Generation	Cefoxitin (Mefoxitin®)	Anaerobier, N. gonorrhoeae, gram-negative Keime
Cephalosporine 3. Generation	Ceftriaxon (Rocephin®)	Anaerobier, N. gonorrhoeae, gram-negative Keime
	Cefotetan (Apatef®)	Anaerobier, N. gonorrhoeae, gram-negative Keime
Tetrazykline	Doxycyclin (z.B. Vibravenös®)	C. trachomatis
Chinolone	Ofloxacin (Tarivid®)	N. gonorrhoeae, C. trachomatis
	Ciprofloxacin (Ciprobay®)	N. gonorrhoeae, C. trachomatis
Lincosamide	Clindamycin (Sobelin®)	Anaerobier, gram-positive Aerobier
Aminoglykoside	Gentamicin (Refobacin®)	N. gonorrhoeae, gram-negative Aerobier
Nitroimidazole	Metronidazol (Clont®)	Anaerobier

Tabelle 6–8
Auswahl der in Frage kommenden Antibiotika und ihre Haupt-Wirkungsspektren bei Adnexitiden

hat jedoch nur eine geringe Wirksamkeit gegen Anaerobier, weshalb zusätzlich Metronidazol verabreicht wird [12, 75]. Ceftriaxon in Schema B wirkt vor allem auf N. gonorrhoeae, wobei Cefoxitin im anaeroben Spektrum wirksamer ist [12].

Für **hospitalisierte** Patientinnen empfehlen die CDC die in Tabelle 6-10 dargestellten Therapieschemata [12]. In Schema A der stationären Therapie decken Cefoxitin oder Cefotetan N. gonorrhoeae, gram-negative Keime und Anaerobier ab, während Doxycyclin gegen C. trachomatis wirksam ist. In Schema B deckt Clindamycin Anaerobier und gram-positive Aerobier ab, während das Aminoglykosid wirksam gegen gram-negative Aerobier und N. gonorrhoeae ist. Clindamycin ist wirksamer gegen Anaerobier, daher wird Schema B bei Patientinnen mit Tuboovarialabszeß empfohlen [12, 75]. Patientinnen mit einer koexistenten bakteriellen Vaginose profitieren ebenfalls von einer gegen Anaerobier gerichteten Antibiose und sollten daher mit Metronidazol-haltigen Kombinationstherapien behandelt werden [105].

Obwohl die oben genannten Therapieschemata nachweislich sowohl Chlamydien als auch Gonokokken eliminieren und die meisten Patientinnen gut auf sie ansprechen [51a], ist ihre Wirksamkeit bei der Prävention von Langzeitfolgen, wie Sterilität nicht bewiesen. Außerdem sind die Schemata noch nicht in kontrollierten, randomisierten Multicenterstudien überprüft worden. Ein weiteres Problem ist, daß solche Therapieschemata üblicherweise nur zögerlich Eingang in die tägliche Praxis finden [1, 32, 103]. Einige Autoren empfehlen generell Kombinationstherapien mit Doxycyclin und Metronidazol, da diese sich sowohl ambulant, als auch stationär anwenden lassen, gut toleriert werden, selten zu gastrointestinalen Beschwerden führen und wirtschaftlich sind. Allerdings muß beim Nachweis von N. gonorrhoeae oder in Risikokollektiven zusätzlich therapiert werden (z.B. mit Ciprofloxacin, 500 mg, einmalig, oral) [71].

- **Schema A**
  Ofloxacin, 400 mg oral 2 x tägl. für 14 Tage
  plus
  Metronidazol, 500 mg oral 2 x tägl. für 14 Tage
- **Schema B**
  Ceftriaxon, 250 mg einmalig i.m.
  oder
  Cefoxitin, 2 g einmalig i.m., plus Probenecid, 1 g einmalig i.m.
  oder
  anderes Cephalosporin der 3. Generation
  plus
  Doxycyclin, 100 mg oral 2x tägl. für 14 Tage

Tabelle 6-9
Empfehlungen der CDC zur ambulanten Antibiotikatherapie der Adnexitis

- **Schema A**
  Cefotetan, 2 g i.v. 12stündlich
  oder
  Cefoxitin, 2 g i.v. 6stündlich
  plus
  Doxycyclin, 100 mg i.v. oder oral 12stündlich
- **Schema B**
  Clindamycin, 900 mg i.v. 8stündlich
  plus
  Gentamicin, 1,5 mg/kg i.v. 8stündlich (initialer Bolus: 2 mg/kg i.v oder i.m.)

Tabelle 6-10
Empfehlungen der CDC zur stationären Antibiotikatherapie der Adnexitis

Eine tierexperimentelle Studie wies auf einen potentiellen Therapievorteil durch Hinzufügen von **Ibuprofen** zur antibiotischen Therapie hin [6]. Allerdings zeigten nachfolgende Studien eine höhere Rate von persistierenden Infektionen in den Tuben der mit Ibuprofen behandelten Versuchstiere [74] und konnten dementsprechend auch keinen positiven Langzeiteffekt auf die Fertilitätsrate feststellen [102]. Auch der Einsatz von Kortikosteroiden und Prostaglandin E1 erscheint nicht sinnvoll.

Landers zeigte im Rahmen einer tierexperimentellen Studie anhand C. trachomatis infizierter Mäuse, daß weder Ibuprofen, noch Hydrokortison, noch Prostaglandin E1 einen positiven Effekt auf Entzündungsreaktion oder zukünftige Fertilitätsrate haben [53].

Die lückenlose **Nachsorge** ist ein unabdingbarer Teil der Therapie der entzündlichen Adnexerkrankungen, vor allem bei ambulant behandelten Patientinnen. Innerhalb von 24 bis 48 Stunden nach Therapiebeginn hat eine Verlaufskontrolle zu erfolgen.[!] Sollte hierbei keine klinische Besserung oder gar eine Verschlechterung festgestellt werden, muß die Diagnose z.B. mittels Ultraschall überprüft werden. Spätestens jetzt sollte eine stationäre Aufnahme mit Beginn einer parenteralen Antibiose erfolgen. Eine diagnostische Laparoskopie sollte ebenfalls erwogen werden [58].

Intrauterinpessare sollten mit Beginn der antibiotischen Therapie entfernt werden. Allgemein sollte bei Patientinnen, die eine Adnexitis durchgemacht haben, von der Verwendung von Intrauterinpessaren abgesehen werden, außer es kommen keine alternativen Verhütungsmethoden in Frage [58].[!!]

Ein weiterer unabdingbarer Teil der Behandlung ist die **Partnertherapie** [27]. Infektionen mit Chlamydien und Gonokokken sind bei den männlichen Partnern oft symptomlos. Die CDC empfehlen daher, Partner von Patientinnen mit Adnexitis empirisch gegen N. gonorrhoeae und C. trachomatis zu behandeln [12]. Auch nach anderen sexuell übertragbaren Krankheiten sollte bei den Partnern gefahndet werden.

2 Therapie des Tuboovarialabszesses

Das Management des Tuboovarialabszesses wird kontrovers diskutiert. Bis Anfang der 80er Jahre bestand die Therapie des Tuboovarialabszesses zunächst in einem konservativen Therapieversuch mit hochdosierten Antibiotika. Bei Therapieversagen folgte in der Regel eine Laparotomie mit Adnexektomie und zumeist Hysterektomie [45, 48, 50, 80].

2.1 Konservative Therapie

In den meisten Fällen lassen sich die Tuboovarialabszesse gut antibiotisch therapieren, so daß nur bei schweren Verläufen eine chirurgische Intervention von Nöten ist [104]. Allerdings erfordern Tuboovarialabszesse eine längerdauernde antibiotische Therapie als unkomplizierte Adnexitiden. Daher empfehlen manche Autoren eine intravenöse Antibiose von mindestens 7 Tagen [104], wobei Schemata mit Clindamycin oder Metronidazol, aufgrund ihrer besseren Wirksamkeit gegen Anaerobier und ihrer Eigenschaft, Abszeßhöhlen penetrieren zu können, bevorzugt werden [12]. Tuboovarialabszesse mit einem Durchmesser über 8 cm sprechen schlechter auf eine antibiotische Therapie an [104]. Eine klinische Studie untersuchte das Outcome von 179 Patientinnen mit Adnexitis, von denen 74 einen Tuboovarialabszeß hatten [59]. Die Patientinnen wurden entweder mit einer Kombination aus Cefotetan und Doxycyclin (parenterales CDC-Schema A) oder Clindamycin und Gentamicin (parenterales CDC-Schema B) oder einer Dreifachkombination aus Ampicillin, Clindamycin und Gentamicin behandelt. Bei unkomplizierten Verläufen waren alle Schemata gleich wirksam (mit einem Kostenvorteil für Schema A), bei den Tuboovarialabszessen war dagegen die Dreifach-Antibiose signifikant wirksamer.

2.2 Operative Therapie

Eine chirurgische Intervention ist angezeigt, wenn Unsicherheiten in der Diagnose bestehen, die Patientinnen innerhalb von 72 Stunden nicht auf die antibiotische Therapie ansprechen oder der Verdacht auf einen rupturierten Tuboovarialabszeß besteht [104].[!!!] In jedem Fall sollte eine parenterale Antibiose 2 bis 24 Stunden präoperativ initiiert werden, um suffiziente Antibiotikaspiegel zu erreichen. Diese sind nötig, um die transperitoneale Ausbreitung von Aerobiern und Anaerobiern während des Eingriffs zu verhindern, welche meist über die subdiaphragmatischen Lymphbahnen erfolgt [78].

2.2.1 Laparoskopie

Seit über 15 Jahren ist die operative Laparoskopie die Therapie der Wahl des Tuboovarialabszesses [28, 45, 52, 67]. Das empfohlene operative Vorgehen beinhaltet dabei das stumpfe Lösen von Verwachsungen z.B. mittels Aquadissektor, die Abszeßspaltung und die Aspiration von purulentem Material, die Exzision nekrotischer Areale sowie eine reichhaltige Spülung der gesamten Bauchhöhle vor Beendigung des Eingriffs [28, 45, 67]. Das Belassen eines intraperitonealen Drains und die Lavage mit antibiotikahaltiger Spülflüssigkeit wird nicht empfohlen [31, 78].

Abbildung 6-4 zeigt die laparoskopische Aufnahme des kleinen Beckens einer Patientin mit Tuboovarialabszeß.

Die an der Patientenzahl gemessen größte Studie der letzten 15 Jahre stammt aus dem Jahre 1988 [50]. 119 Patientinnen wurden nach laparoskopischer Bestätigung der Verdachtsdiagnose laparotomiert und in der Mehrzahl großzügig ablativ operiert, d.h. mittels Salpingektomie oder Salpingo-Oophorektomie. Hierbei kam es zu 16 intra- und postoperativen Komplikationen. Lediglich bei 7 Patientinnen wurde eine organerhaltende Therapie mit reiner Abszeßspaltung und anschließender gründlicher Lavage durchgeführt.

Henry-Suchet [31] war einer der ersten, der über eine erfolgreiche laparoskopische, zumeist organerhaltende Therapie des Tuboovarialabszesses berichten konnte. Ebenso wie er verzeichneten Reich et al. [77] keine intra- und postoperativen Komplikationen bei organerhaltendem laparoskopischen Vorgehen zur Therapie des Tuboovarialabszesses. Mecke et al. [60] zeigten, daß Patientinnen die laparoskopisch an einem Tuboovarialabszeß operiert wurden, postoperativ weniger an chronischen Unterbauchschmerzen litten, als Patientinnen die wegen eines Tuboovarialabszesses laparotomiert wurden. Die Gefahr der Wundheilungsstörungen ist bei der Laparotomie deutlich erhöht.

Buchweitz et al. [8] untersuchten im Rahmen einer eigenen retrospektiven Analyse laparoskopisch operierter TOAs 18 organerhaltend und 33 ablativ operierte Patientinnen (26 uni- oder bilaterale Salpingektomien und 7 unilaterale Adnexektomien). Bei organerhaltendem Vorgehen kam es zu keinen intra- und postoperativen Komplikationen. Das ablative Vorgehen hatte hingegen eine signifikant höhere intra- und postoperative Komplikationsrate.

Bezüglich der **Fertilitätsrate** nach organerhaltender Revision eines TOA gibt es nur spärliche Angaben. Reich [77] berichtet über eine ausgetragene Schwangerschaft bei 4 von 7 Frauen mit Kinderwunsch über einen Zeitraum von 10 Jahren. In einer von de Wilde [19] durchgeführten prospektiven Studie wurden innerhalb von einem Jahr von 20 organerhaltend an einer Pyosalpinx operierten Frauen zwei schwanger. Landers et al. [52] berichteten über drei eingetretene Schwangerschaften bei 19 Patientinnen, bei denen eine unilaterale Adnexektomie wegen einer Abszeßbildung vorgenommen wurde. In unserem Patientinnenkollektiv konnten 3 von 16 organerhaltend operierten Patientinnen eine Schwangerschaft austragen. In dem ablativ operierten Patientenkollektiv wurde eine Patientin trotz abgeschlossener Familienplanung schwanger [8].

Zusammenfassend läßt sich sagen, daß bei der laparoskopischen Therapie des Tuboovarialabszesses dem organerhaltenden Vorgehen aufgrund der niedrigeren Komplikationsrate, unabhängig von der Familienplanung, der Vorzug zu geben ist.

2.2.2 Ultraschallgesteuerte Punktion

Jüngere Studien berichten von hohen Erfolgsraten nach transvaginaler oder transrektaler ultraschallgesteuerter Punktion und Aspiration von antibiotikarefraktären Tuboovarialabszessen. Der Vorteil dieser Therapie ist die im Gegensatz zur Laparoskopie oder Laparotomie geringere Invasivität. Allerdings sind die bisherigen Fallzahlen gering, die Studiendesigns retrospektiv und es wird nicht zwischen sexuell übertragenen und postoperativ entstandenen Abszessen unterschieden [16, 65].

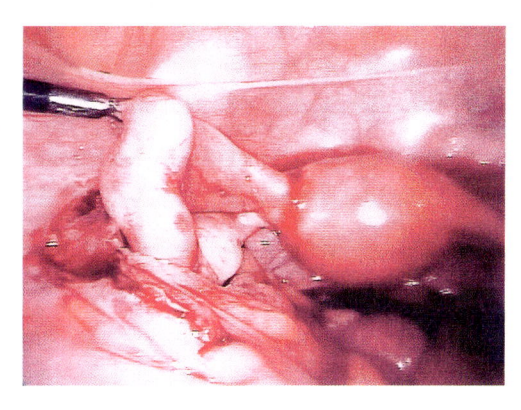

Abb. 6-4
Laparoskopisches Bild eines ausgeprägten Tuboovarialabszesses. Mit der Faßzange wird die aufgetriebene linke Tube dargestellt.

Genitaltuberkulose

Während diese Form der Tuberkulose in Deutschland selten ist, steigt ihre Inzidenz in den Ländern der dritten Welt [88]. Da es sich immer um eine offene Tuberkulose handelt, besteht in Deutschland **Meldepflicht.**[!]

Die Tuberkulose wird durch Mycobacterium tuberculosis und Mycobacterium bovis verursacht, wobei die pelvine Form sekundär im Rahmen einer Reaktivierungstuberkulose entsteht. Die Ausbreitung erfolgt hämatogen.

Die Symptomatik der pelvinen Tuberkulose ist vielfältig und unspezifisch und tritt mit einem Altersgipfel zwischen dem 20. und dem 40. Lebensjahr auf. Leitsymptome sind Blutungsstörungen, Unterbauchbeschwerden und Sterilität [56]. Die Diagnose erfolgt meist histologisch [61]. Eine standardisierte Dreifach-Chemotherapie ist obligat [49].

!Da es sich bei der Genitaltuberkulose immer um eine offene Tuberkulose handelt, besteht in Deutschland Meldepflicht!

Folgeerkrankungen

Die Schädigung der Tuben und die Verwachsungen führen zu ernsthaften Langzeitfolgen, wie rezidivierenden Infekten, chronischen Unterleibsschmerzen, Extrauteringraviditäten (EUG) und Sterilität. Das Rezidivrisiko nach Adnexitis ist hoch, wohl aufgrund gestörter lokaler Abwehrmechanismen [114]. Die Zunahme der Inzidenz der Adnexitiden in den letzten Jahrzehnten hat auch zu einer Zunahme der Folgeerkrankungen geführt.

1 Sterilität

Der Anteil der tubar bedingten Sterilität an der Gesamtheit der Sterilitätsursachen reicht von 37% in den Industrienationen bis zu 85% in den Entwicklungsländern [118]. Nach einer Adnexitis ist das Sterilitätsrisiko durch Tubenverschluß 8%, nach dem ersten Rezidiv 19,5% und nach drei oder mehr Erkrankungsepisoden über 40% [114]. 70% der sterilen Patientinnen mit pathologischem Tubenfaktor exprimieren Antikörper gegen C. trachomatis, im Gegensatz zu nur 25% der Frauen mit anderen Sterilitätsursachen [46].

Studien, die die Langzeitkomplikationen der Adnexitiden untersuchen, unterstreichen die Bedeutung der subklinischen oder atypischen Infektionen. Bis zu 80% der Frauen mit Tubenverschluß haben anamnestisch nie eine klinisch apparente Adnexitis durchgemacht, was auf einen hohen Prozentsatz subklinischer oder atypischer Verläufe schließen läßt [73]. Eine Untersuchung von 82 Patientinnen mit laparoskopisch nachgewiesener Adnexitis zeigte, daß es kein klinisches oder labortechnisches Kriterium gibt, mit dem sich das Ausmaß der Tubenschädigung voraussagen läßt. Patientinnen mit milder Symptomatik haben daher dasselbe Risiko für eine spätere Tubenokklusion wie Patientinnen mit schweren febrilen Verläufen [24]. Ein wichtiger Faktor scheint auch der prompte Beginn einer antibiotischen Therapie zu sein. Patientinnen mit einer chlamydien- oder gonokokkenassoziierten Adnexitis, die erst drei Tage nach Beginn der Symptomatik medizinische Hilfe in Anspruch nehmen, haben ein dreifach erhöhtes Sterilitätsrisiko gegenüber solchen Patientinnen, die sich sofort in Behandlung begeben [36].

Die **Behandlung** von Patientinnen mit tubarer Sterilität stellt den Therapeuten nicht selten vor die Entscheidung, ob im Rahmen der Therapie ein Versuch der mikrochirurgischen Rekonstruktion erfolgversprechend ist oder ob ohne weitere invasive Maßnahmen eine assistierte Reproduktion angezeigt ist.

Die zur Entscheidungsfindung bisher herangezogene Hysterosalpingographie ist bezüglich ihrer Aussagekraft in den letzten Jahren zunehmend von der **Hysterosalpingoskopie** übertroffen worden [18]. Diese laparoskopisch oder pelviskopisch angewandte Technik, bei der die ampulläre Mukosa direkt visualisiert wird, hat einen deutlich höheren Vorhersagewert bezüglich der Erfolgsaussichten eines mikrochirurgischen Eingriffs oder einer zu erzielenden Schwangerschaft als Chromopertubation oder Hysteroskopie allein – Methoden, die nur im Fall eines kompletten Tubenverschlusses das korrekte klinische Bild widerspiegeln [109].

2 Extrauteringravidität

In den Industrienationen sind Extrauteringraviditäten die Haupttodesursache im I. Trimenon der Schwangerschaft [64]. Das Risiko für das Auftreten einer Extrauteringravidität ist nach Adnexitiden um das sechsfache erhöht [114]. Manche Studien berichten über ein gegenüber der Normalbevölkerung verdoppeltes Risiko für das Auftreten einer Extrauteringravidität bei Patientinnen mit serologischem Nachweis einer abgelaufenen Chlamydieninfektion [14]. Entsprechend hat die Inzidenz der Extrauteringraviditäten in den letzten Jahrzehnten zugenommen [57]. In den USA hat sich die Zahl der Extrauteringraviditäten während der letzten 20 Jahre verfünffacht [22]. Dabei hängt das Risiko, eine Extrauteringravidität zu erleiden von Anzahl und Schwere der Adnexitiden ab [44].

3 Chronischer Unterleibsschmerz

Nach Ausheilen der Adnexitis klagen 18 bis 75% der Patientinnen über chronische Unterbauchschmerzen [84, 110]. Frauen mit einer Adnexitis in der Vorgeschichte werden zehnmal häufiger wegen Unterleibsschmerzen hospitalisiert und unterziehen sich achtmal häufiger einer Hysterektomie als nicht betroffene Frauen [7].

Prävention

Die hohe Inzidenz der atypisch verlaufenden Adnexitiden, die Tendenz der Patientinnen, verspätet medizinische Hilfe in Anspruch zu nehmen und die niedrige Compliance unterstreichen die Bedeutung präventiver Maßnahmen zur Vermeidung aufsteigender Genitalinfektionen [38]. Da C. trachomatis der bedeutendste sexuell übertragene Keim und hauptverantwortlich für die Entstehung der entzündlichen Adnexerkrankungen ist, konzentrieren sich die Bemühungen zur Prävention vor allem auf dieses Bakterium [120].

1 Primärprävention

Die Primärprävention akuter und chronischer Chlamydieninfekte des oberen Genitaltrakts zielt auf die Vermeidung des Kontakts und damit der Infektion durch C. trachomatis. Aufklärungskampagnen und Gesundheitserziehung bei den Heranwachsenden sind Instrumente mit denen dies erreicht werden soll. Den Ärzten kommt hierbei eine besondere Rolle zu. Grundsätzlich sollte nach risikofreudigem Sexualverhalten gefahndet und über sichere sexuelle Praktiken aufgeklärt werden. Screening-Tests in Risikokollektiven – auch bei den entsprechenden Sexualpartnern – mit adäquaten therapeutischen Konsequenzen sollten durchgeführt werden. Die Primärprävention mittels Aufklärungsarbeit hat sich allerdings bisher als nicht erfolgreich erwiesen, wobei Studien, die einen entsprechenden Effekt nachweisen könnten, langwierig und schwierig durchzuführen sind [71].

2 Sekundärprävention

Der Sekundärprävention durch universelle Screeningverfahren könnte eine entscheidende Rolle bei der Vermeidung von Adnexitiden und damit auch der Folgeschäden zukommen [71]. Die Früherkennung von subklinischen Infekten ermöglicht eine therapeutische Intervention und verhindert damit eine Aszension und Ausbreitung im Adnexbereich. Chlamydieninfektionen eignen sich gut als Ziel von Screeningverfahren, da sie eine hohe Prävalenz in der Bevölkerung haben, mit einer hohen Morbidität vergesellschaftet sind und sowohl diagnostizierbar als auch behandelbar sind [71].

Im Rahmen einer randomisierten, kontrollierten klinischen Studie konnte gezeigt werden, daß durch selektives Screening nach C. trachomatis und ggf. therapeutischer Intervention das Risiko für das Auftreten von Adnexitiden um über 50% gesenkt werden kann [86].

Jeder Teenager sollte darüber aufgeklärt werden, daß eine gynäkologische Untersuchung mit Entnahme eines Abstrichs 3 bis 6 Monate nach jedem Partnerwechsel empfehlenswert ist [83]. Zur Therapie der klinisch inapparenten Chlamydieninfektion werden die Applikation von Doxycyclin (2 × 100 mg täglich über mindestens 14 Tage) oder eines anderen Tetrazyklins oder eines Chinolons wie Ofloxacin empfohlen [20]. Die im europäischen Ausland und den USA empfohlene einmalige Gabe von 1 g Azithromycin oral [29] wird hierzulande nur bei unzureichender Compliance empfohlen. In der Schwangerschaft kann eine Behandlung mit Erythromycinethylsuccinat (4 × 500 mg täglich) nach Abschluß der 14. Schwangerschaftswoche erfolgen [92]. Nach einem Monat sollte der Therapieerfolg kontrolliert werden [30].

In Schweden haben Meldepflicht für Chlamydieninfektionen, Screeningprogramme, Sexualaufklärung in den Schulen und die Änderung der Sexualpraktiken bestimmter Bevölkerungruppen zu einem deutlichen Rückgang der Inzidenz von N. gonorrhoeae, C. trachomatis und damit der Adnexitiden geführt [38, 111]. Gleichzeitig konnte die Rate der ektopen Schwangerschaften um bis zu 40% gesenkt werden [47]. Ähnliche Erfolge verzeichneten auch bestimmte Regionen der USA, in denen Präventionsprogramme durchgeführt wurden [37].

Die Einführung neuer Assays für den Chlamydiennachweis tragen zusätzlich zum Erfolg solcher Präventionsprogramme bei. Bis Anfang der 90er Jahre waren die direkte Immunfluoreszenz (DFA) und die enzyme-linked immunosorbent assays (ELISAs) die Methode der Wahl für die Detektion der Chlamydieninfektionen. Erstere Methode ist stark untersucherabhängig, letztere weist schwankende Sensitivitäten auf. Beide Methoden setzen außerdem eine sorgfältige und bis zu einem gewissen Grad invasive Entnahmetechnik voraus, weshalb sie sich für großangelegte Screeninguntersuchungen nicht optimal eignen.

Mit der Einführung der DNA-Amplifikationstechniken Polymerase-Kettenreaktion (polymerase chain reaction, PCR) und Ligase-Kettenreaktion (ligase chain reaction, LCR) wurde es möglich, auch aus Urin einen Chlamydiennachweis zu führen. Gerade die gegenüber von Abstrichen aus Zervikalkanal und Uretra deutlich vereinfachte Entnahmetechnik ermöglicht Screeninguntersuchungen mit einer hohen Akzeptanz bei der Zielgruppe, allerdings mit deutlich höheren Kosten [97]. Die Einsparung der Behandlungskosten von Akut- und Langzeitkomplikationen übertreffen die Kosten der C.-trachomatis-Prävention allerdings bei weitem [26]. Von diesen Screeningkampagnen erwartet man in den USA zusätzlich ein schärferes Bild der Verteilung von Chlamydieninfektionen in der generellen Bevölkerung und in Problemgruppen [25].

3 Tertiärprävention

Die Tertiärprävention der akuten und chronischen Chlamydieninfektion des oberen Genitaltraktes ist im großen und ganzen zum Scheitern verurteilt, da zum Zeitpunkt des Auftretens erster Symptome die Schädigung der Tuben bereits fortgeschritten ist. Wird bei subklinischen oder atypischen Infektionen erst mit Verspätung der Arzt aufgesucht, kann von einer noch schwereren Tubenschädigung ausgegangen werden [36]. Trotz guten Ansprechverhaltens auf die Antibiotikatherapie ist das Risiko für eine spätere Sterilität oder Extrauteringravidität hoch [71].

Inhalt*

- **Einleitung und Definition** 157

- **Die Geschlechtskrankheiten im Sinne des Gesetzes** 158
1 Gonorrhö 158
1.1 Lokalisationen der Gonorrhö bei der Frau ... 158
1.1.1 Urogenitale Gonorrhö 158
1.1.2 Anorektale Gonorrhö 159
1.1.3 Konjunktivale Gonorrhö 159
1.1.4 Oropharyngeale Gonorrhö 159
1.1.5 Gonorrhoische Arthritis 159
1.1.6 Benigne Gonokokkensepsis 160
1.2 Diagnostik der Gonorrhö bei der Frau 160
1.3 Therapie der Gonorrhö der Frau 160
1.3.1 Unkomplizierte Gonorrhö 160
1.3.2 Therapie in der Schwangerschaft 160
1.3.3 Pharyngeale Gonokokkeninfektion 160
1.3.4 Komplizierte und disseminierte Gonokokkeninfektion (DGI) 160
1.3.5 Therapie der DGI beim Neugeborenen 161
1.3.6 Behandlung der Ophthalmoblennorrhö 161
1.3.7 Behandlung von Sexualpartnern 161
2 Syphilis 161
2.1 Stadien der Syphilis 161
2.1.1 Frühsyphilis 162
2.1.2 Spätsyphilis 163
2.2 Diagnostik der Syphilis 163
2.2.1 Erregernachweis 163
2.2.2 Serologie 164
2.3 Therapie der Syphilis 164
2.3.1 Frühsyphilis 165
2.3.2 Spätsyphilis 165
2.3.3 Jarisch-Herxheimer-Reaktion 165
2.4 Syphilis und Schwangerschaft 165
3 Ulcus molle 166
3.1 Klinik 166
3.2 Erregernachweis 166
3.3 Therapie 166
4 Lymphogranuloma inguinale 167
4.1 Klinik 167
4.2 Erreger- bzw. Infektionsnachweis 168
4.3 Therapie 168
5 Gesetzliche Vorschriften zum Infektionsschutzgesetz [6] 168
5.1 Aufgaben der Gesundheitsämter 168
5.2 Behandlungsbefugnis, Erlaubnis des Umgangs mit Krankheitserregern zu diagnostischen Zwecken 169
5.3 Sentinel-Erhebungen 169

- **Andere sexuell übertragene Krankheiten** ... 170
1 Durch HIV bedingte Krankheiten 170
1.1 Allgemeine Aspekte 170
1.2 Diagnostik 171
1.3 Klinisches Bild der HIV-Infektion 172
1.4 Gynäkologische Erkrankungen 172
1.5 Geburtshilfliche Klinik und HIV 172
1.6 Therapie der HIV-Infektion 173
2 Durch Herpes simplex bedingte Erkrankungen 174
2.1 Allgemeine Aspekte 174
2.2 Diagnostik der HSV-Erkrankung 174
2.3 Klinisches Bild der HSV-Infektion 175
2.3.1 Gynäkologische Erkrankungen der HSV-Infektion 175
2.3.2 Schwangerschaft und Herpes genitalis 175
2.4 Therapie des Herpes genitalis 176
3 Hepatitis B und C 176
3.1 Hepatitis B 176
3.1.1 Gynäkologische Aspekte der Hepatitis B 177
3.1.2 Schwangerschaft und Hepatitis B 177
3.2 Hepatitis C 178
4 Durch Chlamydia trachomatis bedingte Krankheiten 178
4.1 Allgemeine Aspekte 178
4.2 Gynäkologische Organmanifestationen 179
4.2.1 Zervizitis 179
4.2.2 Urethritis 181
4.2.3 Endometritis 181
4.2.4 Akute Salpingitis und Perihepatitis 181
4.2.5 Reiter-Syndrom 181
4.3 Chlamydia-trachomatis-Infektion und Schwangerschaft 181
5 Durch humane Papillomaviren bedingte gynäkologische Krankheiten 182
5.1 Allgemeine Aspekte 182
5.2 Humane Papillomavirusinfektion und Schwangerschaft 183
6 Mollusca contagiosa 183
6.1 Allgemeine Aspekte 183
6.2 Therapie der Mollusca contagiosa 184
7 Durch genitale Mykoplasmen bedingte Krankheiten 184

*Das Literaturverzeichnis findet sich in Kapitel 14, S. 311.

7 Sexuell übertragene Krankheiten

K. Friese, A. A. Hartmann, J. Martius

Einleitung und Definition

Das neue Infektionsschutzgesetz (IfSG), als Nachfolger des Bundesseuchengesetzes und des Gesetzes zur Bekämpfung der Geschlechtskrankheiten (GBGK) [7], beinhaltet die gesetzlichen Regelungen der Meldepflicht, der Aufgaben des öffentlichen Gesundheitswesens und des Umgangs mit Krankheitserregern auf dem Gebiet der sexuell übertragbaren Krankheiten [6].

Die im früheren GBGK vom Gesetzgeber als Geschlechtskrankheiten deklarierten Krankheiten – Gonorrhö, Syphilis, Ulcus molle, venerische Lymphknotenerkrankung (Lymphogranuloma inguinale) und das meist eingeschlossene Granuloma venereum – können demnach nicht mehr als „Geschlechtskrankheit" bezeichnet werden. Sie gehen in der großen Gruppe der sexuell übertragbaren Krankheiten, STD (sexually transmitted diseases), auf. Im angloamerikanischen Raum wurden sie bisher bereits den STD [14] zugeordnet, im frankophilen Raum den Maladies sexuelles transmissibles, MST.

Nach § 7 des IfSG [3] ist der direkte oder indirekte Nachweis folgender Erreger sexuell übertragbarer Krankheiten **nichtnamentlich zu melden:**
- Treponema pallidum
- HIV.

Zur Meldepflicht verpflichtet sind nach § 8 [1] die Leiter von Medizinaluntersuchungsämtern und sonstigen privaten oder öffentlichen Untersuchungsstellen, einschließlich der Krankenhauslaboratorien. Die nichtnamentliche Meldung muß folgende **Angaben** enthalten (§ 10):
- Geschlecht
- Monat/Jahr der Geburt
- erste drei Ziffern der Postleitzahl der Hauptwohnung
- Untersuchungsbefund
- Monat/Jahr der Diagnose
- Art des Untersuchungsmaterials
- Nachweismethode
- wahrscheinlicher Infektionsweg, wahrscheinliches Infektionsrisiko
- Land, in dem die Infektion wahrscheinlich erworben wurde
- Name, Anschrift und Telefonnummer des Meldenden.

Im Falle des Nachweises von **HIV** ist eine **fallbezogene Verschlüsselung** durchzuführen:
1. Dritter Buchstabe des ersten Vornamens in Verbindung mit der Anzahl der Buchstaben dieses Vornamens
2. Dritter Buchstabe des ersten Nachnamens (erster Familienname) in Verbindung mit der Anzahl der Buchstaben dieses Nachnamens.

Die nichtnamentliche Meldung muß innerhalb von 2 Wochen an das Robert-Koch-Institut (RKI) erfolgen. Es ist ein vom RKI erstelltes Formblatt oder ein geeigneter Datenträger zu verwenden. Der einsendende Arzt hat den Meldepflichtigen zu unterstützen.

Zu weiteren Details des IfSG (Sentinel-Erhebungen, Behandlungsbefugnis, Erlaubnis des Umgangs mit Krankheitserregern zu diagnostischen Zwecken, Aufgaben der Gesundheitsämter) sei auf den folgenden Abschnitt „Die Geschlechtskrankheiten im Sinne des Gesetzes", Teil 5 verwiesen.

Die Geschlechtskrankheiten im Sinne des Gesetzes

A. A. Hartmann

1 Gonorrhö

Der Erreger ist Neisseria gonorrhoeae (N. gonorrhoeae, Synonym: Gonokokken), ein gram-negativer Diplokokkus. Die Gonorrhö kann aus epidemiologischer, diagnostischer, klinischer und therapeutischer Sicht nach verschiedenen **Gesichtspunkten** unterteilt werden [4]:

- Geschlecht: in eine Gonorrhö der Frau und des Mannes
- Lokalisation: in eine urogenitale, anorektale, oropharyngeale, konjunktivale und septische Gonorrhö
- Symptomatik: in eine asymptomatische, symptomarme und symptomatische Gonorrhö
- Stadium: in eine akute, subakute und chronische Gonorrhö
- Antibiotikaempfindlichkeit gegen Mittel der ersten Wahl (Penicillinresistenz, die entweder an Plasmide gekoppelt, wobei je nach Plasmid gleichzeitig eine Tetrazyklinresistenz besteht, oder an das Bakteriumgenom gekoppelt ist, und Spectinomycinresistenz [24])

Die häufigste Form der Gonorrhö ist nach wie vor die urogenitale akute Gonorrhö der Frau und des Mannes [4].[1]

[1] Die häufigste Form der Gonorrhö ist nach wie vor die urogenitale akute Gonorrhö!

1.1 Lokalisationen der Gonorrhö bei der Frau

1.1.1 Urogenitale Gonorrhö

Die Urethra und die Zervix werden primär und fast immer gleichzeitig infiziert. Die Gonorrhö kann im Bereich der Vulva bei der geschlechtsreifen Frau die Urethra (meist asymptomatische Besiedlung) und die Ausführungsgänge der Bartholin-Drüsen betreffen. Eine Vulvovaginitis gonorrhoica infantum ist nur bei kindlichem, präpubertärem Vaginalepithel möglich [23].

Klinik

Urethritis gonorrhoica: Eine akute Urethritis tritt bei der Frau gewöhnlich nicht auf. Die Urethra wird fast immer asymptomatisch mit N. gonorrhoeae infiziert. Bei einer Untersuchung zum Ausschluß einer Gonorrhö muß ein Abstrich auch von der Urethra genommen werden [7].

Bartholinitis gonorrhoica: Hierbei erkrankt der Ausführungsgang der Bartholin-Drüsen, entweder ein- oder doppelseitig, aber nicht der Drüsenkörper. Die Entzündung entsteht fortgeleitet von der Urethra oder der Zervix. Gewöhnlich erkennt man eine Rötung und Schwellung der Ausführungsgänge, die sehr schmerzhaft sind. Im Bereich des hinteren Anteils der Labien kommt es dann zu einer bis zu taubeneigroßen, extrem schmerzhaften Schwellung. Die Befunde der nur bei Mädchen vor der Pubertät vorkommenden Form der Gonorrhö bestehen in Rötung und Schwellung der Vulva und Vagina einschließlich der Klitoris, der Labia minora und des Orificium urethrae externum. Ursache dieses Unterschieds gegenüber der Erkrankung bei der geschlechtsreifen Frau ist, daß die noch fehlende hormonelle Stimulation zu einer Abflachung des Epithels der Vagina und zu einem Anstieg des pH-Werts aufgrund der fehlenden Döderlein-Flora in der Vagina führt.

Die chirurgische Therapie der Bartholinitis besteht üblicherweise in der Marsupialisation (siehe auch Kap. 1, Abschnitt „Nicht-neoplastische Veränderungen", Teil 15.2).

Die **Proctitis gonorrhoica** der Frau dürfte wohl überwiegend als lokale Komplikation der urogenitalen Gonorrhö auftreten (siehe auch Teil 1.1.2).

Cervicitis gonorrhoica (siehe auch Kap. 3, Abschnitt „Entzündliche Erkrankungen der Cervix uteri", Teil 2.3): Die gonorrhoische Zervizitis wird von der Frau meist nicht wahrgenommen, eventuell bestehen leichte unklare Beschwerden im Unterbauch. Der Gynäkologe wird meist wegen Fluor vaginalis oder zur Partnerkontrolle bei gonorrhoischer Urethritis des Mannes aufgesucht. Bei der Inspektion der Zervix nach Spekulumeinstellung kann ein eitriges oder schleimiges Sekret aus dem geröteten Muttermund fließen. Aber auch bei klinischer Erscheinungsfreiheit muß bei Verdacht auf Gonorrhö, insbesondere wenn der Sexualpartner eine Gonorrhö hat, eine kulturelle Untersuchung auf N. gonorrhoeae durchgeführt werden (siehe auch Teil 1.2).

Als **Komplikation** der Cervicitis gonorrhoica können auftreten: Gonorrhö der Paraurethralgänge (Skene-Gänge), Bartholinitis gonorrhoica, Endometritis gonorrhoica, Salpingitis gonorrhoica, Perihepatitis acuta gonorrhoica (Fitz-Hugh-Curtis-Syndrom), generalisierte gonorrhoische Peritonitis, gonorrhoische Arthritis, gonorrhoische Meningitis und Carditis gonorrhoica, disseminierte Gonokokkeninfektion (benigne Gonokokkensepsis) sowie anorektale Gonorrhö [14]. Bezüglich klinischer Einzelheiten sei auf das jeweilige organbezogene Kapitel verwiesen (Endometritis gonorrhoica, Kap. 4; Salpingitis gonorrhoica und Perihepatitis gonorrhoica, Kap. 6).

1.1.2 Anorektale Gonorrhö

Die anorektale Gonorrhö kann bei der Frau als reine Schmierinfektion [11a] auftreten, und zwar um so wahrscheinlicher, je länger eine urogenitale Gonorrhö besteht [15].

Klinik: Im akuten Stadium findet sich eine hochentzündliche Mastdarmschleimhaut mit Blutungsneigung und dünnflüssigem grüngelblichem Eiter, der auch tropfenweise aus der Analöffnung fließt. Daneben können Tenesmen und gelegentlich Blutbeimengungen im Stuhl auftreten. Das chronische Stadium wird nach etwa zehn Tagen erreicht, wobei nur eine geringe Rötung der Schleimhaut, fadenziehende Eiterbeläge und zunehmende Symptomarmut im Vordergrund stehen; die Erkrankung bleibt weiter infektiös [15].

Zum **Erregernachweis** stellt man am besten mittels Proktoskop die Analschleimhaut ein und entnimmt von den Schleimhäuten an mehreren Stellen mit einer Öse Abstriche [15].

1.1.3 Konjunktivale Gonorrhö

Die Gonoblennorrhoea neonatorum ist aufgrund der Credé-Prophylaxe [7] unmittelbar nach der Geburt heute selten [23]. Die Übertragung des Erregers erfolgt beim Durchtritt durch den Geburtskanal der infizierten Mutter. Gleichzeitig können andere Erreger auf das Kind übertragen werden und z.B. bei Chlamydia trachomatis zwei bis drei Wochen nach der Geburt zu einer Einschlußkörperchenkonjunktivitis oder interstitiellen Pneumonie führen.

Die **Gonoblennorrhoea adultorum** stellt eine Autoinokulation bei gleichzeitig bestehender urogenitaler oder anorektaler Gonorrhö dar. Seltener ist sie die Folge einer Fremdinokulation.

Klinik: Bei der Gonoblennorrhoea neonatorum tritt ein bis drei Tage nach der Geburt eine konjunktivale Entzündung mit anfänglich serösem, innerhalb von ein bis zwei Tagen jedoch eitrigem Sekret auf. Die Lider sind ödematös geschwollen. Der massiv N.-gonorrhoeae-haltige, dickrahmige Eiter kann zu Verklebungen der Lidspalte und zu Eiterretention führen. Ein Ulcus corneae mit Neigung zur Perforation, die nicht nur zur Vernarbung und Erblindung, sondern auch zu tiefgreifenden Nekrosen und gelegentlich zum Augenverlust führen kann, ist besonders gefürchtet.

Die Gonoblennorrhoea adultorum verläuft im wesentlichen gleichartig, jedoch ist die Symptomatik erheblich ausgeprägter und die Gefahr der Hornhautulzeration groß.

1.1.4 Oropharyngeale Gonorrhö

In den siebziger Jahren wurde zunehmend – vor allem aus dem angloamerikanischen Raum – aus Spezialkliniken für sexuell übertragene Krankheiten über das Auftreten von oropharyngealer, nasopharyngealer und tonsillärer Gonorrhö berichtet [15, 29].

Klinik: In seltenen Fällen treten Rötung und Schmerzen im Rachen bis hin zur Angina mit regionärer Lymphknotenschwellung auf. Bei den übrigen Fällen verläuft sie asymptomatisch und wird zufällig bei Routineabstrichen aus dem Oronasopharynx sowie von den Tonsillen bei Schwangeren und Personen, die Kunnilingus und Fellatio ausübten, nachgewiesen. Selbstverständlich bedarf die Diagnose einer Gonorrhö gerade im Oronasopharynx, allein schon wegen der dortigen Standortflora einschließlich N. meningitidis, einer einwandfreien mikrobiologischen Diagnostik (kultureller Nachweis mit Zuckervergärung und zusätzlich serologische Identifizierung); dies ist eine Grundvoraussetzung der Diagnose einer oropharyngealen Gonorrhö [22].

Die orale Gonorrhö kann isoliert unilokulär (bei 1–1,5% der Gonorrhöpatienten großer Kollektive) oder kombiniert bi- oder multilokulär (in 2,2–12% großer Patientenkollektive) bei gleichzeitig bestehender urogenitaler und/oder anorektaler Gonorrhö vorkommen [4].

1.1.5 Gonorrhoische Arthritis

Die gonorrhoische Arthritis ist eine septische Arthritis, bei der der Erreger kulturell aus dem Gelenk gezüchtet werden kann. Abzugrenzen sind die reaktiven Arthritiden mit der Untereinheit der sexuell akquirierten, reaktiven Arthritis (SARA), bei der der Erreger nicht kulturell aus dem Gelenk isoliert werden kann; hier werden Bakterienantigene als sog. Trigger-Agens diskutiert, die gezielte antimikrobielle Therapie beeinflußt den Verlauf des Gelenkprozesses nicht. Im Gegensatz dazu spricht die septische gonorrhoische Arthritis prompt auf eine gezielte antibiotische Therapie an [9].

Bei der septischen gonorrhoischen Arthritis handelt es sich nicht ausschließlich um eine Monarthritis großer Gelenke, sondern es können mehrere Gelenke, auch kleinere, gleichzeitig befallen werden [25]. Eine umfassende Diagnostik ist angezeigt [9].

1.1.6 Benigne Gonokokkensepsis

Die disseminierte Gonokokkeninfektion (Synonym: benigne Gonokokkensepsis) zeichnet sich durch die Symptomentrias: Fieber, Gelenkbeschwerden und typische Hauterscheinungen aus [2, 26, 28].

Klinik: Ein akut auftretender Fieberschub bis zu 40 °C klingt rasch ab und wird von wiederholten septischen Fieberschüben gefolgt. Mit dem Fieber treten die Gelenkbeschwerden auf, wobei kleine und größere Gelenke befallen und schmerzhaft gerötet und geschwollen sind. Die Hauterscheinungen sind berührungsempfindlich und morphologisch recht variabel, von lividen Makulae und Papulae von 1 bis 5 mm im Durchmesser bis zu Vesikeln und Pusteln von 4 mm bis 2 cm Durchmesser. Der Nachweis von N. gonorrhoeae sowohl im Blut als auch in Vesikeln ist – wenn auch selten – gelungen. Zur Pathogenese der disseminierten Gonokokkeninfektion sollen sowohl Besonderheiten der Patientin als auch des Erregers beitragen [26, 28].

1.2 Diagnostik der Gonorrhö bei der Frau

Der Erregernachweis erfolgt mittels Abstrichen von Urethra, Zervix, Orificium der Bartholinischen Drüsen, Conjunctiva oder aus der Blutkultur bei DIG. Aus forensischen Gründen sollte die kulturelle Anzüchtung und Identifizierung des Erregers erfolgen.

Mikroskopisch: Anfertigung von Ausstrichpräparaten und Färbung nach Gram.

Kultureller Nachweis: Anzüchtung auf Selektiv-/Elektivnährböden, die speziell für Gonokokkenanzucht angeboten werden, bei 37 °C unter CO_2-angereicherter Atmosphäre (5–10%). Weitere Identifizierung mittels Zuckervergärung [4, 12, 14, 23].

Immunologischer Erreger-Direktnachweis im Abstrichpräparat mittels fluoreszierender Antikörper oder im Enzymimmunoassay möglich, wegen Antiobiogramm und aus forensischer Sicht sollte die kulturelle Anzüchtung angestrebt werden. Für epidemiologische Zwecke kann darüber hinaus eine Auxotypisierung oder Serotypisierung der N.-gonorrhoeae-Isolate durchgeführt werden.

Antikörpernachweis im Serum: Die Komplementbindungsreaktion (KBR) auf N. gonorrhoeae ist für diagnostische Zwecke eher ungeeignet, da Sie nur bei schwerer und/oder systemischer Infektion reaktiv wird und darüber hinaus verzögert positiv wird (ca. 8–14 Tage nach Infektion); darüber hinaus ist bei niederen Titern eine Kontrolluntersuchung ca. 1 bis 2 Wochen später indiziert, so daß bei konstant niedrigen Titern von einer sog. „Serumnarbe" gesprochen werden kann bzw. bei ansteigenden Titern von einer schweren und/oder systemischen Infektion ausgegangen werden kann.

1.3 Therapie der Gonorrhö der Frau

Die „Leitlinien" der Deutschen STD-Gesellschaft (DSTDG) [6] aus dem Jahr 2000 beinhalten keine Anweisungen im strengen Sinn, sondern sind als Ratschläge zu verstehen, die auch bei schematischer Befolgung voraussehbaren Schaden vermeiden helfen können.

1.3.1 Unkomplizierte Gonorrhö

Wegen der Therapiesicherheit werden intramuskuläre Injektionen der peroralen Therapie vorgezogen. Eine Auswahl bewährter Therapieverfahren für den mitteleuropäischen Bereich ist in Tabelle 7-1 aufgeführt.

Aus Sicherheitsgründen sollte vor der Behandlung und 6 Wochen danach eine serologische Untersuchung auf Syphilis durchgeführt werden.[!]

1.3.2 Therapie in der Schwangerschaft

Cephalosporine oder Spectinomycin können eingesetzt werden. Auf Chinolone sollte verzichtet werden.

1.3.3 Pharyngeale Gonokokkeninfektion

Ceftriaxon i.m. wird empfohlen, aber auch die in der Tabelle 7-1 genannten Chinolone und Azithromycin können gegeben werden.

1.3.4 Komplizierte und disseminierte Gonokokkeninfektion (DGI)

Die Therapie der DGI sollte unter stationären Bedingungen erfolgen. Die Behandlungsdauer richtet

---

[!] *Sicherheitshalber sollte vor der Behandlung und 6 Wochen danach eine serologische Untersuchung auf Syphilis durchgeführt werden!*

Tabelle 7-1 *Auswahl bewährter Therapieverfahren für die unkomplizierte Gonorrhö für Mitteleuropa*

Präparat	Dosierung	Behandlungsdauer
intramuskulär:		
■ Spectinomycin*	2 g	einmalig
■ Ceftriaxon	0,25 g	einmalig
alternativ		
peroral:		
■ Cefixim	400 mg	einmalig
■ Ciprofloxacin	500 mg	einmalig
■ Ofloxacin	400 mg	einmalig
■ Azithromycin	1 g	einmalig

*Es sind auch spectinomycin-resistente, penicillinase-produzierende Neisseria-Stämme (PPNG) isoliert worden [24]. Bei PPNG können Tetrazykline nicht empfohlen werden, da eine plasmidgekoppelte Tetrazyklin-Resistenz bestehen kann. Fortbestehende Beschwerden nach der Therapie erfordern eine kulturelle Untersuchung. Hier kann es sich auch um Doppelinfektionen mit Chlamydia trachomatis oder Treponema pallidum handeln.

sich nach dem klinischen Verlauf. Empfohlen werden hauptsächlich Cephalosporine über 7 Tage (Tab. 7-2).

Bei der Therapie der **akuten Beckeninfektion** ist zu berücksichtigen, daß häufig Mischinfektionen mit Chlamydia trachomatis und/oder Anaerobiern (Bacteroides spp., Peptostreptokokken, Peptokokken) und/oder Enterobacteriaceae und oder Mycoplasma hominis vorliegen, die eine Kombination von Antibiotika (z.B. Doxycyclin und Cefitoxin oder Clindamycin und Gentamicin) erfordern.

1.3.5 Therapie der DGI beim Neugeborenen

Zur Therapie der DGI bei Neugeborenen siehe Tabelle 7-3.

1.3.6 Behandlung der Ophthalmoblennorrhö

Zur Therapie der Ophthalmoblennorrhö siehe Tabelle 7-4.

Credé-Prophylaxe

Die Ophthalmoblennorrhö ist seit 1986 in der BRD nicht mehr durch Gesetz geregelt. Bei zurückgehender Prävalenz der Gonorrhö hat sich die Auffassung verbreitet, daß diese Präventionsmaßnahme obsolet ist.

Das Bundesgesundheitsamt hat jedoch 1992 darauf hingewiesen, daß neben der Gonorrhö auch andere Formen der Konjunktivitis von Relevanz sind, daß die Prophylaxe Standard of care darstellt und weltweit nicht ein einziger Fall bleibender Nebenwirkungen nach adäquater Anwendung von 1% Silbernitratlösung beobachtet wurde.

PVP-Jod oder Antibiotika stellen entgegen anders lautenden Berichten keine sinnvolle Alternative dar, ebenso nicht die häufig diskutierte präpartale Analyse der Scheidenmikrobiologie.

Dementsprechend sollte also die Prophylaxe mit (noch) 1% Silbernitrat angeboten werden.

1.3.7 Behandlung von Sexualpartnern

Eine Sicherheitsbehandlung sollte nur erfolgen, wenn der Partner zustimmt und er diese der alternativen Möglichkeit der wiederholten Kontrolluntersuchung vorzieht.

2 Syphilis

Der Erreger Treponema pallidum (T. pallidum), Subspezies pallidum, ein gram-negatives Bakterium, ist 6 bis 20 mm lang und 0,1 bis 0,18 mm dick. Er weist eine steile Wendelung und eine Abknickbewegung an einer fixen Stelle auf.

Tabelle 7-2
Therapie der komplizierten und disseminierten Gonokokkeninfektion (DGI)

Präparat	Dosierung	Behandlungsdauer
Ceftriaxon	1–2 g i.m. oder i.v.	1 x tägl. über 7 Tage
bei Meningitis oder Endokarditits:		2 x tägl. über 7 Tage
Alternativ bei Beta-Lactam-Allergie		
■ Ciprofloxacin	500 mg i.v.	3 x tägl. über 7 Tage
■ Ofloxacin	400 mg i.v.	2 x tägl. über 7 Tage
■ Spectinomycin	2 g	i.m. 2 x tägl. über 7 Tage
■ Erythromycin	500 mg i.v.	4 x tägl. über 7 Tage

Tabelle 7-3
Die Therapie der DGI beim Neugeborenen

Präparat	Dosierung	Behandlungsdauer
■ Ceftriaxon	25–50 mg/kg KG/Tag i.v. oder i.m.	1 x tägl. über mindestens 7 Tage bzw. 10 bis 14 Tage bei Fortbestehen der Beschwerden
oder		
■ Cefotaxim	25 mg/kg KG i.v. oder i.m.	2 x tägl. für 7 bis 14 Tage

Tabelle 7-4
Therapie der Ophthalmoblennorrhö

Präparat	Dosierung	Behandlungsdauer
Erwachsene		
■ Ceftriaxon	1,0 g i.m.	1 x tägl. über mindestens 1 Tag oder bis zum Vorliegen einer negativen Kultur; zusätzlich konjunktivale Spülungen mit physiologischer Kochsalzlösung
Neugeborene		
■ Ceftriaxon i.v. oder i.m.	25–50 mg/kg KG	1 x tägl. über mindestens 1 Tag; zusätzlich konjunktivale Spülungen mit physiologischer Kochsalzlösung

Die Syphilis ist eine **Allgemeininfektion**. Die Vulva kann in allen Stadien der Syphilis erkrankt sein, entweder isoliert (luetischer Primäraffekt, siehe Abb. 7-1) oder kombiniert unter Beteiligung der übrigen Haut- und Schleimhäute in Form der Condylomata lata (siehe Abb. 7-2), die vorzugsweise an intertriginösen Hautarealen, perigenital und perianal auftreten.

2.1 Stadien der Syphilis

Man unterscheidet eine Frühsyphilis von einer Spätsyphilis. Nach der Definition der amerikanischen Gesundheitsbehörde umfaßt die Frühsyphilis alle Erscheinungen der Syphilis, die im Zeitraum von zwei Jahren nach der Infektion auftreten, also Lues I, Lues II und Lues latens bis zwei Jahre nach

Abb. 7-1
Syphilitischer Primäraffekt (Ulcus durum; aus Hartmann [8]).

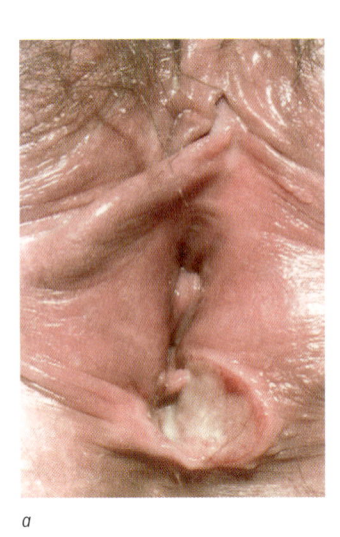

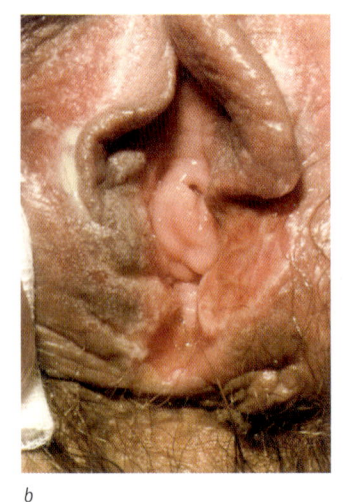

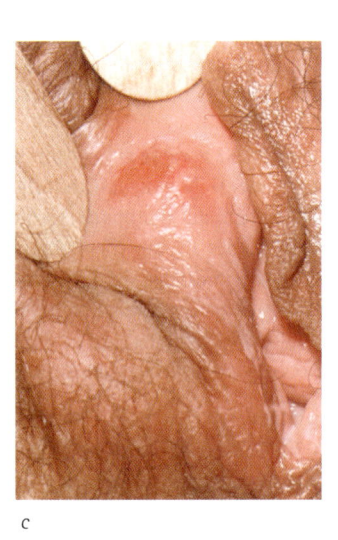

a   b   c

a) Bei einer 31jährigen Patientin: Reizserum im Dunkelfeld positiv, Luesserologie positiv; Diagnose: Lues I seropositiva.

b) Mit Destruktion des dorsalen Drittels des Labium minus links und ödematöser Schwellung der Labia minora bei einer 42jährigen Patientin: Zustand nach dreiwöchiger lokaler Therapie mit antibiotikahaltigen Salben und Höllensteinstift durch einen niedergelassenen Gynäkologen. Die Krankenhauseinweisung erfolgte wegen Therapieresistenz und Progredienz mit Verdacht auf Karzinom. Das Reizserum im Dunkelfeld war negativ (Vorbehandlung!), die Syphilisserologie fiel positiv aus. Diagnose: Lues I seropositiva.

c) Bei einer 33jährigen Patienten, die „eine Verhärtung" seit $2^{1}/_{2}$ Wochen bemerkt hatte. Regionale Lymphknoten links bis bohnengroß, nicht verbacken, nicht druckschmerzhaft. Reizserum im Dunkelfeld: T. pallidum nachgewiesen. Syphilisserologie negativ. Diagnose: Lues I seronegativa.

Infektion. Die Spätsyphilis umfaßt den Zeitraum ab Ende des 2. Jahres nach der Infektion (Lues latens: ab dem 3. Jahr, Lues III: 3 bis 12 Jahre und mehr, Neurosyphilis: 16 bis 37 Jahre und kardiovaskuläre Syphilis: 31 bis 37 Jahre nach der Infektion).

Die Einteilung der Syphilis nach Ricord umfaßt die Stadien Lues I, II und III, ergänzt durch Lues latens, Neurolues, Tabes dorsalis, progressive Paralyse, Lues connata und Lues connata tarda.

2.1.1 Frühsyphilis

Primärstadium (Lues I)

Der **syphilitische Primäraffekt** (Synonym: Ulcus durum) tritt drei Wochen nach der Infektion im Bereich der Eintrittspforte von Treponema pallidum auf (Abb. 7-1). Die Vulva und die Portio sind die häufigsten Lokalisationen des syphilitischen Primäraffekts im Genitalbereich der Frau [14]. Der syphilitische Primäraffekt tritt meist in der Einzahl auf, selten sind mehrere benachbart gelegene Läsionen vorhanden. Der syphilitische Primäraffekt kann im Bereich der Klitoris, des Orificium urethrae externum und der hinteren Kommissur liegen. Extragenitale Primäraffekte können vorkommen, z. B. an der Lippe oder am Finger.

Der syphilitische Primäraffekt kann im Durchmesser 2 mm bis 3 cm groß sein, ist meist schmerzlos und wird daher, insbesondere wenn er an der Portio liegt, von der Frau oft nicht bemerkt. Die Ränder des Geschwürs sind scharf begrenzt und fallen manchmal zum Zentrum hin steil ab, sind aber nicht unterminiert (differentialdiagnostisch: Der Primäraffekt beim Ulcus molle ist schmerzhaft mit unterminierten Rändern). Das Ulkus ist meist von einem entzündlichen, ödematösen Hof umgeben. Die Oberfläche des syphilitischen Primäraffekts kann lachsrot bis düsterrot imponieren, gegebenenfalls auch blaß bei massivem Ödem. Das Ulkus selbst ist derb, infiltriert und weist, faßt man es an den Rändern zwischen Daumen und Zeigefinger (Gummi- oder Plastikhandschuhe!), eine kartenblatt-, gummischeiben- oder knorpelartige Konsistenz auf. Übt man dabei mit beiden Fingern einen leichten Druck auf das Ulkus aus, so quillt erregerreiche Lymphe hervor, die man im Dunkelfeld auf T. pallidum untersuchen kann (siehe auch Teil 2.2.1).

Die Form des syphilitischen Primäraffekts kann aber auch von dieser Morphe abweichen, wenn der Erreger im Bereich einer Fissur, einer Erosion oder eines Herpes genitalis eingetreten ist. Dann kommen auch unregelmäßige Randbegrenzungen des Ulkus vor. Auch ein Erosivschanker sollte nicht verkannt werden. Die Lymphknoten im Abflußgebiet des syphilitischen Primäraffekts sind derb, vergrößert, nicht verbacken, nicht druckschmerzhaft; die darüberliegende Haut ist unverändert. Primäraffekt und dazugehöriger regionärer Lymphknotenbefall werden als Primärkomplex bezeichnet.

Cave: Bei allen ulzerösen Läsionen im Genitalbereich muß an die Möglichkeit des Vorliegens eines Ulcus durum oder eines Ulcus molle, gegebenenfalls eines Ulcus mixtum gedacht und entsprechende Untersuchungen durchgeführt werden.[1]

Differentialdiagnostisch kommen Herpes genitalis (schmerzhafte Lymphadenitis), Ulcus molle (schmerzhaftes Ulkus mit unterminierten Rändern, im Verlauf Abszedierung der regionären Lymphknoten), Lymphogranuloma inguinale (im Stadium I wird der Arzt meist nicht aufgesucht, und im Stadium II besteht der Primäraffekt meist nicht mehr) und ein fixes Arzneimittelexanthem (Brennen, im Herd keine regionären Lymphknoten) in Betracht.

Sekundärstadium (Lues II)

Das Sekundärstadium manifestiert sich am gesamten Integument und befällt auch den Bereich der Vulva. Condylomata lata (Abb. 7-2) sind hochinfektiös und kommen im Bereich der Labien, genitokrural und perianal vor. Diese Veränderungen bestehen immer kombiniert mit weiteren Manifestationen des Sekundärstadiums der Syphilis wie z. B.:

- generalisierte Lymphadenopathie mit verdickten, nicht schmerzhaften, nicht verbackenen Lymphknoten, auch im Sulcus bicipitobrachialis
- mottenfraßartiger Haarausfall, nicht narbig
- palmoplantares Syphilid
- Exanthem: makulös (Roseolen), papulös, pustulös oder rupiaartig
- Enanthem: Plaques muqueuses, z. B. Plaques opalines, Plaques lisses
- Angina specifica.

2.1.2 Spätsyphilis

Synonym: Lues latens; ab dem 3. Jahr nach Infektion: Lues III, tertiäre Syphilis. Die Lues III ist heute sehr selten. Nach Meinung einiger Autoren ist in den kommenden Jahren mit einer Zunahme von syphilitischen Komplikationen zu rechnen [17].

Die tertiäre Syphilis der Haut und der Schleimhäute kann zu destruktiven Veränderungen führen, deren Ausmaß erheblich sein und zu Verstümmelungen führen kann. Trotzdem verursachen sie kaum Schmerzen, sind im Bereich der Vulva nicht lebensgefährlich und werden als benigne Spätsyphilis (der Haut und Schleimhäute) bezeichnet. Die dermalen Läsionen der Spätsyphilis enthalten kaum noch T. pallidum und können als Reaktion einer gegen T. pallidum sensibilisierten Patientin gewertet werden. Die Tests mit T. pallidum (TPHA, FTA-Abs, SPHA, 19S-IgM-Tests, 14/17K-Immunoblot und TPI-Test) sind immer reaktiv, der VDRL-Test kann schwach oder nicht reaktiv sein.

Das **Gumma** (Mz.: Gummata) manifestiert sich gewöhnlich als Einzelherd, z. B. im Bereich der Haut, des Knochens, des Knorpels, und verursacht fast niemals Schmerzen.

Die **Diagnose** der Spätsyphilis basiert auf syphilisspezifischen Seroreaktionen [13, 17, 20, 21] (siehe auch Teil 2.2.2) und dem histologischen Bild [1, 16, 27].

2.2 Diagnostik der Syphilis

2.2.1 Erregernachweis

Der Nachweis des Erregers gilt als beweisend für eine Syphilis. T. pallidum läßt sich schlecht mit Bakterienfarbstoffen (z. B. Fuchsin, Methylenblau) anfärben und auf unbelebten Nährböden nicht zur Vermehrung bringen. Im Nativpräparat, das sich in der Praxis anfertigen läßt (Tab. 7-5), ist T. pallidum einwandfrei im Reizserum des Ulcus durum, das man im Dunkelfeld- oder Phasenkontrastmikroskop betrachtet, zu identifizieren. Im Nativpräparat ist T. pallidum, neben seiner Größe und der Steilheit der Windungen, an seiner charakteristischen Abknickbewegung (immer an der gleichen Stelle eines T. pallidum) als differentialdiagnostisches Kriterium zu erkennen (Abb. 7-3). Dies ist besonders wichtig, um nicht kommensale, auf der menschlichen Genitalschleimhaut lebende Treponemen fälschlicherweise als T. pallidum zu identifizieren.

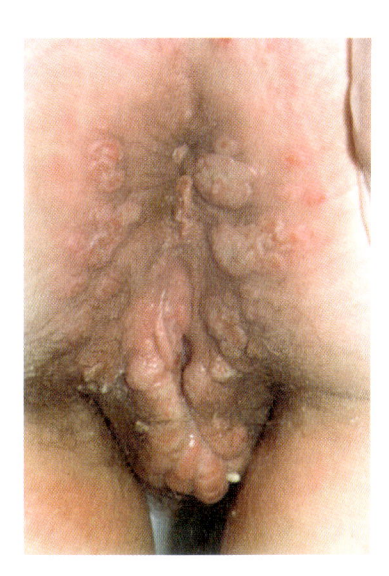

Abb. 7-2
Condylomata lata (breite Kondylome) bei einer 18jährigen Patientin. Die Effloreszenzen sind unterschiedlich groß und teils erodiert, nässend und erregerreich. Syphilisseroreaktionen positiv. Diagnose: Lues II (aus Hartmann [8]).

[1] *Bei allen ulzerösen Läsionen im Genitalbereich muß ein Ulcus durum oder ein Ulcus molle, ggf. ein Ulcus mixtum ausgeschlossen werden!*

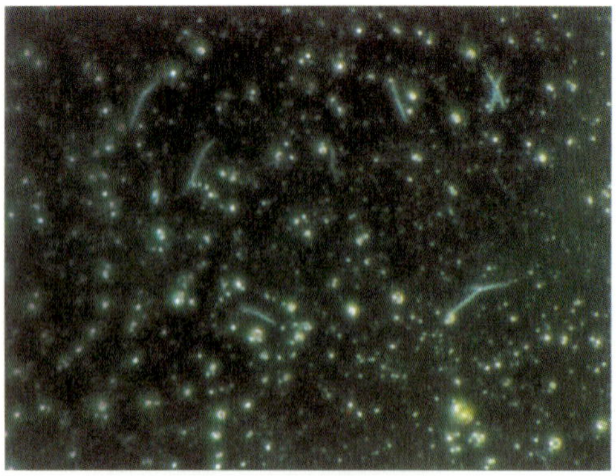

Abb. 7-3
Treponema pallidum im Reizserum. Typisch sind die Steilheit der Wendelungen, Abknickbewegungen an einer bestimmten Stelle und die Größe (6–20 μm lang, 0,10–0,18 μm breit) (630fache Vergrößerung; aus Hartmann und Elsner [10]).

Tabelle 7-5
Benötigte Geräte zur Anfertigung und Beurteilung eines Dunkelfeldpräparates

- 1 Paar Gummi- oder Plastikhandschuhe
- Objektträger
- Deckgläschen für Objektträger
- Äther
- Mulltupfer
- Platinöse
- Bunsenbrenner (Vorsicht: Äther)
- Durchlichtmikroskop
- 63er-Objektiv mit verstellbarer Irisblende
- Dunkelfeldkondensor

2.2.2 Serologie

Die derzeitige Testpalette der Syphilisserologie umfaßt die für T. pallidum spezifischen Tests [3, 13, 17, 20, 21]:

- TPHA (Treponema pallidum hemagglutination assay)
- FTA-Abs (Fluoreszenz-Treponemenantikörper-Absorptionstest)
- SPHA (solid-phase hemabsorption test), 19S-IgM-Tests, TPI (Treponema-pallidum-Immobilisationstest)
- sowie neuerdings den 14/17K-Gelelektrophorese-Immunoblottest.

Von den klassischen Syphilistests wird heute noch der **VDRL**-Test (Venereal Disease Research Laboratory) (Synonym: CMT 5 Cardiolipin-Mikroflockungstest) mit Cardiolipin als Antigen qualitativ und quantitativ durchgeführt. Die übrigen klassischen serologischen Syphilistests sind durch die für T. pallidum spezifischen Tests überflüssig geworden. Ein ELISA [32] konnte sich bisher nicht durchsetzen.

Tabelle 7-6
Indikationsbereich der einzelnen luesserologischen Tests

Suchtest:	TPHA
Bestätigungsreaktion:	FTA-Abs-Test
Therapiekontrolle:	VDRL-Test (= CMT)
Therapiebedürftigkeit:	IgM-Tests (SPHA, 19S-IgM-TPHA, ELISA) 14/17K-Immunoblot-IgG und IgM (Nelson-Test = TPI)

Indikationen für die serologischen Tests: Der Einsatz so vieler serologischer Tests in der Syphilisserologie (Tab. 7-6) erklärt sich aus den unterschiedlichen Eigenschaften der einzelnen Tests.

- Der **TPHA** wird als einer der ersten erregerspezifischen Tests reaktiv (in der 1. bis 2. Woche nach Auftreten des Primäraffekts). Er wird aber so gut wie nie wieder ganz negativ, niedrige Titer bleiben meist zeitlebens nachweisbar. Seine Domäne stellt der Einsatz als Screening-Test auf eine floride oder eine einmal durchgemachte Syphilis dar (Blutbanken, Schwangerenvorsorge).
- Der **FTA-Abs-Test** wird zwar fast ebenso früh reaktiv wie der TPHA, allerdings wird er einige Zeit nach ausreichend behandelter Syphilis wieder negativ. Die Domäne des FTA-Abs-Tests stellt die Bestätigungsreaktion bei positivem TPHA-Test dar; ist der FTA-Abs negativ, so liegt entweder eine sehr frische Erstinfektion mit Syphilis vor (Primäraffekt suchen!), oder es handelt sich um einen sog. biologisch-aspezifisch reaktiven TPHA (bar-TPHA). IgM-Antikörper gegen T. pallidum sind am frühesten nach der Infektion reaktiv und können bei ausreichend behandelter Syphilis noch ca. drei Monate bis zu zwei Jahre danach reaktiv bleiben. Außerdem sind IgM-Antikörper nicht plazentagängig, so daß IgM-Tests auch zur Frage der Syphilisinfektion des Neugeborenen einer seroreaktiven Mutter herangezogen werden können.
- Der **SPHA** (IgM-Test, Titer 1:4 grenzwertig, Titer 1:8 reaktiv) und die anderen 19S-IgM-Tests werden zur Frage der Behandlungsbedürftigkeit oder Neuinfektion bei noch reaktivem TPHA-Test und FTA-Abs-Test oder bei Infektion des Neugeborenen mit reaktivem TPHA, FTA-Abs und VDRL beim Kind eingesetzt. Die IgM-Tests können jedoch, methodologisch bedingt, durch IgM-Anteilverluste bis zu 60% falsch-negativ ausfallen oder wechselnde Befunde aufweisen.
- Der **VDRL**-Titer (CMT) reagiert am raschesten (innerhalb von ca. zwei Wochen) bei antisyphilitischer Behandlung. Er eignet sich zur Therapiekontrolle. Allerdings kann der VDRL aufgrund einer Reihe von Ursachen, unter anderem auch bei hormoneller Kontrazeption, biologisch aspezifisch reaktiv werden.

2.3 Therapie der Syphilis

Penicillin ist der Goldstandard der Syphilistherapie. Bisher sind keine Hinweise auf Penicillin-Resistenz bekannt. Die WHO gibt als minimale Serumkonzentration 0,018 mg/ml an; diese Serumkonzentration muß ununterbrochen während der gesamten Therapiedauer gewährleistet sein.

2.3.1 Frühsyphilis

Unter Frühsyphilis im Rahmen der Therapie versteht man die primäre (Stadium I) und sekundäre/Stadium II) Syphilis und die Lues latens (seropositiva) bis zum Ende des ersten Jahres nach der Infektion (Tab. 7-7).

Ist der Infektionszeitpunkt nicht sicher zu eruieren, sollte wie bei der Spätsyphilis therapiert werden.

2.3.2 Spätsyphilis

Therapie der Wahl ist Clemizolpenicillin G 1 Mio. IE intramuskulär für 21 Tage, bei Penicillin-Allergie Doxycyclin 200 mg 2mal/Tag für 3 Wochen (cave Schwangerschaft; Tab. 7-8).

2.3.3 Jarisch-Herxheimer-Reaktion

Ursache der Jarisch-Herxheimer-Reaktion ist die Freisetzung von Zerfallsprodukten von T. pallidum mit toxischer, nicht allergischer Wirkung. Sie tritt zwei bis sechs Stunden, seltener zwölf Stunden nach der ersten Injektion von Penicillin auf mit Fieber, teils bis 40 °C, sowie mit grippeähnlichen Symptomen wie Gelenkschmerzen, seltener Ikterus und kardialen Arrhythmien, dagegen sehr häufig Ödem im Bereich der Hautläsionen. Alle Exantheme treten während der Reaktion deutlich hervor. Die Symptome klingen innerhalb von zwei bis sechs Stunden spontan wieder ab.

Die Jarisch-Herxheimer-Reaktion tritt bei einer Frühsyphilis häufig auf (bei mehr als 50% der Patienten), im erregerarmen Spätstadium ist sie selten zu beobachten.

Therapie: Bei herzkranken Patienten oder Personen mit Spätsyphilis sollten 50 mg Prednisolon gleichzeitig mit der ersten Penicillininjektion verabreicht werden, um nachteiligen Folgen vorzubeugen.

2.4 Syphilis und Schwangerschaft

Während der Bakteriämie einer Schwangeren mit einer Syphilis im Primärstadium, Sekundärstadium und frühen Latenzstadium kommt es zu einer transplazentaren Infektion des Feten in 80 bis 100% der Fälle. Als Folge der intrauterinen Infektion muß mit Spätaborten, Totgeburten, Frühgeburten und den verschiedenen Formen der Lues connata gerechnet werden. Unter Umgehung des Primärstadiums entspricht die Lues connata dem Sekundärstadium des Erwachsenen.

Die **kongenitale Syphilis** wird unterteilt in eine Frühform (Lues connata praecox) und eine Spät-form (Lues connata tarda). Bei der Lues connata praecox treten die ersten Symptome (Hepatosplenomegalie, Lymphadenopathie, Rhinitis, makulopapulöses Exanthem, Anämie, Thrombozytopenie) innerhalb der ersten zwei Jahre nach der Geburt auf. Frühestens nach zwei Jahren führt die Lues connata tarda zu Symptomen wie Zahnfehlbildungen, Deformitäten des Skeletts, Schwerhörigkeit und Keratitis.

Die **frühe Diagnose** einer behandlungsbedürftigen Syphilis in der Schwangerschaft ist von entscheidender Bedeutung, da nur durch eine rechtzeitige Therapie mit hoher Sicherheit eine Lues connata verhindert werden kann. Entsprechend den gültigen Mutterschaftsrichtlinien muß deshalb möglichst früh in der Gravidität eine Syphilisserologie mit Hilfe des TPHA-Tests (siehe auch Teil 2.2.2) zum Nachweis von IgG-Antikörpern durchgeführt werden.[1] Diese Antikörper treten etwa vier bis fünf Wochen nach der Infektion auf und sind meist lebenslang nachweisbar. Nach positivem Ausfall des TPHA-Tests sollte zur Sicherung der Diagnose ein weiterer Test durchgeführt werden. Die jetzt notwendige Unterscheidung zwischen einer früher durchgemachten, aber ausreichend behandelten, und einer aktiven infektiösen Syphilis ist nur mit Hilfe zusätzlicher serologischer Untersuchungen möglich. Werden hierbei IgM-Antikörper gefunden, so gilt dies als Beweis für die Persistenz von Erregern im Organismus, was mit potentieller Infektiosität gleichzusetzen ist. Die Diagnose

Tabelle 7-7
Therapie der Frühsyphilis

Präparat	Dosierung	Behandlungsdauer
Empfohlene Behandlung		
■ Clemizolpenicillin G	1 Mio. IE i.m.	14 Tage
alternativ:		
■ Benzathinpenicillin G	2,4 Mio. IE i.m.	einmalig
■ Doxycyclin*	2 x 100 mg oral	14 Tage

*nicht in der Schwangerschaft

Tabelle 7-8
Therapie der Spätsyphilis

Präparat	Dosierung	Behandlungsdauer
Empfohlene Behandlung		
■ Clemizolpenicillin G	1 Mio. IE i.m.	21 Tage
alternativ:		
■ Benzathinpenicillin G	2,4 Mio. IE i.m.	1., 8. und 15. Tag
■ Doxycyclin*	2 x 100 mg oral	21 Tage

*nicht in der Schwangerschaft

---

[1] *Entsprechend den Mutterschaftsrichtlinien muß möglichst früh in der Gravidität eine Syphilisserologie mit Hilfe des TPHA-Tests zum Nachweis von IgG-Antikörpern durchgeführt werden!*

einer Lues connata erfolgt über den Nachweis von IgM-Antikörpern beim Neugeborenen.

Jeder Hinweis auf eine behandlungsbedürftige Syphilis während der Schwangerschaft erfordert eine sofortige antibiotische Therapie der Mutter mit Penicillin, Erythromycin oder Cephalosporin über zwei bis drei Wochen [5].[1]

Jeder Hinweis auf eine behandlungsbedürftige Syphilis während der Schwangerschaft erfordert eine sofortige antibiotische Therapie der Mutter!

3 Ulcus molle

Synonyme sind: weicher Schanker, Chancroid, soft chancre. Der Erreger des Ulcus molle ist Haemophilus ducreyi, ein gram-negatives, schlankes Stäbchenbakterium, 0,5 x 1,5 bis 2,0 mm groß, kettenförmig und parallelkettig gelagert (Abb. 7-4).

Abb. 7-4
Haemophilus ducreyi: fischzugartige Anordnung der paarweise oder in Ketten gelagerten Stäbchenbakterien (0,5 x 1,5–2 µm). Material aus dem unterminierten Randbereich des jungen Ulkus (1000fache Vergrößerung, Unna-Pappenheim-Färbung; aus Hartmann und Elsner [10]).

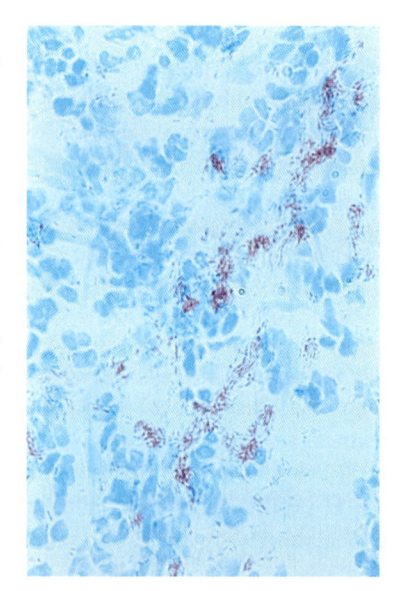

Abb. 7-5
Ulcus molle (weicher Schanker) bei einer 27jährigen Patientin; Infektion bei Afrikaurlaub. Die Ulzera sind unterschiedlich groß und schmerzhaft mit aufgeworfenem, unterminiertem Randwall. Da das kleinste Ulkus am jüngsten ist, besteht bei ihm die größte Aussicht, den Erreger nachzuweisen (aus Hartmann [8]).

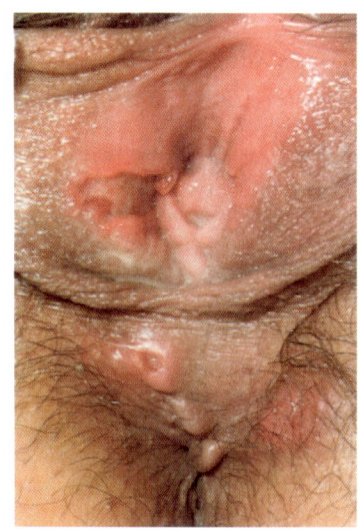

3.1 Klinik

Ein bis drei Tage nach der Infektion tritt im Bereich der Eintrittspforte eine rötliche, ca. 0,5 cm im Durchmesser große Papel mit zentraler Pustel auf, die relativ rasch ulzerös zerfällt, schmerzhaft wird und unterminierte Ränder aufweist (Abb. 7-5) [31]. Das Ulkus bleibt relativ flach, zeigt jedoch eine zentrifugale Vergrößerungstendenz. Der Ulkusgrund kann eitrig-fibrinös belegt oder von sattroten, leicht blutenden Granulationen bedeckt sein. Die Unterminierung der Ränder ist oft erst im Sondenversuch mittels Platinöse und leichtem Druck erkennbar. Das Ulkus ist bei Berührung mit der Öse nicht nur sehr schmerzhaft, sondern kann auch leicht bluten. Charakteristischerweise können mehrere unterschiedlich alte (das kleinste ist am jüngsten) Ulcera mollia benachbart liegen, oder es kann ein sog. Abklatschulkus spiegelbildlich an intertriginösen Hautarealen auftreten. Die regionären Lymphknoten sind vergrößert, das umgebende Gewebe ödematös geschwollen; die Lymphknoten abszedieren schließlich und brechen breitflächig nach außen durch.

3.2 Erregernachweis

Mikroskopisch: Gewebematerial aus dem frischesten Ulkus und dort aus dem unterminierten Rand, nicht aus dem Ulkusgrund, wird auf einen Objektträger ausgestrichen und hitzefixiert. Dann mittels Differentialfärbung nach Pappenheim (siehe auch Abb. 7-4). Alle zellulären Elemente färben sich türkisblau, und alle Bakterien leuchten hellrot. Der mikroskopische Befund (die Bakterienmorphologie, ihre längsparallele, kettenartige Anordnung) in Verbindung mit dem klinischen Bild und der Anamnese reichen für die Diagnose Ulcus molle aus.

Kulturell: Anzucht aus Spezialnährböden, die vielfach nicht sofort verfügbar sind, und anschließende Identifizierung des Erregers.

PCR: Sie gleicht in der Spezifität der Kultur, weist aber eine höhere Sensitivität auf. Für Antibiogramm ist jedoch die Kultur erforderlich.

3.3 Therapie

Haemophilus ducreyi ist weitgehend unempfindlich geworden gegen Penicillin, Cotrimoxazol, in gewissem Umfang auch gegen Erythromycin. Gute Wirksamkeit in vitro zeigen bislang Ceftriaxon, Azithromyzin und Ciprofloxacin; bei letzterem wurde gelegentlich eine verminderte In-vitro-Empfindlichkeit beschrieben.

4 Lymphogranuloma inguinale

Im amerikanischen Schrifttum wird diese Erkrankung Lymphogranuloma venereum genannt. Der Erreger ist Chlamydia trachomatis (C. trachomatis), Serovare: L1-L3, Biovar: Lymphogranuloma venereum, gram-negative Bakterien.

Da auch in jüngeren Lehrbüchern noch die Meinung vertreten wird, Chlamydien seien große Viren, ist es angebracht, etwas ausführlicher auf diese Bakterien einzugehen. Chlamydien sind gram-negative Bakterien mit obligatem Zellparasitismus [18, 19, 30]. Nach Infektion der Zelle finden sie sich in einer intrazytoplasmatischen Vakuole und erhalten von der Wirtszelle energiereiche Phosphate. Die 0,2 bis 0,4 μm großen Elementarkörperchen sind infektiös und lichtoptisch nicht zu sehen. In der intrazytoplasmatischen Vakuole vergrößern sich die Elementarkörperchen, werden zu 0,5 bis 1,5 μm großen Retikularkörperchen (Initialkörperchen), die sich zweiteilen und zu infektiösen Elementarkörperchen verkleinern. Die Generationszeit dieser Bakterien beträgt 36 Stunden. Eine Synchronisation der Vermehrungsphase besteht physiologischerweise nicht. Penicillin vermag die Rückbildung der Retikularkörperchen zu infektiösen Elementarkörperchen zu hemmen, ohne aber zur Therapie einer Infektion geeignet zu sein. Dies kann jedoch den Nachweis von C. trachomatis negativ beeinflussen. Darauf wird noch in Teil 4.2 eingegangen.

Epidemiologie: Sporadisch kommt das Lymphogranuloma inguinale in Deutschland, Europa, Nordamerika, Australien, Asien und Südamerika vor. Endemische Gebiete gibt es in Ost- und Westafrika, Indien, Südostasien, der Karibik und Südamerika.

4.1 Klinik

Das Lymphogranuloma inguinale ist, wie die Lues, eine Allgemeininfektion. Man unterscheidet ein Frühstadium und ein Spätstadium. Das Frühstadium wird in ein Stadium I und II unterteilt. Stadium I ist durch den Primäraffekt, Stadium II durch die Lymphadenopathie gekennzeichnet. Die erste Inkubationszeit dauert von der Infektion bis zum Auftreten des Primäraffekts, die zweite Inkubationszeit von der Abheilung des Primäraffekts bis zum Auftreten der Lymphadenopathie.

Stadium I: An der Eintrittspforte des Erregers tritt ein schmerzloser, uncharakteristischer, 5 bis 15 Tage bestehender, teils narbenlos abheilender Primäraffekt auf, der herpetiform, chancriform, syphiloid, nodulär und makulär sein kann. Prä-

Tabelle 7-9
Therapie des Ulcus molle

Präparat	Dosierung	Behandlungsdauer
■ Azithromycin	1 g oral	einmalig
■ Ceftriaxon*,**	0,25 g i.m.	einmalig
■ Ciprofloxacin	2 x 500 mg oral	3 Tage
■ Erythromycin	4 x 500 mg oral	7 Tage

* bei gleichzeitiger HIV-Infektion möglicherweise weniger empfindlich, bei dieser Konstellation wird die mehrtägige Gabe von Erythromycin erwogen

** Aus Gründen der Therapiesicherheit kann auch eine einmalige intravenöse Gabe von Ceftriaxon erfolgen [11]

dilektionsstellen im Bereich der Vulva sind die Labia minora und majora, der Introitus vaginae, die hintere Kommissur und das Ostium urethrae externum. Aufgrund der Schmerzlosigkeit des Primäraffekts sowie seiner kurzen Bestandsdauer (5 bis 15 Tage) wird der Arzt meist erst bei Auftreten der Lymphadenopathie (Stadium II) aufgesucht.

Das **Stadium II** beginnt mit der Lymphadenopathie. Der obere/innere Leistenlymphknoten ist meist als erster befallen. Er ist anfänglich derb, indolent, bis zu haselnußgroß. Benachbarte Lymphknoten werden in gleicher Weise befallen. Sie sind jedoch anfänglich noch gut voneinander abgrenzbar und kaum von einer luetischen Lymphadenitis zu unterscheiden. Dann entwickelt sich die charakteristische Periadenitis, die sich rasch in die Tiefe und gegen die Oberfläche hin ausbreitet. Die Lymphknoten verbacken, werden bretthart und bis zu gänseeigroß. Die Haut über den Lymphknoten ist nun mit diesen verbacken, anfänglich hellrot, dann blau- bis violettrot. Fieber zwischen 38 und 40 °C, Appetitlosigkeit, Kopfschmerzen, Gelenkbeschwerden und andere Allgemeinsymptome treten meist hinzu. Etwa 10 bis 20 Tage nach Beginn der Lymphadenitis ist das Vollbild des Lymphogranuloma-inguinale-Stadiums II erreicht.

Erst dann werden die Lymphknoten unterhalb des Leistenbands ergriffen. Eine Furche im Bereich des Lig. inguinale imponiert dann. Es folgt eine Erweichung im Bereich des Lymphknotens mit Fluktuation und spontanem Durchbruch nach außen unter Fistelbildung. Das gleiche wiederholt sich bei anderen Lymphknoten und im Bereich der Periadenitis, so daß schließlich zahlreiche Erweichungsherde entstehen, jeder mit einer eigenen Fistel, jedoch ohne totale Einschmelzung wie beim Ulcus molle. Die Entzündung der iliakalen Lymphknoten, die bei rektaler Untersuchung palpabel sind, folgt einige Tage später. Eine Polyadenitis gehört jedoch nicht zum typischen Bild des Lymphogranuloma inguinale.

Das Spätstadium (**Stadium III**) tritt heute in Europa kaum noch auf. Drei bis acht Jahre nach dem Frühstadium tritt das Spätstadium in ca. 4 bis 18% der Fälle auf. Frauen sind drei- bis achtfach häufiger betroffen als Männer.

Differentialdiagnostisch sind in Deutschland bei Verdacht auf das Vorliegen eines Primäraffekts im Vulvabereich immer und zuerst eine Lues, ein Ulcus molle, ein Herpes genitalis und dann erst ein Lymphogranuloma inguinale und zuletzt ein Granuloma venereum auszuschließen. Weitere, allerdings im Genitalbereich sehr selten vorkommende Infektionskrankheiten wie Tularämie, Katzenkratzkrankheit, ein tuberkulöser Primäraffekt, Aktinomykose und weitere bakterielle Infektionen und nicht zuletzt eine HIV-Infektion sind ebenfalls zu erwägen. An nichtinfektiösen Krankheiten im Genitalbereich können ein Morbus Behçet, eine Hidradenitis-suppurativa-artige Hautveränderung bei Aknetriade, -tetrade (Plewig, Kligman; Synonym: Acne invasa), ein Morbus Crohn, Systemerkrankungen wie Morbus Hodgkin und Lymphknotenmetastasen maligner Tumoren in Frage kommen.

4.2 Erreger- bzw. Infektionsnachweis

Der Erregernachweis des Lymphogranuloma inguinale: Chlamydia trachomatis, Serovar L1 bis L3, ist mit keinem derzeit zur Verfügung stehenden Verfahren ohne Einschränkung möglich.

Kulturell: aus Bläscheninhalt der Primärläsion, Lymphknotenpunktat oder Buboneneiter; Anzüchtung auf McCoy-Zellen und Nachweis von Einschlußkörperchen mittels fluoreszierender monoklonaler AK. Die Serovare A bis K können hier jedoch nicht von denen von L1 bis L3 abgegrenzt werden

Mikroskopisch: mittels fluoreszierender monoklonaler AK im Ausstrichpräparat; auch hier können derzeit die Serovare A bis K nicht von L1 bis L3 abgegrenzt werden.

Serologisch: Die KBR auf Ornithose (Chlamydia psittaci-Antigen!) kann in 20 bis 40% der Fälle Titer aufweisen.

4.3 Therapie

Gegen C. trachomatis als obligat intrazellulärem Erreger sind nur zellgängige Antibiotika wirksam (Tab. 7-10). Erythromycin und Sulfonamide sind wirksam.

5 Gesetzliche Vorschriften zum Infektionsschutzgesetz [6]

5.1 Aufgaben der Gesundheitsämter

Die Gesundheitsämter bieten bezüglich sexuell übertragbarer Krankheiten Beratung und Untersuchung an und stellen diese in Zusammenarbeit mit anderen medizinischen Einrichtungen sicher. Diese sollen für Personen, deren Lebensumstände eine erhöhte Ansteckungsgefahr für sich oder andere mit sich bringen, auch aufsuchend angeboten werden und können im Einzelfall die ambulante Behandlung durch einen Arzt des Gesundheitsamtes umfassen, soweit dies zur Verhinderung der Weiterverbreitung sexuell übertragbarer Krankheiten erforderlich ist. Die Angebote können anonym in Anspruch genommen werden, soweit dadurch die Geltendmachung von Kostenerstattungsansprüchen nicht gefährdet wird (§ 19).

In der offiziellen Begründung des Gesetzestextes wird angeführt, daß die Regelungsinhalte des ehemaligen Gesetzes zur Bekämpfung der Geschlechtskrankheiten auf alle sexuell übertragbaren Krankheiten ausgedehnt werden. Aufklärung und Beratung der Allgemeinheit sowie die Bereitstellung von Hilfsangeboten werden zu zentralen Anliegen in der Infektionsprävention erhoben.

Weiter wird ausgeführt „dass die generelle Ausübung von Zwang, namentlicher Erfassung und polizeilicher Kontrolle, dazu führen kann, daß Personen mit „Geschlechtskrankheiten" ärztliche Kontakte (und damit eine Behandlungsmöglichkeit) meiden. Dies zeigen zahllose medizinische und sozialwissenschaftliche Untersuchungen. Dies betrifft insbesondere bestimmte soziale Gruppen, die aus verschiedenen Gründen die klassischen Versorgungseinrichtungen meiden. Gerade diese Gruppen können jedoch durch sexuell übertragbare Krankheiten besonders gefährdet sein und können diese – wenn nicht unverzüglich fachgerecht beraten und behandelt wird – auch entsprechend weitergeben. Dabei darf das Untersuchungsangebot auch im Zusammenwirken des Gesundheitsamtes mit anderen medizinischen Einrichtungen sichergestellt werden (...) Das hinter dem Angebot der Beratung und Untersuchung stehende Ziel, sexuell übertragbare

Tabelle 7-10
Therapie des Lymphogranuloma inguinale

Präparat	Dosierung	Behandlungsdauer
■ Doxycyclin	2 x 100 mg	21 Tage
■ Tetracyclin-HCl	4 x 500 mg	21 Tage
Therapie in der Schwangerschaft:		
■ Erythromycinäthylsuccinat	4 x 500 mg	14 Tage
	ggf. 4 x tägl 500 mg i.v.	14 Tage

Krankheiten (...) bei anders nicht zu erreichenden Personengruppen zu erkennen und dritte vor Ansteckung zu schützen, kann durch die Möglichkeit der aufsuchenden Arbeit und einer sofortigen medikamentösen Therapie – sofern möglich – seitens des Gesundheitsamtes besser erreicht werden. Es wird allerdings auf Einzelfälle beschränkt, in denen die Person das bestehende ärztliche Versorgungsangebot nicht wahrnehmen und deshalb die Gefahr der Weiterverbreitung der sexuell übertragbaren Krankheiten (...) besteht. Im Hinblick auf die besondere Sensibilität soll das Angebot bei sexuell übertragbaren Krankheiten anonym in Anspruch genommen werden können."

5.2 Behandlungsbefugnis, Erlaubnis des Umgangs mit Krankheitserregern zu diagnostischen Zwecken

Nach § 24 ist es nur Ärzten gestattet, im Rahmen der berufsmäßigen Ausübung der Heilkunde sexuell übertragbare Krankheiten zu behandeln.

Wer mit Krankheitserregern arbeiten will, bedarf der Erlaubnis der zuständigen Behörde (§ 44). Ausgenommen sind Personen, die zur selbständigen Ausübung des Berufes als Arzt, Zahnarzt oder Tierarzt berechtigt sind, für mikrobiologische Untersuchungen zur orientierenden medizinischen und veterinärmedizinischen Diagnostik mittels solcher kultureller Verfahren, die auf eine primäre Anzucht und nachfolgende Subkultur zum Zwecke der Resistenzbestimmung beschränkt sind, soweit die Untersuchungen für die unmittelbare Behandlung der eigenen Patienten für die eigene Praxis durchgeführt werden (§ 45).

Kommentierend heißt es in der offiziellen Begründung zum Gesetzestext: „Arbeiten, die keine oder nur eine begrenzte, für die orientierende Diagnostik aber notwendige Vermehrung von nicht meldepflichtigen Krankheitserregern in der eigenen Praxis erfordern, sind erlaubnisfrei. So kann die primäre Anzucht ohne weiter nachfolgende Vermehrung durchaus, unter Verwendung von Schnelltestmethoden (...) zu einer endgültigen Keimidentifizierung führen. Die erlaubte Subkultur zur Resistenzbestimmung dient der erforderlichen schnellen und effizienten Therapieeinleitung." Entscheidend für die Formulierung der Vorschrift ist die Absicht des Gesetzgebers, dem niedergelassenen Arzt, Zahnarzt oder Tierarzt bestimmte Verfahren in der eigenen Praxis erlaubnisfrei zu ermöglichen, um schnelle Diagnosen und Therapien sowie kostengünstige Verfahren nicht zu behindern.

Grundsätzlich erlaubnispflichtig sind jedoch alle Tätigkeiten, die auf den spezifischen Nachweis von meldepflichtigen Krankheitserregern gerichtet sind. Auf dem Gebiet der sexuell übertragbaren Krankheiten sind somit alle Arbeiten mit dem HI-Virus oder Treponema pallidum erlaubnispflichtig.

5.3 Sentinel-Erhebungen

Nach § 13 kann das Robert-Koch-Institut in Zusammenarbeit mit ausgewählten Einrichtungen der Gesundheitsvorsorge oder -versorgung Erhebungen durchführen zur Ermittlung:
1. der Verbreitung übertragbarer Krankheiten, wenn diese Krankheiten von großer gesundheitlicher Bedeutung für das Gemeinwohl sind und die Krankheiten wegen ihrer Häufigkeit oder aus anderen Gründen über Einzelfallmeldungen nicht erfasst werden können;
2. des Anteils der Personen, die gegen bestimmte Erreger nicht immun sind, sofern dies notwendig ist, um die Gefährdung der Bevölkerung durch diese Krankheitserreger zu bestimmen.

Die Erhebungen können auch über anonyme und verknüpfte Testungen an Restblutproben oder anderen geeigneten Materialien erfolgen. Bei den Erhebungen dürfen keine Daten erhoben werden, die eine Identifizierung der in die Untersuchungen einbezogenen Personen erlauben.

Die an einer Sentinel-Erhebung freiwillig teilnehmenden Ärzte, die verantwortlichen ärztlichen Leiter von Krankenhäusern oder anderen medizinischen Einrichtungen einschließlich der Untersuchungsstelle berichten dem Robert-Koch-Institut auf einem von diesem erstellten Formblatt oder anderem geeigneten Datenträger über die Beobachtungen und die Befunde und übermitteln gleichzeitig die für die Auswertung notwendigen Angaben zur Gesamtzahl und zur statistischen Zusammensetzung der im gleichen Zeitraum betreuten Personen.

An Sentinel-Erhebungen sind die jeweils zuständigen Landesbehörden zu beteiligen.

Das Bundesministerium für Gesundheit legt im Benehmen mit den jeweils zuständigen obersten Gesundheitsbehörden fest, welche Krankheiten und Krankheitserreger durch Erhebungen nach § 13 überwacht werden. Die obersten Landesgesundheitsbehörden können zusätzliche Sentinel-Erhebungen durchführen (§ 14).

Andere sexuell übertragene Krankheiten

K. Friese

Die historische Entwicklung der Infektionskrankheiten in der Frauenheilkunde ist zwangsläufig mit Infektionen verbunden, die das Fach besonders betreffen, d. h. Geschlechtskrankheiten und im besonderen Maße infektiöse Erkrankungen von Mutter und Kind. Im Altertum waren es der Frauenarzt Sorenos von Ephasus (ca. 200 n.Chr.) und sein Zeitgenosse Galen, in dessen Buch „Über Frauenkrankheiten" bereits über genitale Ulzerationen berichtet wurde. Sorenos verwandte damals bereits gynäkologische Spiegel und beschrieb Geschwüre in Vagina und Rektum, von denen man heute annehmen muß, daß es sich um den weichen Schanker (Ulcus molle) gehandelt hat.

Aber auch in dem gleichen Jahrhundert, in dem Ignaz Philipp Semmelweis seine infektiologisch bedeutenden Beobachtungen gemacht hat, hat ein anderer Gynäkologe, Ernst Bumm, sich mit infektiologischen Themen auseinandergesetzt. Bereits 1885 forderte er für die Diagnose der weiblichen Gonorrhö den mikroskopischen Nachweis des „Gonococcus Neisser". Bumm beschrieb in seinen Untersuchungen auch die Gefahr der Gonokokken für die Augen des Neugeborenen. Diese Gefahr war jedoch nach Einführung der prophylaktischen Applikation von 1%iger Silbernitratlösung in die Augen der Neugeborenen unmittelbar nach der Geburt, der sog. Credé-Prophylaxe (nach Karl Siegmund Franz Credé [1818–1892], Gynäkologe in Leipzig), ab dem Jahr 1884 rückläufig.

Wenn in der Bibel und in antiken Schriften über Geschlechtserkrankungen berichtet wurde, kann man heute annehmen, daß es sich zum einen um den Ulcus molle, zum anderen um die Gonorrhö gehandelt haben muß. Entwicklungsgeschichtlich war jedoch die damalige Bevölkerung an diese Formen der Geschlechtserkrankung immunologisch adaptiert, und erst durch die Syphilis kam eine Erkrankung in die alte Welt, auf die die Bevölkerung in ihrer Immunkompetenz nicht vorbereitet war. Die Syphilis selbst wurde durch die Soldaten und Matrosen von Kolumbus in Europa eingeschleppt, und sehr klar ist historisch nachvollziehbar, wie die Erkrankung über Spanien und dann durch spanische Söldner des französischen Königs („Franzosenkrankheit") infolge der Eroberung Neapels auch Italien erreichte. Die verheerende Infektion mit ihren dramatischen Auswirkungen verbreitete sich von dort insbesondere durch Söldner weiter über ganz Europa und hat zur Ausrottung ganzer Herrschaftshäuser geführt. Selbst Päpste wie Alexander Borgia, Julius II. und Leo X. starben an der Syphilis, und auch vom englischen König Heinrich VIII. ist bekannt, daß er an der Syphilis erkrankt war und seine diversen Frauen mit der Geschlechtskrankheit ansteckte, worauf diese fast ausschließlich Aborte erlitten oder Totgeburten zur Welt brachten [20].

Durch das Auftreten der HIV-Infektion ist ebenfalls eine immunologisch nicht vorbereitete Bevölkerung – wie damals bei der Syphilis – mit dem neuen Erreger einer sexuell transmittierten Krankheit konfrontiert worden, die zu verheerenden Folgen geführt hat. Die AIDS-Pandemie hat mittlerweile mehr als 18 Mio. Menschenleben gefordert, nachdem sie erstmalig 1980 beschrieben wurde. Heute leben über 36,1 Mio. Erwachsene und Kinder weltweit mit HIV oder AIDS. Insbesondere im südlichen Saharagebiet sind inzwischen ca. 24,5 Mio. der Menschen mit HIV I infiziert [5]. Das bedeutet, daß ca. 10% der Bevölkerung zwischen 15 und 49 Jahren den Erreger tragen. Die HIV-Infektion, die in Schwarzafrika fast ausschließlich sexuell bzw. durch maternale Transmission übertragen wird, hat damit in viel kürzerer Zeit als die Syphilis bevölkerungs- und wirtschaftspolitische Folgen ausgelöst. Aufklärung und Präventionskampagnen im Bereich der Sexualität und des i.v.-Drogenmißbrauchs haben dazu geführt, daß eine solch gravierende Entwicklung in Europa und den USA bisher nicht aufgetreten ist. Ohne Zweifel stellt damit die sexuell übertragbare Krankheit HIV neben Herz-Kreislauf-Erkrankungen und onkologischen Erkrankungen die wichtigste Herausforderung für die Medizin der Zukunft dar.

1 Durch HIV bedingte Krankheiten

1.1 Allgemeine Aspekte

Erreger: Bei den humanen Immundefizienz-Viren Typ I und II handelt es sich um Retroviren, und die verbreiteten HIV-I-Typen M, N und O zeigen eine hohe Sequenzhomologie zu Virusisolaten des SIV von Schimpansen, die in West- und Zentralafrika beheimatet sind. Aufgrund epidemiologischer Überlegungen ist davon auszugehen, daß HIV I als erstes hier aufgetreten ist und daß es von diesen Primaten möglicherweise durch einen mehrfachen Wirtswechsel auf den Menschen übergegangen ist.

Risikofaktoren für die Übertragung der HIV-Infektion stellen eine hohe Viruslast, d. h. eine hohe

HIV-RNA-Zahl sowie eine fortgeschrittene HIV-Infektion dar. Weitere Risikofaktoren sind der Zeitraum um die HIV-Serokonversion mit ebenfalls hoher Viruslast sowie genitale Infektionen wie z. B. eine Ektopie der Portio, Traumata beim Geschlechtsverkehr, die Menstruation, ein IUD, die Schwangerschaft und Needle-sharing. Mittels Blut oder Blutprodukten kann die Infektion durch infizierte Lymphozyten-Makrophagen, aber auch freien Virus übertragen werden. Nach Einführung der Pflichttestung von Blutkonserven und Blutprodukten auf HIV im Jahr 1985 ist das Risiko für eine Übertragung auf diesem Wege fast nicht mehr vorhanden, jedoch besteht ein Restrisiko bei einer nicht erkannten HIV-Serokonversion. Eine Übertragung der HIV-Infektion auf medizinisches Personal durch Verletzungen mit kontaminierten Injektionsnadeln oder Schnittwunden bei operativen Eingriffen ist äußerst selten. Trotzdem muß das Risiko mit etwa 0,3 % angegeben werden, vor allem dann, wenn es sich um Patienten mit hoher Viruslast handelt. Ebenfalls ist durch eine Studie in Ostafrika belegt, daß auch die sexuelle Transmission von der Virusmenge des infizierten Sexualpartners abhängig ist [13].

Das Retrovirus HIV besteht aus einer zweischichtigen Lipidmembran, in dem ein Nukleokapsid eingeschlossen ist. Die Größe von HIV beträgt ca. 100 nm, und es enthält neben Funktionsproteinen 2 Kopien einer Einzelstrang-RNA, die aus dem Lipoprotein p24 und p6 gebildet wird. Die virale Lipidmembran selbst stammt aus der Wirtszelle, aus der das Virus freigesetzt wird. Schon bei der Ausschleusung des Virus werden die HIV-Umhüllungsproteine gp41 und gp120 in diese Membran mit eingebaut. Das Virus selbst bindet über sein externes Glukoprotein gp120 unter Verwendung von Co-Faktoren wie anderen Chemokinen und Rezeptoren spezifisch an den CD4- und CD25-Rezeptor von Lymphozyten und Makrophagen. Durch rezeptorvermittelte Endozytose oder direkte Fusion mit dem Plasmaprotein der Virus-RNA und Regulatorproteinen schleust der Erreger seine DNA-Segmente in die Zelle ein. In der Zelle selbst werden dann durch viruseigene reverse Transkriptase RNA Kopien gebildet, die im Anschluß daran in die Wirts-DNA integriert werden. Dieses Provirus bildet mittels viraler Regulatorproteine mRNA und RNA-Genom. Die viralen Proteine sind dann in der Lage, in die Zellmembran eingebaut zu werden, und die diploide RNA wird mit umhülltem Viruskapsid unter Ummantelung mit der Zellmembran als komplettes neues Virus wieder ausgeschleust (Abb. 7-6).

Nach der Übertragung des Virus über die genitalen, aber auch oralen und analen Schleimhäute hat das Virus keine spezifische Adaptation zum Genitalbereich wie andere Geschlechtskrankheiten – Gonorrhö oder Syphilis –, sondern breitet sich nach einer kurzen virämischen Phase systemisch aus. Dieser Zeitraum ist bei einem Viertel der Patienten mit einer grippeähnlichen Symptomatik verbunden.

1.2 Diagnostik

Die Untersuchung auf HIV I und II erfolgt üblicherweise mit einem ELISA-Test. Vor Mitteilung des Befundes an den Patienten muß ein Western-Blot als Bestätigungstest erfolgen. Neben der empfohlenen HIV-Testung in der Schwangerschaft sollte in der gynäkologischen Praxis dann ein HIV-Test angeboten werden, wenn bestimmte Risiken bestehen. Dazu gehören intravenöse Drogenabhängigkeit (auch anamnestisch), bekannte Sexualpartner aus Risikogruppen, die Herkunft oder der Aufenthalt in einem Endemiegebiet sowie – was mittlerweile äußerst selten ist – eine Bluttransfusion vor dem Jahr 1985. Weiterhin sollte ein HIV-Test empfohlen werden, wenn sexuelle Risiken wie Promiskuität oder in der Krankengeschichte der Patientin sexuell übertragbare Erkrankungen bekannt sind. Speziell gynäkologische Hinweise stellen, zwar in untergeordneter Bedeutung, zervikale intraepidemiale Neoplasien und rezidivierende Genitalinfektionen dar.

Da über 50 % der Erstdiagnosen eine HIV-Infektion bei Frauen in Deutschland durch die primäre Untersuchung in der Schwangerschaft entdeckt wurden, stellt diese Option eine sehr wichtige Maßnahme zur Prävention dar. Aus diesem Grund sollte jeder Schwangeren, unabhängig von Anamnese und sozialer Herkunft, ein HIV-Test angeboten werden.! Wenn dieser Test trotz ausführlicher Aufklärung von der Schwangeren abgelehnt wird,

!Jeder Schwangeren – unabhängig von Anamnese und sozialer Herkunft – sollte ein HIV-Test angeboten werden!

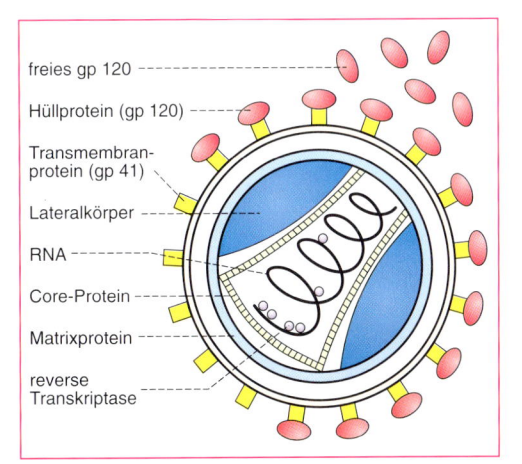

Abb. 7-6
Humanes Immundefizienz-Virus (HIV).

muß auch aus forensischen Gründen diese Entscheidung in deren Krankenakte dokumentiert werden.

1.3 Klinisches Bild der HIV-Infektion

Primär weist die HIV-Infektion keinen gezielten Tropismus auf das weibliche Genitale nach dem Sexualkontakt auf. Allerdings ist als Folge der virämischen Phase mit Ausbreitung im gesamten Körper das Virus auch im Genitaltrakt vermehrt nachweisbar. Erst im späteren Verlauf der Erkrankung mit Schwächung der lymphozytären Abwehrfunktionen und Einschränkung der Immunitätslage ist mit opportunistischen Infektionen und chronischen Genitalinfektionen, die dann Anlaß für eine gynäkologische Untersuchung sind, zu rechnen.

1.4 Gynäkologische Erkrankungen

Wie oben bereits erwähnt, sind gynäkologische Krankheiten charakterisiert durch rezidivierende Candidosen, bakterielle Infektionen mit Aszension sowie rezidivierende Erkrankungen der Herpesgruppe HSV, aber auch CMV (Abb. 7-7). Des weiteren sind persistierende HPV-Infektionen mit gehäuften Kondylomen sowie prämaligne Veränderungen an Vulva und Vagina und gehäufte Dysplasien mit Übergängen zu Zervixkarzinomen beschrieben worden [6]. Aus diesem Grund müssen insbesondere HIV-infizierte Frauen engmaschig zytologisch und kolposkopisch kontrolliert werden.

In der von Schäfer [15] publizierten deutschen Studie bei HIV-infizierten Frauen hatten 88,5% des gesamten Untersuchungskollektivs in einem Betreuungszeitraum von 5 Jahren zumindest eine gynäkologisch relevante Diagnose (Tab. 7-11).

1.5 Geburtshilfliche Klinik und HIV

Eine eingeschränkte Fertilität bei HIV-infizierten Frauen ist in unterschiedlichen Studien erst in fortgeschrittenen Stadien beobachtet worden. Aufgrund der deutlich verbesserten Chancen für ein nicht infiziertes Kind [17] hat auch in den letzten Jahren der Anteil von Schwangerschaftsabbrüchen wegen des Risikos der fetalen Infektion abgenommen. Die Abortrate bei HIV entspricht in Deutschland der der Normalbevölkerung.

Besteht bei einer HIV-infizierten Frau **Kinderwunsch**, ist das Risiko der sexuellen Transmission für den nicht betroffenen Partner entsprechend der Viruslast vorhanden. Nach entsprechender Aufklärung kann eine Anleitung der Patientin durch Selbstinsemination unter Zuhilfenahme eines spermizidfreien Kondoms vorgeschlagen werden. Sind beide Partner HIV-infiziert, haben sich die ursprünglich geäußerten Bedenken einer Progression der Infektion durch ungeschützten Geschlechtsverkehr nicht beweisen lassen. Besteht jedoch Kinderwunsch bei einem HIV-diskordanten Paar, bei dem der männliche Partner HIV-infiziert und der weibliche Partner HIV-negativ ist, können nach ausführlicher Aufklärung und Information reproduktionsmedizinische Empfehlungen genutzt werden [19]. In diesem Fall hat sich die Anwendung von

Abb. 7-7
Patientin mit Vollbild AIDS und ZMV/Pilz-Infektion des Genital- und Analbereichs.

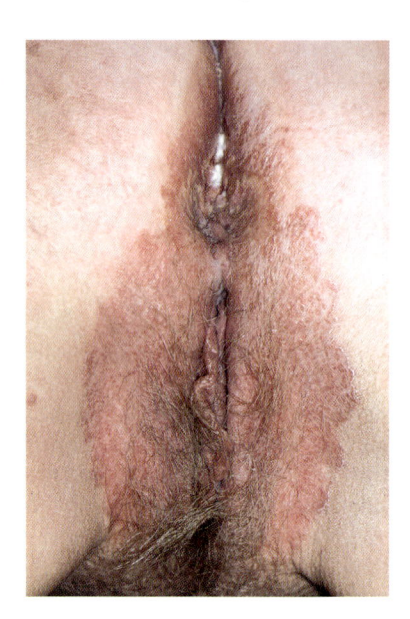

Tabelle 7-11
Gynäkologische Beschwerden bei HIV-infizierten Frauen

Gynäkologisches Krankheitsbild	Häufigkeiten	Besonderheiten
■ humane Papillomaviren	45–70%	3fach erhöhte Prävalenz
■ zervikale Dysplasie	30–45%	Auftreten meist vor AIDS-Symptomen, hohe CIN-Grade
■ Zervixkarzinome (CIS)	1–6%	rasche Progredienz möglich
■ vulväre Dysplasie, Leukoplakie	3–9%	steigend bei fortgeschrittenem Stadium und AIDS
■ Vulvovaginitis	51–58%	
■ aszendierende Genitalinfektionen	5–21%	Tuboovarialabszess 8%
■ chronische Folgen von aszendierenden Genitalinfektionen und PID	5–25%	keine Beziehung zu AIDS
■ sexuell übertragbare Erreger	20%	Chlamydia trachomatis, Trichomoniasis
■ genitaler Herpes	5–20%	vor allem bei AIDS-Symptom
■ genitale Ulzera	1–2%	vor allem bei AIDS (z. B. HSV, CMV)
■ Abdominal- oder Genitaltuberkulose	?	hier nur Einzelfälle in Deutschland
■ symptom. genitale Candidainfektionen	15–30%	korreliert mit Immunsuppression
■ Zyklusstörungen und Dysmenorrhö	0–35%	Abhängigkeit von HIV-Infektion ungeklärt

IVF und ICSI nach Untersuchungen des männlichen Spermas bewährt. Ist Letzteres HIV-frei (bei einer Nachweisgrenze von weniger als 10 Viruskopien/ml), kann das von Weigel et al. vorgeschlagene Procedere versucht werden [19]. In jedem Fall muß das Paar schriftlich und in juristisch einwandfreier, verständlicher Weise darauf hingewiesen werden, daß auch dieses Verfahren keine 100%ige Sicherheit vor einer Ansteckung bietet, obwohl nach Literatur bisher nach diesem strikten Vorgehen noch keine Frau infiziert worden ist.

Für die **HIV-infizierte Schwangere** konnte – wie schon erwähnt – kein erhöhtes Abort- oder Totgeburtenrisiko in Deutschland nachgewiesen werden. Frühgeburten und vorzeitige Wehen treten jedoch häufiger auf, während Hochdruckerkrankungen und ihre Folgen nicht mit HIV assoziiert sind. Obwohl für den Fetus keine Fehlbildungen mit HIV nachgewiesen wurden, hat sich jedoch eine fetale Retardierung, ein Hydramnion, international sogar eine intrauterine Mortalität und postpartale Mortalität zeigen lassen.

Die **kongenitale und peripartale HIV-Transmission** ist von unterschiedlichen Risikofaktoren abhängig. Allgemein nimmt man an, daß etwa 75% der HIV-Transmission auf das Kind unter der Geburt und nur 25% während der Schwangerschaft erfolgt. Risikofaktoren, die zu einer vermehrten materno-fetalen Transmission führen, sind eine schnell fortschreitende HIV-Infektion zum Vollbild AIDS mit erhöhter HIV-Virämie sowie geburtsmedizinische Ursachen wie Frühgeburt, vorzeitige Wehen, vaginale Entbindung, protrahiert vaginale Entbindung, vorzeitiger Blasensprung, Amnioninfektionssyndrom und eine Zwillingsschwangerschaft für das vorangehende Kind.

Die im „New England Journal" 1994 publizierte Studie ACTG 076 [3] konnte eine Verringerung der fetalen HIV-Transmission von 25,5 auf 8,3% vs. einer Plazebogruppe nachweisen. In dieser Studie wurden die Mütter, beginnend von der 14. bis 34. SSW bis zum Entbindungstermin mit Zidovudin (Retrovir®) behandelt und die Kinder ebenfalls 6 Wochen mit diesem Medikament post partum therapiert. Auf den Entbindungsmodus wurde in dieser Studie nicht eingegangen. In einer Empfehlung von Schäfer und Friese wurde ein ähnliches Konzept unter Anwendung einer Schnittentbindung vor Wehenbeginn im Jahr 1996 im „Deutschen Ärzteblatt" vorgestellt [16]. Mit dieser Kombination konnte die fetale HIV-Transmission unter 1,5% gedrückt werden [17]. Da immer mehr Frauen unter einer Kombinationstherapie bei HIV-Infektion schwanger werden, sind neue Richtlinien in Arbeit, in denen insbesondere auf die Bedeutung der HAART-Behandlung eingegangen wird. Weiterhin umstritten ist, ob eine 10tägige postpartale Behandlung des Feten ausreichend ist oder ob die Therapie auf 6 Wochen prolongiert wird. Letzteres wird im Rahmen der neuen Konsensus-Richtlinien empfohlen, wenn bei der Entbindung oder der Schwangeren besondere Risikofaktoren vorlagen.

1.6 Therapie der HIV-Infektion

Die Behandlung der HIV-infizierten Frau erfolgt zumeist in Kombination mit Präparaten aus drei unterschiedlichen Substanzklassen, die HIV-spezifische Enzyme an unterschiedlichen Stellen in ihrer Funktion hemmen. Ein Ansatz stellt die Hemmung der HIV-spezifischen nukleosiden reversen Transkriptase (NRTI) dar. Ein weiterer therapeutischer Zugangsweg ist die Hemmung einer HIV-Protease, die erst im späteren Replikationszyklus das HIV-gag-pol-Protein in einzelne Proteine zerschneidet. Dabei bedarf es keines besonderen Hinweises, daß solch eine Behandlung insbesondere bei Schwangeren nur durch erfahrene Therapeuten durchgeführt werden sollte.

Die bekanntesten und am meisten verwendeten Medikamente zur Hemmung der HIV-spezifischen reversen Transkriptase (NRTI) sind:
- Zidovudin (Retrovir®)
- Stavudin (Zerit®)
- Zalcitabin (Hivid®)
- Lamivudin (Epivir®)
- Didanosin (Videx®).

Eine weitere Substanzklasse stellen **nicht nukleosidale Reverse-Transkriptase-Inhibitoren** (NNRTI) dar. Vertreter dieser Substanzklasse sind:
- Delaviridin (Rescriptor®)
- Efavirenz (Sustiva®)
- Nevirapin (Viramune®).

Besonders für die Substanz Efavirenz sind im Tierversuch gravierende Fehlbildungen beim Fetus nachgewiesen worden. Als letzte gängige Stoffklasse finden in der Therapie der HIV-infizierten Patientinnen Proteaseinhibitoren ihren Einsatz. In diesem Fall hemmt das Medikament die viruseigene Protease. Zum Einsatz kommen Substanzen wie z.B. Ritonavir (Norvir®), Saquinavir (Invirase®) und Indinavir (Crixivan®). Alle hier vorgestellten Medikamente sind hochwirksam in der Behandlung von HIV-Infektion und AIDS, zeigen jedoch andererseits, daß sich unter dieser Behandlung therapieresistente Mutante entwickeln, so daß immer weitere pharmakologische Entwicklungen stattfinden müssen, solange eine Impfung, die im Augenblick nicht in Sicht ist, nicht möglich ist.

2 Durch Herpes simplex bedingte Erkrankungen

2.1 Allgemeine Aspekte

Infektionen mit Herpes genitalis haben in letzter Zeit weltweit zugenommen, insbesondere die genitale Infektion mit Herpes Typ 1 ist vermehrt nachzuweisen. Damit sind beide Herpestypen 1 und 2 neben Chlamydia trachomatis eine der häufigsten Ursachen für sexuell übertragbare Krankheiten. Wegen der schwerwiegenden Folgen für das Neugeborene einer Schwangeren bzw. Mutter mit einem Herpes genitalis, insbesondere bei einer Primärinfektion, ist der Frauenarzt aufgefordert, gezielt nach einer Herpes-genitalis-Infektion zu fahnden. Trotzdem muß man beachten, daß bei drei Vierteln aller Patientinnen mit genitaler Herpes-Erstinfektionen die Erkrankung asymptomatisch oder so untypisch verläuft, daß eine richtige Diagnose nicht gestellt wird. Fast 90% der Kinder mit neonatalem Herpes sind zum Geburtszeitpunkt symptomlos, so daß auch hier das Risiko nicht erkannt wird. Ein genitaler Herpes stellt für die gynäkologische Patientin durch die begleitenden Schmerzen eine ungeheure Belastung dar, ist jedoch auch insgesamt für die Partnerschaft sehr belastend.

Biologisch stellt das Herpesvirus ein ca. 100 nm ikosaedrisches Kapsid dar, das ein lineares doppelsträngiges DNA-Genom mit 125 000 bis 250 000 Basenpaaren enthält. Die DNA-Struktur der Herpers-simplex-Viren 1 und 2 weist eine ähnliche, aber nicht identische Basensequenz auf. Das Virus selbst bindet über einige auf der äußeren Umhüllung lokalisierte Glykoproteine an der mukosalen Zielzelle und schleust dann sein Nukleokapsid nach Fusion seiner Umhüllung mit der Zellmembran des Wirts in letzteren ein. Dabei wird das virale Genom in den Zellkern transportiert und gesteuert von viralen Regulatorproteinen durch die zelleigene DNA-Polymerase II transkribiert.

Die **Übertragung** erfolgt durch Sexualkontakte mit häufig symptomatischen Virusausscheidern. Nur in Ausnahmefällen ist über eine Schmierinfektion durch gemeinsame Benutzung von Toiletten ursächlich über einen Herpes genitalis berichtet worden. Ein weiterer bedeutender Transmissionsweg ist die vertikale Transmission von der Schwangeren auf ihr Kind, im Ausnahmefall präpartal, aber meist unter der Geburt oder durch postpartale Kontakte.

Bei einer **sexuellen Transmission** treten bei der primären Herpesinfektion nach 4 bis 5 Tagen Inkubationszeit erythematöse Papeln auf, die sich zu Vesikeln und Pusteln mit virösem Inhalt entwickeln. Nach etwa der gleichen Zeit entleeren sich diese Läsionen und bilden feuchte, schmerzhafte Ulzera, die nach weiteren 6 Tagen eintrocknen und im Verlauf einer Woche abheilen. Mit Auftreten der ersten Vesikel läßt sich das Virus bis zu 12 Tage in der Läsion nachweisen.

Herpes genitalis ist keine meldepflichtige Erkrankung. Deshalb liegen auch keine repräsentativen Angaben zur **Inzidenz** oder Prävalenz vor. Jedoch wird, abhängig vom sozialen Milieu, im Teenageralter mit einer Durchseuchung mit HSV 1 von 90% gerechnet. Eine hohe Seroprävalenz von HSV 2 in der Gesamtbevölkerung, insbesondere bei Frauen in der Schwangerschaft, ist epidemiologisch von besonderer Bedeutung, da hiermit das Risiko für eine HSV-Primärinfektion in der Gravidität und damit das Transmissionsrisiko für das Neugeborene reduziert wird. Bei diskordanten Paaren, bei denen die Frau HSV-seronegativ ist, besteht ebenfalls ein erhöhtes Transmissionsrisiko für den Fetus.

2.2 Diagnostik der HSV-Erkrankung

Herpes genitalis Typ 1 und 2 betrifft beide Geschlechter gleich häufig. Grundsätzlich ist zwischen einer primären Herpes-genitalis-Infektion und dem rezidivierenden Herpes genitalis zu unterscheiden. Letzterer kommt durch eine endogene Reaktivierung persistierender Viren zustande.

Die Diagnose eines Herpes wird klinisch anhand der prodromalen **Schmerzsymptomatik** und der typischen kleinen vesikulären Effloreszenzen gestellt. Aus diesen Vesikeln läßt sich bei diagnostischer Unsicherheit leicht Herpesantigen durch effloreszierende Antikörper nachweisen bzw. eine Virusanzucht bzw. PCR-Diagnostik durchführen. In vielen Fällen, vor allem bei einer Schwangeren mit einer Herpes-genitalis-Anamnese oder der des Partners, kann eine virulente Infektion, die, wie oben beschrieben, häufig auch ohne Symptome verläuft, nur durch einen Virusnachweis gesichert werden.

Mittels spezifischer **Antikörpertests** gegen HSV 1 und 2 (zumeist ELISA-Test) läßt sich eine primäre Herpes-genitalis-Infektion nach Serokonversion nachweisen. Innerhalb von 1 bis 2 Wochen erfolgt ein relativ langsamer Titeranstieg für IgG-, aber nicht für IgM- und IgA-Antikörper. Bei rekurrierendem Herpes mit oder ohne klinische Manifestation sind Antikörpertests meist ohne diagnostische Aussage. Der zytologische Nachweis einer Herpes-genitalis-Infektion ist obsolet und sollte

> *Die Herpestypen 1 und 2 sind neben Chlamydia trachomatis eine der häufigsten Ursachen für sexuell übertragbare Krankheiten!*

vorrangig trotz höherer Kosten durch Viruskultur und PCR-Diagnostik abgelöst werden [4].

2.3 Klinisches Bild der HSV-Infektion

2.3.1 Gynäkologische Erkrankungen der HSV-Infektion

Neben den zum Teil unerträglichen Schmerzen sind Jucken, vaginaler oder urethraler Ausfluß und Dysurie nicht selten vorhanden. Inguinale Lymphknoten sind häufig bilateral vergrößert, und etwa zwei Drittel der primär infizierten Patientinnen entwickeln Symptome wie Fieber, allgemeines Unwohlsein und Myalgien. Bis zu 30% der Patientinnen klagen über eine aseptische Meningitis mit Nackensteife und Kopfschmerzen. Superinfektionen der Herpes-bedingten Ulzerationen mit Pilzen sind nicht selten und verlängern die Dauer der Erkrankung deutlich. Das klinische Bild und der Verlauf sind meist typisch, und bei einem primären Herpes genitalis ist fast immer der gesamte Vulvabereich mit multiplen Effloreszenzen bedeckt (Abb. 7-8). Eine bakterielle Superinfektion findet jedoch meist nur bei Patientinnen mit begleitender Mykose statt. Da etwa die Hälfte der Frauen mit primärem genitalen Herpes Typ 2 schon eine im Lebensalter zeitlich früher auftretende HSV-Infektion (Typ 1) durchgemacht hat, ist der klinische Verlauf des primären Herpes genitalis in diesen Fällen leichter und milder.

2.3.2 Schwangerschaft und Herpes genitalis

Die **rezidivierende** genitale Herpes-Infektion weist auch in der Schwangerschaft, verglichen mit der Primärerkrankung, eine geringer ausgeprägte und kürzer anhaltende klinische Symptomatik auf. Charakteristisch ist ein Prodromalstadium mit Parästhesien im Genitalbereich. Die beim Rezidiv entstehenden Effloreszenzen beschränken sich meist auf eine Seite des externen Genitales und dehnen sich auf einer viel geringeren Fläche aus als dies bei der Primärinfektion der Fall ist. Die Infektion selbst kann bei maternaler primärer genitaler HSV-2-Infektion ohne Gegenwart von HSV-1-Antikörpern zu einer erhöhten Zahl von Aborten und Frühgeburten führen. Deshalb scheinen auch früher erworbene HSV-Antikörper bei nachfolgender HSV-2-Infektion einen gewissen protektiven Effekt für Fetus und Neugeborenes zu haben.

Bis zu 90% der Fälle eines **neonatalen Herpes** basieren auf einer peripartalen Infektion, und zwar durch den direkten Kontakt mit infiziertem mütterlichem Genitalsekret. Dieser Weg der Transmission ist mit einer neonatalen Infektionsrate von 40 bis 50% behaftet. Diese Kinder weisen wiederum eine Mortalität von 20% und eine Morbidität von 40% auf. Nur bei 5% der Fälle mit neonatalem Herpes erfolgt die Infektion intrauterin. Bei weiteren 5% handelt es sich um eine postnatale Infektion durch soziale Kontakte. Andererseits hat ein rekurrierender genitaler Herpes, der zum Zeitpunkt der Geburt bei drei Vierteln der Gebärenden asymptomatisch verläuft, nur in 1 bis 5% zu einer neonatalen Infektion geführt. Gründe hierfür sind zum einen der Schutz durch mütterliche IgG-Antikörper sowie die geringe Virusmenge und verkürzte Virusausscheidung im Verhältnis zur Primärinfektion [7].

Eintrittspforten für die Infektion des Kindes sind die Augen und der Nasen-Rachen-Raum. Die initialen **Symptome** eines neonatalen Herpes sind gewöhnlich unspezifisch, und es dauert bis zur Sicherung der Diagnose einige Tage, um mit einer adäquaten Therapie beginnen zu können. Postpartum-Infektionen sind seltener als intrapartale Infektionen, aber durchaus möglich, insbesondere in pädiatrischen Intensivabteilungen, in denen eine Infektion durch das Personal (oder auch Familienmitglieder) mittels einer floriden Herpesinfektion erfolgen kann.

Der neonatale Herpes manifestiert sich in unterschiedlich starker Ausprägung. Am geringsten klassifiziert man eine lokale Erkrankung von Haut, Auge, Mund (skin, eye, mouth; SEM). Gravierender ist ein Befall des zentralen Nervensystems mit oder ohne SEM-Beteiligung. Die dritte und schwerwiegendste Form ist die disseminierte Erkrankung mit Infektion multipler Organe wie Leber, Lunge, Drüse oder Gehirn mit/ohne SEM-Beteiligung. Bei diesem Grad der Erkrankung steigt die Mortalitätsrate auf bis zu 90% an.

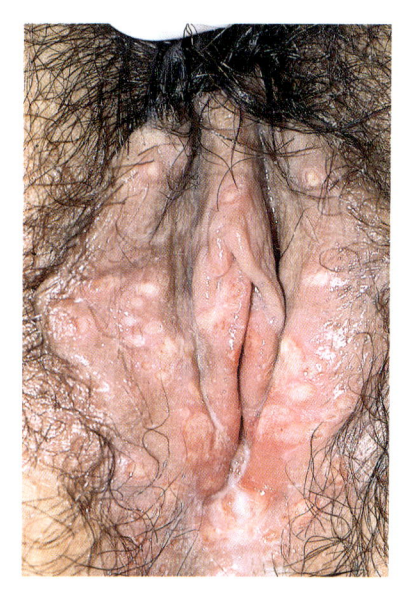

Abb. 7-8
Patientin mit einem seit 2 Wochen bestehenden primären Herpes genitalis (Typ II).

Eine **Aufklärung** von Patientinnen mit einem anamnestischen Herpes ist wichtig. Insbesondere Patientinnen mit einem rezidivierenden Herpes sollten über das relativ geringe Transmissionsrisiko informiert werden, um vorhandene Ängste zu relativieren. Zusätzlich muß die Schwangere mit einem genitalen Herpes auf das Risiko der HSV-Transmission bzw. auf das mütterliche Risiko einer Kaiserschnittentbindung hingewiesen werden. Erst in diesem Konsens kann dann ein gemeinsames Therapiekonzept angeboten werden.

Unabhängig von einer medikamentösen Therapie sollte eine **Kaiserschnittentbindung** bei Patientinnen mit klinischer Symptomatik oder symptomatischem Herpes genitalis vor oder spätestens innerhalb eines Zeitraumes von 4 bis 6 Stunden nach Blasensprung erfolgen, da sonst keine Vorteile für das Kind zu erwarten sind [7].[1] Ein prophylaktischer Kaiserschnitt bei Frauen mit anamnestisch rezidivierendem Herpes genitalis zur Verhinderung einer materno-fetalen Transmission ist jedoch nicht indiziert. In einer amerikanischen Untersuchung mußten 1580 Kaiserschnitte vorgenommen werden, um einen Fall an neonatalem Herpes zu verhindern [14].

Der Einsatz einer **antiviralen Therapie** in der Schwangerschaft ist für die Routineanwendung bis zum heutigen Zeitpunkt nicht etabliert. Andererseits belegen Daten, daß im „Aciclovir in pregnancy register" keine erhöhten Fehlbildungsraten gegenüber einer normalen Population bei Schwangeren gemeldet wurden. Die suppressive Aciclovir-Therapie ab der 36. SSW reduziert die Symptomatik und Häufigkeit von rezidivierenden Herpes-genitalis-Fällen bei Schwangeren und führt zu einem Rückgang der Kaiserschnittentbindungen [18]. Die Behandlung der Schwangeren im III. Trimenon mit einer Aciclovir-Dosis von 4 x 200 mg pro Tag über einen Zeitraum von 2 bis 3 Wochen vor Entbindung verminderte so die Zahl der Sectio-Entbindungen drastisch und weist sich als vorteilhaft für primäre rezidivierende Infektionen mit genitalem Herpes aus. Die Therapie des Kindes mit neonatalem Herpes erfolgt ebenfalls mit Aciclovir mit 10 mg/kg Körpergewicht alle 8 Stunden für 10 Tage. Das Neugeborene muß in jedem Fall während der Behandlung in der Klinik stationär aufgenommen werden. Auch sollte dabei eine Immunglobulingabe erfolgen, um so die Progredienz der Erkrankung zu mildern.

Eine orale und topische Therapie des neonatalen Herpes ist obsolet. Trotz einer antiviralen Medikation sind Morbidität und Mortalität bei einem disseminierten neonatalen Herpes sehr hoch.

[1] Bei Patientinnen mit klinischer Symptomatik oder symptomatischem Herpes genitalis sollte unabhängig von einer medikamentösen Therapie eine Kaiserschnittentbindung vor oder spätestens innerhalb eines Zeitraumes von 4 bis 6 Stunden nach Blasensprung erfolgen!

2.4 Therapie des Herpes genitalis

Bei einer Erstinfektion sowie bei einer rezidivierenden Herpes-genitalis-Erkrankung sollte so früh wie möglich mit einer Therapie begonnen werden. Das Medikament der ersten Wahl ist Aciclovir (z.B. Zovirax®), das in einer Dosierung von 5 x 200 mg/die gegeben werden sollte. Dabei ist eine Applikation alle 4 Stunden notwendig. Die Behandlung muß mindestens 5 Tage betragen. Bei gravierenden Fällen ist die i.v.-Behandlung der oralen Behandlung überlegen. Zur Vorbeugung von schweren Verlaufsformen und sehr häufig wiederkehrenden genitalen Herpes-simplex-Rezidiven ist bei immunologisch gesunden Patientinnen eine Applikation von 4 x 200 mg täglich alle 6 Stunden oder 2 Tabletten 400 mg täglich im Abstand von 12 Stunden angezeigt. Diese Therapie sollte nicht länger als 6 bis 12 Monate fortgesetzt werden.

Alternative Therapiemöglichkeiten sind bei Unverträglichkeit Famciclovir (Famvir®) oder Valaciclovir (Valtrex®). Mit letzterem haben sich die Nebenwirkungen, die unter Aciclovir auftreten, deutlich gemindert, so daß Valaciclovir mittlerweile immer häufiger eingesetzt wird.

3 Hepatitis B und C

3.1 Hepatitis B

Hepatitisviren sind eine heterogene Gruppe von Viren, deren hauptsächliche klinische Manifestation eine Hepatitis ist. Das Hepatitis-B-Virus (HBV) besteht aus einem Kern (Core) und einer zusätzlichen Hülle. Im Kern befindet sich das Genom aus einer zirkulären, partiell doppelsträngigen DNA. Der Proteinmantel des Kerns ist das Core-Antigen (HBc-Ag). Dieses virale Protein findet man während der Replikation des Virus im Zellkern der infizierten Wirtszelle. In der Frühphase einer Infektion hat sich ein weiteres Antigen, das HBe-Antigen (HBe-AG) gebildet, das als lösliches Antigen in die Zirkulation abgegeben wird. Umgeben ist das fertige Viruspartikel vom Surface-Antigen (HBs-Ag). Das Virus hat einen limitierten Wirts- und Zelltropismus. Es ist ausschließlich **humanpathogen** und kann damit durch Tiere nicht übertragen werden.

Bei einem Teil der Infizierten ist die **Immunreaktion** schwach ausgeprägt und schleichend. Zeichen einer Leberentzündung können fehlen, und die Infektion verläuft trotz ständiger Virusproduktion fast asymptomatisch. Die Persistenz der HBV-Infektion ist altersabhängig. Während Erwachsene nur in 10 bis 20% eine chronische Infektion erleiden, betrifft dies Kleinkinder in fast 90% aller Fälle. Aus diesem Grund hat die Infektion für die Geburtshilfe eine entsprechend große Bedeutung.

Neben der **Übertragung** durch Blut und Blutprodukte sind, wie bei der HIV-Infektion, i.v.-Drogenmißbrauch und Sexualkontakte Ursache für eine Hepatitis B. Weltweit sind etwa 300 Mio. Menschen Träger einer Hepatitis B, wobei in sozial schlecht gestellten Ländern eine Infektionsrate von 90% besteht.

Diagnostik: Nicht selten wird eine akute Hepatitis durch die Inspektion eruiert. Anamnestische Bedingungen wie Prostitution, häufig wechselnde Sexualpartner, Drogenkonsum oder auch Haushaltskontakte mit einem Träger können Hinweise auf eine Hepatitis B sein. Bei einer chronischen Hepatitis unterscheidet man eine hochreplikative Phase mit hoher Viruslast und entsprechend hoher Entzündungsreaktion und eine niedrige replikative Phase mit niedriger Viruslast bzw. mit fehlendem Virusnachweis.

Die mikrobiologische Diagnostik nutzt mittels **ELISA-Diagnostik** den Nachweis von viralen Antigenen sowie humoralen Antikörpern gegen einzelne Strukturen. Diese Technik ermöglicht eine spezielle, dem Stadium entsprechende Information. Daneben gelingt es, mit neueren molekularbiologischen Methoden **(PCR)**, die virale Nukleinsäure zu messen. Die Bestimmung erfolgt qualitativ oder quantitativ, was eine prognostische Bedeutung bzw. eine Beurteilung des Therapieerfolges nach sich zieht. Der Nachweis von HBs-Ag im Serum eines Patienten beweist das Vorhandensein einer aktiven Virusvermehrung. Bereits vor der manifesten Erkrankung in der Inkubationszeit kann dieser Antigennachweis positiv sein. Meistens ist dieses Virusantigen im Blut nicht mehr nachweisbar, jedoch schließt ein negativer Befund eine Infektion nicht sicher aus.

Die Untersuchung auf HBs-Ag ist Bestandteil des Screeningprogramms im Rahmen der Schwangerschaftsrichtlinien, das im III. Trimenon durchgeführt werden sollte. Im günstigen Fall, d. h. wenn die Patientin die Infektion komplett überwunden hat, tritt nach 4 bis 6 Monaten bei ca. 90% der Patientinnen Anti-HBs auf. Bei ca. 20% dieser Patientinnen ist auch dieser Antikörper nach einigen Jahren nicht mehr nachweisbar.

Eine weitere diagnostische Maßnahme ist die Untersuchung auf **Anti-HBc**, und zwar auf IgG-Antikörper als Marker für die durchgemachte Infektion. Der Titer selbst läßt auch Rückschlüsse auf die Chronifizierung zu, da Patientinnen mit persistierender Infektion einen 10- bis 100fach höheren Antikörpertiter haben. Fehlt dieser Antikörpernachweis bei positiver Bestimmung von Anti-HBs-Antikörpern, so handelt es sich um eine Patientin nach Impfung. Anti-HBs-IgM läßt sich in hoher Konzentration während einer akuten Hepatitis B nachweisen. HBe-Ag und Anti-HBe dienen zusätzlich zur umfangreichen Abklärung der Infektiösität bei einer Hepatitis B. Bei Patientinnen mit positivem Nachweis von HBs-Ag und zusätzlichem Nachweis von HBe-Ag bestätigt sich die Diagnose auf Infektiösität. Gerade solche Schwangeren haben ein besonders hohes Risiko, ihr Kind zu infizieren bzw. auch ihren Sexualpartner anzustecken. Der beste und sensitivste Nachweis der Infektiösität, z. B. auch bei symptomlosen und HBs-Antigen-negativen Trägern, ist die PCR. Anhand der Anzahl der Viruskopien kann auch eine Aussage über die Infektionsqualität gemacht werden.

3.1.1 Gynäkologische Aspekte der Hepatitis B

Eine akute Hepatitis B birgt ein erhöhtes Infektionsrisiko für Angehörige, medizinisches Personal und insbesondere für den Sexualpartner. Auf dieses Risiko muß die Patientin hingewiesen werden, insbesondere auch dann, wenn bekannt ist, daß ihr Partner eine infektiöse Hepatitis B aufweist. In diesem Fall sollte der Patientin eine Kohabitation mit Kondomen empfohlen werden, und gleichzeitig muß eine Hepatitis-B-Impfung durchgeführt werden. Zu beachten ist weiterhin, daß bei fortgeschrittenen Hepatitis-B-Infektionen, insbesondere im Rahmen von Chronifizierungen, Fehlfunktionen des Leberstoffwechsels auftreten, die sich auch ungünstig auf die Substitution von Hormonpräparaten wie Ovulationshemmer oder Hormonersatztherapeutika auswirken können.

3.1.2 Schwangerschaft und Hepatitis B

Eine akute Hepatitis B in der frühen Schwangerschaft stellt im allgemeinen kein erhöhtes Risiko für Mutter und Fetus dar. Nur in seltenen Fällen weist die Infektion in der Schwangerschaft, möglicherweise durch die veränderte Immunitätslage, einen fulminanten Verlauf auf. Unterschiedliche Studien zeigen jedoch eine Frühgeburtlichkeit bei Patientinnen mit akuter Hepatitis B.

Bei Unkenntnis bezüglich der Infektion und nicht durchgeführtem HBs-Antigen-Screening bei der Schwangeren können auch keine entsprechenden **postpartalen Maßnahmen** wie aktive und passive Impfung des Neugeborenen durchgeführt werden. Zum gegenwärtigen Zeitpunkt werden im Jahr 2001 in Deutschland nach zwei unterschiedlichen Studien ca. 20% aller Mütter vor Geburt nicht auf HBs-Ag untersucht [12]. Die Transmission einer

HBV-Infektion von der Mutter auf das Kind ist bei einer Trägerin bzw. einer chronisch Infizierten größer als bei einer HCV- oder HIV-Infektion. Aus diesem Grund ist das Screening unabdingbar, und die Kinder müssen post partum passiv und aktiv geimpft werden. Bei Entbundenen mit fehlender Hepatitis-Screening-Untersuchung in der Schwangerschaft ist das Neugeborene auf Verdacht aktiv zu impfen, und falls innerhalb von 12 bis 24 Stunden dann ein negativer HBs-AG-Titer vorliegt, kann auf die sonst anstehende Gabe des teuren Immunglobulins verzichtet werden.

Bekanntermaßen geht das HBV-Virus in die **Muttermilch** über, so daß Neugeborene auch über diesen Weg infiziert werden können. Bei Durchführung einer korrekt applizierten Impfung kann dieses Risiko vernachlässigt werden, so daß Wöchnerinnen mit Hepatitis B ihre Kinder stillen können.

Bei der **Geburt** ist zu beachten, daß in jedem Fall auf invasive Maßnahmen wie Legen einer Clipelektrode, Mikroblutuntersuchung und – falls möglich – auf die vaginal operative Entbindung verzichtet wird. Bei diesen Einschränkungen ist es sehr wohl auch gerechtfertigt, über eine primäre Sectio bei Schwangeren mit hoher Viruslast nachzudenken.

3.2 Hepatitis C

Die Hepatitis C (HCV) gehört in die Gruppe der Flaviviren, wobei das Virus ähnlich wie die Hepatitis B über Blut und Sekret im engen körperlichen Kontakt übertragen werden kann. Eine sexuelle Infektion ist seltener als bei HBV, obwohl HCV-RNA im Sperma nachweisbar ist. Auch ist eine vertikale Transmission möglich, jedoch in geringerem Maße als bei HBV (7%). Da aber bei der Hepatitis C keine Impfung vorhanden ist, gelten die oben gemachten Anmerkungen über Einschränkung invasiver Maßnahmen unter der Geburt, insbesondere auch für die Hepatitis C. Aus diesem Grund wird auch diskutiert, bei einer besonders hohen Viruslast von über 1 Mio. Viruspartikeln pro ml eine primäre Sectio durchzuführen. Als sexuell übertragbare Infektion hat die Hepatitis C jedoch eine deutlich geringere Bedeutung.

4 Durch Chlamydia trachomatis bedingte Krankheiten

J. Martius, K. Friese

4.1 Allgemeine Aspekte

Erreger: Das obligat intrazelluläre, gram-negative Bakterium Chlamydia trachomatis (C. trachomatis) ist weltweit einer der häufigsten sexuell übertragenen Mikroorganismen. Die Chlamydien sind wegen der Unfähigkeit, Energieträger wie Adenosintriphosphat herzustellen, auf eine parasitäre, intrazelluläre Lebensweise angewiesen. Dies bestimmt auch den charakteristischen, zwei bis drei Tage dauernden Reproduktionszyklus dieses Bakteriums. Auch wenn einige der Erkrankungen durch C. trachomatis subklinisch verlaufen, gelten die Erreger als obligat pathogen, da am Ende des Reproduktionszyklus immer der Untergang der infizierten Zelle steht.

Zum Genus Chlamydia trachomatis gehören die Species C. trachomatis, Chlamydia psittaci (C. psittaci) und Chlamydia pneumoniae (C. pneumoniae). Wie die Tabelle 7-12 zeigt, sind die verschiedenen Serovare der Chlamydien jeweils für die unterschiedlichen Krankheitsbilder verantwortlich. So verursachen die Serovare von C. psittaci beim Menschen die Psittakose, und C. pneumoniae führt zu Erkrankungen der oberen und unteren Atemwege. Die verschiedenen Serovare von C. trachomatis verursachen ebenfalls unterschiedliche Krankheiten. So sind die Serovare L1 bis L3 die Erreger des Lymphogranuloma inguinale. Die Serovare A bis C führen zum endemischen Trachom, das in Ländern der dritten Welt die häufigste Ursache für die Erblindung ist. Die Serovare D bis K stehen für die sog. okulogenitalen Chlamydieninfektionen. Sie verursachen bei der Frau die Einschlußkörperchenkonjunktivitis, Urethritis, Proktitis, Zervizitis, Endometritis, Salpingitis, Perihepatitis und Bartholinitis. Über die Salpingitis sind sie verantwortlich für die tubare Sterilität, Extrauteringravidität und chronische Unterleibsschmerzen. Auch das sog. Reiter-Syndrom wird mit C.-trachomatis-Infektionen in Zusammenhang gebracht. In der Schwangerschaft erhöhen die Chlamydien das Risiko einer Endometritis post partum und führen in einem hohen Prozentsatz zur perinatalen Infektion des Neugeborenen mit Konjunktivitis und Chlamydienpneumonie. Aus einigen Untersuchungen ergab sich, daß die Chlamydieninfektion in der Schwangerschaft mit vorzeitiger Wehentätigkeit, dem vorzeitigen Blasensprung, der Chorioamnionitis und der Frühgeburtlichkeit korreliert. Das folgende Kapitel beschränkt sich auf die Behandlung der sexuell bzw. perinatal übertragenen Serovare D bis K von C. trachomatis.

Die pathogene Wirkung von C. trachomatis besteht vermutlich aus einer Kombination von direkter Zellschädigung im Rahmen des Reproduktionszyklus und einer überschießenden, immunpathologisch bedingten Schädigung des Gewebes.

Diagnostik: Die Infektion mit C. trachomatis führt zur Bildung von Antikörpern (IgA, IgM, IgG), die serologisch nachgewiesen werden können. Die hierfür in der Regel eingesetzten Testverfahren erfassen Antikörper gegen das gattungsspezifische Antigen, das allen Chlamydienarten (C. trachomatis, C. psittaci und C. pneumoniae) gemeinsam ist. Eine Unterscheidung von genitaler und pulmonaler Chlamydieninfektion bei einem positiven Antikörper ist deshalb nicht möglich. Die bis zu 70%ige Nachweisrate von Antikörpern bei Erwachsenen erschwert zusätzlich die Interpretation eines Antikörpertiters. Aus diesem Grund ist der Wert der serologischen Untersuchungen auf Chlamydienantikörper in der täglichen Praxis stark eingeschränkt.

Als Methode der Wahl zum Nachweis von C. trachomatis gilt mittlerweile die **PCR** und **LCR**, die durch einen Direktabstrich aus der betroffenen Zervix bzw. bei der Laparoskopie von den Fimbrien erhalten wird. Immunologisch nachgewiesene Antikörper gegen C. trachomatis bedeuten keinen sicheren Schutz gegen eine Reinfektion. Möglicherweise stellen sie aber einen partiellen Schutz gegen eine erneute Infektion dar. So haben z. B. jüngere Frauen häufiger eine Chlamydienzervizitis und niedrigere Antikörpertiter als ältere Patientinnen. Infektionen mit C. trachomatis können nach der akuten Phase der Erkrankung in eine chronisch-persistierende, z.T. subklinische Infektion übergehen und insbesondere dann auf die Tuben wirken.

Therapie: Antibiotika zur Behandlung von C. trachomatis sind nach wie vor Tetrazykline (z.B. Doxycyclin 2 x 100 mg oral pro Tag für mindestens 10-14 Tage) und das Makrolid-Antibiotikum Erythromycin (z.B. 4 x 500 mg oral für mindestens 10-14 Tage). Für diese Antibiotika konnten bisher keine klinisch relevanten Resistenzentwicklungen festgestellt werden. Wirksame Alternativen sind die neueren Makrolid-Antibiotika wie z.B. Roxithromycin (Rulid®) und Gyrasehemmer wie z.B. Ciprofloxacin (2 x 250 mg oral für 7-10 Tage). Nur dritte Wahl stellt das Antibiotikum Amoxicillin (3 x 500 mg oral für 10 Tage) dar. Die Verwendung von Metronidazol und Aminoglykoside ist ungeeignet für die Behandlung.

Tabelle 7-12
Die Chlamydienarten und durch sie verursachte Erkrankungen bei der Frau und beim Neugeborenen

Spezies	Serovar	Erkrankung
■ C. psittaci		Psittakose
■ C. pneumoniae		Infektionen der Atemwege
■ C. trachomatis	L1-L3	Lymphogranuloma inguinale
■ C. trachomatis	A, B, Ba, C	Trachom
■ C. trachomatis	D-K	**gesicherter Zusammenhang:** Urethritis, Zervizitis, Bartholinitis Endometritis nonpuerperalis und puerperalis, Perihepatitis Salpingitis, Proktitis Extrauteringravidität, tubare Sterilität Konjunktivitis, Pneumonie **möglicher Zusammenhang:** vorzeitige Wehentätigkeit vorzeitiger Blasensprung Frühgeburtlichkeit Chorioamnionitis

Epidemiologie: Die Prävalenz von C. trachomatis im Bereich des unteren Urogenitaltrakts von sexuell aktiven, häufig asymptomatischen Frauen liegt in Abhängigkeit von der untersuchten Population zwischen 3 und weit über 20%. Wie in der Berliner Studie [9] belegt, steigt die Chlamydienprävalenz bis auf 14% bei ausgeprägter sexueller Aktivität. In der Gravidität beträgt die Nachweisrate in Nichtrisikogruppen zwischen 3 und 8%. Risikofaktoren für eine erhöhte Prävalenz sind das niedrige Alter, das Nichtverheiratetsein, niedriger Sozialstatus, Zugehörigkeit zu einer nichtweißen Rasse, häufig wechselnde Partner und Verwendung hormoneller Kontrazeptiva (Abb. 7-9). Seit 1996 ist eine Untersuchung auf C. trachomatis in den Mutterschaftsrichtlinien in der Frühschwangerschaft vorgeschrieben.[1]

4.2 Gynäkologische Organmanifestationen

4.2.1 Zervizitis

Die sexuell übertragene C.-trachomatis-Infektion kann bei der Frau zu einer mukopurulenten Zervizitis führen. Neben den Chlamydien verursachen vor allem Neisseria gonorrhoeae, aber auch Herpes-simplex-Virus, Trichomonas vaginalis, Treponema pallidum, Mycobacterium tuberculosis und Staphylococcus aureus eine Zervizitis.

Klinik: Viele der betroffenen Patientinnen haben keine oder nur uncharakteristische Beschwerden. Typischerweise findet man eine Rötung

[1] *Eine Untersuchung auf C. trachomatis in der Frühschwangerschaft ist obligat!*

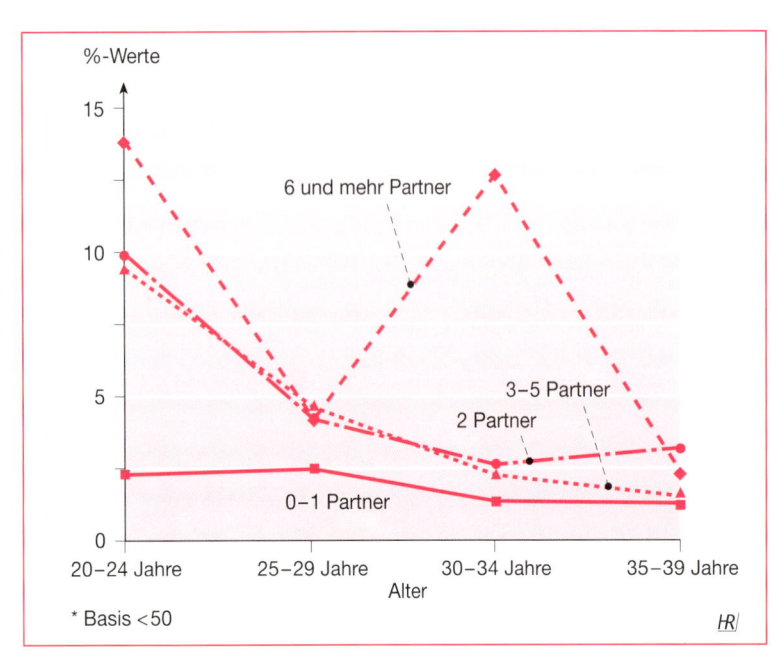

Abb. 7-9
Chlamydienprävalenz nach Alter und Sexualpartner-Zahlen (in den letzten 5 Jahren) (nach Koch et al [9]).

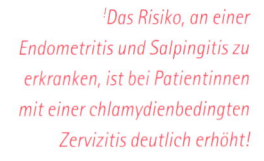

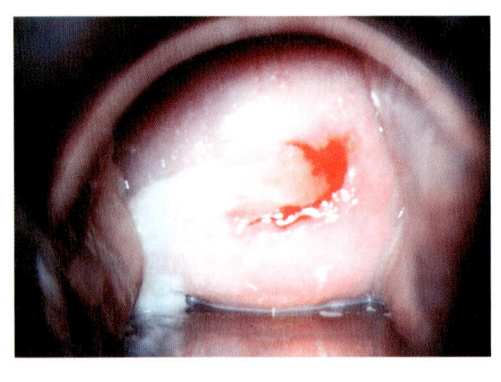

Abb. 7-10
Chlamydienzervizitis.

Das Risiko, an einer Endometritis und Salpingitis zu erkranken, ist bei Patientinnen mit einer chlamydienbedingten Zervizitis deutlich erhöht!

und ödematöse Schwellung der Zervixoberfläche, die sehr vulnerabel ist, d.h. auf Berührung kommt es leicht zu oberflächlichen Blutungen. Im Zervikalkanal kann man häufig ein eitrig-gelblich-grünliches Sekret erkennen oder durch eine entsprechende Verfärbung des in den Zervikalkanal eingeführten Watteträgers nachweisen (Abb. 7-10). Eine enge Korrelation besteht zwischen dem Nachweis von zehn oder mehr Leukozyten im nach Gram gefärbten zervikalen Abstrich bei 1000facher Vergrößerung und der Zervizitis. Indirekte Hinweise auf eine Zervizitis können sich aus der zytologischen Untersuchung der Portio vaginalis ergeben (vermehrte Leukozyten, Histiozyten, Lymphozyten und atypische Metaplasiezellen). Zu bedenken ist allerdings, daß nicht alle Frauen mit einer zervikalen Chlamydieninfektion auch die genannten Veränderungen aufweisen müssen [1].

Zwischen der Ektopie im Bereich der Zervizitis und der Chlamydieninfektion besteht eine enge Korrelation. So haben Patientinnen mit einer Ektopie häufiger eine Chlamydieninfektion und vice versa. Es ist unklar, ob die Ektopie eine Chlamydieninfektion erleichtert oder die Chlamydieninfektion häufiger zu einer Ektopie führt. Die erhöhte Infektionsrate mit C. trachomatis bei Frauen mit hormoneller Kontrazeption beruht möglicherweise darauf, daß diese öfter eine Ektopie entwickeln als Frauen ohne hormonelle Kontrazeption. Patientinnen mit einer chlamydienbedingten Zervizitis weisen ein deutlich erhöhtes Risiko auf, an einer Endometritis und Salpingitis zu erkranken.

Diagnostik: Die Diagnose einer Zervizitis durch C. trachomatis sollte über eine PCR oder LCR erfolgen. In jedem Fall muß für einen zellreichen Abstrich von der Zervix, möglichst auch aus der Urethra, gesorgt werden, da nur so genügend von den obligat intrazellulären Erregern gewonnen werden können. Auch bei wissenschaftlichen Fragestellungen haben sich die serologischen Methoden zum Nachweis von genitalen C.-trachomatis-Infektionen für die tägliche Praxis nicht bewährt. Bei Verdacht auf Zervizitis sollte neben den Chlamydien auch N. gonorrhoeae kulturell ausgeschlossen werden, da es sich bei diesen beiden um die typischen Erreger einer Zervizitis handelt. Außerdem ist ein Nativpräparat vom Vaginalsekret zum Ausschluß vaginaler Infektionen sinnvoll.

Therapie: Der Nachweis einer genitalen C.-trachomatis-Infektion muß immer zu einer geeigneten antibiotischen Behandlung führen. Zur Anwendung sollten nur Antibiotika mit gesicherter Wirkung gegen C. trachomatis kommen wie Doxycyclin (2 x 100 mg oral für 10-14 Tage), Erythromycin (4 x 500 mg oral für 10-14 Tage). Eine Alternative stellen die neuen Makrolide dar. Alternativen sind Chinolone, ggf. Clindamycin und Amoxicillin. Wegen des verlängerten Reproduktionszyklus von C. trachomatis muß auf die Mindestbehandlung von 10 bis 14 Tagen geachtet werden. Immer ist der Partner in die Diagnostik bzw. Therapie mit einzubeziehen und nach der Behandlung der Erfolg der Therapie zu überprüfen. Der männliche Partner sollte primär mit Doxycyclin behandelt werden.

Eine sinnvolle Prophylaxe bezüglich der Folgen einer C.-trachomatis-Infektion der Frau kann nur erreicht werden, wenn bei jeder gynäkologischen Untersuchung auf Symptome und Befunde dieser Infektion geachtet und in allen Zweifelsfällen eine entsprechende Diagnostik veranlaßt wird. Eine vulnerable Portio oder Kontaktblutungen sind Leitsymptome. In bestimmten Risikogruppen, bei denen ein intrauteriner Eingriff geplant ist, empfiehlt sich ein Screening auf C. trachomatis.

4.2.2 Urethritis

C. trachomatis kann zu einer akuten Urethritis bei jungen, sexuell aktiven Frauen führen. Die Patientinnen berichten über eine akut aufgetretene Dysurie und Pollakisurie. Die Untersuchung des Urins zeigt eine Pyurie bei fehlendem Nachweis von typischen uropathogenen Bakterien. Wie für alle genitalen Chlamydieninfektionen typisch, haben nicht alle Patientinnen mit einem urethralen Nachweis von C. trachomatis dysurische Beschwerden. Bei Frauen mit einer Chlamydieninfektion der Zervix findet sich in bis zu 50% der Fälle gleichzeitig eine chlamydienbedingte Urethritis und umgekehrt. Deshalb sollte die Diagnostik zum Ausschluß einer C.-trachomatis-Infektion immer die Zervix und die Urethra einbeziehen.[!] Die Therapie der chlamydienbedingten Urethritis entspricht der Therapie bei der Zervizitis.

4.2.3 Endometritis

Zwischen der chlamydienbedingten Zervizitis, der nonpuerperalen Endometritis und der Salpingitis besteht eine enge Korrelation. So haben mindestens 50% der Patientinnen mit einer Zervizitis gleichzeitig eine Endometritis, und die Mehrzahl der Patientinnen mit einer Salpingitis hat gleichzeitig eine Endometritis. Dies unterstreicht die Bedeutung von C. trachomatis für die Ätiologie der aszendierenden Infektion bei der Frau. Es ist anzunehmen, daß eine Zervizitis und Endometritis durch C. trachomatis über längere Zeit im Sinne einer chronischen Infektion bestehen kann, bevor sich eine Salpingitis entwickelt.

Klinik: Die betroffenen Frauen sind häufig symptomlos und klagen über Blutungsstörungen wie Meno- und Metrorrhagien. Bei der bimanuellen Untersuchung des inneren Genitales wird nicht selten ein Druckschmerz angegeben. Die Diagnose einer Endometritis erfolgt entweder über die histologische Untersuchung des Endometriumbiopsats (Nachweis von > 10 Plasmazellen pro Gesichtsfeld) oder besser über den direkten Nachweis mittels PCR aus dem Endometriumgewebe. Als Ausdruck des entzündlichen Geschehens im Bereich der Zervix und des Endometriums können im Nativpräparat vom Vaginalsekret bzw. im nach Gram gefärbten Ausstrich vom Zervixsekret vermehrt Leukozyten gefunden werden. Blutungsstörungen bei einer jungen, sexuell aktiven Frau können das erste und einzige Symptom einer Endometritis sein und sollten immer zu einer entsprechenden Diagnostik führen, wobei primär an eine Chlamydieninfektion gedacht werden muß.

Die Therapie ist auch bei der Endometritis wie oben beschrieben durchzuführen.

4.2.4 Akute Salpingitis und Perihepatitis

Die herausragende ätiologische Bedeutung von C. trachomatis bei der akuten Salpingitis und Perihepatitis ist in Kapitel 6 dieses Bandes abgehandelt.

4.2.5 Reiter-Syndrom

Als Reiter-Syndrom bezeichnet man eine akute, reaktive Polyarthritis mit Beteiligung des unteren Urogenitaltrakts (Urethritis, Zervizitis, Salpingitis, Zystitis), der Konjunktiven (Konjunktivitis) sowie mit Haut- und Schleimhautveränderungen. Da dem Reiter-Syndrom nicht selten ein Partnerwechsel vorausgeht, wird eine sexuelle Übertragung der Erkrankung angenommen. Männer sind häufiger betroffen als Frauen.

Als mögliche **Auslöser** des Syndroms gelten Infektionen mit C. trachomatis, N. gonorrhoeae und darmpathogenen Erregern wie Shigellen, Salmonellen, Yersinien und Campylobacter. Die genaue Pathogenese ist unbekannt. Es wird angenommen, daß es sich bei den Betroffenen um Patientinnen mit einer genetischen Disposition handelt, die mit einer überschießenden immunologischen Reaktion auf die Infektion mit einem der genannten Erreger reagieren. Etwa ein bis vier Wochen nach einer akuten Infektion des Urogenitaltrakts bzw. nach einer Diarrhö treten die ersten Symptome auf, die über Monate bestehen bleiben können. Obwohl die Wirksamkeit nicht bewiesen ist, sollten Patientinnen mit einem Reiter-Syndrom und Hinweisen auf eine Urogenitalinfektion einer entsprechenden Diagnostik und Therapie unterzogen werden. Für die symptomatische Therapie eignen sich Antiphlogistika und selbstverständlich die oben besprochenen Antibiotika [8].

4.3 Chlamydia-trachomatis-Infektion und Schwangerschaft

Mit einer genitalen C.-trachomatis-Infektion muß in 3 bis 5% – in Risikogruppen auch deutlich mehr – der Schwangeren gerechnet werden. Die Symptome entsprechen denen, die bei der Nichtschwangeren gefunden werden. Wie außerhalb der Schwangerschaft gilt auch hier, daß viele der betroffenen Frauen keine Symptome zeigen.

Die genitale Chlamydieninfektion während der Schwangerschaft ist von großer Bedeutung, da sie mit einer erhöhten **Morbidität** der Mutter (Endo-

---

[!]Die Diagnostik zum Ausschluß einer C.-trachomatis-Infektion sollte immer die Zervix und die Urethra mit einbeziehen!

Abb. 7-11
Condylomata acuminata bei farbiger Patientin.

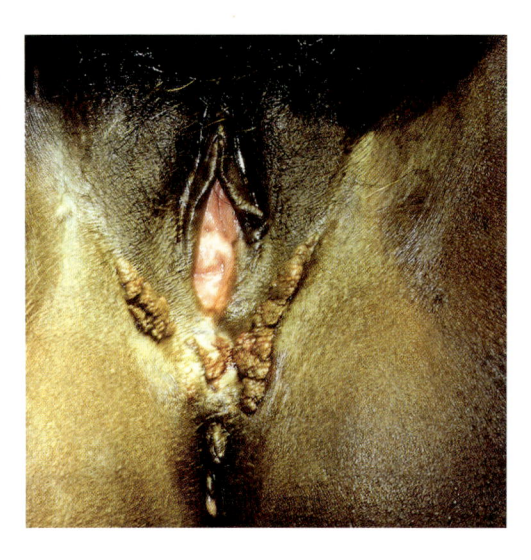

metritis post partum) und des Neugeborenen (Konjunktivitis, Pneumonie) verbunden ist. Die ätiologische Rolle der Chlamydien bei der Entstehung des vorzeitigen Blasensprungs, vorzeitiger Wehen, der Frühgeburtlichkeit und der Chorioamnionitis bleibt umstritten. Bis zu 70% der Neugeborenen von Müttern mit positivem Chlamydienbefund infizieren sich während der Geburt, von denen bis zu 50% eine Einschlußkörperchenkonjunktivitis und bis zu 20% eine Pneumonie entwickeln können. Die postpartale Augenprophylaxe beim Neugeborenen über die lokale Anwendung von Silbernitrat oder Erythromycin stellt keine optimale Methode zur Verhinderung einer Konjunktivitis durch C. trachomatis dar und kann die chlamydienbedingte Pneumonie nicht verhindern.

Junge Frauen mit einer genitalen Chlamydieninfektion zum Zeitpunkt einer Schwangerschaftsunterbrechung weisen ein deutlich erhöhtes Risiko bezüglich einer aszendierenden Infektion nach dem Eingriff auf. Hier sollte entweder vor dem Eingriff eine Diagnostik zum Ausschluß einer Chlamydieninfektion durchgeführt oder großzügig von einer perioperativen Antibiotikaprophylaxe Gebrauch gemacht werden.

Wegen der erhöhten Morbidität von Mutter und Neugeborenem bei einer Chlamydieninfektion in der Schwangerschaft wurde 1996 ein entsprechendes Screening in die Mutterschaftsrichtlinien eingeführt.

Therapie: Wird eine Chlamydieninfektion nachgewiesen, sollte frühestmöglich mit der Behandlung in Form von Erythromycin-Ethylsuccinat (4 x 500 mg für mindestens 10-14 Tage) begonnen werden. Als wirksame Alternative kommen die neuen Makrolide in Frage, die jedoch für die Schwangerschaft bedauerlicherweise noch nicht zugelassen sind. Erst dann erscheint der Einsatz von Amoxicillin 3 x 500 mg oral für 10 Tage sinnvoll. Nach Abschluß der Behandlung, die immer den Partner einbeziehen muß, ist eine Kontrolle des Therapieerfolges durchzuführen [2, 10, 11].

5 Durch humane Papillomaviren bedingte gynäkologische Krankheiten

5.1 Allgemeine Aspekte

Die humanen Papillomaviren (HPV) werden sexuell übertragen und verursachen bei den Typen 6 und 11 nach einer Inkubationszeit von vier bis 12 Wochen typischerweise die spitzen Feigwarzen (**Condylomata acuminata**) bei Mann und Frau (Abb. 7-11). Condylomata acuminata gehören zu den am häufigsten sexuell übertragenen Viruserkrankungen beim Menschen. Nicht selten liegen gleichzeitig andere sexuell übertragene Infektionen vor.

Klinik und Diagnose: Bei der Frau finden sich die Veränderungen im Bereich von Vulva, Vagina, Zervix, Urethra und Anus. Wegen ihres charakteristischen Aussehens macht die Diagnose von Condylomata acuminata in der Regel keine Schwierigkeiten. Die Bestätigung der Diagnose kann histologisch über den Nachweis einer Akanthose, Papillomatose, Koilozytose und Dyskeratozytose sowie den entsprechenden HPV-Befund erfolgen.

Es ist bekannt, daß humane Papillomaviren auch zu subklinischen und latenten Infektionen führen. Subklinische Infektionen verursachen in der Regel keine Symptome und sind mit bloßem Auge nicht erkennbar. Sie können kolposkopisch, zytologisch oder über den Erregernachweis mittels PCR nachgewiesen werden. Die latenten Infektionen können zu keinerlei morphologisch faßbaren Veränderungen führen und sind dann nur über die Virusdiagnostik definiert.

Ein nicht unerheblicher Teil kann sich jedoch in eine **Dysplasie** verwandeln. Subklinische, durch HPV verursachte Veränderungen werden auch als **flache Kondylome** bezeichnet. Eine Möglichkeit zum Nachweis flacher Kondylome ist die Kolposkopie unter Verwendung von 3- bis 5%iger Essigsäure. Typische kolposkopisch erkennbare Veränderungen nach Essigsäureanwendung sind die Leukoplakien, Mosaik, Punktierung und ggf. Übergang in eine Felderung. Auch die Jodprobe im Bereich der Zervix fällt in der Regel pathologisch aus.

Klassische zytologische Kriterien einer HPV-Infektion wie Koilozytose und Dyskeratose haben mittlerweile im Vergleich zur PCR nur einen geringen Stellenwert.

Der Zusammenhang von HPV-Infektionen und Entstehung von intraepithelialen Neoplasien ist mittlerweile belegt und wird an anderer Stelle ausführlich besprochen.

Es besteht kein Zweifel darüber, daß zumindest ein Teil der zur Zeit über 80 verschiedenen Genotypen von HPV (z.B. HPV 16 und 18) einen wichtigen Kofaktor bei der Entstehung von prämalignen und malignen Veränderungen im Bereich der Anogenitalregion, der Larynx und der Augen darstellt. In Zervixkarzinomen lassen sich HPV (vor allem die Typen 16 und 18) in bis zu 90% der Fälle nachweisen. Auch der HPV-16-Nachweis ist abhängig von Promiskuität und erhöhter sexueller Aktivität, wie in der Berliner Studie [9] bei 5022 Patientinnen in Berlin nachgewiesen werden konnte. Zervikale intraepitheliale Neoplasien (CIN) unter Beteiligung von HPV 16 oder 18 neigen seltener zur Spontanrückbildung und sind häufiger höhergradig (CIN III) im Vergleich zu Veränderungen unter Beteiligung anderer HPV-Typen. Das onkogene Potential von HPV kann sowohl in vitro als auch in vivo nachgewiesen werden. Die HPV-assoziierten, prämalignen Veränderungen finden sich typischerweise in der Zervix, der Vagina, der Vulva und auf dem Penis. Man weiß, daß die alleinige Infektion mit HPV nicht für die maligne Transformation ausreicht. Zusätzliche Faktoren sind notwendig, wie z.B. Nikotin, chronische Infektionen mit anderen Erregern, hormonelle Faktoren oder immunologische Infektionen (HIV-Infektion), damit ein maligner Tumor entstehen kann. Von HIV-positiven Frauen ist bekannt, daß sie häufiger HPV ausscheiden und häufiger intraepitheliale genitale Neoplasien und auch häufiger ein Zervixkarzinom entwickeln. Aus diesem Grund sollten Frauen mit einer HIV-Infektion intensiv kolposkopisch und zytologisch überwacht werden. Alles Weitere zu HPV und Dysplasie bzw. Malignom siehe Band 11.

Therapie: Bei der Behandlung der HPV-Infektionen muß zwischen chirurgischen (Skalpell, Elektrokauter, Kyrotherapie, Laservaporisation) und zytotoxischen (0,5% Podophyllotoxin oder durch ärztliche Anwendung von 80-90% Trichloressigsäure [TCA]) Methoden unterschieden werden. Die **Laserbehandlung** ist bei Condylomata acuminata Therapie der ersten Wahl. Der Einsatz von Podophyllin lokal zur Behandlung der Condylomata acuminata ist obsolet. Ein neuer Ansatz ist die Verwendung von immunstimulierenden Methoden, bei der intradermal Biomediatoren freigesetzt werden, z.B. durch Imiquimod (Aldara®). Beide Methoden, Podophyllotoxin, TCA wie Imiquimod, führen zu starken, insbesondere lokalen Nebenwirkungen. Die Behandlung in der Schwangerschaft ist nicht empfohlen. Die Lokalbehandlung selbst muß über 2 bis 3 Wochen mehrfach durchgeführt werden. Die früher übliche 5%ige lokale Anwendung mit Fluorouracilcreme hat sich nicht bewährt.

5.2 Humane Papillomavirusinfektion und Schwangerschaft

Selten kann es während der Geburt zu einer Übertragung von HPV von der Mutter auf das Neugeborene kommen. Definitive Zahlen sind jedoch nicht bekannt. Insbesondere die amerikanische Literatur verweist auf das Risiko der betroffenen Kinder bezüglich Larynxpapillomen und Condylomata acuminata im Bereich des Genitales. Es gibt keine einheitliche Richtlinie zur Durchführung einer Sectio caesarea. Diese Möglichkeit muß jedoch der Patientin im Rahmen der Aufklärung genannt werden.

Nachgewiesene HPV-Infektionen der Mutter während der Schwangerschaft werden bezüglich einer Dysplasie oder eines Karzinoms entsprechend behandelt. Bei Vorliegen von Condylomata acuminata in der Schwangerschaft hat es sich bewährt, eine CO_2-Laser-Behandlung durchzuführen. Diese kann während der Schwangerschaft unter Gabe eines Tokolytikums erfolgen oder auch – soweit vertretbar – erst in der 36. SSW vorgenommen werden. Wenn makroskopisch dann kein Nachweis mehr für Condylomata acuminata besteht, kann die Patientin entsprechend nach Aufklärung vaginal entbinden. Eine Schnittentbindung bei HPV-Infektion der Mutter zum Zeitpunkt der Geburt ist nicht indiziert, es sei denn bei auffälligem ausgedehntem Condylomata-acuminata-Befall. In der Schwangerschaft ist die Anwendung von Podophyllin oder Imiquimod kontraindiziert.[1]

6 Mollusca contagiosa

6.1 Allgemeine Aspekte

Mollusca contagiosa (Syn.: Dellwarzen) sind hochinfektiöse Viruspapillome, die durch das Molluscum-contagiosum-Virus (MCV) aus der Pockenvirusgruppe hervorgerufen werden.

Diese vorzugsweise bei **Kleinkindern und Kindern** auftretenden Mollusca contagiosa werden durch engen Körperkontakt, aber auch innerhalb eines Individuums durch Autoinokulation multipel

[1] Die Anwendung von Podophyllin oder Imiquimod ist während der Schwangerschaft kontraindiziert!

über das Integument verstreut. Sie treten bevorzugt bei Atopikern (Neurodermitikern) auf, bei denen unter anderem eine angeborene Immunschwäche im zellulären Schenkel des Immunsystems (T-Zellen) besteht. Diese äußert sich auch in gehäuftem und schwererem Auftreten von Virusinfekten, Herpes simplex rezidivans, Ekzema herpeticatum, Ekzema vaccinatum bei Pockenimpfung, Verrucae vulgares und Mollusca contagiosa.

Bei **Erwachsenen** entwickeln sich Mollusca contagiosa eher solitär, teils im Genitalbereich, teils am übrigen Integument. Sie werden zu den sexuell übertragenen Krankheiten gezählt.

Bei **HIV-Infizierten** im Prä-AIDS-Stadium und beim Vollbild-AIDS können multiple Mollusca contagiosa im Genitalbereich und/oder am gesamten Integument auftreten; dies gilt als Zeichen der fortgeschrittenen Immunschwächekrankheit.

Klinik: Es finden sich 0,5 bis 2 cm große, hautfarbene bis rötliche, kalottenförmige, aus der gesunden Haut aufragende, derbe Papeln mit glatter Oberfläche und meist zentraler Eindellung. Ihre Zahl beträgt wenige bis über 100. Das histologische Bild ist typisch.

6.2 Therapie der Mollusca contagiosa

Nach lokaler Vereisung mit flüssigem Stickstoff oder unter Lokalanästhesie erfolgt ein strichförmiges Anritzen der Effloreszenz mit nachfolgendem Heraushebeln der „Kugel" mit dem scharfen Löffel. Die anschließende Desinfektion und Bestreuung mit antibiotikahaltigem Puder vermag eine Sekundärinfektion mit Narbenbildung zu verhindern. Kurzfristig auftretende Rezidive sind nicht selten.

7 Durch genitale Mykoplasmen bedingte Krankheiten

Zu den klinisch relevanten genitalen Mykoplasmen gehören Mycoplasma hominis (M. hominis), Mycoplasma genitalium (M. genitalium) und Ureaplasma urealyticum (U. urealyticum). Die Übertragung dieser Erreger erfolgt sexuell oder perinatal (während der Geburt) von der Mutter auf das Neugeborene. Bei einem Drittel der weiblichen Neugeborenen kann U. urealyticum und etwas seltener M. hominis im Bereich der Vagina nachgewiesen werden. Die Nachweisrate fällt anschließend kontinuierlich bis zur Pubertät bzw. den ersten sexuellen Kontakten ab. In der Regel führt die genitale Kolonisation mit den Erregern bei den Neugeborenen zu keinen entzündlichen Veränderungen.

Die genitalen Nachweisraten von U. urealyticum und M. hominis bei der sexuell aktiven Frau liegen zwischen 20 und 90% bzw. 15 und 80% und sind abhängig von der Anzahl der Sexualpartner. Im Durchschnitt lassen sich genitale Mykoplasmen bei 50% aller sexuell aktiven, meist symptomlosen Frauen im unteren Genitale nachweisen. Dies macht deutlich, daß eine routinemäßige Mykoplasmendiagnostik von geringer Aussagekraft und damit geringem praktischem Wert ist. Sie sollte deshalb nur bei konkretem Verdacht oder aus wissenschaftlichen Gründen durchgeführt werden. Beim Mann ist die Prävalenz von U. urealyticum und M. hominis etwas geringer als bei der Frau.

Diagnostik: Der Nachweis der genitalen Mykoplasmen erfolgt über die Kultur unter Verwendung von Spezialmedien oder – in einzelnen Fällen – serologisch durch einen entsprechenden Antikörperanstieg. Im Nativpräparat und im nach Gram gefärbten Ausstrich sind die Mykoplasmen nicht sichtbar. Die höchsten genitalen Nachweisraten findet man bei der Frau in der Scheide.

Therapie: Das Mittel der Wahl zur Behandlung der drei genitalen Mykoplasmen ist Doxycyclin, z. B. in einer Dosierung von zweimal 100 mg oral pro Tag für 7 Tage. Erythromycin eignet sich zur Behandlung von U. urealyticum (z. B. Erythromycin-Ethylsuccinat viermal 800 mg oral pro Tag für 7 Tage), während M. hominis resistent ist. Clindamycin hat eine gute Wirkung gegen M. hominis. Penizilline, Zephalosporine und Metronidazol eignen sich nicht für die Behandlung von genitalen Mykoplasmen.

Inhalt*

- Einleitung 187
- Inzidenz und Bedeutung der Endometriose . . 188
- Endometriose und Sterilität 188
- Physiologie des veränderten peritonealen Milieus 189
- Diagnostik der Endometriose 191
  1. Laparoskopie 191
  2. „Aktivitätsmarker" der Endometriose 193
  3. Sonstige diagnostische Besonderheiten 194
- Therapie der Endometriose 195
  1. Milde und minimale Endometriose 195
  2. Moderate und schwere Endometriose 197
  3. Endometriose des rektovaginalen Segments . . 198
- Endometriose und IVF 199
- Zusammenfassung 200

*Das Literaturverzeichnis findet sich in Kapitel 14, S. 312.

8 Neue Konzepte zur Diagnostik und Therapie der Endometriose

W. Küpker, W. Distler und E. Malik

Einleitung

Endometriose ist eine der häufigsten Erkrankungen des weiblichen kleinen Beckens. Die Klinik der Endometriose ist um so bedeutsamer, da sie einerseits mit chronischen Unterbauchschmerzen, andererseits mit Sterilität vergesellschaftet ist. Wenngleich die Endometriose erst in den letzten zwei Dekaden klinische und wissenschaftliche Aufmerksamkeit auf sich ziehen konnte, ist das Krankheitsbild lange bekannt. Bereits 1690 finden wir in der „Disputatio inauguralis Medica de Ulceribus Ulceri" von Daniel Shroen [72] eine detaillierte Beschreibung der Klinik und Morphologie und Rokitansky erwähnt die Endometriose 1860 in seiner Schrift „Über Uterusdrüsen-Neubildungen in Uterus und Ovarialsarkomen" in einer Veröffentlichung der Wiener Ärztegesellschaft.

Die Endometriose scheint polygenetischen Ursprungs zu sein, eine familiäre Häufung konnte jedoch durch Stammbaumanalysen beobachtet werden [80]. Epidemiologische Studien legen einen Zusammenhang mit dem individuellen reproduktiven Verhalten nahe. Multigravidität, Multiparität und chronische Oligoanovulation disponieren offensichtlich weniger zur Entwicklung einer Endometriose, während die Anzahl ovulatorischer Menstruationszyklen und langjährige Sterilität einen prädisponierenden Einfluß zeigen.

Die Präsenz von ektopem endometrialem Gewebe oder Endometrium außerhalb des Cavum uteri charakterisiert und definiert das Krankheitsbild der Endometriose. Ursprung und Pathogenese der Endometriose sind letztlich ungeklärt.

Mehrere wesentliche Erklärungsmodelle zur Entstehung der Endometriose werden kontrovers diskutiert: Die Transplantationstheorie der retrograden Menstruation per se oder auf der Basis einer dysfunktionellen uterinen Kontraktibilität, die Metaplasie des Zölomepithels, die Kombination dieser Faktoren als Induktionstheorie und die vaskuläre oder lymphatische Dissemination endometrialer Zellen.

Die **Theorie der retrograden Menstruation** und damit der Verschleppung endometrialen Gewebes als auslösender Faktor zur Etablierung der Erkrankung veröffentlichte Sampson 1927 im „American Journal of Obstetrics and Gynecology" [67]. Diese Theorie wird heute favorisiert. Es konnte gezeigt werden, daß eine Abhängigkeit zwischen der Anzahl stattgehabter Menstruationen und dem Auftreten einer Endometriose besteht. Die Bedeutung des uterinen Faktors bei der retrograden Menstruation stellte Leyendecker 1998 heraus, indem er postulierte, daß das pathologische Kontraktionsverhalten des Uterus auf dem Boden einer Alteration der subendometrialen Gewebsschicht, der Archimetra, Verursacher der Endometriose sei [37].

Eine davon abweichende Theorie ist die **Metaplasietheorie** nach Meyer, die von einer De-novo-Genese der Endometriose durch Metaplasie aus undifferenzierten Zellen des Müller-Zölomepithels ausgeht. Diese Theorie wird unterstützt durch den Nachweis von Endometriose bei Patientinnen vor der Menarche und bei Frauen mit Oligo- und Amenorrhöen.

Gewissermaßen eine Kombination aus beiden Theorien ist die **Induktionstheorie**, die die retrograde Menstruation als Stimulus für das Mesothel zur Ausbildung endometrialer Zellen und deren Implantation anerkennt.

Inzidenz und Bedeutung der Endometriose

Die Inzidenz der Endometriose ist bisher durch groß angelegte prospektive Studien nicht belegt. Legt man den bloßen Nachweis von intraperitonealen Endometrioseherden – insbesondere unter Berücksichtigung der durch die zunehmend verbesserte Technologie der Laparoskopie visualisierbaren subtilen Läsionen – zugrunde, ist bei der symptomlosen Patientin eine Inzidenz von 20 bis 30% anzunehmen [18, 83]. Hinzu erschwert die Tatsache, daß nicht sichtbare, subepitheliale Läsionen zum jetzigen Zeitpunkt einer Routinediagnostik nicht zugänglich sind, eine exakte Epidemiologie.

Die Frage, wann Endometriose eine zufällige Beobachtung ist oder konkreten Krankheitswert erhält, kompromittiert den therapeutischen Ansatz. Geht man von der Symptomatologie aus, erhält man eine klarere prozentuale Verteilung. In Abhängigkeit von der Indikation zur Laparoskopie ergibt sich, daß die höchste Inzidenz in der Gruppe der Patientinnen mit **idiopathischer Sterilität** zu finden ist. Eine unwesentlich geringere Inzidenz zeigte sich in der Gruppe der **Schmerzpatientinnen**. Hieraus resultiert, daß die Endometriose ihren Krankheitswert bei Schmerz- und Sterilitätspatientinnen erhält.

Die Dysmenorrhö, der unklare Unterbauchschmerz, die Dyspareunie, Zyklusstörungen und die Kinderlosigkeit sind somit klare Indikationen zur operativen Abklärung unter dem Aspekt der Endometriose.[1] Empfehlenswert ist hier die Kombination vom Laparoskopie und Hysteroskopie zur Evaluierung einer möglichen Endometriose, des Stadiums und der Tubenfunktion und -morphologie. Hier darf neben der Peritoneal- und Ovarialendometriose nicht die Möglichkeit einer Adenomyosis uteri und eines Befalls des rektovaginalen Segments außer Acht gelassen werden. Adenomyosis und Endometriose im Spatium rectovaginale werden als alternative Krankheitsentitäten begriffen, kommen aber seltener vor.

Endometriose und Sterilität

Das gehäufte Auftreten von Endometriose und unerfülltem Kinderwunsch legt einen Zusammenhang nahe [76]. Störungen des Endokriniums, defekte Lutealphasen [9], Hyperprolaktinämie, LUF-Syndrom (luteinized unruptured follicles), paraentzündliche Veränderungen des Peritoneums [24] und immunologische Alterationen werden für eine konsekutive Sterilität angeschuldigt. Des weiteren werden erhöhte Abortraten bei Endometriosepatientinnen berichtet [51]. Inwieweit das peritoneale Milieu mit seiner veränderten Peritonealflüssigkeit bei Frauen mit Endometriose selbst Ursache oder Folge der endokrinen Störungen ist, bleibt fraglich. Dodds et al. [13] und Taketani et al. [78] postulieren einen Einfluß der intraperitonealen Zytokine auf die Spermatozoenmotilität, die Spermatozoen-Oozyteninteraktion sowie ihre Embryotoxizität. Sicherlich ist bei höhergradigen Endometriosestadien mit vermehrter Adhäsionsbildung eine mechanische Beeinträchtigung der Fertilität – und hier insbesondere der Tubenfunktion – anzunehmen.

Wenn die minimale und die moderate Endometriose nachweisbar fertilitätseinschränkende Auswirkungen haben, bedeutet das klare Konsequenzen für die therapeutische Strategie. Eine ursächlicher Zusammenhang konnte jedoch bis dato noch nicht sicher bestätigt werden (Tab. 8-1). Gesichert scheint hingegen der Vorteil einer kompletten chirurgischen Sanierung bei höhergradigen Endometriosen in Hinblick auf konsekutiv höhere Schwangerschaftsraten, sofern der Primäreingriff als erfolgreich angesehen werden kann [55].

[1] Dysmenorrhö, unklarer Unterbauchschmerz, Dyspareunie, Zyklusstörungen und Kinderlosigkeit sind klare Indikationen zur operativen Abklärung unter dem Aspekt der Endometriose!

Tabelle 8-1
Kumulative Schwangerschaftsraten bei minimaler oder milder Endometriose

Autor	Behandlung		Keine Behandlung	Beobachtungszeitraum
Marcoux [40]	chirurgisch	30%	17%	36 Wochen
Marana [39a]	medikamentös	48%	42%	1 Jahr
Fedele [20a]	medikamentös	61%	61%	2 Jahre
Paulson [56]	medikamentös	54%	57%	1 Jahr
	chirurgisch	47%		
Badawy [3a]	medikamentös	55%	90%	5 Jahre
Schenken [67a]	chirurgisch	72%	75%	1 Jahr

Die Forschung des vergangenen Jahrzehnts fokussierte hingegen die besondere Bedeutung des **intraperitonealen Milieus**. Im Peritonealsekret von Frauen mit Endometriose konnte eine Vielzahl endo- und parakrin aktiver Substanzen nachgewiesen werden. Hier spielen Wachstumsfaktoren und Zytokine sowie die Prostaglandine eine exponierte Rolle.

Während Prostaglandine für die Schmerzmediation verantwortlich gemacht werden, gelten Zytokine und Wachstumsfaktoren als Substanzen, die einerseits eine Modulation der lokalen Immunkompetenz bewirken, andererseits ihre eigene Sekretion unterhalten und Implantation und Wachstum von endometrialen Zellen fördern.

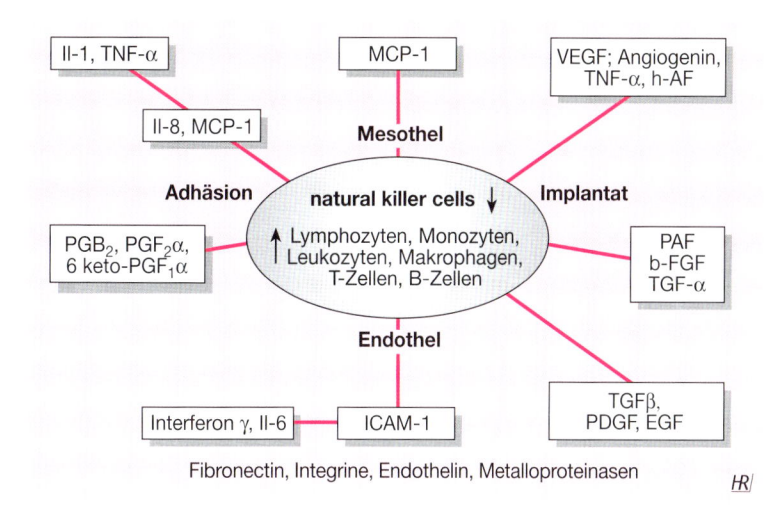

Abb. 8-1
Das peritoneale Milieu.

Physiologie des veränderten peritonealen Milieus

Folgt man den Publikationen der letzten zehn Jahre, scheint die Komposition der Peritonealflüssigkeit, somit das peritoneale Milieu (Abb. 8-1), mit einer Vielzahl proliferationshemmender und -fördernder Substanzen die Modulation der Erkrankung zu kontrollieren. Intraperitoneale, immunkompetente Zellen wie Monozyten und Makrophagen sezernieren diese Substanzen. Monozyten und Makrophagen haben eine Vielzahl von direkten und indirekten Funktionen, wie die Erkennung, Phagozytose und Zerstörung von Mikroorganismen und Fremdmaterial, und Förderung des Zellwachstums.

Die Dynamik der Endometriose spiegelt sich in der Aktivität von Wachstumsfaktoren, Adhäsionsmolekülen und Zytokinen, wie z. B. dem TNF-alpha, TGF-alpha und -beta, FGF (Fibroblast growth factor), PAF (Plasminogen activating factor), PDGF (Platelet derived growth factor), EG-TGF, IGF/IGFBP-3, ICAM-1 sowie der Prostaglandine und des Interleukinsystems mit insbesondere dem Interleukin-1 und dem Interleukin-6. Von entscheidender Bedeutung sind angiogenetische Faktoren, wie Angiogenin, h-AF (human angiogenic factor) und das VEGF (vascular endothelian growth factor). Die perifokale Angiogenese fördert die Entstehung der Endometriose und garantiert den Anschluß an das kapilläre Blutsystem.

Zahlreiche Studien können belegen, daß bei Frauen mit Endometriose Zytokine, Wachstumsfaktoren und Angiogenesefaktoren in höheren Konzentrationen in einem vermehrten Volumen von Peritonealflüssigkeit vorkommen als bei Frauen ohne Endometriose.[1] Eine vermehrte Makrophagen- und Monozytenmigration durch Poren des Gefäßendothels in die Peritonealhöhle repräsentiert den ersten Schritt eines inflammatoiden Stimulus des Mesothels. Autokrine und parakrine Mechanismen steuern den Zellkontakt immunogenetischer Zellen untereinander und fördern Invasion und Wachstum von ektopem Endometrium. TGF-alpha und -beta, Il-8, PDGF, FGF und EGF konnten als Mitogene identifiziert werden, die als Stimulus für endometriale Stromazellen gelten. TGF-beta, IL-1 und Il-8 führen Fibroblasten zur Adhäsionsbildung.

Neu in die Diskussion gekommen sind Substanzen wie MCP-1 (macrophage chemotactic protein 1), ICAM-1 (intercellular adhesion molecule 1), Endotheline, Integrine, Metalloproteinasen und das Fibronectin. MCP-1 wird seinerseits durch IL-1 und TNF-alpha stimuliert, während ICAM-1, getriggert durch die Sekretion von Interferon-gamma und Il-6, zu einer Verminderung der Aktivität der „natural killer cells" führen soll.

„Natural killer cells" besitzen eine zentrale Bedeutung in der Alteration des peritonealen Milieus. Ihre Konzentrationsminderung führt zu einer Verminderung der Lymphozyten, insbesonders ihrer Subpopulation CD25 und CD3. Die verminderte Aktivität der „natural killer cells" führt ebenfalls zur Abnahme zytotoxischer Aktivität, so daß das System der Phagozytose intraperitonealen Fremdmaterials und -gewebes zum Erliegen kommt.

Die besondere Bedeutung der gewebsresidenten **T-Zellen** und ihre Rolle bei der Regulation der Zellproliferation in endometriotischen Implantaten

---

[1] *Bei Frauen mit Endometriose kommen Zytokine, Wachstumsfaktoren und Angiogenesefaktoren in höheren Konzentrationen in einem vermehrten Volumen von Peritonealflüssigkeit vor als bei Frauen ohne Endometriose!*

konnte unlängst nachgewiesen werden. Mit dem Nachweis des Proliferationsmarkers Ki67 wurden Konzentrationsunterschiede in eutopem gegenüber ektopem Endometrium festgestellt. Die T-Zell-Population in endometriotischem Gewebe zeigt eine meßbar höhere Menge CD4 (T-helper-inducer cells) und CD8 (T-cytotoxic-suppressor cells) als im eutopen endometrialen Gewebe. Ebenfalls ließen sich Lamnine, Integrine und Fibronektin in gesteigerter Aktivität in endometriotischem Gewebe nachweisen. Die in der Peritonealflüssigkeit von Frauen mit Endometriose erhöht gefundenen Konzentrationen der Prostanoide PGE_2, PGF_2 alpha und 6 keto-PGF_1 alpha scheinen mit den der Erkrankung eigenen Schmerzsensationen in Zusammenhang zu stehen. Insgesamt lassen die multifaktoriellen Interdependenzen der verschiedenen Substanzen ein **verändertes Immungeschehen** annehmen, das bezüglich seiner Herkunft und möglicher genetischer Determinierung noch Fragen offen läßt.

Man mag kritisch anmerken, daß das bei Frauen mit Endometriose veränderte peritoneale Milieu mit seinem komplexen Wechselspiel parakriner Substanzen auf dem Boden einer alterierten Immunkompetenz lediglich Epiphänome sind, jedoch spiegelt es in seiner Komposition den individuellen Krankheitsprozeß der Patientin deutlich wider.

Das Ausmaß parakriner Aktivität korreliert mit der Morphologie der Endometrioseherde und reflektiert ihren Aktivitätsgrad. Die allgemein als unzureichend empfundene **Stadieneinteilung der ASRM** (American Society of Reproductive Medicine) von 1981 wurde 1996 erneut revidiert unter Einbeziehung der subtilen morphologischen Veränderungen am Mesothel. Die Verfeinerung der laparoskopischen Technologie ermöglichte es im Verlauf der letzten Dekade, feinste Mesothelalterationen zu detektieren und entsprechend morphologischer Klassifizierung den Aktivitätsgrad der Endometrioseherde zu charakterisieren. Hierbei repräsentieren die vormals typischen schwarzen Endometrioseherde sowie die bräunliche und narbige fibrotische Alterationen sowie Adhäsionen eine völlig inaktive Endometriose, während petechiale Veränderungen, bizarre Gefäßneubildungen und feine Gefäßkonvolute sowie blasige vesikuläre Herde als hochaktive floride Herde begriffen werden.

Hinsichtlich des Aktivitätsgrades kommt der **Vaskularisation** eine besondere Bedeutung zu. Eigene Studien konnten zeigen, daß der Aktivitätsgrad und der Schweregrad der Endometriose in signifikanter Weise abhängig ist von der Konzentration angiogenetisch wirksamer Substanzen, wie VEGF und TNF-alpha in der Peritonealflüssigkeit und im endometriotischen Implantat [34, 35].

Der Zusammenhang zwischen **parakriner Aktivität** und **Schweregrad des Krankheitsbildes** korreliert eindeutig mit der Morphologie. Eine Diskriminierung in bezug auf die Symptomatik, d.h. ob Sterilität oder Schmerzen im Vordergrund des Beschwerdebildes der Patientin stehen, erscheint jedoch nicht möglich.

Als entscheidender Promotor der Endometriose gilt das **Estradiol**. Sämtliche bekannten therapeutischen Konzepte gründen auf dieser Erkenntnis. Daß auch die parakrine Aktivität und somit das gesamte peritoneale Milieu östrogengesteuert ist, zeigte sich im signifikanten Konzentrationsabfall der angiogenetischen und Wachstumsfaktoren nach Applikation eines GnRH-Agonisten [35]. Der therapeutische Hypoöstrogenismus verändert das peritoneale Milieu bei Frauen mit Endometriose derart, daß Verhältnisse wie bei Frauen ohne Endometriose erreicht werden können. Hypoöstrogenismus und Aktivitätsminderung des Parakriniums erwiesen sich als Marker des therapeutischen Erfolgs.

Vergleichbare Resultate zeigten sich hinsichtlich des für die Invasivität und die Implantation verantwortlichen **Interleukin-1/Interleukin-1-Rezeptorantagonist-Systems**. Daten aus einer noch nicht veröffentlichten Studie zeigen die Tendenz, daß die Applikation eines GnRH-Agonisten die Konzentration des Interleukin-1-Rezeptorantagonisten am Peritoneum erhöht und somit die progressive Implantation ektopen Endometriums, das durch die Aktivität des Interleukin-1 vermittelt ist, unterbunden wird.

Die komplexen Vorgänge am Peritoneum bei Frauen mit Endometriose verdeutlichen das Enigma dieses Krankheitsbildes. Das Modell des veränderten peritonealen Milieus eröffnet die Möglichkeit, die immunogenetischen Steuerungsmechanismen von Adhäsion und Invasion ektopen, endometrialen Gewebes zu studieren. Ein Schlüssel zur Pathogenese der Endometriose scheint hiermit jedoch noch nicht gefunden zu sein. Die Beobachtung, daß etablierte Behandlungsverfahren, wie die Anwendung von GnRH-Agonisten, in der Lage sind, den Pathomechanismus des veränderten peritonealen Milieus zu durchbrechen, liefert einen Beweis ihrer Wirksamkeit. Das Studium der Angiogenese und die Beobachtung intrinsischer Antagonisierung des rezeptorvermittelten Interleukinsystems bieten Denkmöglichkeiten eines alternativen therapeutischen Ansatzes.

Diagnostik der Endometriose

Die klinisch-anamnestische Diagnose der Endometriose korreliert einerseits mit chronischer oder intermittierender Schmerzsymptomatik (Dysmenorrhö, Dyspareunie, Unterbauchschmerzen, Defäkationsschmerzen, Miktionsschmerzen), andererseits mit Sterilität [19, 57, 68].

1 Laparoskopie

Die intraoperative, d.h. in der Mehrzahl laparoskopische, Diagnose der Endometriose – insbesondere der minimalen und milden Endometriose – ist schwierig. Von Bedeutung ist die Detektion **nicht-pigmentierter Veränderungen des Peritoneums** [27, 46, 60] und die Fähigkeit des Operateurs, solche makroskopisch nicht unmittelbar als Endometriose identifizierbaren Veränderungen richtig zu interpretieren.¹ Uneinigkeit findet man bei der Benennung dieser peritonealen Phänomene. Während einige Autoren sie als pigmentierte und nicht-pigmentierte Areale bezeichnen [27, 60], sprechen andere von typischen und atypischen Veränderungen [14, 43, 48, 69].

Die nicht-pigmentierten Areale können sehr unterschiedliche Erscheinungsformen annehmen, was häufig zu einer Fehldiagnose führt.

Die Vielzahl der verwirrenden Beschreibungen der unterschiedlich pigmentierten Endometrioseherde begann bereits 1921. Sampson [65, 66, 67] beschrieb rote himbeerfarbene, lila himbeerfarbene, blaubeerfarbene, bläschenartige Regionen und peritoneale Taschen.

Jansen [27] schilderte in 81% aller Endometriosefälle weißes Peritoneum, in 81% opak schimmerndes Peritoneum, in 81% rötlich-flammenartig schimmerndes Peritoneum, in 67% bläschenartige Strukturen, in 50% subovarielle Verwachsungen, in 47% gelbbraune Flecken und in 45% zirkuläre peritoneale Defekte.

Martin [43] fand am häufigsten adhäsionsartige Läsionen (91%), gefolgt von weißlichen Läsionen (59%), peritonealen Taschen (47%), klaren vesikulären Strukturen (30%) und roten Läsionen (26%).

Vasquez [82] beschrieb drei unterschiedliche Typen von Endometriose, diagnostiziert durch elektronenmikroskopische Untersuchungen bei Patientinnen mit minimaler und milder Endometriose.

Martin [43] evaluierte 1440 Laparoskopien der Jahre 1982 bis 1987 retrospektiv und der Jahre 1987 bis 1988 prospektiv. Er unterteilte die Endometrioseläsionen in **atypische** und **typische Läsionen** (Abb. 8-2 bis 8-7). Diese Studie dokumentierte das Dilemma in der Diagnostik der Endometriose. Hier wurden die typischen und atypischen Läsionen in **drei Gruppen** unterteilt:

- narbig: aufgegliedert in schwarz, braun, weiß
- rot: unterteilt in polypös, flach, erhaben
- vesikulär: unterteilt in schwarz, braun, klar, weiß, taschenförmig, gelb, gelbbraun, körnig, kohlefarben.

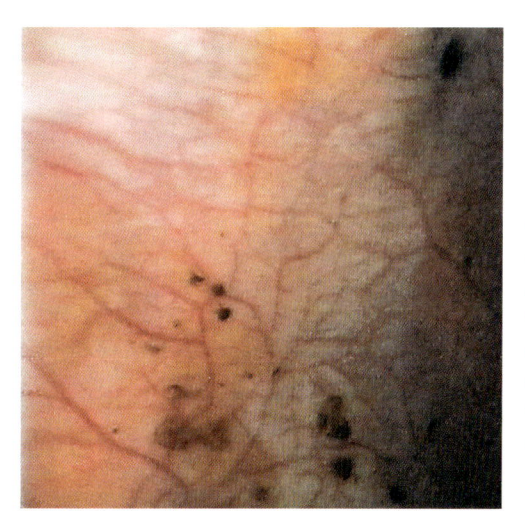

Abb. 8-2
Pigmentierte Endometrioseläsionen an der Beckenwand.

¹Für die Diagnose von Bedeutung ist das Erkennen nicht-pigmentierter Veränderungen des Peritoneums und die Fähigkeit des Operateurs, diese Veränderungen richtig zu interpretieren!

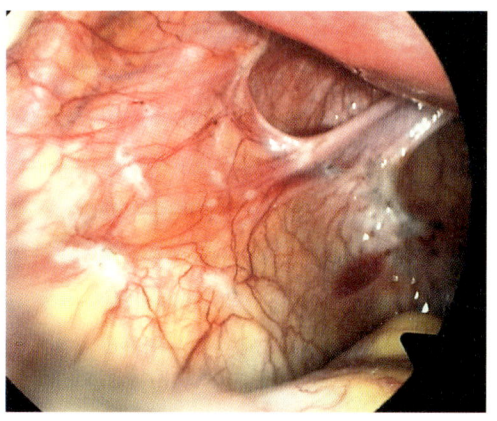

Abb. 8-3
Polymorphe Läsionen (weiße, rote, schwarze nebeneinander).

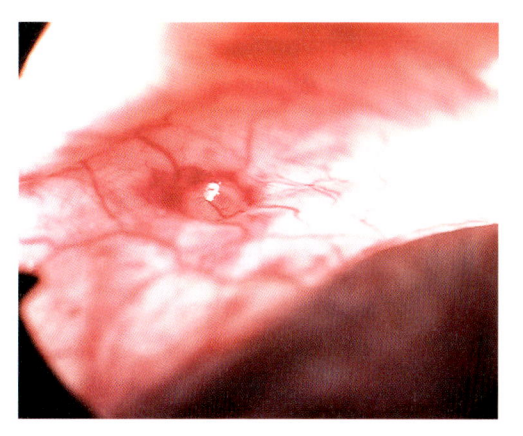

Abb. 8-4
Bläschenartige, nicht pigmentierte Läsionen in der Fossa ovarica.

Abb. 8-5
Rote, nicht pigmentierte Herde im Douglas-Raum.

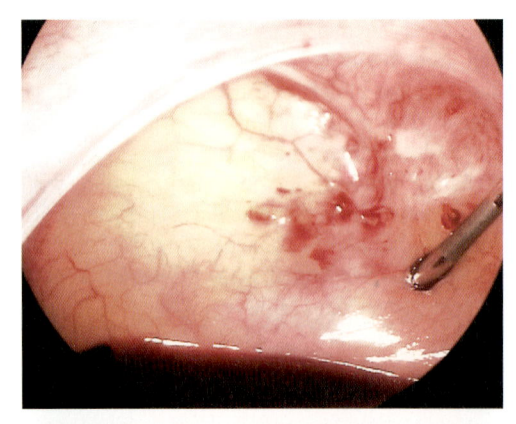

Abb. 8-6
Weiße, nicht pigmentierte Herde im Douglas-Raum.

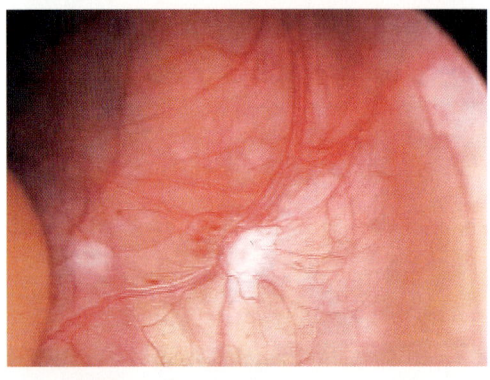

Abb. 8-7
Schleierartige, adhäsionsähnliche Endometrioseherde an der linken Beckenwand.

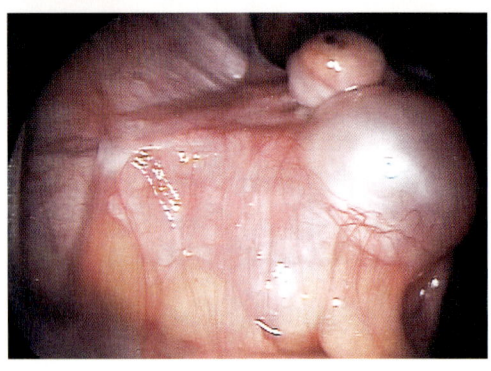

Die histologische Nachweisrate der Endometriose lag hierbei zwischen 16% bei kohleartig/vesikulären und 94% bei schwarz/narbigen Arealen. Diese von mehreren Operateuren gewählten unterschiedlichen Bezeichnungen unterstreichen die Problematik einer beschreibenden Begriffsfindung. Der histologische Nachweis innerhalb des Gesamtkollektivs gelang in lediglich 51% aller Endometrioseformen. Der histologische Nachweis von typischen Läsionen stieg zwischen 1986 und 1987 von 43 auf 60%, bei den atypischen Läsionen im gleichen Zeitraum von 15 auf 65%. Andere Autoren [14, 58] nennen eine Nachweisrate zwischen 70 und 100%, abhängig von der Erscheinungsform, der Lokalisation und der Therapieform. Neben der unklaren Beschreibung wird zudem deutlich, daß ein Lernfaktor des Operateurs und offenbar auch des Pathologen bei der richtigen Diagnose der Endometriose, insbesondere der atypischen Endometriose, erforderlich scheint.

Zusammenfassend kann festgehalten werden, daß der Begriff der pigmentierten und nicht-pigmentierten Endometriose wertungsfrei ist, und deshalb als sinnvoller anzusehen ist.

Pigmentierte und nicht-pigmentierte Areale kommen in der Regel nebeneinander vor. Jansen [27] konnte in 53% der Fälle pigmentierte und in 57% nicht-pigmentierte Areale feststellen. Bei Martin [43] ist mit 84 und 92% der Fälle der Anteil höher.

Wiegerinck [86] belegte auf interessante Weise, daß sich die **Verteilungsmuster** von roten und vesikulären Erscheinungsformen zwischen einer primären und einer Second-look-Laparoskopie zur Diagnose einer minimalen und milden Endometriose nach einer dreimonatigen medikamentösen Therapie mit Danazol oder Gestagenen veränderten. Dagegen veränderte sich die ASRM-Klassifikation in 13 von 14 Fällen nicht. Er folgerte daraus, daß die nicht-pigmentierten Areale im Gegensatz zur ASRM-Klassifikation die Aktivität der Erkrankung auszudrücken vermögen.

Eine für die Endometriose typische lupenoptische Erscheinungsform fehlt. Sowohl pigmentierte als auch nicht-pigmentierte Endometrioseherde können mit anderen Strukturen verwechselt werden, so z. B. mit Hämangiomen, Narben, alten Nähten, Adhäsionen, postentzündlichen Erscheinungen, Karzinomen, ektopen Graviditäten, Reaktionen auf öliges Kontrastmittel für Hysterosalpingographie, Mikrokalzifikationen, oberflächlichen epithelialen Metaplasien, Mesothelproliferationen [27, 42, 75].

Aufgrund der oben beschriebenen fraglichen Effizienz der Diagnostik der minimalen und milden Endometriose stellt sich deshalb die Frage nach einer zuverlässigeren Visualisierung insbesondere der aktiven Endometrioseherde.

Die Floureszenzdiagnostik könnte einen künftigen Weg darstellen [35, 38]. Es handelt sich dabei um die Anreicherung von 5-Aminolävulinsäure (5-ALS) in bestimmten Gewebsarten zu ihrer Visualisierung. Dieses Verfahren wurde in einigen Gebieten der Medizin erfolgreich eingesetzt. In der Urologie wurde seit Ende der 80er Jahre ein Erkennungsverfahren unter Verwendung systemisch applizierter Porphyrine entwickelt [3, 4, 28]. Kriegmair stellte 1994 eine neue Methode zur Fluoreszenzmarkierung und Detektion urothelialer Neoplasien der Harnblase vor [32, 33]. Dieses Verfahren basiert auf der Applikation von 5-ALS. Zur Fluoreszenzanregung wird Licht einer bestimmten Wellenlänge verwendet.

Die bisherigen Ergbenisse zeigen, daß die Fluoreszenzdiagnostik von nicht-pigmentierten Endometrioseherden (bläschenartige, weiße, rote, adhäsionsartige Läsionen sowie unauffälliges Peritoneum) möglich ist, während pigmentierte Endometrioseherde nicht fluoreszieren. Die Fluoreszenzdiagnostik zeigt sich der Weißlichtdiagnostik überlegen.

Darüber hinaus konnte gezeigt werden, daß okkulte, also mit dem bloßen Auge nicht erkennbare Endometrioseherde mit der Fluoreszenzdiagnostik ebenfalls dargestellt werden können. Die Fluoreszenzdiagnostik stellt somit ein neues Verfahren zur Verbesserung der Diagnostik der nicht-pigmentierten Endometrioseherde, insbesondere der minimalen und milden Endometriose, dar. Allerdings müssen prospektive Studien eine Überlegenheit dieser Methode erst beweisen. Die Fluoreszenzdiagnostik könnte insbesondere dem weniger geübten Endoskopiker zu einer großen diagnostischen Hilfe werden. Die Abbildungen 8-8a und b zeigen eine atypische Endometrioseläsion jeweils unter Weißlichtbedingungen und unter Blaulichtbedingungen.

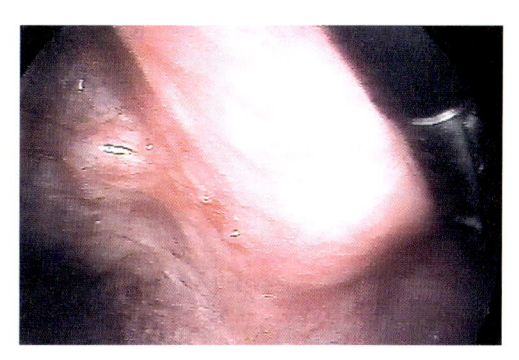

Abb. 8-8a
Bläschenartige, nicht pigmentierte Läsionen an der Uterushinterwand (unter Weißlichtbedingungen).

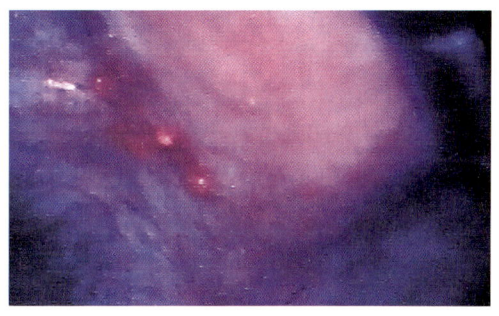

Abb. 8-8b
Bläschenartige, nicht pigmentierte Läsionen an der Uterushinterwand (unter Blaulichtbedingungen).

2 „Aktivitätsmarker" der Endometriose

Aufgrund der extremen Schwierigkeiten in der Diagnostik, insbesondere der nicht-pigmentierten Endometrioseherde, soll die Frage nach deren experimenteller und klinischer Bedeutung geklärt werden. Zahlreiche Untersuchungen zeigen, daß gerade diesen peritonealen Bezirken aktive Endometrioseherde zugrunde liegen.

Nisolle [48] zeigte bei den unterschiedlich gefärbten Endometrioseherden Differenzen bezüglich der Vaskularisation und der Mitoserate als Marker für Aktivität. Sie entnahm Biopsien aus peritonealen Endometriosebezirken bei 135 infertilen Patientinnen und klassifizierte diese in schwarze (typische), rote oder weiße (atypische) Läsionen. In diesen Proben ermittelte sie jeweils die Anzahl von Kapillaren/mm² Stroma, ihre durchschnittliche Oberflächenausdehnung, das Verhältnis von Kapillaren zur Stromaoberflächengröße sowie die mitotische Aktivität.

Sie fand signifikante Unterschiede zwischen den verschiedenen Untergruppen. Die stärkste Vaskularisation und mitotische Aktivität wurde in **roten Läsionen** gefunden, was die Vermutung nahelegte, daß solche Läsionen sehr aktiv seien und wahrscheinlich das erste Stadium der frühen Implantation von endometrialen Drüsen und Stroma darstellen. Die sehr geringe Vaskularisation und das Fehlen von Mitosen in **weißen Läsionen** ließ darauf schließen, daß diese Läsionen wesentlich weniger aktiv als die roten seien und ein Ruhestadium der Endometriose darstellen. Die weißen Läsionen waren bezüglich der Vaskularisation und Mitoserate mit den **braunschwarzen Läsionen** vergleichbar. Diese Studie konnte zeigen, daß die Aktivität der peritonealen Endometriose im Zusammenhang mit ihrer Vaskularisierung steht.

Donnez [15] konnte ergänzend zu den Untersuchungen von Nisolle belegen, daß die Endometriose im **rektovaginalen Segment** bezüglich der Vaskularisation und der niedrigen mitotischen Aktivität mit der Adenomyosis uteri vergleichbar ist. Diese Lokalisationen korrelieren offenbar mit einer niedrigen Aktivität der Erkrankung. So postulierte Donnez [14] auch im Rahmen seiner stereometrischen Untersuchungen, daß die Endometriose im rektovaginalen Segment aufgrund ihrer geringen mitotischen Aktivität eine Läsion der Adenomyosis darstelle und sich aus Müller-Gangresten entwickeln könne, somit eine spezifische Erkrankung darstelle, abweichend von der peritonealen Endometrioseform.

Donnez [16] und Smith [74] halten die **Angiogenese** für einen fundamentalen Prozeß in der Pathogenese der Endometriose. Entsprechend der Theorie der retrograden Menstruation bzw. Transplantation von Sampson [67] bedarf das exfolierte Endometrium einer Neoangiogenese zur Implantation und Ausbildung einer Endometriose. Von den angiogenen Faktoren hat sich insbesondere der **Vascular Endothelial Growth Factor (VEGF)** als Regulator der normalen Angiogenese und der pathologischen Neovaskularisation herauskristallisiert.

Donnez [16] konnte **Unterschiede in der VEGF-Expression** zwischen den unterschiedlich gefärbten Läsionen der Endometriose und den unterschiedlichen Zyklusphasen aufzeigen. Er verglich rote Läsionen, schwarze Läsionen und eutopes Endometrium von Patientinnen mit und ohne Endometriose. Gegenüber schwarzen Endometrioseläsionen fand er statistisch signifikant höhere VEGF-Expressionen in Drüsenzellen der frühen sekretorischen Phase des eutopen Endometriums und in roten Läsionen von Patientinnen mit Endometriose. In der späten sekretorischen Phase unterschieden sich die VEGF-Expression in Drüsenzellen der roten Läsionen und des eutopen Endometriums von Endometriosepatientinnen nur gegenüber dem eutopen Endometrium von Patientinnen ohne Endometriose signifikant. Hinsichtlich der VEGF-Expression in Stromazellen ergab sich folgendes Ergebnis: höhere Expression in roten endometrialen Läsionen gegenüber schwarzen Läsionen über alle Zyklusphasen hinweg. Diese Ergebnisse bildeten ein Argument zur Stützung der Theorie der retrograden Menstruation.

Donnez geht davon aus, daß das **eutope Endometrium** eine entscheidende Rolle in der Histogenese der Endometriose darstellt. In der Tat gelangen während der retrograden Menstruation endometriale Implantate mit hohen VEGF-Konzentrationen in den Drüsenzellen in die peritoneale Kavität. Bei bis zu 90,4% aller Frauen läßt sich eine retrograde Menstruation in die Bauchhöhle nachweisen [23].[1] Hier könnte die erhöhte VEGF-Konzentration des Douglas-Sekrets [44, 71] und eine entsprechende von Zellmatrixproteinen [31] die Implantation begünstigen.

McLaren [44] untersuchte die **VEGF-Konzentration** des Peritonealsekrets von Endometriosepatientinnen und gesunden Frauen. VEGF war bei allen Patientinnen nachweisbar. Bei Endometriosepatientinnen waren die VEGF-Spiegel jedoch signifikant erhöht. Küpker et al. [35] konnten diese Beobachtung bestätigen. Zusätzlich zeigten sich in der Endometriosegruppe zyklische Schwankungen mit einem Maximum in der Proliferationsphase. Somit besteht zum Zeitpunkt des Eindringens des retrograd menstruierten Endometriums in die Peritonealhöhle eine erhöhte VEGF-Aktivität.

Shifren [71] konnte eine signifikant höhere Konzentration von VEGF in der Peritonealflüssigkeit von Frauen mit moderater bis schwerer Endometriose gegenüber solchen mit leichter bzw. minimaler Endometriose zeigen. Oosterlynk [53] untersuchte die durch das Peritonealsekret von Patientinnen mit und ohne Endometriose ausgelöste Angiogenese auf der CAM (Chorioallantoismembran) und beobachtete eine weitaus stärkere Angiogenese in der Endometriosegruppe.

Kokorine [30, 31] stützte die Theorie der retrograden Menstruation durch ihre Untersuchungen eines Zellmatrixproteins, der Matrixmetalloproteinase-1 (MMP1). Sie beobachtete erhöhte MMP1-Spiegel im eutopen perimenstruellen Endometrium ebenso wie in roten endometrialen Läsionen. Ergänzend beschrieb sie eine höhere MMP1-Expression in roten Läsionen und in Ovarialzysten gegenüber schwarzen Läsionen und der Endometriose im rektovaginalen Segment.

Vernon [84] erklärte das Prostaglandin F (PGF) zu einem weiteren Aktivitätsmarker, er erbrachte einen höheren Nachweis von PGF in roten, petechialen Läsionen gegenüber schwarzen Läsionen und korrelierte dieses Ergebnis mit einer erhöhten biochemischen Aktivität der roten Läsionen.

Aufgrund der bisherigen Ausführungen läßt sich folgendes zusammenfassen:
- Die nicht-pigmentierten Endometrioseherde besitzen eine höhere biologische Aktivität als die pigmentierten Endometrioseherde, die Endometriose im Spatium rectovaginale und die Adenomyosis uteri. Innerhalb der nicht pigmentierten Endometrioseherde gibt es einen Aktivitätsgradienten, der von den roten bis zu den weißen Läsionen abzunehmen scheint (Abb. 8-9)
- Die nicht-pigmentierten Endometrioseherde können mit nicht-endometrialen Herden verwechselt werden, so daß eine Diagnose der Endometriose unterbleibt.

3 Sonstige diagnostische Besonderheiten

Schwieriger gestaltet sich die Diagnostik und Charakterisierung des Schweregrads der Erkrankung bei Vorliegen **uni- oder bilateraler Endometriomata ohne Obliteration des Douglas-Raums.** Bereits 1993 gingen Borsellino und Mitarbeiter [6] davon aus, daß in bis zu 80% der Fälle eine Assoziation von Ovarialendometriose und Endometriose des Rektosigmoids besteht. Diese Assoziation repräsentiert die schwerste Form der Endometriose überhaupt. In einer neueren Arbeit von 1999 bestätigt Redwine das Vorliegen einer intestinalen Beteiligung in 34% der Fälle [62]. Zu unterscheiden ist hierbei der Befall der Darmserosa allein vom Befall der tieferen Schichten Muskularis und Mukosa.

---

[1] *Bei bis zu 90,4% aller Frauen läßt sich eine retrograde Menstruation in die Bauchhöhle nachweisen!*

Abb. 8-9
Makroskopischer Farbaspekt in Korrelation zur mikroskopischen Struktur der Endometrioseimplantate (nach Köhler [29]).

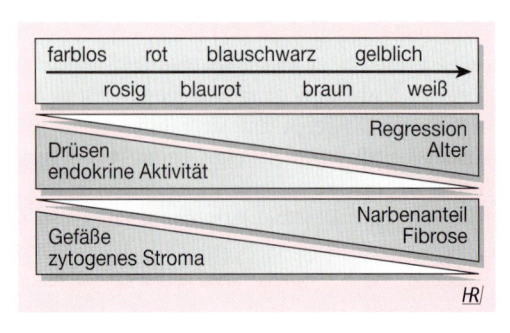

| farblos | rot | blauschwarz | gelblich |
| rosig | blaurot | braun | weiß |

Drüsen endokrine Aktivität → Regression Alter

Gefäße zytogenes Stroma → Narbenanteil Fibrose

Bei Befall der tieferen Schichten kann eine erhebliche Darmsymptomatik vorherrschen. Am häufigsten findet man die Endometriose des Rektosigmoids, gefolgt von Ileum, Appendix und Caecum. Die Schwierigkeit, eine nicht offenkundige **Beteiligung des Rektosigmoids** bei der diagnostischen Laparoskopie zu entdecken, liegt am optischen Zugang zum Douglas-Raum (Abb. 8-10). Hier ist eine maximale Trendelenburg-Lagerung der Patientin und sorgfältige Inspektion und Palpation des retrozervikalen Bereichs und der Sakrouterinligamente von entscheidender Bedeutung. Richtungsweisend für die intensive laparoskopische Diagnostik sind klinische und anamnestische Symptome wie Rückenschmerzen, Dyschezie, Obstipation und Diarrhöen. Eine sorgfältige Palpation und Spekulumeinstellung der Fornix posterior der Vagina wird in vielen Fällen eine sonst leicht zu übersehende retrozervikale Knotenbildung sichtbar werden lassen. Eine präoperative Koloskopie wird nur in seltenen Fällen den Befall der Mukosa zeigen [7], sollte aber sicherheitshalber durchgeführt werden, um eine klare Planung der operativen Sanierung zu ermöglichen.

Neben der Endometriose der Harnblase als eher seltenes Ereignis, ist die **narbige Endometriose**, ausgehend von den Sakrouterinligamenten, mit Ummauerung der Ureteren nicht zu unterschätzen, die über einen längeren Zeitraum bestehend, zu einem Aufstau des Nierenbeckenkelchsystems führen kann (Abb. 8-11). Daher ist bei jeder Erstuntersuchung der Patientin eine Sonographie der Nieren durchzuführen und gegebenenfalls eine radiologische Diagnostik der ableitenden Harnwege unter Verwendung von Kontrastmitteln zu veranlassen.

Extraabdominelle Lokalisationen von Endometrioseherden, wie Umbilikus, Narben, Pulmo oder Gehirn, die in der Literatur beschrieben sind, gelten als Raritäten.

Zusammenfassend ist zu sagen, daß eine sorgsame Anamnese und gynäkologische Diagnostik, die Vaginal- und Transabdominalsonographie sowie eine präoperative Zystoskopie und Rektoskopie Hinweise auf den zu erwartenden Schweregrad der Erkrankung geben können. In ausgesuchten Fällen ist darüber hinaus eine weiterführende Diagnostik der harnableitenden Wege und eine Koloskopie durchzuführen.

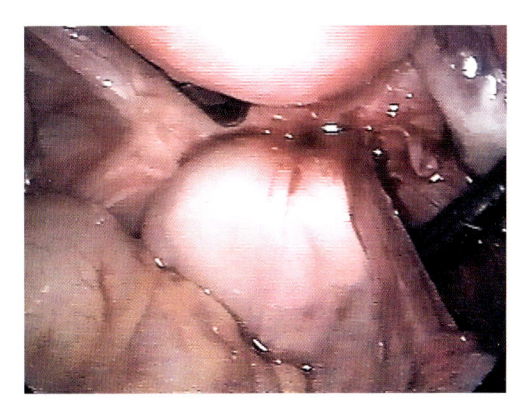

Abb. 8-10
Obliterierter Douglas-Raum bei Endometriose im Spatium rectovaginale.

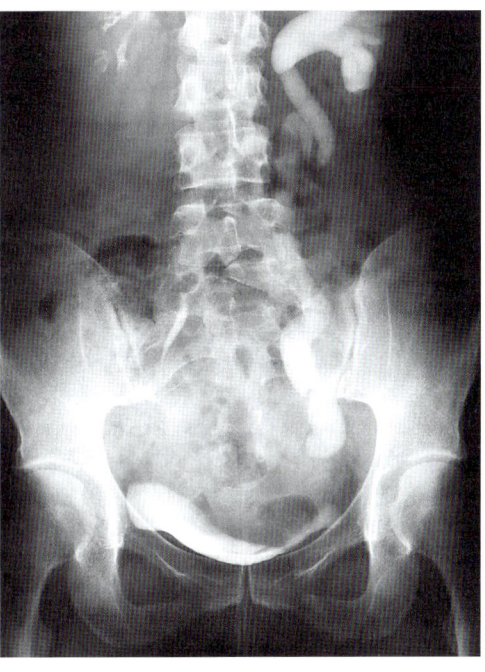

Abb. 8-11
Harnstauungsniere links und Megaureter bei durch Endometriose distal obstruierten Ureter.

Therapie der Endometriose

Zu unterscheiden gilt der therapeutische Ansatz bei der milden und minimalen Endometriose von dem bei der moderaten und schweren Endometriose, sowie der Endometriose des rektovaginalen Segments.

1 Milde und minimale Endometriose

Berube untersuchte die Konzeptionsraten von 431 sterilen Frauen zwischen 20 und 39 Jahren [5]. 168 Sterilitätspatientinnen mit einer minimalen oder milden Endometriose wurden verglichen mit 263 Frauen mit ungeklärtem Fertilitätsstatus. Die Diagnose der Endometriose erfolgte im Rahmen einer diagnostischen Laparoskopie. Auf eine Therapie wurde in beiden Gruppen verzichtet. Der Beobachtungszeitraum betrug 36 Wochen post laparoscopiam bzw. 20 Schwangerschaftswochen nach Eintreten einer Schwangerschaft. Die Konzeptionsrate wurde als Anzahl der Schwangerschaften pro 100 Personen-Monate definiert [11]. Die Konzeptionsrate der Patientinnen mit einer minimalen oder milden Endometriose betrug 18,2% gegenüber 23,7% bei Patientinnen ohne Endometriose. Der Unterschied war statistisch nicht signifikant.

Marcoux [40] untersuchte in einen prospektiven, randomisierten Multicenterstudie sterile Patientinnen mit einer minimalen und milden Endometriose im Hinblick auf den Erfolg einer chirurgischen Intervention. 341 infertile Patientinnen zwischen 20 und 39 Jahren wurden in die Studie aufgenommen. Die Frauen wurden in zwei Gruppen randomisiert: 172 Patientinnen mit einer **endoskopischen Resektion** oder **Ablation** der Endometriose und 169 Patientinnen, bei denen lediglich eine diagnostische Laparoskopie erfolgte. Der Beobachtungszeitraum erstreckte sich bis 36 Wochen post laparoscopiam bzw. bis zur 20. Schwangerschaftswoche nach Eintreten einer Schwangerschaft. Von 172 Patientinnen nach einer chirurgischen Behandlung der milden bzw. minimalen Endometriose wurden 50 (30,7%) schwanger bei einer Schwangerschaftsdauer von 20 Wochen oder mehr. Von den 169 Patientinnen mit lediglich einer diagnostischen Laparoskopie und exspektativen Vorgehehen wurden 29 Patientinnen (17,7%) über mindestens 20 Wochen schwanger. Aborte traten innerhalb des Kollektivs nach operativen Laparoskopien in 20,7% und innerhalb des Kollektivs nach diagnostischen Laparoskopien in 21,6% aller bekannten Schwangerschaften auf. Eine Einschränkung erhalten diese Studienergebnisse jedoch durch die Tatsache, daß einige der chirurgisch versorgten Patientinnen zusätzlich eine ovarielle Stimulationsbehandlung erhielten.

Nowroozi [50] zeigte in einer prospektiv randomisierten Studie an 123 Patientinnen eine Schwangerschaftsrate von 60,8% bei Patientinnen nach einer **Elektrokoagulation** der Endometriose per laparoscopiam gegenüber 18,5% bei unbehandelten Patientinnen. Dieser Unterschied war statistisch signifikant.

Weitere Studien bestätigten die o.g. Ergebnisse: Paulson [56] unterteilte sein 1268 Patientinnen umfassendes Kollektiv retrospektiv in mehrere Gruppen. Die Patientinnen mit einer **chirurgischen Intervention per laparotomiam** und einer **laserchirurgischen** Intervention per laparoscopiam zeigten statistisch signifikant höhere Schwangerschaftsraten gegenüber den Patientinnen nach einer medikamentösen Therapie und nach einem exspektativen Vorgehen.

Fayez [20] bestätigte in einer retrospektiven Studie den Vorteil der chirurgischen Behandlung. Als Kontrollgruppe diente ein mit Danazol behandeltes Kollektiv. Hughes Metaanalyse [26] faßt zusammen, daß einer chirurgischen Therapie der minimalen und milden Endometriose eine 2,7fach höhere Schwangerschaftsrate im Vergleich zu einer nicht chirurgischen oder medikamentösen Therapie folgt. Diese Metaanalyse berücksichtigte allerdings nicht randomisierte Studien und Studien mit Patientinnen aller Stadien der Endometriose. Eine Re-Analyse der Daten zeigte einen geringeren Vorteil der chirurgischen Intervention bei einem unverändert bestehenden statistisch signifikanten Unterschied (Odds-Ratio 1,5) gegenüber einer medikamentösen Therapie bzw. einem Therapieverzicht.

Kein statistisch signifikanter Unterschied konnte in zwei prospektiv randomisierten Studien gezeigt werden [22, 70]. Ebenfalls keinen statistisch signifikanten Unterschied beobachtete Chong [10] in einer retrospektiven Studie an 167 Patientinnen, unterteilt in drei Kollektive: Danazol-Therapie, CO_2-Laser-Therapie sowie CO_2-Laser-Therapie und Danazol.

Sutton [77] untersuchte in einer prospektiv, randomisierten Doppelblind-Studie an 316 Patientinnen den Vorteil der chirurgischen Therapie im Vergleich zum exspektativen Vorgehen im Hinblick auf die **Schmerzausschaltung**. Diese Studie, deren Ergebnisse in Abbildung 8-12 dargestellt sind, zeigt, daß sechs Monate nach einer chirurgischen Intervention ein signifikanter Unterschied des Schmerz-Scores zugunsten lasertherapierter Patientinnen zu beobachten war. Die Nachuntersuchung ein Jahr nach der chirurgischen Intervention zeigte eine Beschwerdefreiheit bei 90% der chirurgisch therapierten Patientinnen. Das Problem dieser Studie ist allerdings darin zu sehen, daß es sich bei den beschriebenen 63 Patientinnen um Patientinnen mit einer Endometriose der Stadien I bis III handelte, und daß bei den Patientinnen mit einer chirurgischen Intervention jeweils eine uterine Nervenablation durchgeführt wurde, was die Beurteilung des Effekts der reinen Destruktion von Endometrioseherden erschwert.

Medikamentöse Therapie

Synthetische Gestagene stellten 1958 die erste Medikamentengruppe zur Behandlung der Endometriose dar. Einen möglichen Wirkmechanismus der Gestagene stellt die initiale Dezidualisierung und eine eventuelle Atrophie des Endometriums dar.

Hinsichtlich der medikamentösen Therapie der minimalen und milden Endometriose liegt lediglich eine prospektive, plazebokontrollierte, randomisierte Doppelblind-Studie vor [54]. Untersucht wurden insgesamt 62 Patientinnen, bei denen ein exspektatives Vorgehen gegen die Gabe eines Gestagens getestet wurde. Die Schmerzsymptomatik stellte die Zielgröße der Untersuchung dar. Verabreicht wurde Dydrogesteron in einer Dosierung von 40 bzw. 60 mg oder ein Plazebo. Die Medikation erfolgte für zwölf Tage beginnend mit dem 2. Tag nach LH-Anstieg für einen Zeitraum von sechs Monaten. Nach einem Zeitraum von 12 Monaten zeigte sich eine Reduktion der Schmerzen nach einer Applikation von 60 mg Dydrogesteron. Das exspektative Vorgehen zeigte allerdings nach einem Intervall von 6 Monaten eine der nach Medikation von 40 mg Dydrogesteron vergleichbare Effizienz. Nur fünf von den 62 untersuchten Patientinnen klagten über Nebenwirkungen. Es handelte sich hierbei um Kopfschmerzen (sowohl bei 40 mg als auch bei 60 mg Dydrogesteron) sowie irreguläre Zyklen.

Danazol und **Medroxyprogesteronazetat** stellen weitere mögliche Substanzen zur Therapie der minimalen und milden Endometriose dar [45, 79]. In bezug auf die Sterilität erreichen sie jedoch keinen Vorteil gegenüber einem plazebobehandelten Kollektiv. Lynestrenol, Danazol und Gestonoron zeigen nach zwei Jahren eine Rezidivrate von 25, 9 bzw. 17,5%.

Diese Daten verdeutlichen die vielen Unklarheiten hinsichtlich der Effektivität der medikamentösen Therapie der minimalen und milden Endometriose.

Aus den Ergebnissen zur chirurgischen und medikamentösen Therapie der minimalen und milden Endometriose können folgende Prinzipien zusammengefaßt werden: Die chirurgische Therapie ist sinnvoll bei Patientinnen mit Sterilität und wahrscheinlich sinnvoll bei Patientinnen mit Schmerzen. Hierzu sind jedoch weitere Untersuchungen erforderlich. Der Nutzen der medikamentösen Therapie wurde in prospektiven Studien bis dato lediglich bei Patientinnen mit Schmerzen bewiesen, sofern Gestagene zum Einsatz kamen (Abb. 8-13).

2 Moderate und schwere Endometriose

Im Verlauf der letzten 10 bis 15 Jahre wurden die verbesserten laparoskopischen Techniken und die Verfügbarkeit der GnRH-Agonisten zu den wesentlichen Instrumenten einer erfolgversprechenden Behandlung der moderaten und schweren Endometriose. Im Fall der schweren Endometriose steht die operative Intervention, die Ablation und Resektion, als therapeutischer Ansatz klar im Vordergrund. Nach Diagnosesicherung und laparoskopischer Primärtherapie hat sich die medikamentöse Intervalltherapie mit der Gabe eines GnRH-Agonisten für vier bis sechs Monate bewährt. Daran schließt sich die Sanierung per Laparoskopie oder – wenn notwendig – per Laparotomie, an. Dieses Vorgehen erscheint nicht nur für die Schmerzpatientin von Vorteil, sondern auch im Fall der Sterilität. Aus den Daten der zwei größten Metaanalysen [1, 26] geht hervor, daß im Fall der schweren Endometriose bei Sterilitätspatientinnen die chirurgische Therapie eindeutig bessere Ergebnisse zeigt als die medikamentöse Behandlung und das exspektative Vorgehen.[!]

Hingegen gibt es letztlich keine plausiblen Daten in der Literatur, die die Effektivität der bis dato immer noch favorisierten **medikamentösen Vorbehandlung** der schweren Endometriose – wenngleich auch die Aktivität der Erkrankung gemindert werden kann und ein **Down-Staging** hinsichtlich des Erkrankungsgrades möglich ist – vollständig beweisen.

Im Sinne einer Reinduktionstherapie oder Erhaltungstherapie bei **Rezidiven** kommt der medikamentösen Therapie wahrscheinlich eine wesentlich größere Rolle zu, da die Indikationsstellung zu wie-

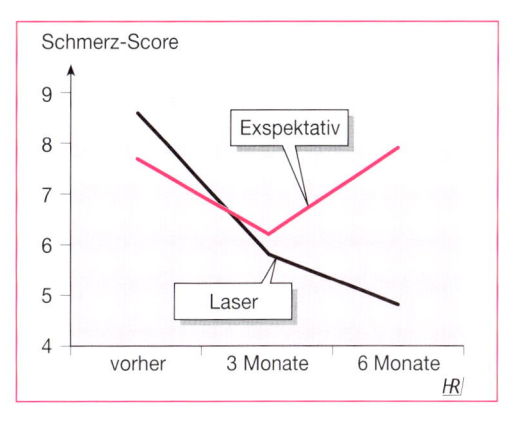

Abb. 8-12
Mittlerer visueller, analoger Schmerz-Score im Zeitbezug (nach Sutton [77]).

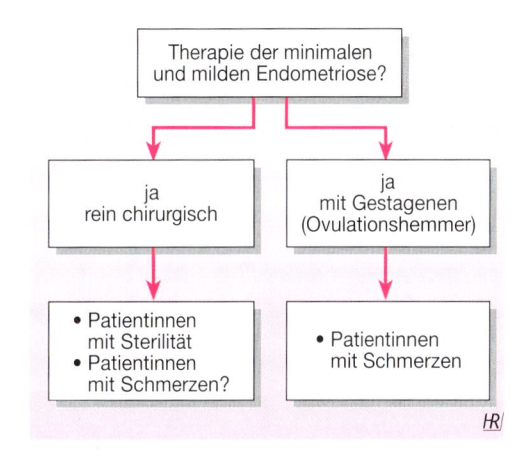

Abb. 8-13
Therapieoptionen der minimalen und milden Endometriose.

!Im Fall der schweren Endometriose bei Sterilitätspatientinnen bringt die chirurgische Therapie eindeutig bessere Ergebnisse mit sich als die medikamentöse Behandlung und das exspektative Vorgehen!

derholten chirurgischen Eingriffen sehr sorgsam gestellt werden sollte. Eine Langzeitbehandlung mit GnRH-Agonisten über einen Zeitraum von mehr als einem Jahr sollte, um der Knochendemineralisierung, hervorgerufen durch den Östrogenentzug, vorzubeugen und Nebenwirkungen aus dem klimakterischen Symptomkomplex entgegenzuwirken, mit einer niedrig dosierten Hormonsubstitution (Add-back) kombiniert werden. Weiter bieten sich auch wieder Gestagene oder das gestagenbetonte, monophasische orale Kontrazeptivum als Alternative für eine Erhaltungstherapie an. Darüber hinaus eröffnet die sequentielle Gabe eines GnRH-Antagonisten die Zukunftsperspektive einer neuen, nebenwirkungsarmen, medikamentösen Therapie der Endometriose unter Erhalt einer basalen Estradiolsekretion, die eine Proliferation von Endometrioseherden nicht zuläßt. Hierzu gibt es jedoch bisher nur Daten aus einer Pilotstudie [36].

Als weitere Möglichkeit zukünftiger medikamentöser Behandlungsregime bieten sich die neueren **SERMs** (selected estrogen receptor modulators) mit ihrer antiöstrogenen Wirksamkeit an. Es hat sich gezeigt, das das Raloxifen im Gegensatz zu dem in der endokrinen Karzinomtherapie eingesetzten Tamoxifen keine agonistische Wirkung am eutopen oder ektopen Endometrium hat [17]. Hingegen gibt es hinreichend Daten, die belegen, daß Tamoxifen eindeutig zu Persistenz und Reaktivierung von Endometriose beiträgt [64].

Zeitoun et al. [88] konnten zeigen, daß der Einsatz von **Aromataseinhibitoren** eine zusätzliche Option bei der Behandlung der Endometriose darstellen kann. Unter Einsatz von Aromatasehemmern bei postmenopausalen Endometriosepatientinnen konnte ein beträchtlicher Behandlungserfolg erzielt werden. Der spezifische lokale Effekt der Aromatasehemmer im ektopen Endometrium verhindert die Konversion der 19-Steroide in Östrogene, die ihrerseits über das Cyclooxygenase-2-System die Ausschüttung der Prostaglandine unterhält. Der mögliche Einsatz von potenten spezifischen Angiogenesehemmern bleibt abzuwarten.

Somit steht zukünftig eine reichhaltige Palette durchaus wirksamer Medikamente zur Verfügung, die alle ihre Wirksamkeit hinsichtlich Schmerzreduktion und Eingrenzung der Erkrankung unter Beweis stellen konnten, jedoch eindeutig keinen kausalen eradizierenden Ansatz zur Heilung der Endometriosepatientin bedeuten. Insbesondere hinsichtlich der schweren Endometriose bleibt als kurativer Therapieansatz die chirurgische Sanierung (Abb. 8-14).

Bei älteren Patientinnen mit abgeschlossener Familienplanung ist die Beckenbodendissektion mit Hysterektomie und bilateraler Oophorektomie nach wie vor ein erfolgsversprechendes Konzept. Auch für die jüngere Patientin mit potentiell noch bestehendem Kinderwunsch sollte eine Organerhaltung im Vordergrund stehen unter Beibehaltung des Konzepts der Beckenbodendissektion mit Ablation und Resektion aller darstellbaren Endometrioseherde nach onkochirurgischen Prinzipien.

3 Endometriose des rektovaginalen Segments

Kontrovers diskutiert wird das Vorgehen bei Beteiligung des Rektosigmoids bei der schweren Endometriose des rektovaginalen Segments. Nisolle und Donnez [49] beschreiben die Endometriose des rektovaginalen Segments als Adenomyose ohne tatsächliche Beteiligung der Darmschichten. Durch Bariumkontrastmitteldarstellung konnten sie in jedem Fall lediglich Auflagerungen und Phänomene einer Perivisceritis objektivieren. Entsprechend dieser Erkenntnis entfernen sie die retrozervikale Endometriose unter Mitnahme des betroffenen Vaginalabschnitts unter Kontinuitätserhalt des Rektosigmoids. Verbleibende Residuen werden durch Anwendung des CO_2-Lasers vaporisiert.

Kritikpunkt dieser Vorgehensweise bleibt weiter die Frage, ob doch Endometrioseherde an der Rektumvorderwand verbleiben und Ausgangspunkt von larvierten Darmläsionen oder raschen Rezidiven sein können. Die Mehrzahl der Autoren [47, 61, 63, 87] beschreiben jedoch die Beteiligung von Serosa und Muskularis des Rektosigmoids bei diesem schweren Krankeitsbild und entschieden sich in der Mehrzahl der Behandlungen für die **Resektion des betroffenen Darmabschnitts unter Erhaltung der Kontinuität.**

Insgesamt wird über eine geringe postoperative Morbidität berichtet. Diese Ergebnisse dürfen aber

Abb. 8-14
Situs nach Sanierung einer schweren Endometriose im Spatium rectovaginale.

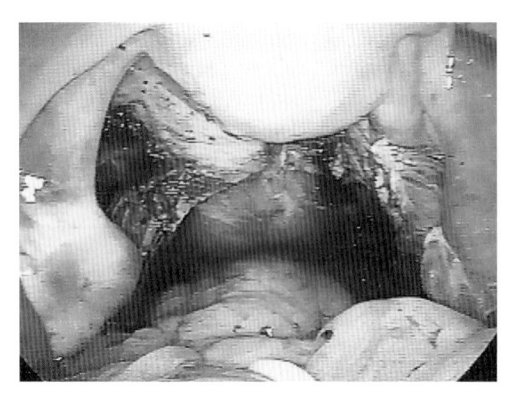

nicht darüber hinwegtäuschen, daß bei Anlegen einer tiefen anterioren Anastomose Nahtinsuffizienzen, eine passagere Anus-praeter-Anlage und spätere Funktionsstörungen des Sphincter ani bei letztlich nicht vorhersehbarer Rezidivfreiheit die Lebensqualität der Patientin erheblich beeinträchtigen können. Ob hier nicht die darmerhaltende Vorgehensweise mit konsekutiver medikamentöser Therapie die bessere therapeutische Option ist, bedarf exakter Evaluation.

Endometriose und IVF

Die klassische In-vitro-Fertilisierung (IVF) gilt als eine etablierte Methode zur Behandlung von Kinderwunschpatientinnen mit Endometriose. Erste Studien zum Erfolg der Methode berichteten eine signifikant geringere Schwangerschaftsrate bei Endometriosepatientinnen als in Fällen tubarer oder idiopathischer Sterilität [85]. Simon et al. [73] bestätigten durch ihre Studie diese Tendenz. Während Stimulation und Fertilisationsraten bei Patientinnen mit Endometriose und tubarer Sterilität vergleichbar waren, zeigten sich Unterschiede in der Implantations- und Schwangerschaftsrate zu Ungunsten der Endometriosepatientinnen.

Eine gewisse Objektivierung dieser Ergebnisse bringt die Beobachtung, daß Endometriosepatientinnen, die Spenderoozyten erhielten, höhere Implantations- und Schwangerschaftsraten aufweisen als Patientinnen mit tubarer Sterilität, die ihrerseits Spenderoozyten von Endometriosepatientinnen erhielten. Mögliche Ursachen hierfür sind nicht bekannt und bleiben Spekulation. Hier bedarf es der Erwähnung, daß es sich um Untersuchungen aus der Anfangsphase der IVF handelt. Eine Korrelation zwischen IVF-Erfolg, Endometriosestadium und Aktivitätsgrad konnte ebenfalls nicht objektiviert werden. Geber und Winston [21] fanden weiterhin keine Unterschiede in Fertilisierungs- und Schwangerschaftsraten bei anderen Indikationen zur IVF im Vergleich zur Endometriose. Lediglich die Gruppe mit andrologischem Faktor zeigte einen deutlich geringeren Erfolg (Tab. 8-2).

Ebenso scheint der Schweregrad der Endometriose auf den Erfolg der In-vitro-Fertilisierung keinen Einfluß zu haben. Das jedenfalls zeigen die Ergebnisse von Olivennes et al. (Tab. 8-3) [52]. Auch der mögliche Einfluß des Zeitraums einer prätherapeutischen Gonadotropinsuppression durch GnRH-Agonisten wird kontrovers dikutiert. Während Marcus et al. [41] höhere Schwangerschaftsraten nach zwei- bis sechsmonatiger Therapie mit dem Agonisten beobachteten, konnten Dmowski et al. [12] keine Unterschiede in der Schwangerschaftsrate finden. Hingegen kommt die Notwendigkeit einer Agonistenvorbehandlung und der Stimulation mit einem Agonistenprotokoll klar in der Studie von Rosenwaks et al. zum Ausdruck, insbesondere im Hinblick auf die höhere Schwangerschaftsrate und den deutlich geringeren Prozentsatz abgebrochener Behandlungszyklen (Tab. 8-4). Die Bedeutung der Stimulation unter Agonistenschutz und eine damit konsekutiv verbundene höhere Schwangerschaftsrate werden von Chedid et al. [8] bestätigt.

Zusammenfassend läßt sich sagen, daß der Behandlungserfolg der IVF bei der Endometriose mit Fertilisationsraten um die 60 bis 65% und Schwangerschaftsraten um 25% ermutigend ist und durch die zusätzliche Anwendung der intrazytoplasmatischen Spermatozoeninjektion noch optimiert werden kann. Die Verwendung eines Agonisten im langen Protokoll scheint zumindest bei der Endo-

Tabelle 8-2
Endometriose und IVF (nach Geber [21])

Sterilität	Fertilisationsrate	SS-Rate	Aborte	EU
andrologisch	25%	39%	11%	0%
idiopathisch	43%	48%	24%	1,3%
tubar	56%	45%	19%	3,6%
Endometriose	46%	40%	13%	4,5%
rAFS I + II	47%	35%	15%	6,8%
rAFS III + IV	43%	55%	8%	1,3%

Tabelle 8-3
Endometriose und IVF (nach Olivennes [52])

	rAFS-Stadium			
	I	II	III	IV
Zyklen	64	104	29	11
Oozytenzahl (n)(median)	8	10	7	9
Fertilisationsrate (%)	65	58	66	64
Schwangerschaftsrate pro Transfer (%)	27	31	36	33
Abortrate	15	10	20	3

Tabelle 8-4
Endometriose und Stimulationsprotokoll für die IVF (nach Lin [37a])

	FSH/HMG	Agonist + FSH/hMG
Oozyten (n)(median)	5	9
Fertilisationsrate (%)	56	63
Schwangerschaftsrate pro Transfer	9,8	23,5
Abortrate (%)	8	13
Zyklusabbruch (%)	20	7

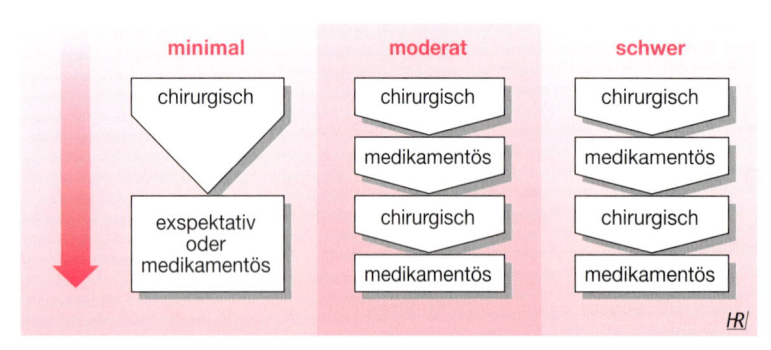

Abb. 8-15
Grad der Endometriose und Therapieoptionen bei Schmerzsymptomatik.

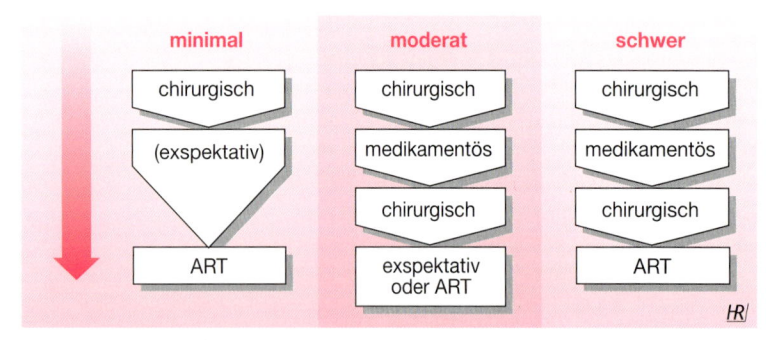

Abb. 8-16
Grad der Endometriose und Therapieoptionen bei Kinderwunsch.

metriose noch eine notwendige Voraussetzung zu sein. Die Methoden der assistierten Reproduktion, und hier insbesonders die IVF, sind zweifelsohne erfolgreich und praktikabel bei Vorliegen einer Endometriose, reflektieren aber in keiner Weise das Enigma der Fertilitätseinschränkung bei dieser Erkrankung.

Zusammenfassung

Zusammenfassend läßt sich sagen, daß es – streng genommen – zum jetzigen Zeitpunkt keinen therapeutischen Ansatz zur Heilung der Endometriose gibt. Es fehlen prospektiv randomisierte Studien zur realen Einschätzung der Effektivität einer chirurgischen, medikamentösen oder kombinierten Therapie. Dies gilt sowohl für die milde und minimale als auch für die schwere Endometriose, und auch für die Behandlung von endometrioseassoziiertem Schmerz oder Sterilität (Abb. 8-15 und 8-16). Retrospektive Analysen zum posttherapeutischen Rezidiv sprechen unabhängig voneinander von einem Prozentsatz zwischen 30 und 60% innerhalb von 5 Jahren in Abhängigkeit vom ausgehenden Erkrankungsstadium und letztlich unabhängig vom therapeutischen Regime.

Inhalt*

	■ **Definition**	203
	■ **Allgemeine Symptome**	203
1	Spontanschmerz	203
2	Abwehrspannung	204
3	Beeinträchtigung des Allgemeinzustands	204
	■ **Diagnostik**	204
1	Anamnese	205
2	Klinische Untersuchung	205
3	Topographische Differentialdiagnostik	205
3.1	Rechter Oberbauch	205
3.2	Linker Mittel- und Oberbauch	206
3.3	Rechter Unterbauch	206
3.4	Linker Mittel- und Unterbauch	207
4	Laboruntersuchungen	207
5	Apparative Diagnostik	208
	■ **Erkrankungen mit dem Bild eines akuten Abdomens ohne Laparotomieindikation**	208
	■ **Das akute Abdomen gynäkologischer Ursache**	210
1	Blutungen	210
2	Stieldrehungen	211
3	Entzündungen	211
4	Postoperatives akutes Abdomen	212
	■ **Zugangswege bei akutem Abdomen**	213

*Das Literaturverzeichnis findet sich in Kapitel 14, S. 314.

9 Akutes Abdomen – Differentialdiagnose und praktisches Vorgehen

Th. Schwenzer

Definition

Das akute Abdomen ist ein Sammelbegriff für eine Vielzahl zunächst nicht differenzierbarer Abdominalerkrankungen, die endgültiger diagnostischer Abklärung bedürfen und gekennzeichnet sind durch die **Symptomentrias**:
- Schmerz
- Abwehrspannung mit Störungen der Darmfunktion
- Kreislauf- und Atemstörungen (Schock, Unruhe, Schonatmung, Fieber etc.).

Im engeren Sinn wird ein akutes Abdomen durch Erkrankungen innerhalb der Peritonealhöhle ausgelöst. Davon abzugrenzen sind extraperitoneale (d. h. retroperitoneale, thorakale und disseminierte Erkrankungen) die ebenfalls mit dem Bild eines akuten Abdomens einhergehen können. Die Schwere des Krankheitsbildes bedarf der Ausschöpfung aller diagnostischen und therapeutischen Möglichkeiten, weil sich häufig innerhalb weniger Stunden entscheidet, ob der Ausgang der Krankheit Heilung oder Tod bedeutet [11].

Der Begriff des akuten Abdomens wird in der Regel dann verwendet, wenn die Ätiologie der Erkrankung noch unklar ist. Krankheitszustände des Abdomens mit eindeutigem Befund und gesicherter Diagnose (z.B. akute Appendizitis, akute Cholezystitis, Steinkoliken bei Nephrolithiasis, Extrauteringravidität etc.) sollten nicht dem Symptomenkomplex des akuten Abdomens zugerechnet werden. Trotzdem wird in der klinischen Routine gelegentlich der Begriff des akuten Abdomens auch bei schon gesicherter Diagnose gebraucht, um die Schwere der Erkrankung zu charakterisieren.

Allgemeine Symptome

Das Charakteristikum des akuten Abdomens ist, daß eine Vielzahl z.T. völlig unterschiedlicher Erkrankungen zu einer immer wiederkehrenden **Leitsymptomatik** führt: Spontanschmerz, Abwehrspannung und Beeinträchtigung des Allgemeinzustands [4].

1 Spontanschmerz

Der heftige Abdominalschmerz unklarer Ätiologie ist das erste Kardinalsymptom des akuten Abdomens. Dabei kann die Schmerzsymptomatik entweder als kolikartiger, d. h. an- und abschwellender Schmerz – zunächst in der Regel mit völliger Schmerzfreiheit im Intervall – imponieren oder als Dauerschmerz. Der kolikartige Schmerz wird auch als **viszeraler** oder **Organschmerz** bezeichnet. Ausgangspunkte des viszeralen Schmerzes sind vor allem die abdominalen Hohlorgane, die vorwiegend über die Nervi splanchnici bilateral sensibel versorgt werden. Hauptursache für den viszeralen Schmerz sind rasche, mitunter sehr starke Druckerhöhungen in Hohlorganen (Darm, Gallenblase) oder Kapselspannungen von Organen (Leber, Milz). Der viszerale Schmerz wird typischerweise nahe der Sagittallinie des Abdomens verspürt. Eine direkte Schmerzlokalisation ist der Patient in der Regel nicht möglich. Es wird der typische an- und abschwellende Schmerz angegeben, wobei die Schmerzintervalle in Abhängigkeit von der Ätiologie unterschiedlich lang sein können: z. B. ist bei Ileus die Schmerzattacke in der Regel nur Sekunden bis wenige Minuten lang, während sie bei Koliken infolge Gallensteinleidens oder bei Ureterkoliken länger andauert. Der viszerale Schmerz ist in der Regel von Unruhe, Übelkeit, Erbrechen, Schweißausbrüchen und Blässe begleitet. Erleichterung findet die Patientin, wenn sie herumgeht und sich windet, Liegen im Bett wird in der Regel kaum toleriert.

Der **somatische Schmerz** ist ein Dauerschmerz, der seine Ursache vor allem in einer Reizung des parietalen Peritoneums oder der Mesenterialwurzel findet. Der somatische Schmerz ist zu Beginn in der Regel eng umschrieben und findet dort sein Maximum, wo die lokale Reizung des Peritoneums am ausgeprägtesten ist (z. B. im rechten Unterbauch bei akuter Appendizitis). Erst mit der zunehmenden Dauer der Erkrankung breitet sich die Schmerzcharakteristik diffus über die gesamte Abdominalhöhle aus, so daß dann keine eindeutige Differenzierung mehr möglich ist. Ausgelöst werden kann der somatische Schmerz durch jede Form von Gewebsschädigung, also durch Ischämie, Entzündung usw. Der somatische Schmerz ist lage- und bewegungsabhängig, so daß die Patientin durch Bettruhe und Schonhaltung (z. B. leicht angezogene Beine) versucht, die Schmerzen zu minimieren. Erschütterung, Bewegungen und die Perkussion des Abdomens vermögen die Schmerzen erheblich zu verschlimmern.

2 Abwehrspannung

!Anfangs ist die Abwehrspannung am Ausgangspunkt der Erkrankung besonders ausgeprägt und daher bei Erkrankungen mit primär viszeraler Schmerzcharakteristik besonders deutlich auslösbar!

!!Zeitverzögerungen durch die Diagnostik und möglicher Informationsgewinn müssen sorgfältig gegeneinander abgewogen werden!

Das zweite Leitsymptom des akuten Abdomens ist die Abwehrspannung, die durch eine Dauerkontraktion der Muskulatur entsteht. Zunächst ist die Abwehrspannung in der Regel am Ausgangspunkt der Erkrankung besonders ausgeprägt und daher bei Erkrankungen mit primär viszeraler Schmerzcharakteristik besonders deutlich auslösbar (z. B. bei der akuten Appendizitis).[!] Bei vorsichtiger Untersuchung kann auch im fortgeschrittenen Erkrankungsstadium gelegentlich noch das Punctum maximum der Erkrankung eingegrenzt werden; hat sich allerdings das Vollbild einer diffusen Peritonitis eingestellt, ist der Bauch bretthart gespannt, so daß eine Zuordnung nach topographischen Gesichtspunkten nicht mehr möglich ist.

3 Beeinträchtigung des Allgemeinzustands

Das dritte Leitsymptom des akuten Abdomens ist die erhebliche Beeinträchtigung des Allgemeinzustands, die in Abhängigkeit von der Ätiologie primär vorhanden sein kann (z. B. Fieber bei entzündlicher Erkrankungsursache) oder sich sekundär mit Fortschreiten der Erkrankung ausbildet (z. B. Übelkeit und Erbrechen beim Ileus). Die Beeinträchtigung des Allgemeinzustands erlaubt Rückschlüsse auf den Schweregrad der Erkrankung und ermöglicht in bestimmten Fällen auch differentialdiagnostische Überlegungen im Hinblick auf die Erkrankungsursache.

Bei fortgeschrittener Erkrankung besteht meist eine Tachykardie, ein fadenförmiger Puls, die Zunge ist als Ausdruck einer Exsikkose in der Regel trocken, die Wangen sind eingefallen mit spitzer Nase (sog. Facies hippocratica). Die Patientin klagt über Unruhe, sie ist kaltschweißig und hypoton.

Diagnostik

Gerade beim akuten Abdomen hat die gründliche Anamnese und die exakte klinische Untersuchung einen Stellenwert, der häufig durch apparative Maßnahmen nicht ersetzt werden kann. Im Gegenteil kann durch Zeitverluste mit unnötiger apparativer Diagnostik sogar der Zeitpunkt verpaßt werden, an dem noch die Symptomatik so weit lokalisiert ist, daß topographische Zuordnungen Rückschlüsse auf die Ätiologie der Erkrankung zulassen. Daher sollten Zusatzuntersuchungen erst nach Abschluß der klinischen Untersuchung und Vorliegens weniger essentieller Laborbefunde gezielt eingesetzt werden, wenn erwartet werden darf, daß sie über die Basisuntersuchungen hinaus zusätzliche Informationen liefern.

Zeitverzögerungen durch die Diagnostik müssen individuell gegen einen möglichen Informationsgewinn abgewogen werden.[!!] Es ist auch heute unter Zuhilfenahme aller apparativer Verfahren häufig nicht möglich, präoperativ die Differentialdiagnose des akuten Abdomens exakt zu stellen. Es sterben mehr Patienten durch zu spätes Eingreifen, als durch nicht erforderliche Operationen. Deshalb sollte im Zweifelsfall immer laparotomiert werden [3].

1 Anamnese

Die Anamnese soll bei akutem Abdomen anhand eines festen Schemas (Tab. 9-1) erfolgen. Dabei müssen durchgemachte und chronische Erkrankungen ebenso erfaßt werden wie Voroperationen. Die Inspektion des Abdomens ergibt über vorhandene Narben unter Umständen auch Hinweise auf Operationen, die die Patientin vergessen oder verdrängt hat. Weiterhin sollte erfragt werden, ob das Einsetzen der Beschwerden mit einem bestimmten Ereignis in einen Kausalzusammenhang gebracht werden kann (z.B. plötzlich einsetzender Schmerz bei rascher Bewegung und Stieldrehung einer Ovarialzyste). Die Frage nach vorangegangenen Schwangerschaften und Geburten sowie Fehlgeburten und Schwangerschaftsabbrüchen darf ebenfalls nicht fehlen. Bei Frauen im gebärfähigen Alter ist es unerläßlich, das Datum der letzten Periodenblutung zu erfragen und festzuhalten, ob ein regelmäßiger Zyklus besteht.

Schließlich muß die Charakteristik des Schmerzes und der Beschwerden möglichst exakt eingegrenzt werden, besonders dann, wenn die Beschwerden bereits mehrere Stunden bestehen, sich die Symptomatik bereits gewandelt hat und das Bild einer diffusen Peritonitis besteht.

2 Klinische Untersuchung

Die klinische Untersuchung beginnt mit einer **Inspektion** des Abdomens (Narben, Vorwölbungen, Auftreibung, sichtbare walzenförmige Resistenzen usw.). Es ist dann zweckmäßig, die Abdominalhöhle auszukultieren. Dabei werden pathologische Darmgeräusche einer Hyperperistaltik in Form von Stenosegeräuschen oder metallisch klingenden, hochgestellt-plätschernden Darmgeräuschen ebenso wie die Totenstille bei paralytischem Ileus erfaßt.

Erst am Schluß steht die **Palpationsuntersuchung**, die dort ihren Anfang nehmen sollte, wo nicht das Punctum maximum der Beschwerden angegeben wird. Wird zunächst am Punctum maximum der Schmerzen palpiert, ist eventuell eine derartige reflektorische Anspannung der Bauchdecken zu erwarten, daß eine weitere aussagekräftige Untersuchung nicht mehr möglich ist.[I] Die Palpationsuntersuchung schließt die **Perkussion der Nierenlager** ebenso ein wie die Palpation der Leisten mit der Frage einer inkarzerierten Leistenhernie.

Eine **gynäkologische Untersuchung** auf dem Untersuchungsstuhl wird erst dann vorgenommen, wenn die äußere Palpation abgeschlossen ist. Bei der Spekulumeinstellung ist insbesondere auf uterine Blutungen und auf uterinen Fluor zu achten. Die Untersuchung des **Nativpräparats** liefert wertvolle differentialdiagnostische Hinweise auf die Ätiologie von Entzündungen, weil eine Adnexitis bei physiologischer Scheidenflora eher unwahrscheinlich ist. Die Palpationsuntersuchung des inneren Genitales mit den charakteristischen Zeichen des Portioschiebeschmerzes und druckschmerzhafter Adnexregionen, bzw. palpablen Resistenzen im Adnexbereich ist Wegweiser für die gynäkologische Ätiologie des akuten Abdomens. Bei fortgeschrittener Erkrankung ist allerdings eine aussagekräftige Untersuchung häufig kaum noch möglich, weil das innere Genitale durch die angespannte Bauchdecke und die peritonitische Reizung palpatorisch nicht mehr sicher untersucht werden kann.

Die **rektale Untersuchung** ist obligater Bestandteil jeder Tastuntersuchung und wird bei der interdisziplinären Abklärung des akuten Abdomens entweder vom Gynäkologen oder vom Chirurgen vorgenommen. Ein sich vorwölbender, schmerzhafter Douglas-Raum liefert Hinweise auf Entzündungen im kleinen Becken und kann helfen, zwischen akuter Adnexitis und akuter Appendizitis zu differenzieren.

3 Topographische Differentialdiagnostik

Für die Differentialdiagnose der Ätiologie des akuten Abdomens ist eine Einteilung nach anatomisch-topographischen Gesichtspunkten sinnvoll, um anhand der Schmerzlokalisation und der Begleitsymptomatik eine weitergehende ätiologische Differenzierung vornehmen zu können.

3.1 Rechter Oberbauch

Eine eindeutige Zuordnung des Beschwerdemaximums im rechten Oberbauch schließt in der Regel primär gynäkologische Erkrankungen weitgehend aus.[II] Im Vordergrund steht die akute Cholezystitis

---

- vorangegangene Erkrankungen
- chronische Erkrankungen
- Voroperationen
- Schwangerschaften, Geburten
- Fehlgeburten, Abruptiones
- Periodenanamnese: letzte Periode, Stärke, Frequenz
- Kausalereignis für das Einsetzen der Beschwerden

Tabelle 9-1
Anamnese bei akutem Abdomen

[I] *Die Palpationsuntersuchung sollte nicht am Punctum maximum der Beschwerden begonnen werden, da sonst eventuell eine reflektorische Anspannung eintritt, die eine weitere aussagekräftige Untersuchung unmöglich macht!*

[II] *Bei eindeutiger Zuordnung des Beschwerdemaximums im rechten Oberbauch können primär gynäkologische Erkrankungen weitgehend ausgeschlossen werden!*

bei Cholelithiasis, eventuell mit Empyembildung der Gallenblase oder die Verlegung von Gallenwegen durch Konkremente. Weiterhin kommen penetrierende peptische Geschwüre des Magens und Duodenums, die akute Pankreatitis, eventuell auch als Begleitpankreatitis bei Cholezystitis, die Perforation der Gallenblase und eine akute Appendizitis bei hochgeschlagener Appendix vermiformis in Betracht. Als extraperitoneale Ursache muß an Nieren- und Harnleitersteine oder an die Pleuritis diaphragmatica gedacht werden (Tab. 9-2).

In der Schwangerschaft ist bei Schmerzen im rechten Oberbauch immer auch an die akute Appendizitis zu denken.[1] Durch die Höhenstandsänderung des Uterus im Verlauf der Schwangerschaft wird das Zökum mit der Appendix vermiformis zunehmend nach kranial verlagert. Dadurch ändert sich in Abhängigkeit vom Gestationsalter die Schmerzlokalisation, und die Differentialdiagnostik wird erheblich erschwert (siehe auch Bd. 5, Kap. 13) [1].

3.2 Linker Mittel- und Oberbauch

Auch im linken Mittel- und Oberbauch (Tab. 9-3) sind gynäkologische Ursachen des akuten Abdomens selten. Im Vordergrund stehen hier wieder das perforierte Ulcus ventriculi, die akute Pankreatitis bzw. die Pankreasnekrose und retroperitoneale Ursachen, die vom Harntrakt ausgehen, also insbesondere Nieren- und Uretersteine links und linksbetonte Pyelonephritiden. Ebenfalls linksseitig lokalisiert sind Erkrankungen, die von der Milz ausgehen, also der seltene Milzinfarkt oder auch eine Milzruptur. Eher linksbetont sind auch Beschwerden bei Ösophagusrupturen und inkarzerierter Hiatushernie. Als internistische Ursache, die ein akutes Abdomen vortäuschen können, kommen linksbetont der Myokardinfarkt und die linksseitige Pleuritis diaphragmatica bzw. die Unterlappenpneumonie in Betracht.

3.3 Rechter Unterbauch

Im Vordergrund steht bei Lokalisation der Schmerzsymptomatik im rechten Unterbauch die Appendicitis acuta. Bei voller Ausbildung eines akuten Abdomens ist davon auszugehen, daß eine Perforation vorliegt. Differentialdiagnostisch muß die akute Adnexitis abgegrenzt werden, bei der die Beschwerdesymptomatik selten so einseitig lokalisiert ist wie bei der akuten Appendizitis.

Bei primär fehlenden Entzündungszeichen kommt die Extrauteringravidität in Betracht, andere gynäkologische Ursachen für das akute Abdomen liegen in stielgedrehten Ovarien oder in rupturierten Zysten. Seltener verursacht ein Überstimulationssyndrom bei Fertilitätsbehandlung ein akutes Abdomen, das dann auch mit einer Schmerzbetonung im rechten Unterbauch in Erscheinung treten kann.

Andere Beschwerden im rechten Unterbauch haben ihre Ursache im Retroperitoneum, hier sind insbesondere die Erkrankungen der ableitenden Harnwege, also Nieren- und Harnleitersteine oder die Pyelonephritis mit Ausbildung einer Urosepsis zu nennen. Andere seltene Ursachen für rechtsbetonte Schmerzen bei akutem Abdomen sind in Tabelle 9-4 aufgeführt.

[1] *In der Schwangerschaft ist bei Schmerzen im rechten Oberbauch immer auch an die akute Appendizitis zu denken!*

Tabelle 9-2 *Ursachen des akuten rechten Oberbauchs*

- akute Cholezystitis bei Cholelithiasis
- penetrierendes oder perforiertes Ulcus ventriculi/Ulcus duodeni
- Appendicitis acuta bei hochgeschlagener Appendix vermiformis
- akute Pankreatitis, Begleitpankreatitis bei Cholecystitis acuta
- Gallenblasenperforation
- Pleuritis diaphragmatica – Unterlappenpneumonie
- Nierenstein bzw. Harnleiterstein rechts
- Pyelonephritis, Urosepsis
- Leberabszeß
- Leberstauung
- Hepatitis
- Perihepatitis acuta gonorrhoica
- Herpes zoster

Tabelle 9-3 *Ursachen des akuten linken Mittel- und Oberbauchs*

- perforiertes Ulcus ventriculi
- akute Pankreatitis, Pankreasnekrose
- Myokardinfarkt
- Nierenstein bzw. Harnleiterstein links
- Pyelonephritis, Urosepsis
- Milzinfarkt, Milzruptur
- Pleuritis diaphragmatica, Unterlappenpneumonie
- Ösophagusruptur
- inkarzerierte Hiatushernie

Tabelle 9-4 *Ursachen des akuten rechten Unterbauchs*

- Appendicitis acuta perforativa
- Adnexitis, Pyosalpinx
- Extrauteringravidität
- stielgedrehte Adnexe, stielgedrehtes Ovar
- Nierenstein bzw. Harnleiterstein rechts
- Ileitis terminalis
- akute Entzündung eines Meckel-Divertikels
- Peridivertikulitis mit Perforation bei Sigma elongatum
- Beckenvenenthrombose
- inkarzerierte Hernie
- akute Koxitis

3.4 Linker Mittel- und Unterbauch

Auch der linke Mittel- und Unterbauch ist Prädilektionsstelle für gynäkologisch begründete Ursachen eines akuten Abdomens, insbesondere ist an eine Adnexitis, bzw. an eine Pyosalpinx zu denken (Tab. 9-5). Bei fehlenden Entzündungszeichen ist wiederum die Extrauteringravidität häufigste Ursache für akute schwere Unterbauchschmerzen.

Die hauptsächliche chirurgische Differentialdiagnose links ist bei der älteren Frau die Sigmadivertikulitis bzw. die Sigmadivertikel-Perforation mit Ausbildung einer Peritonitis. Differentialdiagnostisch ist auch hier wiederum das Steinleiden der ableitenden Harnwege zu nennen, an das vor allem bei kolikartiger Schmerzsymptomatik zu denken ist.

4 Laboruntersuchungen

Unter den Notfallbedingungen eines akuten Abdomens dient die Laboranalytik nicht primär dazu, eine exakte Differentialdiagnose der Erkrankung zu liefern, vielmehr müssen andere wesentliche **Fragestellungen** beantwortet werden (Tab. 9-6):
- Handelt es sich mit überwiegender Wahrscheinlichkeit um eine Erkrankung, die nur durch eine chirurgische Intervention, also mittels Laparotomie, beseitigt werden kann oder liegt vermutlich ein Krankheitsbild zugrunde, das konservativ behandelt werden kann?
- Handelt es sich noch um ein lokalisiertes Krankheitsgeschehen oder ist der Allgemeinzustand schon so weit beeinträchtigt, daß bei weiterem Zuwarten Lebensgefahr droht?
- Handelt es sich um ein primär infektiöses Geschehen oder ist das akute Abdomen Folge einer nicht-entzündlichen Krankheitsursache, z. B. einer Blutung?

Im **Blut** müssen neben dem Hämoglobingehalt, die Leukozyten- und Thrombozytenzahlen bestimmt werden. Der Hämatokritwert gibt Aufschluß über die Flüssigkeitsverteilung zwischen intravasalem und extravasalem Raum. Die Bestimmung der Elektrolyte ist essentiell, um toxische oder entzündliche Stoffwechselentgleisungen und Flüssigkeitsverschiebungen in das Darmlumen, z. B. bei Ileus, rechtzeitig erkennen und präoperativ einen entsprechenden Ausgleich herbeiführen zu können. Kreatinin und Harnstoff sollten notfallmäßig mitbestimmt werden, um eine Globalaussage über die Nierenfunktion zu erhalten. Die Bestimmung der Transaminasen GOT, GPT und γ-GT liefert Hinweise auf Lebererkrankungen und kann differentialdiagnostisch bei der Abklärung eines möglichen Infarkts bedeutsam sein. Auch die Kreatinkinase dient zum differentialdiagnostischen Ausschluß eines Infarkts. Amylase und Lipase im Serum weisen bei entsprechender Erhöhung eine Pankreatitis nach bzw. schließen sie aus. Die Laktatbestimmung gibt Hinweise auf eine Darmischämie. Bei schwerem Krankheitsbild mit flacher Atmung, Dyspnoe und Zeichen des generalisierten Schocks ist ein arterieller Säure-Basen-Status indiziert, um respiratorische oder metabolische Störungen des Säure-Basen-Haushalts rechtzeitig ausgleichen und behandeln zu können.

Tabelle 9-5
Ursachen des akuten linken Unterbauchs

- Sigmadivertikulitis, Divertikelperforation
- Adnexitis, Pyosalpinx
- Extrauteringravidität
- stielgedrehte Adnexe, stielgedrehtes Ovar
- Nierenstein bzw. Harnleiterstein links

Tabelle 9-6
Notfalldiagnostik bei akutem Abdomen

Blut
- Hämoglobin
- Hämatokrit
- Leukozyten
- Thrombozyten
- Elektrolyte Na^+, K^+, Ca^{++}, Cl^-
- Kreatinin
- Harnstoff
- Laktat
- Transaminasen GOT, GPT, γ-GT
- Kreatinkinase
- Glukose
- Amylase
- Lipase
- arterieller Säure-Basen-Status

Sonstiges
- Temperaturmessung axillar und rektal
- Nativabstrich

Urin
- Leukozyten
- Eiweiß
- Erythrozyten, Blut
- Glukose
- Nitrit
- Bakterien
- Sediment
- β-hCG

Apparativ
- EKG
- Sonographie
- Röntgen-Thorax
- Abdomenübersicht im Stehen, Liegen und Linksseitenlage

Die **Urindiagnostik** ist ebenfalls von entscheidender Bedeutung in der notfallmäßigen Abklärung des akuten Abdomens, weil Affektionen des Harntrakts, die das Bild eines akuten Abdomens auslösen können, in der Regel nicht chirurgisch, sondern konservativ behandelt werden. Aus Mittelstrahlurin sollte daher ein Urinstatus erhoben werden, der mittels Teststreifendiagnostik erfolgen kann. In der Regel bieten diese Teststreifen mit sechs oder acht verschiedenen Parametern ausreichende Informationen für die Notfalldiagnostik. Dabei müssen Leukozyten, Eiweiß, Blut und Erythrozyten, Glukose, Nitrit und Porphyrine angezeigt werden. Nach Zentrifugieren des Urins erfolgt die Beurteilung des Sediments mit der Nachweismöglichkeit von Zylindern als Ausdruck einer renal-parenchymatösen Erkrankung. Bei Nachweis von Bakterien im Sediment schließt sich eine bakteriologische Urinuntersuchung an, ggf. kann zentrifugierter Urin im Färbepräparat mikroskopisch beurteilt werden, um erste Hinweise auf das Erregerspektrum zu gewinnen.

5 Apparative Diagnostik

Die apparative Diagnostik umfaßt das **Elektrokardiogramm** zur Infarktdiagnostik und eine **Röntgen-Thoraxaufnahme** im antero-posterioren und im seitlichen Strahlengang zum Ausschluß thorakaler Erkrankungen wie Pneumonie oder Pneumothorax. Beide Untersuchungen gehören in der Regel auch zum Minimalprogramm vor operativen Eingriffen.

Die **Sonographie der Abdominalhöhle** erlaubt heute wesentliche Differenzierungen auch bei akutem Abdomen. In erster Linie ermöglicht sie den Nachweis von Flüssigkeit in der Bauchhöhle, sei es in Form von Blut, als Aszites oder bei massiven Eiteransammlungen. Weiterhin können mit der Sonographie abdominale Tumorbildungen im Bereich von Leber, Darm und Genitalorganen erfaßt werden. Die Differentialdiagnostik zwischen gestörter intrauteriner Gravidität und Extrauteringravidität erfolgt heute überwiegend mittels Sonographie. Hier ist die Periodenanamnese notwendig, weil nur damit Abschätzungen möglich sind, ob ein intrauteriner Fruchtsack eventuell mit Embryonalanteilen sichtbar sein müßte. In der Regel ist bei Extrauteringravidität auch eine deutliche Flüssigkeitsansammlung im Douglas-Raum nachweisbar.

Wenig hilfreich ist die Sonographie bei Ileus, weil hier durch die geblähten Darmschlingen eine weitgehende Schallauslöschung erfolgt, die keine differenzierte ultrasonographische Diagnostik mehr zuläßt.

Die **Abdomenübersichtsaufnahme**, die im Stehen, im Liegen und in Linksseitenlage angefertigt werden sollte, gehört zu den unerläßlichen diagnostischen Maßnahmen bei akutem Abdomen. Auf der Übersichtsaufnahme können Spiegelbildungen im Dünn- und Dickdarm ebenso beurteilt werden, wie die Weitstellung von Darmschlingen oder freie Luft in der Bauchhöhle, die wegweisend für Perforationen von Hohlorganen ist. Gegebenenfalls können auf der Abdomenübersichtsaufnahme auch Konkremente bei Nieren- oder Harnleitersteinen erfaßt werden.

Erkrankungen mit dem Bild eines akuten Abdomens ohne Laparotomieindikation

Für die Therapie bei akutem Abdomen ist es entscheidend, daß nach Möglichkeit alle Krankheitsbilder differentialdiagnostisch ausgeschlossen werden, die nicht operativ behandelt werden.

Affektionen des Harntraktes [12], die ihren Ausgangspunkt im Retroperitoneum nehmen, können in der Regel heute mittels Sonographie der Nieren mit Nachweis oder Ausschluß einer Harnstauung und durch die Urindiagnostik eingegrenzt werden. Bei einer Mikro- oder Makrohämaturie und dem Verdacht auf ein Harnsteinleiden ist zur differenzierten Lokalisation ein intravenöses Pyelogramm indiziert. Auch die Urosepsis läßt sich durch die klinische Untersuchung, den Blutbefund und die Urindiagnostik so rasch erkennen, daß eine zunächst bei diesem Krankheitsbild nicht indizierte operative Intervention unterbleiben kann.

Extraabdominale internistische Ursachen, die gelegentlich das Bild eines akuten Abdomens imitieren, müssen nach Möglichkeit ebenfalls durch die Basisdiagnostik rasch ausgeschlossen werden, weil in diesen Fällen eine operative Intervention zu einer Verschlechterung der Gesamtsituation beitragen kann. Ein **Herzinfarkt** kann über das Elektrokardiogramm, die Bestimmung der Transaminasen und der Kreatinkinase in der Regel nachgewiesen werden. Der nicht-transmurale Infarkt, der gelegentlich diagnostische Schwierigkeiten bereitet, führt in der Regel nicht zum Bild eines akuten Abdomens, weil die Beschwerdesymptomatik deutlich geringer ist. Hinweise auf eine **Perikarditis** ergeben sich häufig schon aufgrund des Auskultationsbefunds bei der klinischen Untersuchung. Auch **Pleuritis** und **Pneumonie** können bei sorgfältiger klinischer Untersuchung und unter Zuhilfenahme des Röntgenbefunds erkannt werden.

Schwierigere internistische Differentialdiagnosen des akuten Abdomens ergeben sich bei **Intoxikationen** und **Stoffwechselstörungen.** Schwermetalle wie Antimon, Arsen, Blei oder Zink sind in der Lage, kolikartige Abdominalbeschwerden zu verursachen. Am bekanntesten sind die heftigen Schmerzen bei Bleiintoxikationen. Bei den in Deutschland geltenden Arbeitsschutzmaßnahmen in Handwerk und Industrie sind derartige Intoxikationen heute extrem selten. Trotzdem sollten entsprechende Intoxikationen nicht völlig vergessen werden, weil zunehmende Mobilität durch Tourismus, Geschäftsreisende und Umsiedler zu einer früher nicht gekannten Häufigkeit in der Behandlung von Ausländerinnen – auch aus exotischen Regionen – führen. Auch bei Thalliumvergiftungen, die in der Regel aus krimineller Intention oder suizidal erfolgen, kommt es zu massiven Abdominalbeschwerden.

Häufiger führen **Porphyrien** zu kolikartigen Abdominalbeschwerden. Bei den Porphyrien werden verschiedene Erkrankungsformen unterschieden, von denen die meisten autosomal-dominant vererbt werden. Besonders für die akute intermittierende Porphyrie sind jedoch latente Formen bekannt. Für die Porphyria cutanea tarda gibt es keinen sicheren Erbmodus. Immer wieder wird bei diesen Krankheitsbildern fälschlicherweise laparotomiert, weil sie nicht in die differentialdiagnostischen Überlegungen einbezogen wurden. Charakteristisch für die Porphyrien sind Krampfperioden von mehreren Tagen, die sich mit beschwerdefreien Intervallen abwechseln. Die akute intermittierende Porphyrie setzt meistens erst in der dritten Lebensdekade ein, nur ganz selten wird sie schon vor der Pubertät beobachtet. Frauen sind im Verhältnis 3 : 2 in der Überzahl. Daher ist gerade auch der Gynäkologe gefordert, bei jungen Frauen mit Abdominalbeschwerden an die Porphyrie zu denken. Typisch für die akute intermittierende Porphyrie ist die entsprechende Familienanamnese; gelegentlich sind Fotosensibilität und neurologische Symptome bekannt. Weiterhin ist für dieses Krankheitsbild die Auslösbarkeit akuter Attacken durch bestimmte Medikamente wegweisend. Insbesondere Barbiturate, Sulfonamide, Pyrazolone, bestimmte Tranquilizer, Ergotaminpräparate, Chloroquin, Griseofulvin und Östrogene (!) können einen akuten Anfall auslösen. Während des Anfalls ist der Urin rötlich verfärbt und dunkelt bei Sauerstoffzufuhr nach. Die Untersuchung des Urins auf Porphobilinogen gehört zu den obligaten Untersuchungsmaßnahmen bei akutem Abdomen, um nach Möglichkeit eine falsche Laparotomieindikation zu vermeiden. Wird Porphobilinogen im Urin nachgewiesen, gilt dies als spezifisch für eine akute Porphyrie. Bedeutsam für die Erkrankung ist, daß sie im Latenzstadium nicht zu erkennen ist. Allenfalls eine leichte Erhöhung der δ-Aminolävulinsäure kann hinweisend sein.

Eine weitere Stoffwechselerkrankung, die gelegentlich zum Bild eines akuten Abdomens führt, ist der **Diabetes mellitus,** der im präkomatösen Stadium nicht selten zu heftigen, insbesondere im Epigastrium lokalisierten Abdominalschmerzen führt. Bei älteren Frauen kann das Bild des akuten Abdomens Erstmanifestation eines bisher nicht bekannten Diabetes mellitus mit einer akuten Stoffwechselentgleisung sein. Häufig wird das Erkrankungsbild von heftigem Erbrechen begleitet. Auch eine deutliche Leukozytose ist in der Regel gegeben. Daher wird bei der ketoazidotischen Stoffwechselentgleisung gelegentlich eine falsche Laparotomieindikation gestellt, wenn bei der klinischen Untersuchung der sehr häufig vorhandene intensive Azetongeruch nicht bemerkt wurde und die Laboruntersuchungen lückenhaft waren. Wegen der in der Regel überwiegend im Oberbauch lokalisierten Schmerzsymptomatik werden als falsche Differentialdiagnosen perforierte Magen- oder Duodenalulzera, Cholezystitiden oder akute Pankreatitiden angenommen.

Auch andere, seltenere Stoffwechselstörungen und Entgleisungen wie z.B. **Thyreotoxikose, akuter Hyperparathyreoidismus, akute Nebenniereninsuffizienz** und das **Phäochromozytom** können akute Abdominalbeschwerden mit Bauchkrämpfen, Erbrechen oder Durchfall auslösen, so daß sie erhebliche differentialdiagnostische Schwierigkeiten verursachen. Selten werden auch heftige Abdominalschmerzen bei **familiären Hyperlipidämien,** insbesondere der Typen I, IV und V beobachtet. In der Regel fällt bei diesen Patientinnen die milchige Beschaffenheit des Serums auf, weil die Triglyzeride im Blut erheblich vermehrt sind. Bei klinischem Verdacht sollte eine Cholesterin- und Triglyzeridbestimmung im Serum die Laboranalytik ergänzen.

Auch Kollagenkrankheiten wie der Lupus erythematodes oder die Panarteriitis nodosa können über Infarktbildungen in der Milz oder im Pankreas sowie Schleimhautulzera im Magen-

Bei jeder Patientin im gebärfähigen Alter ist bei akutem Abdomen ein Schwangerschaftsschnelltest unerläßlich!

Darm-Trakt zu Komplikationen führen, die das Bild eines akuten Abdomens bieten. Ist die Grunderkrankung zum Zeitpunkt des akuten Abdomens nicht bekannt, wird selten noch vor der Laparotomie eine differentialdiagnostische Eingrenzung möglich sein.

Bei den neurologischen Erkrankungen macht insbesondere der **Herpes zoster** gelegentlich Schwierigkeiten bei der Differentialdiagnostik akuter Unterbauchbeschwerden, weil die Bläschenbildung relativ häufig dem akuten Schmerzzustand erst nachfolgt. Bei dieser Erkrankung fehlt aber in der Regel die Abwehrspannung und die Schmerzlokalisation ist streng auf eine Körperhälfte begrenzt; sie endet immer an der Mittellinie.

Das akute Abdomen gynäkologischer Ursache

1 Blutungen

Die **Extrauteringravidität** stellt die häufigste Notfallerkrankung mit akuten intraperitonealen Blutungen im gynäkologischen Fachgebiet dar. Man rechnet etwa eine Extrauteringravidität auf 100 Geburten. Von allen Extrauteringraviditäten sind 98% im Eileiter lokalisiert, 0,5 bis 1% im Ovar und 0,5% verlaufen als Abdominalgravidität. Daher werden im klinischen Alltag die Begriffe Extrauteringravidität und Tubargravidität nahezu synonym gebraucht.

Bei der Extrauteringravidität hat sich ein bedeutsamer Wandel in der Symptomatologie eingestellt, der auf die heute übliche frühzeitige Kenntnis der Schwangerschaft zurückzuführen ist. Früher wurde die Extrauteringravidität häufig symptomatisch, ohne daß eine Schwangerschaft bekannt war. Heute wissen die meisten Frauen beim Auftreten entsprechender Beschwerden bereits, daß sie schwanger sind und erleichtern so differentialdiagnostische Überlegungen auch bei Nicht-Fachärzten. Im Normalfall wird schon bei Anfangsbeschwerden die Diagnostik eingeleitet, so daß sich das Vollbild eines akuten Abdomens infolge Extrauteringravidität nur noch selten bietet.

Bei Lokalisation der Extrauteringravidität im isthmischen Tubenanteil kann es trotzdem auch heute noch perakut ohne wesentliche Prodromi zu einer Tubarruptur mit Blutung in die freie Bauchhöhle und dem Vollbild des akuten Abdomens kommen.

Bei jeder Frau im gebärfähigen Alter ist bei akutem Abdomen der Schwangerschaftsschnelltest aus Urin unerläßlich.[1] Zu diesem Zweck sollte der Urin unmittelbar nach Klinikaufnahme verwendet werden, da nach der üblichen Infusionsbehandlung bei akutem Abdomen eine Verdünnung eintreten kann, die zu einer Konzentrationsminderung von β-hCG unter die Nachweisgrenze führt. Moderne Schnelltests zum Nachweis einer Schwangerschaft aus Urin sind in der Regel auf 25 oder 50 IE β-hCG eingestellt. Dies bedeutet, daß diese Tests bei normal verlaufender Schwangerschaft etwa dann positiv werden, wenn die nächste Periodenblutung zu erwarten wäre. Bei Auftreten von Beschwerden ist die erwartete Periodenblutung typischerweise zwei bis vier Wochen überfällig.

Die **gynäkologische Untersuchung** liefert weitere Hinweise zur Bestätigung der Verdachtsdiagnose. Häufig besteht eine Schmierblutung ex utero, die Ausdruck einer Hormonentzugsblutung am Endometrium bei nicht ausreichend stimuliertem Corpus luteum ist. Die Tastuntersuchung zeigt in der Regel eine extrauterine Resistenz, zumindest ist ein Adnexum deutlich druckschmerzhaft.

Weitere Bestätigung liefert die **Ultraschalluntersuchung**, die bei Extrauteringravidität freie Flüssigkeit in der Bauchhöhle, fehlende Embryonalanlagen im Uterus und typische Ringstrukturen oder sogar den Nachweis einer intakten Gravidität extrauterin ergibt. In Abhängigkeit von der Schwere der Erkrankung erfolgt unmittelbar bzw. innerhalb weniger Stunden die Operation.

In der Regel wird heute bei sicher nachgewiesener Extrauteringravidität oder dringendem Verdacht auf Extrauteringravidität zunächst laparoskopiert, um einmal die Diagnose zu bestätigen und dann mittels minimal-invasiver Chirurgie die Extrauteringravidität auszuräumen. Eine gründliche Spülung der Peritonealhöhle geht dem operativen Eingriff voraus und bildet den Abschluß der Operation, um Verwachsungen vorzubeugen (siehe auch Bd. 3, Kap. 18).

Blutungen aus einem rupturierten Follikel oder aus einem Corpus luteum verursachen sehr selten das Bild eines akuten Abdomens, da die Blutung normalerweise rasch sistiert und die geringe Menge Blut kaum für das Vollbild einer Peritonitis ausreicht. Lediglich umschriebene peritonitische Reizungen können auftreten, die dann lokale Beschwerden verursachen und in der Regel unter konservativen Maßnahmen rasch abklingen. Das Vollbild eines akuten Abdomens mit entsprechender Beeinträchtigung des Allgemeinbefindens sieht man häufiger bei Patientinnen, die unter der Medikation von Antikoagulanzien stehen; auch bei regelmäßigem Konsum von Azetylsalizylsäure ist die Blutungszeit verlängert. In diesen Fällen kommt es nach der Follikelruptur oder bei Blutung aus einem Corpus luteum nicht zur Blutstillung, so daß sich größere Blutmengen ansammeln, die dann eine massive peritonitische Reizung bewirken. Zusätzlich kann eine Beeinträchtigung der Allgemeinsituation auch durch den Blutungsschock ausgelöst sein. Wegweisend für die **Diagnostik** ist der sonographische Nachweis von Blut in der Bauchhöhle bei fehlendem Schwangerschaftsnachweis. In der Regel erlaubt die Palpationsuntersuchung der Bauchdecken und die gynäkologische Tastuntersuchung auch noch eine Zuordnung des Krankheitsgeschehens zum Unterbauch, weil nur extrem selten das Vollbild einer diffusen Peritonitis mit generalisierter Abwehrspannung vorhanden ist, das dann eine differenzierte Diagnostik unmöglich macht. Auch bei dieser Befundkonstellation ist die Laparoskopie heute das Verfahren der Wahl, weil die Methode nicht nur die diagnostische Bestätigung des Befundes erlaubt, sondern in der Regel auch die Blutstillung per Laparoskop erreicht werden kann.

Verletzungsblutungen können in der Regel durch eine sorgfältige Anamnese eingegrenzt werden. Die Perforation des Corpus uteri bei der Kürettage führt selten zu einer massiven Blutung aus der Perforationsstelle. Lebensbedrohliche Blutungen mit dem Bild eines akuten Bauchs können allerdings entstehen, wenn bei der Zervixdilatation eine Via falsa in die Parametrien mit nachfolgender Verletzung der uterinen Gefäße gelegt wird. Besonders bei Karzinomen von Cervix und Corpus uteri ist daher bei der Dilatation besondere Vorsicht geboten. Häufiger führt die Uterusperforation über eine Peritonitis zum akuten Abdomen (siehe auch „Das akute Abdomen gynäkologischer Ursache", Teil 3).

2 Stieldrehungen

Die Stieldrehung eines **Ovarialtumors** kann die Patientin plötzlich aus voller Gesundheit heraus in einen schweren peritonealen Schock mit dem Vollbild eines akuten Abdomens bringen. Der Bauch ist bretthart gespannt, und je nach Dauer des Ereignisses findet man bei der Laboruntersuchung bereits das Bild einer diffusen Peritonitis mit Elektrolytveränderungen, Leukozytose und Anämie. Bei der Stieldrehung wird zunächst der venöse Abfluß gedrosselt, während der arterielle Zufluß noch aufrechterhalten bleibt. Daher vergrößert sich der Tumor rasch und ist diffus mit Blut imbibiert. In Extremfällen können mehrere Liter Blut in den Tumor fließen. Schließlich sistiert auch der arterielle Fluß, es kommt zur hämorrhagischen Infarzierung und Nekrose. Die Verdachtsdiagnose ergibt sich aus der Schmerzlokalisation mit Punctum maximum auf der Seite der stielgedrehten Adnexe und dem Nachweis einer zystischen Struktur im Sonogramm. Die endgültige Diagnose wird in der Regel erst intraoperativ gestellt.

Sehr viel seltener kann es auch bei **gestielten Myomen** zu einer Stieldrehung kommen. In der Regel ist hier die Blutversorgung weniger ausgeprägt, so daß keine wesentliche Tumorvergrößerung nach Stieldrehung eintritt. Vielmehr entsteht eine peritonitische Reizung durch die Nekrose des Myoms, die sich dann protrahiert auch zur Peritonitis ausweiten kann. Der Krankheitsverlauf ist wesentlich weniger akut als bei Stieldrehung eines Ovarialtumors.

3 Entzündungen

Die **Adnexitis acuta** bleibt in der Regel eine lokal begrenzte Infektion, weil es rasch zu einer Abkapselung des Entzündungsherds mit Verschluß der Tubenlumina und Entwicklung einer Pyosalpinx oder eines Tuboovarialabszesses kommt. Daher entwickelt sich nur selten das Vollbild eines akuten Abdomens mit primär unklarer Krankheitsursache, sondern die Diagnose kann durch die klinische Untersuchung eingegrenzt werden. Bei rechtsbetonter Adnexitis kann die Abgrenzung zur Appendicitis acuta schwierig sein. Bei sorgfältiger Untersuchung ist festzustellen, daß das Punctum maximum meist kaudal des McBurney-Punkts angegeben wird. Auch die direkte Druckschmerzhaftigkeit des linken Unterbauchs ist bei Adnexitis ausgeprägter als bei Appendizitis. Bei der Appendizitis kann nach Kompression und Dekompression des geblähten Kolons im linken Unterbauch ein Loslaßschmerz auf der rechten Seite provoziert werden (siehe auch „Diagnostik", Teil 3.1).

Bei der **Ruptur einer Pyosalpinx** entleert sich der Eiter in die freie Bauchhöhle und sammelt sich im Douglas-Raum. Je nach Virulenz, Art der Erreger und der Abwehrlage des Organismus kann es zur Ausbildung eines Douglas-Abszesses mit Abkapselung und lokalisierter Entzündung oder zu einer diffusen Peritonitis kommen. Das Krankheitsbild ist kaum noch von einer Peritonitis bei perforierter Appendizitis abzugrenzen. Wird die Diagnose erst bei der Laparotomie gestellt, ist bei diffuser Adnexitis ohne Pyosalpinx oder Tuboovarialabszeß eine Adnexektomie nicht sinnvoll. Hier wird die Bauchhöhle gespült und drainiert und ein konservativer Behandlungsversuch mit hochdosierter Antibiose, möglichst nach Antibiogramm, unternommen. Abgekapselte Eiteransammlungen sind dagegen einer Antibiotikatherapie kaum zugänglich und bedürfen der operativen Sanierung, gegebenenfalls auch unter Organverlust.

Eine **Peritonitis nach Uterusperforation** ist relativ häufig, wenn die Perforation unerkannt geblieben ist. Gelegentlich ist es gleichzeitig auch zu einer Darmverletzung gekommen, so daß der austretende Darminhalt die Peritonitis auslöst. Die Perforationsgefahr ist bei Uterusmalignomen und am graviden Uterus besonders hoch.

Schwangerschaftsabbrüche sind auch heute noch relativ häufig mit den Komplikationen einer Perforation behaftet. Das Risiko läßt sich durch eine präoperative medikamentöse Vorbereitung der Zervix mit Prostaglandinen deutlich reduzieren. Bei ambulanter Durchführung unterbleibt diese Maßnahme oft, so daß leichter schon bei der Dilatation perforiert wird. Durch die Via falsa wird dann auch die unvollständige Entleerung des Uterus begünstigt. Die Trias einer unerkannten Perforation, mit unvollständig entleertem Uterus als idealem Nährboden für Infektionen und einer fehlenden postoperativen Überwachung führt immer wieder zu schweren Krankheitsverläufen, teilweise mit Verlust der Gebärmutter. Die Diagnostik ist gelegentlich erschwert, weil der vorangegangene Schwangerschaftsabbruch trotz straffreier Durchführbarkeit verschwiegen wird. Beim Vollbild der Peritonitis mit Erbrechen, bretthartem Bauch, paralytischem Ileus und Schock muß rasch laparotomiert werden. In diesen Fällen ist die Hysterektomie unvermeidlich. Bei leichteren Fällen muß im Einzelfall sorgfältig entschieden werden, ob der Uterus erhalten werden kann. Die operative Versorgung der Perforationsverletzungen erfolgt unter hochdosiertem Antibiotikaschutz. Eine breite Abdeckung mit einem modernen Cephalosporin in Kombination mit einem Aminoglykosid und Metronidazol hat sich bewährt.

4 Postoperatives akutes Abdomen

Nach gynäkologischen Operationen kann sich ein akutes Abdomen durch massive Nachblutung, Entzündung oder Ileus entwickeln.

Die **Nachblutung** wird durch den klinischen Verlauf mit Schock, Hämoglobinabfall und gespanntem Abdomen durch die Blutansammlung in der Regel rasch diagnostiziert. Ein wertvolles Hilfsmittel für die Lokalisation der Blutung (prä-, intra- oder retroperitoneal) ist die Ultraschalluntersuchung. Die Relaparotomie darf nicht so lange hinausgezögert werden, bis es infolge des Blutverlustes zu einer Verbrauchskoagulopathie kommt.

Eine **Entzündung** ist häufig durch eine unerkannt gebliebene Verletzung des Darms bedingt. Bei Dünndarmverletzungen fehlt oft der Austritt von Luft in die Bauchhöhle, so daß die Abdomenübersichtsaufnahme unergiebig ist. Bei Verletzungen des Dickdarms ist in der Regel eine typische subdiaphragmale Luftsichel nachweisbar. Die Abgrenzung zu anderen Entzündungsursachen ohne Verletzung der Darmkontinuität ist präoperativ kaum möglich, so daß bei Ausbildung einer postoperativen Peritonitis ohne Verzögerung laparotomiert werden muß.

Nach **Sectio caesarea** ist gelegentlich die Laparotomiewunde Ausgangspunkt für die Peritonitis. Je nach Erreger kann der Verlauf einen mehr phlegmonösen oder abszedierenden Charakter annehmen. Wurden frühzeitig bei postoperativem Fieber oder bei Sectio wegen Amnioninfektionssyndrom Antibiotika verabreicht, ist die Symptomatik oft uncharakteristisch. Auch bei der Laparotomie erbringt die Revision des Darms und der Peritonealhöhle zunächst keinen hinreichenden Hinweis auf die Erkrankungsursache. Erst die Wiedereröffnung des Peritoneum in der Plica vesicouterina zeigt die Infektion der Uteruswunde. Daher ist diese Maßnahme zwingend. Eine konservative Behandlung mit dem Versuch, den Uterus zu erhalten, ist falsch und gefährdet die Patientin erheblich. Unabhängig vom Alter und der Parität muß die Totalexstirpation des Uterus erfolgen. Auch eine suprazervikale Amputation, die technisch möglicherweise leichter durchführbar wäre, sollte unterbleiben, weil bakterielle Residuen im Zervixstumpf nach eigener Erfahrung weiter zu einer septischen Streuung führen können.

Bei Ileus sollte aus der postoperativen Verlaufsbeobachtung deutlich werden, ob es sich um einen paralytischen oder mechanischen Ileus handelt. Beim **paralytischen Ileus** sind die Darmgeräusche primär immer spärlich, schließlich kommt es bei stark geblähtem Abdomen zum völligen Sistieren der Peristaltik; Winde gehen nicht ab. Zu Erbrechen von galligem Sekret oder fäkulentem Darminhalt kommt es beim paralytischen Ileus erst relativ spät.

Der paralytische Ileus kann **konservativ** durch Maßnahmen behandelt werden, die die Darmtätigkeit anregen (Einlauf, Parasympathomimetika usw.). Voraussetzung dafür ist, daß der paralytische Ileus nicht reflektorisch auf dem Boden einer Entzündung z. B. infolge Darmverletzung mit Peritonitis, Corpus alienum etc. entstanden ist. In diesen Fällen muß auch beim paralytischen Ileus laparotomiert werden. Bei älteren Patientinnen kann der paralytische Ileus auch auf dem Boden einer Durchblutungsstörung des Darmtrakts mit Infarzierung entstehen. Diese lebensbedrohliche Komplikation wird in der Regel erst intraoperativ gestellt, wenn es unter konservativen Maßnahmen nicht zu einer Besserung des Befindens kommt und die Situation eine Laparotomie notwendig macht.

Beim **mechanischen Ileus** ist die Peristaltik zunächst stark vermehrt und erheblich schmerzhaft, weil der Darm versucht, das Passagehindernis durch Hyperaktivität zu überwinden. Typisch sind kolikartige Schmerzen, die ein bis zwei Minuten anhalten und verstärkte Darmgeräusche bei der Auskultation. Erst sekundär läßt die Darmtätigkeit nach und führt schließlich zu bedrohlicher Totenstille bei der Auskultation. Der mechanische Ileus ist häufig im Dünndarm lokalisiert und dann in der Regel frühzeitig mit heftigem Erbrechen verbunden. Das Ausmaß der Erkrankung und die Schnelligkeit, mit der die Symptome zunehmen, korreliert mit dem Grad der Stenose.

Der mechanische Ileus bedarf primär einer **operativen** Intervention mit Beseitigung der Stenose. Individuell muß entschieden werden, ob betroffene Darmsegmente z. B. bei Nekrotisierung reseziert werden müssen.

Zugangswege bei akutem Abdomen

Für die Wahl des Zugangsweges bei akutem Abdomen kann es keine generellen Empfehlungen geben. Die größtmögliche Übersicht ergibt sich bei einer **medianen Laparotomie**, die je nach Hauptlokalisation der Beschwerden als Unter- oder Oberbauchlaparotomie begonnen werden kann und ggf. durch Umschneidung des Nabels erweiterbar ist. Bei entzündlicher Symptomatik ist dies im allgemeinen der Zugang der Wahl.[1] Eine diagnostische Laparoskopie ist in diesen Fällen nicht sinnvoll, weil bei diffuser Peritonitis mit verklebten Darmschlingen keine Übersicht zu gewinnen ist und die Gefahr von Sekundärverletzungen des an der Bauchwand adhärenten Darms groß ist.

Bei Blutungen in die Bauchhöhle, die heute sonographisch mit großer Aussagekraft erfaßt werden können, ist bei vermuteter gynäkologischer Ursache eine vorgeschaltete **Laparoskopie** gerechtfertigt. Nach Spülung der Bauchhöhle kann häufig die Blutungsquelle im Genitalbereich lokalisiert werden. In Abhängigkeit vom Befund kann sich die laparoskopische Versorgung der Blutung oder die Laparotomie anschließen. In diesen Fällen mit lokalisierter Erkrankungsursache ist auch eine Laparotomie über Faszienquerschnitt nach Pfannenstiel vertretbar, der gerade bei jungen Patientinnen kosmetische Belange berücksichtigt.

Bei **Relaparotomien** kann der Zugang zunächst über die vorhandene Laparotomiewunde erfolgen. Dies ist besonders dann sinnvoll, wenn der Zweiteingriff dicht auf den Ersteingriff folgt. Hier kommt es bei anderer Schnittführung fast immer auch zu einer Dehiszenz der alten Wunde. In der präoperativen Aufklärung sollte aber auf eine evtl. notwendige Erweiterung des Zugangswegs hingewiesen werden.

Primär chirurgische Krankheitsbilder erfordern teilweise andere Zugangswege, die sich aus der Eingrenzung des Krankheitsbilds ergeben können (z. B. Rippenbogenrandschnitt bei Gallenblasenerkrankungen).

[1] Bei entzündlicher Symptomatik ist die mediane Laparotomie im allgemeinen der Zugang der Wahl!

Inhalt*

- **Einleitung** 215
- **Schmerzmodelle** 215

- **Lumbale Schmerzzustände** 216
1   Anlagebedingte und degenerative Erkrankungen   217
2   Lumbale Schmerzzustände bei Osteoporose ...   218
2.1   Diagnostik 219
2.2   Therapie 220
3   Lumbale Schmerzzustände bei gynäkologischen Erkrankungen 220
4   Endokrinologisch vermittelte lumbale Schmerzzustände 221

- **Pelvine Schmerzzustände** 222
1   Chronische Unterbauchschmerzen als somatoforme Schmerzstörung 223
2   Gynäkologische Krankheitsbilder beim Chronic Pelvic Pain Syndrome 224
2.1   Endometriose 224
2.2   Adhäsionen 225
2.3   Die Rolle der Laparoskopie 225
3   Nicht-gynäkologische Krankheitsbilder beim CPPS 226
3.1   Gastrointestinale Erkrankungen 226
3.2   Urologische Erkrankungen 226
3.3   Muskuloskeletale Erkrankungen 227
4   Psychische Faktoren beim CPPS 227
4.1.   Mißbrauch als „Spezifitätskorrelat" des Konflikts   228
4.2   CPPS als Ausdruck von Alexithymie und Depression 228
5   Neuere Ansätze zu Definition, Diagnostik und Therapie 229

---

*Das Literaturverzeichnis findet sich in Kapitel 14, S. 314.

10 Pelvin-lumbale Schmerzzustände der Frau

R. Bodden-Heidrich

Einleitung

Pelvin-lumbale Schmerzzustände (siehe auch Band 9) treten bei Frauen mit multifaktorieller Genese gehäuft auf und führen zur Behandlung beim Hausarzt, Orthopäden sowie Frauenarzt. Schmerzzustand impliziert zunächst, daß es sich um mindestens **rezidivierende** Beschwerden mit hoher Neigung zur Chronifizierung handelt und somit auch die präventive, medizinische sowie gesundheitsökonomische Dimension bedeutsam ist. Davon zu unterscheiden sind akute Krankheitsbilder mit pelvin-lumbalen Schmerzen (z.B. Extrauteringravidität), die an anderer Stelle der Klinik der Frauenheilkunde ausführlich behandelt werden.

Schmerzen können pelvin oder lumbal in Abhängigkeit von Ursache und Ausstrahlung bestehen oder auch kombiniert. Mit der Differenzierung von Ursachen- und Wahrnehmungsort des Schmerzes muß mit in die Betrachtungsweise einfließen, daß orthopädische Ursächlichkeit zu „Bauchschmerz" führen kann (z.B. Facettensyndrom, pseudoradikuläre Schmerzen) und gynäkologische Krankheitsbilder „Rückenschmerz" beinhalten können, was sowohl auf einzelne Krankheitsbilder als auch auf endokrinologisch bedingte physiologische Zusammenhänge zurückzuführen ist.

In den folgenden Abschnitten werden zur erweiterten Einführung zunächst Schmerzmodelle skizziert, dann werden die lumbalen Schmerzen mit vornehmlich orthopädischen, aber auch gynäkologischen Faktoren mit klinischer Relevanz für Symptom, Differentialdiagnostik und Therapie dargestellt, und schließlich werden pelvine Schmerzen als „chronische Unterbauchschmerzen" bzw. Schmerzstörung mit organischen und psychischen Ursachen erörtert.

Schmerzmodelle

Pelvin-lumbale Schmerzzustände bei der Frau setzen in ihrer Betrachtungsweise ein Apriori von Vorstellungen zum Schmerz voraus. Zum besseren Verständnis des interdisziplinären Zusammenhangs seien zunächst Modelle zum Begriff Schmerz skizziert. Vorstellungen zum Phänomen Schmerz mit Entstehung, Weiterleitung, Projektion und Chronifizierung haben sich im Lauf der Zeit mit den Erkenntnissen aus der physiologischen und der pathosphysiologischen Forschung entwickelt. Sie werden auch durch die zugrundeliegenden geisteswissenschaftlichen und weltanschaulichen Rahmenbedingungen beeinflußt, die man unter dem Begriff „Leib-Seele-Problem" zusammenfaßt. Der Schmerzbegriff und seine Erforschung hat vor dem Hintergrund des skizzierten geisteswissenschaftlichen Hintergrundes einen analogen Weg hinter sich.

Descartes ist derjenige, der die Wechselwirkung und Beziehung zwischen Körper (res extensa) und Seele (res cogitans) physiologisch zu erklären versuchte. Sein materialistisches Verständnis legte ein Vorhandensein von Leitungsbahnen zugrunde: Leitungsbahnen für physischen Schmerz aus den verschiedenen Körperbereichen zum Gehirn. Das **Cartesianische Modell** geht von einer Schmerzwahrnehmung aus, deren Stärke proportional zum Ausmaß der Gewebsschädigung ist. Es werden hieraus Grundlagen für eine Schmerztheorie gelegt, die ausschließlich auf neurophysiologischen

Mechanismen beruhen. Schmerz entspricht einer Empfindung, bei der das Gehirn in einer passiven Art und Weise Reize von spezifischen Nervenfasern erhält. Ende des 19. Jahrhunderts wurde dieses System um die Erkenntnis von Rezeptoren und von verschiedenen Rezeptortypen (Spezifitätstheorie) weiterentwickelt. Allerdings konnten bestimmte klinische Phänomene wie z.B. der Phantomschmerz mit der Spezifitätstheorie immer noch nicht erklärt werden. Nicht nur durch Hautreize, auch durch Aktivität des sympathischen Nervensystems, sei es über akustische oder visuelle Reize, kann Schmerz entstehen.

Schließlich wurde die Vorstellung von spezifischen Schmerzrezeptoren und Nervenbahnen wieder verworfen, und man ging davon aus, daß alle Nervenendigungen als unspezifische Rezeptoren wirken und durch entsprechende Reize stimuliert werden können. Es entwickelten sich verschiedene Ansätze, die unter dem Begriff „Pattern-Theorie" subsumiert werden. Noordenbos [43] greift auf die Pattern-Theorie zurück und erweitert sie dahingehend, daß ein spezielles **Reiz-Kontroll-System** normalerweise die Summation sensorischer Reize verhindert und daß sich pathologische Schmerzsyndrome infolge einer Zerstörung dieses Systems durch Verletzung oder Erkrankung entwickeln. Dieses „Input-Kontroll-System" soll aus dicken und dünnen Nervenfasern mit je verschiedenen Eigenschaften bestehen. In diesen Systemen gelten psychologische Faktoren ausschließlich als Folgen des Schmerzes. Dabei konnten allerdings Psychosen und Schmerzsyndrome von Anhängern der Spezifitäts- oder Patterntheorie nicht erklärt werden.

Melzack und Wall [35] waren es, die mit ihrer **Gate-Control-Theorie** körperliche und seelische Prozesse bei Schmerz als eine interagierende „dualistische" Einheit verstanden. Im Unterschied zur Spezifitätstheorie geht die Gate-Control-Theorie nicht von schmerzspezifischen Bahnen aus. Zwei Kategorien afferenter sensorischer Fasern werden unterschieden: die dicken A-Beta-Fasern mit ihrem hemmenden Effekt auf die Impulsübertragung in der Substantia gelatinosa des Hinterhorns und die dünnen A-Delta- und C-Fasern mit ihrem verstärkenden Effekt auf den Schmerzprozeß, die das Schließen des „gates" hemmen. Die grundlegende Annahme der Gate-Control-Theorie besteht darin, daß in der Substantia gelatinosa des Rückenmarks eine Art „Tor"-Mechanismus existiert, der eine Übertragung eingehender Schmerzimpulse von den peripheren Nerven auf Bahnen des Rückenmarks reguliert. Darüber hinaus wird eine dynamische Bedeutung des Gehirns hervorgehoben.

Der zweite Teil der Gate-Control-Theorie beschreibt die Existenz supraspinaler absteigender Schmerzhemmsysteme. Bestimmte Bereiche des Gehirns übernehmen dabei Funktionen im Schmerzprozeß: der sensorische Kortex und Tractus neospinothalamicus übernehmen die sensorisch-diskriminativen Funktionen, während der zerebrale Kortex, das limbische System und der Hirnstamm für kognitive bzw. affektive Funktionen zuständig sind. Darüber hinaus gibt es einen Einfluß des Gehirns auf das spinale „Gate": ein spezialisiertes System dicker Fasern verbindet peripheres Nervensystem und zerebralen Kortex. Dieses zentrale Kontrollsystem kann den sensorischen Input beurteilen und den hemmenden Effekt auf das spinale „Gate" verstärken [17]. Nach Melzack und Wall [35] konnte damit das selektive Schmerzerleben durch das zentrale Kontrollsystem erklärt werden. Verschiedene Neurotransmitter (Serotonin, Endorphin) sind in diesen Prozeß involviert, und alles dies wird von psychischen Faktoren beeinflußt [36].

Eine dritte Hypothese der Gate-Control-Theorie beinhaltet die Aussage, daß aufsteigende Bahnen kognitive Prozesse anregen, die ihrerseits über kortigofugale Bahnen das spinale Torsystem beeinflussen können.

Die Gate-Control-Theorie hat erstmals neurophysiologische, psychophysiologische und psychologische Konzepte der Schmerzmodulation zu einem integrativen Schmerzkonzept zusammengefaßt.

Lumbale Schmerzzustände

Der lumbale Schmerz als Korrelat verschiedenster Erkrankungen ist aufgrund der hohen Inzidenz auch ein Problem von sozialmedizinischer Dimension. Bis zu 50% aller Patienten in einer orthopädischen Praxis werden wegen lumbaler Beschwerden, Kreuzschmerzen behandelt. Diese sind die Ursache von nahezu 25% aller krankheitsbedingten Arbeitsniederlegungen. Lumbale Schmerzen können vielfältige Ursachen haben, entsprechend groß ist die Zahl der medizinischen Fachgebiete, die sich mit diesem Symptom befassen: Allgemeinmedizin, Urologie, Chirurgie, Neurologie, Gynäkologie und Psychosomatik.

Anatomische Grundgegebenheiten [24] führen bei Veränderungen in der Folge zu erheblichen klinischen Beschwerden. Die Lendenwirbelsäule besitzt im allgemeinen 5 freie Lendenwirbel, 4 lumbale Bandscheiben und je eine Bandscheibe am thorakolumbalen sowie lumbosakralen Übergang. In Abhängigkeit vom Ausmaß der Lendenlordose sind die Bandscheiben ventral höher als dorsal. Von besonderer Bedeutung auch für das Verständnis des Schmerzes im Bereich der LWS ist die Lagebeziehung zwischen den Bandscheiben und den Zwischenwirbellöschern mit ihren Spinalnervenwurzeln. Das Kaliber der Nervenwurzeln nimmt nämlich an der LWS von kranial nach kaudal zu und erreicht bei L5 ein Maximum. Die Zwischenwirbellöcher werden im Bereich der LWS von dorsal durch die Facetten der Wirbelgelenke begrenzt. Während die Spalten der Wirbelgelenke L1 bis L4 in der Sagittalebene stehen, befinden sich die Gelenkflächen am lumbosakralen Übergang in der Frontalebene. Das lumbosakrale Zwischenwirbelloch ist dadurch besonders klinischen Veränderungen an den Gelenkfacetten ausgesetzt, und Stellungsänderungen der Wirbelgelenke können das Zwischenwirbelloch von dorsal her einengen, was vor allem für das Verständnis des Facettensyndroms mit projiziertem Unterbauchschmerz bedeutsam ist. In Tabelle 10-1 ist eine Übersicht über die orthopädischen Ursachen von lumbalen Schmerzen dargestellt. Die für den Frauenarzt klinisch relevanten Erkrankungen des Facettensyndroms als degenerative Veränderung, Osteoporose sowie gynäkologische Ursachen für lumbale Schmerzzustände werden sodann ausführlicher dargestellt.

1 Anlagebedingte und degenerative Erkrankungen

Zur klinischen Kommunikation seien folgende Beschreibungen bzw. **Definitionen der Schmerzbegriffe** vorangestellt:
- eine Dorsalgie entspricht einem Schmerz oberhalb der Kreuzregion
- die sog. Lumbago meint den akuten Kreuzschmerz („Hexenschuß")
- die Lumbalgie entspricht dem mehr chronisch anhaltenden, rezidivierenden Kreuzschmerz
- bei Ausstrahlung des Schmerzes ins Gesäß spricht man von einer Lumboglutealgie
- bei Ausstrahlung in die unteren Extremitäten von einer Lumboischialgie.

Bei den Erkrankungen der Wirbelsäule bzw. der Lendenwirbel-Kreuzbeinregion unterscheidet man die anlagebedingten von den degenerativen Ver-

Tab. 10-1
Orthopädische Ursachen für lumbale Schmerzzustände

- Angeborene Fehlbildungen und Entwicklungsstörungen
  - Lumbale und sakrale Variationen
- Deformitäten
  - Skoliose, Kyphose, Lordose
- Degenerative Veränderungen
- Knocheninfektionen
  - Tuberkulose, eitrige Infektionen
- Erkrankungen der Wirbelgelenke
  - chronische Polyarthritis
  - Spondylarthrose
  - Facettensyndrom
  - Spondylarthritis ankylopoetica
- Osteochondrose
  - Scheuermann-Erkrankung
- Mechanisch bedingte Erkrankungen
  - Bandscheibenvorfall
  - akute Lumbago
  - Spondylose
  - Spondylolisthesis
  - spinale Stenose
- Tumoren
  - Tumoren von Wirbelsäule, Rückenmark oder Nervenwurzeln
  - Metastasen anderer Tumorerkrankungen
- Chronische Überlastung
- Osteoporose
- Erkrankung der Iliosakralfugen

änderungen. Im **Übergang Lendenwirbelsäule-Kreuzbein** kommen besonders häufig **Varianten** vor: Sakralisation und Lumbalisation, allgemein benannt als lumbosakraler Übergangswirbel. In 30% der Fälle sind solche Veränderungen mit chronischen Rückenschmerzen verbunden. Des weiteren sind die Kyphose und die Skoliose zu nennen. Bei der Kyphose besteht eine fixierte dorsal-konvexe Krümmung der Wirbelsäule (z.B. Morbus Scheuermann), und bei der Skoliose besteht eine dreidimensionale Deformität der Wirbelsäule. 90% der Skoliosen sind idiopathisch. Darüber hinaus gibt es die Wirbelsäulenfehlhaltungen z.B. infolge eines funktionellen Beckenschiefstands oder einer Lumbalgie.

Unter den **degenerativen** Erkrankungen der Wirbelsäule, die für lumbosakrale Beschwerden verantwortlich sind, versteht man hauptsächlich die Chondrose, die Osteochondrose, die Spondylose und die Spondylarthrose. Bei der Chondrose besteht eine reaktionslose Höhenminderung des Zwischenwirbelraums, während bei der Osteochondrose zusätzlich eine vermehrte Sklerosierung der angrenzenden Grund- und Deckplatten der Wirbelkörper zu sehen ist. Bei der Spondylose kommt es zu reparativen Knochenzacken an den Wirbelkörperrändern, und bei der Spondylarthrose erscheint eine subchondrale Sklerosierung der Wirbelgelenke [44]. 95% aller orthopädischen Kreuzschmerzursachen sind degenerativer Natur.[1]

Das **lokale Lumbalsyndrom** entspricht allen klinischen Erscheinungen, die von degenerativen oder funktionellen Störungen lumbaler Bewegungssegmente ausgehen. Unter Lumbago versteht man die akute Form des lokalen Lumbalsyndroms [24]. Ursache für chronisch rezidivierende Kreuzschmerzen im Rahmen arthroligamentärer Kreuzschmerzen sind in erster Linie Elastizitäts- und Volumenänderungen der lumbalen Bandscheiben mit ihren sekundären Rückwirkungen auf Wirbelgelenke. Je nach Einstellung der LWS spricht man von Lumbalkyphose- oder Hyperlordosekreuzschmerz, dem sog. Facettensyndrom.

Als degenerative Erkrankung der LWS fällt insbesondere das **Facettensyndrom** ins Gewicht. Gemeint ist die Arthrose der Wirbelgelenke und die Reizung der gut innervierten Gelenkkapsel mit dem Auftreten pseudoradikulärer Schmerzen. Lange Zeit war dieses Syndrom als „Spondylarthrose" bekannt, bis Mooney und Robertson [40] den Begriff des „Facettensyndroms" geprägt haben.

Die beschwerdeauslösende **Hyperlordose** führt zu belastungsabhängigen Kreuzschmerzen, die vom Patienten im Gegensatz zu radikulären Schmerzen mit der flachen Hand „flächig" demonstriert werden. Als klinische Untersuchung empfiehlt sich der einfach durchzuführende **Vierertest**, der positiv ist. Darüber hinaus besteht ein lokaler Druck- und Klopfschmerz [24]. Es entsteht ein tief sitzender belastungsabhängiger Schmerz mit Ausstrahlung in die Oberschenkel und den Unterbauch. So resultiert aus orthopädischer Ursache ein pelviner Schmerz, der dann von Seiten der Patientinnen beim Frauenarzt vorgetragen wird und oftmals zu falscher, weil ausschließlich gynäkologischer Differentialdiagnostik führt. Werden dann gynäkologische Befunde mit konservativen und invasiven Untersuchungsmethoden erhoben, wird der gynäkologischen „Ursache" eine Kausalität zugemessen, die vor dem Hintergrund der orthopädischen Morbidität auch bezweifelt werden kann.

Hormonelle Einflüsse assoziiert mit Menstruation und Schwangerschaft haben einen Einfluß auf die muskuloskeletale Pathologie. Unabhängig von den objektivierbaren orthopädischen Ursachen werden neurophysiologische Mechanismen diskutiert, die die Schmerzwahrnehmung verstärken oder hemmen und eine Wirkung von Hormonen auf Schmerzwahrnehmung beinhalten. Lumbale Schmerzen sowie pseudoradikuläre Schmerzen im Unterbauch beim Facettensyndrom treten vermutlich östrogenbegleitet oder -induziert auf. Ähnlich wie an anderen Organen (z.B. der Brust) kommt es in östrogendominanter Phase zur Erhöhung des Turgors und Veränderung der Nervenleitgeschwindigkeit. Durch die Auswirkungen dieser Hormonbezogenheit werden die Beschwerden, die im Unterbauch als Substrat der pseudoradikulären Schmerzen im Bereich der Facettengelenke wahrgenommen werden, einer gynäkologischen Kausalität zugeschrieben.

Eine weitergehende systematische Einteilung der Lumbalsyndrome ist schwierig, da große Variabilität der Symptome bei den Patientinnen besteht. Dafür werden biochemisch-biomechanische Veränderungen der Bandscheibensubstanz, individuell unterschiedliche Ansprechbarkeit des zentralen Nervensystems und des peripheren Nervensystems auf äußere Reize sowie psychogene Faktoren verantwortlich gemacht. Untersuchungen zum Zusammenhang von Psyche und Wirbelsäule haben einen Zusammenhang zwischen Depressivität und Lumbalsyndrom ergeben [33].

2 Lumbale Schmerzzustände bei Osteoporose

Bei der Osteoporose handelt es sich um eine systemische Skeletterkrankung, die durch niedrige Knochenmasse und Störung der Mirkoarchitektur des Knochengewebes mit daraus folgender Zunahme der Knochenbrüchigkeit und erhöhtem Frakturrisiko charakterisiert ist. Bei Osteoporose besteht ein Mißverhältnis zwischen Knochenbildung und Knochenresorption mit der Folge einer negativen Knochenbilanz. Folgende **pathomechanische Zusammenhänge** werden zugrundegelegt: Die resorptive Hyperaktivität der Osteoklasten wird durch die Osteoblasten nicht mehr ausgeglichen (High-turnover-Osteoporose), von den Osteoblasten wird im Verhältnis zur normalen osteoklastären Resorption nicht ausreichend Knochensubstanz nachgebildet (Low-turnover-Osteoporose), ein Vitamin-D-Rezeptor-Gendefekt mit Folgen für die Vitamin-D-abhängige und vermittelte Osteogenese liegt vor. Tabelle 10-2 [44] zeigt Risikofaktoren für die Entstehung einer Osteoporose bzw. Vorliegen einer klinisch höhergradigen Osteoporose mit evtl. progredientem Verlauf.

Man unterscheidet die **primäre** Osteoporose (95%) von der **sekundären** Osteoporose (5%). Die juvenile oder adulte Form der idiopathischen Osteoporose ist von der postmenopausalen Osteoporose Typ I und der senilen Osteoporose Typ II zu

[1] 95% aller orthopädischen Kreuzschmerzursachen sind degenerativer Natur!

differenzieren. Bei den sekundären Osteoporosen liegen die Ursachen vorwiegend im Fachgebiet der Inneren Medizin: endokrine, metabolische Ursachen (z.B. Cushing-Syndrom, Hyperthyreose, Diabetes mellitus), iatrogene, medikamentöse Ursachen (Einnahme von Glukokortikoiden, Heparine, Schilddrüsenhormone, LH-RH-Analoga, Danazol, Laxanzien, Colestyramin), myelogen/onkologische Ursachen (multiples Myelom, lymphoproliferative Erkrankungen, Knochenmarkskarzinose), parainfektiöse immunologische Ursachen, Inaktivität, Immobilisation, hereditäre Bindegewebserkrankungen (Osteogenesis imperfecta, Marfan-Syndrom) sowie im Rahmen komplexer Osteopathien [44].

Im Hinblick auf die Aktivität der Osteoporose kann man folgende Merkmale unterscheiden: akut, chronisch, progredient, inaktiv, high turnover, low turnover. Die Erkrankung verläuft in Phasen und quantitativ zu wertenden **Stadien** ab:

- In Stadium 1 besteht eine präklinische Osteoporose, bei der eine Verminderung der Knochenmasse besteht, aber noch keine relevanten Rückenbeschwerden, keine Frakturen.
- In Stadium 2 spricht man von einer Borderline-Osteoporose, bei der bereits eine ausgeprägte Knochendichteminderung besteht, ein Osteoporoseverdacht bzw. Korrelat in der Nativröntgenaufnahme zu sehen ist, aber noch keine eindeutigen Wirbelkörperdeformierung oder -einbrüche bestehen.
- In Stadium 3 besteht die manifeste Osteoporose mit ausgeprägter Knochendichteminderung, chronischen Beschwerden und im Röntgenbild typischen Folgeveränderungen.

Etwa 40% aller Frauen in der Postmenopause leiden in Deutschland an einer präklinischen oder manifesten Osteoporose. Jede dritte Frau, die älter als 65 Jahre alt ist, erleidet eine oder mehrere osteoporosebedingte Frakturen, bei Frauen jenseits des 85. Lebensjahres jede zweite. In Deutschland treten pro Jahr 65 000 Schenkelhalsfrakturen als Folge einer Osteoporose auf [44].

Aufgrund der Hormonabhängigkeit der Osteoporose bei Frauen im höheren Alter ist der Frauenarzt spezifisch miteinbezogen in die Prävention, Diagnostik und Therapie der Osteoporose. Dabei ist ein **interdisziplinäres** Vorgehen (Orthopädie, Gynäkologie, Innere Medizin/Allgemeinmedizin) unbedingt erforderlich. Die für den Frauenarzt relevanten Kenntnisse zur Diagnostik und Therapie der Osteoporose sollen im folgenden dargestellt werden.

- weibliches Geschlecht
- höheres Lebensalter
- Östrogenmangel
- familiäre Belastung: Gendefekt?
- kalziumarme, phosphatreiche Ernährung
- Bewegungsarmut
- Noxen: Alkohol, Nikotin, Strahlen
- Habitus: schlank
- Magen-Dünndarm-Resektion
- Medikamenteneinnahme im Sinne einer sekundären Osteoporose
- internistische Erkrankungen

Tabelle 10-2
Risikofaktoren für Osteoporose

2.1 Diagnostik

Der **klinische** Untersuchungsbefund setzt zunächst bei den Angaben der Patientin an, die über diffuse, chronische Rückenschmerzen im LWS- und/oder BWS-Bereich unter körperlicher Belastung klagt, die im Tagesverlauf zunehmen. Richtungsweisend für den Frauenarzt sind zudem das Alter, die klinischen Korrelate zum eventuellen Hormonmangel sowie der Hormonstatus selbst. Patientinnen mit physiologischem Hormonmangel ohne lumbale Beschwerden sind im Rahmen der gynäkologischen Konsultation über die Risikofaktoren der Osteoporose allgemein und die speziellen Bedeutungen der Hormonsubstitution zu informieren. Die Familien- und Eigenanamnese ist dazu ebenso bedeutsam. Die präventive Bedeutung von Lebensführung, Ernährung, Bewegung und die protektive Funktion einer Hormonsubstitution sollten in einer ausführlichen Beratung vermittelt werden. Bei Vorliegen von lumbalen Schmerzzuständen vor allem im Zusammenhang mit in Tabelle 10-2 aufgeführten Risikofaktoren ist eine erweiterte Diagnostik erforderlich.

Die **laborchemischen** Untersuchungen werden dabei zumeist von einem Internisten/Allgemeinmediziner oder dem Orthopäden durchgeführt. Dazu gehört mit Bestimmung im Serum: BSG, Blutbild, Thrombozyten, Kalzium, Phosphat, Gamma-GT, alk. Phosphatase, Kreatinin, Elektrophorese, Ges.-Eiweiß sowie Kalzium im Urin. Bei Verdacht auf sekundäre Osteoporosen sind spezifisch ergänzende Untersuchungen erforderlich. In das Fachgebiet der Gynäkologie gehört die Bestimmung von: FSH (LH), Estradiol sowie Prolaktin bei Verdacht auf Ovarialinsuffizienz sowohl bei physiologischer als auch pathologischer Ovarialinsuffizienz in jüngerem Alter oder bei medikamenteninduzierter oder sekundärer endokrinologischer Funktionsstörung des Eierstocks bzw. der Hypothalamus-Hypophysen-Ovar-Funktionsachse.

Tabelle 10-3
Osteodensitometrieverfahren

- CT-Technik: axiale quantitative Computertomographie (QCT)
  - Messort: Spongiosa der Wirbelsäule
  - Für Primärdiagnostik: hohe Genauigkeit
  - Verwendung zur Verlaufskontrolle, wenn QDR oder DPA nicht verfügbar
- Photonenabsorption: Strahlung einer Röntgenquelle wird nach Durchdringen eines bestimmten Skelettareals gemessen
- Quantitative digitale Radiographie (QDR, Synonym: DXA)
  - Messort: Wirbelsäule, Hüfte, Radius
  - Methode der Wahl zur Verlaufskontrolle (höhere Messgeschwindigkeit, geringere Strahlenexposition)
  - Nachteil: Messverfälschungen möglich bei Skoliosen und frakturierten Wirbelkörpern
- Duale Photonen-Absorptiometrie (DPA)
  - Messort: LWS
  - Überlegenheit der QDR gegenüber der DPA: bessere räumliche Auflösung, kürzere Untersuchungszeit

Empfehlung zur Diagnostik der Osteoporose:
- Primärdiagnostik: BWS und LWS in zwei Ebenen, QCT und QDR
- Verlaufskontrolle: BWS und LWS in zwei Ebenen, QDR
- Kontrollintervalle: 1 Jahr

Zur Frühdiagnose ist das Röntgenbild ungeeignet [44]. Erst 30 bis 40% Verlust an Knochenmasse werden auf dem Röntgenbild erkannt. Die **Osteodensitometrie** erlaubt eine Aussage über den Knochenmineralgehalt, nicht aber über Störungen der Knochenarchitektur. Verschiedene Techniken und Verfahren sind dazu etabliert (Tab. 10-3). Bei entsprechender Klinik oder Verdachtsdiagnose erfolgen mit radiologischer Diagnostik obligat BWS- und LWS- Übersichtsaufnahmen in zwei Ebenen.

2.2 Therapie

Die medikamentöse Therapie sollte so früh wie möglich einsetzen und hat zum Ziel, Schmerzen zu lindern und das Frakturrisiko zu senken. Wiederum besonders für den Frauenarzt relevant ist der möglichst frühe Einsatz einer **Östrogengabe**. Es gilt: je früher der Einsatz, desto wirkungsvoller. Allerdings gilt für jeden Beginn der Therapie, daß ein Status quo zu halten ist. Die Dauer der Östrogensubstitution für eine wirksame Prophylaxe der Osteoporose beträgt mindestens 5 bis 10 Jahre.

Zur Basistherapie manifester Osteoporose gehört die Gabe von **Kalzium**. Die Remineralisierung des Skeletts ist jedoch mit Kalzium allein nicht zu erreichen. Als Prophylaxe und auch Therapie der Osteoporose Typ I und Typ II sowie bei der Steroidosteoporose kommen 1000 mg pro Tag zum Einsatz. Kontraindikationen bestehen lediglich im Hinblick auf Nierenleiden wie Nephrolithiasis und Hyperkalzämie. Mit zwingender Notwendigkeit einer Kalziumsubstitution gilt die **Fluorgabe** zur Steigerung der Knochenmasse durch gesteigerte Osteoblastentätigkeit. Die Indikation ist wiederum die Osteoporose Typ I und II, wie sie ja dem Frauenarzt begegnet. Es wird Natriumfluorid 50 mg pro Tag gegeben.

Zur Hemmung der Knochenresorption mit zusätzlich analgetischem Effekt wird **Calcitonin** eingesetzt. Die Indikation besteht bei einer frischen, osteoporosebedingten Fraktur mit heftigen Schmerzen, die Therapiedauer beträgt ca. 6 Wochen.

Verschiedene Indikationen bestehen für die **Vitamin-D-Gabe**: Osteoporose (Typ I und II) und Osteomalazie, Vitamin-D-Defizit, Verdacht auf Malabsorption, Steroidosteoporose. Es werden 1000 IE Vitamin-D-Äquivalent pro Tag gegeben. Von großer klinischer Bedeutung ist inzwischen die Gabe von **Biphosphonaten** zur Osteoklastenhemmung, wodurch eine Zunahme der Knochendichte und Abnahme der Frakturrate erreicht wird. Besonders bei der Osteoporose Typ I und II kommt dieses Mittel zum Einsatz (Didronel®) mit zyklischer Gabe und Kalziumsubstitution in jeweiliger Therapiepause [44]. Daß nicht nur präventiv, sondern auch therapeutisch Ernährung und Bewegung wesentliche Bestandteile der Behandlung darstellen, sei nochmals betont.

3 Lumbale Schmerzzustände bei gynäkologischen Erkrankungen

Höchstens 10 bis 20% aller lumbalen Schmerzzustände sind gynäkologisch bedingt. Schwierig ist, daß für die als Kreuzschmerzen wahrgenommenen Beschwerden mitunter kein morphologisches Substrat gefunden werden kann. Orthopädisch bedingter Schmerz in der Lumbosakralregion kann nur mit einer eingehenden klinischen Untersuchung unter Verwendung besonderer Methoden differenziert diagnostiziert werden, wobei oft ein Mißverhältnis zwischen Röntgenbild und klinischem Befund besteht. Tabelle 10-4 zeigt die gynäkologischen Erkrankungen, die mit lumbalen Schmerzen verbunden sein können. Neben den lumbalen Beschwerden in der Schwangerschaft und bei Deszensus, Retroflexio, Entzündungen, Endometriose sowie Uterus myomatosus sind lumbale Schmerzzustände in der Hauptsache bei

Metastasen gynäkologischer Tumoren zu beachten. Die Kausalität der benignen gynäkologischen Erkrankungen für die lumbalen Beschwerden ist umstritten und vor allem nicht sicher durch Operation erfolgreich zu behandeln.

Die häufigsten malignen Tumoren an der Wirbelsäule sind Metastasen, wobei mit 30% aller Wirbelsäulenmetastasen das Mammakarzinom das häufigste ist. Die Absiedelung von Skelettmetastasen entsteht fast immer auf hämatogenem Weg [44]. Knochenmetastasen können osteoblastisch, osteoklastisch oder als Mischform in Erscheinung treten. Beim Mammakarzinom finden sich z.B. häufig osteoblastische und osteolytische Partien nebeneinander.

Das **Kardinalsymptom** ist der Schmerz und sekundär die Bewegungseinschränkung. Im Bereich der Wirbelsäule führen Knochenmetastasen zu mitunter uncharakteristischen, tiefsitzenden Schmerzen. **Differentialdiagnostisch** schwierig ist der Umstand, daß die Filiae röntgenologisch erst relativ spät sichtbar werden und die Frühdiagnostik mittels Szintigraphie und Kernspintomographie geschehen muß. Komplizierend hinzu kommen konsekutive pathologische Frakturen, neurologische Ausfälle, Querschnittslähmung sowie Hyperkalzämien. Werden lumbale Schmerzzustände mit Korrelat von Wirbelkörpermetastasen diagnostiziert, müssen Orthopäden/Neurologen/Neurochirurgen die Stabilität beurteilen und interdisziplinär mit den Gynäkologen ein Therapiekonzept festlegen. Zum Einsatz kommt neben operativ möglichen oder notwendigen Behandlungen durch die Orthopäden oder Neurochirurgen die palliative Radiotherapie, die in etwa 80% Schmerzfreiheit erzielen kann, sowie ergänzende medikamentöse Therapien zur Rekalzfizierung, z.B. mit Ostac® (= Clodronat).

4 Endokrinologisch vermittelte lumbale Schmerzzustände

Lumbale Beschwerden bis hin zu erheblichen Schmerzzuständen werden neben den Blutungsstörungen, Fluor sowie Unterbauchschmerzen innerhalb der gynäkologischen Sprechstunde am häufigsten beklagt [5]. „Akzeptiert" werden solche Beschwerden im Zusammenhang mit der Physiologie des Zyklus, der Schwangerschaft und Geburt. Veränderte endokrinologische Bedingungen in Zyklusphasen und Schwangerschaft führen über den Einfluß auf die Gewebekonsistenz und ähnlich wie an anderen Organen z.B. der Brust in östrogendominanter Phase zur Erhöhung des Turgors und

- Lageanomalien des inneren Genitale, Deszensus
- Endometriose, insbesondere bei Befall des Lig. sacrouterinum
- Adhäsionen durch Entzündung oder Endometriose
- Entzündungen im kleinen Becken
- ossäre Metastasen bei gynäkologischen Tumoren, bes. Mammakarzinom
- urologische Erkrankungen als Nachbargebiet (z.B. tiefe Harnleitersteine)

Tabelle 10-4
Lumbale Schmerzzustände bei gynäkologischen Krankheitsbildern

Veränderung einer Nervenleitgeschwindigkeit. Lumbale Beschwerden und beim Facettensyndrom auch pelvine Schmerzzustände können somit die Folge sein.

Innerhalb der **Schwangerschaft** führen verschiedene Faktoren zu lumbalen Schmerzen. Die hormonvermittelte Gewebsauflockerung in den Iliosakralgelenken, der Symphyse, verstärkt durch eine Hyperlordose und Gewichtsveränderung mit Einfluß auf den Körperschwer- und Mittelpunkt, führt zu erheblichen Veränderungen der Statik und Belastungen des Weichteilapparates (Muskeln, Sehnen, Bänder). Bis über den Zeitpunkt der Geburt und der Rückbildung im Wochenbett hinaus halten diese Veränderungen und Beschwerden mitunter an. Einfache Gymnastik, Entspannungsübungen sowie Wassergymnastik oder Akupunktur können Linderung bewirken [23, 61]. In seltenen Fällen tritt im Wochenbett bei laktierenden Müttern eine manifeste Klinik und nachweisbare Osteoporose ein, die mehr als durch ernährungsbedingte Faktoren mit genetischer Disposition und zusätzlichen Faktoren in Verbindung stehen [6].

Für die endokrinologisch bedingten Veränderungen in der Schwangerschaft mit der Folge von lumbalen Schmerzzuständen gilt nicht nur der erhöhte Östrogenspiegel, sondern auch das **Peptidhormon Relaxin** als verantwortlich [25, 26, 31, 32]. Relaxin ist während der Schwangerschaft und vermutlich auch in der Lutealphase erhöht.

1926 hat Hisaw [20] als erster über den Zusammenhang von Relaxin und der Lockerung des intrapubischen Ligaments bei Schweinen unter Östrogeneinfluß publiziert. Übertragen auf den Menschen ergab sich die Frage, ob das erhöhte Relaxin (im Blut der Schwangeren zunächst) die Ursache für die bekannte Assoziation von Schwangerschaft und lumbalen Rückenschmerzen ist, was Studien bestätigen konnten.

Vom Modell endokrinologisch vermittelter lumbaler Schmerzen bei der Schwangeren (Östrogen, Relaxin) aus ergibt sich nunmehr die Frage, ob ein solcher Zusammenhang auch für phasenweise bestehende Rückenschmerzen innerhalb des **Zyklus** und vor allem bei Einnahme von hormonaler

Kontrazeption oder **Hormonersatztherapie (HRT)** besteht. Die Evidenz der von Patientinnen häufig geklagten lumbalen Beschwerden in Verbindung mit Zyklusphasen und Hormoneinnahme läßt einen solchen Zusammenhang vermuten. Für beide Indikationsbereiche, also auch in Bezug auf Frauen verschiedenen Alters, wurden Studien zu dieser Fragestellung durchgeführt:

Brynhildsen [13] und Wreje [62] führten epidemiologische Untersuchungen durch, die eine signifikante Erhöhung der Inzidenz von lumbalen Schmerzen bei Einnahme von Kontrazeptiva ergeben haben. Brynhildsen faßt zusammen: „Evidently many professionals dealing with oral contraceptives and low back pain believe that there is a relationship between oral contraceptives and low back pain, despite the lack of scientific evidence." [13] Lumbale Beschwerden und – in Bezug auf das Facettsyndrom – auch pelvine Beschwerden werden auch von Patientinnen unter Hormonersatztherapie geklagt. Selbst wenn die Patientinnen bereits hysterektomiert sind, werden Schmerzen lumbal und pelvin „wie bei der Menstruation" angegeben. Auch für die Einnahme von HRT wurden allerdings epidemiologische, nicht grundlagenwissenschaftliche Studien durchgeführt [14], mit dem Ergebnis, daß zwar nur eine geringe, aber dennoch signifikant höhere Inzidenz von lumbalen Schmerzen bei HRT-Einnehmerinnen im Vergleich zu Nonusers besteht, die zudem in der Regressionsanalyse unabhängig war von Beschäftigung, Noxen sowie körperlicher Betätigung („It is speculated that hormonal effects on joints and ligaments may be involved" [14]). Für den physiologischen Zyklus gilt die Übertragung dieser klinischen Hypothese bei Hormoneinnahmen: Östrogen- und Relaxinwirkung wurde inzwischen auch im peripheren Blut während des normalen Zyklus nachgewiesen und eine Assoziation zur Lutealphase festgestellt [22].

So kann eine hormonvermittelte Veränderung an den Wirbelgelenken und Wirbelzwischenräumen postuliert werden, die sowohl lumbale Schmerzen als auch lumbal verursachte pelvine Schmerzen (Facettenarthrose, Facettsyndrom) bei der Frau erklären.

Weitere Grundlagenforschung ist es dem klinischen Eindruck und seiner Bestätigung in epidemiologischen Untersuchungen zunächst noch schuldig, diesen Zusammenhang auch mit therapeutischen Konsequenzen näher zu klären.

Vor dem Hintergrund der klinischen Evidenz pelvin-lumbaler Schmerzzustände, vermittelt über eine Hormonwirkung bei Hormoneinnahmen (Kontrazeption, Hormonersatztherapie), phasenweise im physiologischen Zyklus sowie in der Schwangerschaft, ist es für den Frauenarzt unbedingt erforderlich, dieses Phänomen in die Betreuung der Patientin miteinzubeziehen.

Pelvine Schmerzzustände

In Anlehnung an die vorangegangenen Ausgaben der Klinik der Frauenheilkunde soll im folgenden Abschnitt auf Schmerzen im kleinen Becken eingegangen werden, die dem Frauenarzt in verschiedener Hinsicht begegnen.

Akute pelvine Schmerzen sind von chronischen oder chronisch rezidivierenden Schmerzen mit den entsprechenden Differentialdiagnosen zu unterscheiden. Tabelle 10-5 zeigt die Differentialdiagnosen zum akuten pelvinen Schmerz, auf deren Behandlung an anderer Stelle des Gesamtwerkes eingegangen wird. Chronischen Schmerzen im kleinen Becken können verschiedene gynäkologische, aber auch orthopädische, chirurgische sowie internistische Ursachen zugrundeliegen. Dem chronischen Unterbauchschmerz „ohne Organbefund" [37, 38] kann aus neuerer psychosomatischer Sicht kein eigenständiger nosologischer Begriff mehr zugestanden werden, da die erweiterte interdisziplinäre Sichtweise und die Klassifikation als „Schmerzstörung mit sowohl organmedizinischen als auch psychischen Faktoren" ein Krankheitsbild mit „sicher" ohne Organbefund nicht zulassen [7, 8]. Auf Tumor- bzw. karzinombedingte Schmerzen im kleinen Becken soll an dieser Stelle nicht weiter eingegangen werden, wobei die Differentialdiagnostik von Unterbauchschmerzen auch den Ausschluß eines tumorösen Geschehens beinhalten muß. Bezüglich Tumorerkrankungen sei auf den entsprechenden Band verwiesen.

Chronische Unterbauchschmerzen, international **Chronic Pelvic Pain Syndrome (CPPS)** genannt, treten innerhalb der Gynäkologie häufig auf und äußern sich in zyklusabhängigen oder auch zyklusunabhängigen Schmerzen. Chronische Unterbauchschmerzen machen ca. 15 bis 20% [51] aller Konsultationen in der ambulanten gynäkologischen Versorgung aus. Häufig erfolgen invasive Therapien mit Laparoskopien und Organentfernungen in frühem Lebensalter. So werden nahezu 40% aller Laparoskopien wegen Unterbauchschmerzen durchgeführt. In amerikanischer Literatur werden noch weitergehende epidemiologische Angaben gemacht, nach Lindheim [29] besteht bei Frauen im reproduktionsfähigen Alter eine Prävalenz von 15 bis 30% für das Chronische Unterbauchschmerzsyndrom. Unter 5325 Frauen waren nach Mathias [34] 16% vom CPPS betroffen. Epidemiologische Studien zur Prävalenz [63] in Deutschland und in Großbritannien fehlen.

Die **Definition** des CPPS bezieht sich auf verschiedene Merkmale: Die Dauer der Beschwerden, die organische Basis und die psychologischen Charakteristika der Schmerzen. Dabei wird ein Zeitraum von 6 Monaten zugrundegelegt, unabhängig davon, ob es einen Organbefund gibt oder nicht. Die Perspektive der Patientin entspricht häufig einer fixiert organmedizinischen Auffassung, weshalb invasive Behandlungsformen angestrebt werden, die bei langjährigen Verläufen aber doch nicht zur Besserung führen. Werden zwar einerseits vorrangig organmedizinische Therapien von den Patientinnen als einzige Hilfe gewünscht und erwartet, so hat eine qualitative Untersuchung an Endometriose-Patientinnen [11] doch gezeigt, daß auch in hohem Maß der Wunsch nach Kommunikation und psychosomatischer Betreuung besteht.

International hat sich beim CPPS ein multifaktorielles Krankheitsverständnis durchgesetzt, das in Deutschland bislang wenig beachtet und erst recht nicht in die klinische Praxis implementiert ist. Entweder es besteht eine einseitig organmedizinische Betrachtung, noch dazu eine einseitig gynäkologische, oder es liegt eine einseitig „psychosomatische" Sicht- und Behandlungsweise vor, die aber erst dort einsetzt, wo der „reine gynäkologische Organbefund" aufhört [37, 38].

1 Chronische Unterbauchschmerzen als somatoforme Schmerzstörung

Für das als CPPS definierte chronische Unterbauchschmerzsyndrom trifft die Schmerzstörung mit oder ohne „medizinischen Krankheitsfaktor" (meint: mit oder ohne Organerkrankung) zu, was einerseits der Sichtweise mit oder ohne Organbefund ähnelt, aber im Gegensatz dazu in jedem Fall die psychischen und organischen Anteile gleichberechtigt beachtet. Dagegen würde nach Molinski das eigentlich „psychosomatische" Krankheitsbild CPPS nur für die Fälle reserviert sein, für die kein Organbefund oder kein medizinischer Krankheitsfaktor (Formulierung der DSM IV) festgestellt werden kann [38]. Gerade das Ringen um die Monokausalität, sei es nur organisch oder, weil nicht organisch erklärbar, nur psychisch, hat sich in der klinischen Praxis keineswegs bewährt. Erforderlich

- Gynäkologie:
  - Extrauteringravidität
  - Abort
  - Ovarialtumoren: Stieldrehung, Ruptur
  - entzündliche Prozesse
  - akute Dysmenorrhö
  - Ovulationsschmerz
- Chirurgie:
  - Appendizitis
  - Divertikulose, -itis
  - entzündliche Darmerkrankungen mit akutem Schub
  - Inkarzerationen bei Hernien
- Urologie
  - Erkrankungen der Harnblase: Entzündung, Harnverhalt
  - Nephrolithiasis: Uretersteine

Tabelle 10-5
Differentialdiagnosen akuter pelviner Schmerzen

sind die Anwendung neuerer operationaler Diagnostikklassifikationen und die Erforschung der psychischen Anteile mit der Entwicklung sich daraus ergebender Konsequenzen für die klinische psychosomatische Betreuung solcher Patientinnen.

Im Zuge der Entwicklung operationaler Diagnostik im Rahmen der Klassifikation nach **DSM IV** der American Psychiatric Association (Diagnostic and Statistical Manual of Mental Desorders) [16] bzw. **ICD-10** (International Classification of Diseases) [21] wird das Chronische Unterbauchschmerzsyndrom (Synonyme: Pelvipathie, Pelipathiesyndrom, international chronic pelvic pain syndrome) als eine **Form der somatoformen Störung** aufgefaßt, mit folgenden Subgruppen: „Somatisierungsstörung 300.81 (ICD-10: F45.0), undifferenzierte somatoforme Störung 300.81 (ICD-10: F45.1), Schmerzstörung mit psychischen Faktoren 307.80 (ICD-10: F45.4) und Schmerzstörung mit sowohl psychischen Faktoren als auch einem sog. medizinischen Krankheitsfaktor, meint Organerkrankung 307.89 (ICD-10: F45.4)".

Die Klassifikationsmodelle der DSM IV und ICD 10 bringen dabei nicht zum Ausdruck, worin das Verhältnis zwischen Organerkrankung und psychischem Befund besteht. Denkbar sind:

- die **Komorbidität** im Sinne des voneinander unabhängigen Bestehens
- ein Verhältnis von systematischem inneren Zusammenhang, bei dem der **Schmerz als Ausdruck nicht wahrgenommener Affekte** zu verstehen ist, oder aber
- das Verhältnis von psychischem Befund zur Organerkrankung als eine **Folgewirkung** der Erkrankung.

Innerhalb der nosologischen Einteilung des chronischen Unterbaucherzsyndroms als Schmerzstörung bzw. Subtyp der somatoformen Störung wird keine Kausalität zwischen Psyche und Soma unterstellt, sondern höchstens die Gewichtung einer gewissen Rolle („Hauptrolle" oder „wichtige Rolle") für Beginn, Schweregrad, Exazerbation oder Aufrechterhaltung der Beschwerden vorgenommen. DSM IV: 307.80: Psychischen Faktoren wird eine Hauptrolle, DSM IV: 307.89: es wird ihnen eine wichtige Rolle für Beginn, Schweregrad und Aufrechterhaltung der Schmerzen zugemessen, gleichberechtigt wie den organmedizinischen Faktoren im Sinne der Komorbidität bei 307.89. Diese Sichtweise der Schmerzsyndrome aus dem Blickwinkel der operationalen Diagnostik erleichtert einen ersten Zugang zum diagnostischen Procedere auch bei Vermittlung an die Patientin. Alle Faktoren müssen miteinbezogen werden.

Im Gegensatz zu der über Jahre aufrechterhaltenen Klassifikation in „mit und ohne Organbefund", „organische versus idiopathische Unterbauchschmerzen", „Unterbauchschmerzen sine materia" [37, 38] erweisen sich die operationalen Diagnostikschemata vor allem im klinischen Dialog mit dem Organmediziner als besser anwendbar. Für den psychischen Anteil ist es für den psychosomatisch weiterbehandelnden Gynäkologen oder Psychotherapeuten sinnvoll und notwendig, die am Neurosenmodell orientierte Diagnose mit Relevanz für Indikation und Prognose zu entwickeln. Die **biopsychosoziale Anamnese** und der **psychodynamische Befund** sollen dabei zur am Neurosenmodell orientierten Diagnose führen, die damit Aussagen zu Genese, Prognose und Behandlungsindikation impliziert.

Die somatische Abklärung der möglichen sog. „medizinischen Krankheitsfaktoren" als Organerkrankungen sollte in einem interdisziplinären, über die Gynäkologie hinausgehenden Zusammenhang vernetzt sein. Ob sich der Schmerz dann ausschließlich durch den erhobenen Befund und die gesicherte Diagnose erklären läßt, ist abschließend nur innerhalb des individuellen psychosomatischen Zusammenhangs der Patientin zu bewerten.

Gynäkologische und nicht-gynäkologische Ursachen liegen dem CPPS als mögliche Organerkrankungen zugrunde. Bei den **gynäkologischen Ursachen** gelten folgende Krankheitsbilder als beteiligt: Endometriose, Adhäsionen, Zysten, Pelvic Inflammatory Disease (PID) [41] und Pelvic Congestion Syndrome (PCS) – pelvine Varikosis und Endosalpingiosis. Auch werden Senkungen des Beckenbodens für Unterbauchschmerzen verantwortlich gemacht [7].

Nicht-gynäkologische Ursachen müssen bei diesem multifaktoriellen Krankheitsbild ebenso beachtet werden: gastrointestinale Erkrankungen wie z.B. das „Irritable Bowel Syndrome" (IBS) oder Laktoseintoleranz, urologische, chirurgische sowie muskuloskeletale Erkrankungen kommen hinzu.

Für die psychosomatische Sichtweise, Diagnostik und Therapie pelviner Schmerzzustände ist nach neuerer nosologischer Auffassung sowohl die interdisziplinäre organmedizinische Differentialdiagnostik als auch eine biopsychosoziale Diagnostik erforderlich.[1] Im folgenden soll es zunächst um die spezifischen organmedizinischen Faktoren und dann um die psychologischen Implikationen bei chronischen pelvinen Schmerzzuständen gehen.

2 Gynäkologische Krankheitsbilder beim Chronic Pelvic Pain Syndrome

Im folgenden sollen die mit dem CPP-Syndrom in Verbindung stehenden häufigsten gynäkologischen Ursachen (Tab. 10-6) erläutert werden. Die Inkonsistenz von Ausprägung der jeweiligen Erkrankung und subjektiv erlebtem Schweregrad des CPP-Syndroms bzw. der Schmerzen mag bereits darauf hindeuten, daß kein alleiniger Ursache-Wirkungs-Zusammenhang vorliegt.

2.1 Endometriose

Mit chronischen Schmerzen gehört die Endometriose neben den Adhäsionsbefunden zu den häufigsten Diagnosen des CPPS. Klinische Beobachtungen ergeben, daß bislang die bestehenden Theorien nicht ausreichend erklären, warum anscheinend stadienunabhängig Schmerzen bestehen oder aber vollkommen fehlen können. Wie auch beim CPPS ist die Beziehung zwischen Schmerz und organischem Befund unklar.

Zur Frage der Beziehung zwischen **Endometriosestadium** und Schmerz bzw. Schmerzwahrnehmung und Empfindung wurden zahlreiche Studien [3, 42, 49, 55, 58] durchgeführt. Es gibt Studien, die keine Korrelation zwischen Schweregrad und Schmerzsymptomatik finden [58]. Untersuchungen haben ergeben, daß differenzierte Formen der Endometriose als Subtypen mit dem Schmerz korrelieren: Dyspareunie bei Befunden an

---

[1] Für die psychosomatische Sichtweise, Diagnostik und Therapie pelviner Schmerzzustände ist nach neuerer nosologischer Auffassung sowohl die interdisziplinäre organmedizinische Differentialdiagnostik als auch eine biopsychosoziale Diagnostik erforderlich!

Tabelle 10-6
Gynäkologische Krankheitsbilder beim CPPS

- Endometriose
- Adhäsionen
- Pelvic Inflammatory Disease (PID)
- Deszensus
- Zysten

spezifischen Orten (Septum rectovaginale) [58] und Unterbauchschmerz bei tief invasiven Herden [49]. Interessant ist, daß in der Studie von Stovall [55] das Stadium bei Erstdiagnose signifikant mit dem Ausmaß des Schmerzes assoziiert ist.

Zu **psychosomatischen Implikationen** der Endometriose gibt es in der Literatur folgende Ergebnisse:

Unter Anwendung vorwiegend von Interviews fand Collins [15], daß die Endometriose-Patientinnen mehr Konversionssymptome, häufig sexuell getönte Bezüge im Rorschach-Test sowie einen frühen Menarchezeitpunkt mit Rollenkonflikt zum Zeitpunkt der Menarche zeigten. Das Erleben der Menstruation war negativ besetzt, ebenso das Selbstbild als Frau. Affektiv ließ sich eine aggressive Haltung gegenüber Männern finden. Diese Aggressivität scheint nach Collins auch in der Dysmenorrhö als Selbstbestrafung Ausdruck zu erhalten. Die Endometriose-Patientinnen erlebten ein hohes Maß an Angst, schienen unsicher und versuchten, sozialen Erwartungen zu entsprechen. Der Kinderwunsch bei den Patientinnen erschien in Kongruenz zum Bemühen der Patientinnen, eine soziale Rolle zu erfüllen. An Abwehrmechanismen standen Verdrängung und Verleugnung im Vordergrund. Die Mütter wurden als wenig warmherzig und zurückweisend geschildert, es schien eine feindliche, aber abhängige Bindung an ein Mutterbild zu bestehen, das gleichzeitig verleugnet wird.

In einer qualitativ-inhaltsanalytischen Untersuchung [11] konnte über die Problematik der psychosexuellen Entwicklung und Identität hinausgehend ein **zentraler Aggressionskonflikt** herausgearbeitet werden, der intrapsychisch in der subjektiven Beschreibung des Schmerzes Ausdruck findet, sich interpersonell in den Beziehungen der Patientinnen im sozialen Umfeld zeigt und insbesondere für die Arzt-Patientin-Beziehung Bedeutung hat.

2.2 Adhäsionen

Unter Adhäsionen versteht man Verwachsungen zwischen inneren Organen oder zwischen Organen und dem parietalen Peritoneum.

Die **Ursachen** für Adhäsionen stehen im Zusammenhang mit perforierter oder entzündeter Appendix, früheren Operationen, Pelvic Inflammatory Disease (PID) [30], Endometriose und entzündlichen Darmerkrankungen. Adhäsionen treten immerhin nach ca. 60 bis 90% aller abdominalen Operationen auf. In operativen Fächern wird intensiv geforscht, um den Pathomechanismus von Adhäsionen zu verstehen und um Maßnahmen zur Prävention zu ergreifen [39]. Unabhängig von der biochemischen Genese von Adhäsionen erweist sich die operative Technik als wesentlicher Faktor für die Entstehung [50], so daß ein modifiziertes Vorgehen mit Minimierung des operativen Traumas und die Vermeidung von Einführen fremden Materials Adhäsionen nicht verhindern, aber doch mindestens reduzieren kann.

Als **adjuvante Therapie** werden Medikamente und Barrieremethoden angewendet. Nichtsteroidale-antientzündliche Medikamente, Kortikosteroide mit oder ohne Antihistaminergika kommen als Medikamente (intraoperativ als Flüssigkeit instilliert) in Frage. Experimentell versucht man auf das fibrinolytische System (z.B. Gewebe-Plasminogen Aktivator TPA) Einfluß zu nehmen. TPA in einem Carboxymethylcellulose-Gel appliziert, hat im Tierexperiment Adhäsionen effektiv reduziert [50]. Als mechanische Barriere wurde z.B. Interceed® eingesetzt [28].

Unabhängig von der Erforschung des Pathomechanismus im Hinblick auf eine mögliche Prävention bestehen unterschiedliche Meinungen darüber, inwieweit und in welchem Ausmaß Adhäsionen überhaupt zu Schmerzen führen. Die Präsenz von Adhäsionen entspricht keinem zuverlässigem Prädiktor für Unterbauchschmerzen [46, 47], es gibt Adhäsionen bei symptomatischen wie asymptomatischen Gruppen von Patientinnen. Es konnte auch keine Beziehung zwischen der Dauer und der Schwere von Schmerzen und der Ausdehnung und dem Ort der Verwachsungen [52] gefunden werden. Für die Adhäsionen bei Endometriose gilt ebenso, daß der AFS-Score nicht mit der Dauer und dem Ausmaß von Schmerzen korreliert. Daraus ergibt sich dann folgerichtig die Frage, inwieweit eine operative Adhäsiolyse wirksam und sinnvoll sein kann, zumal andere, neue Adhäsionen entstehen können und ein gewisser Circulus vitiosus in Gang kommt.

Psychosomatische Implikationen werden diskutiert [52] und sollten nach Peters [45] mit in die Indikationsstellung zur Laparoskopie einfließen.

2.3 Die Rolle der Laparoskopie

Innerhalb der Differentialdiagnostik gynäkologischer Erkrankungen bei chronischen Unterbauchschmerzen stellt sich, wie am Beispiel von Endometriose und Adhäsionen bereits deutlich geworden ist, die Frage nach der Rolle der Laparoskopie und der Indikationsstellung bei auch vorhandenen psychischen Implikationen, die inhaltlich weiter unten dargestellt werden. Der Stellenwert einer invasiven Diagnostik erscheint problematisch bei einer Häufigkeit laparoskopisch unauffälliger Befunde beim CPPS in der Literatur zwischen 1,7 und 37% [7]. Während Levitan et al. [27] bei 91% unauffälligen Befunden eine Priorität in der Dia-

¹Zur Differentialdiagnostik des CPPS gehört bei der primären Abklärung zum Ausschluß bzw. Auffinden einer speziellen Erkrankung die Laparoskopie!

gnostik und Behandlung psychiatrischer Ursachen sehen und die Routinelaparoskopie bei chronischen Unterbauchschmerzen ablehnen, sprechen sich die meisten für eine Indikation zur LSK aus [7, 12].

Zur Differentialdiagnostik des CPPS gehört bei der **primären Abklärung** zum Ausschluß bzw. Auffinden einer speziellen Erkrankung die Laparoskopie [7, 8].[1] Die erhobenen Befunde müssen der Patientin in ausführlichen Gesprächen vermittelt werden mitsamt des evtl. unauffälligen Befundes. Dabei ist es besonders wichtig, der Patientin in einem integriert psychosomatischem Vorgehen die multifaktoriellen Bedingungen ihrer Beschwerden zu erklären, damit sie einen laparoskopisch unauffälligen Befund in ihr Krankheitsbild und subjektives Krankheitserleben integrieren kann.

Adhäsionen und Endometriose sind die häufigsten Diagnosen, die der klinischen Untersuchung alleine vorenthalten bleiben. Erst die Laparoskopie zeigt den Situs. Die Indikation zur Laparoskopie ist eine wesentliche Weichenstellung beim CPP-Syndrom. Sie erfolgt im Spannungsfeld zwischen den beiden Extremen: Immer zuerst eine Laparoskopie zum Ausschluß organischer Ursachen, bevor an psychogene Faktoren zu denken ist, und Laparoskopie erst, wenn psychische Ursachen primär ausgeschlossen sind. Legt man eine psychosomatische Sichtweise zugrunde, bedeutet dies kein Zuerst und Danach, sondern setzt eine Interdependenz von Körper und Seele voraus. Eine **interdisziplinäre Diagnostik** unter Einschluß der organisch gynäkologischen, der organisch nicht-gynäkologischen Ursachen und der psychosozialen Befindlichkeit der Patientin wird zu einer Indikationsstellung führen, die die verschiedenen Determinanten des CPP-Syndroms mit einschließt.

3 Nicht-gynäkologische Krankheitsbilder beim CPPS

Publikationen, die ein multifaktorielles Modell der Pathophysiologie zum CPP-Syndrom [7, 8, 54] zugrundelegen, zeigen, daß nicht nur gynäkologische Erkrankungen vorliegen. Hinzu kommen differentialdiagnostisch koexistente Ursachen aus den Bereichen Gastroenterologie, Urologie, Chirurgie und Orthopädie (Tab. 10-7).

3.1 Gastrointestinale Erkrankungen

Es wird geschätzt, daß 7 bis 60% der Beschwerden, die dem Gynäkologen präsentiert werden, gastrointestinale Ursachen haben und besonders dem **Irritable Bowel Syndrome (IBS)** zugerechnet werden können. Das Irritable Bowel Syndrome ist eine Erkrankung, die mit einer Prävalenz von 10 bis 20% der Gesamtbevölkerung auftritt. Im Vordergrund stehen gastroenterologische Symptome, chronische Unterbauchschmerzen können fakultativ hinzukommen. Die Schmerzen sind krampfartig, assoziiert mit Völlegefühl und dem Eindruck von inkompletter Entleerung der Ampulle nach der Defäkation. Es gibt Beziehungen zur Ernährung, mitunter geben die Patientinnen wechselndes Stuhlverhalten zwischen Verstopfung und Diarrhö an. Ferner wird Dyspareunie beklagt. Die Beschwerden des IBS können zum Zeitpunkt der Menstruation exazerbieren, weshalb dann zumeist vorrangig an ein gynäkologisches Krankheitsbild gedacht wird. Abzugrenzen ist das IBS von Darmerkrankungen mit nachweisbaren organischen Veränderungen wie bei den entzündlichen Darmerkrankungen (Morbus Crohn, Colitis ulcerosa, infektiöse Enterokolitis). Ebenso sind Laktoseintoleranz und selten eine Porphyrie ursächlich für Unterbauchbeschwerden. Dem CPPS ähnlich ist das IBS korrelierend zu psychischer Befindlichkeit. Es gibt symptomatische Überschneidungen; psychosoziale Faktoren einschließlich Depressivität, Somatisation, Substanzmißbrauch und Mißbrauchserfahrung sind in den beiden Gruppen IBS und CPPS ähnlich [7].

3.2 Urologische Erkrankungen

Schon im gemeinsamen embryologischen Ursprung deutet sich die anatomische und funktionelle Nähe gynäkologischer Organe zu den Organen des ableitenden Harntrakts an. Entzündungen der Harnblase, insbesondere die interstitielle Zystitis, sind nicht selten Ursache von Unterbauch-

Tabelle 10-7
Nicht-gynäkologische Krankheitsbilder beim CPPS

- Innere Medizin/Gastroenterologie:
  - Porphyrie
  - Laktoseintoleranz
  - Irritable Bowel Syndrome (IBS)
  - chronisch entzündliche Darmerkrankungen
  - Divertikulose/-itis
- Urologie:
  - chronische Zystitis
  - interstitielle Zystitis
- Orthopädie (siehe auch Abschnitt „Lumbale Schmerzzustände"):
  - Facettensyndrom mit pseudoradikulären Schmerzen im Unterbauch
- Chirurgie:
  - chronische Appendizitis
  - Hernien
  - andere Darmerkrankungen

schmerzen [56], zumeist in Verbindung mit zusätzlichen Symptomen, die die Miktion betreffen: Algurie, Pollakisurie und Urge-Symptomatik. Insbesondere Chlamydien- und Mykoplasmeninfektionen sind auszuschließen. Des weiteren ist das Urethralsyndrom bekannt, dem sich mitunter kein organisches Korrelat zuordnen läßt. Hier werden ebenfalls psychosomatische Zusammenhänge in Erwägung gezogen, die entsprechend einer multifaktoriellen Genese ein multifunktionales Behandlungskonzept unter Einschluß auch psychotherapeutischen Vorgehens nach sich ziehen.

3.3 Muskuloskeletale Erkrankungen

Im Kontext des CPPS wird den sog. muskuloskeletalen Ursachen international eine wesentliche Bedeutung zugemessen [2], wenngleich dies im deutschsprachigem Raum bislang wenig Berücksichtigung findet. Dabei können einerseits additiv zu Unterbauchschmerzen lumbale Beschwerden auftreten und andererseits können Unterbauchschmerzen kausal durch das Facettensyndrom bedingt sein (siehe Abschnitt „Lumbale Schmerzzustände").

Unter dem **Facettensyndrom** versteht man vorwiegend die von den lumbalen Wirbelgelenken (Facetten) ausgehenden Kreuzschmerzen, welche als nicht-radikuläre Schmerzen in den Unterbauch ausstrahlen. Die beschwerdeauslösende Hyperlordose führt zu belastungsabhängigen Kreuzschmerzen, die von der Patientin im Gegensatz zu radikulären Schmerzen mit der flachen Hand „flächig" auf dem Unterbauch demonstriert werden. Muskuloskeletale und gynäkologische Schmerzen scheinen ähnlich, und da sie bei Frauen korrelierend zum Zyklus häufig verstärkt auftreten (siehe „Lumbale Schmerzzustände", Teil 4), führt der Weg meistens zum Frauenarzt. Pseudoradikuläre Schmerzen im Unterbauch beim Facettensyndrom treten vermutlich östrogenbegleitet oder induziert auf. Ähnlich wie an anderen Organen, z.B. der Brust, kommt es in östrogendominanter Phase zur Erhöhung des Turgors und Veränderung einer Nervenleitgeschwindigkeit. Durch die Auswirkungen dieser Hormonbezogenheit werden die Beschwerden, die im Unterbauch als Substrat der pseudoradikulären Schmerzen im Bereich der Facettengelenke wahrgenommen werden, einer gynäkologischen Kausalität zugeschrieben und einer entsprechenden Diagnostik zugeführt.

Untersuchungen zum Zusammenhang von Psyche und Wirbelsäule haben einen Zusammenhang zwischen **Depressivität** und Lumbalsyndrom ergeben, der sich mit dem Befund einer signifikant erhöhten Depressivität beim Chronic Pelvic Pain Syndrome deckt [33].

4 Psychische Faktoren beim CPPS

Zum besseren Verständnis der Psychosomatik bei chronischen Unterbauchschmerzen werden im folgenden die Modelle sowie Typika (Spezifität des Konflikts, Depressivität, Aggressionskonflikt) dargestellt.

Alexander [1] unterschied nach **psychoanalytischem Vorbild** Konversionssymptome von einer sog. Organneurose, bei der auf der Grundlage eines unbewußten Konflikts emotionale Spannung nicht abgeführt werden kann und es in einem zweiten Schritt zu irreversiblen organischen Erkrankungen kommt. Es wird im Unterschied zur Konversionsneurose (Freud) kein symbolischer Ausdruckscharakter zugemessen, sondern die Symptome entsprechen physiologischen Reaktionen, die den Konflikt begleiten, aber nicht entlasten.

Dieses Modell findet man bei Taylor [57] wieder, der bei chronischen Unterbauchschmerzen eine **Störung des autonomen Nervensystems mit Bezug zu Stimuli psychischer Art** annimmt. Die Durchblutungsmechanismen des inneren Genitale sind für Taylor sehr labil und können Störungen und damit Schmerzen verursachen. Ein einzelnes Organ (Brust, Uterus, Adnexe) kann davon betroffen sein, evtl. als Teil eines Syndroms. Dabei kommt es zum **Pelvic Congestion Syndrome** (PCS)/Blutstauung im kleinen Becken mit Dilatation der Gefäße, Hyperämie und Ödembildung, was in der ersten Phase noch reversibel ist.

Nach Taylor beeinflussen unterschiedliche Faktoren die Entstehung des Pelvic Congestion Syndroms: Entzündung, Östrogeneffekte (siehe Abschnitt „Lumbale Schmerzzustände", Teil 4), mechanische Faktoren sowie nervöse Stimuli. Die Durchblutung des kleinen Beckens bei der Frau wird wesentlich vom autonomen Nervensystem bestimmt und beeinflußt. Hält das Pelvic Congestion länger an, entsteht ein nicht reversibler Zustand: das „Congestion-fibrosis-Syndrom".

Das Modell zum chronischen Unterbauchschmerz mit Bezug zur vegetativen Neurose nach Alexander mit schließlich irreversiblen organischen Veränderungen wird seit Taylor allerdings nur innerhalb der Gruppe um Beard [4] dem Pelvic Congestion Syndrome zugeordnet. Beard hat dazu auch psychosoziale Zusammenhänge [18, 19] untersucht sowie grundlagenwissenschaftliche Forschung betrieben.

Mit Alexander findet man bei Taylor das Modell der **Organneurose** wieder, das von Beard aufgegriffen und auf die pelvine Kongestion als Korrelat für chronische Unterbauchschmerzen ohne weiteren pathologischen gynäkologischen Befund bezogen und gleichzeitig reduziert wird. Die Spezifität des Konflikts bzw. der emotionalen Spannung wird einerseits auf **geschlechtsspezifische Probleme** und andererseits auf **erlebten sexuellen Mißbrauch** bezogen und nach Fry auf die Subgruppe mit Pelvic Congestion noch einmal zugespitzt [18].

In diesen Modellen zeigt sich noch keine Ausweitung der Differentialdiagnostik auf andere nicht-gynäkologische Fachgebiete, und die Zusammenhänge erscheinen sehr fokussiert und eingeengt auf das Pelvic Congestion Syndrome mit psychosozialen Faktoren und Spezifität des sexuellen Mißbrauchs. International und vor allem auch im deutschsprachigem Raum spielt die Diagnostik zur pelvinen Varikosis keine Rolle. Die pathogenetische Bedeutung vor allem für den Schmerz ist bis auf die englische Schule sehr umstritten und findet daher auch keinen Raum in gynäkologischen Lehrbüchern sowie Laparoskopieschulen.

4.1. Mißbrauch als „Spezifitätskorrelat" des Konflikts

Im Lauf der achtziger Jahre wurde in der amerikanischen Literatur das CPPS zunehmend als psychosomatische Folge einer möglichen Mißbrauchserfahrung angesehen. Psychiater und Gynäkologen führten dazu zahlreiche Studien durch [9, 48, 59]. Das CPPS muß dabei mit dem sog. PTSD (Post Traumatic Stress Disorder) in Verbindung gebracht werden. Dabei scheint methodisch zunächst problematisch, wie Mißbrauch definiert und welche Art von Mißbrauch gemeint ist. Die einzelnen Studien beschreiben zwar ihre Einschlußkriterien und Evaluationsinstrumente, aber letztlich bleibt die Frage nach einer möglichen spezifischen Beziehung zwischen Mißbrauchserfahrung und CPPS unbeantwortet. Sexueller oder physischer Mißbrauch korrelieren auch mit anderen chronischen Schmerzsyndromen wie chronischen Rückenschmerzen, Muskelschmerzen und sonstigen Beschwerden. Eine höhere Inzidenz chronifizierter Beschwerden, die körperlich nicht hinreichend erklärbar sind, besteht generell bei Menschen nach Mißbrauchserfahrungen.[!] In Studien [9, 48, 59] mit schmerzfreien Patientinnen als Kontrollgruppen zeigt sich übereinstimmend die Tatsache, daß Patientinnen mit Mißbrauchserfahrungen signifikant höhere Scores für Somatisation aufweisen und über chronische Schmerzsyndrome klagen. Darüber hinaus sind affektive Störungen mit Depression und Angst häufiger. Als psychosoziale Faktoren fallen die Bedingungen der einzelnen Familienstrukturen ins Gewicht.

Im gynäkologischen Bereich zeigen sich mögliche somatisierte Auswirkungen des psychosexuellen Traumas beim chronischen Unterbauchschmerzsyndrom. Während in den USA dazu wissenschaftliche Untersuchungen durchgeführt wurden, wird die Problematik des Mißbrauchs in Deutschland bislang wenig beachtet. In der psychiatrischen Literatur wird die Abuse-Problematik allerdings auf Schmerzen ohne erklärbaren organmedizinischen Grund bezogen [59]. Bringt man das CPP-Syndrom über die „Konfliktspezifität" mit erlebtem Mißbrauch (körperlich oder sexuell) in Verbindung und erwägt die diagnostischen Kriterien der posttraumatischen Belastungsstörung als PTSD (Posttraumatic Stress Disorder), so fehlen wesentliche Kriterien (DSM IV: 309.81/ICD-10: F43.1) für eine isolierte Zuordnung: Für die Gruppe D der anhaltenden Symptome erhöhten Arousals, von denen mindestens zwei vorliegen müssen, gilt, daß diese zumeist nicht vorhanden sind (Schwierigkeiten ein- oder durchzuschlafen, Reizbarkeit oder Wutausbrüche, Konzentrationsschwierigkeiten, übermäßige Wachsamkeit, übertriebene Schreckreaktion). Somit ergibt sich die Frage, ob überhaupt eine Klassifikation des CPPS bei vorhandenem Mißbrauchserleben in der Vergangenheit mit PTSD vorgenommen werden kann oder sollte. Stehen andere psychische Störungen im Vordergrund, z.B. eine somatoforme Störung, erscheint höchstens eine zusätzliche Codierung mit PTSD sinnvoll.

Bei Forschungen zum Mißbrauchserleben sind über die Fragen zu Definition und Methoden hinausgehend medizinethische Implikationen zu beachten. Es stellt sich das Problem der Retraumatisierung aufgrund der Befragung selbst, insbesondere wenn sie – wie in den USA so durchgeführt – mittels Telefoninterviews oder Fragebögen bzw. einmaliger Interviews ohne eine vertraute therapeutische Beziehung stattfinden: „Does the study of victimization revictimize the victims", fragt Walker [60].

4.2 CPPS als Ausdruck von Alexithymie und Depression

Insbesondere Professor Molinski, ehemaliger Leiter des Arbeitsbereichs Psychosomatik an der Universitäts-Frauenklinik Düsseldorf, betonte gleiche Verhaltensweisen bzw. Persönlichkeitstypen, die Patientinnen mit chronischen Unterbauchschmer-

---

!Generell besteht bei Menschen nach Mißbrauchserfahrungen eine höhere Inzidenz chronifizierter Beschwerden, die körperlich nicht hinreichend erklärbar sind!

zen verbinden [37, 38]. Er geht bei seinen Beobachtungen jedoch ausschließlich von Patientinnen aus, die chronische Unterbauchschmerzen „ohne Organbefund" haben.

Die Patientinnen seien ausgesprochen affektverleugnet und depressiv. Auffällig sei vor allem, daß sie ihre psychische Befindlichkeit nicht spüren, nicht reflektieren und auch sonst nicht darüber reden können. Molinski bezeichnete dies als **„Verleugnete Depression"**. Seine stationäre Behandlung von Patientinnen mit chronischen Unterbauchschmerzen ohne Organbefund bestand dementsprechend in der Gabe von Antidepressiva und Psychotherapie. Er beobachtete dabei, daß erst mit Einsetzen der antidepressiven Wirkung ein vertieftes Gespräch möglich war. Seine klinischen Beobachtungen kommen denen des **Alexithymiemodells** am nächsten, welches folgende vier Merkmale hat:

- Einschränkung der Phantasiefähigkeit und des operationalen Denkens
- Unfähigkeit, erlebte Gefühle auszudrücken, anstelle von Gefühlen werden körperliche Reaktionen beschrieben
- Scheinbar sind psychosomatische Patientinnen (Patienten) gesellschaftlich sehr angepasst
- bei Verbleiben auf symbiotischer Stufe und damit mangelhafter Subjekt-Objekt-Differenzierung besteht eine Unfähigkeit zu optimaler Objekt- und Übertragungsbeziehung.

Die primitiveren Abwehrmodifikationen mit aggressiven und autodestruktiven Tendenzen zeigen sich dann im Schmerzerleben. „Schmerzen sind, als wenn mir jemand ein Messer in den Bauch stößt", „mir jemand alle Eingeweide herausreißt" [11]. Sie zeigen sich vor allem im Umgang mit dem eigenen Körper und seiner Erkrankung, von der angenommen wird, daß nur Operationen helfen. Seelisch verursachte körperliche Schmerzen werden bei Molinski als Depressionsäquivalente verstanden, wobei verschiedene Formen der Depression zu unterscheiden sind. Bezog sich in früherer Zeit und zum Teil auch in Publikationen bis in die 90er Jahre die Depression und ihre Sonderform der larvierten bzw. verleugneten Depression auf den chronischen Unterbauchschmerz ausschließlich ohne Organbefund [37, 38], so zeigen Studien seit den 80er Jahren, daß es für die psychischen Implikationen beim CPPS keinen signifikanten Unterschied gibt, ob mit oder ohne Organbefund [7]. Die Schmerzsymptomatik verstanden als Ausdruck nicht wahrgenommener depressiver Affekte entspricht eher einem systematischen inneren Zusammenhang, wobei auch die Möglichkeit depressiver Verstimmung als Folge der Erkrankung in Betracht gezogen werden muß. Schließlich ist auch eine Komorbidität denkbar mit Vorkommen beider Erkrankungen unabhängig voneinander.

5 Neuere Ansätze zu Definition, Diagnostik und Therapie

Es ergeben sich mittlerweile neue Ansätze für die Definition, Diagnostik und Therapie chronischer Unterbauchschmerzen als CPPS. Mit den Klassifikationen DSM IV oder ICD-10 können diese Krankheitsbilder zunächst als Schmerzsyndrome mit sog. „medizinischen Krankheitsfaktoren (DSM IV)" (Organerkrankungen) und psychischen Faktoren neutral aufgefaßt werden. Die medizinischen Faktoren (Organerkrankungen) beziehen sich dabei wie beschrieben auf gynäkologische, orthopädische, internistische sowie urologische Erkrankungen. Es wird dabei keine Kausalität zwischen Psyche und Soma unterstellt, sondern höchstens die Gewichtung einer gewissen Rolle („Hauptrolle" oder „wichtige Rolle") für Beginn, Schweregrad, Exazerbation oder Aufrechterhaltung der Beschwerden vorgenommen.

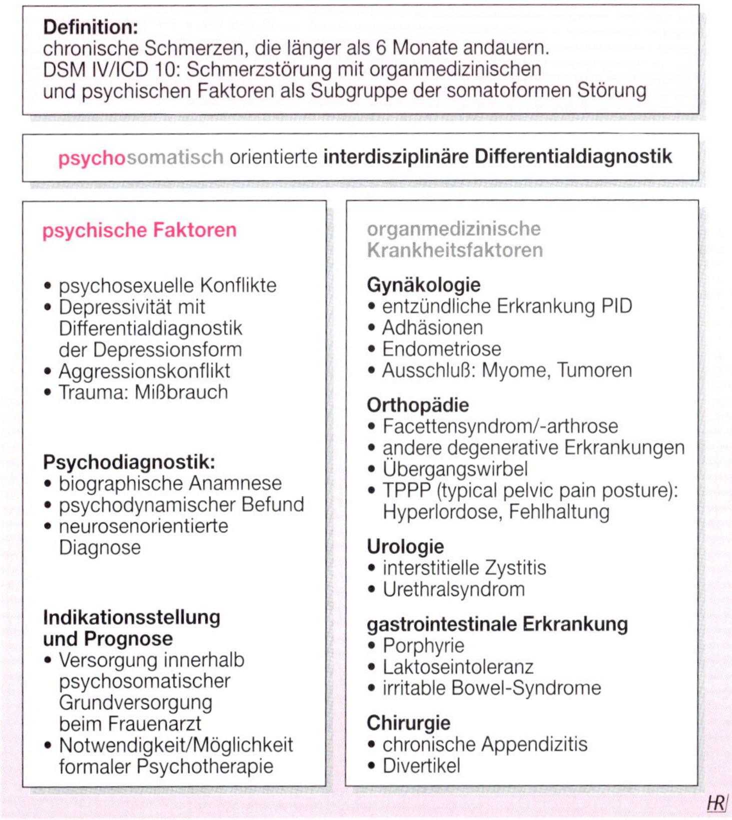

Abb. 10-1
Psychosomatisches Modell zum Chronic Pelvic Pain Syndrome.

Definition:
chronische Schmerzen, die länger als 6 Monate andauern.
DSM IV/ICD 10: Schmerzstörung mit organmedizinischen und psychischen Faktoren als Subgruppe der somatoformen Störung

psychosomatisch orientierte **interdisziplinäre Differentialdiagnostik**

psychische Faktoren
- psychosexuelle Konflikte
- Depressivität mit Differentialdiagnostik der Depressionsform
- Aggressionskonflikt
- Trauma: Mißbrauch

Psychodiagnostik:
- biographische Anamnese
- psychodynamischer Befund
- neurosenorientierte Diagnose

Indikationsstellung und Prognose
- Versorgung innerhalb psychosomatischer Grundversorgung beim Frauenarzt
- Notwendigkeit/Möglichkeit formaler Psychotherapie

organmedizinische Krankheitsfaktoren

Gynäkologie
- entzündliche Erkrankung PID
- Adhäsionen
- Endometriose
- Ausschluß: Myome, Tumoren

Orthopädie
- Facettensyndrom/-arthrose
- andere degenerative Erkrankungen
- Übergangswirbel
- TPPP (typical pelvic pain posture): Hyperlordose, Fehlhaltung

Urologie
- interstitielle Zystitis
- Urethralsyndrom

gastrointestinale Erkrankung
- Porphyrie
- Laktoseintoleranz
- irritable Bowel-Syndrom

Chirurgie
- chronische Appendizitis
- Divertikel

Die **somatische Abklärung** der möglichen sog. „medizinischen Krankheitsfaktoren" als Organerkrankungen sollte in einem interdisziplinären, über die Gynäkologie hinausgehenden Zusammenhang erfolgen [10]. Ob sich der Schmerz ausschließlich durch den erhobenen Befund und die gesicherte Diagnose erklären läßt, ist nur innerhalb des psychosomatischen Zusammenhangs der individuellen Patientin zu sehen [8, 53].

Abschließend zeigt die Abbildung 10-1 Modell, Vorgehen zur Diagnostik und Therapie beim Chronic Pelvic Pain Syndrome. Die psychischen Faktoren müssen in jedem Fall eruiert und unabhängig von einem Organbefund gewichtet werden. Für die Behandlung der psychischen Faktoren klären neurosenorientierte Diagnosen die Indikation und Prognose zur Behandlung. Sollte in seltenen Fällen eine Indikation zur Anwendung von Antidepressiva bestehen, so sollte dies einem Psychiater überlassen werden [7, 8]. Im Gegensatz zu bisheriger klinischer Praxis müssen interdisziplinäre Differentialdiagnostik sowie Psychodiagnostik unter Berücksichtigung einer **Traumaanamnese** implementiert werden. Die Befunde der Depressivität beim chronischen Unterbauchschmerzsyndrom müssen erweitert werden um die Kenntnis und Abklärung eines im Schmerz wirksamen **intrapsychischen Aggressionskonfliktes** [7, 8], der enorme, vor allem negative Auswirkungen auf die Therapie haben kann bei Übertragung-Gegenübertragungs-Phänomenen, die nicht geklärt, reflektiert und miteinbezogen werden.

Inhalt*

■	**Einleitung**	233
1	Kurorte, Frauenheilbäder	233
■	**Wirkungen und Anwendungen natürlicher Heilmittel**	233
1	Peloide	236
1.1	Moor	236
1.2	Fango	237
1.3	Moorersatzstoffe	238
2	Wässer	238
2.1	Sole	238
2.2	Wässer	238
2.3	Trinkkuren	239
3	Heilgase	239
3.1	Kohlensäure	239
3.2	Sonstige Heilgase	240
■	**Weitere Verfahren in der gynäkologischen Balneotherapie**	240
1	Klimatherapie	240
2	Kältetherapie	240
3	Überwärmungstherapie	240
3.1	Bäder	241
3.2	Sauna	241
4	Diathermie	241
5	Kneipp-Therapie	241
5.1	Hydrotherapie	241
5.2	Bewegungstherapie	241
5.3	Phytotherapie	242
5.4	Ernährung	242
5.5	Ordnungstherapie	242
6	Massagen	242
6.1	Bindegewebsmassage	242
6.2	Unterwasser- und Gerätemassage	242
6.3	Lymphdrainage	242
7	Entspannungsmaßnahmen	242
8	Gesundheitsberatung	243

■	**Indikationen und Anwendungen**	243
1	Adnexitis und Folgezustände	243
1.1	Akute Salpingitis	243
1.2	Abklingende Salpingitis	243
1.3	Chronische Salpingitis	243
1.4	Zustand nach Salpingitis, Adhäsionen	244
2	Sterilität	244
2.1	Vaginale Faktoren	244
2.2	Zervikaler Faktor	244
2.3	Tubarer Faktor	244
2.4	Hormonaler Faktor, Ovarialinsuffizienz	244
3	Vegetativ-nervöse Störungen	244
3.1	Pelvic congestion	245
3.2	Parametropathia spastica	245
3.3	Reizblase	245
3.4	Reizung der vorderen Bauchdeckennerven (Ibrahim-Syndrom)	245
4	Klimakterische Beschwerden	245
4.1	Prämenopause	245
4.2	Postmenopause	245
4.3	Senium	246
5	Atrophische Veränderungen	246
6	Postoperative Adhäsionsprophylaxe	246
6.1	Frühbehandlung	246
6.2	Spätbehandlung	246
7	Zustand nach Karzinomtherapie	246
8	Schwangerschaftsbedingte Erkrankungen	246
■	**Kontraindikationen**	247
■	**Kuren**	247
1	Verordnung von Kuren	247
2	Antragsverfahren	248
3	Ärztliche Betreuung am Kurort	248
4	Behandlungskonzepte	248
	– Mögliche Behandlungsstrategien nach dem Gesundheitsreform-Gesetz 2000	249
	– Ziele und Handlungskonzepte in der (ambulanten) Vorsorge	249

---

*Das Literaturverzeichnis findet sich in Kapitel 14, S. 315.

11 Balneotherapie in der Gynäkologie

C. Goecke

Einleitung

Balneotherapie mit natürlich vorkommenden Heilmitteln wie Peloiden (z. B. Moor, Fango), Heilwässern (z. B. Sole, Thermen) und Heilgasen (z. B. Kohlensäure) findet im Rahmen der klassischen Naturheilkunde (Tab. 11-1) auch in unserem Fachgebiet eine größer werdende Nachfrage. So nehmen z. B. heute schon 85% der wegen eines Mammakarzinoms behandelten Frauen zusätzlich eine naturheilkundliche oder psychotherapeutische Behandlung in Anspruch.

1 Kurorte, Frauenheilbäder

In Deutschland zählen wir zur Zeit über 300 Kurorte, eingeschlossen heilklimatische und Kneipp-Kurorte. Fast 70 dieser Kurorte sind auch sog. Frauenheilbäder (Tab. 11-2), in denen vor allem unter Verwendung von Peloiden und Mineralwässern gynäkologische Erkrankungen behandelt werden. Voraussetzung für die Anerkennung als Frauenheilbad ist die Möglichkeit, ortsgebundene natürliche Heilmittel wie Moor, Sole oder Thermalwässer und eine fachspezifische ärztliche Versorgung anzubieten.

Unter Verzicht auf meist nur an einem Kurort vorkommende natürliche Heilmittel können auch wohnortnahe spezifische Anwendungen erfolgen. „Gesundheitszentren" bieten häufig die notwendigen Möglichkeiten. Mit der Gesundheitsreform 2000 tritt an die Stelle der bewährten Kur die stationäre und ambulante Rehabilitationsleistung unter Nutzung auch wohnortnaher Einrichtungen. Ambulante Vorsorgeleistungen (Prävention) werden in Zukunft nur noch in sehr begrenztem Umfang Leistungen der gesetzlichen Krankenkasse sein. Dieser Bereich ist daher vermehrt den privaten Initiativen vorbehalten. Er umfaßt Lebensqualität (Wellness), Geroprophylaxe und Krankheitsvorsorge (siehe Abschnitt „Kuren", Teil 4).

Tabelle 11-1
Stellung der Balneotherapie in der klassischen Naturheilkunde

- Hydro-, Thermotherapie
- Balneotherapie
- Physiotherapie und physikalische Therapie
  - Massagen
  - Bewegungstherapie
  - Gerätetherapie
- Phytotherapie
- Ernährungstherapie
- Ordnungstherapie

Wirkungen und Anwendungen natürlicher Heilmittel

Die natürlichen, ortsgebundenen Heilmittel der deutschen Kurorte sind die Peloide, die Heilwässer und die Heilgase. Ihre Wirkung besteht aus chemischen und physikalischen Effekten. Ein wichtiges Prinzip der Balneotherapie wie auch anderer naturheilkundlicher Anwendungen ist die **Steigerung der Durchblutung** (Abb. 11-1) durch Gefäßerweiterung. Durch Haut und Schleimhäute können anorganische und organische Substanzen in den Organismus aufgenommen werden und dort ihre spezifischen Wirkungen entfalten. Die physikalischen Eigenschaften der Heilmedien beruhen auf dem Wärmeaustausch, dem hydrostatischen Druck und dem Auftrieb im Bademedium.

11 Balneotherapie in der Gynäkologie

C. Goecke

Tabelle 11-2 *Heilbäder mit der Indikation „Frauenleiden"*

	Peloide	Sole	Thermen und Mineralwässer		Peloide	Sole	Thermen und Mineralwässer
Bad Aachen			x	Bad Muskau	x		
Bad Aibling	x		x	Bad Nenndorf	x	x	x
Baden-Baden			x	Bad Neustadt (Saale)	x	x	x
Bad Bentheim	x		x	Bad Oeynhausen		x	x
Blenhorst	x		x	Bad Orb	x		x
Bad Bocklet	x		x	Bad Peterstal-Griesbach	x		x
Bad Brückenau	x		x	Pretzich	x		
Bad Bucha	x		x	Bad Pyrmont	x		x
Bad Driburg	x		x	Randringhausen	x		x
Bad Düben	x			Bad Reichenhall	x	x	x
Bad Eilsen	x		x	Bad Rothenfelde		x	x
Bad Elster	x		x	Rothenuffeln	x		x
Bad Essen		x	x	Bad Salzdetfurth	x	x	
Bad Feilnbach	x			Bad Salzgitter		x	
Bad Freienwalde	x			Bad Salzschlirf	x	x	x
Füssen – Bad Faulenbach	x		x	Bad Salzuflen		x	x
Bad Gandersheim		x	x	Bad Sassendorf	x	x	
Bad Gögging	x		x	Bad Schmiedeberg	x		x
Bad Grund	x		x	Bad Schussenried	x		
Bad Harzburg		x	x	Bad Schwalbach	x		x
Bad Heilbrunn	x		x	Bad Schwartau	x	x	
Bad Hermannborn			x	Seebruch	x		x
Holzhausen	x		x	Senkelteich	x		x
Bad Kissingen	x		x	Bad Soden am Taunus		x	x
Bad Klosterlausitz	x			Bad Steben	x		x
Bad Kohlgrub	x			Bad Sülze	x	x	
Bad Kreuznach	x	x	x	Bad Tölz	x		x
Bad Laer		x		Bad Waldliesborn		x	x
Bad Lausick	x		x	Bad Waldsee	x		
Bad Liebenwerda	x			Bad Westernkotten	x	x	
Bad Liebenzell			x	Bad Wilsnack	x		
Lüneburg	x	x		Wulfersdingsen	x		
Bad Meinberg	x		x	Bad Wurzach	x		
Bad Münder		x	x	Bad Zwischenahn	x		x
Murnau	x						

Abb. 11-1 *Durchblutungssteigerung durch Vasodilatation als wichtiges Prinzip der Balneotherapie und anderer naturheilkundlicher Anwendungen.*

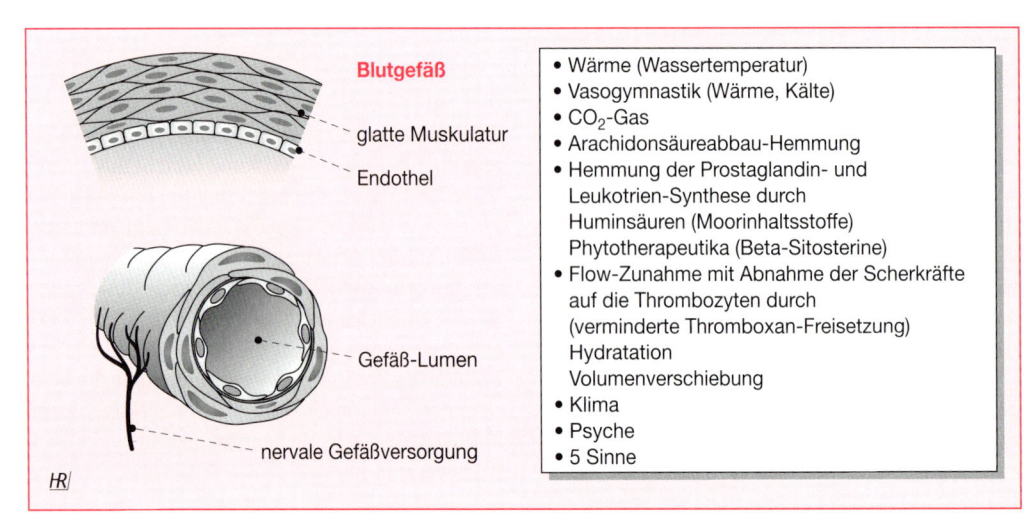

Blutgefäß
- glatte Muskulatur
- Endothel
- Gefäß-Lumen
- nervale Gefäßversorgung

- Wärme (Wassertemperatur)
- Vasogymnastik (Wärme, Kälte)
- CO_2-Gas
- Arachidonsäureabbau-Hemmung
- Hemmung der Prostaglandin- und Leukotrien-Synthese durch Huminsäuren (Moorinhaltsstoffe) Phytotherapeutika (Beta-Sitosterine)
- Flow-Zunahme mit Abnahme der Scherkräfte auf die Thrombozyten durch (verminderte Thromboxan-Freisetzung) Hydratation Volumenverschiebung
- Klima
- Psyche
- 5 Sinne

Tabelle 11-3
Gynäkologisch wirksame balneologische Anwendungen

Anwendungen	Wirkungsmechanismen	Gynäkologische Indikationen
Moorbreibad (Halbbad)	– schonende und intensive Wärmezufuhr, Resorption von Huminstoffen – Training körpereigener thermoregulatorischer Mechanismen – Hormonfreigabe, spasmolytischer Effekt, Vasodilatation, Stoffwechselanregung – Beschleunigung der Resorption von Exsudaten, Auflockerung des Bindegewebes	Sterilität verschiedener Ursachen, chronische Adnexitis, postoperative Infiltrate, Altersatrophie
Vaginale Moorbehandlung	– lokale Wärmezufuhr – Resorption wirksamer Moorsubstanzen – spasmolytische Wirkung – trophische Anregung	Sterilität, chronische Adnexitis, postoperative Infiltrate, Kraurosis vulvae, Altersatrophie, Adhäsionsprophylaxe
Fango	– lokale Wärmebehandlung mit intensiver kutiviszeraler Reflexwirkung in Head-Zonen – spasmolytischer Effekt – analgetischer Effekt	Sterilität, chronische Adnexitis, postoperative Infiltrate, fibroblastische Veränderungen, Altersatrophien
Solebad	– neurovegetative Umstimmung – Relaxation, Spasmolyse – Resorption von Exsudaten – Bindegewebeauflockerung	Sterilität, neurovegetative Dystonie, klimakterisches Syndrom, Altersatrophie
Vaginale Solespülung	– lokale Wärmezufuhr – spasmolytische Effekte – Vasodilatation	Sterilität, chronische Adnexitis, postoperative Infiltrate, Krauroris vulvae, Altersatrophie, klimakterisches Syndrom, neurovegetative Dystonie, Pessarträgerinnen
Thermalbad	– Training körpereigener thermoregulatorischer Mechanismen – Spasmolyse – Vasodilatation – Stoffwechselanregung – Beschleunigung der Resorption von Exsudaten – Auflockerung des Bindegewebes – Diuresezunahme	Sterilität verschiedener Ursachen, chronische Adnexitis, postoperative Infiltrate, Altersatrophie, fibroblastische Veränderungen nach Bestrahlung, klimakterisches Syndrom, Ödemausschwemmung, Hämodilution
CO_2-Gas	– periphere Durchblutungsförderung – intensive Relaxation – antihypertonische Wirkung – Euphorisierung – sexuelle Anregung	Sterilität, neurovegetative Dystonie, klimakterisches Syndrom, Dekubitusprophylaxe, leichte EPH-Gestose
Kneipp-Anwendungen	– intensive Anregung der vegetativen Zentren – Abhärtung – Vasogymnastik – Massagewirkung	klimakterisches Syndrom, neurovegetative Dystonie, chronische Adnexitis, Sterilität
Unterwassermassage	– intensive Massagewirkung bei guter Entspannung des Bewegungsapparates – intensive Anregung von Muskel- und Sehnenrezeptoren – Fazilitätswirkung – Beseitigung chronischer Schmerzsymptome	klimakterisches Syndrom, chronische Adnexitis, postoperative Infiltrate, adjuvante Wirbelsäulensyndrome
Bindegewebsmassage	– kutiviszerale Reflexbeeinflussung verschiedener innerer Organe – Beseitigung chronischer Schmerzsyndrome	klimakterisches Syndrom, neurovegetative Störungen
Diathermie	– lokale Stoffwechselsteigerung – Vasodilatation – resorptive Wirkung – Spasmolyse	chronische Adnexitis, postoperative Infiltrate
Liegekuren	– Verminderung der Meteorosensitivität – Relaxation und neurovegetative Beruhigung – unbewußtes Wahrnehmen von Klimazeitgebern	klimakterisches Syndrom, neurovegetative Dystonie

Die Anwendung dieser Heilmittel in der gynäkologischen Balneologie erfordert die Kenntnis ihrer Wirkungen und eine genaue Indikation (Tab. 11-3).

1 Peloide

Peloide sind sog. Lockersedimente. Man unterscheidet aquatische Lockersedimente (Torfe, Schlämme, Schlicke) und terrestrische Lockersedimente, wie Heilerden, Lehm, Mergel, vulkanischen Tuff (Eifelfango). Für die gynäkologische Balneotherapie haben die Torfe besondere Bedeutung. Man unterscheidet Nieder- und Hochmoortorfe.

1.1 Moor

Moore entstehen aus Pflanzenresten, die durch Sauerstoffmangel in vernäßtem Gelände nur unvollständig abgebaut wurden (Übersicht bei [16]). **Niedermoore** liegen im Einflußbereich des Grundwassers und entstehen vielfach aus versandeten Seen oder feuchten Senken. **Hochmoore** sind auf Niederschläge angewiesen und haben zum Grundwasser keine Verbindung. Entsprechend ihrer Entstehung haben die Moore eine unterschiedliche Zusammensetzung ihrer organischen und anorganischen Bestandteile. Der Wassergehalt liegt bei 90%.

Für ein 200-Liter-Moorbad werden etwa 140 kg Frischtorf und 70 l Wasser benötigt. Die Konsistenz eines Moorbreibades soll derart sein, daß eine Schriftprobe mindestens eine Minute lang sichtbar bleibt (Quentin-Probe). Die festen Bestandteile des Moores sind neben Pektinen, Bitumen, Zellulose und Ligninen vor allem Huminstoffe, Huminsäuren und Mineralien (Abb. 11-2). Auch Steroide können in unterschiedlichem Maße in den Mooren enthalten sein.

Physikalische Wirkung: Den Wirkungen beim Aufenthalt in einem Moorbreibad kommt eine besondere und im wesentlichen geklärte Bedeutung zu. Im einzelnen handelt es sich um:
- Wärme
- Auftrieb
- hydrostatischen Druck.

Die **Wärmeübertragung** im Moorbreibad unterscheidet sich von einer Übertragung der Wärme in einem Wasserbad auf den Körper dadurch, daß nur eine konduktive Übertragung der Wärme erfolgt, so daß höhere Temperaturen über längere Zeit besser toleriert werden können. Die Wärmeübertragung in einem Moorbad ist also schonender und zugleich intensiver als in einem Wasserbad. So führt eine Moorbreibadtemperatur von 39 bis 41 °C, die lauwarm empfunden wird, nur zu einer effektiven Hauttemperatur von 36,7 bis 37,4 °C. Als hyperämisierende Moorbreibäder werden Bäder von 44 bis 46 °C mit der Folge einer Erhöhung der Hauttemperatur auf 38,6 bis 39,6 °C verordnet. Die Dauer eines Bades beträgt 20 bis 30 Minuten. Die Konsistenz des Moorbreibades ist zu beachten.

In einem Moorbreibad sind neben Auftrieb, hydrostatischem Druck und Wärmewirkung zahlreiche Effekte – ähnlich wie in einem Wasservollbad (Tab. 11-4) – zu berücksichtigen. Während den physikalischen Eigenschaften der verschiedenen Moorarten eine gewisse Gemeinsamkeit zuzuschreiben ist, sind die pharmakologisch-chemischen Eigenschaften unterschiedlich. Sie sind nicht nur abhängig von dem Gehalt an organischen und anorganischen Substanzen, sondern auch von der Resorptionsfähigkeit der Haut, Scheidenhaut oder Schleimhaut für Moorinhaltsstoffe (z. B. Huminsäuren) [7].

Bei In-vitro und In-vivo-Untersuchungen unter anderem an der Ratte konnte gezeigt werden, daß die Kontraktilität der glatten Muskulatur beeinflußt wird [12], die Proteinsyntheserate in Leber, Duodenum und Muskelgewebe zunimmt und es – möglicherweise infolge einer Streßreaktion – zu einer Steigerung der Peritonealzellzahl kommt. Bei einigen Moorarten konnte eine Steroidwirkung auf das Vaginalepithel von Ratten nachgewiesen werden [19].

In eigenen Untersuchungen wurde gezeigt, daß der Arachidonsäureabbau vermindert und die Leu-

Abb. 11-2 Bestandteile des Badetorfs (nach Eichelsdörfer [2]).

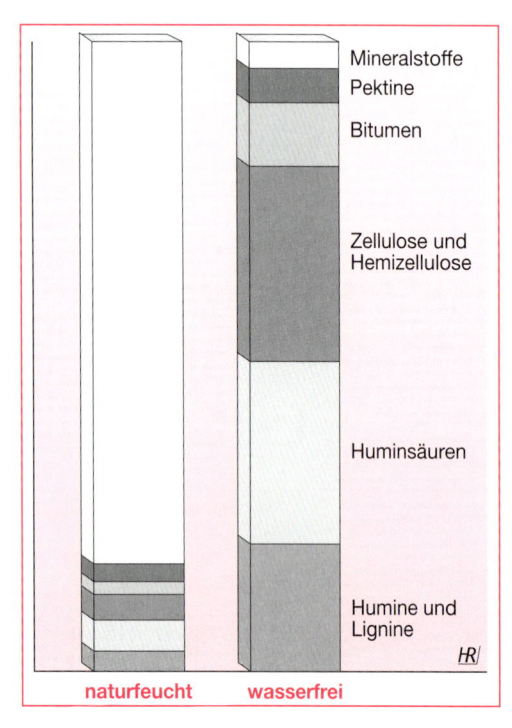

kotrien- und Prostaglandin-Synthese durch Moorinhaltsstoffe (Huminsäuren, Beta-Sitosterin) gehemmt wird. Es konnte nachgewiesen werden, daß Virusrezeptoren blockiert [13, 14] und Tumorzellen vernichtet werden [20]. Durch menschliche Haut und Scheidenhaut können Huminsäuren in wirksamer Menge permeieren [15].

Applikationsarten: Äußere Applikationen von Moor sind Moorbäder (Vollbad, Halbbad), Moorpackungen und Moormoulagen im Bereich des äußeren Genitale. Innere Moorapplikationen können entweder vaginal oder rektal erfolgen.

Moorbäder werden in der Regel als Halb- oder Vollbäder appliziert. Bei Halbbädern (Wasserspiegel nahezu in Nabelhöhe) kommt es neben dem Wärmeeffekt zu einer Steigerung der Durchblutung im Genitalbereich infolge einer hydrostatisch bedingten Blutvolumenverschiebung. Im Vollbad (Abb. 11-3) führt die Blutvolumenverschiebung zu einer Minderung der Genitaldurchblutung.

In **Moorpackungen** und **Moulagen** ist der Moorbrei plastisch und verformbar. Die Packungstemperatur soll bei 45 °C liegen und die Anwendungsdauer 20 bis 40 Minuten betragen. Auch gekühlte Moorpackungen (+4 °C) können verwendet werden.

Die **vaginale Moorbreibehandlung** (Abb. 11-4) eignet sich in besonderer Weise, dem inneren Genitale Wärme oder Kälte zuzuführen (Tab. 11-5) [6]. Darüber hinaus ist die Resorption von Moorbestandteilen durch die Vaginalhaut günstiger als durch die äußere Haut [15].

Wir konnten unter der vaginalen Applikation (Vagimoran) eine deutliche Steigerung des Blutflusses in der Arteria uterina feststellen [23]. Die Dauer einer vaginalen Mooranwendung liegt zwischen 30 und 120 Minuten. In der Scheide verbliebene Moorreste können am Ende der aus etwa 10 bis 15 Anwendungen bestehenden Behandlungsserie mit einem Tupfer entfernt werden.

1.2 Fango

Mischungen von Moor mit Paraffin oder vulkanischer Tuff (Eifelfango) eignen sich ebenfalls zur lokalen, äußeren Applikation. Es wird jedoch nicht die gewünschte Erwärmung im Bereich des inneren Genitales erreicht. Die nachweisbare Durchblutungssteigerung im Genitalbereich ist nur kurzfristig.

Tabelle 11-4
Wirkungen eines isothermen Wasservollbades (Immersion) beim Menschen (nach Schnizer 1988 [21])

	Parameter	Effekt
Neuromuskuläre Funktion	reflektorische Kontraktionen	↓
	Beweglichkeit	↑
	O_2-Verbrauch	↓
Endokrine Funktion	Renin-Angiotensin-Aldosteron-System	↓
	atrionatriuretischer Faktor	↑
	Katecholamine	↓
	Vasopressin	↓
Blut	Hämatokrit	↓
	Plasmavolumen	↑
	Plasmaviskosität	↓
	Osmolalität	↓
Lungenfunktion	Vitalkapazität	↓
	Atemwegswiderstand	↑
	funktionelle Residualkapazität	↓
	exspiratorisches Reservevolumen	↓
	arterieller O_2-Partialdruck	↓
	alveolar-arterielle O_2-Differenz	↑
Hämodynamik	zentraler Venendruck	↑
	Schlagvolumen	↑
	Herzzeitvolumen	↑
	systolischer Blutdruck	↓
	pulmonarer Blutdruck	↑
	peripherer Widerstand	↓
	Venentonus	↓
Nierenfunktion	Diurese	↑
	Natriurese	↑
	Kaliurese	↑
	glomeruläre Filtration	↑
	osmolarische Clearance	↑

↑ Verstärkung/Zunahme; ↓ Abschwächung/Abnahme

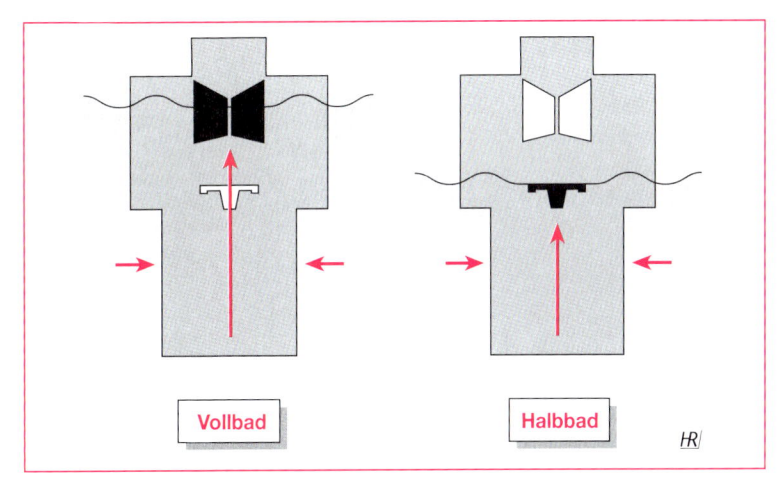

Abb. 11-3
Blutvolumenverschiebung in einem Vollbad (links) und in einem Halbbad (rechts) infolge des hydrostatischen Drucks. Die Genitaldurchblutung nimmt während eines Halbbades zu (nach Goecke und Kovarik [3]).

1.3 Moorersatzstoffe

Lösungen aus Naturmoor oder Huminstoffen werden als Ersatzstoffe verwandt in der Annahme, daß diese Moorinhaltsstoffe resorbiert werden und eine ähnliche Wirkung wie in einem Moorbreibad entfalten. Die Wirkung ist jedoch ähnlich einem Wasserbad, da die konduktive Wärmeübertragung wie bei einem Moorbreibad entfällt. Somit haben Moorersatzstoffe nur einen geringeren therapeutischen Effekt bei der Behandlung gynäkologischer Erkrankungen.

2 Wässer

Natürliche Heilwässer sind Quellwässer, die einen Mindestgehalt von 1 g Mineralien pro Liter haben. Durch Heilwasseranalysen und deren Kontrollen in zweijährigen Abständen wird die chemische Zusammensetzung der Wässer bestimmt. Durch Gutachten eines anerkannten Balneologen ist der Nachweis der Eignung zu Heilzwecken zu führen. Die Wirkung der Heilwässer beruht im wesentlichen auf ihrem Gehalt an Mineralien.

2.1 Sole

Heilwässer, die in einem Liter über 5,5 g Natrium und 8,5 g Chloridionen enthalten, dürfen die Bezeichnung „Sole" führen.

Solebäder werden als Sitz-, Halb- oder Vollbäder mit einer Temperatur von 36 bis 40 °C für eine Dauer von 10 bis 20 Minuten verordnet. Ihnen wird eine vegetative Wirkung zugeschrieben.

Vaginale Soleirrigationen erfolgen über Glasbirnen (Pinkusbirne und Abdichten der Scheide mit Vaseline) mit einer 2- bis 4%igen Sole bei einer Temperatur von 40 bis 44 °C aus einer Fallhöhe von zwei Metern. Hierzu werden bis zu 15 l Sole innerhalb von 15 Minuten benötigt. Da sich in der Scheide nur wenige Wärmerezeptoren befinden, kann eine Soleirrigation mit höheren Temperaturen noch als angenehm empfunden werden. Ein Auslaufen der Solelösung aus der Scheide ist jedoch zu vermeiden, da bei Temperaturen ab 42 °C Schmerzen auftreten können. Die Gesamtzahl der Solespülungen, besonders bei Pessarträgerinnen, soll 10 bis 15 nicht übersteigen.

2.2 Wässer

Gynäkologisch werden seltener kalte **Wasserbäder** unterhalb einer Temperatur von 28 °C für 10 bis 15 Minuten angewandt. Die hierdurch verminderte Hautdurchblutung bewirkt eine Mehrdurchblutung und Abkühlung des Körperkerns und damit des inneren Genitales. Dieser Effekt wird durch den hydrostatischen Druck eines Vollbades abgeschwächt und bei einem Halbbad verstärkt.

Abb. 11-4
Vaginale Mooranwendung: Applikation von Vagimoran®.

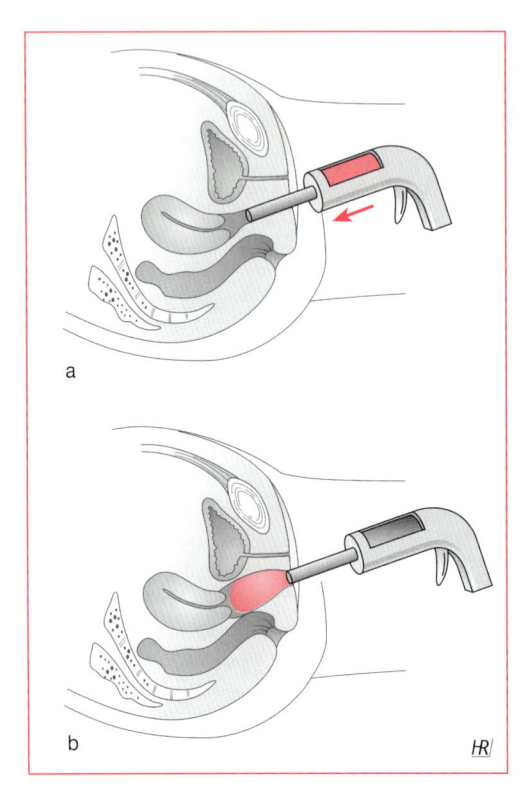

Tabelle 11-5
Unterschiede in der Wirkung verschiedener Arten der Mooranwendungen

Art der Wirkung	Moorbad	Vaginale Moorapplikation
zentralregulative Beeinflussung	stark	keine
Streßwirkung	möglich	keine
Wärme-Gegenregulation	stark	keine
Intensität der Wärmewirkung im Bereich des inneren Genitales	mäßig	stark
Dauer der Anwendung	20-30 Minuten	bis 2 Stunden
Dauer der thermischen Nachwirkung	kurzfristig (Gegenregulation)	langfristig (keine Gegenregulation)
Resorptionsfähigkeit für Moorinhaltsstoffe	schwach	stark
hydrostatische Druckwirkung	stark	keine
Genitaldurchblutung bei Wärmeapplikation	1. Abnahme (Volumenkomp.) 2. Zunahme (thermozirkul. Reflex)	Zunahme (lokale Vasodilatation)
Dauer der vasodilatatorischen Nachwirkung	kurz	lang

Ein temperaturindifferentes Bad liegt bei 34 bis 35 °C; dabei entsteht eine maximale Hautvasodilatation und Minderdurchblutung des Körperkerns und des inneren Genitales. Eine Badetemperatur von 36 °C entspricht einem warmen Bad. Durch Konduktion der Wärme aus dem Wasser wird ein thermoregulatorisches Wohlbefinden mit allgemeiner Entspannung erreicht.

Ein heißes Bad von 39 °C führt zu einer Steigerung der Durchblutung und Erwärmung im Bereich des inneren Genitales infolge Erhöhung des Minutenvolumens aufgrund einer Tachykardie. Bei höherer Temperatur entsteht eine noch deutlichere Hyperämie des Genitales.

Die Resorption von **Zusätzen** (z.B. Phytotherapeutika) wird durch Wasser gefördert. Durch Einatmen der sich an der Wasseroberfläche eines Bades bildenden Aerosole (z.B. im Luftsprudelbad) kann ein zugesetzter Wirkstoff ebenfalls resorbiert werden.

In der Badetherapie können statische (Bäder) und dynamische Wasseranwendungen unterschieden werden. Ein Wechsel der Wassertemperaturen (kalt – heiß) und mechanische Faktoren (Wasserstrahl, Güsse, Bürstenmassagen, manuelle Massagen) führen über eine sog. Vasogymnastik zu einer Änderung der vegetativen Lage (siehe auch Abschnitt „Weitere Verfahren in der gynäkologischen Balneotherapie", Teil 5).

2.3 Trinkkuren

Trinkkuren haben in der gynäkologischen Balneologie nur eine untergeordnete Bedeutung. Kalziumhaltige Mineralwässer können prophylaktisch zur Verhinderung einer Osteoporose verwandt werden. Magnesiumhaltige Wässer haben eine sedierende Wirkung. Andererseits führt Flüssigkeitszufuhr zu einer Steigerung der Diurese und Verbesserung der Hydratation. Die den Mineralwässern häufig zugesetzte Kohlensäure fördert die Resorption der Inhaltsstoffe durch Vasodilatation in den Schleimhäuten des Magen-Darm-Trakts.

3 Heilgase

3.1 Kohlensäure

In der Gynäkologie hat die Anwendung von CO_2-Gas besondere Bedeutung. Sie wirkt durch lokale Vasodilatation und Reizung der Wärmerezeptoren der Haut, wodurch ein angenehm warmes Gefühl entsteht. Durch die Vasodilatation – eine Folge vermehrter Prostacyclin- und Stickoxyd-Synthese – werden der periphere Gefäßwiderstand und die Herzbelastung vermindert sowie ein gering erhöhter Blutdruck normalisiert. Der Sauerstoffpartialdruck kann ansteigen, und stenokardische Beschwerden können vermindert werden. Oft kommt es auch zu einer Steigerung der Diurese [5].

Der CO_2-Behandlung spricht man auch eine sexuell anregende Wirkung zu, die durch eine trophotrope Umstellung der Reaktivität und eine lokale Reizung erklärt werden kann [22].

Bis zu 50 ml CO_2 können pro m^2 Hautoberfläche in der Minute resorbiert werden. Die CO_2-Konzentration in einem **Wasserbad** ist im kalten Bereich am höchsten. Eine Wasserbadbehandlung sollte 15 bis 20 Minuten dauern, während die Badetemperatur von 33 auf 28 °C abgesenkt werden kann. Es ist darauf zu achten, daß das über der Wasseroberfläche stehende CO_2-Gas nicht eingeatmet wird. Die Patientin darf sich daher in einem CO_2-Wasserbad nicht bewegen und muß den Kopf nach hinten geneigt halten. Eine **ständige Beobachtung** der Patientin ist zu gewährleisten.[!]

Demgegenüber hat die **geschlossenen CO_2-Gasbehandlung** erhebliche Vorteile, da sie einfacher durchzuführen und ungefährlicher ist. Der gesamte Körper unter Auslassung des Kopfes und eventuell einzelner Körperteile wird in einen Plastikbeutel gebracht, in den CO_2-Gas (4–5 l) eingeleitet wird. Eine Intoxikation ist hierbei durch Abdichten (Klettverschluß) ausgeschlossen. Durch das sich unter der Plastikfolie ansammelnde Verdunstungswasser entsteht eine vermehrte Hydratation der Haut, wodurch die CO_2-Resorption verstärkt wird. Vorteil dieses Verfahrens ist die leichte Anwendung auch bei Behinderten und Bettlägrigen wie auch bei bekleideten Patienten (Abb. 11-5) [22].

[!]*Die Patientin darf sich in einem CO_2-Wasserbad nicht bewegen und muß den Kopf nach hinten geneigt halten, damit das über der Wasseroberfläche stehende CO_2-Gas nicht eingeatmet wird!*

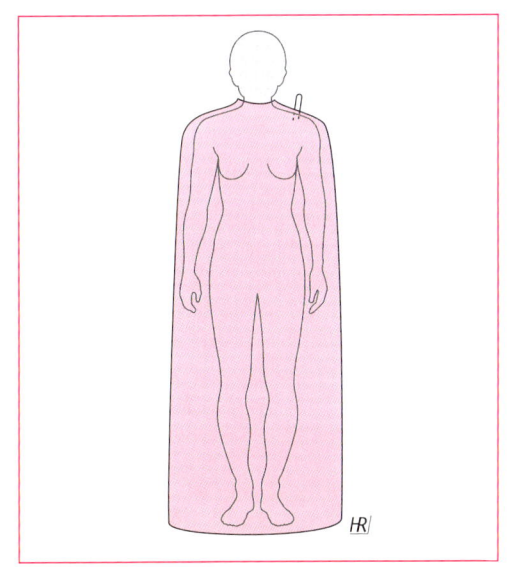

Abb. 11-5
Geschlossene CO_2-Gasbehandlung.

Auch durch **sterile CO$_2$-Insufflationen** (30–100 ml) können kutiviszerale Beeinflussungen (Head-Zonen) erreicht werden. Luftbeimischungen müssen bei dieser Therapieform vermieden werden, um eine Schmerzhaftigkeit und verzögerte Resorption des subkutanen Emphysems zu verhindern.

3.2 Sonstige Heilgase

Weder die Schwefelgas- noch die Radongasbehandlung hat in der Gynäkologie Bedeutung.

Weitere Verfahren in der gynäkologischen Balneotherapie

1 Klimatherapie

Das Klima wird durch die Landschaft, durch die Entfernung vom Meer (Seeklima – Kontinentalklima) und durch die Höhe über dem Meeresspiegel charakterisiert. Die Klimatherapie ist eine wichtige ergänzende Maßnahme jeder Kurorttherapie. Sie kann die Behandlung sowohl negativ als auch positiv beeinflussen.

Mit zunehmender Höhe über der Meeresoberfläche nimmt die Konzentration von Allergenen ab und die Reizwirkung zu. Dagegen hat das Tieflandklima eine sedative und schonende Wirkung.

Die sog. **Aerotherapie** beruht auf einem dosiert zunehmenden Aufenthalt an der frischen Luft, der meist mit Bewegungstherapie kombiniert ist. Eine Terrainkur kann in einem System von Spazierwegen mit unterschiedlicher Steigung durch unterschiedliche Bereiche (windig und geschützt, sonnig und schattig) mit der Aerotherapie kombiniert werden.

Die **Thalassotherapie** ist bestimmt durch die Heilfaktoren des Seeklimas (Gezeiten, Jahreszeiten, Witterung, Luftfeuchtigkeit und Salzgehalt der Luft). Intensivstes Reizklima bieten die Nordseeinseln, gefolgt von den Inseln des Wattenmeers und der Ostseeküste. Durch Gestaltung der Inseln mit Dünen, Wald und Anlagen in Meeresnähe (bis 300 m) können die Klimafaktoren beeinflußt und dosiert werden.

Bestandteil der Klimatherapie ist die **Heliotherapie**. Sie beruht auf der günstigen Wirkung der Sonnenstrahlen (Infrarot- und Ultraviolettspektrum). Sie führt zur Verbesserung der Durchblutung und zur Anregung der endokrinen Funktionen.

Zur **UV-Therapie** wird entweder die natürliche mittelwellige UV-Strahlung der Sonne (315–280 nm) oder die UV-Strahlung der künstlichen UV-Strahler (unterhalb 280 nm) angewandt.

2 Kältetherapie

Bei Kälte erfolgt eine allgemeine Vasokonstriktion der Haut, die bei einer Temperatur von 28 °C ihr Maximum erreicht. Unterhalb von 34 °C kommt es zum Sistieren der Schweißdrüsenaktivität und zu einer chemischen thermoregulatorischen Reaktion („zitternde" Wärmeproduktion). Behandlungen, bei denen die Haut auf Temperaturen unter 34 °C abgekühlt wird, werden vom Organismus als Kälte registriert. Der isothermische Bereich der Haut liegt zwischen 34,5 und 35,0 °C.

Die Kälte wird von Rezeptoren registriert, die in der Haut in einer Anzahl von etwa 300 000 pro m^2 Körperoberfläche oberflächlich lokalisiert sind. Ihre Wahrnehmungsschwelle liegt bei etwa 0,004 °C pro Sekunde.

Durch plötzliche Hautabkühlung (kalter Guß) kommt es zur Vasokonstriktion und Herzfrequenzzunahme. Hierdurch wird im besonderen die Durchblutung des inneren Genitales nachweisbar – jedoch nur kurzfristig – erhöht (Abb. 11-6) [23].

Wechselgüsse sowie Wechselteilbäder sind wichtiger Bestandteil der Kneipp-Therapie [3, 8]. Es konnte gezeigt werden, daß durch körperliches Training die Kälteempfindlichkeit abgeschwächt werden kann. Eine lokale Kälteapplikation (Eisbeutel) führt nur zu einer lokalen Unterkühlung der Haut. Das innere Genitale wird dabei nicht unterkühlt. Lediglich bei einer Langzeittherapie über 4 Stunden kann es zur Abkühlung auch des inneren Genitales kommen.

3 Überwärmungstherapie

Während einer Überwärmungsbehandlung kommt es zu einem Anstieg der Pulsfrequenz, zum Absinken des diastolischen Blutdrucks und zu einer geringen Senkung – mit späterem Anstieg – des systolischen Blutdrucks. Das Herzminutenvolumen steigt um 100 bis 200%, während der periphere Widerstand absinkt. Der Sauerstoffbedarf nimmt bis 20% zu. Die Hautdurchblutung wird gesteigert.

Erhöhung der Körpertemperatur auf über 37,3 °C führt zu einer allgemeinen Vasodilatation. Darüber hinaus kommt es zur Anregung der Schweißdrüsen und zur Wärmefreigabe.

3.1 Bäder

Zur Überwärmungstherapie können neben Moorbädern auch Wasservollbäder verwandt werden. Die Behandlungsdauer sollte 20 Minuten nicht überschreiten. Anschließend an diese belastende Behandlung soll die Patientin in Tücher gewickelt Ruhe (15 bis 30 Minuten) einhalten, so daß der Wärmeeffekt über längere Zeit (bis zu einer Stunde) erhalten bleiben kann.

3.2 Sauna

Auch die Sauna eignet sich zu einer schonenden Überwärmung, wobei die Körperkerntemperatur allerdings nur um 1 °C ansteigt. In der Schwangerschaft sind Saunabesuche gestattet, wobei in den ersten sechs Wochen Zurückhaltung geübt werden soll, da teratogene Effekte, soweit man aus Tierversuchen schließen kann, durch Hyperthermie nicht mit letzter Sicherheit auszuschließen sind.

4 Diathermie

Durch elektromagnetische Wellen kann Wärme auch in tiefere Körperschichten eingebracht werden.

Mikrowellen haben eine hohe Frequenz (über 2000 MHz) und eine Wellenlänge von 12,4 cm. Die Applikation erfolgt aus einer Entfernung von 5 bis 15 cm. Bei **Kurzwellendiathermie** werden elektromagnetische Wellen in einer Frequenz von 15 m und 100 MHz verwandt.

Zu beachten ist, daß Patientinnen, die Metallgegenstände (z. B. Intrauterinpessar) oder Herzschrittmacher tragen, nicht mit Diathermie behandelt werden dürfen.[I]

Die Dosierung der Diathermie richtet sich nach der Gewebeart und den subjektiven Empfindungen der Patientin.

5 Kneipp-Therapie

Die wichtigsten Prinzipien der Behandlung nach Kneipp sind die Hydrotherapie, die Bewegungstherapie, die Phytotherapie, die Ernährung und die Ordnungstherapie. Besonders an sog. Kneipp-Kurorten werden diese Behandlungen kombiniert und unter Berücksichtigung des biologischen Rhythmus und der aktiven Mitarbeit der Patientin durch-

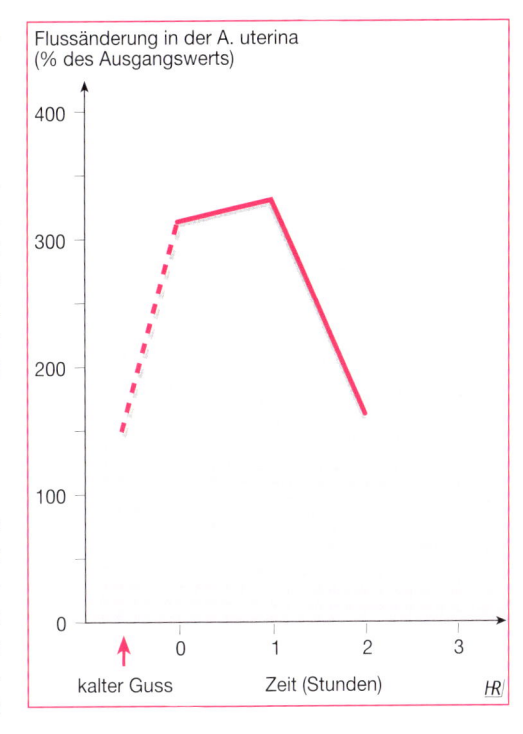

Abb. 11-6
Durchblutungssteigerung nach einem „kalten Guß".

geführt. Sinn dieser Therapie ist es, Reize zu setzen, die der Förderung, Erhaltung und Wiederherstellung der Gesundheit dienen. Diese Art der Therapie ist im Rahmen der Prävention und Rehabilitation eine bewährte und auf lange Sicht auch preisgünstige Methode [2, 8].

5.1 Hydrotherapie

Zahlreiche Formen der Wasseranwendung – von Waschungen und Wickeln bis zu Blitzguß und Massagebad – bei unterschiedlichen Wassertemperaturen und mit verschiedenartigen Zusätzen zu dem Bademedium verbessern den Funktionszustand des Kreislaufs (Vasogymnastik) und die Reaktionslage des Organismus. Vielfältige Behandlungsformen ermöglichen eine individuelle Therapie und verlangen große Erfahrung des betreuenden Arztes.

5.2 Bewegungstherapie

Körpertraining, das mit der Hydrotherapie gekoppelt meist den kalten hydrotherapeutischen Anwendungen kurzfristig folgt, erhöht die Leistungsfähigkeit. Die Übungen reichen von Gymnastik, Gehen und Laufen bis hin zu Terrainkuren, bei denen synergistisch Klimafaktoren mit einbezogen sind.

Bewegungsübungen sollen intensiv überwacht werden, um Übertreibungen und falsche Bewegungsabläufe zu verhindern.[II]

[I] *Patientinnen, die Metallgegenstände (z. B. Intrauterinpessar oder Herzschrittmacher) tragen, dürfen nicht mit Diathermie behandelt werden!*

[II] *Zur Verhinderung von Übertreibungen und falschen Bewegungsabläufen sollten Bewegungsübungen intensiv überwacht werden!*

5.3 Phytotherapie

Etwa 20% der in unserem Fachgebiet angewandten Medikamente sind pflanzlichen Ursprungs. Im Rahmen der Kneipp-Therapie kommt der Phytotherapie besondere Bedeutung zu. Wichtiges Wirkprinzip der pflanzlichen Heilmittel sind die Durchblutungsförderung und der antiphlogistische Effekt; beides erklärt sich durch den hemmenden Einfluß auf die Arachidonsäurefreisetzung (u. a. Salizylsäure, Phytosteroide) und die Dämpfung der Leukotrien- und Prostaglandin-Biosynthese über COX I und COX II (u. a. durch Huminsäure, Beta-Sitosterin aus Pollen).

5.4 Ernährung

Kostformen sind nicht nur dann richtig gewählt, wenn der Kalorienbedarf den Erfordernissen entspricht, sondern wenn auch die Nahrungsmittel in optimaler Zusammensetzung unter Berücksichtigung von Spurenelementen und Ballaststoffen angeboten werden. Wichtig ist, daß die Diätetik den individuellen Erfordernissen und Ansprüchen gerecht wird und mögliche Schadstoffe gemieden werden. Abwechslungsreiche Kostformen sind zu bevorzugen. Eine Ernährungsberatung sollte am Kneipp-Kurort durchgeführt werden.

5.5 Ordnungstherapie

Die Ordnungstherapie hat zum Ziel, Störungen der natürlichen Biorhythmen zu beheben und durch Neuordnung falsche Gewohnheiten abzubauen. Vorausgehen muß die Erkenntnis, daß der Biorhythmus von Taktgebern abhängig ist. Dies sind nicht nur naturbezogene Zeitgeber (Tag/Nacht, Temperaturschwankungen), sondern auch von außen einfließende Taktgeber wie z. B. Arbeitsbeginn, Nahrungsaufnahme, Stimulation durch Kaffee, Alkohol und Nikotin, Reisen. Durch einen streng geregelten Zeitplan, der Nahrungsaufnahme, Zeiten der Aktivitäten und Ruhepausen berücksichtigt, kann ein neues Ordnungsprinzip eingeführt werden [3]. Zahlreiche funktionelle Störungen bedürfen einer Ordnungstherapie, die möglichst an einem Kurort angeboten werden sollte.

6 Massagen

Bei der klassischen Massage wird das zu bearbeitende Gewebe direkt beeinflußt. Es kommt zu einer Verbesserung der Blut- und Lymphzirkulation und Stoffwechselanregung, zur Beseitigung von Ödemen und zur Relaxierung oder Tonisierung der Muskulatur. Knetende, walkende Handmassagegriffe sowie Friktionen werden bei einer Teilmassage für die Dauer von 10 Minuten, bei einer Vollmassage für etwa 45 Minuten angewandt [11].

6.1 Bindegewebsmassage

Infolge von Erkrankungen der inneren Organe kann es zu Veränderungen auch im Bereich der Reflexzonen kommen. Der Sinn einer Bindegewebsmassage liegt darin, Veränderungen im Bereich der Reflexzonen zu beeinflussen und damit auch Veränderungen an den inneren Organen zu bewirken.

6.2 Unterwasser- und Gerätemassage

Unterwassermassage wird mechanisch durch den kinetischen Druck des Wasserstrahls (bis 4 bar) in einem 36 bis 37 °C warmen Bad durchgeführt. Der hydrostatische Druck des Wassers und der Auftrieb begünstigen eine Auflockerung der Muskulatur. Eine Unterwasservollmassage dauert 20 Minuten, eine Teilmassage bis zu 10 Minuten.

Gerätemassagen werden in der Gynäkobalneologie mit schweren Handgeräten oder durch Gurtgeräte nach einer Wärmetherapie für 5 bis 10 Minuten angewandt. Sie führen unter anderem zur mikromechanischen Auflockerung von Adhäsionen.

6.3 Lymphdrainage

Zweck einer Lymphdrainage ist es, mit Hilfe von Spezialtechniken eine Lymphstauung zu beseitigen, wobei die Lymphabflußwege durch Massage freigehalten werden müssen. Die manuelle Massage kann durch eine Gerätemassage nur bedingt ersetzt werden.

7 Entspannungsmaßnahmen

Eine wichtige Ergänzung findet die gynäkologische Balneotherapie im autogenen Training, in Übungen spezieller Atemtechniken und in Liegekuren.

Neben der psychologischen Betreuung, die auch an jedem Kurort angeboten werden sollte, vom persönlichen Gespräch bis hin zum gemeinsamen Besuch von Veranstaltungen (Kurkonzerte, Kurparkwanderungen und Ähnliches), wirken die verschiedenen Entspannungstechniken des autogenen Trainings und der Musiktherapie. Es ist zu bedenken, daß die Exklusivität der Heilmethoden an einem Kurort oft bleibende Erinnerungen prägt und langfristig regulative Mechanismen beeinflußt [17].

Die meteorologischen Faktoren eines Kurortreizklimas führen darüber hinaus zur Abhärtung und Stärkung der vegetativen Stabilität.

8 Gesundheitsberatung

Eine in der Regel drei- bis optimal sechswöchige Kur sollte auch dazu genutzt werden, das Gesundheitsbewußtsein zu fördern. Hierzu gehören Entwöhnungskuren bei Nikotin-, Alkohol- und Medikamentenabusus sowie diätetische Beratungen. Ferner sollten Empfehlungen über gesunde Lebensweise und erweiterte Möglichkeiten präventiver Untersuchungen gegeben werden.

Da ein Kuraufenthalt oft nach schwerer Erkrankung oder bei chronischen Beschwerden verordnet wird, kann die mehrwöchige Phase der Erholung und Besinnung gut genutzt werden, um eine allgemeine Umstellung der Lebensweise und der psychischen Situation herbeizuführen.

Indikationen und Anwendungen

Die wesentlichen gynäkologischen Indikationen für eine Balneotherapie sind in Tabelle 11-6 dargestellt.

1 Adnexitis und Folgezustände

Insbesondere die Behandlung einer Adnexitis bedarf einer klaren Diagnose, da ihre einzelnen Stadien unterschiedliche Anwendungen erfordern.

1.1 Akute Salpingitis

Ziel der Behandlung dieses Stadiums ist die Normalisierung des pathologisch gesteigerten lokalen Stoffwechsels, der Vasodilatation und der lokalen Überwärmung. Neben Antibiotikagaben und Bettruhe werden Kälteanwendungen mit Eisblase (mehrfach täglich über 1–2 Stunden) oder intravaginal Vagimoran® (+4 °C) für 30 Minuten verordnet.

Tabelle 11-6 *Indikation zur gynäkologischen Balneotherapie*

- chronische Salpingitis
- Zustand nach Salpingitis, Adhäsionen
- postoperative Infiltrate (auch Prophylaxe)
- Sterilität
  - vaginaler Faktor
  - zervikaler Faktor
  - tubarer Faktor
  - hormonaler Faktor/Ovarinsuffizienz
- genitale Atrophie
  - Pruritus vulvae
  - Craurosis vulvae
- vegetative Störungen
  - pelvic congestion
  - Parametropathia spastica
- klimakterische Beschwerden

Tabelle 11-7 *Anwendungskombinationen bei chronischer Salpingitis*

- Vagimoran® (45° C, 120 Minuten)
- Diathermie (15 Minuten)
- Moorbreibad (45° C, 20 Minuten)
- Blitzguß
- CO_2-Wasserbad (30° C, 15 Minuten)
- Kneipp-Anwendungen

1.2 Abklingende Salpingitis

Nach unauffälligem Provokationstest (kein Leukozytenanstieg nach 10 Minuten Kurzwellenbestrahlung) und abnehmender BSG kann mit einer Wärmebehandlung begonnen werden. Ziel der Balneotherapie in diesem Stadium ist es, eine Auflockerung des Bindegewebes und eine Verbesserung der Genitaldurchblutung zu erreichen. Hierzu werden intravaginale Moorapplikationen (Vagimoran, 45 °C für 60 Minuten) verordnet. Weniger wirksam ist die Diathermie mit ansteigender Wärmeintensität. Diese Anwendungen können mit einem Moorbreihalbbad (42 °C für 20 Minuten), mit einem CO_2-Wasservollbad (32 °C für 15 Minuten) oder einem isothermen Wasservollbad (37 °C für 30 Minuten) in täglichem Wechsel kombiniert werden.

1.3 Chronische Salpingitis

Die Ausheilung einer rezidivierenden Salpingitis kann durch Steigerung der körperlichen Resistenz sowie durch Auflockerung der fibroblastischen Veränderungen erreicht werden. Dazu wird eine intensive lokale Wärmezufuhr im Wechsel mit Kältebehandlung zur Resistenzsteigerung kombiniert. Anwendungen zur Wärmebehandlung sind vaginale Moorapplikationen (45 °C für 120 Minuten) oder Diathermie (15 Minuten). Man kombiniert diese Wärmebehandlung an jedem zweiten Tag nach Möglichkeit mit einem Moorbreihalbbad (45 °C für 20 Minuten) und verabreicht an den Zwischentagen entweder einen Blitzguß in den Bereich der Michaelis-Raute oder ein CO_2-Wasservollbad (30 °C für 15 Minuten).

1.4 Zustand nach Salpingitis, Adhäsionen

Nach Ausheilung einer Salpingitis bestehen noch häufig fibroblastische Veränderungen und Adhäsionen, die zu subjektiven Beschwerden führen. Hierbei werden folgende Anwendungen empfohlen:
- vaginale Mooranwendung (Vagimoran® 45 °C für 120 Minuten)
- Diathermie (15 Minuten) und
- zusätzlich Moorbreihalbbäder (42 bis 44 °C für 30 Minuten).

2 Sterilität

Die Balneotherapie bietet die Möglichkeit, die einzelnen Sterilitätsursachen gezielt zu behandeln [18].

2.1 Vaginale Faktoren

Ziel der Balneotherapie ist es hierbei, die chronisch-unspezifische Entzündung der Scheide durch vaginal appliziertes Moor (Vagimoran®) zu heilen. Die adstringierende Wirkung des Moors begünstigt die Heilung von Scheidenhaut- und Portioerosionen und normalisiert das Scheidenmilieu [8]. Den Huminstoffen wird neben der Steigerung der Durchblutung auch eine antivirale Wirkung zugeschrieben [6, 7]. Die vaginalen Mooranwendungen erfolgen bei beliebiger Temperatur für 2 Stunden jeden zweiten Tag. Die Wirkungen der Moorinhaltsstoffe werden verstärkt, wenn nicht nach jeder einzelnen Moorapplikation eine Ausspülung der Scheide erfolgt, sondern wenn Moorreste bis zu 14 Tage in der Scheide verbleiben. Erst am Ende der Behandlungsserie wird die Scheide mit einem Tupfer gereinigt.

2.2 Zervikaler Faktor

Durch den Wärmeeffekt der vaginalen Moorapplikationen wird der Stoffwechsel in den Zervixdrüsen gesteigert, so daß vermehrt Zervixschleim gebildet werden kann, der aus den Schleimhautkrypten ausfließend auch eine Reinigungswirkung hat. Neben der vermehrten Schleimproduktion kommt es zur Verflüssigung des Zervixsekrets und damit zur Steigerung der Permeabilität für Spermien. Zur Anwendung kommen vaginale Moorgaben (Vagimoran® 45 °C für 120 Minuten), täglich vom Ende der Menstruation bis zu zwei Tage vor der zu erwartenden Ovulation.

2.3 Tubarer Faktor

Durch die Wärmebehandlung kommt es zu einer Vermehrung der Endolymphe in der Tube. Bei tubaren Motilitätsstörungen und hypoplastischen Tuben kann der Versuch unternommen werden, durch eine vaginale Moorbehandlung einen günstigen therapeutischen Effekt zu erzielen. Als tägliche Anwendung kommen vaginale Vagimoran®-Einlagen (45 °C für 120 Minuten) oder eine Diathermie (mäßige Erwärmung für 15 Minuten) im Wechsel für mindestens zwei Wochen in Betracht.

2.4 Hormonaler Faktor, Ovarialinsuffizienz

Bei hypothalamisch bedingter Ovarialinsuffizienz kann durch die Therapie am Kurort eine Verminderung der Streßsituation durch Entspannung und eine Beseitigung von Störungen des Biorhythmus zum Erfolg führen. Der Schwerpunkt der Behandlung liegt in der sog. Nachahmungsstrategie der körperlichen Biorhythmen durch Anwendungen im Rahmen der Ordnungstherapie. Die geschlossene CO_2-Behandlung, Moor- oder Wasservollbäder, unterstützt durch Liegekuren, Helio- und UV-Therapie sind bevorzugte Anwendungen.

Bei der hypothalamisch bedingten Ovarialinsuffizienz können auch durch eine intrazerebrale Diathermie oder durch Steigerung der zerebralen Durchblutung unter Ausnutzung der Blutverschiebung in einem Vollbad (siehe auch Abb. 11-3) sowie durch Anregung des thermozirkulatorischen Reflexes in einem heißen Bad Erfolge erzielt werden. Die transzerebrale Diathermie wird hierzu mit isothermischen Vollbädern und/oder heißen Vollbädern (Wasserbad 39 °C, Moorbreibad 45 °C) kombiniert.

Eine Unterfunktion der Ovarien ist oft Folge einer Minderdurchblutung. Es ist daher sinnvoll, über längere Zeiträume auch eine vaginale Moortherapie vorzunehmen.

3 Vegetativ-nervöse Störungen

Die Balneotherapie vegetativer Störungen bedarf einer genauen Diagnose, um gezielte balneologische Anwendungen durchführen zu können. Zu den psychosomatischen Aspekten siehe Kapitel 10 in diesem Band.

3.1 Pelvic congestion

Ziel der Behandlung ist es, die pathologisch vermehrte venöse Stauung im kleinen Becken zu beseitigen, die zu einem Spannungsschmerz im Genitalbereich führt. Durch Verminderung der pelvinen Durchblutung durch lokale Kälteapplikationen kann dies erreicht werden. Die Kältebeeinflussung der Frankenhäuser-Ganglien durch kalte Mooreinlagen in die Scheide (Vagimoran® bei Raumtemperatur für 30 bis 120 Minuten) sowie die Ausnutzung des hydrostatischen Drucks bei Vollbädern (siehe auch Abb. 11-3) können eine Dekongestion im kleinen Becken fördern.

3.2 Parametropathia spastica

Der schmerzhaft gesteigerte Tonus der glatten Muskulatur im Bereich des parametranen Gewebes kann durch eine Wärmesympathikolyse im kleinen Becken beseitigt werden. Hierzu werden Vagimoran®-Applikationen (45 °C für 15 Minuten), Fangopackungen (50 °C für 30 Minuten) sowie CO_2-Bäder verordnet. Der Patientin ist vom Rauchen abzuraten.

3.3 Reizblase

Da bei einer Reizblase häufig eine gesteigerte Sympathikotonie besteht, werden sowohl segmental als auch zentral und lokal wirkende Maßnahmen in der Behandlung kombiniert. Zentral wirkende Anwendungen sind lauwarme Vollbäder, auch Moor- und Solebäder mit sympathikolytischer Wirkung, allgemeiner Beruhigung und Muskelrelaxierung. Unterstützt werden diese Maßnahmen durch die geschlossene CO_2-Gasbehandlung, durch autogenes Training und gegebenenfalls Psychotherapie. Eine kutiviszerale Beeinflussung der sympathischen Innervation im Bereich T10 bis T12 und der parasympathischen Innervation im Bereich S2 bis S4 durch Moor- oder Fangopackungen in Reithosenform bzw. Elektrotherapie oder subkutane Gasinsufflation in diesen Segmenten führt zur Normalisierung der segmentalen Reaktivität und zur segmentalen Spasmolyse. Darüber hinaus wirken vaginale Wärmeapplikationen (Vagimoran® 45 °C für 120 Minuten) lokal sympathikolytisch. Erfolge sind auch von einer Akupunktur zu erwarten.

3.4 Reizung der vorderen Bauchdeckennerven (Ibrahim-Syndrom)

Akut auftretende, besonders aber chronische, oft stechende Schmerzen im Bereich der lateralen Ränder des Musculus rectus abdominis (in Nabelhöhe und jeweils zwei Querfinger darunter) werden hervorgerufen durch Reizung der vorderen Bauchdeckennerven (Rami cutanei anteriores der Intercostal-Nerven (IX-XI)) infolge muskulärer Verspannung und Myogelose im Bereich der paravertebralen Muskulatur (Th 9-11) oder präfaszialen Narbenzüge nach Unterbauch-Operationen.

Durch Abtasten der Bauchdecke **vor** der gynäkologischen Untersuchung lassen sich die Schmerzpunkte lokalisieren. Lokale Scandicain- oder Impletol-Injektion (Neural-Therapie) schafft rasche Schmerzfreiheit. Durch Wärme (Fango, Diathermie oder Ähnliches) und anschließende Zwei-Finger-Massage sind die tastbaren Myogelosen paravertebral im Brustwirbelsäulenbereich zu lockern.

4 Klimakterische Beschwerden

Die Veränderungen in den Wechseljahren bedürfen einer anderen Balneotherapie.

4.1 Prämenopause

Bei vorzeitigen klimakterischen Beschwerden oder Zyklusstörungen kann die Ovarialfunktion möglicherweise verlängert oder nochmals angeregt werden durch vaginale Wärmebehandlung (Vagimoran®), die eine genitale Mehrdurchblutung und Vasodilatation bewirkt.

4.2 Postmenopause

Ziel der Behandlung in dieser Phase ist die Normalisierung der vegetativen Ausgangslage, die die Hormonausfallsituation begleitet. Dies wird durch ganzkörperliche Sympathikolyse, durch Nachahmungsstrategie des natürlichen Biorhythmus und durch entsprechende Ruhepausen erreicht. Bei Hitzewallungen können Kneipp-Anwendungen und lauwarme bis kühle CO_2-Wasserbäder rasche Hilfe bringen. Bewährt haben sich die geschlossene CO_2-Gasbehandlung sowie Akupunktur, insbesondere wenn eine notwendige hormonelle Substitution nicht möglich ist.

4.3 Senium

Der hypohormonale Zustand im Senium, der häufig mit atrophischen Genitalveränderungen sowie peripheren und zentralvaskulären Störungen verbunden ist, bedarf auch der gezielten und komplexen Balneotherapie. Lokale Hyperthermie und Hyperämisierung, CO_2-Behandlung, Massage, Bewegungstherapie – schonend und individuell an die Herzkreislaufverhältnisse angepaßt. Die nicht selten geäußerten Kohabitationsbeschwerden infolge einer engen und trockenen Scheide können, durch vaginale Moorapplikationen über einen Zeitraum von zwei bis drei Wochen, weitgehend behoben werden.

5 Atrophische Veränderungen

Pruritus vulvae und Craurosis vulvae werden günstig beeinflußt durch Hyperthermie und Hyperämie sowie durch Reflextherapie und Sympathikolyse. Dazu werden Moorbreiapplikationen auf die Vulva (Moulagen, 45 °C für 60 Minuten) täglich kombiniert mit geschlossener CO_2-Behandlung für zwei bis drei Wochen. Auch Halbbäder (Moorbrei- und Wasserbad) können die Beschwerden günstig beeinflussen.

6 Postoperative Adhäsionsprophylaxe

6.1 Frühbehandlung

Nach einer Unterleibsoperation kann bereits im Krankenhaus mit einer Adhäsionsprophylaxe begonnen werden. Durch Frühbehandlung wird nach unseren Erfahrungen eine Prophylaxe der postoperativen Adhäsionen möglich.

Erste Anwendung ab dem vierten postoperativen Tag ist die geschlossene Kohlensäuregasbehandlung für 60 Minuten täglich. Die CO_2-Therapie führt zur allgemeinen Beruhigung mit Anhebung der Schmerztoleranz. Die zentrale Sedierung, Sympathikolyse und Euphorisierung bewirken eine schnellere postoperative Erholung. Die Hautvasodilatation fördert die Wundheilung und bedeutet auch Dekubitusprophylaxe. Die Thrombozytenaggregation kann vermindert werden [17].

Zur Adhäsionsprophylaxe wird die vaginale Moorbreibehandlung (Vagimoran®) verwandt. An Tierversuchen konnte gezeigt werden, daß eine frühzeitige Anwendung von Moor postoperative Verwachsungen verhindern kann. Es hat sich eine vaginale wie auch rektale Nachbehandlung nach gynäkologischen Eingriffen, im besonderen auch nach mikrochirurgischen Maßnahmen gut bewährt. Die vaginale Wärmetherapie (Vagimoran®, 45 °C für 30 bis 120 Minuten) kann nach einer Laparoskopie am ersten postoperativen Tag und nach einer Adnexoperation ab dem vierten Tag begonnen werden. Nach einer Hysterektomie erfolgt die Vagimoran®-Applikation rektal.

6.2 Spätbehandlung

Die bereits ausgebildeten postoperativen Verwachsungen und Infiltrate können durch die lokale Wärmeanwendung sowie durch die Wirkung von resorbierten Torfinhaltsstoffen behandelt werden. Als Anwendungen wird auch hier vaginale Moorbreibehandlung kombiniert mit Moorbreihalbbad (45 °C für 20 bis 30 Minuten) in täglichem Wechsel mit einem Vollbad und Luftsprudelbad verordnet.

7 Zustand nach Karzinomtherapie

Das erhebliche psychische Trauma und die körperliche Belastung nach Operation, Bestrahlung und/oder Chemotherapie wegen eines Karzinoms führt zu oft tiefgreifenden Veränderungen, Depressionen und Isolierung der Patientin. Ziel der Kurortbehandlung ist es, durch allgemeine Entspannung, Psychotherapie und eventuell Musiktherapie die meistens bestehende innere Unruhe und Depression zu beseitigen. Die soziale Eingliederung läßt sich durch körperliches Training und Gruppensport günstig beeinflussen. Trinkkuren (2–3 l täglich) wirken der oft bestehenden Dehydratation entgegen. Vor Beendigung der Kur sollte eine individuell abgestufte Abhärtung zur Beschleunigung der Rekonvaleszenz und Verbesserung der Anpassung an das tägliche Leben beitragen. Bei den balneologischen Anwendungen sind isothermische und lauwarme Vollbäder sowie ganzkörperliche CO_2-Gasbehandlungen zu bevorzugen. Bei Bedarf ist eine Lymphdrainage durchzuführen.

8 Schwangerschaftsbedingte Erkrankungen

Die Hämokonzentration und Ödembildung bei EPH-Gestose sollte nicht mit Diuretika behandelt werden. Durch den hydrostatischen Druck von isothermen Vollbädern (täglich für 30 Minuten) kann neben einer deutlichen Diuresesteigerung auch eine signifikante Hämodilution erreicht werden. Gleichzeitig kommt es durch die Bäder neben einer allgemeinen Entspannung zur Senkung des Blutdrucks.

Die geschlossene CO_2-Gasbehandlung führt nicht nur zur Hautvasodilatation, sondern hierdurch auch zur Blutdrucksenkung und Entspannung. Vollbad und CO_2-Gasbehandlung haben sich ohne unerwünschte Nebenwirkungen in der Behandlung der leichten und mittelschweren EPH-Gestose bewährt [4].

Kontraindikationen

Bei jeder balneologischen Maßnahme sind Kontraindikationen zu beachten. Da jedoch verschiedene balneologische und physikalisch-therapeutische Anwendungen gegeneinander in gewissem Rahmen austauschbar sind, kann häufig eine andere passende Anwendung gefunden werden.

Allgemeine Kontraindikationen sind akute Psychosen, Kachexie, akute und schwere Allgemeinerkrankungen, infektiöse Erkrankungen sowie dekompensierte Herzfehler. Moorbehandlungen sollten nicht bei schwerer Hypertonie, entzündlichen Herz- und Venenerkrankungen oder Tuberkulose durchgeführt werden, im besonderen nicht bei akuten Entzündungen im Genitalbereich (evtl. nur kalt), hormonabhängiger Endometriose, akuten Blutungen und in der Gravidität.

Ist die Primärbehandlung eines gynäkologischen oder Mammakarzinoms abgeschlossen, so kann eine Moortherapie durchgeführt werden, wobei allerdings zu beachten ist, daß erst sechs Wochen nach Beendigung der Bestrahlung eine lokale Moorbehandlung möglich ist. Bei Neigung zum Lymphödem ist hiervon jedoch abzusehen. Von der Klima- und Heliotherapie sind Patientinnen mit schweren Allgemeinerkrankungen auszuschließen.

Bei einer **Diathermiebehandlung** sollte beachtet werden, daß sich im Bereich des Bestrahlungsfeldes kein Metallgegenstand befindet (z. B. Intrauterinpessar) und daß die Patientin keinen Herzschrittmacher trägt.

Eine **CO_2-Behandlung** sollte nicht bei schwerer Herzinsuffizienz, Niereninsuffizienz oder Anämie durchgeführt werden.

Kuren

1 Verordnung von Kuren

Der niedergelassene Arzt oder Krankenhausarzt nimmt beim Kurantrag eine wichtige Position ein, da er die Präventions- und Rehabilitationsmaßnahmen anregt und den Kurort bei der Krankenkasse vorschlägt (siehe Deutscher Bäderkalender). Kuren sind eine Leistung der Rentenversicherung, Krankenversicherung, Unfallversicherung und der Sozialhilfe. Zu unterscheiden sind:
- Kuren im Sinne der medizinischen Rehabilitation
- Heilverfahren durch die Rentenversicherungen (Bundesversicherungsanstalt für Angestellte, Landesversicherungsanstalten, Bundesknappschaft usw.) in Schwerpunktkliniken, Kurkliniken und Sanatorien.

Heilverfahren werden vorwiegend bei Krankheiten und Behinderungen durchgeführt, die durch medizinische Rehabilitation gebessert werden können, oder wenn durch diese Maßnahmen der Eintritt der Berufs- oder Erwerbsunfähigkeit verhindert werden kann. Wird bereits eine Rente bezogen, so kann eine Heilbehandlung nur durchgeführt werden, wenn dadurch die Berufs- oder Erwerbsfähigkeit wieder hergestellt werden kann.

Anschlußheilbehandlung (AHB) wird innerhalb eines Zeitraums von drei Wochen nach Krankenhausentlassung gewährt, z. B. nach schwerer gynäkologischer Operation oder nach einer unter Komplikationen abheilenden Salpingits.

Nachsorge- und Stabilisierungskuren nach Krebsbehandlung werden von den Krankenkassen oder sonstigen Leistungsträgern bezuschußt oder in ihren Kosten auf Antrag vollständig übernommen.

Die **Badekur** (offene Badekur) dient dazu, einer Krankheit vorzubeugen und die Arbeitsfähigkeit zu erhalten. Bei offenen Badekuren wird von den Kassen in der Regel ein Teil der Arztkosten übernommen.

Genesungskuren sind nach größeren Operationen und längerem Krankenhausaufenthalt oder zur Unterstützung einer langwierigen ambulanten Therapie indiziert. Genesungskuren erfolgen unter anderem in Müttergenesungsheimen und anderen Heimen karitativer Institutionen (z. B. DRK, Caritas, Arbeiterwohlfahrt).

2 Antragsverfahren*

Auf Anregung und Empfehlung des Hausarztes, betreuenden Facharztes oder Vertrauensarztes, von Versorgungsärzten und selbst von Krankenkassen erfolgt der Antrag durch den Versicherten formlos bei der Krankenkasse oder auf Antragsvordruck bei der Bundesversicherungsanstalt (BfA) oder den Landesversicherungsanstalten (LVA). Den Anträgen ist ein Attest des betreuenden Arztes beizufügen. Beamte stellen den Antrag bei ihrer Beihilfestelle, Sozialhilfeempfänger bei ihrem Sozialhilfeträger der Stadt- oder Kreisverwaltung. Beihilfe-berechtigte benötigen zusätzlich oft ein amts- oder vertrauensärztliches Gutachten.

Eine **Kur** kann nicht vor Ablauf von drei Jahren wiederholt werden, außer es handelt sich um eine Nachsorgekur nach Karzinombehandlung, wobei jährlich eine Kur für die Dauer von drei Jahren genehmigt werden kann.

Eine **Anschlußheilbehandlung** (AHB) wird bisher noch vom Krankenhausarzt eingeleitet. Nach Absprache mit der Patientin und ihrer Zustimmung zu einem Anschlußheilverfahren wird sowohl die zuständige Krankenkasse als auch die zuständige Anschlußheilbehandlungsklinik telefonisch informiert und um Übernahmezusagen gebeten. Ein vom Krankenhaus erstellter Befundbericht geht zur Krankenkasse und an die Anschlußheilbehandlungsklinik, die ihrerseits von der Krankenkasse die Zustimmung zur Kostenübernahme anfordert. Für die Anschlußheilbehandlung nach gynäkologischen Karzinomen, einschließlich der Brustkarzinome, sind für jedes Bundesland einige Kurkliniken vorgesehen, deren Adressen über die Arbeitsgemeinschaft für Krebsbekämpfung zu erhalten sind. Bei der Auswahl des Kurortes sind neben der Erkrankung der Patientin und ihrer Reisefähigkeit auch die therapeutischen Möglichkeiten am Kurort sowie Klima und Jahreszeit zur Kurzeit zu berücksichtigen (vgl. Deutscher Bäderkalender).

3 Ärztliche Betreuung am Kurort

Spätestens am zweiten Tag nach Ankunft im Kurort (Frauenheilbad) oder Aufnahme in einer Kureinrichtung hat die Aufnahmeuntersuchung durch den Gynäkologen, der auch gleichzeitig Kurarzt sein sollte, zu erfolgen. Nach Kenntnisnahme der Einweisungsberichte und einem einführenden Gespräch mit der Patientin sollte ein umfassender Aufnahmestatus und gynäkologischer Befund erhoben und die Anamnese erfragt werden. Unter Berücksichtigung der Vorbefunde kann dann ein kurortspezifischer Kurplan erstellt werden, wobei diagnosebezogen die balneologischen Anwendungen aufzuführen sind. Hierbei muß nicht nur die Art der Behandlungen, sondern auch die Häufigkeit und die Dauer der Anwendungen verordnet werden. Individuell abgestuft können balneologische Kombinationen, wie z. B. Moor- und Wasserbehandlung, empfohlen werden. Auch kann es notwendig werden, fachfremde Untersuchungen einzuleiten. In den Kurplan sollten auch begleitende Maßnahmen, Entspannungsübungen, Gesundheitsberatung und kurortangepaßte Unterhaltung einbezogen werden. Wöchentlich ist eine Kontrolluntersuchung mit einem Gespräch vorzusehen, um die Verträglichkeit der Anwendungen und die Wünsche der Kurpatientin zu berücksichtigen. Diese wöchentlichen Untersuchungen sind vor allem deshalb notwendig, da sog. Kurreaktionen in der Regel nach 7 und 14 Tagen auftreten und der Patientin Beschwerden bereiten. Korrekturen und Ergänzungen des Kurplans können notwendig werden. Drei bis vier Tage vor Abschluß der Kur, die verlängert werden kann, erfolgte eine Abschlußuntersuchung und die Erstellung eines Abschlußberichtes für den einweisenden Arzt am Heimatort und für die Krankenkasse.

4 Behandlungskonzepte

Nach Überprüfung der Indikationen und Kontraindikationen werden die täglichen Anwendungen verordnet, wobei nicht mehr als zwei Anwendungen täglich durchgeführt werden sollten. Zwischen den einzelnen Anwendungen soll mindestens ein Zeitraum von drei Stunden liegen, um die notwendigen Ruhepausen einhalten zu können. Zum Beispiel sei eine Anwendungskombination bei chronischer Salpingitis angeführt, die im täglichen Wechsel vorgenommen werden kann (Tab. 11-7). Im Sinne einer Ordnungstherapie (siehe Abschnitt „Weitere Verfahren der gynäkologischen Balneotherapie", Teil 5.5) sind auf dem täglichen Verordnungsbogen alle Maßnahmen bis hin zu den kurortgegebenen Unterhaltungsmöglichkeiten zeitlich fixiert aufzuführen. Durch eine computergestützte Organisation ist es möglich, die verordneten Anwendungen zu koordinieren und zeitliche Überschneidung auszuschalten. Eine Überprüfung der Einhaltung der Verordnungen und ihrer Verträglichkeit ist mindestens in wöchentlichen Abständen notwendig.

---

*Vorbehaltlich von Neuregelungen aufgrund des am 1. 1. 2000 eingeführten Gesundheitsreform-Gesetzes

Mögliche Behandlungsstrategien nach dem Gesundheitsreform-Gesetz 2000

Das Gesundheitsreform-Gesetz 2000, gültig ab 1.1.2000, regelt die Leistungen der gesetzlichen Krankenversicherung im Rahmen der bisher bekannten Kurformen neu. Anstelle der „Kur" treten jetzt:

- stationäre Rehabilitationsleistungen – z.B. nach schweren gynäkologischen Operationen
- ambulante Rehabilitationsleistungen auch in wohnortnahen Einrichtungen, insbesondere wenn eine ambulante Krankenbehandlung nicht ausreichend ist, z.B. bei erheblichem Lymphödem nach Mammakarzinom
- ambulante Vorsorgeleistung (Prävention) in anerkannten Kurorten oder wohnortnahen Einrichtungen.

Im Rahmen der auch von den Krankenkassen geforderten Qualitätssicherungsmaßnahmen wurden zunächst die folgenden Ziel- und Therapiekonzepte für die stationäre Rehabilitation nach gynäkologischem und Mammakarzinom erstellt, mit der Vorstellung, daß sie auch für die ambulante Rehabilitation anzustreben sind. – Unter der möglichen Voraussetzung einer nur dreiwöchigen Dauer einer stationären Rehabilitation ist eine Erfolgsbeurteilung der sich zum Teil ergänzenden Maßnahmen schwierig.

Ambulante Vorsorgeleistungen bei der Frau sollten nach Möglichkeit ebenfalls in anerkannten Heilbädern/Kurorten (siehe „Begriffsbestimmungen – Qualitätsstandards für die Prädikatisierung von Kurorten, Erholungsorten und Heilbrunnen", 11. Auflage, und „Deutscher Bäderkalender", anzufordern bei: Deutscher Heilbäderverband e.V., Schumannstr. 111, 53113 Bonn) mit der Indikation „Frauenleiden" in Anspruch genommen werden.

Ambulante Vorsorgemaßnahmen (Prävention) werden auch in Zukunft nur in sehr begrenztem Umfang Leistungen der gesetzlichen Krankenkassen sein. Dieser Bereich sollte daher künftig vermehrt der privaten und Eigeninitiative vorbehalten sein und ausgebaut werden. Zusatzversicherungen, Arbeitgeberzuschüsse, firmengeförderte Programme bieten hierzu reichlich Möglichkeit. Die Angebote der Heilbäder/Kurorte sollten daher erweitert werden durch kurzdauernde Vitalitäts- und Wellnesskuren zur Erhaltung und Verbesserung der Lebensqualität und durch Geroprophylaxe-Kuren zur Förderung der mentalen, körperlichen und sozialen Fitness ab dem 45. Lebensjahr bis hin zu Präventionskuren zur Vermeidung und Früherkennung (Check-up) prädisponierender Erkrankungen.

Auch für ambulante Vorsorgeleistungen sollten Qualitätssicherungsstrukturen entwickelt werden.

Ziele und Handlungskonzepte in der (ambulanten) Vorsorge

Erhaltung und Verbesserung der Lebensqualität – Wellness: Zur Lebensqualität gehören neben Gesundheit eine gepflegte äußere Erscheinung, geordnete und befriedigende Lebensbedingungen, Geborgenheit sowie psychische Ausgeglichenheit und geistige Aktivität. Diese Idealbedingungen, wie sie auch von der Weltgesundheitsorganisation als erstrebenswert deklariert wurden, sind nicht immer erreichbar.

Ziele:
- Entspannung – Relaxierung
- Durchblutungsförderung (Haut, Innere Organe, Gehirn)
- körperliche Aktivität
- geistige Aktivität.

Balneotherapie, physikalische Medizin:
- Hydrotherapie
- Thalassotherapie
- CO_2-Therapie
- Bewegungsübungen
- Massage
- Heliotherapie
- Phytotherapie, Aromatherapie.

Psychologische Angebote, Beratung:
- Entspannung, Relaxierung, autogenes Training
- mentale Übungen
- Kontakttraining
- Memorytraining
- Ordnungstherapie (Tagesablauf, Körperpflege)
- Ernährungsberatung, Gewichtsreduktion
- Suchtentwöhnung
- Beratung bei Schlafstörungen
- Sexualberatung, Therapie.

Geroprophylaxe: Eine gezielte Vorbereitung auf das Älterwerden sollte schon in der Lebensmitte begonnen werden, um die Lebensqualität im Alter zu erhalten. Geroprophylaxe umfaßt körperliche, geistige sowie soziale Fitness, bedeutet Vorsorge für ein Älterwerden in größtmöglicher Gesundheit.

Vor allem die Lebensphase zwischen dem 45. und 65. Lebensjahr ist immer häufiger geprägt von unvorhergesehenen und unerwarteten Einschnitten. Der berufliche Erfolg bleibt aus, eine unerwartete Pensionierung tritt ein, Kinder verlassen das Haus, eheliche Schwierigkeiten machen sich bemerkbar – insgesamt stehen vielfältige Umstellungen bevor, die die Menschen oft unvorbereitet treffen. Wenn in dieser Phase geistige Beweglichkeit und körperliche Fitness nachlassen, wenn soziale Bindungen an Freunde und Familie fehlen, dann kann eine solche Umstellung zu Schwierigkeiten führen.

Vielen stellt sich in diesem Alter auch die Frage: Wie kann ich dem sich anbahnenden Gebrechen gezielt und bewußt begegnen? Hier kann vieles durch Geroprophylaxe gelernt und geübt werden. Ziel ist es, durch individuelle Beratung das zukünftige Wohlergehen zu fördern, sowohl in körperlicher und geistiger Hinsicht als auch in der Geborgenheit des sozialen Umfeldes. Ein Vitalitäts-Check mit anschließender ärztlicher Beratung sollte den zu empfehlenden Maßnahmen vorangehen, damit gezielt und gegebenenfalls zeitlich begrenzt Geroprophylaxe betrieben werden kann.

Ziele:
- körperliche Fitness
- kognitive Fitness
- soziale Fitness

Balneotherapie, physikalische Medizin:
- Hydrotherapie
- Thalassotherpie
- aktive Bewegungstherapie
- Wassergymnastik
- Heliotherapie
- körperliches Training
- Ausdauertraining.

Psychologische, mentale Angebote – Beratung:
- Ordnungstherapie
- Ernährungsberatung
- Sexualberatung, -therapie
- mentales Training
- Gedächtnistraining (Memory)
- kognitive Übungen
- Reaktionstraining
- Kontakttraining
- soziale Absicherung
- Geborgenheit.

Prävention: Die häufigsten Beschwerden bei über 60jährigen sind Herz- und Kreislaufbeschwerden, Einschränkung der Beweglichkeit, chronische Schmerzzustände, bösartige Veränderungen, Inkontinenz, Gedächtnisstörungen.

Weit über 50% der jährlich anfallenden Kosten im Gesundheitswesen werden für über 60jährige heute bereits ausgegeben. Über 80% dieser Menschen sind bereit, aktiv etwas für ihre Gesundheit zu tun. Die Einsicht ist groß, daß schon in früheren Lebensjahren etwas für die Gesundheit, auch Verhütung und Früherkennung von Erkrankungen getan werden muß.

Durch frühzeitiges Erkennen lassen sich häufig die oben angeführten Beschwerden und krankmachenden Veränderungen verhüten oder in ihrem Auftreten verschieben. Vielen im Alter auftretenden Erkrankungen (Multimorbidität) kann vorgebeugt werden durch gesunde Lebensweise, Bewußtmachen der Krankheitsursachen und körperliches Training.

Ziele:
- Vorbeugen von Beschwerden
- Früherkennung von Erkrankungen
- Vitalitäts-Check
- Vorsorgeuntersuchungen, soweit nicht im Vitalitäts-Check enthalten.

Balneotherapie, physikalische Medizin:
- Wassergymnastik
- Thalassotherapie
- Bewegungstherapie
- Rückenschule, Gangschulung
- Ergotherapie
- Atemgymnastik
- Beckenbodengymnastik
- Heliotherapie
- Sturzprävention
- Gewichtsreduktion
- Sexualtherapie.

Psychologische und mentale Angebote – Beratung:
- Aufklärung über Erkrankungen
- neuere wissenschaftliche Erkenntnisse
- Ernährungsberatung
- Memory-Übungen
- kognitive Schulung
- Inkontinenzberatung
- Selbsthilfegruppen.

Inhalt*

- **Anatomie der Mamma und der Axilla** 253
  1. Topographie der Mamma 253
  2. Topographie der Axilla 254
  3. Blutversorgung der Mamma 255
  4. Innervation der Mamma 255
  5. Lymphabflußwege der Mamma 255
  6. Mikroskopische Strukturen der Glandula mammaria 256

- **Die Mammaentwicklung während der verschiedenen Lebensphasen** 256
  1. Embryonalperiode 256
  2. Pubertät 257
  3. Adoleszenz 257
  4. Klimakterium 258

- **Physiologie der Mamma** 258
  1. Hormonelle Regulation des Mammawachstums 258
  2. Veränderungen der Mamma während des Menstruationszyklus 258
  3. Veränderungen der Mamma während der Schwangerschaft 258

- **Anlagestörungen der Mamma** 259
  1. Amastie 259
  2. Poland-Syndrom 259
  3. Iatrogene Mammahypoplasie 259
  4. Mammaasymmetrie 260
  5. Tubuläre Brustform 260
  6. Polythelie 261
  7. Polymastie 261
  8. Mamma accessoria (aberrata) 261
  9. Makromastie 262
  10. Symmastie 263
  11. Prämature Mammaentwicklung 263

- **Mammaerkrankungen infektiöser, vaskulärer und anderer Genese** 263
  1. Mastitis nonpuerperalis 263
  2. Mastitis puerperalis 264
  3. Tuberkulose der Mamma 264
  4. Sarkoidose der Mamma 265
  5. Fremdkörpergranulome und Mastitis .. 265
  6. Parasitäre Infektionen der Mamma 265
  7. Aktinomykose der Mamma 265
  8. Mykosen der Mamma 266
  9. Intertrigo (Candidose) der Mamma 266
  10. Tinea versicolor der Mamma 266
  11. Virale Infektionen der Mamma 266
  12. Hidradenitis suppurativa der Areola .. 267
  13. Syphilis der Mamma 267
  14. Radiogene Hautnekrosen im Mammabereich .. 267
  15. Verbrennungen der Mamma 268
  16. Gefäßbedingte Mammaerkrankungen .. 268
  16.1. Antikoagulanzienbedingte Nekrose .. 268
  16.2. Thrombophlebitis migrans 268
  16.3. Mondor-Erkrankung 268
  16.4. Riesenzellarteriitis (Arteriitis gigantocellularis) . 269

- **Mastopathie** 269
  1. Fibrozystische Mastopathie (Mastopathia cystica fibrosa) 270
  2. Diabetes mellitus und fibröse Mastopathie ... 271
  3. Adenose der Mamma 271
  4. Sklerosierende Adenose der Mamma 271

- **Mastodynie (Schmerzen der Mamma)** 271

- **Gutartige Tumoren der Mamma** 272
  1. Fibroadenome der Mamma 272
  2. Phylloidestumor (phylloider Tumor, Cystosarcoma phylloides, Riesenfibroadenom) der Mamma .. 273
  3. Papillome der Milchgänge 273
  4. Hamartom der Mamma 274

- **Tumorartige Veränderungen der Mamma** ... 274
  1. Fettgewebsnekrosen der Mamma 274
  2. Zysten der Mamma 274

- **Sezernierende Mamma** 275

- **Dermatologische Veränderungen der Mamma** 275
  1. Kontaktdermatitis der Mamma 275
  2. Benigne nichtentzündliche Hautveränderungen der Mamma 276
  3. Benigne Hauttumoren der Mamma 277
  3.1. Papilläres Adenom der Mamille 277
  3.2. Klarzelliges Hidradenom (ekkrines Spiradenom) 277
  3.3. Ekkrines Porom 277
  3.4. Seborrhoische Keratose (Verruca seborrhoica senilis) 277
  3.5. Atherom (epidermale Zyste) 277

*Das Literaturverzeichnis findet sich in Kapitel 14, S. 316.

3.6	Kutanes Leiomyom	277	6.1	Mammographie	279
3.7	Lymphadenosis cutis benigna Bäfverstedt	278	6.2	Mammasonographie	280
			6.3	Doppler-Ultraschall	281
	■ Diagnostische Maßnahmen bei Mammaerkrankungen	278	6.4	Magnetresonanzmammographie	281
			6.5	Thermographie	281
1	Anamnese	278	6.6	Galaktographie	282
2	Inspektion	278	6.7	Pneumozystographie	282
3	Meßschemata	278	7	Entnahme kleiner Zell- und Gewebeproben aus der Mamma	282
4	Palpation	278			
5	Mamillenuntersuchung	279	8	Stereotaktisch gesteuerte Probenentnahmen	283
6	Bildgebende Mammauntersuchungen	279	9	Probenexzision aus der Mamma	283

12 Gutartige Erkrankungen der Mamma

D. S. Mosny, H. G. Bender

Anatomie der Mamma und der Axilla

1 Topographie der Mamma

Die weibliche Brustdrüse ist im Bereich der vorderen Thoraxwand im subkutanen Fettgewebe lokalisiert. Sie dehnt sich horizontal vom Rand des Os sternum bis zur mittleren Axillarlinie und vertikal von der 2. bis zur 6. oder 7. Rippe aus. Einzelne Drüsenausläufer können jedoch weiter bis zur Klavikula, der Mittellinie des Sternums und dem Oberbauch reichen. Der obere äußere Quadrant geht in einen axillären Ausläufer (axillary tail of Spence) über und bildet zusammen mit der lateralen Kante des M. pectoralis major die Projektion der vorderen axillären Falte.

Thoraxwärts lagert die Brust auf den Faszien des M. pectoralis major, M. serratus anterior, M. obliquus externus und kranialen Anteilen des M. rectus abdominis.

Die **Brustform** der jungen Frau ist hemisphärisch mit einer runden Basis von 10 bis 12 cm Durchmesser und einer Höhe von 5 bis 7 cm. Dabei projiziert sich die Brustwarze auf den 4. Interkostalraum. Das durchschnittliche Gewicht der Brustdrüse variiert zwischen 150 und 225 g. Im weiteren Verlauf des Lebens, insbesondere nach Stillphasen und aufgrund hormoneller Veränderungen, flacht sich die obere Hälfte der Mamma ab und verliert ihre Konvexität. Die kaudalen Anteile der Brust werden vorübergehend fülliger, bis in der Postmenopause das Gesamtvolumen der Brust abnimmt und daraus eine ptotische Form resultiert.

Die Haut im Brustbereich unterscheidet sich nicht von der der umgebenden Körperpartien. Nur im Bereich der pigmentierten Areola kann eine Reduktion der elastischen Fasern im subkutanen Bindegewebe vorhanden sein, mit der Folge einer leichten Protrusion des subareolären Drüsengewebes. In den anderen Abschnitten umgeben zwei bindegewebige Blätter, die subkutane Faszie und die sog. Muskelfaszie, den Drüsenkörper. Zwischen beiden Blättern mit Ausläufern in die Haut und die

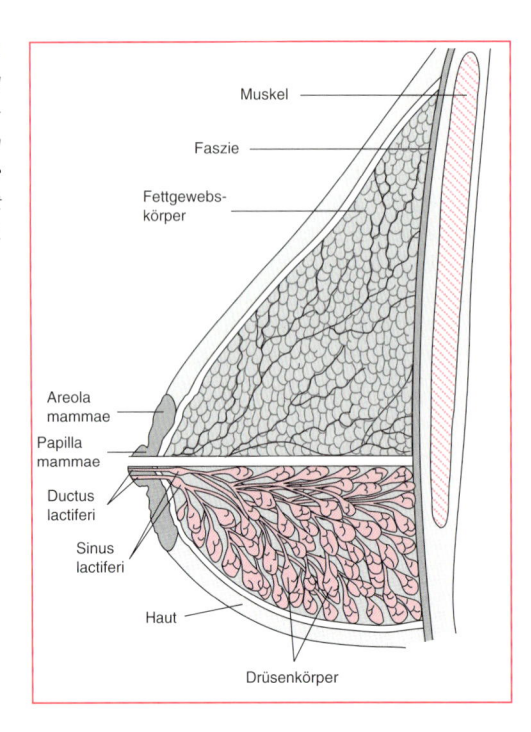

Abb. 12-1
Schematische Darstellung der Brustdrüse im Schnittbild, von lateral gesehen. In der kaudalen Hälfte sind die Drüsenanteile freipräpariert dargestellt.

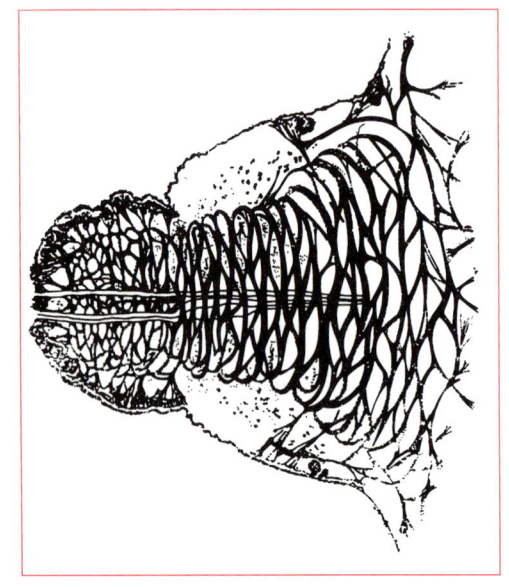

Abb. 12-2
Schematische Darstellung der ringförmig angeordneten, glatten Muskulatur um die Brustwarze. Bei der Kontraktion dieser Fasern, die durch die Dilatation des arteriovenösen Anastomosengeflechts an der Basis gesteuert wird, tritt die Brustwarze aus der Areola heraus (aus Peters [123], modifiziert nach Dabelow).

bulus wird aus Hunderten von Azini gebildet. Diese Gangstrukturen sind teils von Bindegewebe, teils von Fettgewebe umgeben, wobei das Fettgewebe in der Quantität am stärksten variieren kann und entscheidend die Form der Brust beeinflußt.

Die **Haut der Areola** und der **Brustwarze** ist nach der Pubertät deutlich pigmentiert und wird durch ein verhornendes Plattenepithel bedeckt. Eingelagert im subkutanen Bindegewebe finden sich feine Stränge aus glatter Muskulatur, die subkutan konzentrisch und entlang den Ductus lactiferi longitudinal angeordnet sind (Abb. 12-2). Als Hautanhangsgebilde finden sich Schweißdrüsen, Talgdrüsen und die akzessorischen Montgomery-Drüsen, die histologisch eine Intermediärform zwischen Schweiß- und Brustdrüse darstellen.

Die nervale Versorgung der Areola und der Mamille besteht aus multiplen freien Nervenendigungen und Meißner-Körperchen, wobei eine deutliche Konzentration im Bereich der Brustwarze vorliegt. Ein Nervenplexus umgibt die Haarfollikel in Nachbarschaft der Schweißdrüsen des Warzenvorhofes.

2 Topographie der Axilla

Der axilläre Raum enthält Lymphknoten, die in einem der zwei Hauptabflußwege der mammären Lymphe liegen. So können Reaktionen der axillären Lymphknoten indirekt auf Erkrankungen der Mamma hinweisen. Sowohl für die klinische Beurteilung als auch für die operative Exploration sind die anatomischen Besonderheiten der Axilla von großer Bedeutung.

Die pyramidenartige Form der Axilla weist mit ihrer Spitze nach medial-kranial und hat als Basis die Kutis. Diesen Raum begrenzen nach kranial die Klavikula, nach dorsal der M. subscapularis, nach medial die Interkostalmuskulatur und Anteile des M. serratus anterior und nach ventral die Mm. pectoralis major und minor. Die darin enthaltenen axillären Lymphknotengruppen werden drei Regionen zugeordnet, den sog. **Levels**. Kaudal-lateral des M. pectoralis minor liegt der Level I. Der Level II wird von dem M. pectoralis minor bedeckt, und medial-kranial des kleinen Brustmuskels findet sich der Level III. Zwischen den Mm. pectoralis major und minor liegt das Rotter-Fettgewebe mit kleinen Lymphknotengruppen, in denen Lymphbahnen von den kranialen Bereichen der Mamma direkt enden.

Die Grenzen von Level I sind medial die Thoraxwand mit dem M. serratus anterior, kranial die V. und A. axillaris, kaudal die Kante des M. serratus und dorsal die Ebene, die durch das thorakodorsale

Muskulatur verlaufen senkrecht zur Thoraxwand die Cooper-Ligamente als Stützapparat des Drüsenkörpers. Sie stellen jedoch keine Grenzen zwischen den einzelnen Drüsensegmenten dar. Der dorsale Faszienanteil bildet in vielen Fällen eine Einheit mit der Muskelfaszie. Inkonstant läßt sich jedoch eine retromamilläre Bursa nachweisen, die die zwei separaten Faszienblätter voneinander trennt.

Die Architektur des Drüsenapparats setzt sich aus bis zu 20 Ductus lactiferi zusammen mit dem dazugehörigen Sammelsystem, bestehend aus Ductus, Ductuli und Lobuli (Abb. 12-1) [118]. Jeder Lo-

Gefäßbündel gebildet wird. Lateralwärts stellt die Kante des M. latissimus dorsi bzw. das subkutane Bindegewebe den Abschluß dar.

Der axilläre Raum wird von mehreren **Gefäßen** durchzogen. Kranial liegen V. und A. axillaris, die zum Arm ziehen. Entlang der Kante der Mm. pectoralis minor und major zieht die A. thoracica lateralis nach kaudal und versorgt die laterale Brustregion. In der Tiefe verläuft das thorakodorsale Bündel mit Arterie, Vene und Nerv zum M. latissimus dorsi.

Horizontal durch diesen Raum verlaufen drei bis fünf interkostobrachiale Nerven, die für die sensible Versorgung der Innenseite des Oberarms verantwortlich sind. Thoraxwandnah zieht der N. thoracicus longus zum M. serratus anterior, den er versorgt.

Im Level III, d.h. medial des M. pectoralis minor, zweigen aus der A. axillaris die A. thoracica suprema und die A. thoracoacromialis ab. Erstere zieht mit ihren Ästen zur Interkostalmuskulatur und zu den kranialen Anteilen des M. serratus anterior. Die A. thoracoacromialis verzweigt sich in mehrere Richtungen. Für die operative Präparation der Axilla ist der Erhalt der Rami pectorales von Bedeutung.

Die Venen im Bereich des Axilla verlaufen parallel zu den oben beschriebenen Arterien, oft in Form gepaarter Vv. comitantes.

Der Plexus brachialis verzweigt sich in mehrere Nerven, die zum Arm ziehen. Aus dem lateralen Ast des Plexus brachialis entspringt der N. pectoralis lateralis, der jedoch topographisch medial vom N. pectoralis medialis liegt. Letzterer hat seinen Ursprung im medialen Ast des Plexus brachialis, zieht durch den M. pectoralis minor und versorgt den großen Brustmuskel.

Der N. thoracicus longus tritt in die Axilla durch den zervikoaxillären Kanal ein und zieht an der Oberfläche des M. serratus anterior, den er mit versorgt, nach kaudal. Bei einer operativen Verletzung dieses Nervs ist das Anheben des Arms über das Schulterniveau eingeschränkt oder nicht mehr möglich.

3 Blutversorgung der Mamma

Die **arterielle** Blutversorgung der Brust erfolgt über drei Wege. Von medial zweigen Äste aus der retrosternal gelegenen A. thoracica interna (= A. mammaria interna) ab und treten im 2., 3. und 4. Interkostalraum in den Brustdrüsenkörper ein. Von lateral gibt die A. thoracica lateralis mehrere Äste ab, die um die äußere Kante des M. pectoralis major zur Brustdrüse ziehen. Des weiteren geben die Aa. intercostales Äste ab, die den M. pectoralis major perforieren und dann in die Brust eintreten.

Der **venöse** Abfluß erfolgt vornehmlich über die Axilla. Grundsätzlich verlaufen Venen parallel zu den oben beschriebenen Arterien. Daneben bilden subkutan gelegene Venen ein ausgedehntes Netz mit multiplen Anastomosen, die im Bereich der Areola zirkulär angeordnet sind (Plexus venosus Halleri).

4 Innervation der Mamma

Die sensible Innervation der Mamma erfolgt über laterale und mediale Äste der Interkostalnerven 2 bis 6. Daneben werden kraniale Anteile der Brust von Ästen des N. supraclavicularis versorgt. Die Brustwarze wird in erster Linie über den 4. Interkostalnerv innerviert.

Neben den sensiblen Anteilen enthalten die Nerven **sympathische** Fasern, die die Durchblutung der Gefäße und die sekretorische Aktivität der Schweißdrüsen beeinflussen. Die myoepithelialen Zellen weisen keine Innervation auf. Somit erfolgt die Steuerung der Milchsekretion über einen neurohormonalen Reflex, bei dem via Hypothalamus und Hypophyse Oxytocin ausgeschüttet wird, das kontraktil auf die glatte Muskulatur der Drüsengänge wirkt.

5 Lymphabflußwege der Mamma

Der Abflußweg der Lymphe aus der Brust verläuft vornehmlich über die Axilla (Abb. 12-3). Von der in der Brust gebildeten Lymphe werden 75% über die axillären Lymphknotenstationen drainiert. Klinisch zeigt sich dieses Phänomen bei der Darstellung des **Wächterlymphknotens** (sentinel lymphnode) durch radioaktiv markierte Kolloide oder Farbstofflösungen, die peritumoral in die Brust injiziert worden sind.

Neben der Einteilung in bezug auf den M. pectoralis minor in Level I bis III (siehe auch Teil 2) unterscheidet man anatomisch die folgenden **Lymphknotengruppen**:
- eine laterale Gruppe, die in Nachbarschaft der V. axillaris liegt
- eine Gruppe im laterokranialen Randbereich der Mamma
- eine subskapuläre Gruppe, die dorsal der Ebene lokalisiert ist, die durch das thorakodorsale Bündel gebildet wird
- eine zentrale Gruppe, die dorsal des M. pectoralis minor gelegen ist

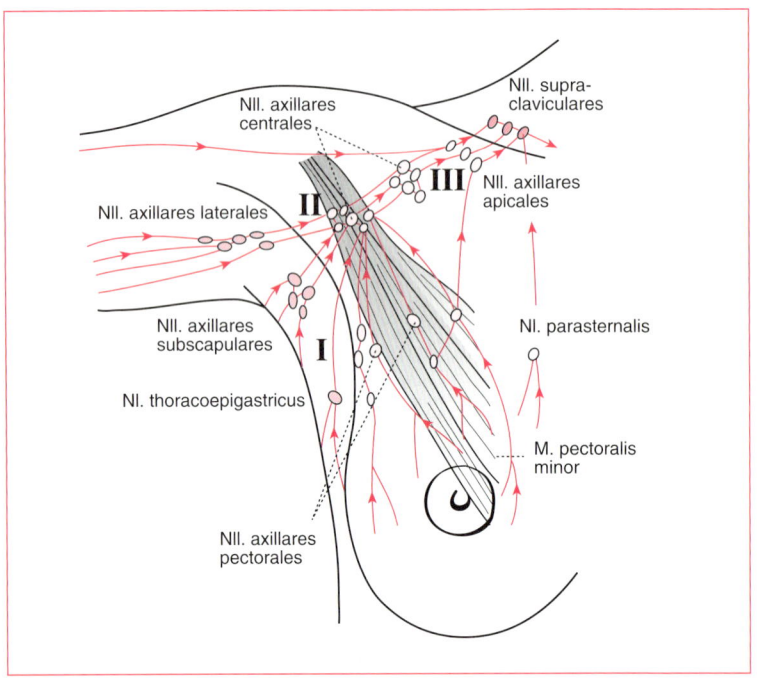

Abb. 12-3
Schematische Darstellung der Lymphabflußwege der Mamma und der dazugehörigen Lymphknoten, die klinisch in Relation zum M. pectoralis minor in drei Gruppen eingeteilt werden: Level I = lateral-kaudal des M. pectoralis minor; Level II = bedeckt vom M. pectoralis minor; Level III = medial-kranial des M. pectoralis minor (modifiziert nach Waldeyer [163]).

- eine subklavikuläre (apikale) Gruppe medial des M. pectoralis minor, entsprechend dem Level III
- die Rotter-Gruppe, die sich interpektoral befindet.

Die medialen Anteile der Brust werden über Lymphbahnen drainiert, die parallel zu den interkostalen Perforatoren zu der retrosternal lokalisierten Mammaria-interna-Lymphknotengruppe ziehen.

Ein Lymphabfluß in die kontralaterale Axilla ist aufgrund kutaner Anastomosen im Bereich des Sternums möglich.

Die intraglandulären Lymphgefäße verlaufen parallel zu den kleinen Venen. Der Lymphfluß erfolgt pulsatil und unidirektional aufgrund wellenartiger Kontraktionen der Gefäße. Nur im Fall von Entzündungen oder metastatischer Embolisation des Lymphgefäßes kann eine Flußumkehr auftreten.

In der Brustdrüse unterscheidet man **drei miteinander kommunizierende Lymphgefäßgruppen**:

- Gefäße, die in den interlobulären Spalten ihren Ursprung haben und die Drüsenausführungsgänge begleiten
- Gefäße, die das Bindegewebe der Brust mit der bedeckenden Haut im zentralen Anteil durchziehen und in den sog. subareolären Plexus münden
- ein Gefäßplexus im Bereich der tiefen Brustfaszie.

6 Mikroskopische Strukturen der Glandula mammaria

Die Glandula mammaria besteht aus bis zu 20 tubuloalveolären Einzeldrüsensystemen, die in der Areola jeweils in einem Ausführungsgang enden (Abb. 12-4). Ein Drüsensystem beginnt in der Peripherie in Azini, die mit apokrin sezernierenden Zylinderepithelien ein- bis zweireihig ausgekleidet sind. Mehrere Azini sind als Lobulus zusammengefaßt und in das intralobuläre Bindegewebe eingebettet. In Ductuli und Ductus sammelt sich das Gangsystem zu Ductus lactiferi, die in die retroalveolär gelegenen Sinus lactiferi münden. Diese spindelförmigen Milchsäckchen erreichen einen Durchmesser von 1 bis 2 mm. Die Drüsenausführungsgänge sind von Myoepithelien umgeben. Zwischen den Gangsystemen findet sich interlobuläres, kollagenes Binde- und Fettgewebe.

Die Mammaentwicklung während der verschiedenen Lebensphasen

1 Embryonalperiode

Die Brustdrüse leitet sich vom Ektoderm und Mesoderm ab. In der 6. Woche der embryonalen Entwicklung hat sich zwischen der Axilla und der Leistenbeuge die Milchleiste ausgebildet (Abb. 12-5). Aus ihr entwickelt sich in der 8. bis 10. Schwangerschaftswoche im Bereich der anterolateralen Pektoralisregion in Höhe des 4. Interkostalraums die Glandula mammaria durch Ausdifferenzierung und Einstülpen von oberflächlichem Plattenepithel, das die primären Drüsengänge mit sekundären Verzweigungen bildet. Zusätzliche Brustanlagen können entlang der Milchleiste bestehenbleiben.

Die Brustdrüse ist bei der Geburt nur in Form von Drüsengängen angelegt. Azini sind noch nicht entwickelt. Aufgrund mütterlicher hormoneller Einflüsse kann während der ersten Lebenswochen eine Absonderung kolostrumartiger Flüssigkeit (Hexenmilch) bei rund einem Drittel der Säuglinge beobachtet werden.

Bis zur Pubertät liegt eine Ruhigstellung der Brustdrüse vor. Die Wahrscheinlichkeit, daß Knotenbildungen in der Mamma während dieser Lebensphase maligne entarten, ist äußerst gering, so daß keine Indikation zur Mammographie oder Tumorexstirpation besteht [108].

2 Pubertät

Unter dem Einfluß der vermehrten Östrogensynthese kommt es zu einer Ausdifferenzierung der Drüsengangstrukturen. Gestagene stimulieren die Lobulusentwicklung.

Nach Tanner werden fünf **Stadien** bei der Brustentwicklung unterschieden (siehe auch Bd. 1, Kap. 3):
- Stadium 1 (infantiles Stadium): Hervortreten der Areola
- Stadium 2 (9.–10. Lebensjahr): Knospung der Brust mit Vergrößerung des Warzenhofs/Areola
- Stadium 3 (11.–13. Lebensjahr): Vergrößerung von Brust und Areola gegenüber Stadium 2 ohne Veränderungen der Brustkontur; Pigmentation von Areola und Mamille.
- Stadium 4 (13. Lebensjahr): Areola und Mamille bilden gegenüber dem Brustdrüsenkörper eine eigene Kontur
- Stadium 5 (ca. 15. Lebensjahr): Areola und Brust gleichen sich in der Kontur an, die Brustwarze bleibt erhaben.

3 Adoleszenz

Während der Phase der Adoleszenz besteht eine niedrige Inzidenz von Brusterkrankungen. Es werden Mastodynie sowie Fibroadenome beschrieben. Maligne Veränderungen treten quasi nicht auf [81].

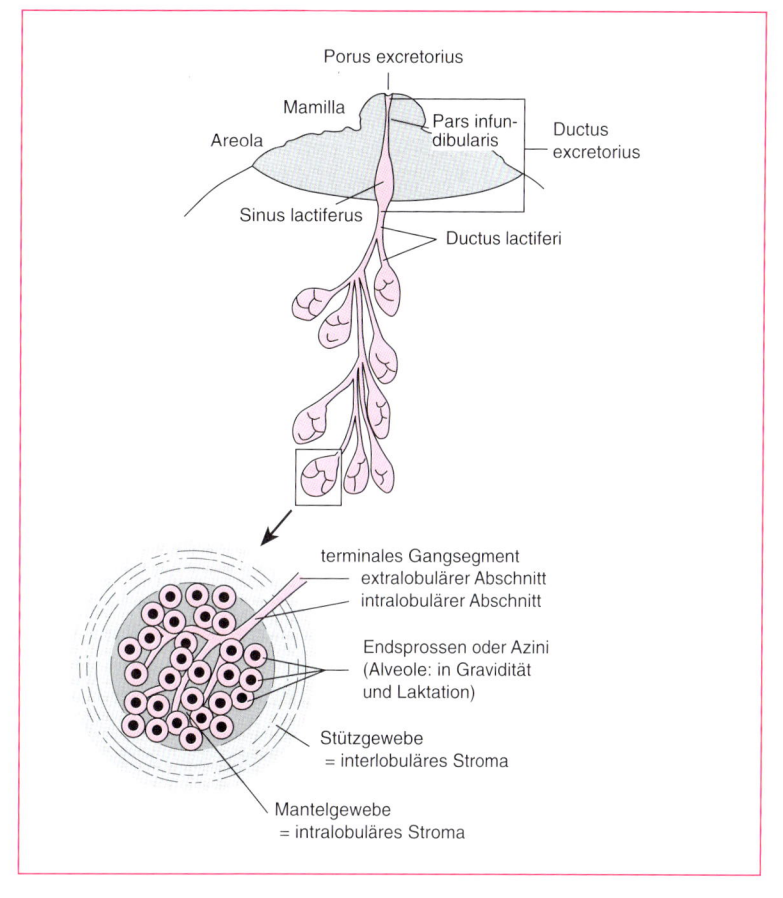

Abb. 12-4
Schematische Darstellung und Terminologie einzelner Kompartimente der Mamma (nach Bässler [10]).

Die Entwicklung der Brustdrüsenform ist in der Regel mit Erreichen der endgültigen Körpergröße abgeschlossen. Bis zur Menopause finden dann ausschließlich Formveränderungen aufgrund von Abnahme der Hautelastizität, Reduktion des Volumens an Fettgewebe in der Brust und Nachlassen der bindegewebigen Stützfunktion statt.

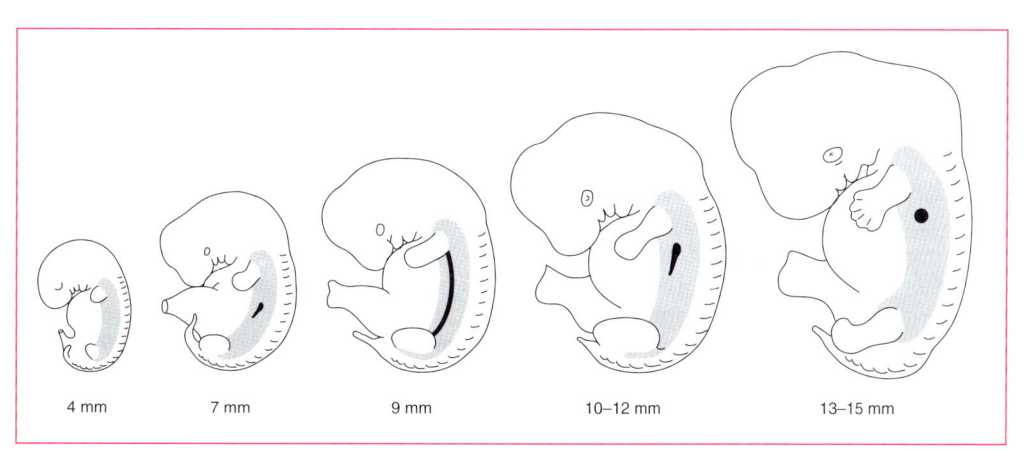

Abb. 12-5
Entwicklung der Brustanlagen beim menschlichen Embryo. Die grauen Flächen an der lateralen Rumpfwand stellen das Gebiet des Milchstreifens dar. Homogen schwarz gezeichnet ist die Milchleiste, die sich beim 10 bis 15 mm messenden Embryo zurückbildet (nach Bässler [10]).

Die zunächst runde, hemisphärische und symmetrische Brust flacht in ihren oberen Anteilen ab und verliert hier an Konvexität. Die kaudalen Brustpartien werden fülliger mit Betonung der lateralen Abschnitte. Im weiteren Alterungsprozeß setzt sich diese Entwicklung fort, so daß eine glanduläre Ptosis und ein Tiefertreten des Areola-Mamillen-Komplexes beobachtet werden. Des weiteren haben verschiedene individuelle Faktoren einen Einfluß auf die Brustformentwicklung, vornehmlich Schwangerschaften und Stillphasen sowie eingeschränkte Elastizität der Haut und des Halteapparats (Cooper-Ligamente).

4 Klimakterium

Nach der Menopause tritt infolge der fehlenden Östrogen- und Gestagenwirkung eine rasche Involution der drüsigen Anteile der Brust auf. Das Epithel der Drüsengänge und Lobuli atrophiert, die Anzahl der Gangstrukturen nimmt ab und wird durch interlobuläres Bindegewebe und Fettgewebe ersetzt. Bei Gewichtsabnahme im fortgeschrittenen Alter atrophiert die Brust weiter und verliert ihre Kontur.

Physiologie der Mamma

1 Hormonelle Regulation des Mammawachstums

Die Brustdrüse steht in ihrer Entwicklung und Funktion unter der Kontrolle verschiedener Hormone (Sexualsteroide, Oxytocin, Prolactin, Cortisol, Schilddrüsenhormone, Wachstumshormon). Östrogen induziert die Ausbildung von duktalen Strukturen, während Progesteron für die Differenzierung der epithelialen Zellen und die Entwicklung der Lobuli verantwortlich ist. Des weiteren kann Progesteron die Östrogenbindung hemmen und somit die Proliferation des tubulären Systems begrenzen. Prolactin fördert die Ausbildung von Fettgewebe und ist neben Wachstumshormonen und Cortisol für Wachstum und Entwicklung des Drüsenepithels erforderlich. Darüber hinaus stellt Prolactin den Hauptstimulus für die Laktogenese während der späten Schwangerschaft und nach der Geburt dar. Die oben genannten Hormone stehen unter der Kontrolle der hypothalamisch-hypophysären Achse, während in der Schwangerschaft zunächst das Corpus luteum, später die Plazenta die Hormonproduktion übernimmt.

2 Veränderungen der Mamma während des Menstruationszyklus

Unter dem Einfluß von Progesteron schwillt die Brustdrüse nach der Ovulation um ca. 20 bis 50 ml an, mit einem prämenstruellen Maximum. Die Schwellung wird von einer Aussprossung der Milchgänge und einer Vergößerung der Lobuli begleitet. Des weiteren findet sich eine höhere Dichte des Drüsengewebes und eine Zunahme von nodulären Strukturen. Die Parenchymschwellung und das begleitende Ödem gehen mit Beginn der Menses zurück [30].

3 Veränderungen der Mamma während der Schwangerschaft

In der Schwangerschaft steigen die Konzentrationen von Östrogen und Progesteron um ein Vielfaches an. In der Folge nimmt das Brustvolumen zu, die Areola wird prominenter, die Brustwarze vergrößert sich, die Pigmentation der Areola verstärkt sich, Drüsengänge und Lobuli proliferieren, und es erfolgt eine Ausbildung der Alveolen. Bereits in der 3. Schwangerschaftswoche beginnen die duktulären Strukturen auszusprossen, sich zu vergrößern und zu verzweigen. Mit dem Wachstum der Lobuli wird Binde- und Fettgewebe verdrängt. Während des II. Trimenons stimulieren Östrogen und Progesteron, die in der Plazenta gebildet werden, die weitere Proliferation der duktalen Elemente. Erste kolloide Ansammlungen können in den Alveolen beobachtet werden. Im III. Trimenon sind Fetttröpfchen in den Alveolarzellen nachweisbar, und die Drüsenlumina werden mit Kolostrum ausgefüllt. Darüber hinaus findet eine Proliferation der Myoepithelien statt. Mit der Geburt kommt es zu einem deutlichen Prolactinanstieg bei gleichzeitigem Abfall der durch die Plazenta gebildeten Sexualsteroide. Somit fällt der inhibierende Einfluß des Östrogens auf die Ausbildung von Prolactinrezeptoren fort.

Die Aufrechterhaltung der Laktation erfordert eine regelmäßige Entleerung der Brust und die Stimulation des Saugreflexes. Letzterer führt über neuronale Reize zu einer Ausschüttung von Oxytocin aus dem Hypophysenhinterlappen. Oxytocin stimuliert die Kontraktion der glatten Muskulatur der Myoepithelien, wodurch ein Transport der Milch aus den Alveolen in die Sinus lactiferi erfolgt.

Anlagestörungen der Mamma

ICD-Nummer	klinisches Bild
Q83.0	Angeborenes Fehlen der Mamma, verbunden mit fehlender Brustwarze
Q83.1	Akzessorische (überzählige) Mamma(e)
Q83.2	Fehlen der Brustwarze
Q83.3	Akzessorische (überzählige) Brustwarze
Q83.8	Sonstige angeborene Fehlbildungen der Mamma, Hypoplasie der Mamma
Q83.9	Angeborene Fehlbildung der Mamma, nicht näher bezeichnet

Tab. 12-1 *Nomenklatur für angeborene Fehlbildungen der Brust (ohne Fehlen des M. pectoralis; nach ICD-10 [37])*

Die Klassifikation der angeborenen Fehlbildungen der Brust erfolgt nach dem offiziellen Schlüssel der International Classification of Diseases (ICD, Tab. 12-1). Diese Einteilung berücksichtigt nicht detailliert die Mammafehlformen wie ziegeneuterartige (goat-udder-like) und konische Formen, Nippel-Brust, sog. Snoopy-artige Brust, hernienartiger Areolakomplex oder kontrakte Brust [69], die der Kategorie Q83.9 zuzuordnen sind.

1 Amastie

Die **bilaterale** Amastie ist eine äußerst seltene Anlagestörung. Eine Zusammenfassung der Literatur erfolgte 1965 durch Trier et al., die 43 Fälle dokumentieren konnten. Die fehlende Brustanlage kann kombiniert auftreten mit anderen Störungen wie Gaumenspalte, Hypertelorismus, Sattelnase, Veränderungen des M. pectoralis major, der Ulna, der Hand, des Fußes, des Gaumens, der Ohren, des genitourethralen Trakts oder des Habitus. Im Rahmen des Aredyld-Syndroms tritt die Amastie in Kombination mit ektodermaler Dysplasie, Lipoatrophie und Diabetes mellitus auf [15]. Dagegen ist die **unilaterale** Amastie im Vergleich zur bilateralen Amastie etwas häufiger zu beobachten. Sie ist auf eine Störung der Milchleistenanlage in der 6. Schwangerschaftswoche zurückzuführen.

Die **Korrektur** der Amastie erfolgt in der Regel durch Implantation von heterologen Mammaprothesen (siehe auch Kap. 13). Nach Korrektur der einseitigen Amastie muß gegebenenfalls die kontralaterale Seite in ihrer Form angeglichen werden.

2 Poland-Syndrom

Im Jahre 1841 hat in London Alfred Poland ein Krankheitsbild beobachtet, das mit einem Fehlen der Pektoralismuskulatur im Bereich des Schultergürtels und Veränderungen an der ipsilateralen oberen Extremität einherging. In der Folgezeit haben andere Autoren zusätzliche Veränderungen wie ein Fehlen der Mamma, der Brustwarze, Knorpel- oder Knochendefekte an den Rippen, Störungen der subkutanen Bindegewebsentwicklung oder Brachysyndaktylie beschrieben [16, 19]. Diese einzelnen, inkonstant auftretenden Entwicklungsstörungen werden heute unter der Bezeichnung Poland-Syndrom subsumiert. Es tritt bei Frauen häufiger auf als bei Männern, wobei die rechte Körperseite öfter betroffen ist als die linke Seite.

Die Brusthypoplasie ist ein häufig beobachteter Defekt im Rahmen des Poland-Syndroms und geht mit einer Verlagerung der rudimentären Brustanlage nach kranial-medial einher.

Die **Ätiologie** des Poland-Syndroms ist unklar. Es tritt sporadisch auf, ohne daß bisher familiäre Häufungen beobachtet werden konnten. Bemerkenswert ist, daß nach Thalidomid-Medikation ähnliche Störungen gesehen wurden.

Die **Therapie** des Poland-Syndroms richtet sich nach dem Ausmaß der Störung. Bei Beteiligung der Rippen erfolgt die Rekonstruktion der Brustkorbintegrität durch Knochentransplantation oder Implantation von Prothesen. Defekte der Muskulatur können durch Schwenken des ipsilateralen M. latissimus dorsi korrigiert werden. Durch Implantation von Silikonprothesen wird die Mammahypoplasie ausgeglichen.

3 Iatrogene Mammahypoplasie

Eine Störung des regelrechten Brustwachstums kann die Folge einer Verletzung oder einer therapeutischen Maßnahme während der Kindheit sein. Zu den Ursachen zählen im einzelnen Traumata, Abszesse, Infektionen, Radiotherapie oder operative Eingriffe am Areolakomplex. Da die Brustdrüse in der Kindheit nur auf kleinem Raum unter der Areola angelegt ist, können chirurgische Eingriffe mit auch nur kleiner Gewebeentnahme zu schweren Störungen in der weiteren Ausbildung der Brustform führen.

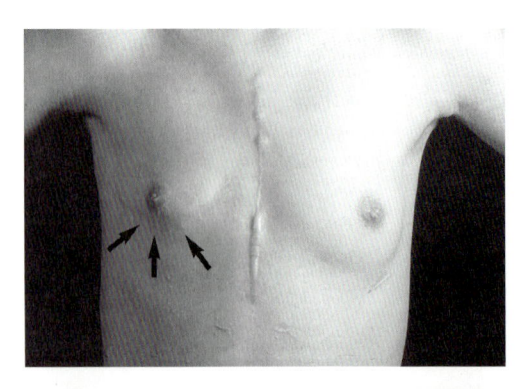

Abb. 12-6
Fehlende rechtsseitige Brustdrüsenentwicklung nach Thorakotomie (Pfeile) im Alter von vier Jahren wegen eines angeborenen Herzfehlers.

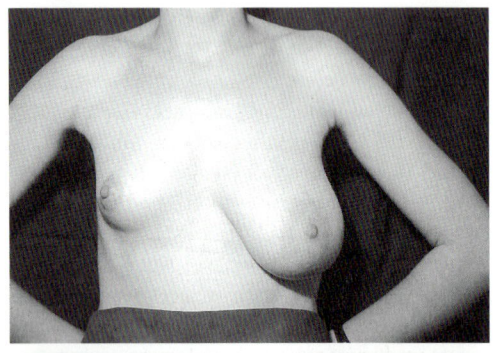

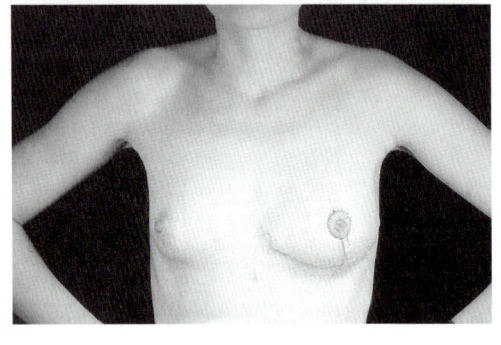

Abb. 12-7
Mammaasymmetrie in der Adoleszenz.
a) präoperativer Zustand

b) dieselbe Patientin nach operativer Mammareduktion links; eine Augmentation der rechten Mamma mittels eines Implantats wurde von der Patientin nicht gewünscht

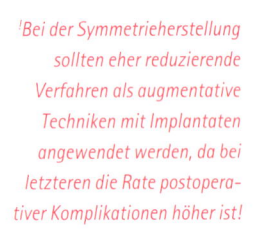

¹Bei der Symmetrieherstellung sollten eher reduzierende Verfahren als augmentative Techniken mit Implantaten angewendet werden, da bei letzteren die Rate postoperativer Komplikationen höher ist!

Falls es während der Pubertät zu einer asymmetrischen Brustentwicklung kommt, sollte aus der hypoplastischen Mamma keine **Biopsie** entnommen werden, da hierdurch eine weitere Schädigung des rudimentären Drüsengewebes hervorgerufen werden kann. Aus dem gleichen Grund muß vor der Biopsie von knotigen Veränderungen bei der kindlichen Brust gewarnt werden, zumal die Wahrscheinlichkeit maligner Veränderungen in der Kindheit als äußerst gering anzusehen ist.

Nach anterolateralen oder posterolateralen **Thorakotomien bei Kindern** (Abb. 12-6) haben Cherup et al. [22] Fehlentwicklungen der Brust und der Pektoralismuskulatur beobachtet, wenn die Inzisionen im 3. oder 4. Interkostalraum durchgeführt wurden. Sie schlagen daher den 7. oder 8. Interkostalraum als operativen Zugangsweg zur Pleurahöhle vor.

Die **Bestrahlung der Brustdrüsenanlage** während der Kindheit führt in Abhängigkeit von der Strahlendosis zu Entwicklungsstörungen. Bei einer Dosis von 15 bis 20 Gy wird bereits eine Malformation induziert. Eine Applikation zwischen 30 und 40 Gy führt zu einem endgültigen Entwicklungsstillstand des Drüsenkörpers, begleitet von einer Fibrose und Hypoplasie des Brustdrüsenstromas.

4 Mammaasymmetrie

Die Mammaasymmetrie (Abb. 12-7a) kann unterschiedliche Ursachen aufweisen (siehe Teil 2 und 3). Im deutschen Sprachraum findet sich folgende Graduierung [87]:

- **Grad 1**: einseitige Brusthypoplasie oder Amastie
- **Grad 2**: zusätzlich Mamille, Hautanhangsgebilde und Unterhautfettgewebe hypoplastisch (Elastizitätsverlust des Gewebes, Fehlen von Schweißdrüsen)
- **Grad 3**: zusätzlich Fehlbildungen der Muskulatur (Fehlen des M. pectoralis major und/oder minor, M. latissimus dorsi, M. rhomboideus, M. trapezius, M. serratus anterior)
- **Grad 4**: zusätzlich zu Grad I bis III Skelettanomalien wie Kurzhals, Pterygium colli, Skoliose, Dysplasien von Rippen, Klavikula, Sternum, Arm, Hand, Fingern.

Bei der **Therapie** ist zu berücksichtigen, daß bei der Symmetrieherstellung eher reduzierende Verfahren (Abb. 12-7b) als augmentative Techniken mit Implantaten angewendet werden sollten, da bei letzteren die Rate postoperativer Komplikationen höher ist [101].¹

5 Tubuläre Brustform

Die tubuläre Brustform weist einen deutlichen Substanzdefekt der unteren Quadranten sowie eine schmale und kleine Basis der Mamma auf, so daß ein rüsselartiges Bild entsteht (Abb. 12-8). Der Areolakomplex erscheint prominent wie in der Pubertätsphase. Man unterscheidet **vier verschiedene Ausprägungsformen** [49]:

- **Typ I**: Hypoplasie des unteren inneren Quadranten
- **Typ II**: Hypoplasie des unteren inneren und lateralen Quadranten, ausreichend Haut in der subareolären Region
- **Typ III**: Hypoplasie des unteren inneren und lateralen Quadranten, Hautmangel in der subareolären Region
- **Typ IV**: Ausgeprägte Brustverformung, minimale Brustbasis.

Bei der **operativen Korrektur** der tubulären Brust gibt es nicht die „eine" optimale Methode, sondern

das operative Verfahren muß an die Ausgangssituation angepaßt werden [49]. Es sind folgende Maßnahmen zu berücksichtigen [103]:
- Vergrößerung des kaudalen Brustansatzes
- Expansion der Haut in der kaudalen Brusthemisphäre
- Korrektur der straffen Hautbeschaffenheit am Areolaransatz
- Tiefersetzen der Brustumschlagsfalte
- Vergrößerung des Brustvolumens
- Verkleinerung des Areoladurchmessers, Formkorrektur
- falls erforderlich, Korrektur der Ptose durch Mastopexie.

6 Polythelie

Zusätzliche oder akzessorische Brustwarzen werden als Polythelie bezeichnet. Sie treten bei beiden Geschlechtern auf und finden sich mit einer Häufigkeit zwischen 2 und 10‰ [70]. Bei zwei Dritteln der Betroffenen sind die zusätzlichen Brustwarzen in der Milchleiste lokalisiert und hier überwiegend kaudal der regelrechten Brustanlage, während sie bei dem restlichen Drittel in anderen Körperregionen zu finden sind. Mehr als zwei akzessorische Brustwarzen sind eine Seltenheit [86], in Einzelfällen wurden jedoch bis zu zehn bei einem Patienten beobachtet [25]. Fälle von Heredität werden beschrieben [20].

Bei den **Neugeborenenuntersuchungen** ist nach einer Polythelie aus folgenden Gründen zu fahnden:
- Die akzessorische Brustwarze kann gleichen hormonellen Einflüssen unterliegen wie die normale Brust, d.h. es können in der Pubertät Wachstum, prämenstruell Schwellungen oder postpartal eine Laktation auftreten.
- In der akzessorischen Brustdrüse können sich Erkrankungen (Fibroadenome, Papillome, Neoplasien) ausbilden wie in einer normalen Brust.
- Akzessorische Brustdrüsen können mit weiteren Entwicklungsstörungen assoziiert sein, wie z.B. Fehlbildungen der ableitenden Harnwege [71], Herzrhythmusstörungen, Pylorusstenose, Epilepsie, erhöhter Inzidenz von Neoplasien der Nieren (Zusammenfassung bei Pellegrini et al. [93]).

Die Koinzidenz von Polythelie und Fehlbildungen der ableitenden Harnwege erklärt sich durch das zeitliche Zusammmentreffen von Rückbildung der Milchleiste und Entwicklung des Urogenitalsystems. Eine sonographische Untersuchung der ableitenden Harnwege bei allen Kindern mit Polythelie ist daher angezeigt.

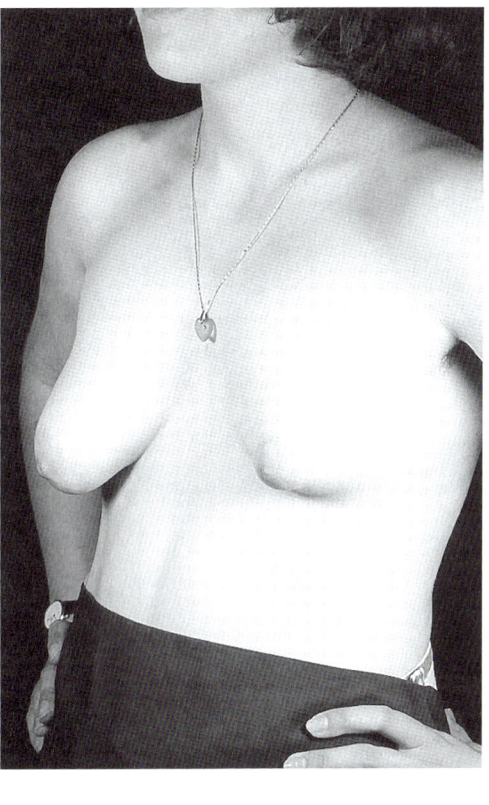

Abb. 12-8
Mammaasymmetrie mit tubulärer Brustform auf der rechten Seite; auffällig ist das Fehlen der kaudalen Brustanteile

Eine **operative Entfernung** akzessorischer Brustwarzen ist nur dann indiziert, wenn Beschwerden, tumoröse Veränderungen, Zysten oder Sekretion beobachtet werden.¹ Unter Berücksichtigung der Hautspaltlinien wird eine einfache elliptische Exzision durchgeführt.

7 Polymastie

Eine Polymastie entsteht, wenn während der embryonalen Entwicklung die Rückbildung der Milchleiste gestört wird (Abb. 12-9). Kausale Faktoren sind bisher unbekannt. Die Häufigkeit wird in der Literatur zwischen 1‰ und 1% angegeben. Auffällig bei der Polymastie ist die erhöhte Koinzidenz mit renalen Fehlbildungen oder dem Adenokarzinom der Niere. Auch im Rahmen des Fleischer-Syndroms (Verlagerung der Brustwarzen nach lateral, Nierenhypoplasie) [36] tritt eine Polymastie gehäuft auf.

8 Mamma accessoria (aberrata)

Brustdrüsengewebe in der Axilla ist meistens auf zusätzliche, ektope oder akzessorische Anlagen entlang der Milchleiste zurückzuführen. Diese angeborene Störung findet sich häufig bilateral, ohne daß

¹*Eine operative Entfernung akzessorischer Brustwarzen ist nur dann indiziert, wenn Beschwerden, tumoröse Veränderungen, Zysten oder Sekretion beobachtet werden!*

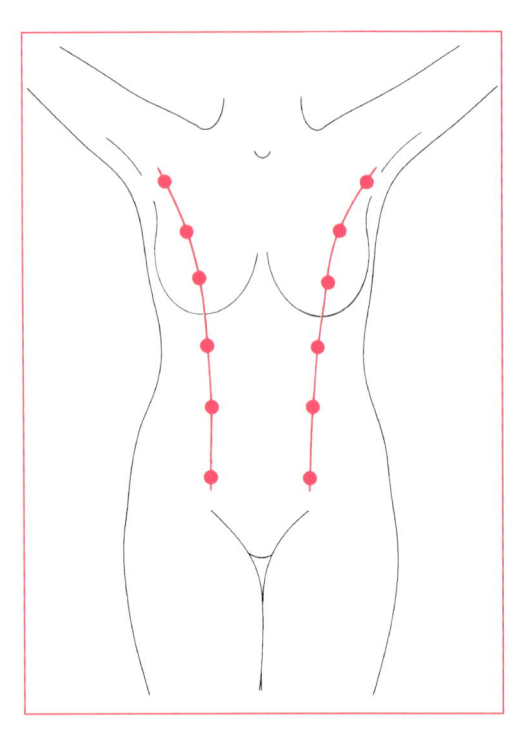

Abb. 12-9
Milchleiste und Situation möglicher überzähliger Mammae (aus Lohbeck und Knippenberger [96]).

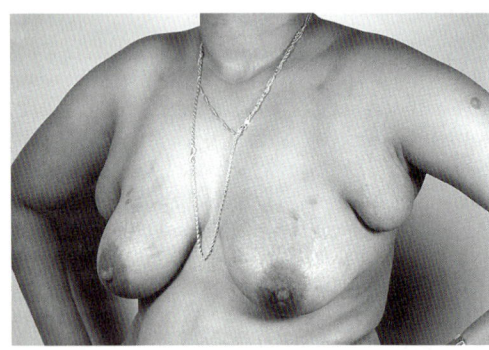

Abb. 12-10
Akzessorische Mammae in beiden Axillae ohne Mamillenanlage.

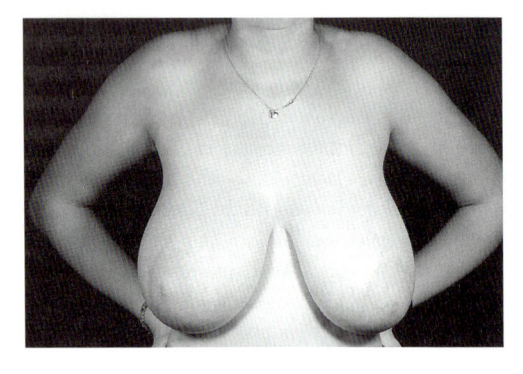

Abb. 12-11
Adoleszente Hypertrophie der Mammae.

- Drüsengewebe und Brustwarze ohne Areola
- Drüsengewebe mit Areola ohne Brustwarze
- ausschließlich Drüsengewebe
- Pseudomamma aus Fettgewebe mit Areola-Mamillen-Komplex
- ausschließlich Polythelie
- alleinige Areola (Polythelia areolaris)
- umschriebenes Areal mit behaarter Haut (Polythelia pilosa).

Differentialdiagnostisch muß bei dem axillären Mammagewebe an eine Vergrößerung des oberen äußeren Quadranten gedacht werden (axillary tail of Spence). Darüber hinaus sind übermäßiges axilläres Fettgewebe, Lymphadenitis, Lymphome, Lymphknotenmetastasen oder Hidradenitis suppurativa abzugrenzen.

Klinisch manifestiert sich akzessorisches axilläres Drüsengewebe in der Regel am Ende der ersten Schwangerschaft in Form von schmerzhaften Schwellungen. Galaktozelen können sich ausbilden und über Hautporen Milch absondern [100]. In Kenntnis dieser Anlagestörung kann die Patientin in der Folgezeit in Abhängigkeit vom Menstruationszyklus Beschwerden angeben. In dem axillären Brustdrüsengewebe können sich tumoröse Veränderungen in gleicher Form ausbilden wie im Drüsengewebe loco typico.

Eine operative Entfernung ist nur angezeigt, wenn außerhalb der Schwangerschaft Beschwerden bestehenbleiben oder wenn Differentialdiagnosen nur histologisch abgeklärt werden können. Dabei wird entlang den Hautfalten der operative Zugang gewählt und das Drüsengewebe bis zur Muskelfaszie entfernt. Stillt die Patientin ab, und kommt es währenddessen dabei zu einem Sistieren der Beschwerden, ist eine Operation nicht indiziert. Die Patientin muß jedoch aufgeklärt werden, daß bei nachfolgenden Schwangerschaften aufgrund der Anlagestörung akute Beschwerden erneut hervorgerufen werden können.

9 Makromastie

Die juvenile oder adoleszente Hypertrophie der Mammae resultiert aus einem fortgesetzten Wachstum, nachdem zunächst eine regelrechte Brustentwicklung während der Pubertät stattgefunden hat (Abb. 12-11). Die Makromastie bildet sich in der Regel symmetrisch aus.

Als **Ursache** wird eine endokrine Störung verantwortlich gemacht. Bei der Makromastie sind erniedrigte Progesteron-Plasmaspiegel nachgewiesen worden bei unauffälligen Estradiol- und Wachstumshormonkonzentrationen. Es wurde eine

jedoch Areola oder Brustwarze ausgebildet sind (Abb. 12-10). Die Störung manifestiert sich meistens nur während der Pubertät oder am Ende der Schwangerschaft und zu Beginn der Stillperiode. Kajava klassifizierte akzessorisches Brustdrüsengewebe in **acht Kategorien** [61]:

- vollständige Ausbildung einer Brust mit Areola-Mamillen-Komplex gesteigerte Sensibilität des Östrogenrezeptors im Zielorgan Brust postuliert, bei der physiologische Steroidhormonkonzentrationen bereits ein überschießendes Brustwachstum induzieren können.

Therapeutisch steht die operative Mammareduktion im Vordergrund, da ein erreichtes Brustvolumen medikamentös nicht mehr reduziert werden kann. Bei einer frühen Diagnosestellung der sich abzeichnenden Makromastie erzielt man mit Bromocriptin oder Danazol ein Sistieren oder eine Verlangsamung des Brustwachstums [95]. Auf die einzelnen operativen Verfahren wird in Kapitel 13 detailliert eingegangen. Zum Teil besteht die Forderung nach einer kompletten subkutanen Mastektomie mit Rekonstruktion durch Prothesen, damit kein proliferationsfähiges Drüsengewebe mehr zurückbleibt.

Die **iatrogene** Induktion einer Gigantomastie wird vereinzelt bei Patientinnen mit rheumatoider Arthritis beobachtet, die mit D-Penicillamin behandelt werden [26]. Dabei postuliert man einen Einfluß auf das sexualhormonbindende Globulin mit einer Erhöhung des freien Östrogens.

10 Symmastie

Unter Symmastie versteht man das mediane Konfluieren beider Mammae. Ursache können seltene kongenitale Störungen oder eine Makromastie sein. Die Variationsbreite der Veränderung reicht von reinen Hautfalten, die über das Sternum ziehen, bis hin zum Verschmelzen größerer Brustdrüsenanteile.

Die **Behandlung** erfolgt operativ durch Hautlappenverschiebungen und Reduktion medialer Drüsenanteile. Einzelne Fallstudien berichten von einer Therapie mittels Liposuction.

11 Prämature Mammaentwicklung

Die prämature Brustentwicklung in Kombination mit Vergrößerung der kleinen und großen Labien und Reifung des Vaginalepithels ist Folge einer vorzeitigen Östrogeneinwirkung. In vielen Fällen handelt es sich dabei um eine iatrogene Hormonsubstitution. Andere Ursachen sind vorzeitige hypothalamisch-hypophysäre Fehlsteuerungsvorgänge oder hormonproduzierende Tumoren. Die primäre Hypothyreose bei Hashimoto-Thyreoiditis kann ebenfalls mit Zeichen einer vorzeitigen Brustentwicklung aufgrund der erhöhten TRH-Ausschüttungen einhergehen.

Entzündungen der Mamma

Eintrittspforte für die bakteriellen Erreger, die zu einer Mastitis führen, ist die Areola, wenn sie Epitheldefekte aufweist. Die Infektion breitet sich in der Folgezeit retrograd im Drüsenkörper aus und kann neben einer diffusen Reaktion des Gewebes zu umschriebenen uni- oder multilokulären Abszessen führen. Die Abszeßlokalisation kann subkutan, subareolär, periareolär, interlobulär oder retromamillär gelegen sein. Im fortgeschrittenen Stadium der Mastitis tritt eine deutliche, allgemeine, systemische Befindlichkeitsstörung bei der Patientin auf.

Häufigste **Erreger** der Mastitis sind Streptokokken, die zunächst zu einer diffusen Entzündung des Drüsenkörpers führen. Abszesse entstehen erst im fortgeschrittenen Stadium der Erkrankung. Dagegen bedingt eine Infektion mit Staphylococcus aureus eine umschriebende Entzündung mit Ausläufern in die Tiefe und teilweise multiplen Abszeßbildungen.

Die **klassische Therapie** der fortgeschrittenen, abszedierenden Mastitis erfordert ein operatives Eingreifen mit Abszeßspaltung und Gegendrainage von der Submammärfalte aus, so daß die Wundhöhle gespült werden kann. Die Abszeßinzisionen sollen dabei in zirkulärer Richtung durchgeführt werden. Aber auch die alleinige Drainage von der Submammärfalte aus führt zu einer sicheren Abheilung mit dem Vorteil des besseren kosmetischen Ergebnisses und der uneingeschränkten Stillfähigkeit bei nachfolgenden Schwangerschaften [96].

Dagegen reicht bei der diffusen Streptokokkenentzündung in den Lymphspalten in der Regel eine konservative Therapie mit lokaler Wärmebehandlung und oraler Antibiose (Penizilline, Zephalosporine) aus.

1 Mastitis nonpuerperalis

Bei der nichtlaktierenden Mamma sind Entzündungen selten. Liegen chronische Infektionszeichen vor, muß differentialdiagnostisch an Tuberkulose, Sarkoidose, Neoplasien oder iatrogene Ursachen gedacht werden [115]. Bei Patientinnen mit einer Ichthyosis im Brustabschnitt kann es zu einer transkutanen Infektion mit Ausbildung einer Mastitis kommen.

Bakterielle Erreger einer Mastitis nonpuerperalis sind in der Regel Streptokokken oder Staphylococcus aureus. Häufige Lokalisation der einschmelzenden Entzündungsherde ist der subareoläre Raum. Andere Untersuchungen weisen eine Häufung von Mischinfektionen mit überwiegend Anaerobiern nach [32].

Auffällig ist die hohe Rate an Raucherinnen bei Patientinnen mit Abszessen und Fisteln [17].

Eine ausschließliche Punktion des Abszesses führt häufig zu Rezidiven (38% [67]). Dieses Risiko kann durch Hemmung der Prolactinsekretion reduziert werden, wenn die erste Entzündung abakteriell war, bakterielle Entzündungen ohne Abszeß abheilten, abszedierende Entzündungen inzidiert und drainiert worden waren oder eine Hyperprolactinämie oder Galaktorrhö vorliegt [96]. Bei wiederholten Rezidiven wird allgemein eine Exzision des entzündeten subareolären Gewebes gefordert.

Von der bakteriellen Mastitis nonpuerperalis muß die **abakterielle Form** unterschieden werden, bei der es durch Austritt von Sekret in das perilobuläre und periduktale Gewebe zu Entzündungsreaktionen kommt.

Eine seltene Form der Mastitis stellt die **sklerosierende Lymphozytenlobulitis** dar, die sich klinisch mit Knotenbildungen manifestiert. Sie ist den Autoimmunerkrankungen zuzuordnen und tritt bei Patientinnen im mittleren Alter auf. Die lymphoiden Infiltrate im Brustparenchym bestehen überwiegend aus B-Lymphozyten [63].

Eine weitere Form der Mastitis kann in seltenen Fällen beim **reifen Neugeborenen** beobachtet werden. Die einseitige Entzündung tritt Ende der ersten Lebenswoche auf, kann sich jedoch auch noch später manifestieren. Erreger sind ubiquitäre Hautkeime. Bei Fluktuation bedarf es der operativen Drainage, ansonsten wird eine stationäre Antibiotikatherapie nach Resistenzbestimmung durchgeführt. Der Prophylaxe dient strengstes Vermeiden des manuellen Ausdrückens der Brustdrüse, insbesondere einer physiologisch vergrößerten Drüse [111].

2 Mastitis puerperalis

Die Entzündung der laktierenden Brust tritt in der Regel während der ersten Wochen nach der Geburt mit einer Häufung bis zur 3. Woche post partum auf. Dabei wird zwischen der **nichtepidemischen** (sporadischen) und der **epidemischen** Mastitis unterschieden. Letztere wird häufig durch penizillinresistente Staphylococcus-aureus-Stämme hervorgerufen und geht mit Pusansammlungen in den Drüsengängen einher. Dagegen breitet sich die sporadische Mastitis vorwiegend im interlobulären Bindegewebe aus. Die Eintrittspforten für die Erreger sind dabei Hautfissuren und Rhagaden an der Areola.

Die **Therapie** der Mastitis puerperalis besteht aus einer konsequenten Entleerung des Drüsensystems, physikalischen Maßnahmen wie Hochbinden und Kühlen der erkrankten Brust und gleichzeitiger Gabe von Antibiotika (penicillinaseresistenten Penizillinen). Wichtig für die Prophylaxe einer Abszeßbildung ist der frühe Therapiebeginn.[1] Somit können 96% aller Entzündungen mit konservativen Maßnahmen geheilt werden, und es muß in der Regel nur bei persistierender und therapieresistenter Mastitis medikamentös abgestillt werden.

3 Tuberkulose der Mamma

Bei der tuberkulösen Mastitis handelt es sich um ein seltenes Krankheitsbild, das jedoch mit hoher Wahrscheinlichkeit bereits von Rembrandt in dem Bild Bathsheba (Louvre, Paris) dokumentiert wurde [12]. Die Inzidenz wird in der Literatur zwischen 0,025 und 4,5% aller chirurgisch behandelten Brusterkrankungen angegeben [6, 47]. Die höhere Inzidenz findet sich insbesondere in einigen Ländern der Dritten Welt und wird in den industrialisierten Staaten nur bei Immigranten beobachtet. In einer Zusammenfassung von Banerjee et al. waren 82,5% der betroffenen Frauen im reproduktionsfähigen Alter, und 33% von ihnen stillten [9]. Meistens ist nur eine Brustseite betroffen.

Die Infektion in der Brustdrüse tritt in der Regel erst sekundär nach Tuberkuloseerkrankung eines anderen Organs auf.

Klinisch manifestiert sie sich als unregelmäßig begrenzter Einzelknoten, der häufig Schmerzen verursacht. Eine Hautfixation wird häufig gesehen. Daneben finden sich axilläre Lymphknotenschwellungen, so daß eine Unterscheidung von einem Karzinom oft schwierig ist [42]. Bei Tuberkulose der Brustdrüse konnte bei 5% der Patientinnen eine Koinzidenz mit einem Karzinom nachgewiesen werden [82].

Die **diagnostische Sicherung** erfolgt durch bakteriologische Kultur der säurefesten Stäbchen, Tierbeimpfungen und histologische Untersuchung [106]. Auch mittels Stanzbiopsie kann ausreichend Gewebe für die Austestung entnommen werden [46]. **Morphologisch** finden sich entzündliche, granulomatöse Infiltrate mit zentraler Verkäsung.

Die **Therapie** erfolgt durch operative Exstirpation des Herds mit nachfolgender tuberkulostati-

---

[1] Wichtig für die Prophylaxe einer Abszeßbildung bei Mastitis puerperalis ist der frühe Therapiebeginn!

scher Chemotherapie (z.B. Dreierkombination aus Isoniazid, Rifampicin und Ethambutol). Muß eine Tuberkulose mit anderer Manifestation als in der Brust medikamentös behandelt werden, ist bei den oben genannten Tuberkulostatika kein Abstillen notwendig [114].

4 Sarkoidose der Mamma

Eine Beteiligung der Mamma bei einer Sarkoidose, die sich vornehmlich in Lymphknoten, Lunge, Milz, Leber, Augen, Knochenmark oder der Glandula parotis manifestiert, ist äußerst selten.

Klinisch manifestiert sich die Sarkoidose der Mamma in verschiedenen Formen. Die Patientin kann eine solitäre, nicht schmerzhafte, mobile Geschwulst aufweisen, die sich von einem Karzinom nicht unterscheidet [39]. **Histologisch** zeigt sich dann eine nichtverkäsende, granulomatöse Entzündungsreaktion mit Riesenzellbildung und Zellen der chronischen Entzündungsreihe, wobei die Granulome differentialdiagnostisch von einem Typhoid, einer Brucellose, Blastomycosis, Sporotrichosis, Histoplasmose, Coccidioidomycosis, Cysticercosis, Filariasis oder Oxyuriasis abgegrenzt werden müssen.

Die **Diagnosesicherung** gelingt histologisch nach Probeexstirpation bzw. Feinnadelpunktion. Unter Berücksichtigung möglicher weiterer Manifestationen der Sarkoidose und typischer Laborveränderungen (angiotensin converting enzyme, Lysozyme) kann die Diagnose erhärtet werden.

5 Fremdkörpergranulome und Mastitis

Die Mastitis mit Fremdkörpergranulomen ist ein Krankheitsbild, das in asiatischen Staaten vorübergehend gehäuft aufgetreten ist, nachdem sich die Patientinnen aus kosmetischen Gründen Wachs oder Silikon in die Brustdrüse injizieren ließen. Die momentanen kosmetischen Resultate waren sehr gut; in der Folgezeit traten jedoch Komplikationen in Form von Fremdkörpergranulombildungen auf, die von anderen tumorösen Veränderungen der Brust, einschließlich Malignomen, nur schwer zu unterscheiden sind.

Zeichen für eine benigne Erkrankung sind die bilateralen Veränderungen, unauffällige Brustwarzenform und fehlende Beteiligung der Haut trotz ausgedehntem Tumornachweis im Brustdrüsenparenchym. Die Diagnosesicherung ist gleichzeitig auch Therapie und erfolgt durch Tumorexstirpation.

6 Parasitäre Infektionen der Mamma

Parasitäre Infektionen der Mamma sind in unseren Breitengraden eine Seltenheit. Es gibt Einzelberichte über Echinococcus-Infektion mit Hydatidenbildung [120], Schistosomiasis [109, 117], Filariasis [77, 85] und Befall mit dem Guinea-Wurm.

Eine **Echinococcus-Zyste** kann sich in der Brust in seltenen Fällen (< 1%) bei Generalisierung der Erkrankung ausbilden, wenn aus Leberzysten Echinococcus-Embryonen in die venöse Strombahn gelangen und die Lunge passieren. Ein Risikokollektiv stellen Schafscherer dar. Laborchemisch fällt der Casoni-Test in der Regel positiv aus. Die Therapie besteht in der kompletten Exstirpation der intakten Zyste [113].

Eine **Filariose** findet sich gehäuft bei Patientinnen aus Sri Lanka. Klinisch imponiert ein sich rasch ausbildender Knoten von harter Konsistenz mit Peau d'orange und Hautfixation. Mammographisch können spiralige Verkalkungen gefunden werden [88]. Eine Verwechslung mit Malignomen bei der klinischen Untersuchung ist die Regel. Der kurative Eingriff besteht aus der Exstirpation des Tumors mit dem entzündlich infiltrierten Parenchym.

Drakunkuliasis (Schweinewurmbefall) findet sich endemisch im Nahen Osten, Afrika und dem indischen Subkontinent. Klinisch treten Hautblasen auf, die kalzifizierte Würmer bedecken.

7 Aktinomykose der Mamma

Die Infektion mit Actinomyces israelii setzt ein geändertes Gewebemilieu mit erniedrigter Sauerstoffspannung voraus, wie z.B. in devitalisiertem subkutanem Bindegewebe. Pathognomonisch für diese Erkrankung ist die Ausbildung von sinusoidalen Gängen, in denen schwefelartige Granula nachgewiesen werden können. Die Erkrankung ist sehr selten und tritt häufig in Kombination mit einer Lungenbeteiligung auf. Es existieren nur vereinzelte radiologische Beschreibungen [24]. Differentialdiagnostisch muß neben einer Neoplasie an eine chronisch-eitrige Mastitis, Lues, Tuberkulose oder chronische Osteomyelitis der Rippen gedacht werden.

Die Therapie erfolgt primär mit hochdosierter Gabe von Penizillinen (4–6 Mio. IE/die i.v.), ersatzweise mit Tetrazyklinen oder Erythromycin. Nur in Ausnahmefällen ist eine operative Therapie erforderlich.

8 Mykosen der Mamma

Parenchymatöse Mykosen der Brust mit Sporotrichosis, Blastomycosis oder Aspergillus flavus sind selten und werden nur ausnahmsweise präoperativ im Rahmen einer Punktionszytologie diagnostiziert [44].

Als **Infektionsweg** werden die transthorakale Ausbreitung aus der Lunge und ein Befall über die Brustwarze diskutiert, wobei der gestillte Säugling mit oraler Pilzinfektion als Infektionsquelle angesehen wird. Der retroareoläre Raum weist daher auch klinisch am häufigsten Mykoseinfektionen in der Brust auf. Erst im fortgeschrittenen Stadium tritt eine Einziehung der Brustwarze mit lokaler Fibrose und Abszeßbildung auf. Bei weiterer radialer Ausbreitung der Erkrankung wird der Drüsenkörper an die Thoraxwand fixiert.

Die **Diagnosesicherung** erfolgt kulturell an Exprimaten (dünnflüssiger Pus) oder an Gewebeproben, wobei gegebenenfalls wiederholt Kulturen angelegt werden müssen.

Die **Therapie** erfolgt primär medikamentös mit Antimykotika, die teilweise über Monate gegeben werden müssen. Bei Blastomycosis wird Amphotericin B primär eingesetzt, während bei lokaler Sporotrichosis Jodid seine Indikation hat.

9 Intertrigo (Candidose) der Mamma

Die Infektion der mammären Kutis mit Candida albicans manifestiert sich in der Regel in den inframammären Abschnitten. Adipositas und/oder Diabetes mellitus stellen Prädispositionsfaktoren dar. Klinisch erscheint die Intertrigo als nässende, erodierte Läsion mit runden Rändern und deutlichem Erythem der umgebenden Haut. Teilweise können vesikopustulöse Effloreszenzen die Läsionen begleiten.

Die **Diagnose** kann zum einen im Nativausstrich, zum anderen in der Kultur bestätigt werden. Die **Therapie** wird mit lokalen Antimykotika durchgeführt (z.B. Clotrimazol).

Bei stillenden Frauen wurden Candidosen an der Brustwarze beobachtet. Symptome sind einschießende Brustschmerzen oder chronisch-wunde Brustwarze [3]. Hier muß die gemeinsame Behandlung von Mutter und Kind erfolgen.

10 Tinea versicolor der Mamma

Der Hautbefall mit Pityrosporum tritt im Bereich der Mammae in gleicher Weise auf wie am übrigen Körper (siehe auch Kap. 1). Prädisponiert sind Personen, die in feuchtwarmem Klima leben. Starkes Schwitzen ist eine Voraussetzung für die Manifestation. Als Symptome bemerken die Patientinnen ein deutliches Jucken. Klinisch werden dabei keine Entzündungszeichen der Kutis beobachtet, allenfalls sekundär entstehen Läsionen durch Kratzen.

Die **Diagnosesicherung** erfolgt mit der Wood-Lampe. Dabei zeigen sich konfluierende Flecken unterschiedlicher Färbung. Die Therapie erfolgt mit den üblichen lokalen Antimykotika; die Patientinnen müssen darauf hingewiesen werden, daß eine hohe Rezidivrate besteht.

11 Virale Infektionen der Mamma

Zu den viralen Infektionen der Brust zählen unter anderem Mollusca contagiosa, Herpes simplex und Herpes zoster.

Die **Molluscum-contagiosum-Infektion** findet sich hauptsächlich bei jungen Erwachsenen und wird zu den sexuell übertragbaren Krankheiten gezählt (siehe auch Kap. 7, Abschnitt 3.5). Der Infektionsmodus vollzieht sich überwiegend direkt von Haut zu Haut. Das klinische Erscheinungsbild sind diskrete, rötlich-violette bis graue Papeln mit einem Durchmesser zwischen 2 und 5 mm, in Ausnahmefällen bis 3 cm. Histologisch finden sich kleine Zellnester mit intrazytoplasmatischen Inklusionen. Sie werden entweder chirurgisch mit einer kleinen Kürette ausgeschält oder mit einem Elektrokauter, Laser oder Kryokauter entfernt.

Die Durchseuchung der Bevölkerung mit **Herpes-simplex-Viren** ist hoch. Eine alleinige Manifestation dieser Infektion im Bereich der Brust ist dagegen eher eine Ausnahme. Bei der Primärinfektion treten neben den Hautmanifestationen auch allgemeine körperliche Symptome auf, während bei den Reinfektionen der Lokalbefund im Vordergrund steht. Klinisch manifestiert sich die Infektion vorwiegend an den Lippen und in der Genitalregion, wobei theoretisch jede Körperpartie, so auch die Brust, in Form kleiner gruppierter Bläschen mit einem Durchmesser zwischen 2 und 3 mm mit begleitendem Erythem befallen sein kann (siehe auch Kap. 7, Teil 3.2). Die Therapie besteht in einer symptomatischen Linderung der lokalen Beschwerden. Eine kausale Therapie der latenten Herpes-simplex-Infektion ist nicht möglich. Weiteres Ziel ist die Verhinderung bakterieller Superinfektionen. Das Risiko eines lokalen Rezidivs ist hoch, da die Viren latent in den entsprechenden Epithelzellen verbleiben.

Herpes zoster und **Varizelleninfektionen** werden durch das gleiche Virus ausgelöst. Während Varizellen die Primäraffektion darstellen, entsteht Herpes zoster durch eine Aktivierung von Viren, die in den Ganglien der hinteren Wurzeln ruhen und sich im Falle einer Reaktivierung über die sensiblen Nerven hautwärts ausbreiten. Daraus leitet sich der segmentale Befall von Hautabschnitten ab mit 2 bis 4 mm im Durchmesser großen Vesikeln, umgeben von einem tiefroten Hof. Die Bläschen trocknen im weiteren Krankheitsverlauf ein und fallen als Krusten ab. Neben der **systemischen antiviralen Therapie** erfolgt eine symptomatische Reduktion der teilweise starken Schmerzen, die durch den Befall der sensiblen Nerven hervorgerufen werden. Die nachfolgenden Neuralgien können über Monate bis Jahre andauern (siehe auch Bd. 5, Kap. 11, Teil 3.5).

12 Hidradenitis suppurativa der Areola

Die Hidradenitis suppurativa der Areola ist eine chronische Entzündung der Montgomery-Drüsen. Frauen mit deutlichen Zeichen einer chronisch verlaufenden Akne sind prädisponiert. **Klinisch** imponiert die Entzündung mit rezidivierenden Abszessen oder Furunkeln. In fortgeschrittenen Fällen können tiefreichende subareoläre Abszesse entstehen.

Die **Therapie** wird zunächst konservativ medikamentös versucht. Bei Therapieversagern ist die lokale Exstirpation der Montgomery-Drüsen bis hin zur Entfernung der Areola mit nachfolgender Rekonstruktion durch Hauttransplantate erforderlich.

13 Syphilis der Mamma

Die Lues der Mamma bei einer Treponema-pallidum-Infektion ist bei den heutigen therapeutischen Möglichkeiten in den Industrieländern eine extreme Seltenheit (siehe auch Kap. 7, Teil 2.2). Der Primäraffekt ist an Mamille und Areola lokalisiert und mit einer axillären Lymphadenitis verbunden. Das Sekundärstadium wird sehr selten gesehen und kann sich in einer diffusen oder umschriebenen Mastitis manifestieren. Die tertiäre Form der Lues mit als Tumor imponierenden Gummata wird am häufigsten beobachtet. Es finden sich kirsch- bis walnußgroße, scharf begrenzte und schmerzlose Knoten von harter Konsistenz mit Hauteinziehungen. Daher ist eine Verwechslung mit einem szirrhösen Karzinom möglich [7].

Seroreaktionen im Blut werden frühestens eine Woche nach Infektion positiv. Ohne Therapie heilt die Hautläsion innerhalb von 6 Wochen ab und geht durchschnittlich 3 Wochen später in die sekundäre Form über. Diese kann sich mit Fieber, Gewichtsverlust, Lymphozytose und grippeähnlichen Veränderungen und/oder einer diffusen Lymphadenopathie manifestieren. Die Diagnosesicherung erfolgt serologisch sowie bei der Primäraffektion durch mikroskopischen Dunkelfeldnachweis der Spirochäten.

14 Radiogene Hautnekrosen im Mammabereich

Eine Nekrose der Haut und der Thoraxwandschichten mit begleitender Entzündung nach Radiatio findet sich eher bei Patientinnen, die mit **Hochvolttherapie** (250 kV) bestrahlt worden sind. Die Latenzzeit kann dabei mehrere Jahrzehnte dauern. Pathophysiologisch nimmt man eine sekundäre Vaskulitis bei erhöhter Gewebefragilität an. Das klinische Erscheinungsbild zeigt zentral eine Nekrosezone mit Zeichen der Sekundärinfektion, umgeben von ödematösen Hautabschnitten mit Erythem. Bei der histologischen Untersuchung finden sich ein Verlust der Hautanhangsgebilde, eine Ausdünnung der Haut, Endarteriitis und Endophlebitis sowie fibrotische Narbenbildungen.

Die erforderliche **Therapie** besteht aus der lokalen Behandlung der sekundären Infektion, gegebenenfalls mit chirurgischer Entfernung von Nekrosen und devitalem Gewebe. Bei Beteiligung der Rippen erfolgt die Rekonstruktion durch autologe oder heterologe Implantate. Zur Deckung möglicher Hautdefekte werden myokutane Lappenplastiken (Latissimus-dorsi-Myokutanlappen, TRAM-Flap) durchgeführt (siehe auch Kap. 13).

Bei Radiatio der weiblichen Brustregion in der Kindheit, z. B. wegen eines Hämangioms, führt eine Applikation von 10 Gy zu einem völligen Ausbleiben der Brustentwicklung bei 1 bis 5% der Patientinnen [38]. Sie bedürfen einer späteren operativen Korrektur, wobei die Hautqualität oft eingeschränkt ist, so daß ein Ersatz oder eine Unterfütterung durch Verschiebelappenplastiken erfolgen muß (Abb. 12-12).

Abb. 12-12
Radioderm im kaudalen Anteil der linken Mamma nach Bestrahlung eines Hämangioms im Kindesalter; die Brustform wurde durch Implantation einer Silikonprothese erzielt.
a) Zustand vor der operativen Revision; die Haut bedeckt die Prothese nur noch pergamentartig
b) Zustand nach Einschwenkung eines deepithelisierten thorakoepigastrischen Lappens zur Unterfütterung in die kaudale Brusthälfte

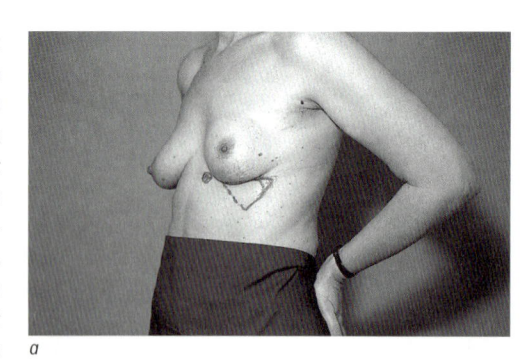

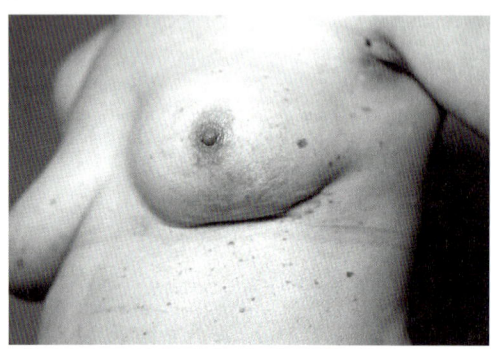

15 Verbrennungen der Mamma

Verbrennungen der weiblichen Brust werden abhängig vom Schweregrad nach unfallchirurgischen Kriterien versorgt. Bei ausgedehnten Verbrennungen mit Parenchymverlust sind Rekonstruktionen mit myokutaner Verschiebeplastik indiziert. Bei der adoleszenten weiblichen Brust orientiert sich die Vorgehensweise an dem Entwicklungsstadium der kontralateralen Seite [35].

16 Gefäßbedingte Mammaerkrankungen

16.1 Antikoagulanzienbedingte Nekrose

Nach Einführung der Dikumarole zur Antikoagulation sind in seltenen Fällen auch in der Brust hämorrhagische Komplikationen mit Gewebenekrosen beobachtet worden [110]. Prädisponiert ist die Patientin mittleren Alters, die wegen einer tiefen Beinvenenthrombose Dikumarole erhält. Innerhalb der ersten Woche nach Therapiebeginn kommt es zu einer deutlichen Schmerzreaktion und nachfolgend zu Ödem, Druckempfindlichkeit und blauschwarzer Demarkation des Gewebes, umgeben von einem Hämatom. Histologisch findet sich eine ausgedehnte interstitielle Hämorrhagie des Brustdrüsenparenchyms mit Nekrosen, venösen Thrombosen und einer akuten Entzündung der Arterienwände.

Der **Pathomechanismus** ist unklar. Folgende Möglichkeiten werden diskutiert:
- eine generalisierte Thromboseneigung liegt vor, die trotz Antikoagulation in der Brust fortschreitet
- Vaskulitis auf Dikumarole
- sekundäre Gewebenekrose aufgrund der Hämorrhagie

Trotz sofortigen Absetzens der Dikumaroltherapie schreitet der Nekroseprozeß in der Mamma fort. Allenfalls **Vitamin K** als Antidot kann die Progression der Veränderungen aufhalten. Die Antikoagulation muß auf Heparin umgestellt werden. Teilweise gelingt es, durch die zusätzliche Gabe von Kortikosteroiden, Dextranen und Antibiotika die Nekrosebildung einzuschränken. Abschließend erfolgt die operative Nekrosesanierung mit nachfolgenden plastisch-rekonstruktiven Maßnahmen.

Aber auch im Rahmen einer Heparin-induzierten Thrombopenie sind Fettgewebenekrosen beobachtet worden, die im Rahmen der bildgebenden Untersuchungen differentialdiagnostische Probleme bieten [50].

16.2 Thrombophlebitis migrans

Eine Thrombophlebitis oberflächlicher Venen wurde erstmals 1860 von Trousseau in Kombination mit neoplastischen Erkrankungen (Pankreasschwanz, Lunge, Magen, Brust) beschrieben. Eine hohe Korrelation zwischen dem Trousseau-Syndrom und dem Mammakarzinom wurde gefunden [57]. Klinisch zeigt sich das Bild rezidivierender Thrombophlebitiden, die strangartige oder knotige Veränderungen entlang den superfizialen Venen verursachen. Als Pathomechanismus wird eine Hyperkoagulabilität angenommen.

16.3 Mondor-Erkrankung

Die Mondor-Erkrankung ist eine seltene, gutartige Variante der Thrombophlebitis der oberflächlichen Venen an der vorderen Thoraxwand. Klinisch imponiert eine thrombosierte Vene mit einer zarten, strangartigen Struktur im ventralen thorakoabdominalen Bereich (V. thoracica lateralis, V. thoracoepigastrica, V. epigastrica superficialis). Als Indiz für eine Malignität in der Brustdrüse wird die Mondor-Erkrankung in der Regel nicht angesehen. Ursachen können lokale Entzündungen, vorausgegangene Operationen oder Quallenstiche [56] sein.

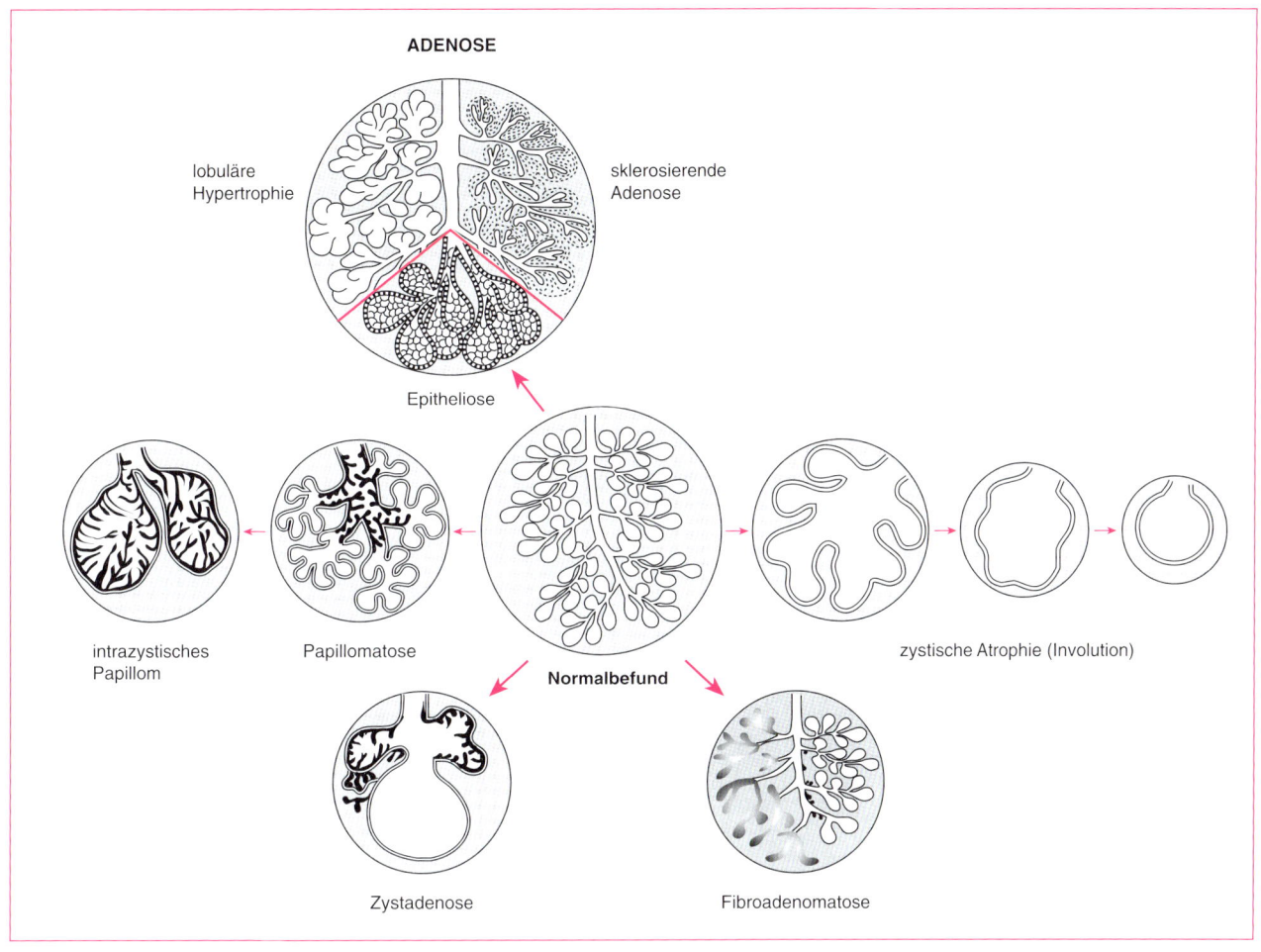

Abb. 12-13
Regressive und progressive Metamorphosen des Drüsenläppchens im Rahmen der fibrös-zystischen Mastopathie (nach Bässler [10]).

Eine spezifische Therapie ist nicht erforderlich, da die thrombosierte Vene in der Regel rekanalisiert wird. Sicherheitshalber muß ein Mammakarzinom klinisch (Mammographie/Sonographie) ausgeschlossen werden.

16.4 Riesenzellarteriitis (Arteriitis gigantocellularis)

Die klinischen Zeichen der selten auftretenden Riesenzellarteriitis der Brust lassen sich nicht von denen eines Karzinoms unterscheiden. Erst die histologische Aufarbeitung des Probeexstirpats erbringt die Diagnose, so daß dann keine weitere operative Therapie, sondern eine medikamentöse Behandlung indiziert ist [80, 112].

Mastopathie

Die Mastopathie ist eine Brusterkrankung der Frau, die während der hormonaktiven Lebensphase auftritt und mit proliferativen und regressiven Veränderungen im Brustparenchym einhergeht. Die Inzidenz der Mastopathie fällt nach der Menopause deutlich ab [94].

Als **Ursache** einer Mastopathie wird in vielen Fällen die sog. Östrogenhypothese (= ungehemmter Östrogenstimulus durch insuffiziente Gestagenwirkung) diskutiert. Andererseits konnte gezeigt werden, daß die höchste epitheliale Proliferationsrate in der Lutealphase, also zu Zeiten vermehrter Progesteronsekretion, anzutreffen ist [94]. Frauen mit fehlender (frühe Kastration) oder geringerer Östrogenproduktion (Raucherinnen, schlanke Frauen) weisen deutlich seltener mastopathische Veränderungen auf. Diätische Faktoren werden kontrovers diskutiert; während Auslaßversuche von methylxanthinhaltigen Nahrungsmitteln wie Kaffee, Tee oder Schokolade zu einer Besserung der klinischen Symptomatik führten, haben andere Studien diesen Effekt nicht nachweisen können.

Der Begriff Mastopathie subsumiert unterschiedliche Diagnosen, wie z.B. fibrozystische Veränderungen, Hyalinose, Fibrose, Adenose, sklerosierende Adenose, großzystische Mastopathie, Zeichen der Sekretion, zentral sitzendes Papillom, periphere Papillomatose, Milchgangektasie und Mastitis, die morphologisch unterschieden werden (Abb. 12-13). Im englischsprachigen Schrifttum wird ein Teil dieser Veränderungen auch unter dem Akronym ANDI (aberrations of normal development and involution) zusammengefaßt [55].

1 Fibrozystische Mastopathie (Mastopathia cystica fibrosa)

Die fibrozystische Mastopathie ist in den ANDI-Krankheitskomplex einzuordnen. Hierzu gehören außerdem Fibroadenome, Zysten und/oder prämenstruelle Mastodynie [54].

Als **Ätiologie** von ANDI gilt ein absoluter oder relativer Überschuß von Östrogenen, der lokal eine erhöhte Kapillarpermeabilität hervorruft. Dadurch entsteht ein Ödem mit Gewebeveränderungen sowie Ausschüttung von Histamin und Serotonin. Diese Substanzen verursachen einen entzündlichen Prozeß im Gewebe, der eine fibroblastische und angioblastische Reaktion hervorruft. Es entsteht eine vermehrte inter- und intralobuläre Fibrose. Des weiteren finden sich intraduktale Epithelproliferationen unterschiedlichen Ausmaßes und Dignität. Möglicherweise zeigt das Gewebe lokal eine höhere Östrogenrezeptivität bei ausgeglichenen Hormonkonzentrationen im Serum.

Im deutschen Sprachraum wird meist die Klassifikation nach Prechtel [97] verwandt, die eine **histomorphologische Unterteilung** in drei Gruppen vornimmt:
- Mastopathia cystica fibrosa simplex ohne Epithelproliferationen
- Mastopathia cystica fibrosa mit Epithelproliferationen ohne Atypien
- Mastopathia cystica fibrosa mit Epithelproliferationen und Atypien.

Vom Cancer Committee of the College of American Pathologists wurde ein Klassifikationskonsens erarbeitet [18], der Risikoaussagen zur malignen Transformation enthält (Tab. 12-2).

Klinisch imponiert die fibrozystische Mastopathie mit zystenartigen Tumoren im Brustparenchym und teils homogener, teils inhomogener Konsistenzveränderung des Drüsengewebes.

Eine Probeexstirpation ist nur dann indiziert, wenn ein umschriebener Tumor vorliegt und die Abgrenzung gegenüber einem Malignom mit klinischen Methoden nicht sicher möglich ist.

Folgende **Therapiemaßnahmen** werden stufenweise eingesetzt [28]:
- **Gestagene** zum Ausbalancieren der Hyperöstrogenwirkung: Eine systemische Therapie kann mit Norethisteronacetat, 10 mg/die von Tag 16 bis 25 des Menstruationszyklus, durchgeführt werden. Eine noch höhere Potenz weist Medroxyprogesteronacetat auf. Hier können in schwierigen Fällen bis 100 mg/die appliziert werden.
- **Danazol** (Winobanin®): Die Dosierung kann bis 400 g/die gesteigert werden.
- **Bromocriptin** (z.B. Pravidel®): Die Wirkungsweise ist noch nicht geklärt. Eine orale Applikation von 2,5 mg/12 Stunden soll insbesondere bei zystischen Erkrankungen eine Besserung hervorrufen.
- **Tamoxifen**: Hier empfiehlt die Literatur die Gabe von 10 mg/die von Tag 2 bis 6 des Menstruationszyklus plus Norethisteronacetat, 10 mg/die von Tag 17 bis 26 des Menstruationszyklus.
- Bei **starker Akne** kann man Tamoxifen geben, 10 mg/die vom Tag 2 bis 6 des Menstruationszyklus, plus Cyproteronacetat (z.B. Androcur® 10), 2,5 mg/die von Tag 17 bis 26 des Menstruationszyklus bzw. 5 mg jeden 2. Tag.

Tab. 12-2 *Einteilung der verschiedenen Formen der Mastopathia cystica fibrosa mit einer Zuordnung zu Risikoklassen bezüglich einer malignen Entartung (nach dem American College of Pathologists [25])*

Risikoklasse	Form der Mastopathia cystica fibrosa
kein erhöhtes Risiko	– leichte Hyperplasie
	– Zysten
	– Gangektasien
	– Adenosen
	– Metaplasien
	– Mastitis
	– Fibrose
gering erhöhtes Risiko (Faktor 1,5–2,0)	– floride solide Hyperplasie
	– floride papilläre Hyperplasie
	– Papillom (mit Stroma)
erhöhtes Risiko (Faktor 5)	– atypische duktale Hyperplasie
	– atypische lobuläre Hyperplasie
(Faktor 8–10)	– Carcinoma in situ

Der Einfluß von **Methylxanthinen**, die in Kaffee, Tee und Schokolade enthalten sind, auf die Mastopathie wird in der Literatur kontrovers diskutiert. Während verschiedene Autoren nach Verzicht auf Methylxanthine einen deutlichen Rückgang der Beschwerdesymptomatik [28, 84] beobachten konnten, haben andere keinen Zusammenhang zwischen Methylxanthinkonsum und fibrozystischer Mastopathie gefunden, wobei es sich nicht um eine prospektive Crossover-Studie handelte [102].

Die Einnahme **oraler Kontrazeptiva** vor der ersten Schwangerschaft soll das Risiko einer Mastopathieentstehung senken, während nach einer Schwangerschaft keine Beeinflussung mehr nachgewiesen werden konnte [21].

Eine **operative Therapie** in Form einer subkutanen Mastektomie kann individuell bei einer Addition von Risikofaktoren indiziert sein. Zu den Gründen zählen wiederholt auftretende atypisch-proliferierende Befunde, schlechte mammographische Überwachbarkeit bei röntgendichter Brust, karzinombelastete Familienanamnese, periphere Papillomatose, aber auch eine gesteigerte Karzinophobie der Patientin. Die alleinigen Schmerzen ohne Korrelat in bildgebenden Untersuchungen stellen in der Regel keine Indikation für eine Operation dar [31].

2 Diabetes mellitus und fibröse Mastopathie

Bei Patientinnen mit länger bestehendem Diabetes mellitus Typ I lassen sich typische Formen einer fibrösen Mastopathie mit umschriebenen Nestern reifer Lymphozyten beobachten, die sich klinisch als diskreter Herdbefund oder diffuse Knotenbildung insbesondere im Areolaabschnitt manifesiert. Überwiegend treten die Veränderungen einseitig auf [29, 33], aber auch eine beidseitige Manifestation muß berücksichtigt werden [10].

3 Adenose der Mamma

Als Adenose wird ein Wachstum der drüsigen Strukturen bezeichnet. In erster Linie nehmen Anzahl und Größe der Lobuli zu. Palpatorisch kann die Brust mit Adenose durch multiple kleine Knoten (sog. Schrotkornbrust) imponieren. Nach histologischer Sicherung ist eine weitergehende Therapie nicht erforderlich, da kein erhöhtes Krebsrisiko bekannt ist.

4 Sklerosierende Adenose der Mamma

Die sklerosierende Adenose (Synonym: fibrosierende Adenose) entspricht diffusen oder knotigen Veränderungen des Epithels, des Myothels und des Bindegewebes; sie hat ausnahmslos eine gute Prognose [7]. Histologisch weist sie Zeichen der Proliferation der lobulären Einheit auf mit Störung der Azinianordnung und vermehrter intralobulärer Fibrose, so daß ein Karzinom vom tubulären Typ differentialdiagnostisch abgegrenzt werden muß. Eine Differenzierung ist insbesondere in der Schnellschnittuntersuchung oft schwierig.

Mastodynie (Schmerzen der Mamma)

Die **Ursachen** der Mastodynie können vielfältig sein. Häufiger Auslöser für die Mastodynie ist ein Ödem der Brust. Durch hormonelle Störungen im Östrogen-Gestagen-Gleichgewicht, bei der Prolactinsekretion und in der Renin-Angiotensin-Aldosteron-Kaskade kommt es zu einer erhöhten Kapillarpermeabilität mit vermehrtem Flüssigkeitsaustritt in das Interstitium. Andere Faktoren können ein veränderter venöser Abfluß oder Lymphrückstrom aus dem Brustparenchym sein. Psychosomatische Gründe können Einfluß auf die Hypothalamus-Hypophysen-Achse nehmen.

Unter einer Pseudomastodynie versteht man das Linksherzsyndrom im Rahmen psychovegetativer Störungen.

Die wesentliche **Differentialdiagnose** stellt das Halswirbelsäulensyndrom mit synchronem Mammaödem dar. Die fehlende Konkordanz zwischen Röntgenbefunden an der Halswirbelsäule und den geschilderten Beschwerden ist orthopädischerseits bekannt. Weitere Differentialdiagnosen können Stenokardien, Pleuritis oder Interkostalneuralgien sein.

Klinisch werden zwei Formen der Mastodynie unterschieden:
- zyklisch auftretende Beschwerden (häufig in Form eines Spannungs- und Schweregefühls)
- Schmerzen (häufig in Form eines Brennens und/oder Ziehens), die unabhängig vom Menstruationszyklus auftreten.

Die zyklischen Schmerzen entstehen vorwiegend prämenstruell infolge einer zu geringen ovariellen

Progesteronausschüttung. Ein ähnlicher Mechanismus kann auch unter Einnahme von oralen Kontrazeptiva wirksam sein. Die nichtzyklischen Mastodynien werden überwiegend durch Stase im venösen Abfluß oder im Lymphabfluß hervorgerufen. Andererseits muß bei Mastodynie auch immer ein Mammakarzinom ausgeschlossen werden, da in etwa 10% Schmerzen das Leitsymptom eines Karzinoms sind.

Ein Ziel der **Mastodyniebehandlung** ist die Ausschaltung eines möglichen Gestagenmangels. Da häufig auch psychische Ursachen eine Rolle spielen, muß dieser Aspekt bei der Behandlung mit berücksichtigt werden. Abgestuft nach dem Schweregrad der Mastodynie erfolgt die Therapie teils mit Naturextrakten oder Homöopathika und physikalischen Maßnahmen (gutsitzender Büstenhalter, Kühlung), teils mit Hormonen [78].

Allein ein niedrigdosiertes orales Kontrazeptivum kann zu einer deutlichen Beschwerdeminderung führen [119]. Darüber hinaus werden die folgenden Medikamente eingesetzt:

- pflanzliche Extrakte, z.B. aus Vitex agnus castus [72]
- lokale hormonelle Therapie mit Progesteron (Progestogel®) [79]
- systemische hormonelle Therapie mit Gestagenen (Lynestrol, Norethisteronacetat)
- Prolactinhemmer (Bromocriptin, Lisurid) [76]
- Danazol [41]
- Tamoxifen [45, 73]

Neben der medikamentösen Therapie müssen auch Ernährungsfaktoren berücksichtigt werden. Eine diätische Reduzierung des Nahrungsfetts kann die zyklische Mastodynie signifikant bessern [13, 43].

Zum Einfluß von Methylxanthinen, die in Kaffee, Tee und Schokolade enthalten sind, siehe Abschnitt „Mastopathie", Teil 1.

Gutartige Tumoren der Mamma

Das Symptom Knotenbildung im Brustparenchym läßt nur in Ausnahmefällen unter Berücksichtigung anamnestischer Daten eine Aussage über die Dignität und das pathomorphologische Korrelat zu. Neben den echten Tumoren finden sich verschiedene Veränderungen, die als Tumor imponieren. Andererseits ist bekannt, daß vier von fünf Patientinnen mit einer Tumorbildung in der Brust kein Karzinom aufweisen [11]. Auf der Basis anamnestischer, klinischer und bildgebender Untersuchungsbefunde (Mammographie, Sonographie, ggf. Magnetresonanzmammographie) gilt abzuwägen, welches Restrisiko ohne histologische Sicherung des Befundes bestehenbleibt, welche psychische Belastung für die Patientin entsteht, wenn keine histologische Sicherung erfolgt und in welchem Maß sich eine Narbe für die Patientin störend auswirkt. Jede Veränderung, die auf eine konservative Behandlung nicht anspricht, bedarf einer morphologischen Sicherung, die unter bestimmten Voraussetzungen zytologisch, ansonsten nach Stanz- oder Exzisionsbiopsie histologisch erfolgt[1] [1].

Unter gutartigen Tumoren der Brust werden verschiedene Veränderungen subsumiert, die in Tabelle 12-3 zusammengefaßt sind.

1 Fibroadenome der Mamma

Fibroadenome sind gemischte bindegewebig-drüsige Tumoren, die vorwiegend bei jüngeren Frauen auftreten. Sie stellen sich palpatorisch in der Regel als leicht bewegliche, scharf abgegrenzte Verhärtungen dar, die scheinbar keine Fixierung zum umgebenden Brustparenchym aufweisen. Obwohl von ihnen potentiell keine Gefahr der malignen Entartung ausgeht (in der Literatur finden sich nur ca. 100 Einzelfallberichte, die maligne Veränderungen in Fibroadenomen beschreiben), werden die Tumoren exstirpiert, um durch die histologische Untersuchung eine beweisende Klärung der Dignität und Ausschluß von Differentialdiagnosen zu

[1]*Jede Veränderung, die auf eine konservative Behandlung nicht anspricht, bedarf einer morphologischen Sicherung, die unter bestimmten Voraussetzungen zytologisch, ansonsten histologisch erfolgt!*

Tab. 12-3 *Einteilung der benignen Mammatumoren (nach WHO, 1982)*

Epitheliale Tumoren
- intraduktales Papillom
- Adenom der Mamille
- Adenom der Mamma
- Adenomyotheliom

Epitheliale und mesenchymale Mischtumoren
- Fibroadenom
- Phylloidestumor (Cystosarcoma phylloides)

Andere Mischtumoren
- benigne Tumoren der Haut und Weichteile
- Granularzelltumor

Formen der Mastopathie

Tumorartige Läsionen
- Gangektasie
- inflammatorischer Pseudotumor
- Hamartom

erhalten. Auch weisen viele Fibroadenome eine weitere Wachstumstendenz auf.

Histomorphologisch unterscheidet man zwei Formen, bei denen jedoch keine prognostischen Unterschiede bestehen:
- das intrakanalikuläre Fibroadenom mit stark ausgezogenen, hirschgeweihartigen Drüsengangstrukturen in dem verdichteten Stroma
- das perikanalikuläre Fibroadenom, bei dem die epithelialen Anteile noch rundliche Drüsenstrukturen haben.

Während der **Schwangerschaft** kann es zu einer nutritiven Störung eines Fibroadenoms kommen. Die Patientin klagt über Schmerzen und weist klinisch Zeichen einer Entzündung auf.

Die **Therapie** besteht, insbesondere bei jüngeren Patientinnen, in der Exstirpation des Tumors (Beschreibung der Operation siehe Abschnitt „Diagnostische Maßnahmen bei Mammaerkrankungen", Teil 8), da das Fibroadenom häufig eine beständige Wachstumstendenz aufweist. Bei Frauen kurz vor der Menopause kann der Tumor in situ belassen werden, wenn durch Feinnadelpunktion seine Benignität nachgewiesen worden ist und die Patientin keine Operation wünscht. Bei rezidivierenden Fibroadenomen und Karzinophobie der Patientin muß individuell über eine subkutane Mastektomie entschieden werden.

2 Phylloidestumor (phylloider Tumor, Cystosarcoma phylloides, Riesenfibroadenom) der Mamma

Die Bezeichnung Cystosarcoma phylloides sollte nicht mehr verwendet werden, da der Wortanteil Sarkom irreführend ist.

Der Phylloidestumor ist ein seltener Tumor der weiblichen Brust mit einem Anteil von 0,3% unter allen Mammatumoren [83]. Differentialdiagnostisch muß er von Fibroadenomen und von malignen Formen phylloider Tumoren abgegrenzt werden. Eine makroskopische Unterscheidung zwischen einem Riesenfibroadenom (juveniles Fibroadenom) und einem Phylloidestumor ist nicht möglich.

Das **makroskopische Erscheinungsbild** eines Phylloidestumors weist überwiegend Bindegewebe auf mit wechselnder Konsistenz von sehr fest bis ödematös-weich (Abb. 12-14). Degenerativ bedingt können zystische Areale vorhanden sein. Histologisch dominiert das proliferierende Stroma, das die epithelialen Anteile stark komprimiert, wie beim intrakanalikulären Fibroadenom. Eine Mitoserate bis 3 pro HPF (high-power field) kann bei der benignen Form nachgewiesen werden. Ein Grenzbereich besteht bei einer Mitoserate zwischen 5 und 10 pro HPF. Bei dieser Gruppe tritt eine erhöhte lokale Rezidivrate auf. Maligne Phylloidestumoren enthalten in der Regel andere sarkomatöse Anteile (Liposarkom, Rhabdomyosarkom usw.), die dann zu einer Metastasierung führen können.

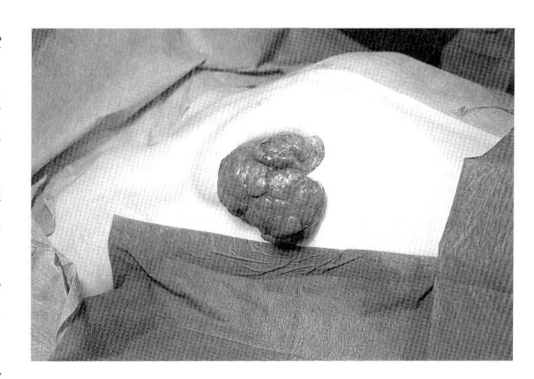

Abb. 12-14
Intraoperative Ansicht eines benignen Phylloidestumors.

3 Papillome der Milchgänge

Papillome sind intraduktale Proliferationen mit einem teils vaskularisierten Stromagerüst, das durch Drüsenepithelien in der Regel zweireihig bedeckt wird. Sie sind vorwiegend in den großen, subareolär gelegenen Drüsenausführungsgängen lokalisiert und können in Einzelfällen mehrere Zentimeter Durchmesser erreichen. Oft zeigen sich bei größeren Papillomen lokale Nekrosezonen mit Hämorrhagien aufgrund der nutritiven Störung. Eine Proliferation des Epithels kann als zusätzliche Komponente auftreten, so daß gegebenenfalls eine Zuordnung zur atypischen Hyperplasie erforderlich ist.

Klinische Manifestation des Papilloms ist die blutige Sekretion aus der Brustwarze aufgrund der Vulnerabilität des Epithels [8]. Bei digitaler Kompression kann der Flüssigkeitsaustritt aus einer Pore mit bloßem Auge beobachtet werden. Zur weiteren **diagnostischen** Abklärung erfolgt eine mammographische Darstellung der Drüsengänge, nachdem der sezernierende Gang kanüliert und mit Kontrastmittel (z. B. Solutrast®, Omnipaque®) gefüllt worden ist.

Zeigen sich in der Mammographie Gangabbrüche oder -aussparungen, ist die **Exstirpation des Gangsystems** nach der Methode von Urban [116] oder Hadfield indiziert. Ausgehend von einem Periareolärschnitt werden die großen Ausführungsgänge präpariert, der zuvor farblich markierte Gang mit dem Papillom unterbunden und das entsprechende Gangsystem peripherwärts dargestellt und exstirpiert.

Die Wahrscheinlichkeit, an einem Mammakarzinom zu erkranken, ist beim zentral gelegenen, solitären Papillom gering, dagegen bei multiplen, in duktulolobulären Gangsegmenten gelegenen Papillomen erhöht. Eine zusätzliche Risikoerhöhung bedeutet es, wenn das das Papillom bedeckende Epithel Zeichen der Hyperplasie oder Atypie aufweist.

4 Hamartom der Mamma

Das Hamartom ist ein gutartiger, abgekapselter Tumor, der aus lobulären, duktalen und mesenchymalen Anteilen besteht [5, 34]. Auffällig ist, daß das Stroma häufig von Fettgewebe durchsetzt ist. Hamartome können einen Durchmesser von über 10 cm erreichen. Therapeutisch erfolgt die operative Exstirpation.

Tumorartige Veränderungen der Mamma

1 Fettgewebsnekrosen der Mamma

Die Degeneration von Fettgewebe kann sich bei nutritiver Störung des entsprechenden Gewebeabschnitts manifestieren. Nach Traumata, aber insbesondere nach operativen Eingriffen mit glandulärer Lappenbildung zur Rekonstruktion der Brustform (größere Probeexstirpation, Mammareduktionsplastik, brusterhaltende Mammakarzinomoperation) können Minderversorgungen auftreten. Klinische Dramatik erhält eine Fettnekrose, da sie von einem szirrhösen oder inflammatorischen Karzinom zunächst nicht zu unterscheiden ist.

Histologisch imponiert die Fettnekrose mit Zeichen der Entzündung und im weiteren Verlauf mit Ausbildung sog. Ölzysten. Sie enthalten avitales Fett, das von einer bindegewebigen Narbe abgekapselt ist. Die Diagnosesicherung erfolgt durch Punktion der Ölzyste. Bei fehlenden Beschwerden ist keine Therapie erforderlich.

2 Zysten der Mamma

Zysten im Drüsenparenchym der Brust variieren in ihrer Größe zwischen einem Millimeter und mehreren Zentimetern. Sie entstehen durch Torquierung einzelner Lobuli, wodurch deren Abfluß gestört wird und es zu einer Sekretion des Drüsenepithels in das Zystenlumen kommt. Klinisch lassen sich Zysten ab einem Durchmesser von ca. 1 cm ertasten, abhängig von der Konsistenz des umgebenden Parenchyms.

In der **Mammasonographie** zeigt sich das typische Bild der echofreien bis echoarmen, scharf begrenzten, runden Struktur. Mammographisch grenzt sich dagegen die Zyste nur unscharf vom umgebenden Parenchym ab.

Die weitere Diagnosesicherung und damit auch gleichzeitig **Behandlung** erfolgt durch Punktion der Zyste unter sonographischer Kontrolle, wobei der Zysteninhalt zytologisch untersucht wird. Die Insufflation von Luft in die Zyste mit anschließender Pneumozysto-Mammographie ist eine veraltete Methode und wurde durch die Mammasonographie mit hochfrequenten Sonden (10-13 MHz) abgelöst. Bei unauffälligem zytologischem Befund erfolgt in regelmäßigen Abständen (2-3 Monate) der sonographische Ausschluß von Rezidiven.

Bei unklarem oder auffälligem zytologischem Befund sowie rezidivierender Zystenbildung nach dreifacher Punktion [37] ist die Exstirpation des entsprechenden Drüsenabschnitts indiziert, um eine histologische Untersuchung des Gewebes durchführen zu können.

Zwischen vereinzelter Zystenbildung in der Brust und Mammakarzinominzidenz wurde keine Korrelation beobachtet. Bei multiplen Makrozysten (großzystische Mastopathie) ist das Brustkrebsrisiko auf das Zwei- bis Dreifache erhöht [4]. Die apokrine Veränderung des auskleidenden Zystenepithels (eosinophile Metaplasie) stellt ebenfalls keine Prognoseveränderung dar. Bei den Untersuchungen sind jedoch andere, die Zysten begleitende Veränderungen im Parenchym und Drüsenepithel nicht mit berücksichtigt.

Eine **medikamentöse Therapie** bei rezidivierender Zystenbildung erzielt bei 95% der Patientinnen eine Verbesserung der subjektiven Spannungsbeschwerden [37]. Im einzelnen eingesetzt werden Gonadotropinhemmer (Danazol, 200 mg täglich für 3-6 Monate) und – vom Bundesinstitut für Arzneimittel und Medizinprodukte für die Indikation nicht zugelassen, jedoch wirksam – Antiöstrogene (Tamoxifen, 10 mg täglich, Tag 5 bis 24) oder GnRH-Analoga (Depotpräparat alle vier Wochen s.c.).

Sezernierende Mamma

Die Diagnose „sezernierende Mamma" setzt eine spontane, persistierende Sekretion aus der Brustwarze außerhalb der Stillphase voraus.

Es werden sieben verschiedene **Formen** unterschieden: milchartig (= Galaktorrhö), mehrfarbig, eitrig, klar/wäßrig, gelblich (serös), rötlich (serosanguinös), blutig.

Nach Durchführung einer Sekretzytologie als erste orientierende Untersuchung und einer Galaktographie zur Identifizierung des befallenen Gangs müssen die letztgenannten vier Formen in der Regel operativ abgeklärt werden.

Ursachen der Sekretion sind bei nahezu der Hälfte der Patientinnen intraduktale Papillome (48,1%) und bei einem weiteren Drittel fibrozystische Veränderungen (32,9%), während bei 14,3% der Proben ein Karzinom nachgewiesen worden ist [68].

Galaktorrhö

Die milchige Absonderung aus der Brustwarze wird als Galaktorrhö bezeichnet. Dabei werden drei **Schweregrade** unterschieden [95]:
- Grad 1: Milchabsonderung auf Druck (ein Tropfen)
- Grad 2: intermittierender, spontaner Abgang einiger Tropfen
- Grad 3: spontaner Milchfluß (mehrere ml/Tag).

Der Galaktorrhö können verschiedene **Ursachen** zugrunde liegen. Der häufigste Grund ist eine Imbalance zwischen Östrogen, Gestagen und Prolactin, wobei das Absinken der Sexualsteroidkonzentrationen am Zyklusende ähnlich wie nach einer Geburt den auslösenden Stimulus darstellt. Die medikamentenbedingte Galaktorrhö kann von folgenden Substanzgruppen ausgelöst werden: Antiemetika, Hormone, Neuroleptika, Antihypertonika, Opiate, Antihistaminika (siehe auch Bd. 1, Kap. 12). Eine andere Ursache kann eine Hypothyreose darstellen. Aus diesem Grund sind die Schilddrüsenhormonparameter bei der Abklärung einer Galaktorrhö mit zu bestimmen (siehe auch Bd. 1, Kap. 13).

Die **Therapie** bei erhöhten Prolactinkonzentrationen erfolgt mit Bromocriptin. Schwieriger und oft frustran stellt sich die Behandlung bei normalen Prolactinwerten dar. Hier sollte eine zusätzliche Medikation mit Danazol versucht werden (siehe auch Bd. 1, Kap. 12).

Dermatologische Veränderungen der Mamma

1 Kontaktdermatitis der Mamma

Eine Kontaktdermatitis an der Brust kann durch Materialien ausgelöst werden, die Bestandteil der Bekleidung sind. Insbesondere Stoffe, die elastische Fasern enthalten, können nach ca. drei Tagen Kontakt eine ekzematöse Dermatitis zur Folge haben (z. B. Mercaptobenzthiazol in Gummi).

Die Dermatitiden werden nach der hervorgerufenen Reaktionsart in zwei Untergruppen aufgeteilt:
- lokal-toxische Effekte durch primär schädigende Substanzen
- eine verspätete, zellvermittelte Reaktion vom Typ IV, bei der die Substanz von der Epithelzelle aufgenommen wird und eine Reaktion im Immunsystem auslöst.

Eine weitere Ursache einer Kontaktdermatitis können artifizielle Verletzungen sein, die die Patientin sich selber zufügt (Abb. 12-15). Röntgenologisch sind hierbei Verkalkungen in der Thoraxwand nachgewiesen worden [64]. Insbesondere bei psychischen oder mentalen Störungen kann repetitives Kratzen, Punktieren oder Einbringen von Fremdkörpern zu Ulzerationen und Abszeßbildungen führen.

Von dieser Patientinnengruppe wird oft im Rahmen selbstzerstörerischer Neigungen eine Mastektomie gefordert. Anamnestisch weisen sie wiederholte operative Eingriffe im Bereich der Mammae mit daraus resultierenden Narben und Formveränderungen der Brust auf. Die differentialdiagnostische Abklärung erfordert den manchmal nicht leichten Ausschluß eines Malignoms.

Die **Herpes-simplex-Infektion** manifestiert sich auch im Bereich der Brustwarze als schmerzhafte, teils brennende, bläschenbildende Läsion, die von

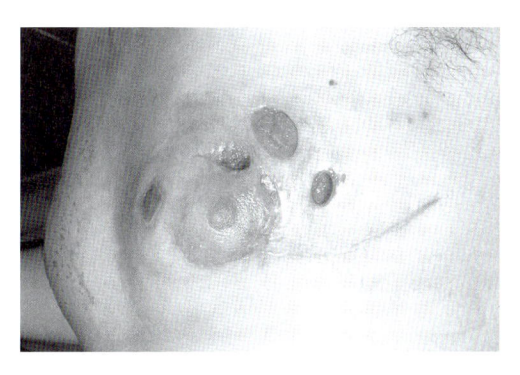

Abb. 12-15
Multiple Abszesse und Narben der Mamma nach Selbstverstümmelung. (Original: Frau Prof. Dr. I. Rechenberger, Düsseldorf)

einer axillären Lymphonodopathie begleitet wird. Die Infektionsquelle kann ein Säugling mit herpetiformer Gingivostomatitis sein.

Condylomata acuminata infolge einer Papillomavirusinfektion können bei immunsupprimierten Patientinnen auch an der Areola auftreten. Makroskopisch zeigen sich in der Regel verruköse Papeln mit teils blumenkohlartiger Anordnung. Bei der histologischen Untersuchung finden sich Akanthose oder Papillomatose mit leichter Hyperkeratose und Koilozytose.

Das **Erythrasma** tritt bevorzugt bei älteren Patientinnen auf und kann neben dem Genitale auch den submammären Raum und die Axillae betreffen. Klinisch zeigen sich asymptomatische braunrote, scharf begrenzte, makulöse Veränderungen. Prädisponierende Faktoren sind vermehrtes Schwitzen, Diabetes mellitus, Adipositas und enganliegende Kleidung. Der Erreger ist Corynebacterium minutissimum, das das oberflächliche Stratum corneum befällt. Zur Behandlung werden lokal antimikrobielle Substanzen wie Clotrimazol, Miconazol oder Breitspektrumantibiotika aufgetragen. Differentialdiagnostisch muß eine Intertrigo (Synonym: „Wolf") abgegrenzt werden. Letztere ist eine Dermatitis, die durch Reibung zweier eng aneinanderliegender Hautflächen entsteht. Die Wundflächen können sekundär mit Bakterien und/oder Soorpilzen infiziert sein.

2 Benigne nichtentzündliche Hautveränderungen der Mamma

Die **Hyperkeratose** im Bereich der Areola und der Brustwarze findet sich bei Frauen im gebärfähigen Alter und bei Männern, die mit Östrogenen wegen eines Prostatakarzinoms behandelt werden. Man erkennt klinisch eine hyperpigmentierte und verdickte Kutis, teils mit verrukösen Veränderungen. Andererseits kann auch eine **Leukokeratose** vorliegen. Zur Behandlung werden keratolytische Salben, topisch wirkende Steroide oder Retinoide angewendet oder eine Kryotherapie durchgeführt.

Die **Hautnekrose infolge einer Antikoagulanzientherapie** mit Cumarin ist eine seltene Veränderung (0,1%) [58], die von der Hämorrhagie abzugrenzen ist. Insbesondere adipöse Patientinnen sind für eine antikoagulanzienbedingte Hautnekrose prädisponiert, die zwischen dem 3. und 6. Tag nach Therapiebeginn auftritt. Klinisch zeigen sich landkartenähnliche hämorrhagische Dermolysen mit einem erythematösen Halo. In der Folgezeit findet ein Progreß der Hautnekrosen mit Induration des subkutanen Gewebes statt. Die Veränderungen heilen in der Regel spontan ab. Eine Fortsetzung der Antikoagulanzientherapie bedingt keinen weiteren Progreß der Erkrankung. Bei ausgedehnten Veränderungen muß ein Debridement durchgeführt werden, gegebenenfalls bis hin zur Mastektomie. Als Ursache wird ein direkter toxischer Effekt des Cumarins auf das Gefäßendothel mit konsequenter Entstehung von Thrombosen und Vaskulitiden angenommen.

Das **Pyoderma gangraenosum** ist eine weitere Variante einer oft spontan entstehenden Hautnekrose. Allenfalls kleinere Operationen oder ein geringes Trauma lösen bei prädisponierten Patientinnen ein Pyoderma gangraenosum aus. Klinisch findet sich ein Ulkus mit Verlust der Epidermis, Zeichen einer akuten Entzündung, Hyperplasie der umgebenden Haut mit Erythem und Thrombosen in den angrenzenden Kapillaren. Ätiologisch liegt beim Pyoderma gangraenosum keine Entzündung vor, sondern eine gestörte Host-Immunität, Hypersensibilität, eine veränderte zellvermittelte Immunität und inadäquate Antwort der neutrophilen Granulozyten auf Antigene [99]. Häufig ist das Pyoderma gangraenosum mit systemischen Erkrankungen vergesellschaftet, wie z. B. Colitis ulcerosa, Morbus Crohn, peptisches Ulkus, perforierte Appendizitis, chronisch-aggressive Hepatitis, Divertikulitis, rheumatoider Arthritis, Leukämie, Bronchitis oder Hypogammaglobulinämie [107]. Die Therapie besteht aus lokaler Wundpflege, gegebenenfalls Deckung mit Spalthaut und eventuell hochdosierter Kortikoidmedikation.

Ein **primäres Osteoma cutis** ist eine seltene Neubildung von Knochenstrukturen in der Subkutis. Es kann solitär oder in Gruppen auftreten und verursacht in der Regel keine Symptome. Die bedeckende Haut ist normalerweise nicht mitbetroffen, allenfalls kann selten – mechanisch bedingt – ein Erythem, eine Atrophie oder eine Ulzeration auftreten. Andere Ursachen für metaplastische Knochenneubildungen an der Brust können Fibroadenome, Traumata, Epidermoidzysten, Pigmentnävi, Akne, Syphilis, Sklerodermie oder Lupus erythematodes sein [62].

Silikongranulome imponieren als knotige Strukturen in der Subkutis der Brust, des Thorax und selten im Bereich der Axilla und des Oberarms. In der Regel weist die Anamnese eine Brustprothesenimplantation oder Silikoninjektionen auf. Im histologischen Bild finden sich runde bis ovale Hohlräume, die mit einer ölartigen, fadenziehenden Substanz ausgefüllt sind und im benachbarten

Bindegewebe eine granulomatöse Reaktion mit Histiozyten, Lymphozyten und mehrkernigen Riesenzellen hervorrufen.

Die **Sklerodermie** kann auch die Mamma betreffen. Klinisch findet sich eine Depigmentierung, Kontraktion und Verdickung der Haut.

Eine **Amyloidose der Brustwarze** manifestiert sich klinisch als intermittierender Pruritus [40]. Dabei kommt es zu einer leichten Vergrößerung der Brustwarze. Mikroskopisch finden sich Amyloidablagerungen, entweder in Form von kleinen Tröpfchen oder als homogen verteiltes Material in der Dermis. Häufig findet sich eine Hyperpigmentierung.

Neben den beschriebenen Hautveränderungen können sich systemische dermatologische Erkrankungen wie z. B. Neurodermitis oder Ichthyosis an den Mammae manifestieren.

3 Benigne Hauttumoren der Mamma

3.1 Papilläres Adenom der Mamille

Das papilläre Adenom (Synonyme: erosive Adenomatosis, floride Papillomatosis) der Brustwarze ist die häufigste gutartige Geschwulstbildung in diesem Bereich. Klinisch äußert sich die Erkrankung mit einer Erosion, Ulzeration oder Vergrößerung der Brustwarze. Eine differentialdiagnostische Abgrenzung zum Morbus Paget ist während des Anfangsstadiums klinisch oft nicht möglich.

Man unterscheidet histologisch zwei Formen des papillären Adenoms: Eine Variante weist ein **adenomatöses Wachstum** auf mit vermehrt runden bis ovalen Drüsengangstrukturen, die Zeichen der apokrinen Sekretion erkennen lassen. Die andere Variante zeigt ein **papillomatöses Bild** mit größeren Drüsengängen, die oft solide mit Zellen ausgefüllt sind. Weitere histologische Besonderheiten können der direkte Übergang von bedeckendem Plattenepithel zum Zylinderepithel des Tumors sein.

Das papilläre Adenom findet sich in der Regel bei der perimenopausalen Frau, die anamnestisch Veränderungen über Monate bis Jahre angibt. Die Therapie besteht in der operativen Exstirpation.

3.2 Klarzelliges Hidradenom (ekkrines Spiradenom)

Das klarzellige Hidradenom ist eine Hautanhangsgeschwulst, die sich auch im Bereich der Areola ausbilden kann. Klinisch finden sich einzelne intradermale Knoten mit einem Durchmesser zwischen 0,5 und 2 cm, die von einer intakten Haut bedeckt werden. Nur bei mechanischer Alteration kann es zur Ulzeration mit seröser Sekretion kommen. Histologisch findet sich ein oft kapselartig abgegrenzter Tumor mit tubulären Strukturen und zystischen Räumen. Die Therapie dieses benignen Tumors besteht in der Exstirpation [14].

3.3 Ekkrines Porom

Bei dem ekkrinen Porom [98] handelt es sich um einen gutartigen epithelialen Tumor, der asymptomatisch ist und sich scharf von der umgebenden Haut absetzt. Histologisch fällt ein glykogenreicher Zelltyp auf, der sich von der äußeren Zellreihe des intraepidermalen Schweißdrüsenausführungsgangs ableitet [14]. Die Therapie besteht in der Exstirpation.

3.4 Seborrhoische Keratose (Verruca seborrhoica senilis)

Die seborrhoische Warze ist eine häufige Hautgeschwulst, die vorwiegend am Rumpf und im Gesicht auftritt. Klinisch finden sich zunächst scharf begrenzte, kleine, manchmal leicht gelbliche, flache Neubildungen, die sich von der Umgebung nur durch eine stumpfe Hautoberfläche unterscheiden (gepunztes Aussehen). Später entwickeln sich bis daumennagelgroße, papillomatöse Tumoren. Seborrhoische Warzen fühlen sich weich und fettig an. Entzündungszeichen fehlen. Eine Entfernung ist nur indiziert, wenn die seborrhoische Warze in einem Bereich mechanischer Irritation (z. B. unter einem Büstenhalter) liegt.

3.5 Atherom (epidermale Zyste)

Das Atherom ist eine langsam wachsende, runde, erhabene Geschwulst mit einer fluktuierenden Masse, die vorwiegend im Bereich des Gesichts, der behaarten Kopfhaut oder im Nacken auftritt, aber auch an den Mammae beobachtet wird. Die Zystenwandung wird durch verhorndes Plattenepithel ausgekleidet. Die Zyste ist mit Orthokeratin ausgefüllt.

3.6 Kutanes Leiomyom

Das kutane Leiomyom der Brustwarze ist ein seltener Tumor, der sich von der glatten Muskulatur der Ausführungsgänge ableitet. Klinisch manifestiert sich das Leiomyom als schmerzhafte Vergrößerung der Brustwarze. Der Tumor weist keine Kapsel auf, sondern ist fest mit den Muskelfasern verbunden. Sarkomatöse Veränderungen sind nicht beschrieben worden.

3.7 Lymphadenosis cutis benigna Bäfverstedt

Die Lymphadenosis cutis benigna Bäfverstedt ist als Pseudolymphom der Haut definiert. Sie tritt an der Areola einseitig auf ohne Seitenbevorzugung, in Form von knotigen bis tumorösen, seltener multinodulären oder plattenartigen Infiltrationen mit manchmal zentraler Eindellung. Die Konsistenz ist derb, der Tumor insgesamt verschieblich. Die Oberfläche ist glatt, die Epidermis weitgehend unverändert. Die Farbe variiert von rötlich bis rötlich-livide.

Ausgelöst wird die Lymphadenosis cutis benigna der Areola durch Infektionen mit Borrelia burgdorferi im Ausbreitungsgebiet der Zecke Ixodes ricinus. Die Therapie erfolgt z. B. mit Doxycyclin (2 x 100 mg über 14 Tage).

Diagnostische Maßnahmen bei Mammaerkrankungen

Nach der Anamnese mit allgemeinen und organbezogenen Fragen besteht die klinische Untersuchung der Mammae aus der Inspektion, der Palpation des Drüsenkörpers und der Lymphabflußwege sowie dem Versuch der Sekretexprimierung aus der Brustwarze. Die Patientin soll angeleitet werden, diese diagnostischen Maßnahmen selbst zu erlernen und in einer monatlichen Selbstuntersuchung durchzuführen – bei prämenopausalen Frauen unmittelbar nach der Menstruation.

Vor formverändernden Operationen erfolgt eine Dokumentation verschiedener Brustmaße, die in Schemata oder Zeichnungen eingetragen werden, sowie Fotographien aus verschiedenen Perspektiven.

1 Anamnese

Durch eine ausführliche und gezielte Anamnese kann auch bei Brusterkrankungen eine Vielzahl von Diagnosen erhoben oder eingegrenzt werden.

Nach der allgemeinen Anamnese einschließlich Fragen zu degenerativen Wirbelsäulenveränderungen, Systemerkrankungen, rheumatischen Erkrankungen, Verletzungen oder kardiopulmonalen Krankheiten müssen folgende Punkte explizit abgefragt werden: Schmerzen einschließlich einer Charakterisierung, Hautveränderungen, Verletzungen der Brust (auch im Kindesalter), tastbare Veränderungen im Drüsenparenchym, Menarche, Thelarche, Schwangerschaften, Stillphasen, Aborte, vorausgegangene Operationen an der Brust, Zeitpunkt der letzten bildgebenden Untersuchungen (Mammographie, Sonographie, Kernspinmammographie).

Des weiteren ist nach Brustkrebserkrankungen in der weiblichen Verwandtschaft einschließlich des Erkrankungsalters zu fragen.

Vor Operationen müssen allgemeine Erkrankungen, die den Heilungsverlauf beeinflussen können, eruiert werden. Hierzu zählen insbesondere: Diabetes mellitus, Blutgerinnungsstörungen und Thrombosen, Allergien, Adipositas, Medikamenteneinnahmen, Nikotingenuß, Alkohol.

2 Inspektion

Bei der Inspektion der Mamma ist auf die symmetrische Form, auf Hautveränderungen (Striae, Narben, Peau d'orange, Exantheme), auf Niveauunregelmäßigkeiten an der Oberfläche und auf die Form der Brustwarze zu achten. Wichtig ist auch die Beurteilung der Brustbeweglichkeit bei Anheben der Arme und Verschränken hinter dem Kopf.

3 Meßschemata

In einer kleinen Skizze oder einem Sofortbild soll vor einem formverändernden Eingriff an der Brust eine Dokumentation der Ausgangssituation erfolgen (Abb. 12-16). Darin werden als Maße der Brustumfang, der inframammäre Thoraxumfang, Areoladurchmesser, das geschätzte Brustvolumen mit der Büstenhaltergröße sowie die Abstände zwischen Klavikula und Mamille, Mamille und Inframammärfalte sowie Mamille und Sternum eingetragen. In Form eines Vordrucks können Anamnesedaten und Meßgrößen übersichtlich erfaßt werden.

4 Palpation

Die sorgfältige Palpation des Brustdrüsenkörpers ist die Untersuchungsmethode mit der höchsten

Nachweisrate von abklärungsbedürftigen Befunden. Da 80% aller Knotenbildungen in der Mamma durch die Patientin selbst das erste Mal palpiert werden, ist es von enormer Bedeutung, daß die Patientin die systematische **Selbstuntersuchung** beherrscht (siehe auch Bd. 11, Kap. 2).

Die Palpation soll, wenn möglich, in zwei Variationen systematisch Quadrant für Quadrant durchgeführt werden:
- In aufrechter Oberkörperposition wird die Brustdrüse zwischen zwei Händen untersucht.
- In liegender Position tastet man mit übereinandergelegten Händen den Drüsenkörper ab und nutzt dabei den Brustkorb als Gegenlager. Die höchste Sensibilität zur Ertastung einer möglichen knotigen Struktur hat man in den zu einer Fläche zusammengelegten Fingern, um somit zwischen den Fingern die Resistenzen fühlen zu können.

Die Untersuchung der Achsellymphknoten erfolgt bei herabhängendem Arm. Nur so gewährleistet der entspannte M. pectoralis major eine tiefe Palpation der Axilla. Des weiteren werden die supraklavikulären und zervikalen Lymphknotenstationen untersucht.

5 Mamillenuntersuchung

Abschließend wird bei jeder klinischen Untersuchung die Brustwarze zwischen Daumen und Zeigefinger palpiert und versucht, Sekret zu exprimieren. Alternativ kann in einer kleinen, klarsichtigen Hülse, die über die Brustwarze gesetzt wird, Unterdruck erzeugt und austretendes Sekret anschließend mit Kapillarröhrchen aufgenommen werden. Das Sekret muß zytologisch untersucht werden. Jeglicher Abgang von klarem oder hämorrhagischem Sekret bedarf einer weiteren Abklärung des Brustdrüsenkörpers.!

6 Bildgebende Mammauntersuchungen

Für bildgebende Untersuchungen der Brust stehen neben der etablierten Mammographie und Sonographie unterschiedliche Verfahren zur Verfügung: Computertomographie, Thermographie, Transillumination, Magnetresonanztomographie ohne und mit Kontrastmittel, Biomagnetismus, Biostereometrie, Duktoskopie, Magnetresonanzspektroskopie, Positronenemissionstomographie und Dopplersonographie sowie Verfahren mit Verwendung von monoklonalen Antikörpern [52].

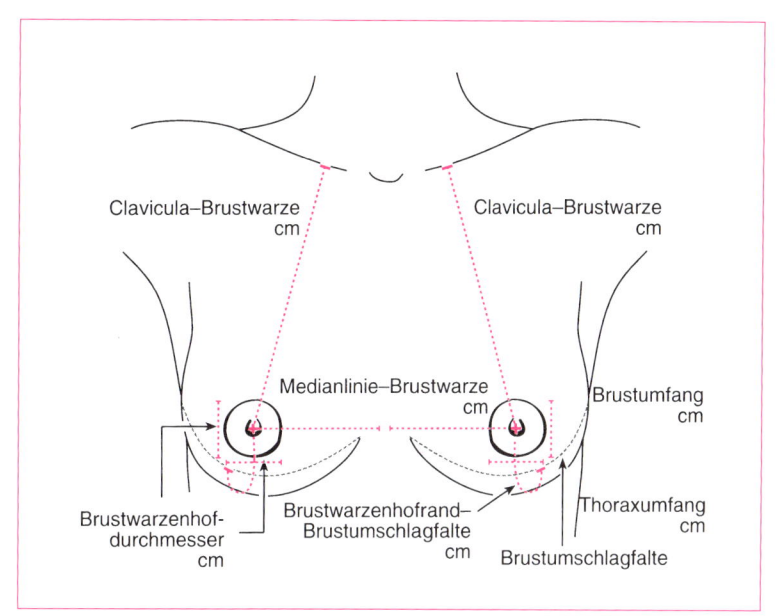

Abb. 12-16
Meßschema für die Dokumentation der Brustform.

6.1 Mammographie

Die röntgenologische Untersuchung der Brust ist die einzige Methode, mit der heute frühe und okkulte Formen einer intraduktalen kalzifizierenden Epithelproliferation indirekt über die begleitende Mikrokalzifizierung nachgewiesen werden können.

Aufgrund der Richtlinien der Kassenärztlichen Bundesvereinigung vom 8.12.1979 gelten die folgenden Indikationen für eine Mammographie:
- palpatorisch unklarer Befund mit oder ohne Schmerzhaftigkeit
- verdächtige Befunde in mammographischen Voruntersuchungen
- Zustand nach operativer Probeexstirpation mit histologisch nachgewiesener Risikomastopathie
- brusterhaltend operiertes und/oder kontralaterales Mammakarzinom
- Mammakarzinom in der Familienanamnese.

Die Frage der **Strahlenbelastung** bei der Mammographie kann vernachlässigt werden. Zwar beträgt die eingestrahlte Dosis 1 mGy pro Aufnahme und liegt damit um den Faktor 40 höher als eine Röntgenthoraxaufnahme. Das theoretische Risiko einer Mammographie beträgt 0,35 Mammakarzinomerkrankungen pro mGy pro Mio. Frauen und Jahr. Bei einer üblichen Mammographie mit vier Aufnahmen ergibt sich daraus ein Risiko von einer letal verlaufenden Mammakarzinomerkrankung pro 2 Mio. untersuchten Frauen. Dieses Risiko ist gegenüber dem Nutzen zu vernachlässigen und ent-

!Jeglicher Abgang von Sekret bedarf einer weiteren Abklärung des Brustdrüsenkörpers!

Abb. 12-17
*Fibroadenom der Mamma.
a) mammographische
Darstellung (Original: Prof.
Dr. U. Mödder, Düsseldorf)
b) sonographische
Darstellung*

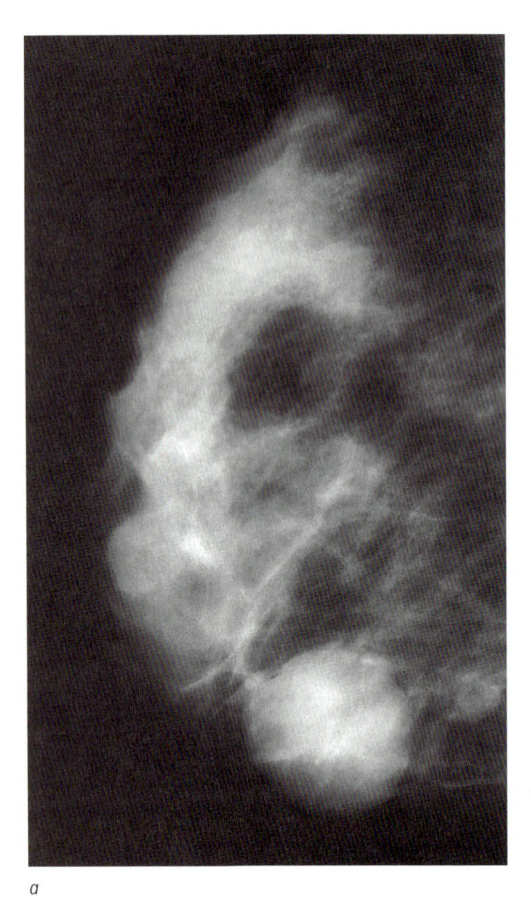

!*Die Mammasonographie als Screening-Untersuchung ist bei der asymptomatischen Patientin nicht indiziert, da sie keine Mikroverkalkungen nachweisen kann!*

a

b

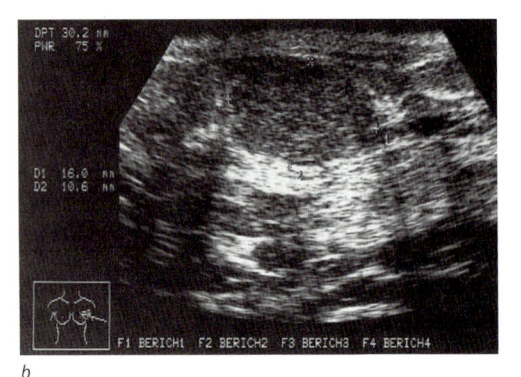

spricht dem Risiko eines tödlichen Verkehrsunfalls bei einer 50 km langen Autofahrt.

Die Mammographie als **Screening-Untersuchung** ist in der Bundesrepublik noch nicht eingeführt. Die Deutsche Gesellschaft für Senologie und die Deutsche Krebsgesellschaft fordern jedoch laut einer Konsensuskonferenz vom Februar 2000 im Rahmen eines flächendeckenden Brustkrebs-Früherkennungsprogramms mammographische Untersuchungen in zwei Ebenen in Untersuchungsintervallen von längstens 24 Monaten zumindest zwischen dem 50. und 70. Lebensjahr unter Sicherung der technischen und der Befundungsqualität [121] (siehe Band 11, Kap. 2, Abschnitt „Möglichkeiten der Brustkrebsfrüherkennung", Teil 3).

Die mammographische Beurteilung der **voroperierten Brust** kann durch die parenchymatöse Narbenbildung erschwert sein, wobei jedoch zwei Drittel aller Läsionen nach zwei Jahren radiologisch nicht mehr erkennbar sind [104]. Eine vermehrte Narbenbildung wird nach Hämatombildung in der Exzisionshöhle gesehen [105].

Die Mammographie **nach Augmentation mittels Silikonimplantaten** setzt spezielle Erfahrungen und Techniken voraus, um auch die Abschnitte der Brust zu evaluieren, die primär durch das röntgendichte Silikon abgedeckt werden [27]. Abhängig vom Grad der Kapselkontraktur können bei den routinemäßig durchgeführten Aufnahmen 30 bis 50% des Parenchyms nicht erfaßt werden.

6.2 Mammasonographie

Die Sonographie der Mamma wurde Mitte der achtziger Jahre als die Screening-Methode der Zukunft angesehen. Eingehende Untersuchungen mußten jedoch feststellen, daß die Mammasonographie nur einen additiven diagnostischen Wert zur Mammographie besitzt, da sie keine Mikroverkalkungen nachweisen kann. Daher sind die Mammasonographie als Screening-Untersuchung bei der asymptomatischen Patientin nicht indiziert [53].! Domäne der Sonographie ist die bindegewebsdichte Brust, die mammographisch eine schlechte Transparenz aufweist, sowie die Differenzierung zwischen soliden und zystischen Palpationsbefunden (Abb. 12-17 und 12-18).

Sonographisch werden vier **Haupttypen** unterschieden:
- homogen dichte Brust
- teilinvolvierte Brust
- stark schallabsorbierende Brust
- Involutionsmamma.

Der häufigste benigne Tumor in der weiblichen Brust, das **Fibroadenom**, weist sonographisch folgende Charakteristika auf: glatte Begrenzung, laterales Schallauslöschphänomen, homogen verteilte Binnenechos, regelhafte Strukturierung.

Nach **Implantation von silikonhaltigen Prothesen** kann im Fall von lokalen Beschwerden eine sonographische Beurteilung der Kapsel und/oder möglicher Silikongranulome einschließlich deren Lokalisation erfolgen [51].

Ultraschallführung von **Punktionen** erhöht die diagnostische Sicherheit bei zytologischen oder bioptischen Probenentnahmen.

6.3 Doppler-Ultraschall

Dopplersonographisch finden sich Unterscheidungskriterien zwischen benignen und malignen Tumoren. Berücksichtigt werden dabei Symmetrie zu Gegenseite, Anzahl der Gefäße, Richtung des Gefäßverlaufs, Flußgeschwindigkeit, Gesamtdurchblutung, Flußwiderstand und die Variabilität der Flußprofile [74]. Andererseits besteht eine große Variabilität in den einzelnen Befunden, so daß die Doppler-Sonographie als Hinweiszeichen, jedoch nicht als Ausschlußdiagnostikum für ein Malignom eingesetzt werden darf.

6.4 Magnetresonanzmammographie

Zur Magnetresonanztomographie der Brust wird eine spezielle Mammaspule benötigt. Die Untersuchung erfolgt in Bauchlage bei liegendem Infusionsschlauch zur Kontrastmittelgabe (Gadolinium-DTPA, 0,32-0,4 ml/kg KG). Es werden in der Regel drei Bildserien und bis zu 120 Aufnahmen pro Seite angefertigt. Die Untersuchungsdauer beträgt bis zu 30 Minuten. Die Differenzierung zwischen normalem Mammadrüsengewebe und malignen Tumoren läßt sich nur anhand der Kontrastmittelaufnahme durchführen, da maligne Prozesse schneller kontrastieren als benigne [60]. Dagegen ist eine differentialdiagnostische Abgrenzung aufgrund der Tumorkontur in der Regel nicht möglich.

Mögliche **Indikationen** für die Magnetresonanzmammographie sind [59]:

- unklarer Befund in mammographisch dichtem Drüsengewebe
- Karzinomausschluß bei unregelmäßiger Verschattung
- Unterscheidung zwischen Narbengewebe und Malignom
- Zustand nach Operation, Bestrahlung, plastischer Operation
- Zustand nach Implantation von Prothesen
- Schwangerschaft
- Karzinophobie
- geplante Exzisionsbiopsie.

Zu beachten ist, daß die Brust bei der dynamischen Magnetresonanzmammographie nicht lückenlos abgebildet wird, so daß sehr kleine, in den 1 bis 2 mm großen Lücken liegende Herde möglicherweise nicht erfaßt werden.

6.5 Thermographie

Bei der Plattenthermographie mit Flüssigkristallen erkennt man aufgrund erhöhter Infrarotabstrahlung stärker durchblutete Areale in den Mammae, wie z. B. Tumoren oder Entzündungsherde. Abhängig ist die Wärmeabstrahlung jedoch von der Tageszeit, dem Zeitpunkt im Menstruationszyklus, dem Schwangerschaftsmonat und dem Lebensalter. Der Methode fehlt eine ausreichende Spezifität in der Unterscheidung zwischen gut- und bösartigen Prozessen, so daß sie heute nur noch einen historischen Stellenwert hat. Sie gibt zusätzliche Informationen bei entzündlichen Brusterkrankungen und

Abb. 12-18
Mammazyste vor und nach Punktion und Luftinsufflation.
a) mammographische Darstellung vor Punktion (Original: Prof. Dr. U. Mödder, Düsseldorf)
b) mammographische Darstellung nach Punktion (Original: Prof. Dr. U. Mödder, Düsseldorf)
c) sonographische Darstellung vor Punktion

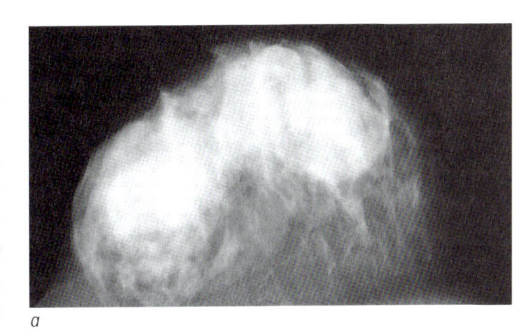

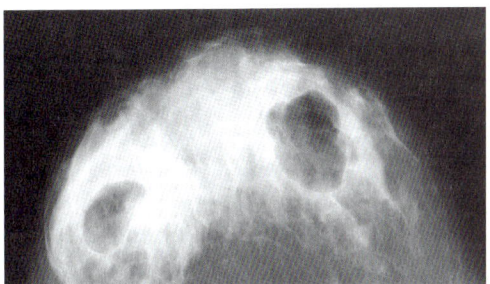

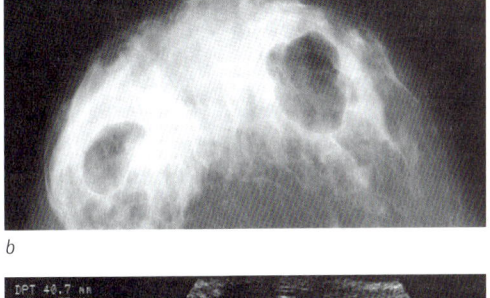

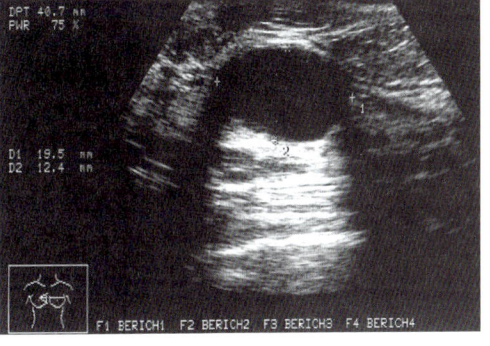

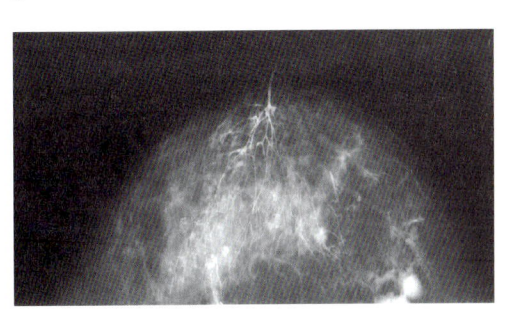

Abb. 12-19
Galaktographie mit Gangabbrüchen bei zentral sitzender Papillomatose. (Original: Prof. Dr. U. Mödder, Düsseldorf)

dient deren Verlaufskontrolle während einer Therapie.

6.6 Galaktographie

Die Galaktographie ist eine Röntgenuntersuchung, bei der die großen Ausführungsgänge der Brustdrüse mit einem wäßrigen Kontrastmittel (z. B. Solutrast®, Omnipaque®) gefüllt werden (Abb. 12-19). Die Indikation ergibt sich aus der Brustwarzensekretion außerhalb von Schwangerschaft und Stillphase. Mittels einer Lymphographienadel wird die Ausführungspore des sezernierenden Gangs kanüliert. Dies muß ohne Kraftaufwendung gelingen, da ansonsten die Gefahr einer Verletzung des Drüsengangs mit Ausbildung eines Paravasats besteht. Auf der Mammographie zeigt sich die baumartige Verzweigung des Drüsengangsystems. Pathologische Veränderungen sind Gangaussparungen (aufgrund von Polypen), Kalibersprünge und Gangabbrüche.

Eine Weiterentwicklung ist die endoskopische Untersuchung von Brustdrüsengängen mit der Möglichkeit der gezielten Probenentnahme [75].

6.7 Pneumozystographie

Bei der Pneumozystographie wird nach Punktion einer Zyste im Mammaparenchym das Lumen mit Luft gefüllt und eine erneute Mammographie durchgeführt. Der schattengebende Tumor von der primären Mammographie stellt sich somit transparent dar, und die Randkonturen der Zysten lassen sich auf papilläre Proliferation hin untersuchen (siehe Abb. 12-18b).

7 Entnahme kleiner Zell- und Gewebeproben aus der Mamma

Für die Entnahme von Zellen oder kleinen Zellverbänden stehen verschiedene Methoden zur Verfügung. Ihnen allen gemeinsam ist, daß sie nur einen kleinen Teil des Tumors erfassen, der nicht unbedingt repräsentativ sein muß. Insbesondere bei unscharf abgegrenzten oder nichtpalpablen Tumoren kann bei fehlendem Malignitätsnachweis in der Zytologie bzw. Histologie ein Karzinom nicht mit letzter Sicherheit ausgeschlossen werden, da eine Via falsa bei der Punktion immer mitberücksichtigt werden muß.

Bei der **Feinnadelaspiration** wird in der Regel mit einer 20-Gauge-Kanüle fächerförmig in den Tumorbereich eingestochen, während mit einem speziellen Spritzenhalter-Handgriff (z. B. nach Cameco, Abb. 12-20) ein Unterdruck in der angeschlossenen Spritze erzeugt wird. Vor Zurückziehen der Kanüle aus dem Gewebe muß der Unterdruck aufgehoben worden sein, da ansonsten das umschriebene Aspirat in den Kolben gesaugt würde. Vorteilhaft ist eine unmittelbare Schnellfärbung mit sofortiger zytologischer Untersuchung, so daß im Fall einer Punctio sicca oder einer fehlenden Beurteilbarkeit des Präparats die Möglichkeit für eine sofortige Wiederholungspunktion besteht. Mit immunhistochemischen Färbungen lassen sich auch am zytologischen Präparat weitergehende Charakteristika wie Östrogen- und Progesteronrezeptoren, Onkogene oder Proliferationsantigene nachweisen.

Mit den **Hochgeschwindigkeitspunktionen** (Abb. 12-20) werden kleine Stanzzylinder bis 2 mm Durchmesser aus dem Tumorgewebe entnommen und histologisch am Schnittpräparat untersucht. Der Vorteil dieser Methode ist die größere Gewebe-

Abb. 12-20
Geräte zur Entnahme kleiner Zell- und Gewebeproben aus der Brust. Oben: Cameco-Handgriff für die Aufnahme der Aspirationsspritze bei der Feinnadelaspiration. Unten: „Schußapparat" zur Entnahme von Stanzzylindern unterschiedlicher Länge bis 2 mm Durchmesser aus dem Tumor für eine histologische Untersuchung; die Nadelpositionierung kann sonographisch oder radiologisch kontrolliert werden.

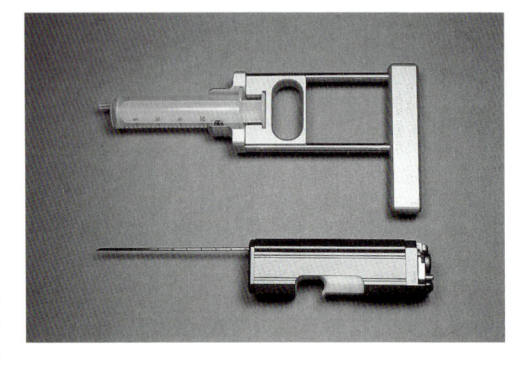

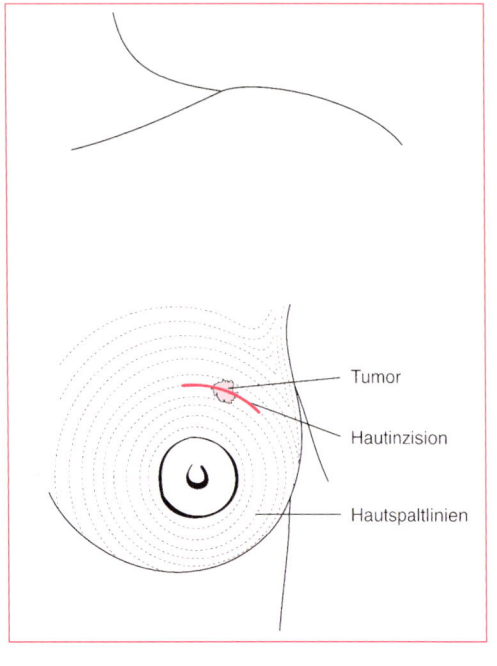

Abb. 12-21
Hautspaltlinien (Langer-Linien), an denen sich die operativen Inzisionslinien orientieren sollen. Eine Hautinzision direkt über einem Tumor hat den Vorteil der übersichtlichen Präparation im Mammadrüsengewebe.

menge, an der auch eine mikroskopische Beurteilung des Zellverbands möglich ist.

Bei der **Drillbiopsie** erhält man Proben mit einem Durchmesser von 2,5 mm und einer Länge bis 30 mm. Das Gewebe wird dabei mit einem schnell rotierenden Hohlzylinder entnommen [2].

8 Stereotaktisch gesteuerte Probenentnahmen

Bei nicht palpablen, mammographisch erkennbaren Befunden wird der Befund an der fixierten Brust durch stereotaktische Aufnahmen dreidimensional lokalisiert, um unmittelbar im Anschluß rechnergesteuert das Probengewebe zu entnehmen. Dies kann mittels wiederholter Vakuumbiopsien oder durch ein Rundskalpell (ABBI®) erfolgen.

9 Probenexzision aus der Mamma

Die operative Entnahme einer Geschwulst stellt die umfassendste Diagnosesicherung bei gleichzeitiger Therapie dar. Da in der Regel auch ein Malignom differentialdiagnostisch in Erwägung gezogen werden muß, sind bei der Probenexzision bereits onkologische Überlegungen mit zu berücksichtigen, insbesondere der ausreichende **Sicherheitsmantel** gesunden Gewebes um einen palpablen Tumor. Des weiteren müssen in der präoperativen Planung formrekonstruierende und kosmetische Aspekte beachtet werden.

Die **Hautinzision** wird in der Regel über dem zu entnehmenden Tumor zirkulär im Verlauf der Hautspaltlinien (Langer-Linien, Abb. 12-21) durchgeführt. Der aus kosmetischen Gründen durchgeführte Areolarandschnitt verbirgt zwar bei vielen Patientinnen die Narbe, weist andererseits aber den Nachteil des weniger übersichtlichen Operationsgebiets auf, da der Tumorbereich nur nach Tunnelungspräparation erreicht wird. Ferner gestaltet sich die Adaptation der Probenexzisionshöhlenränder schwieriger. Im Falle eines Areolarandschnitts ist die sensible Nervenversorgung der Brustwarze durch den vorderen Ast des N. cutaneus 4 zu berücksichtigen.

Der **Volumendefekt** durch die Probenexzision wird durch benachbartes Drüsenparenchym aufgefüllt, nachdem glanduläre Lappen gebildet worden sind. Dazu wird der Drüsenkörper im Bereich der Faszie sowie subkutan gelöst und kann somit eingeschwenkt werden. Die Adaptation erfolgt mit durchgreifenden Nähten, die abschließend mit Titan-Clips markiert werden, um mögliche Narbenbildung bei späteren Mammographien der Probenexzisionshöhle zuordnen zu können. Das Auffüllenlassen des Volumendefekts mit einem Hämatom hat eine verstärkte parenchymatöse Narbenbildung mit einer deutlichen Beeinträchtigung der späteren mammographischen Kontrolle zur Folge [105]. Adaptation der Wundhöhlenränder und Drainage der Probenexzisionshöhle führen zu der geringsten Rate von Komplikationen [66].

Inhalt*

- **Operative Mammareduktion (Mammareduktionsplastik)** 285
- 1 Allgemeine Aspekte 285
- 1.1 Patientinnengruppen 285
- 1.2 Erwartungen und Folgen einer Mammareduktionsplastik 286
- 1.3 Position des Areola-Mamillen-Komplexes ... 287
- 2 Auswahl des Operationsverfahrens 287
- 2.1 Kranial-zentrale Stielung 288
- 2.2 Kranial-mediale Stielung (Strömbeck-Technik) . 288
- 2.3 Zentrale Stielung (Hester-Technik) 288
- 2.4 Kaudal-kraniale Stielung (McKissock-Technik) . 289
- 2.5 Reduktionstechnik mit vertikaler Narbenführung (Lejour-Technik) 289
- 2.6 Mammareduktion mit freiem Brustwarzentransplantat (Rubin-Technik) 289
- 2.7 Liposuction 289
- 3 Komplikationen der Mammareduktionsplastik . 290

- **Operative Behandlung der Mammaptose** ... 291

- **Operative Mammaaugmentation** 292
- 1 Einleitung 292
- 2 Augmentation mittels Implantaten und Expander 292
- 2.1 Implantatarten 292
- 2.2 Auswahl des Operationsverfahrens 293
- 2.2.1 Implantatlokalisation 294
- 2.2.2 Hautinzisionen 294
- 2.2.3 Mammarekonstruktion mit Endoprothese nach Mastektomie 294
- 2.3 Komplikationen 294
- 2.3.1 Kapselfibrose 294
- 2.3.2 Rheumatische Erkrankungen und Silikonimplantate 296
- 2.3.3 Defekte der Silikonhülle 296
- 2.4 Implantate und Mammakarzinom 296
- 3 Mammarekonstruktion mit autologem Gewebe . 296
- 3.1 Transverse Rectus-abdominis-Myokutanlappenplastik 296
- 3.2 Latissimus-dorsi-Schwenklappenplastik 297

---

*Das Literaturverzeichnis findet sich in Kapitel 14, S. 318.

13 Formkorrigierende Operationen der Mamma

D. S. Mosny, H. G. Bender

Operative Mammareduktion (Mammareduktionsplastik)

1 Allgemeine Aspekte

Der Wunsch nach einer operativen Reduktion einer Makromastie resultiert bei der Patientin zum einen aus den körperlichen Beschwerden, wie z. B. Verspannungen im Hals-Schulter-Bereich und Einschnüren der Büstenhalterträger an der Schulter und zum anderen aus ästhetischen Gesichtspunkten. Bevor die Patientin sich zu einer solchen Operation entschließt, liegt in der Regel bereits ein langer persönlicher Entscheidungsprozeß hinter ihr. Sie stellt an das Operationsergebnis hohe Erwartungen. Um diese Erwartungen, insbesondere bezüglich der späteren Brustgröße, zu eruieren, ist mit der Patientin ein intensiver, präoperativer Dialog zu führen. Die Enttäuschung über eine postoperativ zu große Brust mit der Folge einer erneuten, korrigierenden Operation muß vermieden werden. Dabei ist zu berücksichtigen, daß die weibliche Brust im Liegen auf dem Operationstisch kleiner erscheint als später in aufrechter Position.

1.1 Patientinnengruppen

Die Patientinnengruppe, die eine Mammareduktionsplastik wünscht, umfaßt alle Altersgruppen mit verschiedenen Formen der Makromastie von der jungen Frau mit juveniler Mammahypertrophie bis hin zur älteren Patientin mit großen, adipösen und ptotischen Mammae.

Bei fast allen Patientinnen liegt eine deutliche **orthopädische Beeinträchtigung** der statischen Ausgewogenheit im Oberkörper und Schultergürtel vor mit Symptomen wie Kopfschmerzen, Nackenschmerzen, Rücken- und Schulterschmerzen und Beschwerden durch einschnürende Büstenhalterträger. Hier stellt die Operation eine wichtige Prävention von Haltungsstörungen dar.

Die Ausbildung einer Makromastie bei **jungen Mädchen** (sog. „giant virginal hypertrophy") in der Pubertät kann eine enorme Störung des Körperbildes darstellen. Die Brust paßt in ihrer Größe nicht zu den übrigen Körperproportionen. Dieser Umstand kann die jungen Frauen psychisch sehr belasten, sie unsicher machen und in ihrem Selbstbewußtsein stören, zumal sie sich in dem Identitätswechsel der Pubertät befinden.

Bei solchen jungen Patientinnen in der Pubertät ist bereits vor Abschluß des Brustwachstums eine Mammareduktionsplastik indiziert, selbst wenn weitere, korrigierende Operationen nach Abschluß des Körperwachstums erforderlich sein können, die jedoch keine neuen Narbenbildungen hervorrufen. Die Alternative, eine hormonelle Unterdrückung des weiteren Brustwachstums (z. B. mit hochdosierten Gestagenen oder Tamoxifen), sollte sehr zurückhaltend eingesetzt werden, zumal darunter die weitere Größenzunahme nicht sicher ausgeschlossen werden kann [28].

Auch junge Frauen, die ihre endgültige Körpergröße bereits erreicht haben und die etwas älter sind als das Kollektiv mit „giant virginal hypertrophy", können sich durch eine Makromastie gestört fühlen. Diese ist in der Regel nicht so stark ausgeprägt wie bei der jugendlichen Form. Trotzdem liegt eine körperliche Beeinträchtigung vor mit Einschränkungen der sportlichen Betätigung oder der Auswahl von täglicher Kleidung und Badeanzügen. Der unbewußt wahrgenommene Druck Gleichaltriger kann jedoch ebenso zu dem Wunsch nach einer Größenkorrektur führen und darf nicht außer acht gelassen werden. Das Ausmaß der Reduktionsplastik muß an das oft vorhandene leichte Übergewicht angepaßt werden, da sonst bei einer späteren Gewichtsreduktion die neue Brustgröße nicht mehr zum Körperbild paßt.

Ein weiterer Patientinnenkreis sind Frauen **nach Entbindung und Stillphase**. Bei ihnen ist die Makromastie in der Regel mit einer Ptose und einem Abflachen der kranialen Brustanteile verbunden. Die Patientinnen hatten in der Regel schon vor den Schwangerschaften große Mammae, die jetzt aber infolge des Stillens eine tropfenartige Form angenommen haben. Hier liegt in der Regel ein kosmetisches Problem vor, und man muß präoperativ sehr eingehend die Wünsche der Patientin eruieren, um anschließende Enttäuschungen zu vermeiden.

Frauen in der **Postmenopause** fordern eine Mammareduktion vorwiegend wegen körperlicher Beschwerden. Durch das hohe Brustgewicht schnüren die Büstenhalterträger im Schulterbereich ein, so daß in Extremfällen der Plexus brachialis irritiert wird und sensible und/oder motorische Beschwerden im Arm auftreten. Des weiteren kann das Scheuern der Haut im Bereich der unteren Umschlagsfalte Mißempfindungen hervorrufen. Bei solchen Patientinnen ist eher die ausgedehnte Form der Reduktionsplastik indiziert.

Frauen, die eine Reduktion wünschen, damit die Brust als feminines Zeichen in den Hintergrund tritt, d.h. daß die Brust **maskuline** Formen annimmt, sollten präoperative, psychosomatisch orientierte Gespräche angeboten werden, da in der Regel Identitätsprobleme der Auslöser für die geforderte Operation sind. Diese Identitätsstörungen können jedoch nicht durch die Mammareduktionsplastik gelöst werden.

1.2 Erwartungen und Folgen einer Mammareduktionsplastik

Bei allen formkorrigierenden Operationen muß das Problem des **Selbstbilds der Patientin** zuvor analysiert werden, um die forensischen Risiken einer vorhersehbaren Unzufriedenheit möglichst klein zu halten. Auffällig ist, daß das postoperative Ergebnis vom Operateur häufig besser eingeschätzt wird als von der Patientin [56].

Bei den Patientinnen, die eine Mammareduktionsplastik wünschen, steht im Vordergrund die Angst, daß nach der Operation die Brust noch zu groß sein wird, was von zirka 4% der Patientinnen postoperativ angegeben wird [47]. Daher ist in ausführlichen, ambulanten Gesprächen vor der Klinikaufnahme das gewünschte Ausmaß der Reduktion zu eruieren, wobei Fotos von verschiedenen Graden der Reduktion eine große Hilfe darstellen. Von übergewichtigen Patientinnen muß gefordert werden, daß sie vor der Operation eine Gewichtsreduktion vornehmen, da bei einer sich an die Operation anschließenden Abmagerungskur die Auswirkungen auf die Volumenabnahme der Brust nicht vorausgesagt werden können. Die Volumenabnahme hängt stark vom Verhältnis Fettgewebe zu Bindegewebe ab.

Die Patientin muß während des Entscheidungsprozesses bei den ambulanten Vorgesprächen auf das im Rahmen einer Reduktionsplastik entstehende **Narbenbild** hingewiesen werden. Eine Keloidneigung sollte anhand von bereits bestehenden Narben abgeschätzt werden. Bei auffälliger Narbenhypertrophie kann versucht werden, durch eine postoperative Radiatio oder eine mehrwöchige Stabilisierung der Narbe mittels Papierpflaster den Heilungsverlauf positiv zu beeinflussen.

Des weiteren muß die Erwartung der Patientin bezüglich der **Brustform** ausführlich analysiert werden. Während eine Gruppe von Patientinnen insgesamt eine flache Thoraxkontur wünscht, erwartet eine andere Gruppe die Reduktion des Volumens vorwiegend in den kaudalen Anteilen der Brust bei gleichzeitig ausreichender Fülle in den kranialen Abschnitten. In bestimmten Situationen kann ein solcher kosmetischer Wunsch nur in einer kombinierten Reduktionsplastik/Mastopexie mit gleichzeitiger Implantation einer Prothese in den kranialen Brustabschnitten erreicht werden. In der Regel wird jedoch die neue Brustkontur durch die Reduktion von Parenchym in hypertrophischen Abschnitten erzielt.

Bei jungen Frauen, die ihre Familienplanung noch nicht abgeschlossen haben, sollte, wenn irgend möglich, die **Fähigkeit des Stillens** erhalten werden, auch wenn von den Patientinnen ein späteres Stillen abgelehnt wird. Dieses Ziel ist durch die Wahl der Operationstechnik bei der Reduktionsplastik zu erreichen. Dazu müssen insbesondere die zentralen, retromamillär gelegenen Drüsenabschnitte geschont werden. Ein primäres Abstillen post partum ist nicht erforderlich [10].

Die **Sensibilität** der Brust wird durch eine Mammareduktionsplastik in unterschiedlichem Maße beeinflußt. Neben dem Verlust von Nervenbahnen, der von dem Operationsverfahren abhängig ist, kommt es bei der Mehrzahl der Patientinnen zu einer Verbesserung der Sensibilität aufgrund einer geringeren Traktion an den Interkostalnerven 4 bis 6 [46]. Die höchste Sensibilität weist die Brust im Bereich der Areola auf. Die Brustwarze dagegen zeigt eine nur sehr schwache Empfindlichkeit. Man unterscheidet die Sensationsqualitäten, die vor einer Operation grob überprüft werden sollten:

- Berührung
- Zweipunktdiskriminierung
- Temperatur
- Vibration.

Sie schwanken individuell von Patientin zu Patientin. Postoperativ kommt es in der Regel zu einer Reduktion der Sensibilität, die jedoch innerhalb von Wochen oder Monaten bei den meisten Patientinnen das Ausgangsniveau wieder erreicht. Auch bei freien Brustwarzen-/Areola-Transplantaten tritt eine Teilsensibilität wieder ein, wobei die Brustwarze selbst eine etwas geringere Sensibilität aufweist [1]. Ergeben die präoperativen Gespräche, daß die Sensibilität der Areola für die Frau einen übergeordneten Stellenwert in ihrer Sexualität hat, stellt diese Tatsache eine Kontraindikation für eine Mammareduktionsplastik dar.[1]

Die **Frühentdeckung eines Mammakarzinoms** in einer größenreduzierten Brust wird zum Teil durch die Narbenbildung erschwert. Unter Berücksichtigung des familiären Risikos, der präoperativen Mammographie, einer subtilen histologischen Untersuchung des entfernten Drüsengewebes und der Kenntnis der intraglandulären Narbenverläufe bei postoperativen Mammographien kann jedoch eine Krebsfrüherkennung auch nach Reduktionsoperation mit hoher Sicherheit durchgeführt werden.

Die weibliche Brust ist in der Regel von Natur aus nicht symmetrisch angelegt. Bei großen Mammae können präoperative Unterschiede bis zu 200 g von der Patientin nicht bemerkt worden sein. Eine absolute Symmetrie läßt sich auch durch die Mammareduktionsplastik nicht erreichen, zumal nicht abzuschätzen ist, wie hoch der postoperative Gewebeschwund durch Malnutrition in der einzelnen Brust liegt.

Auch wenn ausführliche und wiederholte präoperative Aufklärungen erfolgt sind, können die Patientinnen sich häufig kurze Zeit später an keine Detailinformationen mehr erinnern, obwohl sie mit dem Gesamtumfang der Aufklärung sehr zufrieden waren [29].

1.3 Position des Areola-Mamillen-Komplexes

Die Positionierung der Mamille bei der Reduktionsplastik hat auf die spätere Erscheinungsform der Brust einen großen Einfluß. Zur Festlegung der Mamillenhöhe kann man sich am herabhängenden Arm orientieren. Die Position liegt im Übergangsbereich vom distalen zum mittleren Oberarmdrittel bzw. in Höhe der unteren Inframammärfalte. Fehlerhaft ist die zu weit kranial gelegene Positionierung, weil es in der postoperativen Phase zu einem leichten Durchsacken der Brust mit Betonung der kaudalen Abschnitte kommt, wodurch ein Mamillenhochstand entstehen kann, der sich nur schwer und unter zusätzlicher Narbenbildung korrigieren läßt. Als Abstand zwischen Inframammärfalte und Areola werden 5 bis 8 cm angestrebt, je nach Größe der reduzierten Brust. Fixe Standardmaße ausgehend von der Klavikula sollen bei der Reduktionsplastik nicht verwendet werden.

Viele Patientinnen mit Mammahypertrophie weisen eine Vergrößerung des Areoladurchmessers auf. Durch die Parenchymreduktion und die dadurch geringere Hautspannung tritt eine gewisse Durchmesserreduktion auf, die jedoch durch zusätzliche operative Entfernung von Areolaepithel auf einen Durchmesser von 4 bis 6 cm verkleinert werden sollte, abhängig von der endgültigen Brustgröße. Um die Narbe im Randbereich der Areola so fein wie möglich zu halten, muß die Areola spannungsfrei in das Bett eingenäht werden. Dies gelingt, wenn das Bett einen 3 bis 5 mm kleineren Durchmesser aufweist als die Areola.

In der Regel ist die Achse der Mamillen leicht nach oben-außen geneigt.

2 Auswahl des Operationsverfahrens

Die Wahl des Operationsverfahrens hängt von der Ausgangssituation und dem postoperativen Ziel ab. Folgende **Faktoren** spielen dabei eine Rolle:
- Brustgröße
- Reduktionsvolumen
- erforderliche Elevation des Areola-Mamillen-Komplexes
- Hautqualität
- Erhaltung der Stillfähigkeit
- Alter der Patientin
- Verschieblichkeit der Haut gegenüber dem Parenchym.

Bei allen Reduktionsverfahren muß der Areola-Mamillen-Komplex nach **kranial** verlagert werden. Dabei muß die Brustwarze auf einem Parenchymsteg, der die nutritive und sensible Versorgung gewährleistet, verschoben werden. Es resultiert ein postoperatives Narbenbild periareolär, senkrecht zwischen Areola und Umschlagsfalte sowie im Bereich der Umschlagsfalte, entsprechend einem umgekehrten T.

Die folgenden grundlegenden Operationsverfahren stehen zur Verfügung, die bis auf die Narbenlänge vergleichbare kosmetische Ergebnisse

---

[1] *Ergibt sich präoperativ, daß die Sensibilität der Areola für die Patientin einen übergeordneten Stellenwert in ihrer Sexualität hat, ist eine Mammareduktionsplastik kontraindiziert!*

und Komplikationsraten aufweisen [59], wobei eine persönliche Beschränkung des Operateurs auf zwei oder drei Verfahren sinnvoller erscheint, als jede Methode nur selten anzuwenden:
- die kranial-zentrale Stielung
- die kranial-mediale Stielung (Strömbeck-Technik)
- die zentrale Stielung (Hester-Technik)
- die kaudal-kraniale Stielung (McKissock-Technik)
- die Verfahren mit vertikaler Narbe (Lejour-Technik)
- das freie Areolatransplantat (Rubin-Technik).

Die Methoden werden im folgenden bezüglich ihrer Indikationen, Vor- und Nachteile kurz beschrieben, ohne auf operative Details einzugehen.

2.1 Kranial-zentrale Stielung

Bei Patientinnen, die eine mobile, gut verschiebliche Haut gegenüber dem unterliegenden Parenchym und nur eine mäßige Hypertrophie aufweisen, bietet sich diese Methode an. Eine weitere Indikation ist die nur gering erforderliche Elevation des Areola-Mamillen-Komplexes, die bis zu 7 cm betragen darf. Die Ausgangsgröße der Brust soll 800 g nicht überschreiten.

Die Resektion des Parenchyms erfolgt überwiegend aus den kaudalen und lateralen Anteilen der Brust.

Abb. 13-1
Reduktionsplastik nach Strömbeck. Die Mamillentransposition erfolgt auf einem medial-kranial orientierten Stiel (modifiziert nach Bostwick [8]).

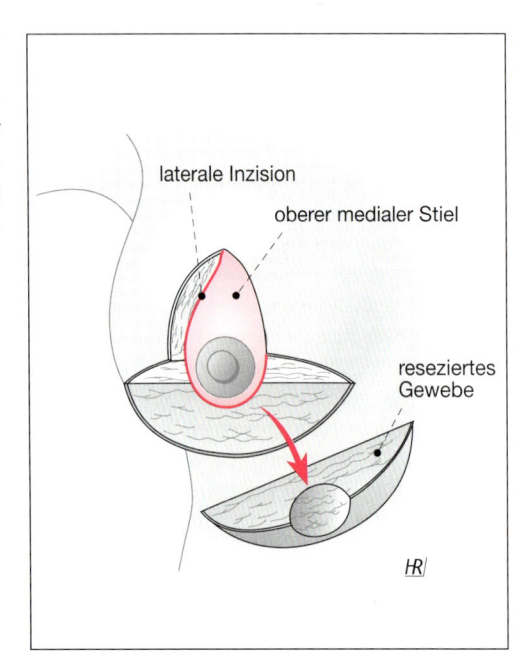

2.2 Kranial-mediale Stielung (Strömbeck-Technik)

Bei Patientinnen mit einem festeren Parenchym und einer stärkeren Fixierung der Haut am Drüsenkörper oder bei stärkerer Elevation der Mamille wird eine höhere Mobilität des Areola-Mamillen-Komplexes erforderlich, die mit dieser Operationstechnik erreicht werden kann (Abb. 13-1). **Voraussetzung** ist eine gute Mikrozirkulation zur Blutversorgung der Areola, die jedoch bei Patientinnen in der Postmenopause, Raucherinnen oder anamnestisch vorbelasteten Frauen nicht immer gegeben ist.

Das Gewicht des resezierten Brustgewebes kann bei der kranial-medialen Stielung mit bis zu 400 g deutlich höher liegen als bei der alleinigen kranialen Stielung des Areola-Mamillen-Komplexes.

Die Präparation erfolgt zunächst wie bei der kranialen Stielung. Zusätzlich wird lateral der Mamille das subkutane Bindegewebe durchtrennt, so daß eine Rotation der Mamille um den mediokranialen Stiel möglich wird.

2.3 Zentrale Stielung (Hester-Technik)

Die Mammareduktionsplastik mittels zentraler Stielung wurde von Hester inauguriert [33]. Dabei erfolgt die Blutversorgung der Areola über das Drüsenparenchym der Brust von perforierenden Interkostalarterien.

Die oberflächlichen Anteile der Brust, die nach der Operation kranial der Inframammärfalte zu liegen kommen, werden als 2 cm dicke Fettgewebe-Kutislappen präpariert (Abb. 13-2). Anschließend erfolgt die Verkleinerung des Drüsenkegels durch tangentiale Wegnahme von Fett-, Drüsen- und Bindegewebe, wobei nicht bis zur Muskelfaszie präpariert werden darf, da in der präfaszialen Fettgewebeschicht von peripher her Blutgefäße in den zentralen Drüsenkörper eintreten.

Der **Vorteil** dieser Methode ist der Erhalt der Stillfähigkeit, da retromamillär kein Drüsengewebe entfernt wird. Auch die nervale Versorgung der Areola bleibt bei dieser Operationsmethode in höherem Maße erhalten im Vergleich zu den oben in Teil 2.1 und 2.2 beschriebenen Methoden. Die Beweglichkeit der Mamille nach der Neupositionierung ist bei der zentralen Stielung nur wenig eingeschränkt. Die Ausgangsbrustgröße, Hautqualität und Alter der Patientin sind bei diesem Operationsverfahren ebenfalls keine limitierenden Faktoren. Gewichtsreduktionen bis 2000 g pro Seite sind möglich [31], wobei die größten Volumina kaudal und lateral entfernt werden können. Die resultierende Brustform kann durch gezielte Resektion beeinflußt werden; zum Erreichen einer schmalen Brust werden laterale und mediale Parenchymresektionen durchgeführt, zum Anheben der Mamma und Korrektur einer Ptose vorwiegend kraniale und kaudale Abschnitte.

2.4 Kaudal-kraniale Stielung (McKissock-Technik)

Bei der kaudalen Stielung, wie sie von McKissock [45] inauguriert worden ist, erfolgt die Blutversorgung der Mamille über eine 3 bis 4 cm breite, gefäßführende Brücke, die von der unteren Umschlagsfalte nach kranial führt (Abb. 13-3). Im Gegensatz zur alleinigen kranialen Stielung kann die Mamille beweglicher präpariert werden. Falls keine spannungsfreie Neupositionierung des Areola-Mamillen-Komplexes möglich ist, kann bei der McKissock-Technik das Operationsverfahren abgeändert und die Mamille als freies Transplantat versetzt werden.

2.5 Reduktionstechnik mit vertikaler Narbenführung (Lejour-Technik)

Zur Vermeidung der Schnittführung, die das Narbenbild eines invertierten T ergibt, wurde von Madeleine Lejour eine Mamma-Reduktionstechnik entwickelt, bei der neben der periareolären Narbe nur eine senkrechte Narbe zwischen Areola und Inframammärfalte zurückbleibt [41]. Die Versorgung der Brustwarze erfolgt über einen kranialen Stiel (Abb. 13-4a). Die Besonderheit der Methode ist, daß zunächst eine Überkorrektur mit Fixierung des zentralen Drüsenkörpers an der Brustkorbmuskulatur durchgeführt wird (Abb. 13-4b). Die überschüssige Haut in den kaudalen Brustabschnitten wird gerafft (Abb. 13-4c) und muß in der postoperativen Phase schrumpfen. Die Methode wurde angewendet für Brustreduktionen bis 1400 g [32].

2.6 Mammareduktion mit freiem Brustwarzentransplantat (Rubin-Technik)

Wenn bei der Reduktionsplastik primär auf den Areola-Mamillen-Komplex in Form von Stielbildungen keine Rücksicht genommen werden muß, weil er als freies Hauttransplantat am Ende der Operation erst wieder positioniert wird, hat man den Vorteil der ausgedehnten Volumenreduktion mit einer einfachen Schnittführung ohne große Narbenbildung im Brustparenchym. Dies erleichtert die nachfolgenden Früherkennungsuntersuchungen. Die Gefahr, daß ein freies Brustwarzentransplantat nicht anwächst, ist deutlich geringer als die Wahrscheinlichkeit, daß bei gestielten Mamillen und weiteren Risiken (z. B. wenn die Patientin Raucherin ist oder eine angiologische Erkrankung hat) eine Nekrotisierung auftritt.

Auch nach einem freien Mamillentransplantat kehrt in den Warzenhof eine Sensibilität zurück, die vergleichbar ist mit der Berührungsempfindlichkeit einer inferior gestielten Mamille [1].

2.7 Liposuction

Die alleinige Liposuction sollte an der Brust nicht durchgeführt werden. Sie dient nur zur Formkorrektur bei umschriebenen Fettgewebepolstern im Bereich der lateralen Thoraxwand, prästernal und gegebenenfalls in der Axilla oder zur Entfernung kleiner Volumina bei einer gering ausgeprägten Gynäkomastie.

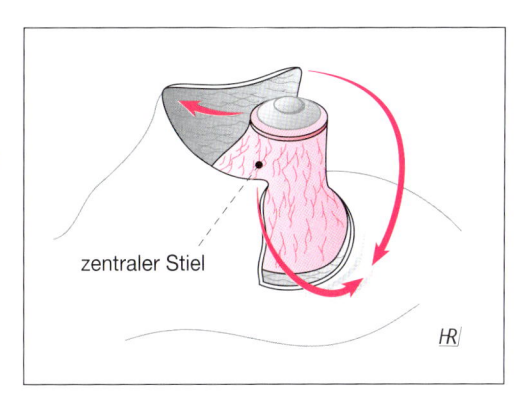

Abb. 13-2
Reduktionsplastik mit zentraler Stielung. Die Areola sitzt auf dem kegelförmig reduzierten, zentralen Drüsenanteil (modifiziert nach Bostwick [8]).

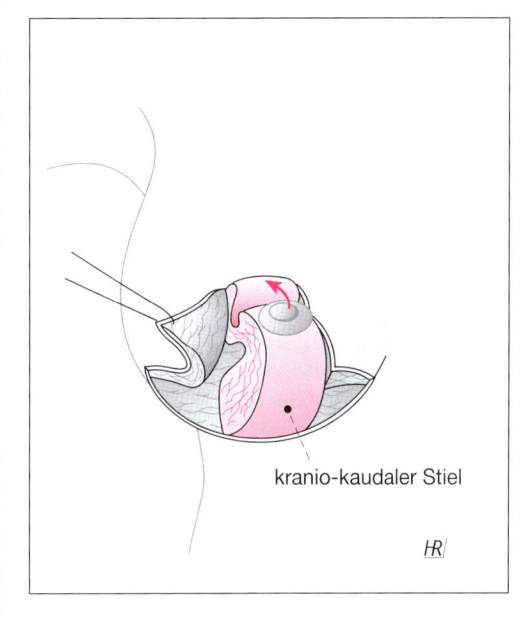

Abb. 13-3
Reduktionsplastik mit kaudal-kranialer Stielung. Die Areola wird auf einem breiten, senkrecht verlaufenden Gewebesteg in ihre neue Position nach kranial verschoben (nach McKissock [45]).

Abb. 13-4
Reduktionsplastik mit vertikaler Narbenführung (nach Lejour [41]).
a) Kraniale Stielung der Mamille und keilförmige Entnahme des Resektionsvolumens aus den kaudalen Abschnitten der Brust.

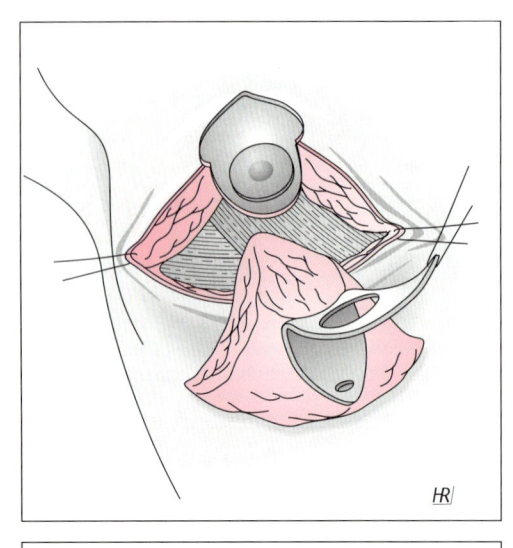

b) Fixierung des Mamillenstiels an der Pektoralismuskulatur.

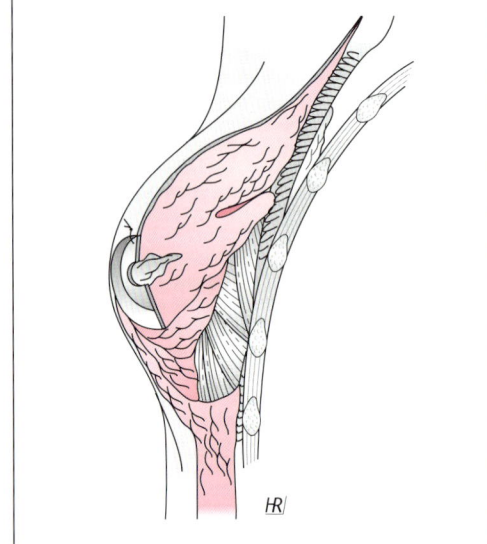

c) Anfängliche Überkorrektur der Brustform und Raffung der Naht im kaudalen Abschnitt

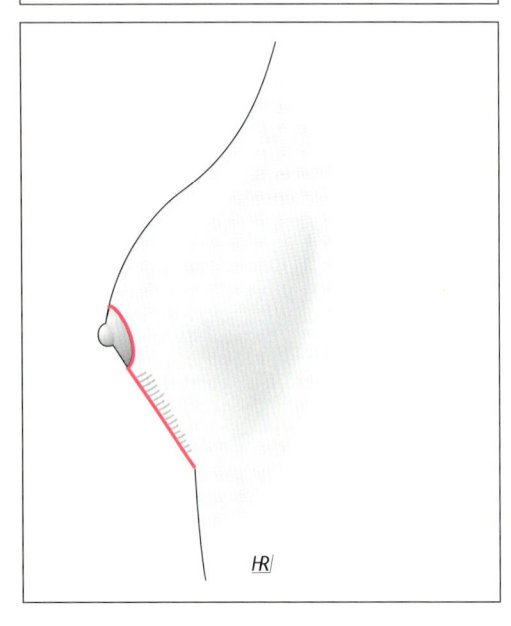

3 Komplikationen der Mammareduktionsplastik

Das Risiko, daß im Rahmen einer Mammareduktionsplastik ein Malignom überraschend gefunden wird, ist mit 0,6‰ äußerst gering [39], dennoch sollte vor einer Reduktionsplastik eine **bildgebende Ausschlußdiagnostik** durchgeführt werden.

Präoperativ ist die Patientin auf die Möglichkeit der Eigenblutspende hinzuweisen, obwohl die Wahrscheinlichkeit einer Transfusionsindikation bei Reduktionsplastiken gering ist. Bei der **Planung der Operation** muß die Patientin aufgeklärt werden, Acetylsalicylsäure und verwandte Produkte zwei Wochen vor der Operation nicht mehr einzunehmen. Intraoperativ kann der Blutverlust durch Applikation von adrenalinhaltigen Lösungen deutlich vermindert werden [46, 51]. Wenn überhaupt, tritt eine Nachblutung nach Mammareduktionsplastik meist während der ersten postoperativen Stunden auf. Patientinnen mit großen Mammae, die überwiegend aus Drüsengewebe bestehen, weisen hierbei eine höhere Blutungsrate auf.

Eine **Infektion** in der postoperativen Phase bildet sich in der Regel aus, wenn unterversorgtes oder nekrotisches Gewebe vorliegt. Ebenso besteht eine erhöhte Gefahr, daß sich Hämatome oder Serome sekundär infizieren. Prophylaktisch verabreichen wir ein Cephalosporin der 2. Generation eine halbe Stunde präoperativ und 24 Stunden postoperativ. In seltenen Fällen muß differentialdiagnostisch an ein Pyoderma gangraenosum gedacht werden, das durch eine gezielte Triamcinolontherapie rasch ausheilt [15].

Die **gestörte Wundheilung** resultiert in der Regel durch einen zu starken Zug im Bereich des Hautmantels. Dabei sind die Eckpunkte subareolär und an der Inframammärfalte besonders gefährdet. Vorbeugend muß der Hautmantel ausreichend groß geplant werden, so daß sich die Hautlappen ohne Zug adaptieren lassen. Im Fall von Wundheilungsstörungen ist eine sekundäre Heilung anzustreben. Gewarnt werden muß vor einer Exzision der nekrotischen Hautanteile, weil sich dadurch der Zug im Narbenbereich weiter verstärken würde.

Wenn sich intraoperativ eine **Minderversorgung des gestielten Areola-Mamillen-Komplexes** zeigt, kann dieser durch ein freies Transplantat gerettet werden. Bildet sich eine Nekrose aufgrund der Minderversorgung im angrenzenden Parenchym aus, muß die sekundäre Wundheilung abgewartet und in einer weiteren Operationssitzung die Brustwarze rekonstruiert werden.

Eine **Depigmentierung** der Areola nach freiem Transplantat wird häufig beobachtet. Durch Tätowierung kann hier die ursprüngliche Pigmentierung wiederhergestellt werden.

Durch Einschwenken vaskularisierten subkutanen Gewebes bei der Transposition des Areola-Mamillen-Komplexes kann es zu **epidermalen Einschlüssen** kommen, die in der Folgezeit als Tumoren und Zysten imponieren.

Eine Neigung der Patientin zu hypertropher Narben- und Keloidbildung kann eine Kontraindikation darstellen, eine Mammareduktionsplastik durchzuführen. **Prophylaktische Maßnahmen** während der Operation helfen die Narbenbildung auf ein Minimum zu reduzieren [8]:

- Die neue Brustform darf nicht durch Hautspannung erreicht werden
- Zug auf die horizontale Narbe verursacht Keloidbildung
- Die Form der Brust muß durch das Parenchym vorgegeben werden
- Keine Modellierung der Brust durch zusätzliche s-förmige Hautexzision
- Mediale und laterale Inzision dürfen nicht gebogen nach oben verlaufen
- Die Mamille soll einen größeren Durchmesser aufweisen als das Empfangsbett
- Der Verschluß der Wunden mit Hauptbelastung im Bereich der Subkutis muß schichtweise erfolgen
- Steristrips®-Pflaster oder Papierpflaster über zwei Monate sind erforderlich
- Einschränkung der Armbewegung (nicht über Kopfniveau hinaus) über zwei Monate ist erforderlich, damit die lateralen Anteile der Narbe nicht unnötig belastet werden.

Eine umschriebene **Radiatio** der Wunde mit Orthovolt oder Kobalt (Dosierung: 10 x 2 Gy), die am Operationstag, spätestens am ersten postoperativen Tag beginnen soll, führt zu einer signifikanten Reduktion der Keloidbildung. Salbenbehandlungen mit Kortikoiden oder Contractubex®-Gel weisen nur bedingte Wirkung auf, wahrscheinlich über den Massageeffekt bei der Salbenapplikation.

Operative Behandlung der Mammaptose

Bei der Ptosis mammae steht die ästhetische Korrektur im Vordergrund. Sie kann notwendig werden nach deutlicher Gewichtsreduktion, nach wiederholten Stillphasen oder bei konstitutioneller Bindegewebeinsuffizienz.

Man unterscheidet vier verschiedene Formen der Ptose [9] (Abb. 13-5):
- glanduläre Ptose
- echte Ptose
- parenchymatöse Maldistribution
- Pseudoptose.

Bei der glandulären Ptose haben sich die Abstände zwischen Mamille und Klavikula sowie zwischen Mamille und Inframammärfalte verlängert, während bei der echten Ptose ausschließlich eine Hautdehnung oberhalb der Mamille zu beobachten ist.

Zur operativen Korrektur der Ptose stehen verschiedene Verfahren zur Verfügung, wobei das Vorgehen von der Art und Form der Ptose beeinflußt wird. Primär können mit modifizierten Methoden der Mammareduktionsplastik die entsprechenden Veränderungen am Hautmantel durchgeführt werden. Für die echte Ptose stellt das sog. **Roundblock-Verfahren** nach Benelli [5] eine alternative Methode dar, bei der das periareoläre Gewebe tabaksbeutelartig gerafft wird.

Mehr noch als bei der Mammareduktionsoperation muß hier die Erwartungshaltung der Patientin in ausführlichen Gesprächen präoperativ eruiert und relativiert werden.

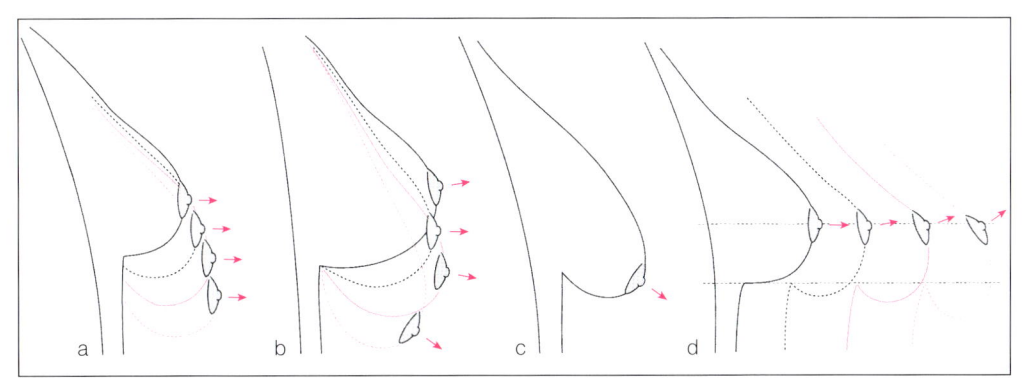

Abb. 13-5
Unterschiedliche Formen der Mammaptose (nach Brink [9]).
a) Glanduläre Ptose,
b) echte Ptose,
c) parenchymatöse Maldistribution,
d) Pseudoptose.

Operative Mammaaugmentation

1 Einleitung

Die Vergrößerung des Brustvolumens oder die Rekonstruktion einer Brustform nach Ablatio mammae kann entweder durch heterologe Implantate oder durch autologe Gewebetranslokationen erreicht werden, wobei der Einsatz von Implantaten in der Regel die deutlich einfachere und somit schnellere Operation ist.

Die Diskussion über die Sicherheit der Mammaimplantate wurde 1991 durch Auflagen der amerikanischen Arzneimittelbehörde Food and Drug Administration (FDA) in die Öffentlichkeit getragen und emotional geführt; sie endete ein Jahr später mit einem vorübergehenden Verbot von Silikonimplantaten in den USA. Namhafte Prothesenhersteller stellten ihre Produktion ein und verließen den Prothesenmarkt. In der Folgezeit wurde in den USA eine Lockerung des Verbots mit der Auflage durchgeführt, die Patientinnen nach Prothesenimplantation unter Studienbedingungen zu beobachten.

Der Bedarf an rekonstruktiven Operationsverfahren zum Wiederaufbau der Brustform nach Ablatio mammae ist auch heute noch gegeben, weil bei 20 bis 30% der Patientinnen mit einem Mammakarzinom die modifiziert radikale Mastektomie indiziert ist. Dies gilt, obwohl sich seit Anfang der 80er Jahre die brusterhaltenden Operationsverfahren zunehmend etabliert haben und Standardbehandlungsmethode beim Mammakarzinom geworden sind.

Der Wunsch nach Wiederaufbau der Brustform besteht bei durchschnittlich 30% der mastektomierten Patientinnen. Davon ließen 19% die Operation durchführen, wobei eine große Schwankungsbreite in den einzelnen Kliniken zu beobachten war.

Die jährliche Implantationsrate lag bis Ende der 80er Jahre weltweit bei knapp 200 000 Mammaprothesen. Insgesamt über 2 Mio. Frauen ließen sich seit Anfang der 60er Jahre Brustimplantate einsetzen. Bei 74% aller Patientinnen war jedoch eine kosmetische Formkorrektur die Indikation zu Augmentationsoperation.

2 Augmentation mittels Implantaten und Expander

Die auf dem Markt befindlichen Mammaimplantate (Endoprothesen) unterscheiden sich nach Füllmaterial, Oberfläche, Form und Volumenkonstanz. Die Materialien einer Prothese aus den 70er und 80er Jahren hatten eine begrenzte Haltbarkeit von durchschnittlich 10 bis 15 Jahren mit deutlicher individueller Variation, über die die Patientinnen informiert werden müssen. Für die heute produzierten Prothesen mit einer dickeren Wandung wird keine Begrenzung der Lebensdauer von den Herstellern mehr angegeben, wobei Erfahrungen fehlen.

2.1 Implantatarten

Neben den Endoprothesen mit einem fixen Volumen sind verschiedene Typen auf dem Markt, bei denen das Volumen nach Implantation korrigiert werden kann. Teilweise handelt es sich dabei um Doppelkammerprothesen. In einem Fall ist der Kern mit Silikon gefüllt, und das äußere Lumen nimmt Kochsalzlösung, gegebenenfalls unter Zusatz eines Medikaments (z. B. eines Kortikoids) auf; im anderen Fall enthält die äußere Hülle eine Silikonfüllung, und das zentrale Depot wird mit physiologischer Kochsalzlösung auf das gewünschte Volumen aufgefüllt. Trilumenprothesen ermöglichen intraoperativ neben der Größenanpassung eine Formveränderung des Implantats.

Andere Faktoren, die bei der Auswahl einer Prothese zu berücksichtigen sind, sind der Durchmesser und die Dicke des Implantats oder seine Form (rund/tropfenartig).

Bei den auffüllbaren Implantaten kann das Ventil integriert sein, und man sucht mittels einer magnetischen Markierung die Punktionsstelle am Implantat auf, oder das Ventil wird mit gewisser Distanz zur Prothese implantiert und muß in einem weiteren Eingriff gezogen werden. Eine andere Ventilform ist das Lippenventil, bei dem der Auffüllschlauch nach Erreichen des gewünschten Volumens aus der Prothese gezogen wird und das sich dann selbständig schließt.

Füllmaterial

Silikon, ein Polydimethylsiloxan, ist das am häufigsten verwandte Füllmaterial. Da Silikon die Prothesenwandung in unterschiedlichem Umfang durchwandern kann – man spricht hier vom Bleeding –, waren die Prothesenhersteller bestrebt, verbesserte Prothesenhüllen oder Doppellumenprothesen einzuführen, wobei das äußere Lumen mit **Kochsalzlösung** gefüllt wird. Andere Prothesen werden ausschließlich mit Kochsalzlösung gefüllt. Weitere Füllungsmedien, wie z.B. Plasdone, Polysaccharide, Öle und andere biologische Substanzen sind noch in der klinischen Erprobung oder bereits wegen Nebenwirkungen [14] wieder vom Markt genommen (Trilucent®-Prothese). Bei Prothesen mit Polyvinyl-Pirrolidone-(PVP-)Hydrogel-Füllung wurde teilweise eine Volumenzunahme um 48% beobachtet [4].

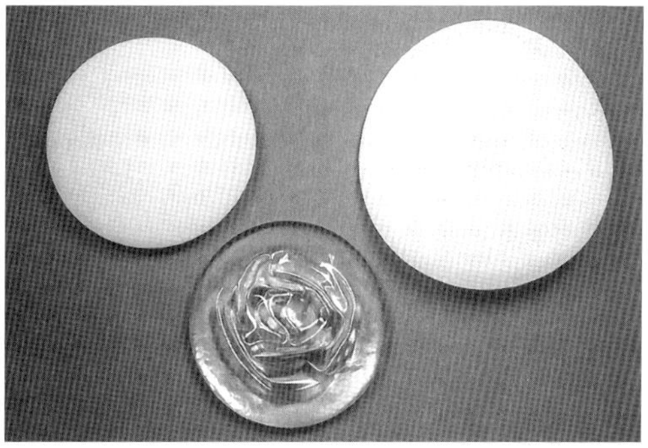

Abb. 13-6
Eine Auswahl verschiedener Mammaprothesentypen. Oben links: Silikonprothese mit Polyurethanbeschichtung (Polytech-Silimed), unten Mitte: glattwandige Silikonprothese (McGhan); oben rechts: Expander mit strukturierter Oberfläche und integriertem Ventil (McGhan).

Oberfläche

Bei der Prothesenoberfläche unterscheidet man die **glattwandigen** Implantate, wie sie 1963 von Cronin und Gerow erstmals eingeführt worden sind, von den **texturierten** Prothesen, bei denen die Oberflächenstruktur aus einem dreidimensionalen Netzwerk oder einer noppenartigen Form besteht. Ziel der rauhen Oberfläche ist, daß der Körper keine glatte Bindegewebskapsel um die Prothese herum bilden kann.

Im einzelnen unterscheidet man drei Formen der Strukturierung (Abb. 13-6):
- Die Prothesenhülle, die aus einem hochpolymerisierten Silikon besteht, weist an ihrer Außenseite kleine Noppen aus Silikon auf, zwischen die das Bindegewebe einwächst.
- Die Silikonprothesenhülle wird mit einer mikroskopischen salzkristallartigen Struktur beschichtet, so daß die Bindegewebefasern, die Kontakt zur Prothese haben, einen wellenförmigen oder mäanderartigen Verlauf annehmen.
- Die Prothese wird mit einem dreidimensionalen Netz aus Polyurethan [3] umgeben. Hier wachsen die kollagenen Fasern in das Netz ein, und es findet innerhalb von drei Wochen nach der Operation eine vollständige Fixierung der Prothese durch das umgebende Bindegewebe statt, so daß keine Verschieblichkeit des Implantats mehr gegeben ist.

Die **Silikonummantelung** der Prothesen wird chemisch nicht abgebaut. Auch wenn Silikon in das der Prothese benachbarte Gewebe gelangt und dort nachgewiesen wird, konnte keine Inzidenzzunahme von Karzinomen beobachtet werden. Der Vergleich von Silikonkonzentrationen im Blut und im Serum weist zwar leicht erhöhte Werte bei Implantatträgerinnen auf im Vergleich zu einem Normalkollektiv, aufgrund der hohen Schwankungsbreite finden sich jedoch keine signifikanten Unterschiede [53]. Die bei Ratten nachgewiesene Induktion von Fibrosarkomen durch Silikon wird beim Menschen nicht gefunden, wie epidemiologische Untersuchungen über eine Zeitspanne von 14 Jahren zeigten. Die Inzidenz von Fibrosarkomen der Mamma liegt bei ca. 2,2 Erkrankungen auf 10 Mio. Frauen pro Jahr.

Polyurethan ist dagegen chemisch nicht inert. Insbesondere während der ersten Tage nach Implantation werden Spuren des Polyurethans zu Toluendiamin abgebaut, das mit dem Urin ausgeschieden wird. Die Abbaumengen sinken eine Woche nach Implantation unter die Nachweisgrenze. Im Tierversuch ist Toluendiamin kanzerogen, was beim Menschen jedoch nicht beobachtet worden ist. Das theoretische Risiko einer Kanzerogenität wird von der FDA auf 1 zu 2 Mio. geschätzt. Vergleichbare Risiken wären 1 bis 1,5 Zigaretten während eines Lebens, eine Röntgenthoraxaufnahme oder ein Flug von New York nach Los Angeles.

Die rauhe Oberfläche der polyurethanbeschichteten Prothese hat den Vorteil, daß das Implantat eine hohe Friktion aufweist und in der Prothesenhöhle nicht mehr verrutscht. Des weiteren besteht die Möglichkeit der Kombination verschiedener Prothesengrößen, um bestimmte Formen zu erzielen (stacking) [34].

2.2 Wahl des Operationsverfahrens

Bei der Wahl des Operationsverfahrens muß zwischen der Brustformkorrektur und der Rekonstruktion der Mamma nach Ablatio unterschieden werden. Die Zielgrößen bei einer formverändernden Mammaoperation (im Englischen spricht man von den vier „S": size, symmetry, softness, shape) beeinflussen die Wahl des operativen Vorgehens. Aber auch weitere Faktoren wie Vorschädigung der Haut durch Radiatio, Menge an vorhandener Resthaut, Narben im Bereich der Thoraxwand oder der allgemeine Gesundheitszustand der Patientin haben Einfluß auf die Wahl des Operationsverfahrens.

2.2.1 Implantatlokalisation

Das Implantat kann im Fall einer Augmentation **subglandulär** (= präpektoral) oder **submuskulofaszial** positioniert werden. Die subpektorale Lokalisation weist den Vorteil einer geringeren Kapselfibrosebildung auf; andererseits kann es bei subpektoraler Lage die Muskelbeweglichkeit behindern. Durch den Ansatz des M. pectoralis major auf der 5. Rippe besteht die Gefahr, daß das Implantat zu weit nach kranial verschoben wird.

2.2.2 Hautinzisionen

Zur Implantation einer Prothese haben sich drei operative Zugangswege bewährt:
- die Inzision in der inframammären Umschlagsfalte
- die periareoläre oder w-förmige intraareoläre Inzision
- die axilläre Inzision.

Die Auswahl muß individuell bei jeder Patientin getroffen werden, da unterschiedliche Voraussetzungen und operative Möglichkeiten vorliegen.

Der Zugang über die **Inframammärfalte** erlaubt eine direkte Präparation sowohl in den retroglandulären als auch in den retromuskulären Raum. Aufgrund der Übersichtlichkeit des Operationsgebiets kann die Prothesentasche in ihrer Ausdehnung und der Verlauf der Inframammärfalte unter optimalen Bedingungen präpariert werden. Insbesondere wenn eine Ptose die Narbe verdeckt und die Patientin die Pektoralismuskulatur sportlich benötigt, ist die inframammäre Inzision der axillären vorzuziehen.

Der **periareoläre Zugang** macht eine Präparation durch das Brustdrüsengewebe erforderlich. Dadurch können Parenchymnarben entstehen, die bei späteren Vorsorgeuntersuchungen differentialdiagnostische Probleme verursachen können. Voraussetzung für die periareoläre Inzision ist ein Mamillendurchmesser von mindestens 3,5 cm.

Der **axilläre Zugang** führt zu einer Narbenbildung, die kosmetisch unauffällig ist. Andererseits ist der Einblick in die Prothesentasche nur bedingt möglich, so daß die Präparation überwiegend palpatorisch erfolgt. Dabei kann die Formung der Prothesentasche im Bereich der Inframammärfalte mit Schwierigkeiten verbunden sein. Hilfreich bei der transaxillären Implantation ist der Einsatz eines beleuchteten Spatels und die Präparation mit endoskopischen Instrumenten. Das Einsetzen von strukturierten Prothesen kann sich über den langen Implantationsweg auch mit dem Hilfsinstrument einer glatten Schlauchfolie als schwierig erweisen.

2.2.3 Mammarekonstruktion mit Endoprothese nach Mastektomie

Während die kleine Brustform durch eine intraoperative Hautexpansion mit sofortiger Implantation der endgültigen Prothesengröße rekonstruiert werden kann, ist bei der mittelgroßen Brust zunächst eine Hautdehnung mit Expanderprothesen und anschließend eine Implantation der endgültigen Prothese durchzuführen. Die früher beobachtete Dislokation der Expanderprothese hat sich infolge der strukturierten Prothesenoberflächen stark reduziert.

Komplikationen wie Serombildung, Hautnekrosen und Prothesenprotrusion finden sich deutlich häufiger bei der sofortigen Rekonstruktion nach Mastektomie mittels Expanderprothesen im Vergleich zu einem Wiederaufbau der Mamma in einem Zweiteingriff.[!]

Bei großen Mammae ist die Rekonstruktion mit autologem Gewebe von Vorteil (siehe auch Teil 3).

2.3 Komplikationen

2.3.1 Kapselfibrose

Die Ausbildung einer Kapselfibrose (Abb. 13-7) ist die häufigste Komplikation bei Implantaten. Insbesondere bei glattwandigen Prothesen entwickelt sich eine verdickte, bindegewebige Kapsel, die sich retrahiert und das Implantat kugelig umschließt. Durch den festen Einschluß des Füllmaterials verliert die Prothese ihre weiche Konsistenz.

Die Klassifikation nach Baker [8] unterscheidet vier Elastizitätsgrade einer implantierten Prothese:
- regelrechtes, natürliches Aussehen mit weicher Konsistenz
- natürliches Aussehen mit einer palpablen Verhärtung
- Verhärtung der Prothese mit sichtbaren Formveränderungen
- starke Verhärtung des Implantats mit kugeliger Brustform.

Die **Ursache** einer Kapselfibrosebildung ist nicht eindeutig geklärt [21]. Angenommen wird unter anderem eine subakute Entzündung und Fremdkörperreaktion neben Hämatomen und Silikonpartikeln. In den meisten Brustdrüsengängen findet sich Staphylococcus epidermidis, ein Keim, der auch in fibrosierten Prothesenkapseln nachgewiesen wird, wenn die Prothese subglandulär implantiert war. Auffällig ist jedoch, daß durch eine perioperative Antibiose die Fibroserate nicht gesenkt werden konnte [30]. Des weiteren wird das Ausschwitzen von Silikon aus der Prothese (sog. Bleeding) als auslösender Faktor vermutet, wobei

---

[!] *Im Vergleich zu einem Wiederaufbau der Mamma in einem Zweiteingriff finden sich bei der sofortigen Rekonstruktion nach Mastektomie mittels Expanderprothesen Komplikationen wie Serombildung, Hautnekrosen und Prothesenprotrusion deutlich häufiger!*

Kofaktoren vorhanden sein müssen, da Silikon allein keine Ausbildung von kollagenen Fasern induziert. Auffällig ist jedoch, daß Raucherinnen eine erhöhte Inzidenz der Kapselfibrose aufweisen im Vergleich zu Nichtraucherinnen [18].

Die **Behandlung** einer fortgeschrittenen Kapselfibrose besteht in der operativen Entfernung der Prothese, einschließlich der Kapsel. Wenn die rippennahen Anteile der Kapsel stark mit dem Brustkorb verwachsen sind, kann auf die hintere Kapselektomie verzichtet werden, um keine größeren Blutungen infolge von Verletzungen der Interkostalmuskulatur zu provozieren. Bei subglandulärer Prothesenlokalisation empfiehlt sich die komplette Kapselektomie, da hierdurch die Rezidivrate einer Kapselfibrose deutlich gesenkt werden kann [17].[!] Die in der Vergangenheit angewendete manuelle Kapselsprengung durch Druckausübung von außen ist heute obsolet, da hierbei gehäuft Prothesendefekte aufgetreten sind, die eine sekundäre Operation mit aufwendiger Entfernung des ausgelaufenen Silikons aus dem benachbarten Brustparenchym erforderlich machten.

Zur **Prophylaxe** der Kapselfibrose werden folgende Maßnahmen vorgeschlagen:
- Die submuskuläre Positionierung des Implantats verhindert den direkten Kontakt zwischen Prothese und keimhaltigen Drüsenanteilen.
- Bei submuskulärer Lage des Implantats wird dieses durch die Muskelbewegung ständig massiert, so daß eine Entstehung von konzentrischen Bindegewebsfasern deutlich seltener stattfindet.
- Implantate mit rauher Oberfläche [18], und hier insbesondere die mit Polyurethan beschichteten Modelle, verhindern die Ausbildung von glatten Kapselwandungen mit parallel verlaufenden Kollagenfasern. Durch den Einsatz von Polyurethanprothesen konnte die Kapselfibroserate auf unter 5% gesenkt werden; in Langzeituntersuchungen wurden nach fünf bis zehn Jahren jedoch Kontrakturraten von über 50% auch bei Polyurethanprothesen beobachtet [16].
- Regelmäßige Massage der Prothese, damit die Ausbildung von sich kontraktierenden Bindegewebsfasern verhindert oder verzögert wird [11].

Zwei kritische Punkte müssen bei der Anwendung von **Polyurethanprothesen** angesprochen werden:
- Im Fall einer notwendigen Entfernung der Prothese ist die Präparation der Implantatkapsel deutlich erschwert und kann nur durch scharfe Präparation erfolgen, da die schaumartige, dreidimensionale Struktur der Prothese sich fest mit den Kollagenbindegewebszügen vernetzt.
- Die Wechselwirkungen von Polyurethan und seinen Abbauprodukten mit dem menschlichen Körper sind noch nicht endgültig geklärt, auch wenn das Risiko der Kanzerogenität mit 1 zu 2 Mio. von der FDA als äußerst gering angesehen wird.

Die Beobachtung, daß bei Nagetieren durch Silikon Fibrosarkome in der Brust ausgelöst werden können, ist beim Menschen nicht gemacht worden. Eine epidemiologische Überprüfung zeigte keine Zunahme der Inzidenz von jährlich 2,2 Erkrankten auf 10 Mio. Frauen über einen Zeitraum von 14 Jahren [44].

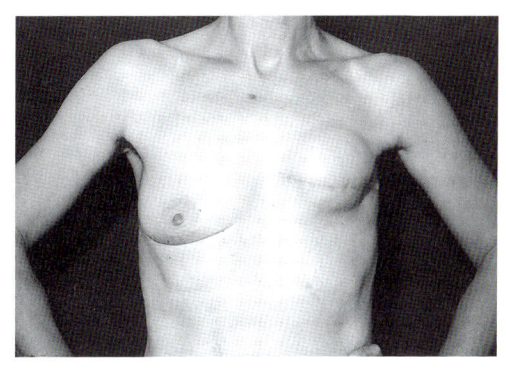

Abb. 13-7
Patientin mit Kapselfibrose Grad IV nach Baker und Prothesendislokation bei Zustand nach Mammarekonstruktion vor der operativen Revision (a) und nach Kapselektomie und Prothesenwechsel (b).

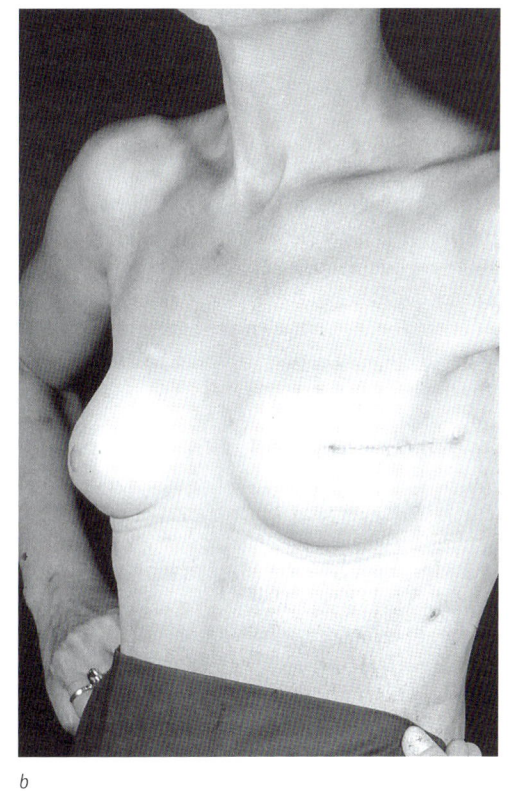

[!]*Bei subglandulärer Prothesenlokalisation empfiehlt sich die komplette Kapselektomie, da so die Rezidivrate einer Kapselfibrose deutlich gesenkt werden kann!*

2.3.2 Rheumatische Erkrankungen und Silikonimplantate

Rheumatische Erkrankungen werden in einzelnen Fallberichten immer wieder in Zusammenhang mit Silikonimplantaten gebracht, da sich die Krankheitssymptome bei 50% der Patientinnen nach Implantatentfernung besserten [38]. Ob einzelne Patientinnen noch unbekannte Risikomerkmale aufweisen, die dann nach Implantation von Silikonprothesen die rheumatischen Erkrankungen auslösen, ist noch nicht geklärt. Kleine Beobachtungsserien bei Patientinnen mit Silikonimplantaten und Autoimmunerkrankungen (Sklerodermie, Lupus erythematodes, rheumatoide Arthritis) weisen antinukleäre Autoantikörper nach, wobei der Kausalzusammenhang noch nicht bewiesen werden konnte [55, 64].

2.3.3 Defekte der Silikonhülle

Die Prothesenhülle weist eine begrenzte Lebenszeit auf, wobei vornehmlich Defekte bei Prothesen aus den späten 70er und frühen 80er Jahren beobachtet wurden. Abhängig vom Prothesenalter fanden sich nach 5 Jahren 30%, nach 10 Jahren 50% und nach 17 Jahren 70% Defekte in der Hülle [43]. Von heute eingesetzten Prothesen, die eine dickere Hülle besitzen, liegen noch keine Erfahrungen über die Haltbarkeit vor, so daß prothesenalterabhängiges Austauschen zur Zeit noch nicht gefordert wird.

2.4 Implantate und Mammakarzinom

Patientinnen nach Augmentation mit einem Implantat weisen das gleiche Risiko auf, an einem Mammakarzinom zu erkranken, wie die übrige Population. Bei Früherkennungsuntersuchungen kann die Palpation durch Narbenbildungen, insbesondere nach periareolärem Implantationsweg, zu Fehlinterpretationen führen. Bei älteren Prothesen können **Silikonome**, d.h. benigne Bindegewebsreaktionen auf aus der Prothese ausgetretenes Silikon, tumorartige Formen annehmen.

Die **Mammographie** ist bei Silikonimplantaten erschwert. Silikon weist eine deutlich geringere Strahlentransparenz auf als das umgebende Parenchym, so daß Brustanteile, die durch die Prothese abgedeckt werden, nicht zu beurteilen sind. Wenn die Prothese sich in ihrer Tasche nicht verschieben läßt - dies ist insbesondere bei den Implantaten mit strukturierter Oberfläche der Fall - kann das Parenchym nur in mehreren Mammographien durch tangentiale Einstelltechnik vollständig erfaßt werden (zu den Auswirkungen der Implantat-Hüllstoffe siehe auch Teil 2.1).

3 Mammarekonstruktion mit autologem Gewebe

Das autologe Gewebetransplantat bedarf einer intakten arteriellen und venösen Gefäßversorgung, die entweder durch Gefäßstielung in Muskelbrücken oder durch Gefäßanastomosen sichergestellt sein muß. Die wichtigsten Methoden sind die transverse Rectus-abdominis-Myokutanlappen-(TRAM-) und freie Lappenplastiken mit Gefäßanastomosen. Die Latissimus-Lappenplastik ist eine Kombination aus einem autologen myokutanen Anteil, der vom Rückenbereich eingeschwenkt wird, und einer heterologen Prothese, mit der die entsprechende Brustprojektion erreicht wird.

Als **Kontraindikationen** für alle Lappenplastiken sind Vorerkrankungen zu nennen, die die ausreichende Versorgung der Lappenplastik postoperativ gefährden, wie z.B. kardiale oder pulmonale Erkrankungen, Arteriosklerose, Embolie oder Thrombose in der Anamnese und Nikotinabusus.[1]

Die autologe Fettgewebeinjektion nach Liposuction stellt keine Methode zur Brustaugmentation dar, da es bei den erforderlichen Volumina bei der Mamma zu Fettgewebsnekrosen kommt [36].

3.1 Transverse Rectus-abdominis-Myokutanlappenplastik

Die transverse Rectus-abdominis-Myokutanlappen-(TRAM-)Plastik ist eine operative Methode, bei der mit autologem Gewebe aus dem Unterbauchbereich eine Brustform rekonstruiert oder eine Augmentation durchgeführt werden kann (Abb. 13-8). Diese aufwendige Verschiebeplastik nutzt die Blutversorgung des paraumbilikalen Fettgewebes durch die A. epigastrica superior, die im M. rectus abdominis vom Rippenbogen nach kaudal verläuft. Gestielt an einem oder beiden Muskelbäuchen wird das Fettgewebe des Unterbauchs in den Thoraxbereich geschwenkt. Die Operationszeit ist mit drei bis fünf Stunden deutlich länger als bei Rekonstruktionen mit Implantaten. Auch die Rekonvaleszenz kann bis zu mehreren Wochen andauern. Das postoperative Ergebnis und die Zufriedenheit wird jedoch nach TRAM-Rekonstruktion von den Patientinnen deutlich besser und höher bewertet als nach Rekonstruktion mit Implantaten [2]. Bei der überwiegenden Zahl der Patientinnen tritt in dem TRAM-Lappen eine gewisse Sensibilität wieder auf [20].

Die **Komplikationsrate** bei verschiedenen Formen der TRAM-Plastik weist im Mittel einen kompletten Lappenverlust bis 2% auf [7]. Teilnekrosen

---

[1] *Kontraindiziert für alle Lappenplastiken sind Vorerkrankungen, die die ausreichende Versorgung der Lappenplastik postoperativ gefährden (z.B. kardiale oder pulmonale Erkrankungen, Arteriosklerose, Embolie oder Thrombose in der Anamnese, Nikotinabusus)!*

oder Fettgewebenekrosen werden in 12 bis 35% gesehen [37, 40, 52]. Bei der Wahl des Operationsverfahrens muß berücksichtigt werden, daß die Rate an Komplikationen bei Raucherinnen höher ist, diese sich aber nach einer Karenz von vier Wochen dem Niveau von Nichtraucherinnen angleicht [12]. Auch ein erhöhter Body-Mass-Index korreliert mit der Komplikationsrate [13].

Die Weiterentwicklungen des gestielten TRAM-Lappens stellen der **„free-flap"** und der **„DIEP-flap"** (deep inferior epigastric perforator) dar, bei denen durch mikrochirurgische Gefäßanastomosentechnik die A. epigastrica inferior an axilläre Seitengefäße oder an die A. mammaria interna [42, 49, 50] angeschlossen werden. Beim free-flap wird ein kleiner Anteil des M. rectus abdominis mit den darin enthaltenen Perforatorgefäßen und der A. epigastrica inferior präpariert, so daß der aufwendige und risikoreiche Verschluß der Bauchdeckenfaszie entfällt [22]. Dagegen werden beim DIEP-flap einzelne Perforatorengefäße komplett aus dem Muskel freigelegt, so daß die Kontinuität des M. rectus abdominis erhalten bleibt [24]. Eine präoperative dopplersonographische Lokalisation der Perforatoren erleichtert die intraoperative Präparation [27].

Die **Komplikationsrate** wie Teillappen- oder Fettnekrosen sind bei dem DIEP-flap erhöht, wenn nicht strenge Ausschlußkriterien wie Tabakgenuß, zu geringer Venendurchmesser der Perforatoren oder zu großes erforderliches Transplantatvolumen beachtet werden [39]. Alternativ kann ein Lappen aus dem M.-gluteus-Bereich (S-GAP) gewonnen werden [6].

Spezielle Indikationen für eine freie Lappenplastik sind:
- Narben im Muskelstielbereich des TRAM-Lappens
- Tumorrezidiv nach Lappenplastik, so daß jetzt eine zweite Lappenplastik zur Defektdeckung erforderlich wird.

Die Rate an größeren und kleineren Komplikationen nach freien Lappenplastiken beträgt durchschnittlich 34%, wobei nur 8% der Patientinnen einer Revisionsoperation bedurften und bei 2,3% ein weitgehender Verlust des Lappens beschrieben worden ist [25, 35].

Ein TRAM-Lappen kann bestrahlt werden. Die Gefahr von Formabweichungen infolge einer Fibrose ist jedoch erhöht, so daß der sekundären Rekonstruktion nach Abschluß der Radiatio der Vorzug zu geben ist [63].

Unter Beachtung der neuen anatomischen Gegebenheiten ist eine Laparoskopie nach Entnahme eines TRAM-Lappens nicht kontraindiziert [48].

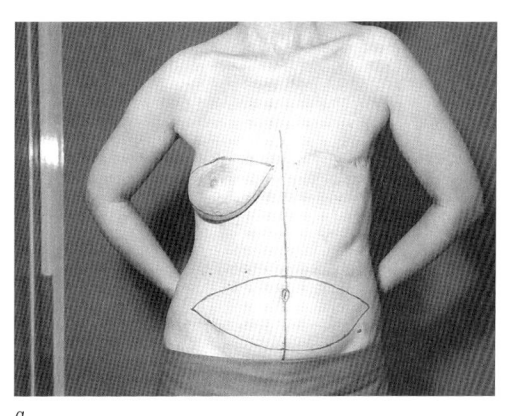

Abb. 13-8
Ablation mammae der zweiten Seite aufgrund einer genetischen Hochrisikosituation.
a) Präoperative Ansicht bei Zustand nach Mastektomie links.
b) Zustand nach Sofortrekonstruktion beidseits mit autologem Gewebe aus der Bauchdecke (TRAM).

3.2 Latissimus-dorsi-Schwenklappenplastik

Die myokutane Schwenklappenplastik mit dem M. latissimus dorsi verschiebt Hautanteile vom Rücken in den ventralen Thoraxbereich (Abb. 13-9). Im Gegensatz zur TRAM-Plastik wird mit dieser Lappenplastik vorwiegend Haut und weniger Fettgewebe verlagert, so daß eine Brustprojektion in der Regel nur unter zusätzlicher Verwendung eines Implantats erreicht werden kann.

Muß aufgrund einer zentralen, retroareolären Tumorlokalisation die Areola entfernt werden, kann im Rahmen einer CAMIR (= Circum-areolar mastectomy with immediate reconstruction) die Areola unmittelbar rekonstruiert werden [23, 54, 61].

Kontrovers wird zur Zeit noch diskutiert, ob der Myokutanlappen denerviert werden muß. Bei fehlender Durchtrennung des N. thoracodorsalis kommt es zu unphysiologischen Bewegungen in der rekonstruierten Brust. Andererseits reduziert eine nervale Versorgung möglicherweise den Muskelschwund und somit eine sekundäre Volumenabnahme und sichert eine Hautsensibilität bei mehr als der Hälfte der Patientinnen [19].

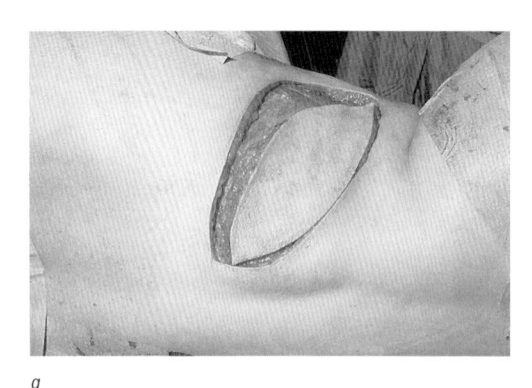

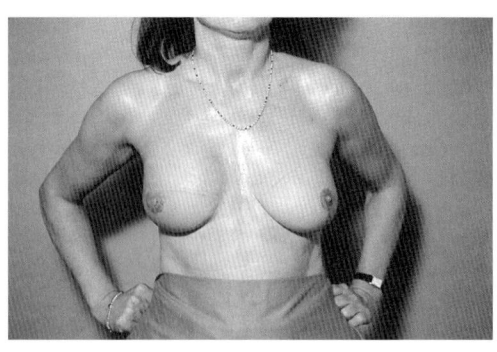

Abb. 13-9
Latissimus-dorsi-Schwenklappenplastik. a) Intraoperative Ansicht der Donorregion (rechte Rücken-Flankenregion). b) Dieselbe Patientin nach Rekonstruktion der rechten Mamma mittels Latissimuslappen einschließlich Mamille und Volumenaugmentation durch ein Implantat.

Die Durchtrennung des sehnigen Muskelansatzes am Humerus verbessert das kosmetische Ergebnis im Rahmen einer Rekonstruktion durch Latissimus-dorsi-Schwenklappen und verhindert eine Wulstbildung in der Axilla [26].

Der Latissimus-dorsi-Schwenklappen stellt ein komplikationsarmes Operationsverfahren dar mit der Ausnahme, daß bei rund 1/3 der Patientinnen Korrekturoperationen wegen suboptimalen Prothesensitzes durchgeführt werden müssen [57].

Durch eine Radiatio eines Latissimus-dorsi-Schwenklappens im Rahmen der primären Rekonstruktion nach Karzinomentfernung treten keine nachteiligen Folgen bezüglich Durchblutung, Heilung und kosmetischem Resultat auf [60].

Inhalt

- Literatur zu Kapitel 1 301
- Literatur zu Kapitel 2 301
- Literatur zu Kapitel 3 302
- Literatur zu Kapitel 4 304
- Literatur zu Kapitel 5 306
- Literatur zu Kapitel 6 309
- Literatur zu Kapitel 7 311
- Literatur zu Kapitel 8 312
- Literatur zu Kapitel 9 314
- Literatur zu Kapitel 10 314
- Literatur zu Kapitel 11 315
- Literatur zu Kapitel 12 316
- Literatur zu Kapitel 13 318

14 Literatur

Literatur zu Kapitel 1

1. Anderton RL, Abel DC: Lichen sclerosus in vaccination site. Arch Dermatol 112 (1976) 1787.
2. Bender HG: Erkrankungen der Vulva. I. Klinik, Diagnose und Therapie. In: Döderlein G, Wulf K-H (Hrsg): Klinik der Frauenheilkunde und Geburtshilfe S. 446. Urban & Schwarzenberg, München-Wien-Baltimore 1981.
3. Bergeron C, Moyal-Baracco M, Pelisse M, Lewin P: Vulvar vestibulitis: Lack of evidence for a human papillomavirus etiology. J Reprod Med 39 (1994) 936.
4. Beutner KR, Spruance SL, Hougham AJ et al: Treatment of genital warts with an immune-response modifier (imiquimod). J Am Acad Dermatol 38 (1998) 230.
5. Bodden-Heidrich R, Küppers V, Beckmann MW et al: Psychosomatic aspects of vulvodynia. Comparison with the chronic pelvic pain syndrome. J Reprod Med 44 (1999) 411.
5a. Buckley CH, Fox H: Epithelial tumours of the vulva. In: Ridley CM: The Vulva. p. 287, Livingstone, Edinburgh 1988.
6. Fischer G, Rogers M: Vulvar disease in children: A clinical audit of 130 cases. Peditr Dermatol 17 (2000) 1.
7. Fischer M, Taube KM, Marsch WC: Vulvodynie. Hautarzt 51 (2000) 147.
8. Friedrich EG: New nomenclature for vulvar disease. Obstet Gynecol 47 (1976) 122.
9. Glazer HI: Dysesthetic vulvodynia. Longterm follow-up after treatment with surface electromyography-assisted pelvic floor muscle rehabilitation. J Reprod Med 45 (2000) 798.
10. Grimmer H: Vulvitis (Vulvovaginitis) candidomycetica. Z Haut Geschlechtskr 43 (1968) 45.
11. Gross G, Ikenberg H, Gissmann L, Hagedorn M: Papillomavirus infection of the anogenital region: correlation between histology, clinical picture and virus type. Proposal of a new nomenclature. J Invest Dermatol 85 (1985) 147.
12. Haefner HK: Current evaluation and management of vulvovaginitis. Clin Obstet Gynecol 42 (1999) 184.
13. Ingram L, Everett VD, Lyna PR et al: Epidemiology of adult sexually transmitted disease agents in children being evaluated for sexual abuse. Pediatr Infect Dis J 11 (1992) 945.
14. Kaufman RH: Establishing a correct diagnosis of vulvovaginal infection. Am J Obstet Gynecol 158 (1988) 986.
15. Korting HC, Schaller M: Neue Entwicklungen in der medizinischen Mykologie. Hautarzt 52 (2001) 91.
16. Leung AK, Robson WL: Labial fusion and urinary tract infection. Child Nephrol Urol 12 (1992) 62.
17. Marren P, Wojnarowska F, Venning V et al: Vulvar involvement in autoimmune bullous disease. J Reprod Med 38 (1993) 101.
18. McKay M: Subsets of vulvodynia. J Reprod Med 33 (1988) 695.
19. McKay M: Vulvodynia: A multifactorial clinical problem. Arch Dermatol 125 (1989) 256.
20. McKay M: Dysesthetic (essential) vulvodynia. Treatment with amitriptyline. J Reprod Med 38 (1993) 9.
21. Mendling W (Hrsg): Vaginose, Vaginitis und Zervizitis. Springer, Berlin-Heidelberg-New York 1995.
22. Meyrick-Thomas RH, Ridley CM, Black MM: The association of lichen sclerosus et atrophicus and auto-immune related disease in males. Br J Dermatol 109 (1983) 661.
23. Paavonen J: Diagnosis and treatment of vulvodynia. Ann Med 27 (1995) 175.
24. Report of the ISSVD Terminology Commission: Proc. VIII World Congress, Stockholm, Sweden. J Reprod Med 31 (1986) 973.
25. Ridley CM, Frankman O, Jones IS et al: New nomenclature for vulvar disease: International Society for the Study of Vulvar Disease. Hum Pathol 20 (1989) 495.
26. Ridley CM: Chronic erosive vulval disease. Clin Experim Dermatol 15 (1990) 245.
27. Sadownik LA: Clinical profile of vulvodynia patients. A prospective study of 300 patients. J Reprod Med. 45 (2000) 679.
28. Sinha P, Sorinola O, Luesley DM: Lichen sclerosus of the vulva. Long-term steroid maintenance therapy. J Reprod Med 44 (1999) 621.
29. Solano T, Espana A, Sola J, Lopez G: Langerhans cell histiocytosis on the vulva. Gynecol Oncol 78 (2000) 251.
30. Stelling JR, Gray MR, Davis AJ et al: Dominant transmission of imperforate hymen. Fertil Steril 74 (2000) 1241.
31. Von Krogh G, Lacey CJN, Gross G et al: European course on HPV associated pathology: guidelines for primary care physicians for the diagnosis and management of anogenital warts. Sex Transm Inf 76 (2000) 162.
32. White G, Jantos M, Glazer H: Establishing the diagnosis of vulvar vestibulitis. J Reprod Med 42 (1997) 157.
33. Wilkinson EJ: Normal histology and nomenclature of the vulva and malignant neoplasms, including VIN. Dermatol Clin 10 (1992) 238.
34. Wilkinson EJ, Stone IK: Plaques. In: Wilkinson EJ, Stone IK (eds): Atlas of vulvar disease, S 77. Williams & Wilkins, Baltimore-Philadelphia-Hong Kong-London-München-Tokio-Sydney 1995.
35. Wilkinson EJ, Stone IK: Maculae. In: Wilkinson EJ, Stone IK (eds): Atlas of vulvar disease, S 48. Williams & Wilkins, Baltimore-Philadelphia-Hong Kong-London-München-Tokio-Sydney 1995.
36. Wilkinson EJ, Stone IK: Papules. In Wilkinson EJ, Stone IK (eds): Atlas of vulvar disease, S 60. Williams & Wilkins, Baltimore-Philadelphia-Hong Kong-London-München-Tokio-Sydney 1995.

Literatur zu Kapitel 2

1. Allard JE: The collection of data from findings in cases of sexual assault and the significance of spermatozoa on vaginal, anal and oral swabs. Sci Justice 37 (1997) 99.
2. Antonelli NM, Diehl SJ, Wright JW: A randomized trial of intravaginal nonoxynol 9 versus oral metronidazole in the treatment of vaginal trichomoniasis. Am J Obstet Gynecol 182 (2000) 1008.
3. Burgess JA: Trichomonas vaginalis infection from splashing in water closets. Br J Vener Dis 39 (1963) 248.
4. Calzolari E, Masciangelo R, Milite V, Verteramo R: Bacterial vaginosis and contraceptive methods. Int J Gynecol Obstet 70 (2000) 341.
5. Cooper MJ, Fleming S, Murray J: Laparoscopic assisted vecchietti procedure for the creation of a neovagina. J Obstet Gynecol Res 22 (1996) 385.
6. de Oliveira JM, Cruz AS, Fonseca AF et al: Prevalence of Candida albicans in vaginal fluid of asymptomatic Portuguese women. J Reprod Med 38 (1993) 41.
7. Friedberg V: Die Bildung einer künstlichen Vagina mittels Peritoneum. Geburtsh Frauenheilkd 34 (1974) 719.
8. Friedrich EG, Phillips LE: Microwave sterilization of Candida on underwear fabric. A preliminary report. J Reprod Med 33 (1988) 421.
9. Geiger W: Normale und pathologische Inspektionsbefunde von Vulva und Vagina. In: Wolf AS, Esser-Mittag J (Hrsg): Kinder- und Jugendgynäkologie. S. 125. Schattauer, Stuttgart-New York 1996.
10. Ghirardini G, Popp LW: The Mayer-von Rokitanski-Küster-Hauser syndrome (uterus bipartitus solidus rudimentarius cum vagina solida): the development of gynecology through the history of a name. Clin Exp Obstet Gynecol 2 (1995) 86.
11. Giraldo P, von Nowaskonski A, Gomes FA et al: Vaginal colonization by Candida in asymptomatic women with and without a history of recurrent vulvovaginal candidiasis. Obstet Gynecol 5 (2000) 413.
12. Gupta K, Hillier SL, Hooton TM et al: Effects of contraceptive method on the vaginal microbial flora: A prospective evaluation. J Infect Dis 181 (2000) 595.
13. Hajjeh RA, Reingold A, Weil A et al: Toxic shock syndrome in the United States: Surveillance update, 1979-1996. Emerg Infect Dis 5 (1999) 07.
14. Hendren WH: Construction of a female

urethra using he vaginal wall and buttok flap: Experience with 40 cases. J Pediatr Surg 33 (1998) 180.
15. Hernandez CR, Howard FM: Management of tubal prolapse after hysterectomy. J Am Assoc Gynecol Laparosc 5 (1998) 59.
16. Hillier SL, Lau RJ: Vaginal microflora in postmenopausal women who have not recieved estrogen replacement therapy. Clin Infect Dis 25 (Suppl 2) (1997) 123.
17. Hodoglugil NN, Aslan D, Bertan M: Intrauterine device use and some issues related to sexually transmitted disease screening and occurrence. Contraception 61 (2000) 359.
18. Lenahan LC, Ernst A, Johnson B: Colposcopy in evaluation of the adult sexual assault victim. Am J Emerg Med 16 (1998) 183.
19. Livengood CH, Lossick JG: Resolution of resistant vaginal trichomoniasis associated with the use of intravaginal nonoxynol 9. Obstet Gynecol 78 (1991) 954.
20. Mendling W: Vaginose, Vaginitis und Zervizitis. Springer, Berlin-Heidelberg-New York-Barcelona-Budapest-Hong Kong-London-Mailand-Paris-Tokyo 1995.
21. Mestwerdt W, Martius J: Gutartige Erkrankungen der Vagina. In: Mestwerdt W (Hrsg): Gutartige gynäkologische Erkrankungen I, Klinik der Frauenheilkunde und Geburtshilfe S. 64. Urban & Schwarzenberg, München-Wien-Baltimore 1986.
22. Morris MC, Rogers PA, Kinghorn GR: Is bacterial vaginosis a sexually transmitted infection? Sex Transm Inect 77 (2001) 63.
23. Newton ER, Piper JM, Shain RN et al: Predictors of the vaginal microflora. Am J Obstet Gynecol 184 (2001) 845.
24. Omar HA, Aggarwal S, Perkins KC: Tampon use in young women. J Pediatr Adolesc Gynecol 11 (1998) 143.
25. Pandit L, Ouslander JG: Postmenopausal vaginal atrophy and atrophic vaginitis. Am J Med Sci 314 (1997) 228.
26. Patel SR, Wiese W, Patel SC et al: Systematic review of diagnostic tests for vaginal trichomoniasis. Infect Dis Obstet Gynecol 8 (2000) 248.
27. Petersen EE: Infektionsdiagnostik in der Praxis. Gynäkologe 29 (1996) 138.
28. Potter J: Should sexual partners of women with bacterial vaginosis recieve treatment? Br J Gen Pract 49 (1999) 913.
29. Richter K: Erkrankungen der Vagina. In: Döderlein G, Wulf K-H (Hrsg): Klinik der Frauenheilkunde und Geburtshilfe, Bd 8 S. 433. Urban & Schwarzenberg, München-Wien-Baltimore 1971.
30. Schmidt A, Nöldechen CF, Mendling W et al: Orale Antikonzeption und vaginale Candidose. Zentralbl Gynakol 119 (1997) 545.
31. Shafer MA, Sweet RL, Ohm-Smith MJ et al: Microbiology of the lower genital tract in postmenarchal adolescent girls: differences by sexual activity, contraception and presence of non-specific vaginitis. J Pediatr 107 (1985) 974.
32. Sparks JM: Vaginitis. J Reprod Med 36 (1991) 745.
33. Streicher LF, Zar FA: Chronic Vaginitis. In: Knaus JV, Isaacs JH (Hrsg): Office Gynecology, S 30. Springer, New York-Berlin-Heidelberg-London-Paris-Tokyo-Hong Kong-Barcelona-Budapest 1993.
34. Swan SH: Intrauterine exposure to diethylstilbestrol: Long-term effects in humans. APMIS 108 (2000) 793.
35. Thomason JL, Gelbart SM, Scaglione NJ: Bacterial vaginosis: current review with indications for asymptomatic therapy. Am J Obstet Gynecol 165 (1991) 1210.
36. Todd JK, Kapral FA, Fishaut M., Welch TR: Toxic shock syndrome associated with phage group 1 staphylococci. Lancet 2 (1978) 1116.
37. Watts DH, Koutsky LA, Holmes KK et al: Low risk of perinatal transmission of human papillomavirus: results from a prospective cohort study. Am J Obstet Gynecol 178 (1998) 365.
38. Weitz G, Djonlagic H, Montzka P et al: Toxisches Schock Syndrom mit Multiorganversagen. Dtsch Med Wochenschr 125 (2000) 1530.

Literatur zu Kapitel 3

1. Abell MR: Papillary adenofibroma of the uterine cervix. Am J Obstet Gynecol 110 (1971) 990.
2. Andrews CL: Benign cervical mesonephric papilloma of childhood. Diagn Gynecol Obstet 3 (1981) 39.
3. Andrews H, Acheson N, Huengsberg M, Radcliffe KW: The role of microscopy in the diagnosis of sexually transmitted infections in women. Genitourin Med 70 (2) (1994) 118-120.
4. Backe J, Roos T, Kaesemann H et al: Lokaltherapie und adjuvante Interferontherapie bei genitalen Papillomvirusinfektionen. Gynakol Geburtshilfliche Rundsch 35(2) (1995) 79-84.
5. Barbieri RL: Stenosis of the external cervical os: an association with endometriosis in women with chronic pelvic pain. Fertil Steril 70(3) (1998) 571-573.
6. Bettocchi S, Loverro G, Pansini N, Selvaggi L: The role of contact hysteroscopy. J Am Assoc Gynecol Laparosc 3(4) (1996) 635-641.
7. Blohmer VJ, Hufnagl U, Lau HU et al: Die Intrauterinpessar-assoziierte genitale Aktinomykose. Diagnostik und Therapie anhand von fünf Fallbeobachtungen. Fortschr Med 112 (22-23) (1994) 305-307.
8. Bonardi R, Cecchini S, Grazzini G, Ciatto S: Loop electrosurgical excision procedure of the transformation zone and colposcopically directed punch biopsy in the diagnosis of cervical lesions. Obstet and Gynecol 80 (1992) 1020.
9. Branger C, Dreher E, Burkhardt A, Schmuckle U: Riesenpolyp der Zervix. Geburtsh u Frauenheilkd 51 (1991) 148.
10. Breech LL, Laufer MR: Obstructive anomalies of the female reproductive tract. J Reprod Med 44(3) (1999) 233-240.
11. Brunham RC, Paavonen J, Stevens CE et al: Mucopurulent cervicitis, the ignored counterpart in women of urethritis in men. New Engl J Med 311 (1984) 1-6.
12. Bukulmez O, Yarali H, Gurgan T: Total corporal synechiae due to tuberculosis carry a very poor prognosis following hysteroscopic synechialysis. Hum Reprod 14(8) (1999) 1960-1961.
13. Chakraborty P, Roy A, Bhattacharya S et al: Tuberculous cervicitis: a clinico-pathological and bacteriological study. J Indian Med Ass 93(5) (1995) 167-168.
14. Chappatte OA, Byrne DL, Raju KS et al: Histological differences between colposcopic-directed biopsy and loop excision of the transformation zone (LETZ): a cause for concern. Gynecol Oncol 43 (1991) 46.
15. Chimura T, Hirayama T, Morisaki N et al.: Comparisons of the bacterial flora in genital regions at non-pregnancy. Jap J Antibiot 45 (1992) 1065.
16. Dehner LP: Cervicovaginal cytology. Am J clin Pathol 99 (1993) 45.
17. Dimian C, Nayagam M, Bradbeer C: The association between sexually transmitted diseases and inflammatory cervical cytology. Genitourin Med 68 (1992) 305.
18. Drezek RA, Collier T, Brookner CK et al: Laser scanning confocal microscopy of cervical tissue before and after application of acetic acid. Am J Obstet Gynecol 182 (5) (2000) 1135-1139.
19. Erz W: Zur Sanierung der HPV-Infektion der Portio vaginalis durch Laser-Therapie oder Messerkonisation. Geburtsh u Frauenheilkd 52 (1992) 287.
20. Ferenczy A, Winkler B: Benign diseases of the cervix. In: Kurman RJ (ed.): Blaustein's Pathology of the Female Genital Tract, pp. 141-176. Springer, New York-Heidelberg-Berlin 1987.
21. Fiel-Gan MD, Villamil CF, Mandavilli SR et al: Rapid detection of HSV from cytologic specimens collected into ThinPrep fixative. Acta Cytol 43 (6) (1999) 1034-1038.
22. Fluhmann FC: The Cervix Uteri and its Diseases. Saunders, Philadelphia-London 1961.
23. Fratini D, Cavaliere A: Papillary adenofibroma of the uterine cervix. A case report. Pathologica 88(2) (1996) 135-136.
24. Funk RL: Endometriose-Herd in der Endozervix nach kurz vorausgegangener Konisation. Pathologe 5 (1984) 110-112.
25. Gallup DG: Syphilitic cervicitis. Obstet and Gynecol 52 (Suppl.) (1978) 12.
26. Grimalt ME: Papillary cystadenofibroma of the endometrium: a histochemical and ultrastructural study. Cancer 36 (1975) 137.
27. Gudson JP: Haemangioma of the cervix. Am J Obstet Gynecol 91 (1965) 204.
28. Gupta PK: Actinomyces in cervicovaginal smears and association with IUD usage. Acta cytol (Baltimore) 20 (1976) 295.
29. Hamou J: Microhysteroscopy: a new procedure and its original applications in gynecology. J reprod Med 26 (1981) 375-382.
30. Hanau CA, Begley N, Bibbo M: Cervical endometriosis: a potential pitfall in the evaluation of glandular cells in cervical smears. Diagn Cytopathol 16 (3) (1997) 274-280.
31. Hausen zur H: Human genital cancer: synergism between two virus infections or synergism between a virus infection and initiating events? Lancet II (1982) 1370-1372.

32. Heinzl S, Pavic N: Gutartige Erkrankungen der Cervix uteri. In: Mestwerdt W (Hrsg): Gutartige gynäkologische Erkrankungen I. Klinik der Frauenheilkunde und Geburtshilfe, 2. Aufl. Bd. 8, Urban & Schwarzenberg, München-Wien-Baltimore 1988.
33. Herold BC, Bourne N, Marcellino D et al: Poly(sodium 4-styrene sulfonate): An effective candidate topical antimicrobial for the prevention of sexually transmitted diseases. J Infect Dis 181(2) (2000) 770-773.
34. Hillard PA, Biro FM, L Wildey: Complications of cervical cryotherapy in adolescents. J reprod Med 36 (1991) 711.
35. Hillemanns P, Weingandt H, Baumgartner R et al: Photodetection of cervical intraepithelial neoplasia using 5-aminolevulinic acid-induced porphyrin fluorescence. Cancer 88 (10) (2000) 2275-2282.
36. Hirsch HA: Kryochirurgie, eine neue Behandlungsmethode auch in der Gynäkologie. Geburtshilfe u Frauenheilkd 32 (1974) 997.
37. Hobson A, Wald A, Wright N, Corey L: Evaluation of a quantitative competitive PCR assay for measuring herpes simplex virus DNA content in genital tract secretions. J Clin Microbiol 35 (3) (1997) 548-552.
38. Hopman EH, Rozendaal L, Voorhorst FJ et al: High risk human papillomavirus in women with normal cervical cytology prior to the development of abnormal cytology and colposcopy. BJOG 107(5) (2000) 600-604.
39. Isaacson KB: Complications of hysteroscopy. Obstet Gynecol Clin North Am 26 (1) (1999) 39-51.
40. Jordan JA: Madam, is your hysterectomy really necessary? 6th Meeting, Pan American Cancer Society, Las Vegas January 1978.
41. Karlsson R, Jonsson M, Edlund K et al: Lifetime number of partners as the only independent risk factor for human papillomavirus infection: a population-based study. Sex Transm Dis 22 (2) (1995) 119-127.
42. Kerl J, Ross A, Hilgarth M: Cytobrush-Qualitätssicherung bei endozervikalen Abstrichen. Geburtshilfe Frauenheilkd 51 (1991) 51.
43. Kern G: Folgen der Zervixkonisation. Geburtshilfe Frauenheilkd 27 (1967) 879.
44. Kerstens HM, Robben JC, Poddighe PJ et al: AgarCyto: a novel cell-processing method for multiple molecular diagnostic analyses of the uterine cervix. J Histochem Cytochem 48 (5) (2000) 709-718.
45. Koonings PP, Dickinson K, d'Ablaing III G, Schlaerth JB: A randomized clinical trial comparing the Cytobrush and cotton swab for Papanicolaou smears. Obstet and Gynecol 80 (1992) 241.
46. Kost ER, Snyder RR, Schwartz LE, Hankins GD: The „less than optimal" cytology: importance in obstetric patients and in a routine gynecologic population. Obstet and Gynecol 81 (1993) 127.
47. Kreger van Rej NJW: The Yeasts. Elsevier Science Publishers BV, Amsterdam 1984.
48. Lindner LE: The cytologic features of chlamydial cervicitis. Acta cytol (Baltimore) 29 (1985) 676.
49. Loizzi P, Carriero C, Di Gesu A et al: Rational use of cryosurgery and cold knife conization for treatment of cervical intraepithelial neoplasia. Europ J gynecol Oncol 13 (1992) 507.
50. Madej J, Basta A, Madej JG jr., Strama M: Colposcopy staging and treatment of papillomavirus infection of the cervix. Clin exp Obstet Gynecol 19 (1992) 34.
51. Mayeaux EJ jr., Harper MB: Loop electrosurgical excisional procedure. J fam Pract 36 (1993) 214.
52. McCluggage WG, Hamal P, Traub AI, Walsh MY: Uterine adenolipoleiomyoma: a rare hamartomatous lesion. Int J Gynecol Pathol 19 (2) (2000) 183-185.
53. McGoogan E, Colgan TJ, Ramzy I et al: Cell preparation methods and criteria for sample adequacy. International Academy of Cytology Task Force summary. Diagnostic Cytology Towards the 21st Century: An International Expert Conference and Tutorial. Acta Cytol 42 (1) (1998) 25-32.
54. McCord ML, Stovall TG, Meric JL et al: Cervical cytology: a randomized comparison of four sampling methods. Am J Obstet Gynecol 166 (1992) 1772.
55. Mendlig W: Mykosen in Gynäkologie und Geburtshilfe: eine ständige Herausforderung. Gynäkologe 18 (1985) 177.
56. Mestwerdt G: Die Erkrankungen in Portio und Zervix. In: Döderlein G, Wulf K-H (Hrsg): Klinik der Frauenheilkunde und Geburtshilfe, 1. Aufl. Bd. V. Urban & Schwarzenberg, München-Wien-Baltimore 1966.
57. Milde-Langosch K, Riethdorf S, Park TW: Natürlicher Verlauf der HPV-Infektion. Nutzen der HPV-Analytik in der Zervixdiagnostik. Pathologe 20 (1) (1999) 15-24.
58. Mitchell MF, Cantor SB, Brookner C et al: Screening for squamous intraepithelial lesions with fluorescence spectroscopy. Obstet Gynecol 94 (5 Pt 2) (1999) 889-896.
59. Mitchell MF, Schottenfeld D, Tortolero-Luna G et al: Colposcopy for the diagnosis of squamous intraepithelial lesions: a meta-analysis. Obstet Gynecol 91 (4) (1998) 626-631.
60. Mitchell MF, Tortolero-Luna G, Cook E et al: A randomized clinical trial of cryotherapy, laser vaporization, and loop electrosurgical excision for treatment of squamous intraepithelial lesions of the cervix. Obstet Gynecol 92 (5) (1998) 737-744.
61. Modarress KJ, Cullen AP, Jaffurs WJ Sr et al: Detection of Chlamydia trachomatis and Neisseria gonorrhoeae in swab specimens by the Hybrid Capture II and PACE 2 nucleic acid probe tests. Sex Transm Dis 26 (5) (1999) 303-308.
62. Mosny DS, Herholz J, Degen W, Bender HG: Immunohistochemical investigations of steroid receptors in normal and neoplastic squamous epithelium of the uterine cervix. Gynecol Oncol 35 (1989) 373.
63. Mount SL, Papillo JL: A study of 10,296 pediatric and adolescent Papanicolaou smear diagnoses in northern New England. Pediatrics 103 (3) (1999) 539-545.
64. Naher H, Hochstetter R, Petzoldt D: Evaluierung der Polymerase-Kettenreaktion zum Nachweis von C. trachomatis aus urogenitalem Abstrichmaterial. Hautarzt 46 (10) (1995) 693-696.
65. National Cancer Institute: The 1988 Bethesda system for reporting cervical-/vaginal diagnoses. Acta cytol. (Baltimore) 33 (1989) 567.
66. Neises M, Strittmatter HJ, Wischnik A et al: Diagnose einer lokalen Panarteriitis nodosa der Cervix uteri. Geburtshilfe Frauenheilkd 53 (1993) 495.
67. Nichols TM: Microglandular hyperplasia in cervical cone biopsies taken for suspicious and positive cytology. Am J clin Pathol 56 (1971) 424.
68. Niver DH: Congenital atresia of the uterine cervix and vagina. Fertil and Steril 33 (1980) 25.
69. Nobbenhuis MA, Walboomers JM, Helmerhorst TJ et al: Relation of human papillomavirus status to cervical lesions and consequences for cervical-cancer screening: a prospective study. Lancet 354 (9172) (1999) 20-25.
70. Ober KG: Cervix uteri und Lebensalter. Dtsch med Wschr 83 (1958) 1661.
71. Pass RF, Stagno S, Dworsky ME et al: Excretion of cytomegalovirus in mothers: observations after delivery of congenitally infected and normal infants. J infect Dis 146 (1982) 1.
72. Petersen EE: Trichomoniasis. Gynäkologe 18 (1985) 136.
73. Peyton FW: The importance of cauterization to maintain a healthy cervix. Am J Obstet Gynecol 131 (1978) 374.
74. Propst AM, Storti K, Barbieri RL: Lateral cervical displacement is associated with endometriosis. Fertil Steril 70 (3) (1998) 568-570.
75. Reiffenstuhl G, Platzer W, Knapstein PG: Die vaginalen Operationen, 2. Aufl. Urban & Schwarzenberg, München-Wien-Baltimore 1994.
76. Ridley JH: The histogenesis of endometriosis: a review of facts and fancies. Obstet Gynecol Survey 23 (1968) 1.
77. Robledo MC, Vazquez JJ, Contreras Mejuto F, Lopez Garcia G: Sebaceous glands and hair follicles in the cervix uteri. Histopathology 21 (1992) 278.
78. Schachter J, Hook EW 3rd, McCormack WM et al: Ability of the digene hybrid capture II test to identify Chlamydia trachomatis and Neisseria gonorrhoeae in cervical specimens. J Clin Microbiol 37 (11) (1999) 3668-3671.
79. Schaefer C: Tuberculosis of female genital tract. Clin Obstet Gynecol 13 (1970) 965.
80. Schneider A, Kirchmayr R: Spektrum von genitalen HPV-Infektionen und HPV-assoziierten Erkrankungen bei Frau und Mann. Geburtshilfe Frauenheilkd 50 (1990) 518.
81. Schneider J, Gonzalez del Tango J, Matin M et al: „Adenoma malignum" der Zervix: ein diagnostisches und therapeutisches Dilemma. Geburtshilfe Frauenheilkd 51 (1991) 466.

14 Literatur

82. Scoutt LM, McCauley TR, Flynn SD et al: Zonal anatomy of the cervix: correlation of MR imaging and histologic examination of hysterectomy specimens. Radiology 186 (1993) 159.
83. Selvaggi SM, Haefner HK: Microglandular endocervical hyperplasia and tubal metaplasia: pitfalls in the diagnosis of adenocarcinoma on cervical smears. Diagn Cytopathol 16 (2) (1997) 168-173.
84. Seufert R, Casper F, Bauer H: Die Genitaltuberkulose der Frau: nur noch von medizinhistorischem Interesse. Geburtshilfe Frauenheilkd 52 (1992) 56.
85. Sheets EE, Crum CP: Current status and future clinical potential of human papillomavirus infection and intraepithelial neoplasia. Curr Opin Obstet Gynecol 5 (1993) 63.
86. Sherman ME, Schiffman MH, Erozan YS et al: The Bethesda system: a proposal for reporting abnormal cervical smears based on the reproducibility of cytopathologic diagnoses. Arch Path Lab Med 116 (1992) 1155.
87. Soost HJ, Baur S: Gynäkologische Zytodiagnostik (Lehrbuch und Atlas), 5. Aufl. Thieme, Stuttgart-New York 1990.
88. Stacey CM, Munday PE, Taylor Robinson D et al: A longitudinal study of pelvic inflammatory disease. Brit J Obstet Gynaecol 99 (1992) 994.
89. Stafl A, Wilbanks GD: An international terminology of colposcopy: report of the Nomenclature Committee of the International Federation of Cervical Pathology and Colposcopy. Obstet and Gynecol 77 (1991) 313.
90. Symonds DA, Reed TP, Didolkar SM, Graham RR: AGUS in cervical endometriosis. J Reprod Med 42 (1) (1997) 39-43.
91. Tang LC: Postmenopausal tuberculosis cervicitis. Acta Obstet gynaecol scand 65 (1986) 279.
92. Trnka V: Der Einfluß der Amputation und der Konisation der Portio vaginalis uteri auf die Fertilität und den Schwangerschaftsverlauf. Geburtshilfe Frauenheilkd 28 (1968) 1011.
93. Vellios F: Papillary adenofibroma of the uterus. Am J clin Path 60 (1973) 543.
94. Voss A, C Wallrauch-Schwarz, D Milatovic et al: Quantitative Untersuchung der Vaginalflora im Verlauf des Menstruationszyklus. Geburtshilfe Frauenheilkd 53 (1993) 543.
95. Wald A, Zeh J, Selke S et al: Virologic characteristics of subclinical and symptomatic genital herpes infections. N Engl J Med 333 (12) (1995) 770-775.
96. Weed JC: Fertility after cryosurgery of the cervix. Obstet Gynecol 52 (1978) 245.
97. Winkler M, Gellings R, Putz I, Kaufhold A: Wochenbettverlauf nach drohender Frühgeburt - Auswirkungen eines Infektions-Screenings in der Schwangerschaft. Z Geburtshilfe Perinatol 198 (2) (1994) 72-76.
98. Winter R: Vergangenheit, Gegenwart und Zukunft der Onkologie. Gynakol Geburtshilfliche Rundsch 38 (4) (1998) 193-195.
99. Young RH, Clement PB: Pseudoneoplastic glandular lesions of the uterine cervix. Semin Diagn Path 8 (1991)
100. Zemlyn S: The length of the uterine cervix and its significance. J clin Ultrasound 9 (1981) 267.
101. Zinser HK: Studien an der gefäßinjizierten Cervix. Geburtshilfe Frauenheilkd 20 (1960) 651.

Literatur zu Kapitel 4

1. American Fertility Society: The American Fertility Society classification of adnexal adhesions, distal tubal occlusion, tubal occlusion secondary to tubal ligation, tubal pregnancy, müllerian anomalies and intrauterine adhesions. Fertil Steril 49 (1988) 944.
2. Arcangeli S, Pasquarette MM: Gravid uterine rupture after myolysis. Obstet Gynecol 89 (1997) 857.
3. Asherman JG: Amenorrhoea traumatica (atretica). J Obstet Gynaecol brit Cwlth 55 (1948) 23-30.
4. Aziz A, Petrucco OM, Makinoda S et al: Transarterial embolization of the uterine arteries: patient reactions and effects on uterine vasculature. Acta Obstet Gynecol Scand 77 (1998) 334-340.
5. Berta J, Suranyi S: Die Salpingographie bei der Diagnose der Tubentuberkulose: Analyse von 106 Fällen. Geburtshilfe Frauenheilkd 19 (1959) 614-622.
6. Berwind T: Vorteile einer intrauterinen Exploration einer einfachen Abrasio gegenüber. Geburtshilfe Frauenheilkd 11 (1951) 415-418.
7. Bhatia NN, Hoshiko MG: Uterine osseous metaplasia. Obstet Gynecol 60 (1982) 256-259.
8. Brauner KH, Tilch G: Hämangioperizytom des Uterus. Beitrag zur Frage der Dignität und zur Häufigkeit dieser Geschwulst. Zbl Gynäkol 104 (1982) 818-825.
9. Breckwoldt M: Familienplanung und Kontrazeption. In: Martius G, Breckwoldt M, Pfleiderer A (Hrsg): Lehrbuch der Gynäkologie und Geburtshilfe. S. 392-394. Thieme, Stuttgart-New York 1994.
10. Broder MS, Landow WJ, Goodwin SC et al: An agenda for research into uterine artery embolization: results of an expert panel conference. J Vasc Interv Radiol 11 (2000) 509-515.
11. Brooks PG: Complications of operative hysteroscopy: how safe is it? Clin Obstet Gynecol 35 (1992) 256-261.
12. Buchi K, Keller PJ: Estrogen receptors in normal and myomatosus human uteri. Gynecol Obstet Invest 11 (1980) 59-60.
13. Buckley CM, Fox H: Histiocytic endometritis. Histopathology 4 (1980) 105-110.
14. Buttram VC, Gibbons WE: Müllerian anomalies: a proposed classification (an analysis of 144 cases). Fertil Steril 32 (1979) 40.
14a. Buttram VC Jr, Reiter RC: Uterine leiomyomata: etiology, symptomatology, and management. Fertil Steril 36 (1981) 433-445.
15. Campo R, Hucke J: Die moderne diagnostische und operative Hysteroskopie. Vortragsband zum Intensiv-Workshop, 16.-18. Feb. 1995, Univ.-Frauenklinik Düsseldorf.
16. Campo RL, Schlösser HW: Kongenitale und erworbene Organveränderungen des Uterus und habituelle Aborte. Gynäkologe 21 (1988) 237-244.
17. Candiani GB, Federle L, Zamberlette D, Alberton AD: Uterus didelphys with unilateral imperforate vagina: a report of 10 cases. Ann Ostet Gynec Med Perinat 102 (1981) 233-243.
18. Carinelli J, Senzani F, Bann M, Glis F: Lipomatous tumors of uterus, fallopian tube and ovary. Clin Obstet Gynecol 7 (1980) 215-218.
19. Cramer SF, Patel A: The frequency of uterine leiomyomas. Am J Clin Pathol 94 (1990) 435-438.
20. De Bruyne F, Balan P: Aktuelle Indikation und technische Aspekte der Hysterektomie bei benignen Erkrankungen. Der Gynäkologe 33 (2000) 672-678.
21. Degani S, Gonen R, de Vries K, Sharf M: Endometrial ossification associated with repeated abortions. Acta obstet gynaecol scand 62 (1983) 281-282.
22. Dubuisson JB, Fauconnier A, Chapron C et al: Second look after laparoscopic myomectomy. Hum Reprod 13 (1998) 2102-2106.
23. Dubuisson JB, Fauconnier A, Deffarges JV et al: Pregnancy outcome and deliveries following laparoscopic myomectomy. Hum Reprod 15 (2000) 869-873.
24. Eschenbach DA, Soderström RM: IUDs and salpingitis. In: Hafez ESE, van Os WAA (eds): IUD Pathology and Management, pp. 147-158. Vol. 3, Progress in Contraceptive Delivery Systems. Prentice-Hall, Boston 1980.
25. Farrer-Brown G, Beilby JO, Tarbit MH: Venous changes in the endometrium of myomatous uteri. Obstet Gynecol 38 (1971) 743-751.
26. Fauconnier A, Dubuisson JB, Ancel PY et al: Prognostic factors of reproductive outcome after myomectomy in infertile patients. Hum Reprod 15 (2000) 1751-1757.
27. Fedele L, Parazzini F, Luchini L et al: Recurrence of fibroids after myomectomy: a transvaginal ultrasonographic study. Hum Reprod 10 (1995) 1795-1796.
28. Felberbaum RE, Germer U, Ludwig M et al: Treatment of uterine fibroids with a slow-release formulation of the gonadotrophin releasing hormone antagonist Cetrorelix. Hum Reprod 13 (1998) 1660-1668.
29. Foucher F, Leveque J, Le Bouar G et al: Uterine rupture during pregnancy following myomectomy via coelioscopy. Eur J Obstet Gynecol Reprod Biol 92 (2000) 279-281.
30. Friedman AJ, Lobel SM, Rein MS et al: Efficacy and safety considerations in women with uterine leiomyomas treated with gonadotropin-releasing hormone agonists: the estrogen threshold hypothesis. Am J Obstet Gynecol 163 (1990) 1114-1119.
31. Friedmann W, Maier RF, Luttkus A et al: Uterine rupture after laparoscopic myomectomy. Acta Obstet Gynecol Scand 75 (1996) 683-684.

32. Gawecki FM, Pomante RG: Leiomyomatous uteri in teenage females. Int J Gynaecol Obstet 13 (1975) 90-92.
33. Gerhard I, Runnebaum B: Endokrinologie der Schwangerschaft. In: Runnebaum B, Rabe T (Hrsg): Gynäkologische Endokrinologie, S. 489. Springer, Berlin-Heidelberg-New York 1982.
34. Goldfarb HA: Laparoscopic coagulation of myoma (myolysis). Obstet Gynecol Clin North Am 22 (1995) 807-819.
35. Harris WJ: Uterine dehiscence following laparoscopic myomectomy. Obstet Gynecol 80 (1992) 545-546.
36. Heinonen PK: Uterus didelphys: a report of 26 cases. Eur J Obstet Gynaecol 17 (1984) 345-350.
37. Herr JC, Platz CE, Heidger PM jr., Curet LB: Smooth muscle within ovarian decidual nodules: a link to leiomyomatosis peritonealis disseminata? Obstet Gynecol 53 (1979) 451-456.
38. Hirsch HA, Käser O, Iklé FA: Atlas der gynäkologischen Operationen, 5. Aufl. Thieme, Stuttgart-New York 1995.
39. Honore LM: Asymptomatic genital sarcoidosis. Aust-NZ J Obstet Gynaecol 21 (1981) 188-190.
40. Hucke J: Untersuchungen zur diagnostischen Hysteroskopie und zum Stellenwert der transzervikalen Elektrochirurgie. Habilitationsschrift, Universität Düsseldorf 1992.
41. Hucke J, Campo RL, De Bruyne F: Schwangerschaft nach kombiniert mikrochirurgischem und operativ-mikrochirurgischem Vorgehen bei einer Patientin mit Uterus septus und Vagina septa. Geburtshilfe Frauenheilkd 51 (1991) 486-488.
42. Hucke J, De Bruyne F, Campo RL, Abou-Freihka A: Hysteroscopic treatment of congenital uterine malformations causing hemihematometra: a report of three cases. Fertil Steril 58 (1992) 823-825.
43. Hucke J, De Bruyne F, Wangsatimur BR, Campo RL: Operative Hysteroskopie. Gynäkologe 26 (1993) 338-345.
44. Hutchins FL Jr, Worthington-Kirsch R, Berkowitz RP: Selective uterine artery embolization as primary treatment for symptomatic leiomyomata uteri. J Am Ass Gynecol Laparosc 6 (1999) 279-284.
45. Kaiser R, Pfleiderer A: Lehrbuch der Gynäkologie, 16. Aufl., S. 380-387. Thieme, Stuttgart-New York 1989.
46. Kaskarelis DB: Restaurative Chirurgie bei angeborenen Mißbildungen des Uterus. Gynäkologe 13 (1980) 142-152.
47. Kaufmann RH, Adam E, Binder GL, Gerthofer E: Upper genital tract changes and pregnancy outcome in offspring exposed in utero to diethylstilbestrol. Am J Obstet Gynecol 137 (1980) 299.
48. Kjerulff KH, Langenberg P, Seidman JD et al: Uterine leiomyomas. Racial differences in severity, symptoms and age at diagnosis. J Reprod Med 41 (1996) 483-490.
49. Larsson B, Rodau S, Patek E: Pelvic inflammatory disease among women using copper IUDs, Progestasert, oral contraceptive pills or vaginal contraceptive pills: a 4-year prospective investigation. Contrac Deliv Syst 2 (1981) 237-242.
50. Leppien G: Sarkome der weiblichen Genitalorgane. In: Schmidt-Matthiesen H (Hrsg): Spezielle gynäkologische Onkologie I. Klinik der Frauenheilkunde und Geburtshilfe, 2. Aufl., Bd. 11, S. 268-269. Urban & Schwarzenberg, München-Wien-Baltimore 1986.
51. Lethaby A, Vollenhoven B, Sowter M: Pre-operative GnRH analogue therapy before hysterectomy or myomectomy for uterine fibroids. Cochrane Database Syst Rev (2000) CD000547.
52. Li TC, Mortimer R, Cooke ID: Myomectomy: a retrospective study to examine reproductive performance before and after surgery. Hum Reprod 14 (1999) 1735-1740.
53. Ligon AH, Morton CC: Leiomyomata: heritability and cytogenetic studies. Hum Reprod Update 7 (2001) 8-14.
54. Liu WM: Laparoscopic bipolar coagulation of uterine vessels to treat symptomatic leiomyomas. J Am Ass Gynecol Laparosc 7 (2000) 125-129.
55. Loffer FD, Bradley LD, Brill AI et al: Hysteroscopic fluid monitoring guidelines. The ad hoc committee on hysteroscopic training guidelines of the American Association of Gynecologic Laparoscopists. J Am Ass Gynecol Laparosc 7 (2000) 167-168.
56. Lumbiganon P, Rugpao S, Phandhu-fung S et al: Protective effect of depot-medroxyprogesterone acetate on surgically treated uterine leiomyomas: a multicentre case-control study [see comments]. Br J Obstet Gynaecol 103 (1996) 909-914.
57. MacMahon B, Trichopoulos D, Cole P et al: Cigarette smoking and urinary estrogens. N Engl J Med 307 (1982) 1062-1065.
58. Mameux R, Lemay-Turcot L, Lemay A: Daily follicle-stimulating hormone, luteinizing hormone, estradiol and progesterone in ten women harboring uterine leiomyomas. Fertil Steril 46 (1986) 205-208.
59. Mecke H, Wallas F, Brocker A et al: Pelviscopic myoma enucleation: technique, limits, complications. Geburtshilfe Frauenheilkd 55 (1995) 374-379.
60. Mestwerdt W: Gutartige Erkrankungen des Corpus uteri. In: Mestwerdt W (Hrsg): Gutartige gynäkologische Erkrankungen I. Klinik der Frauenheilkunde und Geburtshilfe, 2. Aufl., Bd. 8. Urban & Schwarzenberg, München-Wien-Baltimore 1988.
61. Murphy AA, Castellano PZ: RU486: pharmacology and potential use in the treatment of endometriosis and leiomyomata uteri. Curr Opin Obstet Gynecol 6 (1994) 269-278.
62. Neis KJ, Brandner B, Hepp H: Hysteroscopy, pp. 76-78. Thieme, Stuttgart-New York 1994.
63. Oelsner G, David A, Insler V, Serr DM: Outcome of pregnancy after treatment of intrauterine adhesions. Obstet Gynecol 44 (1974) 341.
64. Olive DL, Parker WH, Cooper JM et al: The AAGL classification system for laparoscopic hysterectomy. Classification committee of the American Association of Gynecologic Laparoscopists. J Am Ass Gynecol Laparosc 7 (2000) 9-15.
65. Ory HW: A review of the association between intrauterine devices and acute pelvic inflammatory disease. J reprod Med 20 (1978) 200.
66. Otsuka H, M Shinomara, M Kashimara et al: A comparative study of the estrogen receptor ratio in myometrium and uterine leiomyomas. Int J Gynaecol Obstet 29 (1989) 189-194.
67. Parazzini F, Negri E, La Vecchia C et al: Reproductive factors and risk of uterine fibroids. Epidemiology 7 (1996a) 440-442.
68. Parazzini F, Negri E, La Vecchia C et al: Uterine myomas and smoking. Results from an Italian study. J Reprod Med 41 (1996b) 316-320.
69. Pelosi MA III, Pelosi MA: Spontaneous uterine rupture at thirty-three weeks subsequent to previous superficial laparoscopic myomectomy. Am J Obstet Gynecol 177 (1997) 1547-1549.
70. Pfleiderer A: Uterusmyom. In: Martius G, Breckwoldt M, Pfleiderer A: Lehrbuch der Gynäkologie und Geburtshilfe, S. 479-486. Thieme, Stuttgart-New York 1994.
71. Philippe E, Borrell D: Pseudosarcomatous leiomyomata of uterus. J Gynécol Obstét Reprod Biol (Paris) 4 (1975) 657-670.
72. Phillips DR, Milim SJ, Nathanson HG et al: Experience with laparoscopic leiomyoma coagulation and concomitant operative hysteroscopy. J Am Ass Gynecol Laparosc 4 (1997) 425-433.
73. Pounder DJ: Fatty tumors of the uterus. J clin Pathol 35 (1982) 1380-1383.
74. Ravina JH, Aymard A, Ciraru-Vigneron N et al: Arterial embolization of uterine myoma: results apropos of 286 cases. J Gynecol Obstet Biol Reprod (Paris) 29 (2000) 272-275.
75. Ravina JH, Herbreteau D, Ciraru-Vigneron N et al: Arterial embolisation to treat uterine myomata. Lancet 346 (1995) 671-672.
76. Reidy JF, Bradley EA: Uterine artery embolization for fibroid disease. Cardiovasc Intervent Radiol 21 (1998) 357-360.
77. Roopnarinesingh S, Suratsingh J, Roopnarinesingh A: The obstetric outcome of patients with previous myomectomy or hysterotomy. West Indian Med J 34 (1985) 59-62.
78. Rosai J: Ackerman's Surgical Pathology, pp. 1083-1087. Mosby, St. Louis 1989.
79. Ross RK, Pike MC, Vessey MP et al: Risk factors for uterine fibroids: reduced risk associated with oral contraceptives. Br Med J (Clin Res Ed) 293 (1986) 359-362.
80. Sadan O, van Iddekinge B, Savage N et al: Ethnic variation in estrogen and progesterone receptor concentration in leiomyoma and normal myometrium. Gynecol Endocrinol 2 (1988) 275-282.
81. Schenker JG, Margalioth EJ: Intrauterine adhesions: an updated appraisal. Fertil Steril 37 (1982) 593.
82. Seracchioli R, Rossi S, Govoni F et al: Fertility and obstetric outcome after laparoscopic myomectomy of large

myomata: a randomized comparison with abdominal myomectomy. Hum Reprod 15 (2000) 2663-2668.
83. Serden SP, Brooks PG: Treatment of abnormal uterine bleeding with the gynecologic resectoscope. J reprod Med 36 (1991) 697.
84. Shikora SA, Niloff JM, Bistrian BR et al: Relationship between obesity and uterine leiomyomata. Nutrition 7 (1991) 251-255.
85. Siskin GP, Eaton LA Jr, Stainken BF et al: Pathologic findings in a uterine leiomyoma after bilateral uterine artery embolization. J Vasc Interv Radiol 10 (1999) 891-894.
86. Sivin I, Stern J, Coutinho E et al.: Prolonged intrauterine contraception: a seven-year randomized study of the levonorgestrel 20 mcg/day and the copper T 380-Ag IUDs. Contraception 44 (1991) 473-480.
87. Soulfs MR, McCarty KS jr: Leiomyomas: steroid receptor content variation within normal menstrual cycle. Am J Obstet Gynecol 143 (1982) 6-11.
88. Sparks RA, Purrier BGA, Watt PJ, Elstein M: Bacteriological colonisation of uterine cavity: role of tailed intrauterine contraceptive device. Br med J 282 (1981) 1189-1191.
89. Stewart EA, Nowak RA: Leiomyoma-related bleeding: a classic hypothesis updated for the molecular era. Hum Reprod Update 2 (1996) 295-306.
90. Sutherland A: Diagnostik und Behandlung der weiblichen Genitaltuberkulose. Gynäkologe 5 (1972) 208-213.
91. Sutherland A: Gynaecological tuberculosis in the west of Scotland. Eur J Obstet Gynaecol 9 (1979) 111-114.
92. Sutherland A: Tuberculosis of the female genital tract. Tubercle 66 (1985) 79-83.
93. Townsend DE, Sparkes RS, Baluda MC et al: Unicellular histogenesis of uterine leiomyomas as determined by electrophoresis by glucose-6-phosphate dehydrogenase. Am J Obstet Gynecol 107 (1970) 1168-1173.
94. Untawale VG, Gabriel JB jr, Chauhan PM: Calcific endometritis. Am J Obstet Gynecol 144 (1982) 482-483.
95. Varasteh NN, Neuwirth RS, Levin B et al: Pregnancy rates after hysteroscopic polypectomy and myomectomy in infertile women. Obstet Gynecol 94 (1999) 168-171.
96. Vashisht A, Studd J, Carey A et al: Fatal septicaemia after fibroid embolisation [letter] [see comments]. Lancet 354 (1999) 307-308.
97. Vashisht A, Studd JW, Carey AH et al: Fibroid embolisation: a technique not without significant complications. BJOG 107 (2000) 1166-1170.
98. Vercellini P, Maddalena S, De Giorgi O et al: Abdominal myomectomy for infertility: a comprehensive review. Hum Reprod 13 (1998) 873-879.
99. Vercellini P, Zaina B, Yaylayan L et al: Hysteroscopic myomectomy: long-term effects on menstrual pattern and fertility. Obstet Gynecol 94 (1999) 341-347.
100. Vessey MP, Yeates D, Flavel R, McPherson K: Pelvic inflammatory disease and the intrauterine device: findings in a large cohort study. Br med J 282 (1981) 855-857.
101. Vikhlyaeva EM, Khodzhaeva ZS, Fantschenko ND: Familial predisposition to uterine leiomyomas. Int J Gynaecol Obstet 51 (1995) 127-131.
102. Vilos GA, Daly LJ, Tse BM: Pregnancy outcome after laparoscopic electromyolysis. J Am Ass Gynecol Laparosc 5 (1998) 289-292.
103. Vollenhoven B: Introduction: the epidemiology of uterine leiomyomas. Baillieres Clin Obstet Gynaecol 12 (1998) 169-176.
104. Wamsteker K, Emanuel MH, de Kruif JH: Transcervical hysteroscopic resection of submucous fibroids for abnormal uterine bleeding: results regarding the degree of intramural extension. Obstet Gynecol 82 (1993) 736-740.
105. World Health Organisation Special Programme of Research Development and Research Training in Human Reproduction. Task Force on Psychosocial Research in Family Planning: A cross-cultural study of menstruation: implications for contraceptive development and use. Stud Fam Plann 12 (1981) B3-6.
106. Yamamoto T, M Urabe, K Naitoh et al: Estrone sulfatase activity in human uterine leiomyomas. Gynecol Oncol 37 (1990) 315-318.
107. Ylinen O: Genital tuberculosis in women: clinical experience with 348 proved cases. Acta Obstet Gynaec Scand 40, Suppl. 2 (1961) 1-213.
108. Ylinen O, Johanson LEH: The role of hysterosalpingography in the diagnosis of genital tuberculosis in women. Chir Gynaecol Fenn 44, Suppl. 2 (1955) 1-49.

Literatur zu Kapitel 5

1. Adams J, Polson DW, Abdulwahid N et al: Multifollicular ovaries: clinical and endocrine features and response to pulsatile gonadotropin releasing hormone. Lancet 28 (1985) 1375.
2. Adashi EY: Intraovarian regulation: the proposed role of Insulin-like growth factors. In: Tolis G, Bringer J, Chrousos GP (eds): Intraovarian regulators and polycystic ovarian syndrome. Recent progress on clinical and therapeutic aspects. Ann New Acad Sci 687 (1993) 10.
3. Adashi EY, Rock JA, Guzick D et al: Fertility following bilateral ovarian wedge resection: a critical analysis of 90 consecutive cases of polycystic ovary syndrome. Fertil Steril 35 (1981) 320.
4. Arai M, Jobo T, Iwaya H et al: Androgen-producing ovarian tumors: a clinicopathological study of 3 cases. J Obstet Gynecol Res 25 (1999) 411.
5. Asch R, Ivery G, Goldsman M et al: The use of intravenous albumin in patients at high risk for severe ovarian hyperstimulation syndrome. Hum Reprod 9 (1994) 1015.
6. Barbieri RL, Smith S, Ryan KJ: The role of hyperinsulinemia in pathogenesis of ovarian hyperandrogenism. Fertil Steril 50 (1988) 197.
7. Barisic D, Bagovic D: Bilateral tubal torsion treated by laparoscopy: A case report. Eur J Obstet Gynecol Reprod Biol 86 (1999) 99.
8. Bauer O, Diedrich K, Bacich S et al: Transcervical access and intraluminal imaging of the fallopian tube in the non-anaesthetized patient: Preliminary results using a new technique for fallopian access. Hum Reprod 7 (1992) 7.
9. Bauer O, Küpker W, Felberbaum R: Small diameter laparoscopy (SDL) using a microlaparoscope. J Ass Reprod Gen 13 (4) (1996) 298.
10. Björkholm E, Silfverswärd C: Prognostic factors of the granulosa cell tumors. Gynecol Oncol 11 (1981) 261.
11. Bourget P, Fernandez H, Quinquis-Desmaris V: Le traitement pharmacologique des grossesses ectopiques. Therapie 48 (1993) 215.
12. Buster JE, Pisarska MD: Medical management of ectopic pregnancy. Clin Obstet Gynecol 42 (1999) 23.
13. Chappel S, Kelton C, Nugent N: Expression of human gonadotropins by recombinant DNA methods. In: Genazzi AR, Petraglia F (eds): Proceedings of the 3rd World Congress of Gynecological Endocrinology. p. 179. The Parthenon Publishing Group, Carnforth 1992.
14. Chiari H: Zur pathologischen Anatomie des Eileiterkatarrhs. Z Heilkunde 8 (1887) 458.
15. Coddington CC, Chandler PE, Smith GW: Accessory fallopian tube. A case report. J Reprod Med Obstet Gynecol 35 (1990) 420.
16. Cronje HS, Niemand I, Bam RH, Woodruff JD: Granulosa and theca cell tumors in children: a report of 17 cases and literature review. Obstet Gynecol Survey 53 (1998) 240.
17. Crowley WF, Hall JE, Martin KA et al: An overview of the diagnostic considerations in polycystic ovarian syndrome. In: Tolis G, Bringer J, Chrousos GP (eds): Intraovarian regulators and polycystic ovarian syndrome. Recent progress on clinical and therapeutic aspects. Ann New Acad Sci 687 (1993) 235.
18. Dallenbach-Hellweg G: Tube. In: Remmele W (Hrsg): Pathologie. Bd. 3, S. 298; Springer, Berlin-New York-Tokyo 1984.
19. Daly DC, Walters CA, Soto-Albers CE et al: A randomized study of dexamethasone in ovulation induction with clomiphene citrate. Fertil Steril 41 (1984) 844.
20. Dardik RB, Dardik W, Westra W et al: Malignant struma ovarii: Two case reports and a review of the literature. Gynecol Oncol 73 (1999) 447.
21. De Vane GW, Czekala NM, Judd HL Yen SCC: Circulating gonadotropins, estrogens and androgens in polycystic ovarian disease. Am J Obstet Gynecol 121 (1975) 496.
22. Delbaere A, Bergman PJ, Grvy-Decoster C et al: Angiotensin II immunoreactivity is elevated in ascites during severe ovarian hyperstimulation syndrome: implications for pathophysiology and clinical management. Fertil Steril 62 (1994) 731.
23. Dickey RP, Taylor SN, Curole DN et al: Incidence of spontaneous abortions in clomiphene pregnancies. Hum Reprod 11 (1996) 2623.
24. Diedrich K, Wildt L: Neue Wege in der Behandlung ovarieller Funktionsstörungen.

In: Diedrich K (Hrsg): Neue Wege in Diagnostik und Therapie der Sterilität. S. 26, Enke, Stuttgart 1990.
25. Dietel M, Hauptmann S: Die neue WHO-Klassifikation der Ovarialtumoren: Darstellung und Kommentar. Geb Frau 60 (2000) 177.
26. Donnez J, Nisolle M, Gillet N et al: Large ovarian endometriomas. Hum Reprod 11 (1996) 641.
27. Dor J, Shulman A Levran D et al: The treatment of patients with polycystic ovarian syndrome by in vitro fertilization and embryo transfer: A comparison of results with those of patients with tubal infertility. Hum Reprod 5 (1990) 816.
28. Dubuisson JB, Aubriot FX, Foulot H et al: Reproductive outcome after laparoscopic salpingectomy for tubal pregnancy. Fertil Steril 53 (1990) 1004.
29. Dubuisson JB, Morice P, Chapron C et al: Salpingectomy - The laparoscopic choice for ectopic pregnancy. Hum Reprod 11 (1996) 1199.
30. Dunaif A: Insulin Resistance in Polycystic Ovarian Syndrome. In: Tolis G, Bringer J, Chrousos GP (eds): Intraovarian regulators and polycystic ovarian syndrome. Recent progress on clinical and therapeutic aspects. Ann New Acad Sci 687 (1993) 60.
31. Dunzendorfer T, DeLas Morenas A, Kalir T, Levin RM: Struma ovarii and hyperthyroidism. Thyroid 9 (1999) 499.
32. Fauser BCJM, Donderwinkel P, Schoot DC: The step-down principle in gonadotrophin treatment and the role of GnRH analogues. Bailliere's Clin Obstet Gynaecol 7 (1993) 309.
33. Fedele L, Bianchi S, Marchini M et al: Anatomic features of 49 unicornuate uteri: Gynecologic and urologic findings, associated disorders and endometrial patterns. J Gynecol Surg 12 (1996) 167.
34. Feichtinger W, Kemeter P: Treatment of unruptured ectopic pregnancy by needling of sac and injection of methotrexate or PG E2 under transvaginal sonography control. Report of 10 cases. Arch Gynecol Obstet 246 (1989) 85.
35. Felberbaum R, Diedrich K: Aktuelle Aspekte in Diagnostik und Therapie der tubaren Sterilität. Arch Gynecol Obstet 257 (1995) 310.
36. Fernandez H, Pauthier S, Sitbon D et al: Place respective de l´abstention thérapeutique et du traitement médical dans les grossesses extra-utérines: revue de la littérature et essai thérapeutique comparant traitement médical et traitement conservateur par coelioscopie. Contracept Fertil Sex 24 (1996) 297.
37. Fox R, Hull M: Ultrasound diagnosis of polycystic ovaries. In: Tolis G, Bringer J, Chrousos GP (eds): Intraovarian regulators and polycystic ovarian syndrome. Recent progress on clinical and therapeutic aspects. Ann New Acad Sci 687 (1993) 217.
38. Fuller PJ, Chu S, Jobling T et al: Inhibin subunit gene expression in ovarian cancer. Gynecol Oncol 73 (1999) 273.
39. Gadducci A, Fanucchi A, Perutelli A, Genazzani AR: Feminizing tumors of the ovary. Reprod Hum Horm 9 (1996) 271.

40. Garcia J, Seegar-Jones G, Wentz AC: The use of clomiphene citrate. Fertil Steril 28 (1977) 707.
41. Glatthaar E: Endometriose, Klinik und Therapie. In: Käser O, Friedberg V, Ober KG et al (eds): Gynäkologie und Geburtshilfe, Bd. III, S. 762, Thieme, Stuttgart 1972.
42. Gorlitzky GA, Kase NG, Speroff L: Ovulation and pregnancy rates with clomiphene citrate. Obstet Gynecol 51 (1978) 265.
43. Greenblatt EM, Casper RF: Adhesion formation after laparoscopic ovarian cautery for polycystic ovarian syndrome: lack of correlation with pregnancy rate. Fertil Steril 60 (1993) 766.
44. Greenblatt RB, Barfield WE, Jungck EC, Ray AW: Induction of ovulation with MRL/41. J Am Med Ass 178 (1961) 101.
45. Gysler M, March CM, Mishell DR, Bailey EJ: A decade´s experience with an individualised clomiphene treatment regiment including its effects on the postcoital test. Fertil Steril 37 (1982) 161.
46. Hamilton-Fairley D, Franks S: Common problems in induction of ovulation. Ballieres Clin Obstet Gynecol 4 (1990) 609.
47. Hamilton-Fairley D, Kiddy D, Watson H et al: Association of moderate obesity with a poor pregnancy outcome in women with polycystic ovarian syndrome treated with low dose gonadotrophins. Br J Obstet Gynecol 99 (1992) 128.
48. Hamilton-Fairley D, Kiddy D, Watson H et al: Low dose gonadotrophin therapy for induction of ovulation in 100 women with polycystic ovary syndrome. Hum Reprod 6 (1991) 1095.
49. Hammond MG: Monitoring techniques for improved pregnancy rates during clomiphene ovulation induction. Fertil Steril 42 (1984) 499.
50. Harmanli OH, Chatwani A, Caya JG: Massive hemoperitoneum from endometriosis of the fallopian tube: A case report. J Reprod Med Obstet Gynecol 43 (1998) 716.
51. Hibbard LT: Adnexal torsion. Am J Obstet Gynecol 152 (1985) 456.
52. Honore LH: Salpingitis isthmica nodosa in female infertility and ectopic tubal pregnancy. Fertil Steril 29 (1978) 164.
53. Honore LH, O´Hara KE: Serous papillary neoplasms arising in paramesonephric paraovarian cysts. Acta Obstet Gynec Scand 59 (1980) 525.
54. Houston JG, Machan LS: Salpingitis isthmica nodosa: Technical success and outcome of fluoroscopic transcervical fallopian tube recanalization. Cardiovasc Intervent Radiol 21 (1998) 31.
55. Huang FJ, Chang SY, Lu YJ: Laparoscopic treatment of isolated tubal torsion in a premenarchal girl. J Am Ass Gynecol Laparoscopists 6 (1999) 209.
56. Ireland KJ, Woodruff D: Masculinizing ovarian tumors. Obstet Gynecol Survey 31 (1976) 83.
57. Janovski N, Dubrausky V, Paramanandhan TL: Geschwulstbildungen und geschwulstähnliche Bildungen des Eileiters und der Ligamente des weiblichen Genitale. In: Käser O, Friedberg V, Ober KG

et al (Hrsg): Gynäkologie und Geburtshilfe, Bd. III, S. 661, Thieme, Stuttgart 1972.
58. Jenkins CS, Williams SR, Schmidt GE: Salpingitis isthmica nodosa: A review of the literature, discussion of clinical significance, and consideration of patient management. Fertil Steril 60 (1993) 599.
59. Kanter E: Segmental absence of the midportion of the fallopian tube. Fertil Steril 40 (1983) 551.
60. Kastendieck E: Gutartige Erkrankungen der Tube. In: Wulf KH, Schmidt-Matthiesen (Hrsg): Klinik der Frauenheilkunde und Geburtshilfe, S. 205, Urban & Schwarzenberg, München-Wien-Baltimore 1988.
61. Kindermann D, Bauer O, Fischer HP, Diedrich K: Histological findings in a fallopioscopically retrieved isthmic plug causing reversible proximal tubal obstruction. Hum Reprod 8 (1993) 1429.
62. Kousta E, White DM, Franks S: Modern use of clomiphene citrate in induction of ovulation. Hum Reprod Update 3 (1997) 359.
63. Kreuzer GF, Paradowski T, Wurche KD, Flenker H: Neoplastic or nonneoplastic ovarian cyst? The role of cytology. Acta Cytol 39 (1995) 882.
64. Lehner R, Kucera E, Jirecek S et al: Ectopic pregnancy. Arch Gynecol Obstet 263 (2000) 87.
65. Lobo RA, Gysler M, March CM: Clinical and laboratory predictors of clomiphene response. Fertil Steril 37 (1982) 168.
66. Ludwig M, Jelkmann W, Bauer O, Diedrich K: Prediction of severe ovarian hyperstimulation syndrome by free serum vascular endothelial growth factor concentration on the day of human chorionic gonadotrophin administration. Hum Reprod 14 (1999) 2437.
67. Ludwig M, Tolg R, Richardt G, Katus HA, Diedrich K: Myocardial infarction associated with ovarian hyperstimulation syndrome. J Am Med Assoc 282 (1999) 632.
68. Lund JJ: Early ectopic pregnancy: documents on conservative treatment. J Obstet Gynecol Br Emp 62 (1955) 70.
69. Lunenfeld B, Insler V, Glezerman M: Diagnosis and treatment of functional infertility. S. 26, Blackwell, Berlin 1992.
70. Mac Gregor AH, Johnson JE, Bundle CA: Further clinical experience with clomiphene citrate. Fertil Steril 19 (1968) 616.
71. Mashiach S, Carp HJA, Serr DM: Non operative management of ectopic pregnancy: a preliminary report. J Reprod Med 27 (1982) 127.
72. Meinen K: Die Hydatidenzyste - immer ein Nebenbefund? Geburtshilfe Frauenheilkd 40 (1980) 798.
73. Mestwerdt W: Gutartige Erkrankungen des Ovars. In: Wulf KH, Schmidt-Matthiesen H (Hrsg): Klinik der Frauenheilkunde und Geburtshilfe, S. 257, Urban & Schwarzenberg, München-Wien-Baltimore 1988.
74. Mestwerdt W: Vorwort zu Band 8 der Klinik der Frauenheilkunde und Geburtshilfe. In: Wulf KH, Schmidt-Matthiesen H (Hrsg): Klinik der

14 Literatur

Frauenheilkunde und Geburtshilfe, Urban & Schwarzenberg, München-Wien-Baltimore 1988.
75. Müller JEA, Hacker I, Terinde R, Kozlowski P: Wandel von Diagnostik und Therapie der Extrauterin-Gravidität mit besonderer Bewertung des Ultraschalls. Untersuchung der UFK Düsseldorf der Jahre 1962-1983. Geburtshilfe Frauheilkd 46 (1986) 221.
76. Muneyyirci-Delale O, Karacan M: Hormonal treatment of bilateral tubal obstruction. Int J Fertil Women's med 44 (1999) 204.
77. Nichols DH, Julian PJ: Torsion of the adnexa. Clin Obstet Gynecol 28 (1985) 375.
78. Nissen ED, Kent DR, Nissen SE, Feldman BM: Unilateral tuboovarian autoamputation. J Reprod Med 19 (1977) 151.
79. Nomura K, Matsui T, Aizawa S: Gonadoblastoma with proliferation resembling sertoli cell tumor. Int J Gynecol Pathol 18 (1999) 91.
80. O'Brian PM, DiMichele DM, Walterhouse DO: Management of an acute hemorrhagic ovarian cyst in a female patient with hemophilia A. J Pediatric Hematol Oncol 18 (1996) 233.
81. Ober KG: Zur Behandlung der Mißbildungen des Genitaltraktes. In: Käser O, Friedberg V, Ober KG et al (Hrsg): Gynäkologie und Geburtshilfe, Bd. III, S. 908, Thieme, Stuttgart 1972.
82. Ortmann O: Diagnostik und Therapie des polyzystischen Ovarsyndroms. In: Diedrich K (Hrsg): Weibliche Sterilität - Ursachen, Diagnostik und Therapie, S. 60, Springer, Berlin-New York-Heidelberg 1998.
83. Orvieto R, Abir R, Kaplan B et al: The role of intravenous albumin in the prevention of severe ovarian hyperstimulation syndrome: A pilot experimental study. Clin Exp Obstet Gynecol 26 (1999) 98.
84. Padilla SL, Zamaria S, Baramki TA, Garcia JE: Abdominal paracentesis for the ovarian hyperstimulation syndrome with severe pulmonary compromise. Fertil Steril 51 (1990) 791.
85. Palopoli FP, Feil VJ, Allen RE et al: Substituted aminoalkoxytriarylhalo-ethylenes. J Med Chem 10 (1967) 84.
86. Pasquali R, Casimirri F: The impact of obesity on hyperandrogenism and polycystic ovary syndrome in premenopausal women. Clin Endocrinol 39 (1993) 1.
87. Pautier P, Lhomme C, Culine S et al: Adult granulosa-cell tumor of the ovary: a retrospective study of 45 cases. J Gynecol Cancer 7 (1997) 58.
88. Pellicer A, Albert C, Mercader A et al: The pathogenesis of ovarian hyperstimulation syndrome: In vivo studies investigating the role of interleukin-1b, interleukin-6 and vascular endothelial growth factor. Fertil Steril 71 (1999) 482.
89. Pepe F, Panella M, Pepe G: Dermoid cysts of the ovary. Eur J Gynecol Oncol 7 (1986) 186.
90. Pepe F, Panella M, Pepe G, Panella G: Conservative surgery of the ovary. Clin Exp Obstet Gynecol 14 (1987) 133.
90a. Pfisterer J: Gut- und bösartige Neubildungen der Ovarien. In: Diedrich K (Hrsg.): Gynäkologie und Geburtshilfe. S. 600 ff. Springer, Stuttgart-New York 2000.
91. Pfleiderer A: Therapy of ovarian malignant germ cell tumors and granulosa tumors. Int J Gynecol Pathol 12 (1993) 162.
92. Pisarska MD, Carson SA, Buster JE: Ectopic pregnancy. Lancet 351 (1998) 1115.
93. Polson DW, Kiddy DS, Mason HD, Franks S: Induction of ovulation with clomphene citrate in women with polycystic ovary syndrome: the difference between responders and non responders. Fertil Steril 51 (1989) 30.
94. Poretsky L, Kalin MF: The gonadotrophic function of insulin. Endocr Review 8 (1987) 132.
95. Pouly JL, Chapron C, Manhes H et al: Multifactorial analysis of fertility after conservative laparoscopic treatment of ectopic pregnancy in a series of 223 patients. Fertil Steril 56 (1991) 453.
96. Pugeat M, Nicolas MH, Craves JC et al: Androgens in polycystic ovarian syndrome. In: Tolis G, Bringer J, Chrousos GP (eds): Intraovarian regulators and polycystic ovarian syndrome. Recent progress on clinical and therapeutic aspects. Ann New Acad Sci 687 (1993) 124.
97. Punnonen R, Soderstrom KO: Inflammation etiology of salpingitis isthmica nodosa: A clinical, histological and ultrastructural study. Acta Eur Fertil 17 (1986) 199.
98. Savage P, Constenla D, Fisher C et al: Granulosa cell tumors of the ovary. Demographics, survival and the management of advanced disease. Clin Oncol 10 (1998) 242.
99. Schauta F: Über die Diagnose der Frühstadien chronischer Salpingitis. Arch Gynäk 33 (1888) 27.
100. Schenker JG: Clinical aspects of ovarian hyperstimulation syndrome. Eur J Obstet Gynecol Reprod Biol 85 (1999) 13.
101. Schlösser HW: Über Vorkommen, Formen und Ursachen uterusnaher Eileiterverschlüsse. Klinische Untersuchungen bei 198 mikrochirurgisch operierten Frauen. Habilitationsschrift, Universität Düsseldorf 1983.
102. Scully RE: Tumors of the ovaries and maldeveloped gonads. Atlas of Tumor Pathology, Fasc. 16, 2nd Armed Forces Inst., Washington/D.C. 1979.
103. Serafini G, Quadri PG, Gandolfo N et al: Sonographic features of incidentally detected, small, nonpalpable ovarian dermoids. J Clin Ultrasound 27 (1999) 369.
104. Shoham Z: Low-dose protocol of follicle stimulating hormone for induction of ovulation in patients with polycystic ovary syndrome: the hypothesis, etiology and clinical experience. In: Lunenfeld B (ed): FSH alone in ovulation induction. p. 29, The Parthenon Publishing Group, Carnforth 1993.
105. Skibstedt L, Sperling L, Hansen U, Hertz J: Salpingitis isthmica nodosa in female infertility and tubal diseases. Hum Reprod 6 (1991) 828.
106. Spitzer D: Stellenwert von Umwelteinflüssen und Umweltnoxen auf Sterilität und Infertilität. In: Fischl HF (Hrsg): Kinderwunsch. S. 239, Verlag für Medizin und Wirtschaft, Purkersdorf 1995.
107. Stegner HE: Geschwülste der Adnexe. In: Käser O, Friedberg V, Ober KG et al (Hrsg): Gynäkologie und Geburtshilfe, Bd. III, S. 10.1-10.77, Thieme, Stuttgart 1985.
108. Stein I, Leventhal M: Amenorrhea associated with bilateral polycystic ovaries. Am J Obstet Gynecol 29 (1935) 181.
109. Stein JF: Ultimate results of bilateral ovarian wedge resection: twenty years follow up. Int J Fertil 1 (1956) 333.
110. Stenwig JT, Hazekamp JT, Beecham JB: Granulosa cell tumors of the ovary. A clinicopathological study of 118 cases with long term follow-up. Gynecol Oncol 7 (1979) 136.
111. Szokol H, Kondrai G, Papp Z: Gonadal malignancy and 46 XY karyotype in a true hermaphrodite. Obstet and Gynecol 49 (1970) 350.
112. Talerman A: The pathology of gonadal neoplasms of germ cells and sex cord stroma derivates. Path Res Pract 170 (1980) 24.
113. Tanaka T, Hyashi H, Kutsuzawa T et al: Treatment of interstitial ectopic pregnancy with methotrexate. Fertil Steril 37 (1982) 851.
114. Tarlatzis B, Grimbizis G: Assisted Reproduction Techniques in Polycystic Ovarian Syndrome. In: Tolis G, Bringer J, Chrousos GP (eds): Intraovarian regulators and polycystic ovarian syndrome. Recent progress on clinical and therapeutic aspects. Ann New Acad Sci 687 (1993) 280.
115. Taubert HD: Follikelpersistenz - Ein vergessenes Krankheitsbild? Zentralbl Gynäkol 121 (1999) 413.
116. Taylor AE, Hall JE: Disordered gonadotropin secretion in polycystic ovary syndrome. In: Filicori M, Flamigni C (eds): The ovary - regulation, dysfunction and treatment. p. 187, Elsevier, Amsterdam 1996.
117. Tuomivaara L, Kauppila A, Puolakka J: Ectopic pregnancy - an analysis of the etiology, diagnosis and treatment in 552 cases. Arch Gynecol 273 (1986) 135.
118. Walden PAM, Bagshawe KD: Reproductive performance of women successfully treated for gestational tumors. Am J Obstet Gynecol 125 (1976) 1108.
119. Watzka M: Weibliche Genitalorgane. Das Ovarium. In: Bargmann W (Hrsg): Handbuch der mikroskopischen Anatomie des Menschen (begründet von W.V. Möllendorff). Bd. VII/3, S. 1-187, Springer, Berlin-Göttingen-Heidelberg 1957.
120. Wheeler JE: Pathology of the Female Genital Tract. 2nd ed. p. 393; Springer, New York-Heidelberg-Berlin 1982.
121. Wiedemann R, Sterzik K, Gombisch V et al: Beyond recanalizing proximal tubal occlusion: The argument for further diagnosis and classification. Hum Reprod 11 (1996) 986.
122. Wolf AS: Adipositas und PCO-Syndrom bei jungen Mädchen. Gynäkologe 31 (1998) 6.
123. Yablonski M, Sarge T, Wild RA: Subtle variations in tubal anatomy in infertile women. Fertil Steril 54 (1990) 455.
124. Yen SCC: The polycystic ovary. Clin

Endocrinol 12 (1980) 177.
125. Zolcinski A, Robazcynski J, Ziolkowski M: Über die Nebentuben und akzessorische Tubenostien. Zbl Gynäk 86 (1964) 54.

Literatur zu Kapitel 6

1. Aavitsland P: Survey of the treatment of Chlamydia trachomatis infection of the female genital tract. Acta Obstet Gynecol Scand Jul 71 (5) (1992) 356-360.
2. Anzala AO, Simonsen JN, Kimani J et al: Acute sexually transmitted infections increase human immunodeficiency virus type 1 plasma viremia, increase plasma type 2 cytokines, and decrease CD4 cell counts. J Infect Dis Aug 182 (2) (2000) 459-466.
3. Barbosa C, Macasaet M, Brockmann S et al: Pelvic inflammatory disease and human immunodeficiency virus infection. Obstet Gynecol Jan;89(1) (1997) 65-70.
4. Bell TA, Holmes KK: Age-specific risks of syphilis, gonorrhea, and hospitalized pelvic inflammatory disease in sexually experienced U.S. women. Sex Transm Dis 11 (4) (1984) 291-295.
5. Benaim J, Pulaski M, Coupey SM: Adolescent girls and pelvic inflammatory disease: experience and practices of emergency department pediatricians. Arch Pediatr Adolesc Med 152 (5) (1998) 449-454.
6. Blanco JD, Patterson RM, Ramzy I, Turner T: Clindamycin and ibuprofen effects on chlamydial salpingitis in mice. Sex Transm Dis 16 (4) (1989) 192-194.
6a. Black CM: Current methods of laboratory diagnosis of Chlamydia tradiomatis infections. Clin Mikrobiol Rev 10 (1997) 160-184.
7. Buchan H, Vessey M, Goldacre M, Fairweather J: Morbidity following pelvic inflammatory disease. Br J Obstet Gynaecol 100 (6) (1993) 558-562.
8. Buchweitz O, Malik E, Kressin P et al: Laparoscopic management of tubo-ovarian abscesses - retrospective analysis of 60 cases. Surg Endosc. in press.
9. Bukusi EA, Cohen CR, Stevens CE et al: Effects of human immunodeficiency virus 1 infection on microbial origins of pelvic inflammatory disease and on efficacy of ambulatory oral therapy. Am J Obstet Gynecol 181 (6) (1999) 1374-1381.
10. Bulas DI, Ahlstrom PA, Sivit CJ, Blask AR, O'Donnell RM: Pelvic inflammatory disease in the adolescent: comparison of transabdominal and transvaginal sonographic evaluation. Radiology 183 (2) (1992) 435-439.
11. Cates W jr, Rolfs RT jr, Aral SO: Sexually transmitted diseases, pelvic inflammatory disease, and infertility: an epidemiologic update. Epidemiol Rev 12 (1990) 199-220.
12. CDC: 1998 guidelines for treatment of sexually transmitted diseases. MMWR Morb Mortal Wkly Rep Jan 23; 47 (RR-1) (1998) 1-111.
13. CDC: Pelvic inflammatory disease: guidelines for prevention and management. MMWR Morb Mortal Wkly Rep Apr 26; 40 (RR-5) (1991) 1-25.
14. Chow JM, Yonekura ML, Richwald GA et al: The association between Chlamydia trachomatis and ectopic pregnancy. A matched-pair, case-control study. JAMA 263 (23) (1990) 3164-3167.
15. Cohen CR, Plummer FA, Mugo N et al: Increased interleukin-10 in the endocervical secretions of women with non-ulcerative sexually transmitted diseases: a mechanism for enhanced HIV-1 transmission? AIDS Feb 25; 13 (3) (1999) 327-332.
16. Corsi PJ, Johnson SC, Gonik B et al: Transvaginal ultrasound-guided aspiration of pelvic abscesses. Infect Dis Obstet Gynecol 7 (5) (1999) 216-221.
17. Cox SM, Faro S, Dodson MG et al: Role of Neisseria gonorrhoeae and Chlamydia trachomatis in intraabdominal abscess formation in the rat. J Reprod Med 36 (3) (1991) 202-205.
18. De Bruyne F, Hucke J, Willers R: The prognostic value of salpingoscopy. Hum Reprod 12 (2) (1997) 266-271.
19. DeWilde R, Hesseling M: Tube-preserving diagnostic operative laparoscopy in pyosalpinx. Gynaecol Endosc 4 (1995) 105-108.
20. Dieterle S: Chlamydieninfektionen in Gynäkologie und Geburtshilfe. Geburtsh Frauenheilkd 55 (1995) 510-517.
21. Dodson M: Acute pelvic inflammatory disease. In: Dodson M (ed): Transvaginal Ultrasound. 2nd ed. pp 147-156, Churchill Livingstone, New York 1995.
22. Ectopic pregnancy - United States, 1990-1992. MMWR Morb Mortal Wkly Rep Jan 27; 44 (3) (1995) 46-48.
23. Eschenbach DA, Hillier S, Critchlow C et al: Diagnosis and clinical manifestations of bacterial vaginosis. Am J Obstet Gynecol 158 (4) (1988) 819-828.
24. Eschenbach DA, Wolner-Hanssen P, Hawes SE et al: Acute pelvic inflammatory disease: associations of clinical and laboratory findings with laparoscopic findings. Obstet Gynecol 89 (2) (1997) 184-192.
25. Gaydos CA, Howell MR, Pare B et al: Chlamydia trachomatis infections in female military recruits. N Engl J Med 339 (11) (1998) 739-744.
26. Gene M, Mardh A: A cost-effective analysis of screening and treatment for Chlamydia trachomatis infection in asymptomatic women. Ann Intern Med 124 (1996) 1-7.
27. Gilstrap LC 3rd, Herbert WN, Cunningham FG et al: Gonorrhea screening in male consorts of women with pelvic infection. JAMA 238 (9) (1977) 965-966.
28. Grazia Porpora M, Gomel V: The role of laparoscopy in the management of pelvic pain in womem of reproductive age. Fertil Steril 68 (5) (1997) 765-779.
29. Hammerschlag MR, Golden NH, Oh MK et al: Single dose of azithromycin for the treatment of genital chlamydial infections in adolescents. J Pediatr 122 (6) (1993) 961-965.
30. Henry-Suchet J: Hormonal contraception and pelvic inflammatory disease. Eur J Contracept Reprod Health Care 2 (4) (1997) 263-267.
31. Henry-Suchet J, Soler A, Loffredo V: Laparoscopic treatment to tubo-ovarian abscesses. J Reprod Med 8 (1984) 579.
32. Hessol NA, Priddy FH, Bolan G et al: Management of pelvic inflammatory disease by primary care physicians. A comparison with Centers for Disease Control and Prevention guidelines. Sex Transm Dis 23 (2) (1996) 157-163.
33. Hicks DA: What risk of infection with IUD use. Lancet 25; 351 (9111) (1998) 1222-1223.
34. Hillier SH, Holmes KK: Bacterial vaginosis. In: Holmes KK et al (eds): Sexually transmitted diseases. p 547, McGraw-Hill, New York 1990.
35. Hillier SL, Kiviat NB, Hawes SE et al: Role of bacterial vaginosis-associated microorganisms in endometritis. Am J Obstet Gynecol 175 (2) (1996) 435-441.
36. Hillis SD, Joesoef R, Marchbanks PA et al: Delayed care of pelvic inflammatory disease as a risk factor for impaired fertility. Am J Obstet Gynecol 168 (5) (1993) 1503-1509.
37. Hillis S, Black C, Newhall J et al: New opportunities for Chlamydia prevention: applications of science to public health practice. Sex Transm Dis 22 (3) (1995) 197-202.
38. Hillis SD, Wasserheit JN: Screening for chlamydia - a key to the prevention of pelvic inflammatory disease. N Engl J Med 334 (21) (1996) 1399-1401.
39. Hoegsberg B, Abulafia O, Sedlis A et al: Sexually transmitted diseases and human immunodeficiency virus infection among women with pelvic inflammatory disease. Am J Obstet Gynecol 163 (4 Pt I) (1990) 1135-1139.
40. Holmes KK, Eschenbach DA, Knapp JS: Salpingitis: overview of etiology and epidemiology. Am J Obstet Gynecol 138 (7 Pt 2) (1980) 893-900.
41. IPPF International Advisory Panel: Statement on contraception for clients who are HIV-positive. IPPF Med Bull 25 (1991) 1-2.
42. Irwin KL, Moorman AC, O'Sullivan MJ et al: Influence of human immunodeficiency virus infection on pelvic inflammatory disease. Obstet Gynecol 95 (2000) 525-534.
43. Jacobson L, Weström L: Objectivized diagnosis of acute pelvic inflammatory disease. Diagnostic and prognostic value of routine laparoscopy. Am J Obstet Gynecol 105 (1969) 1088-1098.
44. Joesoef MR, Weström L, Reynolds G et al: Recurrence of ectopic pregnancy: the role of salpingitis. Am J Obstet Gynecol 165 (1991) 46-50.
45. Johns DA: Laparoscopic treatment of tubo-ovarian abscess: In Sutton C, Diamond M (Hrsg): Endoscopic Surgery of Gynecologists. pp 154-158, WB Saunders, Philadelphia 1994.
46. Jones RB, Ardery BR, Hui SL, Cleary RE: Correlation between serum antichlamydial antibodies and tubal factor as a cause of infertility. Fertil Steril 38 (1982) 553-558.
47. Kamwendo F, Forslin L, Bodin L, Danielsson D: Programmes to reduce pelvic inflammatory disease - the Swedish experience. Lancet 351, Suppl 3 (1998) 25-28.

14 Literatur

48. Kaplan AL, Jacobs WM, Ehresman JB: Aggressive management of pelvic abscess. Am J Obstet Gynecol 98 (1967) 482-487.
49. Kayser FH: Erreger bakterieller Infektionskrankheiten. In: Kayser FH et al (Hrsg): Medizinische Mikrobiologie. S. 181-188, 8. Aufl. Thieme, Stuttgart 1993.
50. Kolmorgen K, Seidenschnur G, Dobreff U: Diagnosis and surgical therapy of suppurative inflammations of the adnexa. Zentralbl Gynäkol 110 (1988) 423-428.
51. Kupesic S, Kurjak A, Pasalic L et al: The value of transvaginal color Doppler in the assessment of pelvic inflammatory disease. Ultrasound Med Biol 21 (6) (1995) 733-738.
51a. Landers DV, Wolner-Hausen P, Paavonen J: Combination antimicrobial therapy in the treatment of acute pelvic inflammation disease. Am J Obstet Gynecol 164 (1991) 849-858.
52. Landers DV, Sweet RL: Current trends in the diagnosis and treatment of tuboovarian abscess. Am J Obstet Gynecol 151 (1985) 1098-1110.
53. Landers DV, Sung ML, Bottles K, Schachter J: Does addition of anti-inflammatory agents to antimicrobial therapy reduce infertility after murine chlamydial salpingitis? Sex Transm Dis 20 (1993) 121-125.
54. Lawson MA, Blythe MJ: Pelvic inflammatory disease in adolescents. Pediatr Clin North Am 46 (1999) 767-782.
55. Lippes J: Pelvic actinomycosis: a review and preliminary lood at prevalence. Am J Obstet Gynecol 180 (1999) 265-269.
56. Lueken RP, Bormann C, Scotland V: Die Genitaltuberkulose - Zunahme oder Zufall? Zentralbl Gynäkol 119 (1997) 39-41.
57. Makinen J: Ectopic pregnancy falls in Finland. Lancet 348 (9020) (1996) 129-130.
58. McCormack WM: Pelvic inflammatory disease. N Engl J Med 330 (1994) 115-119.
59. McNeeley SG, Hendrix SL, Mazzoni MM et al: Medically sound, cost-effective treatment for pelvic inflammatory disease and tuboovarian abscess. Am J Obstet Gynecol 178 (1998) 1272-1278.
60. Mecke H, Semm K, Freys I et al: Pelvic abscesses: pelviscopy of laparotomy. Gynecol Obstet Invest 31 (1991) 231-234.
61. MiQ 10/2000 Genitalinfektionen Teil I Infektionen des weiblichen und des männlichen Genitaltraktes. In: Mauch H (Hrsg): Qualitätsstandards in der mikrobiologisch-infektiologischen Diagnostik. S 11-25, Urban & Fischer, München-Jena 2000.
62. MiQ 11/2000 Genitalinfektionen Teil II Infektionserreger. In: Mauch H (Hrsg): Qualitätsstandards in der mikrobiologisch-infektiologischen Diagnositik. S 60-68, Urban & Fischer, München-Jena 2000.
63. Molander P, Cacciatore B, Sjoberg J, Paavonen J: Laparoscopic management of suspected acute pelvic inflammatory disease. J Am Assoc Gynecol Laparosc 7 (1) (2000) 107-110.
64. NCHS: Advanced report on final mortality statistics, 1992. Monthly vital statistics. US Department of health and services, Public Health Service, CDC, Atlanta. Report 43, No. 6, 1994.
65. Nelson AL, Sinow RM, Oliak D: Transrectal ultrasonographically guided drainage of gynecologic pelvic abscesses. Am J Obstet Gynecol 182 (2000) 1382-1388.
66. Ness RB, Keder LM, Soper DE et al: Oral contraception and the recognition of endometritis. Am J Obstet Gynecol 176 (1997) 580-585.
67. Nezhat CR (ed): Operative Gynecologic Laparoscopy: Principles and Technique. pp 185-201, 1st ed. McGraw-Hill New York 1995.
68. Paavonen J: Immunopathogenesis of pelvic inflammatory disease and infertility - what do we know and what shall we do? J Brit Fertil Soc 1 (1) (1996) 42-45.
69. Paavonen J, Aine R, Teisala K et al: Comparison of endometrial biopsy and peritoneal fluid cytologic testing with laparoscopy in the diagnosis of acute pelvic inflammatory disease. Am J Obstet Gynecol 151 (5) (1985) 645-650.
70. Paavonen J, Kiviat N, Brunham RC et al: Prevalence and manifestations of endometritis among women with cervicitis. Am J Obstet Gynecol 152 (1985) 280-286.
71. Paavonen J, Puolakkainen M, Paukku M, Sintonen H: Cost-benefit analysis of first-void urine Chlamydia trachomatis screening program. Obstet Gynecol 92 (1998) 292-298.
72. Patten RM, Vincent LM, Wolner-Hanssen P, Thorpe E Jr: Pelvic inflammatory disease. Endovaginal sonography with laparoscopic correlation. J Ultrasound Med 9 (1990) 681-689.
73. Patton DL, Moore DE, Spadoni LR et al: A comparison of the fallopian tube's response to overt and silent salpingitis. Obstet Gynecol 73 (1989) 622-630.
74. Patton DL, Sweeney YC, Bohannon NJ et al: Effects of doxycycline and antiinflammatory agents on experimentally induced chlamydial upper genital tract infection in female macaques. J Infect Dis 175 (1997) 648-654.
75. Peterson HB, Walker CK, Kahn JG et al: Pelvic inflammatory disease. Key treatment issues and options. JAMA 266 (1991) 2605-2611.
76. Platt R, Rice PA, McCormack WM: Risk of acquiring gonorrhea and prevalence of abnormal adnexal findings among women recently exposed to gonorrhea. JAMA 250 (23) (1983) 3205-3209.
77. Reich H, McGlynn F: Laparoscopic treatment of tuboovarian and pelvic abscesses. J Reprod Med 32 (1987) 747-752.
78. Reich H, Shaw M: Laparoskopic treatment of tuboovarian and pelvic Abscess. In: Sanfilippo J, Levine R (eds): Operative Gynecologic Endoscopy. pp 215-227, 2nd ed. Springer, New York 1997.
79. Rice PA, Schachter J: Pathogenesis of pelvic inflammatory disease. What are the questions? JAMA 266 (18) (1991) 2587-2593.
80. Rivlin ME, Hunt JA: Ruptured tuboovarian abscess. Is hysterektomy necessary? Obstet Gynecol 50 (1977) 518-522.
81. Rizk P: Operative laparoscopy in the management of tubo-Ovarian abscess. J Am Ass Gynecol Laparosc Aug; 2 (Suppl 4) (1995) 46.
82. Rolfs RT: „Think PID". New directions in prevention and management of pelvic inflammatory disease. Sex Transm Dis 18 (2) (1991) 131-132.
83. Rome E: Pelvic inflammatory disease: the importance of aggressive treatment in adolescents. Clev Clin J Med 7 (1998) 1998.
84. Rowe PJ: Sequelae of pelvic infection. In: Tempelton A (ed): The Prevention of Pelvic Infection. pp 14-32, Royal college of Obstetrics and Gynecologists, London 1996.
85. Scholes D, Daling JR, Stergachis AS: Current cigarette smoking and risk of acute pelvic inflammatory disease. Am J Public Health 82 (1992) 1352-1355.
86. Scholes D, Stergachis A, Heidrich FE et al: Prevention of pelvic inflammatory disease by screening for cervical chlamydial infection. N Engl J Med 23; 334 (21) (1996) 1362-1366.
87. Sellors J, Mahony J, Goldsmith C et al: The accuracy of clinical findings and laparoscopy in pelvic inflammatory disease. Am J Obstet Gynecol 164 (1 Pt 1) (1991) 113-120.
88. Seufert R, Casper F, Bauer H: Die Genitaltuberkulose der Frau - nur noch von medizinhistorischem Interesse? Geburtshilfe Frauenheilkd 52 (1992) 56-58.
89. Slap GB, Forke CM, Cnaan A et al: Recognition of tubo-ovarian abscess in adolescents with pelvic inflammatory disease. J Adolesc Health 18 (1996) 397-403.
90. Soper DE, Brockwell NJ, Dalton HP, Johnson D: Observations concerning the microbial etiology of acute salpingitis. Am J Obstet Gynecol 170 (4) (1994) 1008-14; discussion 1014-1017.
91. Stamm WE, Guinan ME, Johnson C et al: Effect of treatment regimens for Neisseria gonorrhoeae on simultaneous infection with Chlamydia trachomatis. N Engl J Med 310 (9) (1984) 545-549.
92. Standardkommission „Infektionen in der perinatalen Medizin" (Berichterstatter: Hoyme UB): Chlamydia trachomatis-Infektionen in der Schwangerschaft. Gynäkologie und Geburtshilfe 16 (1992) 42-45.
93. Sweet RL: Role of bacterial vaginosis in pelvic inflammatory disease. Clin Infect Dis 20 Suppl 2 (1995) S271-S275.
94. Sweet RL: Gynecologic conditions and bacterial vaginosis: implications for the non-pregnant patient. Infect Dis Obstet Gynecol 8 (3-4) (2000) 184-190.
95. Sweet RL, Schachter J, Robbie MO: Failure of beta-lactam antibiotics to eradicate Chlamydia trachomatis in the endometrium despite apparent clinical cure of acute salpingitis. JAMA 250 (19) (1983) 2641-2645.
96. Sweet RL, Landers DV: Pelvic inflammatory disease in HIV-positive women. Lancet 349 (9061) (1997) 1265-1266.
97. Taylor-Robinson D: Evaluation and comparison of tests to diagnose Chlamydia trachomatis genital infections. Hum Reprod 12 (11 Suppl) (1997) 113-120.
98. Taipale P, Tarjanne H, Ylostalo P: Trans-

vaginal sonography in suspected pelvic inflammatory disease. Ultrasound Obstet Gynecol 6 (6) (1995) 430-434.
99. Thompson SE, Brooks C, Eschenbach DA et al: High failure rates in outpatient treatment of salpingitis with either tetracycline alone or penicillin/ampicillin combination. Am J Obstet Gynecol Jul 15; 152 (6 Pt 1) (1985) 635-641.
100. Timor-Tritsch IE, Lerner JP, Monteagudo A et al: Transvaginal sonographic markers of tubal inflammatory disease. Ultrasound Obstet Gynecol 12 (1) (1998) 56-66.
101. Tukeva TA, Aronen HJ, Karjalainen PT et al: MR imaging in pelvic inflammatory disease: comparison with laparoscopy and US. Radiology 210 (1) (1999) 209-216.
102. Verhoest P, Orfila J, Bissac E: Use of an experimental Chlamydia trachomatis salpingitis model for evaluating the effectiveness of antibiotics and anti-inflammatory agents on fertility. J Gynecol Obstet Biol Reprod (Paris) 26 (3) (1997) 309-314.
103. Wales NM, Barton SE, Boag FC et al: An audit of the management of pelvic inflammatory disease. Int J STD AIDS 8 (6) (1997) 409-411.
104. Walker CK, Landers DV: Pelvic abscesses: new trends in management. Obstet Gynecol Surv 46 (9) (1991) 615-624.
105. Walker CK, Workowski KA, Washington AE et al: Anaerobes in pelvic inflammatory disease: implications for the Centers for Disease Control and Prevention's guidelines for treatment of sexually transmitted diseases. Clin Infect Dis 28, Suppl 1 (1999) 29-36.
106. Walsh T, Grimes D, Frezieres R et al: Randomised controlled trial of prophylactic antibiotics before insertion of intrauterine devices. IUD Study Group. Lancet 351 (9108) (1998) 1005-1008.
107. Washington AE, Katz P: Cost of and payment source for pelvic inflammatory disease. Trends and projections 1983 through 2000. JAMA Nov 13; 266 (18) (1991) 2565-2569.
108. Washington AE, Cates W jr, Wasserheit JN: Preventing pelvic inflammatory disease. JAMA 266 (18) (1991) 2574-2580.
109. Watrelot A, Dreyfus JM, Andine JP: Evaluation of the performance of fertiloscopy in 160 consecutive infertile patients with no obvious pathology. Hum Reprod 14 (3) (1999) 707-711.
110. Weström L: Effect of acute pelvic inflammatory disease on fertility. Am J Obstet Gynecol 121 (5) (1975) 707-713.
111. Weström L: Decrease in incidence of women treated in hospital for acute salpingitis in Sweden. Genitourin Med 64 (1) (1988) 59-63.
112. Weström L: Chlamydia and its effect on reproduction. J Brit Fertil Soc 1 (1996) 23-30.
113. Weström L, Mardh PA: Acute pelvic inflammatory disease. In: Holmes KK, Mardh PA, Sparling PF et al (eds): Sexually Transmitted Diseases. 2nd ed, McGraw-Hill, New York 1990.
114. Weström L, Joesoef R, Reynolds G et al: Pelvic inflammatory disease and fertility. A cohort study of 1,844 women with laparoscopically verified disease and 657 control women with normal laparoscopic results. Sex Transm Dis 19 (4) (1992) 185-192.
115. Wolner-Hanssen P: Oral contraceptive use modifies the manifestations of pelvic inflammatory disease. Br J Obstet Gynaecol 93 (6) (1986) 619-624.
116. Wolner-Hanssen P, Eschenbach DA, Paavonen J et al: Decreased risk of symptomatic chlamydial pelvic inflammatory disease associated with oral contraceptive use. JAMA 263 (1) (1990) 54-59.
117. Wolner-Hanssen P, Eschenbach DA, Paavonen J et al: Association between vaginal douching and acute pelvic inflammatory disease. JAMA 263 (14) (1990) 1936-1941.
118. WHO: Infections, pregnancies, and infertility: perspectives on prevention. Fertil Steril 47 (6) (1987) 964-968.
119. WHO Scientific Working Group on Improving Access to Quality Care in Family Planning: Medical eligibility criteria for initiating and continuing use of contraceptive methods. WHO, Geneva 1996.
120. WHO Task Force on the Prevention and Management of Infertility: Tubal infertility: serologic relationship to past chlamydial and gonococcal infection. Sex Transm Dis 22 (2) (1995) 71-77.

Literatur zu Kapitel 7

Abschnitte „Einleitung und Definition" und „Die Geschlechtskrankheiten im Sinne des Gesetzes"
1. Ackermann AB: Histologic Diagnosis of Inflammatory Skin Diseases. Lea & Febiger, Philadelphia 1978.
2. Barr J, Danielson D: Disseminated gonococcal infections (gonococcal septicemia). In: Danielson D, Juhlin L, Mardh P-A (eds): Genital Infections and Their Complications, pp. 77-84. Almquist & Wiksel, Stockholm 1975.
3. Brade V, Beuscher HU, Schwarz W: Serodiagnose der Primärsyphilis. Erfahrungen mit dem 19S(IgM)-TPHA-Test. Lab Med 8 (1984) 380.
4. Dickgiesser N, Hartmann AA: Neisseria gonorrhoeae. In: Sonntag H-G, Müller HE (Hrsg): Infektionserreger in Praxis und Krankenhaus, Bd. II. mhp, Wiesbaden 1984.
5. Enders G: Syphilis. In: Enders G: Infektionen und Impfungen in der Schwangerschaft, 2. Aufl., S. 170-180. Urban & Schwarzenberg, München 1991.
6. Deutsche STD-Gesellschaft, DSTDG: Diagnostik und Therapie sexuell übertragbarer Krankheiten. - Leitlinien der Deutschen STD-Gesellschaft. Petzold D, Gross G (Hrsg) Springer, Berlin-Tokio 2000.
7. Hagen W, Bernhardt F: Gesetz zur Bekämpfung der Geschlechtskrankheiten vom 23. Juli 1953. Kommentar. Nachtrag erste und zweite Durchführungsverordnung vom 28.12.1954 und 5.7.1955. Franz Vahlen, Berlin-Frankfurt 1954.
8. Hartmann AA: Gutartige Erkrankungen der Vulva. In: Mestwerdt W (Hrsg): Gutartige gynäkologische Erkrankungen I. Klinik der Frauenheilkunde und Geburtshilfe, 2. Aufl, Bd. 8. Urban & Schwarzenberg, München-Wien-Baltimore 1988.
9. Hartmann AA: Die sexuell aquirierte reaktive Arthritis, SARA. In: Braun-Falco O, Plewig G, Meurer M (Hrsg): Fortschritte der praktischen Dermatologie und Venerologie, Bd. 13. Springer, Berlin-Heidelberg-New York 1993.
10. Hartmann AA, Elsner P: Geschlechtskrankheiten und HIV-Infektion. In: Mestwerdt W (Hrsg): Gutartige gynäkologische Erkrankungen I. Klinik der Frauenheilkunde und Geburtshilfe, 2. Aufl, Bd. 8, S. 291-316. Urban & Schwarzenberg, München-Wien-Baltimore 1988.
11. Hartmann AA, Elsner P, Burg G: Intravenous single dose ceftriaxone treatment of chancroid. Dermatologica 183 (1991) 132-135.
11a. Hartmann AA, Müller E: Diagnose der oralen und rektalen Gonorrhoe. Tägl. Praxis 19 (1978) 39.
12. Hartmann AA, Müller E: Nachweis von Neisseria meningitidis im Urogenitaltrakt. Hautarzt 30 (1979) 305.
13. Hensel U, Wellensiek HJ, Bhakdi S: Sodium dodecyl sulfate polyacrylamide gel electrophoresis immunoblotting as a serological tool in the diagnosis of syphilitic infections. J clin Microbiol 21 (1985) 82.
14. Holmes KK, Mardh P-A, Sparling PF, Wiesner PJ: Sexually Transmitted Diseases, 2nd ed. McGraw-Hill, New York-Toronto 1990.
15. Kinghorn GR, Rashid SC: Prevalence of rectal and pharyngeal infection in women with gonorrhoea in Sheffield. Br J vener Dis 55 (1979) 408.
16. Lever WF, Schaumburg-Lever G: Histopathology of the Skin, 6th ed. Lippincott, Philadelphia-London-Sydney 1983.
17. Luger A: IgM-Diagnostik in der Syphilisserologie. Klin Wschr 95 (1983) 843-847.
18. Mardh PA, Holmes KK, Oriel JD, Piot P, Schachter J (eds): Chlamydial Infections. Elsevier Biomedical, Amsterdam-New York-Oxford 1982.
19. Moulder JW: Order II. Chlamydiales. In: Krieg NR, Holt JG (eds): Bergey's Manual of Systematic Bacteriology, vol. 1, pp. 729-739. Williams & Wilkins, Baltimore-London 1984.
20. Müller F: Immunological and laboratory aspects of treponematoses. Derm Mschr 170 (1984) 357.
21. Müller F, Moskophidis M: Evaluation of an enzyme immunoassay for IgM antibodies to Treponema pallidum in syphilis in man. Br J vener Dis 60 (1984) 288.
22. Noble RC, Cooper RM: Meningococcal colonisation misdiagnosed as gonococcal pharyngeal infection. Br J vener Dis 55 (1979) 336.
23. Petzoldt D: Gonorrhö. In: Korting GW (Hrsg): Dermatologie in Praxis und Klinik, Bd. IV, S. 44.3. Thieme, Stuttgart-New York 1981.
24. Pon E, Batchelor RA, Howell HB et al: An

unusual case of penicillinase-producing Neisseria gonorrhoeae resistant to spectinomycin in California. J sex transm Dis 13 (1986) 47.
25. Renney KM: An unusual case of gonococcal arthritis. Br J vener Dis 56 (1980) 35.
26. Scherer R, Braun-Falco O: Alternative pathway complement activation: a possible mechanism inducing skin lesions in benign gonococcal sepsis. Br J Derm 95 (1976) 303.
27. Schnyder UW: Dermatosen. Histopathologie der Haut. In: Doerr W, Seifert G, Uehlinger E (Hrsg): Spezielle Pathologische Anatomie, Bd. 7, Teil 1, 2. Aufl. Springer, Berlin-Heidelberg-New York 1978.
28. Schoolnik GK, Buchanan TM, Holmes KK: Gonococci causing disseminated gonococcal infection are resistant to the bactericidal action of normal human sera. J clin Invest 58 (1976) 1163.
29. Shahidullah M: Pharyngeal gonorrhoea in homosexuals. Br J vener Dis 52 (1976) 168.
30. Stamm WE, Holmes KK: Chlamydia trachomatis infections of the adult. In: Holmes KK, Mardh P-A, Sparling PF, Wieser PJ (eds): Sexually Transmitted Diseases, 2d ed., pp. 181-193. McGraw-Hill, New York-Toronto 1990.
31. Stüttgen G: Ulcus molle: dt./engl. 5 Chancroid. Grosse, Berlin 1981.
32. Veldkamp J, Visser AM: Application of the enzyme-linked immunosorbent assay (ELISA) in the serodiagnosis of syphilis. Br J vener Dis 51 (1975) 227.

Abschnitt „Andere sexuell übertragene Krankheiten"
1. Barbacci MB, Spence MR, Kappus EW et al: Postabortal endometritis and isolation of Chlamydia trachomatis. Obstet and Gynecol 68 (1986) 686-690.
2. Center for Disease Control: Sexually transmitted disease treatment guidelines. Morb. Mort, wkly Rep (1999) XX.
3. Connor EM et al: Reduction of maternal-infant transmission of human immunodeficiency virus typ 1 with zidovudine treatment. N Engl J Mend 331 (1994) 1173-1180.
4. Enders G et al: Seroprevalence study of herpes simplex virus type 2 among pregnant women in Germany using a type-specific enzyme immunoassay. Eur J Clin Micobiol Infect Dis 18 (1998) 870-872.
5. Epidemiologisches Bulletin: HIV/AIDS - Halbjahresbericht. 1/2000 Robert-Koch-Institut.
6. Friese K, Kunz K: HIV-Infection an pathology in cervix cytology, Abstract 622, XII. World Congress of Gynecology and Obstetrics, Rio de Janeiro, Brazil 1988.
7. Friese K: Herpes genitalis. In: Friese K, Kachel W (Hrsg): Infektionserkrankungen der Schwangeren und des Neugeborenen. S. 108-117, 2. Aufl. Springer, Heidelberg-Berlin.
8. Handsfield HH, Pollock PS: Arthritis associated with sexually transmitted diseases. In: Holmes KK, Mårdh P-A, Sparling PF et al (eds): Sexually Transmitted Diseases. 4th ed. McGraw-Hill, New York 1999.

9. Koch J, Kirschner W, Schäfer A: Bestimmung der Prävalenz der genitalen HPV- und Chlamydia trachomatis-Infektionen in einem repräsentativen Querschnitt der weiblichen Normalbevölkerung in Berlin. Inf Fo II (1997) 1-7.
10. Martius J, Krohn M, Hillier SL et al: Relationships of vaginal lactobacillus species, cervical chlamydia trachomatis and bacterial vaginosis to preterm birth. Obstet and Gynecol 71 (1988) 89-95.
11. McGregor JA, French JI: Chlamydia trachomatis infection during pregnancy. Am J Obstet Gynecol 164 (1991) 1782-1789.
12. Parasher et al: Generelles Hepatitis-B-Screening in der Schwangerschaft: Noch immer ein ungelöstes Problem in der Geburtshilfe. Dt Ärztebl 98 (2001) A 329-331.
13. Quinn TC et al: Viral load and heterosexual transmission of human immunodeficiency virus Typ 1. N Engl J Med 342 (2000) 921-929.
14. Randolph AG et al: Cesarean delivery for women presenting with genital herpes lesions. Efficacy, risks and costs. JAMA 270 (1993) 77-82.
15. Schäfer APA: Die HIV-Infektion in Geburtshilfe und Gynäkologie. 29 (1996) 129-137.
16. Schäfer APA, Friese K: Maßnahmen zur Senkung des materno-fetalen HIV-Transmissionsrisikos. Dt Ärztebl 93 (1996) A 2234-2236.
17. Schäfer A et al: Primäre Kaiserschnittentbindung mit und ohne antiretrovirale Prophylaxe und Prävention der materno-fetalen Transmission von HIV-1. Bundesgesundheitsblatt 42 (1999) 569.
18. Stray-Pedersen B: New aspects of perinatal infections. Ann Med 25 (1993) 295-300.
19. Weigel M et al: Diagnostik und Behandlung HIV-diskordanter Paare mit Kinderwunsch. Dt Ärztebl 98 (2001) A 2648-2652.
20. Winkle S: Geißeln der Menschheit - Kulturgeschichte der Seuchen. Artemis & Winkler, Düsseldorf-Zürich 1997

Literatur zu Kapitel 8

1. Adamson GD, Pasta DJ: Surgical treatment of endometriosis-associated infertility: meta-analysis compared with survival analysis. Am J Obstet Gynecol 171 (1994) 1488-1505.
2. American Fertility Society: Revised Classification of Endometriosis. Fertil Steril 43 (1985) 351-352.
3. Anthony DJ, Profio AE, Balchum OJ: Fluorescence spectra in lung with porphyrin injection. Photochem Photobiol 49 (1989) 583-586.
3a. Badawy SZ, ElBakry MM, Samuel F et al: Cumulative pregnancy rates in infertile women with endometriosis. J Peprod Med 33 (1988) 757-760.
4. Baumgartner R, Kriegmair M, Jocham D et al: Photodynamic diagnosis (PDD) of early stage malignancies - preliminary results in urology and pneumology. In: Physiological Monitoring and early Detection Diganostic Methods. Mang S (ed) Proc SPIE 1641 (1992) 107.

5. Berube S, Marcoux S, Langevin M et al: Fecundity of infertile women with minimal or mild endometriosis and women with unexplained infertility. The Canadian Collaborative Group on Endometriosis. Fertil Steril 69 (1998) 1034-1041.
6. Borsellino G, Buonaguidi A, Veneziano S et al: Endometriosis of the large intestine. A report of two clinical cases. Minerva Gynaecol 45 (1993) 443-447.
7. Cameron IC, Rogers S, Collins MC, Reed MW: Intestinal endometriosis: presentation, investigastion and surgical management. Int J Colorectal Dis 10 (1995) 83-86.
8. Chedid S, Camus M, Smitz J et al: Comparision among different ovarian stimulation regimens for assisted procreation procedures in patients with endometriosis. Hum Reprod 10 (1995) 2406-2411.
9. Cheesman KL, Cheesman SD, Chatterton RT et al: Alterations in progesterone metabolism and luteal function in infertile women with endometriosis. Fertil Steril 40 (1983) 590-595.
10. Chong AP, Keene ME, Thornton NL: Comparison of three modes of treatment for infertility patients with minimal pelvic endometriosis. Fertil Steril 53 (1990) 407-410.
11. Cramer DW, Walker AM, Schiff I: Statistical methods in evaluating the outcome of infertile therapy. Fertil Steril 32 (1979) 80-86.
12. Dmowski WP, Rana N, Michalowska J et al: The effect of endometriosis, its stage and activity, and of autoantibodies of in vitro fertilization and embryo transfer success rates. Fertil Steril 635 (1995) 555-562.
13. Dodds WG, Miller FA, Friedman CI et al: The effect of preovulatory peritoneal fluid from cases of endometriosis on murine in vitro fertilization, embryo development, oviduct transport and implantation. Am J Obstet Gynecol 166 (1992) 219-224.
14. Donnez J, Nisolle M, Casanas-Roux et al: Stereometric evaluation of peritoneal endometriosis and endometriotic nodules of the rectovaginal septum. Hum Reprod 11 (1995) 224-228.
15. Donnez J, Nisolle M, Smoes P et al: Peritoneal endometriosis and „endometriotic" nodules of the rectovaginal septum are two different entities. Fertil Steril 66 (1996) 362-368.
16. Donnez J, Smoes P, Gillerot S et al: Vascular endothelial growth factor (VEGF) in endometriosis. Hum Reprod 13 (1998) 1686-1690.
17. Evans A, Vollenhoven B, Healy D: Modern antioestrogens and the coming revolution in women's healthcare. Aust NZ J Obstet Gynecol 39 (1999) 334-340.
18. Evers JLH: Is mild endometriosis a disease? Endometriosis does not exist: all woman have endometriosis. Hum Reprod 12 (1994) 2206-2209.
19. Evers JLH: Do all women have endometriosis? Reflection on pathogenesis. In: Minaguchi H, Sugimoto O (eds): Endometriosis Today - Advances in Research and Practice. p. 14-20, The

Parthenon Publishing Group, New York-London 1997.
20. Fayez JA, Collazo LM, Vernon C: Comparison of different modalilties of treatment for minimal and mild endometriosis. Am J Obstet Gynecol 159 (1988) 927-932.
20a. Fedele L, Parazzini F, Radici E et al: Buserelin acetate versus expectant management in the treatment of infertility associated with minimal or mild endometriosis: a randomized clinical trial. Am J Obstet Gynecol 166 (1992) 1345-1350.
21. Geber S, Paraschos T, Atkinson G. et al: Results of IVF in patients with endometriosis: the severity of the disease does not affect outcome, or the incidence of miscarriage. Hum Reprod 10 (1995) 1507-1511.
22. Gruppo Italiano per lo Studio dell'Endometriosi: Ablation of lesion or no treatment in minimal-mild endometriosis in infertile women: a randomized trial. Hum Reprod 14 (1999) 1332-1334.
23. Halme J, Hammond MG, Hulka JF et al: Retrograde menstruation in healthy women and in patients with endometriosis. Obstet Gynecol 64 (1984) 151-154.
24. Haney AF, Jenkins S, Weinberg JF: The stimulus responsible for the peritoneal fluid inflammation observed in infertile women with endometriosis. Fertil Steril 56 (1991) 408-413.
25. Hillemanns P, Weingandt H, Stepp H et al: Assessment of 5-aminolevulinic acied-induced porphyrin fluorescence in patients with peritoneal endometriosis. Am J Obstet Gynecol 183 (2000) 52-57.
26. Hughes EG, Fedorkow DM, Collins JA: A quantitative overview of controlled trials in endometriosis-associated infertility. Fertil Steril 59 (1993) 963-970.
27. Jansen RPS, Russel P: Nonpigmented endometriosis: clinical, laparoscopic and pathologic definition. Am J Obstet Gynecol 155 (1986) 1154-1159.
28. Kato H, Imaizumi T, Aizawa K et al: Photodynamic diagnosis in respiratory tract malignancy using an excimer dye laser system. Photochem Photobiol B: Biol 6 (1990) 189-196.
29. Köhler G, Lorenz G: Zur Korrelation von endoskopischem und histologischem Bild der Endometriose. Endometriose 4 (1991) 56-60.
30. Kokorine I, Marbaix E, Henriet P et al: Focal cellular origin and regulation of interstitial collagenase (matrix metalloproeinase-1) are related to menstrual breakdown in the human endometrium. J Cell Sci 109 (1996) 2151-2160.
31. Kokorine I, Nisolle M, Donnez J et al: Expression of interstitial collagenase (matrix metalloproteinase-1) is related to the activity of human endometriotic lesions. Fertil Steril 68 (1997) 246-251.
32. Kriegmair M, Baumgartner R, Knüchel R et al: Fluorescence photodetection of neoplastic urothelial lesions following intravesical instillation of 5-aminolevulinic acid. Urology 44 (1994) 836-841.
33. Kriegmair M, Waidelich R, Lumper W et al: Integral photodynamic treatment of refractory superficial bladder cancer. J Urol 154 (1995) 1339-1341.
34. Küpker W, Felberbaum R, Bauer O, Diedrich K: Die Bedeutung des Tumornekrosefaktors alpha bei der Endometriose. Geburtsh Frauenheilkd 56 (1996) 239-249.
35. Küpker W, Schultze-Mosgau A, Diedrich K: Paracrine changes in the peritoneal environment of women with endometriosis. Hum Reprod Update 4 (1998) 719-723.
36. Küpker W, Felberbaum R, Krapp M et al: Estradiol threshold therapy using the GnRH antagonist cetrorelix in women with endometriosis. 16th Annual Meeting of the ESHRE, Bologna, Hum Reprod 15 (Abstract Book 1), O-096 (2000) 38.
37. Leyendecker G, Kunz G, Noe M et al: Endometriosis: a dysfunction of the archimetra. Hum Reprod Update 4 (1998) 752-762.
37a. Liu HC, Lai YM, Davis D et al: Improved pregnancy outcome with gonadotropin releasing hormone against (GnRH-)stimulation is due to the improvement in oocyte quantity rather than quality. J Assist Reprod Genet 9 (1992) 338-344.
38. Malik E, Berg Ch, Meyhöfer-Malik A et al: Fluorescence diagnosis of endometriosis using 5-aminolevulinic acid. Surg Endosc 14 (2000a) 452-455.
39. Malik E, Meyhöfer-Malik A, Berg Ch et al: Fluorescence diagnosis of endometriosis on the chorioallantoic membrane using 5 aminolevulinic acid. Hum Reprod 15 (2000b) 584-588.
39a. Marana R, Paielli FV, Muzii L et al: GnRH analogs versus expectant management in minimal and mild endometriosis-associated infertility. Acta Eur Fertil 25 (1994) 37-41.
40. Marcoux S, Maheux R, Berube S: Laparoscopic surgery in infertile women with minimal or mild endometriosis. Canadian collaborative group on endometriosis. N Engl J Med 337 (1997) 217-222.
41. Marcus SF, Edwards RG: High rates of pregnancy after long-term down-regulation of women with severe endometriosis. Am J Obstet Gynecol 171 (1994) 812-817.
42. Martin DC, Diamond MP: Operative laparoscopy: comparison of lasers with other techniques. Current Problems in Obstetrics, Gynecology and Fertility 9 (1986) 564.
43. Martin DC, Hubert GD, Vander Zwaag R, El-Zeky FA: Laparoscopic appearance of peritoneal endometriosis. Fertil Steril 51 (1989) 63-67.
44. McLaren J, Prentice A, Charnock-Jones DS, Smith SK: Vascular endothelial growth factor (VEGF) concentrations are elevated in peritoneal fluid of women with endometriosis. Hum Reprod 11 (1996) 220-223.
45. Moghissi KS, Boyce CR: Management of endometriosis with oral medroxyprogesterone acetate. Obstet Gynecol 47 (1976) 265-267.
46. Murphy AA, Green WR, Bobbie D et al: Unsuspected endometriosis documented by scanning electronmicroscopy in visualy normal peritoneum. Fertil Steril 46 (1986) 522-524.
47. Nezhat C, Nezhat F, Pennington E: Laparoscopic proctectomy for infiltrating endometriosis of the rectum. Fertil Steril 57 (1992) 1129-1132.
48. Nisolle M, Casanas-Roux BS, Anaf V et al: Morphometric study of the stromal vascularization in peritoneal endometriosis. Fertil Steril 59 (1993) 681-684.
49. Nisolle M, Donnez J: Rectovaginal septum adenomyotic nodules: a series of 500 cases. Br J Obstet Gynaecol 104 (1997) 1014-1018.
50. Nowroozi K, Chase JS, Check JH, Wu CH: The importance of laparoscopic coagulation of mild endometriosis in infertile women. Int J Fertil 32 (1987) 442-444.
51. Oehninger S, Brzysky RG, Muasher SJ et al: In vitro fertilization and embryo transfer in patients with endometriosis: impact of gonadotrophin releasing hormone agonist. Hum Reprod 4 (1989) 541-544.
52. Olivennes F, Feldberg D, Liu HC et al: Endometriosis: a stage by stage analysis - the role of in vitro fertilization. Fertil Steril 64 (1995) 392-398.
53. Oosterlynck JD, Meulemann Ch, Sobis H et al: Angiogenic activity of peritoneal fluid from women with endometriosis. Fertil Steril 59 (1993) 778-782.
54. Overton CE, Lindsay PC, Johal BJ et al: A randomized, double-blind, placebo-controlled study of luteal phase dydrogesterone (Duphaston) in women with minimal to mild endometriosis. Fertil Steril 62 (1994) 701-707.
55. Pagidas K, Falcone T, Hemmings R et al: Comparision of reoperation for moderate (stage III) and severe (stage IV) endometriosis-related infertility with in vitro fertilization-embryo transfer. Fertil Steril 65 (1996) 791-795.
56. Paulson JD, Asmar P, Saffan DS: Mild and moderate endometriosis: comparison of treatment modalities for infertile women. Int J Fertil 32 (1991) 422-444.
57. Pittaway DE, Vernon C, Fayez JA: Spontaneuos abortion in women with endometriosis. Am Fert Soc Ann Meeting (1985) Abstract 90.
58. Portuondo JA, Herrán C, Echanojauregui AD, Riego AG: Peritoneal flushing and biopsy in laparoscopically diagnosed endometriosis. Fertil Steril 38 (1982) 538-541.
59. Ramey JW, Archer DF: Peritoneal fluid - it's relevance to the development of endometriosis. Fertil Steril 60 (1993) 1-14.
60. Redwine DB: The distribution of endometriosis in the pelvis by age groups and fertility. Fertil Steril 47 (1987) 173-175.
61. Redwine DB: Laparoscopic en bloc resection for treatment of the obliterated cul de sac in endometriosis. J Reprod Med 37 (1992) 695-698.
62. Redwine DB: Ovarian endometriosis - a marker for more severe pelvic and intestinal disease. Fertil Steril 73 (1999) 310-315.

63. Reich H, McGlynn F, Budin R: Laparoscopic repair of full thickness bowel injury. J Laparoendosc Surg 1 (1991) 119-122.
64. Rose PG, Alvarez B, MacLennan GT: Exacerbation of endometriosis as a result of premenopausal tamoxifen exposure. Am J Obstet Gynecol 183 (2000) 507-508.
65. Sampson JA: Perforating hemorrhagic (chocolate) cysts of the ovary. Arch Surg 3 (1921) 245.
66. Sampson JA: Benign and malignant endometrial implants in the peritoneal cavity and their relationship to certain ovarian tumors. Surg Gynecol Obstet 38 (1924) 287.
67. Sampson JA: Peritoneal endometriosis due to dissemination of endometrial tissue into the peritoneal cavity. Am J Obstet Gynecol 14 (1927) 422-469.
67a. Schenken R, Malinak LR: Conservative surgery versus expectant management for the infertile patient with mild endometriosis. Fertil Steril 37 (1982) 183-186.
68. Schweppe KW: Endometriose und Ovarfunktion. Endometriose 3 (1985) 56-63.
69. Schweppe KW: Diagnostik der Endometriose. Frauenarzt 3 (1995) 325-333.
70. Seiler JC, Gidwani G, Ballard L: Laparoscopic cauterization of endometriosis for fertility: a controlled study. 46 (1986) 1098-1100.
71. Shifren JL, Tseng JF, Zaloudek CJ et al: Ovarian steroid regulation of vascular endothelial growth factor in the human endometrium: Implications for angiogenesis during the menstrual cycle and in the pathogenesis of endometriosis. J Clin Endocrinol Metab 81 (1996) 3112-3118.
72. Shroen D: Disputatio inauguralis medica de ulceribus uteri. Jena: Krebs (1690) 6-17.
73. Simón C, Gutiérrez A., Vidal A et al: Outcome of patients with endometriosis assisted reproduction: results from in vitro fertilization and oocyte donation. Hum Reprod 9 (1994) 725-729.
74. Smith SK: Vascular endothelial growth factor and the endometrium. Hum Reprod 11 (1996) 56-61.
75. Stovall TG, Ling FW: Splenosis: report of a case and review of the literature. Obstet Gynecol 43 (1988) 69-72.
76. Strathy JH, Molgaard LA, Coulam LA et al: Endometriosis and infertility: a laparoscopic study of endometriosis among fertile and infertile women. Fertil Steril 83 (1982) 667-672.
77. Sutton CJG, Ewen SP, Whitelaw N, Haines P: Prospective, randomized, double-blind, controlled trial of laser laparoscopy in the treatment of pelvic pain associated with minimal, mild, and moderate endometriosis. Fertil Steril 62 (1994) 696-700.
78. Taketani YTM., Kuo M, Mizuno M: Comparison of cytokine levels and embryo toxicity in peritoneal fluid in infertile women with untreated or treated endometriosis. Am J Obstet Gynecol 167 (1) (1992) 265-270.
79. Telimaa S: Danazol and medroxyprogesterone acetate inefficacious in the treatment of infertility in endometriosis. Fertil Steril 50 (1988) 872-875.
80. Treolar SA, O'Connor DT, O'Connor VM et al: Genetic influences on endometriosis in an Australian twin sample. Fertil Steril 71 (1999) 701-710.
81. Tulandi T, Mouchawar M: Treatment - dependent and treatment - independent pregnancy in women with minimal and mild endometriosis. Fertil Steril 56 (1991) 790-791.
82. Vasquez G, Cornillie F, Brosens IA: Peritoneal endometriosis: scanning electron microscopy and histology of minimal pelvic endometriotic lesions. Fertil Steril 42 (1984) 696-703.
83. Vercellini P, Crosignani PG: Epidemiology of endometriosis. In: Brosens IA, Donnez J (eds): The current status of endometriosis: research and management. pp 111-130, Parthenon, Carnforth (Lancashire) 1993.
84. Vernon MW, Beard JS, Graves K, Wilson EA: Classification of endometriotic implants by morphologic appearance and capacity to synthesize prostaglandin F. Fertil Steril 46 (1986) 801-806.
85. Wardle PG, Mitchell JD, Mc Laughlin EA et al: Endometriosis and ovulatory disorder: reduced fertilization in vitro compared with tubal and unexplained infertility. Lancet (1985) 276-277.
86. Wiegerinck MAHM, Van Dop PA, Brosens IA: The staging of peritoneal endometriosis by the type of active lesion in addition to the revised American Fertility Society classification. Fertil Steril 60 (1993) 461-464.
87. Wood C, Maher P, Hill D: Laparoscopic removal of endometriosis in the pouch of Douglas. Aust NZ Obstet Gynaecol 33 (1993) 295-299.
88. Zeitoun KM, Bulun SE: Aromatase: a key molecule in the pathophysiology of endometriosis and a therapeutic target. Fertil Steril 72 (1999) 961-969.

Literatur zu Kapitel 9

1. Beck L: Das akute Abdomen in der Schwangerschaft. Gynäkologe 23 (1990) 68-70.
2. Beck L: Differentialdiagnose des akuten Schmerzes im kleinen Becken. Gynäkologe 24 (1991) 142-145.
3. Bernoth E, Link M, Weise W: Gynäkologie [Differentialdiagnose und Klinik]. Karger, Basel-München-Paris 1984.
4. Cope Z: Frühdignose beim akuten Abdomen, 2. Aufl. Thieme, Stuttgart-New York 1989.
5. Fauci AS, Braunwald E, Isselbacher KJ, Wilson JD: Harrison's Principles of Internal Medicine, 14th ed. McGraw-Hill, New York 1998.
6. Jehle P, Adler G: Differentialdiagnose bei akutem Abdomen. Diagnose & Labor 44 (1994) 38-47.
7. Rösch W: Das akute Abdomen: II. Aus der Sicht des Internisten. Dtsch Ärztebl 81 (1984) B351-B354.
8. Schettler G, Usadel KH: Praktische Medizin von A-Z. 11. Aufl. Thieme, Stuttgart-New York 1992.
9. Siegenthaler W: Differentialdiagnose innerer Krankheiten. 18. Aufl. Thieme, Stuttgart-New York 1999.
10. Stoll P: Das akute Abdomen aus gynäkologischer Sicht. Dtsch Ärztebl 83 (1986) B2691-B2692.
11. Ungeheuer E, Fabian W: Das akute Abdomen: I. Aus der Sicht des Chirurgen. Dtsch Ärztebl 81 (1984) B345-B350.
12. Wolters A, Sökeland J: Das akute Abdomen aus urologischer Sicht. Dtsch Ärztebl 83 (1986) B2688-B2691.

Literatur zu Kapitel 10

1. Alexander F: Psychosomatische Medizin. De Gruyter, Berlin-New York 1977.
2. Baker PK: Musculoskeletal Problems. In: Steege JF, Metzger DA, Levy BS (Hrsg): Chronic Pelvic Pain 215-240. W. B. Saunders, Philadelphia-London-Toronto 1998.
3. Balasch J, Creus M, Fabregues F et al: Visible and non-visible endometriosis at laparoscopy in fertile and infertile women and in patients with chronic pelvic pain: a prospective study. Hum Reprod 11 (1996) 387-391.
4. Beard RW: Chronic pelvic pain. Br J Obstet Gynaecol 105 (1998) 8-10.
5. Beck L: Kreuzschmerzen aus gynäkologischer Sicht. In: Wulf KH, Schmidt-Matthiesen H (Hrsg): Gutartige gynäkologische Erkrankungen II, Klinik der Frauenheilkunde Bd. 9, S. 275-280. Urban & Schwarzenberg, München-Wien-Baltimore 1990.
6. Bjorklund K, Naessen T, Nordstrom ML, Bergstrom S: Pregnancy-related back and pelvic pain and changes in bone density. Acta Obstet Gynecol Scand 78 (1999) 681-685.
7. Bodden-Heidrich R: Chronisches Unterbauchschmerzsyndrom. In: Neises M, Ditz S (Hrsg): Psychosomatische Grundversorgung in der Frauenheilkunde, S. 55-61. Thieme, Stuttgart 1999.
8. Bodden-Heidrich R: Chronische Unterbauchschmerzen „Chronic Pelvic Pain Syndrome" - Ein multifaktorielles Krankheitsbild mit Indikation zur interdisziplinären Behandlung. Der Gynäkologe, im Druck.
9. Bodden-Heidrich R, Küppers V, Beckmann MW et al: Chronic pelvic pain syndrome (CPPS) and chronic vulvar pain syndrome (CVPS). Evaluation of psychosomatic aspects. J Psychosom Gynecol Obstet 20 (1999) 145-151.
10. Bodden-Heidrich R, Busch M, Küppers V et al: Chronische Unterbauchschmerzen und chronische Vulvodynie als multifaktorielle, psychosomatische Krankheitsbilder: Ergebnisse einer psychometrischen und klinischen Studie unter besonderer Berücksichtigung der muskuloskeletalen Erkrankungen. Zentralblatt Gynäkol 121 (1999) 389-395.
11. Bodden-Heidrich R, Hilberink M, Frommer J et al: Qualitativ-inhaltsanalytische Studie zur Psychosomatik der Endometriose.

Zeitschrift für Psychosomatische Medizin und Psychoanalyse 45 (1999) 372-389.
12. Bojahr B, Romer T, Lober R: Zur Bedeutung der Laparoskopie in der Diagnostik und Therapie bei Patientinnen mit chronischen Unterbauchbeschwerden. Zentralbl. Gynäkol. 117 (1995) 304-309.
13. Brynhildsen J, Ekblad S, Hammar M: Oral contraceptives and low back pain. Attitudes among physicians, midwives and physiotherapists. Acta Obstet Gynecol Scand 74 (1995) 714-717.
14. Brynhildsen JO, Bjors E, Skarsgard C, Hammar ML: Is hormone replacement therapy a risk factor for low back pain among postmenopausal women? Spine 23 (1998) 809-813.
15. Collins ML: Personality correlates of endometriosis. Doctoral Thesis. Western Michigan University 1979.
16. DSM IV: Diagnostisches und Statistisches Manual Psychischer Störungen. Hogrefe, Göttingen-Bern-Toronto-Seattle 1996.
17. Egle UT, Hoffmann SO: Der Schmerzkranke. Schattauer, Stuttgart-New York 1993.
18. Fry RP, Crisp AH, Beard RW: Sociopsychological factors in chronic pelvic pain: a review. J Psychosom Res 42 (1997) 1-15.
19. Fry RP, Beard RW, Crisp AH, McGuigan S: Sociopsychological factors in women with chronic pelvic congestion with and without venous congestion. J Psychosom Res 42 (1997) 71-85.
20. Hisaw EL: Experimental relaxation of the pubic ligament of the guinea pig. Proc Exp Biol Med 23 (1926) 661-663.
21. ICD 10: WHO: Internationale Klassifikation psychischer Störungen. Hans Huber, Bern-Göttingen-Toronto-Seattle 1993.
22. Johnson MR, Carter G, Grint C, Lightman SL: Relationship between ovarian steroids, gonadotropins and relaxing during the menstrual cycle. Acta Endocrinol 129 (1993) 121-125.
23. Kihlstrand M, Stenman B, Nilsson S, Axelsson O: Water-gymnastics reduced the intensity of back/low back pain in pregnant women. Acta Obstet Gynecol Scand 78 (1999) 180-185.
24. Krämer J: Bandscheibenbedingte Erkrankungen. Thieme, Stuttgart-New York 1994.
25. Kristiansson P, Svardsudd K, von Schoultz B: Serum relaxing, symphyseal pain, and back pain during pregnancy. Am J Obstet Gynecol 175 (1996) 1342-1347.
26. Kristiansson P, Svardsudd K, von Schoultz B: Reproductive hormones and aminoterminal propeptide of type III procollagen in serum as early markers of pelvic pain during late pregnancy. Am J Obstet Gynecol 180 (1999) 128-134.
27. Levitan Z, Eibschitz I, de Vries K et al: The value of laparoscopy in women with chronic pelvic pain and a „normal pelvis". Int J Gynaecol Obstet 23 (1985) 71-74.
28. Li TC, Cooke ID: The value of an absorbable adhesion barrier, interceed in the prevention of adhesion reformation following microsurgical adhesiolysis. Br J Obstet Gynaecol 101 (1994) 335-339.
29. Lindheim SR: Chronic pelvic pain: presumptive diagnosis and therapy using GnRH agonists. Int J Fertil Womens Med 44 (1999) 131-138.
30. Lipscomb GH, Ling FW: Relationship of pelvic infection and chronic pelvic pain. Obstet Gynecol Clin North Am 20 (1993) 699-708.
31. MacLennan AH: The role of the hormone relaxin in human reproduction and pelvic girdle relaxation. Scand J Rheumatol 88 (1991) 7-15.
32. Mac Lennan A, Green RC, Nicolson R, Barth M: Serum relaxin and pelvic pain of pregnancy. Lancet 2 (1986) 243-244.
33. Magni G, Moreschi C, Rigatti-Luchini S, Merskey H: Prospective study on the relationship between depressive symptoms and chronic musculoskeletal pain. Pain 56 (1994) 289-297.
34. Mathias SD, Kuppermann M, Liberman RF et al: Chronic pelvic pain: prevalence, health-related quality of life, and economic correlates. Obstet Gynecol 87 (1996) 321-327.
35. Melzack R, Wall PD: Pain mechanismus: a new theory. Science 150 (1965): 971-78.
36. Melzack R, Chapman CR: Psychologic aspects of pain. Postgrad Med 53 (1973) 69-75.
37. Molinski H: Psychosomatische Konstellation bei Schmerzen im kleinen Becken ohne Organbefund. In: Wulf KH, Schmidt-Matthiesen H (Hrsg): Klinik der Frauenheilkunde und Geburtshilfe, Gutartige gynäkologische Erkrankungen II, Bd. 9, S. 281-286. Urban & Schwarzenberg, München-Wien-Baltimore 1990.
38. Molinski H: Pelvipathie - die Krankheit mit den tausend Namen. In: Herms V, Vogt HJ, Poettgen H (Hrsg): Praktische Sexualmedizin. S. 9-25. Medical Tribune Verlagsgesellschaft, Wiesbaden 1992.
39. Monk BJ, Berman ML, Montz FJ: Adhesions after extensive gynecologic surgery: clinical significance, etiology, and prevention. Am J Obstet Gynecol 170 (1994) 1396-1340.
40. Mooney W, Robertson J: The facet syndrome. Clin Orthop 115 (1976) 146-148.
41. Munday PE: Clinical aspects of pelvic inflammatory disease. Hum Reprod 12 (1997) 121-126.
42. Muzii L, Marana R, Pedulla S: Correlation between endometriosis-associated dysmenorrhea and the presence of typical or atypical lesions. Fertil Steril 68 (1997) 19-22.
43. Noordenbos W: Pain. Elsevier, Amsterdam 1959.
44. Peters KM: Orthopädie-Ambulanz. Chapman & Hall, Weinheim 1997.
45. Peters AAW, Trimbos-Kemper GCM, Amiraal C et al: A randomized clinical trial on the benefit of adhesiolysis in patients with intraperitoneal adhesions and chronic pelvic pain. Br J Obstet Gynaecol 99 (1992) 59-64.
46. Punch MR, Roth RS: Adhesions and chronic pain: an overview of pain and a discussion of adhesions and pelvic pain. Prog Clin Biol Res 391 (1993) 101-120.
47. Rapkin AJ: Adhesions and pelvic pain: a retrospective study. Obstet Gynecol 68 (1986) 13-15.
48. Reiter RC, Shakerin LR, Gambone JC, Milburn AK: Correlation between sexual abuse and somatization in women with somatic and nonsomatic chronic pelvic pain. Am J Obstet Gynecol 165 (1991) 104-109.
49. Ripps BA, Martin DC: Correlation of focal pelvic tenderness with implant dimension and stage of endometriosis. J Reprod Med 37 (1992) 620-624.
50. Risberg B: Adhesions: preventive strategies. Eur J Surg Suppl 577 (1997) 32-39.
51. Scialli AR: Evaluating chonic pelvic pain. A consensus recommendation. Pelvic Pain Expert Working Group. J Reprod 44 (1999) 945-952.
52. Steege JF, Stout AL: Resolution of chronic pelvic pain after laparoscopic lysis. Amer J Obstet Gynecol 165 (1991) 278-281.
53. Steege JF, Stout AL, Somkuti SG: Chronic pelvic pain in women: toward an integrative Model. Journal of Psychosom Obstet Gynaecol 12 (1991) 3-30.
54. Steege JF, Metzger DA, Levy BS: Chronic Pelvic Pain An Integrated Approach. W. B. Saunders, Philadelphia-London-Toronto 1998.
55. Stovall DW, Bowser LM, Archer DF, Guzick DS: Endometriosis-associated pelvic pain: evidence for an association between the stage of disease and a history of chronic pelvic pain. Fertil Steril 68 (1997) 13-18.
56. Summitt RL jr: Urogynecologic causes of chronic pelvic pain. Obstet Gynecol Clin North Am 20 (1993) 685-698.
57. Taylor HC: Vascular congestion and hyperemia, II. The clinical aspects of the congestion fibrosis syndrome. Am J Obstet Gynecol 57 (1949) 637-653.
58. Vercellini P, Trespidi L, De Giorgi O et al: Endometriosis and pelvic pain: relation to disease stage and localization. Fertil Steril 65 (1996) 299-304.
59. Walker EA; Katon WJ, Hansom J et al: Psychiatric diagnosis and sexual victimization in women with chronic pelvic pain. Psychosomatics 36 (1995) 531-540.
60. Walker EA, Newman E, Koss M, Bernstein D: Does the study of victimization revictimize the victims? Gen Hosp Psychiatry 19 (1997) 403-410.
61. Wedenberg K, Moen B, Norling A: A prospective randomized study comparing acupuncture with physiotherapy for low-back and pelvic pain in pregnancy. Acta Obstet Gynecol Scand 79 (2000) 331-335.
62. Wreje U, Isacsson D, Aberg H: Oral contraceptives and back pain in women in a swedish community. Int J Epidemiology 26 (1997) 71-74.
63. Zondervan KT, Yudkin PL, Vessey MP et al: The prevalence of chronic pelvic pain in women in the United Kingdom: a systematic review. Br J Obstet Gynaecol 105 (1998) 93-99.

Literatur zu Kapitel 11

1. Baatz H, Dietrich J: Gynäkologische Erkrankungen. In: Amelung W, Hildebrandt G (Hrsg): Balneologie und

medizinische Klimatologie. Bd. 3, 2. Aufl. S. 11, Springer, Berlin-Heidelberg 1977.
2. Beer AM (Hrsg): Naturheilverfahren in Gynäkologie und Geburtshilfe. Therapie - Rehabilitation - Prävention. Deutscher Ärzte-Verlag, Köln 1998.
3. Beer AM, Goecke C: Kneipp-Therapie in der Rehabilitation und Heilung gynäkologischer Erkrankungen. I.S.M.H., Geretsried 1997.
4. Beer AM, Goecke C: Balneotherapie und Physiotherapie als primäre und ergänzende Maßnahmen in der Gynäkologie. Gynäkologe 33 (2000) 18-27.
5. Beer AM, Gruß G, Mottaghy K: Zur Wirksamkeit der geschlossenen CO_2-Gasbehandlung. Phys Rehab Kur Med 4 (1994) 44-48.
6. Beer AM, Kovarik R: Vaginale Moortherapie bei gynäkologischen Erkrankungen. Erfahrungsheilkunde Acta medica empirica, Haug 9 (1995) 540-544.
7. Beer AM, Tuschen E: Permeation von Torfinhaltsstoffen durch die Haut. Heilbad und Kurort 10 (1990) 316-317.
8. Brüggemann W (Hrsg): Kneipp-Therapie. Springer, Berlin-Heidelberg-New York 1986.
9. Eichelsdorfer D: Eigenschaften und Zusammensetzung des Moorbades. Therapiewoche 28 (1978) 1223.
10. Goecke C, Kovarik R: Frauenheilkunde. In: Schneider J, Goecke C, Zysno EA (Hrsg): Praxis der gynäkologischen Balneo- und Physiotherapie. S. 61-112, Hippokrates, Stuttgart 1988.
11. Hentschel HB: Bei welchen Erkrankungen sind Massagen medizinisch erforderlich? Physikal Therapie 16 (1995) 424-426.
12. Kauffels W: Moorwirkung auf die glatte Muskulatur. In: Flaig W, Goecke C, Kauffels W (Hrsg): Moortherapie. Ueberreuter, Wien-Berlin 1988.
13. Klöcking, R, Sprössig M: Wirkung von Ammoniumhumat auf einige Virus-Zell-Systeme. Z allg Mikrob 15 (1975) 25-30.
14. Klöcking R, Sprössig M, Wutzler P et al: Antiviral wirksame Huminsäuren und huminsäureähnliche Polymere. In: Nationales Komitee der DDR in der IMIG (Hrsg): IMIG-Symposium Komm. VI. Torf in der Medizin. Bad Elster 1981.
15. Kovarik R: Vaginale Moorbrei-Behandlung. Z Phys Med Bal Med Klim 15 (1986) 341-350.
16. Kovarik R: Über die Anwendung von Präparaten aus Torf und Huminsäuren bei gynäkologischen Erkrankungen. In: Flaig W, Goecke C, Kauffels W (Hrsg): Moortherapie. S. 177-197. Ueberreuter, Wien-Berlin 1988.
17. Kovarik R: Balneotherapeutische und psychotherapeutische Maßnahmen im postoperativen Verlauf. Wiss. Tagung des Arbeitskreises „Gynäkologische Balneotherapie" des Verbandes deutscher Badeärzte in Lüneburg 1988 (nicht veröffentlicht).
18. Kovarik R: Stellenwert der Moortherapie in der Behandlung der weiblichen Sterilität. Z Phys Med Bal Med Klim 17 (1988) 413-417.
19. Ratzke D: Versuche über intermediäre Wirkungen von Bademoor. Inauguraldissertation, Tierärztliche Hochschule, Hannover 1981.
20. Riede U, Goecke C: Biochemische Wirkungen von Mooranwendungen. Vortrag, Kongress der Deutschen Gesellschaft für Gynäkologie und Geburtshilfe, Berlin 1992.
21. Schnizer W: Das Bad - ein interessantes Modell zum Studium der Regulation von Blutvolumen und Salz-Wasser-Haushalt am Beispiel des atrialen natriuretischen Faktors (ANF). Z Phys Med Baln Med Klim 18 (1988) 123-128.
22. Strauch D, Kovarik R: Ferneffekte bei der geschlossenen CO_2-Gasbehandlung. Z Phys Med Baln Med Klim 17 (188) 319.
23. Sturm R, Kovarik R: Durchblutungs-änderungen des weiblichen Genitale bei balneologischen Anwendungen. Z Phys Med Baln Med Klim 17 (1988) 322-323.

Literatur zu Kapitel 12

1. ACOG (American College of Obstetricians and Gynecologists): Nonmalignant conditions of the breast. ACOG Technical Bulletin No. 156, Juni 1991. Int J Gynaecol Obstet 39 (1992) 53.
2. Adam R, Falter E, Dull W et al: Erfahrungen mit der Drillbiopsie in der Diagnostik von Mammatumoren. Geburtshilfe Frauenheilkd 49 (1989) 442.
3. Amir LH, Pakula S: Nipple pain. Aust N Z J Obstet Gynaecol 31 (1991) 378.
4. Arabin B, von Fournier D, Kubli F et al: Probleme und Grenzen der mammographischen Karzinomdiagnostik. Geburtshilfe Frauenheilkd 45 (1985) 595.
5. Arrigoni MG, Dockerty MB, Judd ES: The identification and treatment of mammary hamartoma. Surg Gynecol Obstet 133 (1971) 577.
6. Azzopardi JF: Miscellaneous entities: Tuberculosis. In: Azzopardi JF: Problems in Breast Pathology. p. 399. Saunders, Philadelphia 1979.
7. Bässler R: Pathologie der Brustdrüse. In: Doerr W, Seifert G (Hrsg): Spezielle pathologische Anatomie. Bd. 11. Springer, Berlin-Heidelberg-New York 1978.
8. Bässler R, Kind M: Pathologie, Systematik und Klassifizierung gutartiger Brusterkrankungen. Gynäkologe 22 (1989) 216.
9. Banerjee SN, Anathakrishnan N, Mehta RB, Parkash S: Tuberculous mastitis: a continuing problem. World J Surg 11 (1987) 105.
10. Bayer U, Horn LC, Schulz HG: Bilateral, tumorlike diabetic mastopathy - progression and regression of the disease during 5-year follow up. Eur J Radiol 26 (1998) 248-253.
11. Boulter PS: The problems of the benign/malignant ratio. Br J Clin Pract Suppl 68 (1989) 116.
12. Bourne RG: Did Rembrandt's Bathsheba really have breast cancer? Aust N Z J Surg 70 (2000) 231-232.
13. Boyd NF, Shannon P, Kriukov V et al: Effect of a low-fat, high carbohydrate diet on symptoms of cyclical mastopathy. Lancet II (1988) 128.
14. Braun-Falco O, Plewig G, Wolff HH: Dermatologie und Venerologie. Springer, Berlin-Heidelberg-New York 1984.
15. Breslau-Siderius EJ, Toonstra J, Baart JA et al: Ectodermal dysplasia. Am J med Genet 44 (1992) 374.
16. Briner V, Thiel G: Hereditäres Poland-Syndrom mit Megacalicose der rechten Niere. Schweiz med Wschr 118 (1988) 898.
17. Bundred NJ, Dover MS, Coley S, Morrison JM: Breast abscesses and cigarette smoking. Brit J Surg 79 (1992) 58.
18. Cancer Committee of the College of American Pathologists: Is „fibrocystic disease" of the breast precancerous? Arch Path Lab Med 110 (1986) 171.
19. Carlson G, Bostwick J 3rd: Aesthetic surgery for benign disorders of the breast. World J Surg 13 (1989) 761.
20. Cellini A, Offidani A: Familial supernumerary nipples and breasts. Dermatology 185 (1992) 56.
21. Charreau I, Plu-Bureau G, Bachelot A et al: Oral contraceptive use and risk of benign breast disease in a French case-control study of young women. Eur J Cancer Prev 2 (1993) 147.
22. Cherup LL, Siewers RD, Futrell JW: Breast and pectoral muscle maldevelopment after anterolateral and posterolateral thoracotomies in children. Ann thorac Surg 41 (1985) 492.
23. De Barros N, Issa FK, Barros AC et al: Imaging of primary actinomycosis of the breast. AJR Am J Roentgenol 174 (2000) 1784-1786.
24. De Barros N, Issa FK, Barros AC et al: Imaging of primary actinomycosis of the breast. AJR Am J Roentgenol 174 (2000) 1784-1786.
25. DeCholnoky T: Accessory breast tissue in the axilla. NY State J Med 51 (1951) 2245.
26. Desautels JE: Breast gigantism due to D-penicillamine. Can Assoc Radiol J 45 (1994) 143-144.
27. Destouet JM, Monsees BS, Oser RF et al: Screening mammography in 350 women with breast implants: prevalence and findings of implant complications. Am J Roentgenol 159 (1992) 973.
28. Dexeus S: Hormone treatment of benign diseases of the breast. In: Genazzani AR, Petraglia F: Hormones in Gynecological Endocrinology. Parthenon, Park Ridge 1992.
29. Dipiro PJ, Meyer JE, Lester SC: An unusual presentation of lymphocytic mastopathy in a diabetic patient. Clin Radiol 54 (1999) 845-846.
30. Drife JO: Breast modifications during the menstrual cycle. Int J Gynecol Obstet Suppl 1 (1989) 19.
31. Duijm LE, Guit GL, Hendriks JH et al: Value of breast imaging in women with painful breasts: observational follow up study. BMJ 317 (1998) 1492-1495.
32. Edmiston CE jr, Walker AP, Krepel CJ, Gohr C: The nonpuerperal breast infection: aerobic and anaerobic microbial recovery from acute and chronic disease. J infect Dis 162 (1990) 695.
33. Ely KA, Tse G, Simpson JF et al: Diabetic mastopathy. A clinicopathologic review. Am J Clin Pathol 113 (2000) 541-545.
34. Fechner RE: Fibroadenoma and related

lesions. In: Page DL, Anderson TJ: Diagnostic Histopathology of the Breast. Churchill Livingstone, Edinburgh-London-Melbourne-New York 1987.
35. Feller AM, Horl HW, Steinau HU, Biemer E: Korrekturmöglichkeiten nach Verbrennungen der weiblichen Brust. Langenbecks Arch Chir Suppl II (1989) 875.
36. Fleisher DS: Lateral displacement of the nipples, a sign of bilateral renal hypoplasia. J Pediat 69 (1966) 806.
37. Fournier D von, Junkermann H, Krapfl E et al: Überblick über Therapieformen gutartiger Brusterkrankungen. Gynäkologe 22 (1989) 246.
38. Fürst CJ, Lundell M, Ahlbäck SO, Holm LE: Breast hypoplasia following irradiation of the female breast in infancy and early childhood. Acta oncol 28 (1989) 519.
39. Gallimore AP, George CD, Lampert IA: Subcutaneous sarcoidosis mimicking carcinoma of the breast. Postgrad med J 66 (1990) 677.
40. Ganor S, Dollberg L: Amyloidosis of the nipple presenting as pruritus. Cutis 31 (1989) 318.
41. Gateley CA, Miers M, Mansel RE, Hughes LE: Drug treatments for mastalgia: 17 years experience in the Cardiff Mastalgia Clinic. J Royal Soc Med 85 (1992) 12.
42. Gerlach A, Weiske R: Tuberkulose der Mamma. RöFo 148 (1988) 328.
43. Goodwin PJ, Miller A, Del Giudice ME et al: Elevated high-density lipoprotein cholesterol and dietary fat intake in women with cyclic mastopathy. Am J Obstet Gynecol 179 (1998) 430-437.
44. Govindarajan M, Verghese S, Kuruvilla S: Primary aspergillosis of the breast. Report of a case with fine needle aspiration cytology diagnosis. Acta cytol (Baltimore) 37 (1993) 234.
45. Grio R, Cellura A, Geranio R et al: Clinical efficacy of tamoxifen in the treatment of premenstrual mastodynia. Minerva Ginecol 50 (1998) 101-103.
46. Gupta D, Rajwanshi A, Gupta SK et al: Fine needle aspiration cytology in the diagnosis of tuberculous mastitis. Acta Cytol 43 (1999) 191-194.
47. Hamit HJ, Ragsdale TH: Mammary tuberculosis. J Royal Soc Med 75 (1982) 764.
48. Handel N, Silverstein MJ, Gamagami P et al: Factors affecting mammographic visualization of the breast after augmentation mammaplasty. J Am med Ass 268 (1992) 1913.
49. Heimburg von D, Exner K, Kruft S, Lemperle G: The tuberous breast deformity: classification and treatment. Br J Plast Surg 47 (1996) 339-345
50. Heparin-induced thrombocytopenia and fat necrosis of the breast. Eur Radiol 10 (2000) 527-530.
51. Herzog P, Exner K, Lemperle G et al: Sonographische Befunde bei silikoninduzierten Granulomen und Lymphadenopathie nach plastischer Mammachirurgie. Dtsch med Wschr 114 (1989) 1157.
52. Heywang-Kobrunner SH: Nonmammographic breast imaging techniques. Curr Opin Radiol 4 (1992) 146.
53. Hortobagyi GN: Diagnostic breast imaging. J Am med Ass 268 (1992) 1926.
54. Hughes LE: Classification of benign breast disorders: the ANDI classification based on physiological processes within the normal breast. Br med Bull 47 (1991) 251.
55. Hughes LE: Benign breast disorders: the clinician's view. Cancer Detect Prev 16 (1992) 1.
56. Ingram DM, Sheiner HJ, Ginsberg AM: Mondor's disease of the breast resulting from jellyfish sting. Med J Aust 157 (1992) 836.
57. James WD: Trousseau's syndrome. Int J Derm 23 (1984) 205.
58. Kahn S, Stern HD, Rhodes GA: Cutaneous and subcutaneous necrosis as a complication of coumadin-congener therapy. Plast reconstr Surg 48 (1971) 160.
59. Kaiser WA, Diedrich K, Reiser M, Krebs D: Moderne Diagnostik der Mamma. Geburtshilfe Frauenheilkd 53 (1993) 1.
60. Kaiser WA, Mittelmeier O: MR-Mammographie bei Risikopatientinnen. RöFo 156 (1992) 576.
61. Kajava Y, Brightmore T: Bilateral double nipples. Br J Surg 59 (1972) 55.
62. Katz M, Weinrauch L: Primary osteoma cutis. Cutis 36 (1985) 477.
63. Lammie GA, Bobrow LG, Staunton MD et al: Sclerosing lymphocytic lobulitis of the breast: evidence for an autoimmune pathogenesis. Histopathology 19 (1991) 13.
64. Langkowski JH: Verkalkungen in der Thoraxwand und in der Mamma infolge multipler Nadelstichverletzungen. RöFo 149 (1988) 225.
65. Lauth G, Duda V, Thein T: Thermographie in der Diagnostik gutartiger Brusterkrankungen. Gynäkologe 22 (1989) 242.
66. Law NW, Johnson CD, Lamont PM, Ellis H: Drainage or suture of the cavity after breast biopsy. Ann Royal Coll Surg Engl 72 (1990) 11.
67. Leach RD, Phillips I, Eykin SJ, Corrin B: Anaerobic subareolar breast abscess. Lancet II (1979) 35.
68. Leis HP jr: Management of nipple discharge. World J Surg 13 (1989) 736.
69. Letterman G, Schurter M: Suggested nomenclature for aesthetic and reconstructive surgery of the breasts. IV: Congenital anomalies of the breast. Aesth plast Surg 13 (1989) 59.
70. Leung AK, Robson WL: Polythelia. Int J Derm 28 (1989) 429.
71. Leung AK, Robson WL: Renal anomalies in familial polythelia. Am J Dis Child 144 (1990) 619.
72. Loch EG, Selle H, Boblitz N: Treatment of premenstrual syndrome with a phytopharmaceutical formulation containing Vitex agnus castus. J Womens Health Gend Based Med Apr (2000) 315-320.
73. Maddox PR, Mansel RE: Management of breast pain and nodularity. World J Surg 13 (1989) 699.
74. Madjar H: Kursbuch Mammasonographie. Thieme, Stuttgart-New York 1999.
75. Makita M, Sakamoto G, Akiyama F et al: Duct endoscopy and endoscopic biopsy in the evaluation of nipple discharge. Breast Cancer Res Treat. 18 (1991) 179.
76. Mansel RE, Dogliotti L: European multicentre trial of bromocriptine in cyclical mastalgia. Lancet I (1990) 190.
77. McCarthy JS, Zhong M, Gopinath R et al: Evaluation of a polymerase chain reaction-based assay for diagnosis of Wuchereria bancrofti infection. J Infect Dis 173 (1996) 1510-1514.
78. McFadyen IJ, Forrest AP, Chetty U, Raab GM: Cyclical breast pain: some observations and the difficulties in treatment. Br J clin Pract 46 (1992) 161.
79. McFadyen IJ, Raab GM, Macintyre CC, Forrest AP: Progesterone cream for cyclic breast pain. Br med J 298 (1989) 931.
80. McKendry RJ, Guindi M, Hill DP: Giant cell arteritis (temporal arteritis) affecting the breast: report of two cases and review of published reports. Ann rheum Dis 49 (1990) 1001.
81. Meggiorini ML, Labi FL, Nusiner MP et al: An overview of adolescent breast disorders. Clin exp Obstet Gynecol 18 (1991) 265.
82. Miller RE, Solomon PF, West JP: The coexistence of carcinoma and tuberculosis of the breast and axillary lymph nodes. Am J Surg 121 (1971) 338.
83. Minkowitz S, Zeichner M, DiMaio V, Nicatri AD: Cystosarcoma phylloides: a unique case with multiple unilateral lesions and ipsilateral axillary metastasis. J Path Bact 96 (1969) 514.
84. Minton JP, Abou-Issa H: Nonendocrine theories of the etiology of benign breast disease. World J Surg 13 (1989) 680.
85. Monchy D, Noellat P, Nomoredjo A et al: Nodular breast filariasis: diagnosis by fine needle aspiration. Pathol Int 46 (1996) 228-230.
86. Moore JA, Schosser RH: Becker's melanosis and hypoplasia of the breast and pectoralis major muscle. Pediat Derm 3 (1985) 34.
87. Mühlbauer W, Wangerin K: Zur Embryologie und Ätiologie des Poland- und Amazonensyndroms. Handchirurgie 9 (1977) 147.
88. Novak R: Calcifications in the breast in Filaria loa infection. Acta radiol 30 (1989) 507.
89. Oh KK, Kim JH, Kook SH: Imaging of tuberculous disease involving breast. Eur Radiol (1998) 1475-1480.
90. Otto R: Die Ultraschalluntersuchung der Brustdrüse: Untersuchungstechnik - Kriterien der Diagnostik. Ther Umsch 46 (1989) 185.
91. Paci E: Early indicators of efficacy of breast cancer screening programmes. Results of the Florence district programme. Int J Cancer 46 (1990) 198.
92. Pain JA, CJ Cahill: Management of cyclical mastalgia. Br J clin Pract 44 (1990) 454.
93. Pellegrini JR: Polythelia and associated conditions. Am Fam Phycn 28 (1983) 129.
94. Peters F: Klinik der Mastopathie. Gegenwärtiger Stand der Diagnostik und Therapie. Zbl Chir 117 (1992) 191.
95. Peters F: Gutartige Erkrankungen der Brust. Leitfaden für die Praxis. Urban & Schwarzenberg, München-Wien-Baltimore 1992.
96. Peters F, Neulen J, Prömpeler H, Pfleiderer A: Das Rezidiv der non-puerperalen Mastitis. Geburtshilfe Frauenheilkd 49 (1989) 99.

97. Prechtel K: Allgemeine Erläuterungen zur Histomorphologie von Brustdrüsenerkrankungen. Fortschr Med 92 (1974) 374.
98. Price ML, Forman L: Hidroacanthoma simplex. J Royal Soc Med 77 (1984) 35.
99. Rand RP, Brown GL, Bostwick J 3rd: Pyoderma gangrenosum and progressive cutaneous ulceration. Ann plast Surg 20 (1988) 280.
100. Raux JP: Lactation from axillary tail of the breast. Br med J I (1955) 28.
101. Sandsmark M, Amland PF, Samdal F et al: Clinical results in 87 patients treated for asymmetrical breasts: a follow-up study. Scand J plast reconstr Surg 26 (1992) 321.
102. Schairer C, Brinton LA, Hoover RN: Methylxanthines and benign breast disease. Am J Epidem 124 (1986) 603.
103. Scheepers JH, Quaba AA: Tissue expansion in the treatment of tubular breast deformity. Br J plast Surg 45 (1992) 529.
104. Schneider G, Steindorfer P, Fotter R: Der Stellenwert der Mammographie nach brusterhaltender Therapie des Mammakarzinoms. RöFo 156 (1992) 582.
105. Schreer I: Radiodiagnostic aspects of conservative treatment of malignancies of the breast. Eur J Radiol 4 (1994) 95-101.
106. Seufert R, Casper F, Herzog RE, Bauer H: Die Mastitis tuberculosa: eine seltene Differentialdiagnose der non-puerperalen Mastitis. Geburtshilfe Frauenheilkd 53 (1993) 61.
107. Shehi LJ, Pierson KK: Benign and malignant epithelial neoplasms and dermatological disorders. In: Bland KI, Copeland EM 3rd: The Breast. Comprehensive Management of Benign and Malignant Diseases. Saunders, Philadelphia 1991.
108. Simmons PS: Diagnostic considerations in breast disorders of children and adolescents. Obstet Gynecol Clin N Am 19 (1992) 91.
109. Sloan BS, Rickman LS, Blau EM, Davis CE: Schistosomiasis masquerading as carcinoma of the breast. South Med J 89 (1996) 345-347.
110. Stopinski J, Staib I: Die Mammanekrose: ein seltenes und ätiologisch noch nicht geklärtes Krankheitsbild. Chirurg 62 (1991) 138.
111. Stroder J: Brustdrüsenabszeß beim Neugeborenen. Fortschr Med 107 (1989) 18.
112. Susmano A, Roseman D, Haber MH: Giant cell arteritis of the breast: a unique syndrome. Arch intern Med 150 (1990) 900.
113. Thurairatnam TP: Echinococcus breast abscess. Trop Doct 22 (1992) 192.
114. Tran JH, Montakantikul P: The safety of antituberculosis medications during breastfeeding. Hum Lact 14 (1998) 337-340.
115. Umbach G, Mosny DS, Bender HG: Nonpuerperale Mastitis. Fortschr Med 107 (1989) 65.
116. Urban JA: Excision of the major duct system of the breast. Cancer 16 (1963) 516.
117. Varin CR Eisenberg BL, Ladd WA: Mammographic microcalcifications associated with schistosomiasis. Sth med J (Bgham, Ala.) 82 (1989) 1060.
118. Waldeyer A, Mayet A: Die Brust. In: Waldeyer A, Mayet A: Anatomie des Menschen. 16. Aufl., Bd. 2. De Gruyter, Berlin-New York 1993.
119. Walling M: A multicenter efficacy and safety study of an oral contraceptive containing 150 micrograms desogestrel and 30 micrograms ethinyl estradiol. Contraception 46 (1992) 313.
120. Yaghan RJ: Hydatid disease of the breast: a case report and literature review. Am J Trop Med Hyg 61 (1999) 714-715.
121. Z. ärztl. Fortbild. Qualitätssicherung 94, Urban und Fischer-Verlag, Jena (2000) 421-422.

Literatur zu Kapitel 13

1. Ahmed OA, Kolhe PS: Comparison of nipple and areolar sensation after breast reduction by free nipple graft and inferior pedicle techniques. Br J Plast Surg 53 (2000) 126-129.
2. Alderman AK, Wilkins EG, Lowery JC et al: Determinants of patient satisfaction in postmastectomy breast reconstruction. Plast Reconstr Surg 106 (2000) 769-776.
3. Ashley FL: A new type of breast prosthesis. Plast reconstr Surg 45 (1970) 421.
4. Benediktsson K, Perbeck LG: Fluid retention in Bioplasty Misti Gold II breast prostheses with development of capsular contracture. Scand J Plast Reconstr Surg Hand Surg 34 (2000) 65-70.
5. Benelli L: A new periareolar mammaplasty. The „round block" technique. Aesth plast Surg 14 (1990) 93.
6. Blondeel PN: The sensate free superior gluteal artery perforator (S-GAP) flap: a valuable alternative in autologous breast reconstruction. Br J Plast Surg 52 (1999) 185-193.
7. Blondeel PN: One hundred free DIEP flap breast reconstructions: a personal experience. Br J Plast Surg 52 (1999) 104-111.
8. Bostwick J 3d: Plastic and Reconstructive Breast Surgery. Quality Medical, St. Louis 1990.
9. Brink RR: Management of true ptosis of the breast. Plast reconstr Surg 91 (1993) 657.
10. Brzozowski D, Niessen M, Evans HB, Hurst LN: Breast-feeding after inferior pedicle reduction mammaplasty. Plast Reconstr Surg 105 (2000) 530-534.
11. Camirand A, Doucet J: Breast augmentation: teaching our patients how compression can help prevent capsular contracture. Aesthetic Plast Surg 24 (2000) 221-226.
12. Chang DW, Reece GP, Wang B et al: Effect of smoking on complications in patients undergoing free TRAM flap breast reconstruction. Plast Reconstr Surg 105 (2000) 2374-2380.
13. Chang DW, Wang B, Robb GL et al: Effect of obesity on flap and donor-site complications in free transverse rectus abdominis myocutaneous flap breast reconstruction. Plast Reconstr Surg 105 (2000) 1640-1648.
14. Choudhary S, Cadier MA, Cottrell BJ: Local tissue reactions to oil-based breast implant bleed. Br J Plast Surg 53 (2000) 317-318.
15. Clugston PA, Thompson RP, Schlappner OL: Pyoderma gangrenosum after reduction mammoplasty. Canad J Surg 34 (1991) 157.
16. Cohney BC, Cohney TB, Hearne VA: Nineteen years' experience with polyurethane foam-covered mammary prosthesis: a preliminary report. Ann plast Surg 27 (1991) 27.
17. Collis N, Sharpe DT: Recurrence of subglandular breast implant capsular contracture: anterior versus total capsulectomy. Plast Reconstr Surg 106 (2000) 792-797.
18. Collis N, Coleman D, Foo IT, Sharpe DT: Ten-year review of a prospective randomized controlled trial of textured versus smooth subglandular silicone gel breast implants. Plast Reconstr Surg 106 (2000) 786-791.
19. Delay E, Jorquera F, Lucas R, Lopez R: Sensitivity of breasts reconstructed with the autologous latissimus dorsi flap. Plast Reconstr Surg 106 (2000) 302-309.
20. Edsander-Nord A, Wickman M, Hansson P: Somatosensory status after pedicled or free TRAM flap surgery: a retrospective study. Plast Reconstr Surg 104 (1999) 1642-1648.
21. Embrey M, Adams EE, Cunningham B et al (Breast Implant Public Health Project): A review of the literature on the etiology of capsular contracture and a pilot study to determine the outcome of capsular contracture interventions. Aesthetic Plast Surg 23 (1999) 197-206.
22. Feller AM, Horl HW, Biemer E: The transverse rectus abdominis musculocutaneous free flap: a reliable alternative for delayed autologous tissue breast reconstruction. Ann plast Surg 25 (1990) 425.
23. Gabka CJ, Maiwald G, Bohmert H: Immediate breast reconstruction for breast carcinoma using the periareolar approach. Plast Reconstr Surg 101 (1998) 1228-1234.
24. Galla TJ, Feller AM: Breast reconstruction with the deep inferior epigastric perforator vein flap. Handchir Mikrochir Plast Chir 1999 Nov; 31 (6) 421-425.
25. Galla TJ, Lukas B, Feller AM: Gestielter versus freier TRAM-Lappen zur Mammarekonstruktion. Handchir Mikrochir Plast Chir 31 (1999) 126-133.
26. Gerber B, Krause A, Reimer T et al: Breast reconstruction with latissimus dorsi flap: improved aesthetic results after transection of its humeral insertion. Plast Reconstr Surg 103 (1999) 1876-1881.
27. Giunta RE, Geisweid A, Feller AM: The value of preoperative Doppler sonography for planning free perforator flaps. Plast Reconstr Surg 105 (2000) 2381-2386.
28. Gliosci A, Presutti F: Virginal gigantomastia: validity of combined surgical and hormonal treatments. Aesth plast Surg 17 (1993) 61.
29. Godwin Y: Do they listen? A review of information retained by patients following consent for reduction mammoplasty. Br J Plast Surg 53 (2000) 121-125.
30. Gylbert L, Asplund O, Berggren A et al: Preoperative antibiotics and capsular

contracture in augmentation mammaplasty. Plast reconstr Surg 86 (1990) 260.
31. Hagerty RC, Hagerty RF: Reduction mammaplasty: central cone technique for maximal preservation of vascular and nerve supply. Sth med J (Bgham, Ala.) 82 (1989) 183.
32. Hall-Findlay EJ: A simplified vertical reduction mammaplasty: shortening the learning curve. Plast Reconstr Surg 104 (1999) 748-759.
33. Hester TR jr., Cukic J: Central breast pedicle and „free-hand" technique for alteration of volume and skin envelope of the breast. Clin plast Surg 15 (1988) 613.
34. Hester TR jr., Cukic J: Use of stacked polyurethane-covered mammary implants in aesthetic and reconstructive breast surgery. Plast reconstr Surg 88 (1991) 503.
35. Hidalgo DA, Disa JJ, Cordeiro PG, Hu QY: A review of 716 consecutive free flaps for oncologic surgical defects: refinement in donor-site selection and technique. Plast Reconstr Surg 102 (1998) 722-732.
36. Horl HW, Feller AM, Steinau HU, Biemer E: Autologe Fettgewebsinjektion nach Liposuktion: keine Methode zur Brustaugmentation. Handchir Mikrochir plast Chir 21 (1989) 59.
37. Jewell RP, Whitney TM: TRAM fat necrosis in a young surgeon's practice: is it experience, technique, or blood flow? Ann Plast Surg 42 (1999) 424-427.
38. Kaiser W, Biesenbach G, Stuby U et al: Human adjuvant disease: remission of silicone induced autoimmune disease after explantation of breast augmentation. Ann rheum Dis 49 (1990) 937.
39. Kroll SS: Fat necrosis in free transverse rectus abdominis myocutaneous and deep inferior epigastric perforator flaps. Plast Reconstr Surg 106 (2000) 576-583.
40. Kroll SS, Gherardini G, Martin JE et al: Fat necrosis in free and pedicled TRAM flaps. Plast Reconstr Surg 102 (1998) 1502-1507.
41. Lejour M: Vertical Mammaplasty and Liposuction. Quality Medical, St. Louis 1994.
42. Majumder S, Batchelor AG: Internal mammary vessels as recipients for free TRAM breast reconstruction: aesthetic and functional considerations. Br J Plast Surg 52 (1999) 286-289.
43. Marottac JS, Widenhouse CW, Habal MB, Goldberg EP: Silicone gel breast implant failure and frequency of additional surgeries: analysis of 35 studies reporting examination of more than 8,000 explants. Biomed Mater Res 48 (1999) 354-364.
44. May DS, Stroup NE: The incidence of sarcomas of the breast among women in the United States, 1973-1986. Plast reconstr Surg 87 (1991) 193.
45. McKissock PK: Color Atlas of Mammaplasty. In: Goin JM (series ed): Operative Techniques in Plastic Surgery. Thieme, Stuttgart-New York 1991.
46. Metaxotos NG, Asplund O, Hayes M: The efficacy of bupivacaine with adrenaline in reducing pain and bleeding associated with breast reduction: a prospective trial. Br J Plast Surg 52 (1999) 290-293.
47. Mizgala CL, MacKenzie KM: Breast reduction outcome study. Ann Plast Surg 44 (2000) 125-133.
48. Muller CY, Coleman RL, Adams WP jr: Laparoscopy in patients following transverse rectus abdominis myocutaneous flap reconstruction. Obstet Gynecol 96 (2000) 132-135.
49. Ninkovic MM, Schwabegger AH, Anderl H: Internal mammary vessels as a recipient site. Clin Plast Surg 25 (1998) 213-221.
50. Noever G, Eder E, Olivari N: Erfahrungen mit den Thoracica interna-Gefäßen bei der Brustrekonstruktion mit dem freien TRAM-Lappen. Handchir Mikrochir Plast Chir 31 (1999) 121-125.
51. O'Donoghue JM, Chaubal ND, Haywood RM et al: An infiltration technique for reduction mammaplasty: results in 192 consecutive breasts. Acta Chir Plast 41 (1999) 103-106.
52. Paige KT, Bostwick J 3rd, Bried JT, Jones G: A comparison of morbidity from bilateral, unipedicled and unilateral, unipedicled TRAM flap breast reconstructions. Plast Reconstr Surg 101 (1998) 1819-1827.
53. Peters W, Smith D, Lugowski S: Silicon assays in women with and without silicone gel breast implants - a review. Ann Plast Surg 43 (1999) 324-330.
54. Peyser PM, Abel JA, Straker VF et al: Ultra-conservative skin-sparing 'keyhole' mastectomy and immediate breast and areola reconstruction. Ann R Coll Surg Engl 82 (2000) 227-235.
55. Press RI, Peebles CL, Kumagai Y et al: Antinuclear autoantibodies in women with silicone breast implants. Lancet II (1992) 1304.
56. Ramon Y, Sharony Z, Moscona RA et al: Evaluation and comparison of aesthetic results and patient satisfaction with bilateral breast reduction using the inferior pedicle and McKissock's vertical bipedicle dermal flap techniques. Plast Reconstr Surg 106 (2000) 289-295.
57. Roy MK, Shrotia S, Holcombe C et al: Complications of latissimus dorsi myocutaneous flap breast reconstruction. Eur J Surg Oncol 24 (1998) 162-165.
58. Silverstein MJ, Handel N, Gamagami P et al: Breast cancer in women after augmentation mammoplasty. Arch Surg 123 (1988) 681-685.
59. Stranz G, Petri E: Unterschiedliche Mammareduktionstechniken im Vergleich mit klinischen und ästhetischen Komplikationen sowie dem Zufriedenheitsgrad der Patientinnen. Zentralbl Gynakol 121 (1999) 434-440.
60. Stranz G, Petri E, Hergert M: Brusterhaltende Therapie und primäre Rekonstruktion mit Latissimus-dorsi-Lappen in Kombination mit Strahlentherapie. Zentralbl Gynakol 121 (1999) 479-483.
61. Sufi PA, Gittos M, Collier DS: Circum-areolar mastectomy with immediate reconstruction (CAMIR). Eur J Surg Oncol 26 (2000) 461-463.
62. Temple CL, Hurst LN: Reduction mammaplasty improves breast sensibility. Plast Reconstr Surg 104 (1999) 72-76.
63. Tran NV, Evans GR, Kroll SS et al: Postoperative adjuvant irradiation: effects on tranverse rectus abdominis muscle flap breast reconstruction. Plast Reconstr Surg 106 (2000) 313-317.
64. Wolfe F, Anderson J: Silicone filled breast implants and the risk of fibromyalgia and rheumatoid arthritis. J Rheumatol 26 (1999) 2025-2028.

15 Sachverzeichnis

A

Abdomen, akutes 203–213
- Abdomenübersichtsaufnahme 208
- Abdominalschmerzen 203–204
- Abdominalsonographie 208
- Abwehrspannung 204
- Adnexitis 211
- Allgemeinzustand, Beeinträchtigung 204
- Anamnese 205
- Blutungen 210–211
- Diagnostik 204–208
- – apparative 208
- Differentialdiagnostik, topographische 205–207
- Entzündungen 211–212
- Extrauteringravidität 210–211
- Harntraktaffektionen 208
- Herpes zoster 210
- Ileus, mechanischer 213
- – paralytischer 212
- Laboruntersuchungen 207–208
- Laparoskopie 213
- Laparotomie 208–209
- Mittelbauch, linker 206–207
- Oberbauch, linker 206
- – rechter 205–206
- postoperatives 212–213
- Pyosalpinxruptur 211
- Relaparotomie 213
- Spontanschmerzen 203–204
- Stieldrehungen 211
- Unterbauch, linker 207
- – rechter 206
- Untersuchung, gynäkologische/rektale 205
- – klinische 205
- Urindiagnostik 208
- Ursachen, extraabdominale 208
- Zugangswege 213

Abdominalgravidität 125
- s. a. Extrauteringravidität

Abdominalschmerzen
- Abdomen, akutes 203–204

Abort
- habitueller, Uterusfehlbildungen 90
- PCO-Syndrom 137
- Tubargravidität, Kürettage 126
- Uterussynechien 95

Abruptio s. Schwangerschaftsabbruch

Abstrichuntersuchung
- Zervix 47, 68

Abszeß, perityphlitischer 110

Abwehrspannung
- Abdomen, akutes 204

Acne
- s. a. Akne
- inversa 21

Adenofibrom
- malignes, Zervix 76
- papilläres, Zervix 75

Adenom
- papilläres, Mamille 277
- Vagina 59

Adenomyom, Zervix 75

Adenose/Adenosis
- sklerosierende, Mamma 271

- vaginae 59

Adhäsionen
- Balneotherapie 244
- CPPS 224–225
- PCO-Syndrom 138
- Prophylaxe, postoperative, Balneotherapie 246

Adipositas
- Myome 103
- PCO-Syndrom 137

Adnexerkrankungen
- entzündliche 143–155
- nicht entzündliche, gutartige 121–141

Adnexitis 143–155
- s. a. Salpingitis
- Abdomen, akutes 211
- Ätiologie 143
- Alter 145
- Antibiotika 151
- atypische 146
- Balneotherapie 243–244
- CDC-Kriterien 148, 150
- Chlamydien-Infektion 144, 148
- DFA 155
- Diagnose 147
- ELISA 155
- Endometriumbiopsie 150
- Endomyometritis 97
- Erreger 143
- Extrauteringravidität 154
- Hysterosalpingoskopie 154
- Klinik 145
- klinisch relevante 146
- Laparoskopie 147–148
- Magnetresonanztomographie 150
- Mikrobiologie 148–149
- Neisseria gonorrhoeae 144
- Pathogenese 144–145
- PCR/LCR 155
- PID 143
- Prävention 154–155
- Risikofaktoren 145
- Scheidenspülung, postkoitale 145
- Schwangerschaftstest 150
- Sexualverhalten 145
- Sterilität 154
- subklinische 146
- Symptome 147–148
- Transvaginalsonographie 149–150
- unkomplizierte, Therapie 150–152
- Unterleibsschmerzen, chronische 154
- Verhütungsmethoden 145
- Zyklusphase 145

Adoleszenz
- Mammaentwicklung 257–258
- Mastodynie 257

Adstringenzien, Zervixerkrankungen 82

Aerotherapie 240

Aggressionskonflikt, intrapsychischer, CPPS 230

Akanthose, Vulva 9

Akne
- s. a. Acne
- Tamoxifen 270

Aktinomykose
- Adnexitis 149
- Mamma 265–266

- Zervix 80

Alexithymie 228–229
- CPPS 228–229

Algurie, CPPS 227

Allergene
- in Externa oder Bekleidung 17

Amastie 259

Amenorrhö
- Uterusfehlbildungen 90
- Vaginalfehlbildungen 38

Aminkolpitis 48–50
- s. a. Kolpitis

Amyloidose
- Brustwarze 277

Analmembran 4

ANDI (aberrations of normal development and involution) 270

Androblastome 141

Androgene, PCO-Syndrom 134

Angina specifica
- Syphilis 163

Angiogenesefaktoren
- Endometriose 189

Angiokeratom
- Vulva 21

Anschlußheilbehandlung (AHB) 247

Antibiotika
- Tuboovarialabszeß 152
- Zervizitis 82

Anti-HBc 177

Antikörpertests
- HSV-Infektion 174

antimykotische Therapie
- Zervixerkrankungen 82

antiretrovirale Therapie
- HIV-Infektion 173

Antragsverfahren, Kuren 248

Anus vestibularis 38

Aphthosen
- Majortyp (Sutton) 19
- Minortyp (Mikulicz) 19
- Vulva 19

Aplasia vaginae partialis 39

Aredyld-Syndrom
- Amastie 259

Areola 254

Areola-Mamillen-Komplex
- gestielter, Minderversorgung 290
- Position, Mammareduktionsplastik 287

Arias-Stella-Phänomen
- Differentialdiagnose 73
- Tubargravidität 126

Aromataseinhibitoren
- Endometriose 198

ART (assistierte Reproduktion)
- PCO-Syndrom 138

Arteriae uterinae

Arteriitis gigantocellularis
- Mamma 269

Arthritis, gonorrhoische 159

Asherman-Syndrom
- Uterussynechien 95

ASRM-Klassifikation
- Endometriose 190

assistierte Reproduktion s. ART

Atherom, Mamma 277

Atresie
- s. a. Gynatresie
- Tuben 129
- Zervix 77

Axilla, Topographie 254–255

B

Bacteroides-Arten
- Vaginalflora 43
- Vaginose, bakterielle 49

Badekuren 247
Bäder 241
Bäfverstedt-Lymphadenose, gutartige 278
Balneotherapie 233–250
- Adhäsionen 244
- – Prophylaxe, postoperative 246
- Adnexitis 243–244
- Craurosis vulvae 246
- Durchblutungssteigerung 233–234
- Gerontoprophylaxe 250
- Ibrahim-Syndrom 245
- Karzinomtherapie 246
- klimakterische Beschwerden 245–246
- Kontraindikationen 247
- Kuren 249
- Ovarialinsuffizienz 244
- Parametropathia spastica 245
- Pelvic Congestion 245
- Pruritus vulvae 246
- Reizblase 245
- Salpingitis 243–244
- schwangerschaftsbedingte Erkrankungen 246–247
- Sterilität 244
- vegetativ-nervöse Störungen 244–245

Bartholinitis 23
- gonorrhoica 158

Bartholini-Zysten 23
Bartholoni-Drüsengänge 3
- Vestibulitis vulvae 27

Bauchdeckennerven, vordere
- Reizung 245

Behçet-Syndrom, Vulva 19–20
Benzocain
- Allergene in Externa oder Bekleidung 17

Bestrahlungsfolgen, Vulva 22
Bewegungstherapie 241
bildgebende Verfahren
- Mamma 280–282
- Zervix 72–73

Bilharziose s. Schistosomiasis
Bindegewebsmassage 235, 242
Bindegewebszysten, vaginale 39
Biopsie
- Endometrium 150
- Zervix 72

Biphosphonate, Osteoporose 220
Blasenreizungen, Myome 107
Blastosporen, Vaginalsekret 48
Blutgefäßtumoren, Uterus 119
Blutungen
- Abdomen, akutes 210–211
- Corpus-luteum-Ruptur 210
- Follikelruptur 210
- Kryochirurgie 85
- Myome 106–107
- Schmerzen, lumbale 221
- Zervixriß 76

Bowen-Syndrom, Vulva s. VIN
Brenner-Tumoren 139
Bromocriptin
- Galaktorrhö 275
- Mastopathie, fibrozystische 270

Brustanlagen, zusätzliche 256, 261–262
Brustdrüse s. Mamma
Brustsensibilität, Mammareduktionsplastik 286
Brustwarzen s. Mamillen

C

Calcitonin, Osteoporose 220
Cancroid 166
Candida-Infektion/Candidose
- Diagnose 11
- Mamma 266
- Prädisposition 52
- vaginale 48
- – Imidazole 53
- – Nystatin 53
- – Pruritus vulvae 53
- – rezidivierende 53
- – Schwangerschaft 53
- – Vulvodynie 53
- Vestibulitis-vulvae-Syndrom 27
- Vulva 10–11
- Vulvodynie 28
- vulvovaginale 52–54
- – Neugeborene 52
- – periodisch auftretende 26–27
- Vulvovaginitis 52–54
- Zervix 82
- Zervizitis 78, 82

Carcinoma simplex, Vulva s. VIN
Cartesianisches Modell
- Schmerzen, pelvin-lumbale 215

Carunculae hymenales 3
Casoni-Test, Mamma 265
CDC-Kriterien
- Adnexitis 148, 150

Cervicitis s. Zervizitis
Cervix uteri s. Zervix
Chlamydia-trachomatis-Infektion 178–182
- Adnexitis 144, 148
- CPPS 227
- Diagnostik 179
- Endometritis 181
- Epidemiologie 179
- Hybrid-Capture-Test 79
- Neugeborene 178
- PCR 79
- PCR/LCR 179
- Perihepatitis 181
- Reiter-Syndrom 178, 181
- Salpingitis 181
- Schwangerschaft 181–182
- Therapie 179
- Urethritis 181
- Vaginalsekret 48
- Zervizitis 78–79, 179–181

Chondrose 217
Chromopertubation
- Tubendiagnostik 122

Chromosomenaberrationen, Gonadenagenesie/-dysgenesie 89
Chronic Pelvic Pain Syndrome s. CPPS
CIN (zervikale intraepitheliale Neoplasie), HPV-Infektion 183
Cirrhosis anularis
- subhymenalis 56
- vaginae 56

Clear-Zone
- Zervixkanal 65

Clomifencitrat
- PCO-Syndrom 136

Clomifen-non-Responder, PCO-Syndrom 136
Cloquet-Rosenmüller-Lymphknoten 4
Clostridien, anaerobe, Vaginalflora 43

clue cells
- Vaginalsekret 48
- Vaginose, bakterielle 49

CMT (Cardiolipin-Mikroflockungstest) 164
CO_2-Gasbehandlung 235, 239–240
- EPH-Gestose 247
- geschlossene 239–240
- Kontraindikationen 247
- sterile 240

CO_2-Laser 85
Colitis ulcerosa, CPPS 226
Collins-Test 6
Colpitis
- s. a. Kolpitis
- granularis 51

Commissura labiorum posterior 3
Compound-Nävus, Vulva 24
Condylomata acuminata 6, 13–15, 182–183
- s. a. Kondylome
- Diagnostik 13–14
- Differentialdiagnose 14
- Kindesalter 13
- Koilozyten 81
- Lasertherapie 86, 183
- Mamma 276
- perianale 14
- plana 81
- Podophyllotoxin 14
- Schwangerschaft 15
- Spekulumeinstellung 14
- Trichloressigsäure 15
- Vagina 57
- – Schwangerschaft 58
- – Sectio caesarea 58

Congestion-fibrosis-Syndrom 227
Corpus luteum
- Ruptur, Blutungen 210
- Zysten 132

Corpus uteri s. Uterus
Corynebakterien
- Erythrasma 13
- Vaginalflora 42

CPPS (Chronic Pelvic Pain Syndrome) 222–230
- Adhäsionen 225
- Aggressionskonflikt, intrapsychischer 230
- Alexithymie 228–229
- Definition, Diagnostik und Therapie 229–230
- Depression 228–229
- Endometriose 224–225
- Erkrankungen, gastrointestinale 226
- – gynäkologische 224–230
- – muskuloskelettale 227
- – urologische 226–227
- Facettensyndrom 227
- Laparoskopie 225–226
- psychische Faktoren 227–229
- sexueller Mißbrauch 228
- Traumaanamnese 230
- Ursachen, gynäkologische 224

Craurosis vulvae, Balneotherapie 246
C-reaktives Protein (CRP), Erysipel 12
Credé-Prophylaxe
- Gonoblennorrhoea neonatorum 159
- Ophthalmoblennorrhö 161

Crohn-Krankheit 226
Cystosarcoma phylloides 273

D

Damm, primärer, Fehlbildungen 38–39
Danazol, Mastopathie, fibrozystische 270
Darmtumoren
- Differentialdiagnose 110

Davidoff-Friedberg-Operation
- Vaginalaplasie 41
degenerative Erkrankungen
- Schmerzen, lumbale 217-218
Depression
- CPPS 228-229
- verleugnete 229
Dermatitis
- atopische, Pruritus vulvae 16
- Pruritus vulvae 5
- seborrhoische, Vulvodynie 26
Dermatophyteninfektion, Vulva 11
Dermatosen
- blasenbildende, Vulva 18-19
Dermoidzysten
- ovarielle 141
- vaginale 39
Desquamationsphase, Endometrium 94
Deszensus, Schmerzen, lumbale 220
Diabetes mellitus 209
- Mastopathie, fibröse 271
Diathermie 235, 241
- Konisation 84
- Kontraindikationen 247
- Probeexzision 83
- Zervixveränderungen 84
DIEP-flap 297
Döderlein-Flora 44
- Vulvacandidose 10
Doppelfehlbildungen, Zervix 73
Doppler-Ultraschall, Mamma 281
Dorsalgie 217
Drakunkuliasis
- Mamma 265
Dysästhesie, vulväre
- generalisierte 8
- lokalisierte 8
Dysmenorrhö
- Endometriose 188, 191
- Endomyometritis 97
- HIV-Infektion 172
Dyspareunie 44
- Adenosis vaginae 59
- Endometriose 188, 191
- Leiomyome, vaginale 60
- Lichen ruber planus 16
- - vaginalis 55
- Trichomonaden-Infektion 51
- Vestibulitis-vulvae-Syndrom 27
- Vulvacandidose 10
- Vulvodynie, dysästhetische 29
Dystrophie, hyperplastische, VIN 7

E

Echinococcus-Zyste, Mamma 265
Eileiterschwangerschaft s. Tubargravidität
Einschlußkörperchenkonjunktivitis, Chlamydien-Infektion 178
Einschlußzysten, epitheliale, Zervix 74
Ektozervix 63
- Histologie 65
Ekzem, Vulva 16
Elephantiasis 12
ELISA, Hepatitis B 177
Embryonalperiode, Mammaentwicklung 256-257
Endometriome 139
Endometriose 94, 187-200
- Ablation 196
- Aktivitätsmarker 193-194
- Angiogenese 189, 193
- Aromataseinhibitoren 198
- ASRM-Klassifikation 190

- CPPS 224-225
- Danazol 197
- Differentialdiagnose 73, 118
- Down-Staging 197
- Estradiol 190
- eutope 194
- extraabdominelle 195
- Gestagene 196-197
- GnRH-Agonisten 190, 197
- histologische 192
- Hyperöstrogenismus 190
- Hysterektomie 198
- Interleukin-1 190
- Inzidenz 188
- IVF (In-vitro-Fertilisierung) 199
- Läsionen 191
- Laparoskopie 191-193
- Matrixmetalloproteinase-1 (MMP-1) 194
- Medroxyprogesteronacetat 197
- Menstruation, retrograde 187
- Metaplasietheorie 187
- milde/minimale 195-197
- Milieu, peritoneales 190
- Milieus, peritoneales 189
- moderate/schwere 197-198
- Myome 109
- Nachweisrate 197
- narbige 195
- (nicht-)pigmentierte 192
- Oophorektomie 198
- Pathogenese 193
- Perivisceritis 198
- Rektosigmoid 194
- rektovaginales Segment 198-199
- Resektion 196
- Schmerzen, lumbale 220
- SERMs (selected estrogen receptor modulators) 198
- Sterilität 188-189
- Tamoxifen 198
- Therapie 195-199
- - bei Kinderwunsch 200
- - medikamentöse 196-197
- - bei Schmerzsymptomatik 200
- Tuben 123-124
- uni-/bilaterale 194
- Vaskularisation 190
- VEGF-Expression 193-194
- Verteilungsmuster 192
- Wachstumsfaktoren 189-190
- Zervix 75
- Zysten, vaginale 39
- Zytokine 189
Endometrium
- Desquamationsphase 94
- physiologischer Zyklus 96
- Proliferationsphase 93
- Sarkoidose 100
- Senium 94
- Veränderungen 93-94
- - hormonelle Dysregulation 93-94
- - lebensphasenabhängige 93
Endometriumbiopsie, Adnexitis 150
Endometriumhyperplasie
- adenomatöse 94
- glandulär-zystische 94
- Myome 106
Endometriumpolypen 101-103
- Diagnose/Differentialdiagnose 102-103
- Hysteroskopie 103
- Klinik 102
- maligne Entartung 102
- Postmenopause 101
- und Zervixpolypen 102

Endo(myo)metritis 96-101
- akute 98
- Chlamydien-Infektion 178, 181
- chronische 98
- Durchwanderung, bakterielle 98
- Eingriffe, diagnostische/therapeutische 96
- Endotoxinschock 98
- Erreger 97-98
- Faktoren, organisch-mechanische 96
- Genitalinfektionsraten 97
- Gonorrhö 96, 158
- Hysteroskopie 99
- Intrauterinpessare 97
- Klinik 98-99
- Laparoskopie 99
- lokale 98
- Östrogenmangel 96
- PID 143
- Sonderformen 99-100
- Therapie 99
- tuberculosa 99
- tuberkulöse, Hysterosalpingographie 100
- - Tuberkulintest 100
- Ultraschalluntersuchung 99
- Vaginose, bakterielle 144
- Zervixstenose 96
Endoprothese nach Mastektomie, Mammarekonstruktion 294
Endosalpingiose 131
endozervikale Hyperplasie, mikroglanduläre 74
Enterokolitis, infektiöse, CPPS 226
Entspannungsmaßnahmen 242-243
Entzündungen
- Abdomen, akutes 211-212
- Adnexe 143-155
- Mamma 263-269
- Myome 106
- Schmerzen, lumbale 220
- Vagina 47-56
EPH-Gestose
- Balneotherapie 246
- CO_2-Gas 247
Epidermiszysten, Vulva 23
Epoophoron 130
Ernährung 242
Erosio vera, Kolposkopie 72
Erosivschanker 162
Erysipel
- C-reaktives Protein (CRP) 12
- Vulva 12
Erythrasma
- Mamma 276
- Vulva 13
Erythroplasia Queyrat, Vulva s. VIN
Escherichia coli
- Vaginalflora 43
- Zervizitis 78
Essigsäureeinwirkung, Kolposkopie 70
Estradiol
- Endometriose 190
- Osteoporose 219
Exanthem, Syphilis 163
Expander, Mammaaugmentation 292-296
Extrauteringravidität
- s. a. Abdominalgravidität
- s. a. Ovargravidität
- s. a. Tubargravidität
- Abdomen, akutes 210-211
- abdominale 125
- Adnexitis 154
- Differentialdiagnose 110
- ovarielle 125
- tubare 124-127

F

Facettensyndrom 215, 222
- CPPS 227
- Vierertest 218

Fango 235, 237

Fehlbildungen
- Damm, primärer 38-39
- Tuben 121-122
- Vagina 37-41

Fertilität
- Myomektomie 113
- Tuboovarialabszeß 153

Fettgewebsnekrosen, Mamma 274

Fibroadenom
- Mamma 272-273
- Zervix 75

Fibrome
- ovarielle 140-141
- tubare 129
- Uterus 119

Fibromyalgie, Vulvodynie, dysästhetische 29

Filariose, Mamma 265

Fistelbildungen, uteroabdominale, Myomektomie 115

Fistula
- rectocloacalis 38
- rectovaginalis 38
- rectovestibularis 38

Fitz-Hugh-Curtis-Syndrom 146, 158

Fluor vaginalis
- s. a. Vaginalsekret
- Adenosis vaginae 59
- Beurteilung 47
- Osteoporose 220
- Schmerzen, lumbale 221
- Therapieversagen 83
- Trichomoniasis 51, 82
- Vulvacandidose 10

Follikelruptur, Blutungen 210

Follikelzysten, funktionelle 131-132

Formaldehyd, Allergene in Externa oder Bekleidung 17

Frauenheilbäder 233-234

free-flap 297

Fremdkörpergranulome, Mastitis 265

Frühaborte, Uterusfehlbildungen 90-91

Frühgeburtlichkeit, Trichomonaden-Infektion 50

Frühsyphilis 161-163
- Therapie 165

FSH, Osteoporose 219

FTA-Abs (Fluoreszenz-Treponemenantikörper-Absorptionstest) 164

Furunkel, Vulva 13

G

Galaktographie 282

Galaktorrhö 275
- Schweregrade 275

Gardnerella vaginalis
- Vaginalflora 43
- Vaginose, bakterielle 48
- Zervizitis 79

Gartner-Gangsystem 39

gastrointestinale Erkrankungen
- CPPS 226

Gate-Control-Theorie
- Schmerzen, pelvin-lumbale 216

Geburt(shilfe)
- Hepatitis B 178
- HIV-Infektion 172-173
- Zervixriß 76
- Zervixveränderungen 66

Gefäßveränderungen, Vulva 21

Genesungskuren 247

Genital-Candidose s. Candida-Infektion/Candidose

Genitalfalte 4

Genitalhöcker 4

Genitalinfektionen
- aszendierende, HIV-Infektion 172
- Endomyometritis 97

Genitaltuberkulose 153
- Adnexitis 149
- HIV-Infektion 172
- Zervixstriktur/-stenose 77

Gerätemassage 242

Gerontoprophylaxe
- Balneotherapie 250
- Kuren 249
- Ziele 250

Geschlechtsreife, Vaginalflora 43-44

Gestagene
- Endometriose 196-197
- Mastopathie, fibrozystische 270

Gesundheitsberatung 243

Glandulae vesibulares minores, Zysten 39

glandulär-zystische Hyperplasie, Granulosazelltumoren 140

Glans clitoridis 3

Glukokortikoide, PCO-Syndrom 138

GnRH-Agonisten/-Analoga
- Endometriose 190
- Myome 111

GnRH-Sekretion, PCO-Syndrom 134

Gonadenagenesie/-dysgenesie, Chromosomenaberrationen 89

Gonadoblastome 141

Gonadotropine
- PCO-Syndrom 137
- - Gewichtsreduktion 137-138
- - Low-dose-Stimulation 137
- - Step-down-Stimulation 137

Gonoblennorrhoea
- adultorum 159
- neonatorum, Credé-Prophylaxe 159

Gonokokken s. Gonorrhö

Gonokokkensepsis, benigne 160

Gonorrhö 158-161
- s. a. Neisseria gonorrhoeae
- anorektale 159
- Diagnostik 160
- Endo(myo)metritis 96, 158
- Hybrid-Capture-Test 79
- komplizierte/disseminierte 160-161
- konjunktivale 159
- Lokalisation 158-160
- Neugeborene 161
- oropharyngeale 159-160
- Schwangerschaft 160
- Therapie 160-161
- unkomplizierte 160
- urogenitale 158-159
- Zervixstriktur/-stenose 77
- Zervizitis 79, 158

Granulationspolypen, Vagina 59-60

Granulom, eosinophiles 20

Granulosazelltumoren 140
- glandulär-zystische Hyperplasie 140
- Inhibin 140

Gravidität s. Schwangerschaft

Gumma 163

gynäkologische Erkrankungen
- HIV-Infektion 172
- HSV-Infektion 175
- Schmerzen, lumbale 220

Gynandroblastome 141

Gynatresie 129
- s. a. Atresie

H

Haarausfall, mottenfraßartiger, Syphilis 163

HAART-Behandlung, Schwangerschaft 173

Hämangiome
- tubare 129
- Zervix 74

Hämatokolpos
- Hymenalverschluß 32
- Narbenbildungen, vaginale 57
- Uterusfehlbildungen 91
- Vaginalfehlbildungen 38

Hämatom, Vulva 22

Hämatometra
- Hymenalverschluß 32
- Kryotherapie 85

Hämatosalpinx 129
- Tubentorsion 129

Haemophilus ducreyi 79-80, 166

Hamartom, Mamma 274

Hamou-Hysteroskop 72

Hand-Schüller-Christian-Erkrankung 20

Harnretention, Myome 107

Hautdepigmentierung, Vulva 25

Hautinzisionen, Mammaaugmentation 294

Hautnekrosen, radiogene, Mamma 267-268, 276

Hauttumoren, benigne, Mamma 277-278

HBs-Ag 176

hCG, PCO-Syndrom 136-137

Heilbäder 233-234

Heilgase 239-240

Heilverfahren 247

Heilwässer 238-239

Heliotherapie 240

Hepatitis B 176-178
- Diagnostik 177
- ELISA 177
- Geburt 178
- gynäkologische Aspekte 177
- Immunreaktion 176
- Muttermilch 178
- PCR 177
- Schwangerschaft 177-178
- Übertragung 177

Hepatitis-B-Impfung 177

Hepatitis C 178

Hermaphroditen
- Gonadoblastome 141
- Vulvaanomalien 31

Herpes genitalis 174-176
- HIV-Infektion 172
- Lymphadenitis 163
- Schmerzsymptomatik 174
- Schwangerschaft 175-176
- Therapie 176

Herpes simplex s. HSV-Infektion

Herpes zoster
- Abdomen, akutes 210
- Mamma 267
- Vulva 15

Hester-Technik
- Mammareduktionsplastik 288-289

Hexenschuß s. Lumbago

Hidradenitis suppurativa
- Montgomery-Drüsen 267

Hidradenom, klarzelliges 277

High-turnover-Osteoporose 218

Histiocytosis X s. Langerhanszell-Histiozytose

HIV-Infektion 170-174
- antiretrovirale Therapie 173
- Diagnostik 171-172
- Erreger 170
- Geburtshilfe 172-173
- gynäkologische Erkrankungen 172
- klinisches Bild 172
- PID (pelvic inflammatory disease) 147
- Risikofaktoren 170-171
- Schwangerschaft 173
- STD (sexually transmitted diseases) 157
- Transmission, kongenitale/peripartale 173
hMG (humanes Menopausengonadotropin), PCO-Syndrom 137
hormonelle Dysregulation, Endometriumveränderungen 93-94
HPV-Infektion 182-183
- CIN 183
- hybrid capture 68
- Mollusca contagiosa 184
- PCR 68, 81
- Pruritus vulvae 5
- Schwangerschaft 183
- Vagina 57
- Vulva 13-15
- Zervix 80-81
- Zervixdysplasie 68
HSV-Infektion 174-176
- Antikörpertests 174
- antivirale Therapie 176
- Diagnostik 174-175
- gynäkologische Erkrankungen 175
- Mamma 266, 275
- neonatale 175
- Sectio caesarea 176
- sexuelle Transmission 174
- Vaginalsekret 48
- Zervix 80
Hüllendefekte, Silikonimplantate 296
Hybrid-Capture-Test
- Chlamydien-Infektion 79
- Gonorrhö 79
- HPV-Infektion 68
Hydatiden 130
Hydrotherapie 241
Hymen
- altus 31-32
- Anomalien 31-32
- anularis 31-32
- cribriformis 22, 31-32
- septus 31-32
Hyperandrogenämie, PCO-Syndrom 135
Hyperinsulinämie, PCO-Syndrom 135-136
Hyperkeratose, Mamma 276
Hyperlordose, Vierertest 218
Hypermenorrhö, Endomyometritis 97
Hyperöstrogenismus, Endometriose 190
Hyperplasie
- s. Endometriumhyperplasie
- s. MEH
- s. Vulvahyperplasie
Hyperstimulationssyndrom, ovarielles s. OHSS
Hypospadie 31, 38-39
Hyperparathyreoidismus 209
Hysterektomie
- Endometriose 198
- Myomektomie 117-118
- Zervixveränderungen 84
Hysterosalpingographie (HSG) 122
- Endomyometritis, tuberkulöse 100
- Kontrastsonographie 122
Hysterosalpingoskopie, Adnexitis 154
Hysteroskopie 72-73
- Endometriumpolypen 103

- Endomyometritis 99
- Myome 108-109, 113-114
- Tubendiagnostik 122
- Uterusfehlbildungen 91
- Uterussynechien 95
Hysterotomie, Myome 115

I

Ibrahim-Syndrom, Balneotherapie 245
IBS (Irritable Bowel Syndrome) 224
ICAM-1 (intercellular adhesion molecule), Endometriose 189
Ichthyosis, Mamma 277
19S-IgM-Test 164
Ileus
- mechanischer, Abdomen, akutes 213
- paralytischer, Abdomen, akutes 212
Implantate
- Mammaaugmentation 292-296
- Mammakarzinom 296
Infektionen
- parasitäre, Mamma 265
- virale, Mamma 266-267
- Zervixriß 76
Infertilität, Endomyometritis 99
Infrarotkoagulation, Zervixveränderungen 86
Inhibin, Granulosazelltumoren 140
Interleukin-1/Interleukin-1-Rezeptorantagonist-System, Endometriose 190
Interruptio s. Schwangerschaftsabbruch
Intertrigo, Mamma 266
Intrauterinpessar (IUP)
- Endomyometritis 97
- Vaginalflora 45
Invaginationszysten, vaginale 39
Irritable Bowel Syndrome (IBS) 224
Ischuria paradoxa, Myome 107
ISSVD-Klassifikation 7
- VIN 7
IUP s. Intrauterinpessar
IVF (In-vitro-Fertilisierung), Endometriose 199

J

Jarisch-Herxheimer-Reaktion, Syphilis 165
Jodprobe s. Schiller-Probe
Junktionsnävus, Vulva 247

K

Kältetherapie 240
Kaiserschnitt s. Sectio caesarea
Kalzium, Osteoporose 220
Kapselfibrose, Mammaaugmentation 294-295
Karbunkel, Vulva 13
Karzinome, Balneotherapie 246
Keimbesiedelung, Vagina 41-43
Keimstrang-Stromatumoren 140-141
Keimzelltumoren, gutartige 141
Keratose, seborrhoische 277
- Vulva 24
Kindesalter
- Condylomata acuminata 13
- Labiensynechie 33-34
- Lichen sclerosus 9
- Vaginalerkrankungen 45
- Vaginalflora 43
- Vaginoskope 45-46
- Vulvaerkrankungen 30-34
- Vulvahämangiome, kavernöse 34
- Vulvovaginitis 30, 32-33
- - sexueller Mißbrauch 33
- Zervixpapillom, mesonephrogenes 75

klimakterische Beschwerden
- Balneotherapie 245-246
- Postmenopause 245
- Prämenopause 245
- Senium 246
Klimakterium, Mammaentwicklung 258
Klimatherapie 240
Klitoridynia 8
Klitorishypertrophie 31
Kneipp-Therapie 235, 240-242
Kohabitationsverletzungen
- Vagina 56
- Vulvahämatom 22
Kohlensäuregas 239-240
KOH-(Riech-)Test 48
- Vaginose, bakterielle 49
Koilozyten, Condylomata acuminata 81
Kolophonium
- Allergene in Externa oder Bekleidung 17
Kolostrum 258
Kolpitis
- s. a. Aminkolpitis
- s. a. Colpitis
- purulente 79
- Trichomoniasis 82
- Zervixabstrich, Kontraindikation 69
Kolporrhaphia anterior et posterior, Narbenbildungen, vaginale 57
Kolposkop 6
Kolposkopie 70-72
- Befunde, abnormale 70-72
- - normale 70
- Erosio vera 72
- Essigsäureeinwirkung 70
- Leukoplakie 71
- Mosaik 71
- Ovula Nabothi 71
- Parakeratosis 71
- Polypen, Portiooberfläche 72
- Pseudoerosion 72
- Punktierung 71
- Schiller-Probe 70
- Vulvodynie 28
- Vulvovaginitis 30
Kondylome
- s. a. Condylomata acuminata
- flache, HPV-Infektion 182
Konisation
- Diathermieschlinge 84
- Zervixerkrankungen 83-84
Kontaktdermatitis/-ekzem
- allergisches, Pruritus vulvae 5
- Mamma 275
- Vulva 21
- Vulvodynie 26
Kontakthysteroskopie 72
Kontrazeption/-zeptiva, orale
- Mastopathie 271
- Myome 103
- Rückenschmerzen 222
- Vaginalflora 45
Konversionssymptome 227
Kopfhöcker 141
Korpuspolypen s. Endometriumpolypen
Kreuzschmerzen 217
Kryochirurgie
- Blutungen 85
- Zervixveränderungen 84-85
Kryotherapie
- Hämatometra 85
- Komplikationen 85
Kürettage
- Uterussynechien 95
- Zervixerkrankungen 83

Kuren 247-250
- ärztliche Betreuung am Kurort 248
- ambulante Vorsorge 249
- Antragsverfahren 248
- Balneotherapie 249
- Behandlungskonzepte 248-250
- Gerontoprophylaxe 249
- Gesundheitsreform-Gesetz 249
- Multimorbidität 250
- Verordnung 247
Kurorte 233-234
Kurzwellendiathermie 241

L

Labiensynechien, Kindesalter 33-34
Labium majus/minus pudendae 3
Laktation 258
- Trichomonaden-Infektion 52
Laktobazillen 44
Laktoseintoleranz 224
- CPPS 226
Langerhanszell-Histiozytose 20
- Vulva 20
Langer-Linien, Mamma 282-283
Laparoskopie
- Abdomen, akutes 213
- Adnexitis 147-148
- CPPS 225-226
- Endometriose 191-193
- Myome 109, 114-116
- Tuboovarialabszeß 152-153
Laparotomie
- Abdomen, akutes 208-209
- Myomektomie 116-118
- Tubargravidität 126
Lasertherapie
- Komplikationen 86
- Vorteile 86
- Zervixveränderungen 84-85
Latissimus-dorsi-Myokutanlappen 267
Latissimus-dorsi-Schwenklappenplastik,
  Mammaaugmentation 297-298
Leiomyomatosis peritonealis disseminata (LPD)
  105
Leiomyome
- s. a. Myome
- Diagnose 108
- kutane, Brustwarze 277
- pseudosarkomatöse 106
- tubare 129
- Uterus 105
- Vagina 60
Lejour-Technik, Mammareduktionsplastik 289
Letterer-Siwe-Erkrankung 20
Leukokeratose, Mamma 276
Leukoplakie, Kolposkopie 71
LH (luteinisierendes Hormon), Osteoporose 219
LH/FSH-Quotient, PCO-Syndrom 134
Lichen
- ruber planus 16-18
- - Dyspareunie 16
- - erosiver, Vagina 55-56
- - Pruritus vulvae 16
- - vaginalis 55
- - Vulvodynie 26, 29
- sclerosus 8-9
- - Differentialdiagnose 9
- - Kindesalter 9
- - Pruritus vulvae 5, 8-9
- - Vulvakarzinom 8
- simplex chronicus, Vulva 7
- - Vulvodynie 26, 29

Liegekuren 235
Ligamentum
- cardinale 63
- sacrouterinum 63
Lipome
- tubare 129
- Uterus 119
Liposuction, Mammareduktionsplastik 289
Low-risk-HPV-Typen 13
Low-turnover-Osteoporose 218
LPD (Leiomyomatosis peritonealis disseminata)
  105
Lues
- connata s.a. Syphilis
- - praecox/tarda 165
- latens s. Spätsyphilis
Lugol-Lösung, Mikrokolpohysteroskopie 72
Lumbago 217
Lumbalgie 217
Lumbalsyndrom, lokales 218
Lumboischialgie 217
Lymphabflußwege, Mamma 255-256
Lymphadenitis, Herpes genitalis 163
Lymphadenosis cutis benigna Bäfverstedt 278
Lymphangiome, tubare 129
Lymphdrainage 242
Lymphgefäßtumoren, Uterus 119
Lymphogranuloma inguinale (venereum)
  167-168
- Differentialdiagnose 163
- Errger-/Infektionsnachweis 168
- Klinik 167-168
- McCoy-Zellen 168
- Retikularkörperchen 167
- Therapie 168
- Zervizitis 79
Lymphozytenlobulitis, sklerosierende, Mastitis
  264

M

Magnetresonanztomographie
- Adnexitis 150
- Mamma 281
- Zervix 73
Makromastie 262-263
- nach Entbindung und Stillphase 286
Mamillen 254
- Adenome, papilläre 277
- Amyloidose 277
- Leiomyom, kutanes 277
- seborrhoische 277
- Untersuchung 279
- zusätzliche/akzessorische 261
Mamma
- accessoria (aberrata) 261-262
- Adenose 271
- - sklerosierende 271
- Aktinomykose 265-266
- Anlagestörungen 259-263
- Asymmetrie 260
- Atherom 277
- Blutversorgung 255
- Candidose 266
- Condylomata acuminata 276
- Doppler-Ultraschall 281
- Drüsenanteile 254
- Entzündungen 263-269
- Erkrankungen/Veränderungen,
  dermatologische 275-278
- - gutartige 253-283
- Erythrasma 276
- Fettgewebsnekrosen 274
- Fibroadenome 272-273

- Formen, tubuläre 260-261
- Hamartom 274
- Hautnekrosen, radiogene 267-268
- Hauttumoren, benigne 277-278
- Hautveränderungen, benigne, nicht-
  entzündliche 276-277
- Herpes-simplex-Infektion 275
- Hypertrophie, adoleszente 262
- Infektionen, parasitäre 265
- - virale 266-267
- Innervation 255
- Intertrigo 266
- Kontaktdermatitis 275
- Langer-Linien 282-283
- Lymphabflußwege 255-256
- Magnetresonanztomographie 281
- mikroskopische Strukturen 256
- Mykosen 266
- Nekrose, antikoagulanzienbedingte 268
- Phylloidestumor 273
- Probeexzison 283
- - stereotaktisch gesteuerte 283
- Pseudolymphom 278
- Punktionen, ultraschallgeführte 280
- Sarkoidose 265
- Schmerzen 271-272
- sezernierende 275
- Syphilis 267
- Thrombophlebitis 268-269
- Tinea versicolor 266
- Topographie 253-254
- tumorartige Veränderungen 274
- Untersuchungen, bildgebende 280-282
- Veränderungen, Menstruationszyklus 258
- - Schwangerschaft 258-259
- Verbrennungen 268
- Wachstumsregulation, hormonelle 258
- Zell-/Gewebeprobeentnahme, kleine
  282-283
- Zysten 274
- - epidermale 277
Mammaaugmentation
- Expander 292-296
- Hautinzisionen 294
- Implantatarten 292
- Implantate 292-296
- - Füllmaterial 292-293
- - Lokalisation 294
- - Oberfläche 293
- Kapselfibrose 294-295
- Komplikationen 294-296
- Latissimus-dorsi-Schwenklappenplastik
  297-298
- Mammakarzinom 296
- Operationsverfahrenswahl 293-294
- operative 292-298
- Rectus-abdominis-Myokutanlappenplastik,
  transverse 296-297
- TRAM-Plastik 296-297
- Zugang, axillärer 294
- - periareolärer 294
Mammaentwicklung 256-258
- Adoleszenz 257-258
- Embryonalperiode 256-257
- Klimakterium 258
- prämature 263
- Pubertät 257
- Tanner-Stadien 257
Mammaerkrankungen
- Anamnese 278
- Diagnostik 278-283
- gefäßbedingte 268-269
- Inspektion 278
- Mamillenuntersuchung 279

15 Sachverzeichnis

- Meßschemata 278
- Palpation 278-279
Mammahypoplasie 259
- iatrogene 259-260
Mammakarzinom
- Frühentdeckung, Mammareduktionsplastik 287
- Implantate 296
- Mammaaugmentation 296
Mammaoperationen, formkorrigierende 285-298
Mammaptose
- Round-block-Verfahren 291
- Therapie, operative 291
Mammareduktion(splastik)
- Areola-Mamillen-Komplex, Position 287
- Brustsensibilität 286
- Brustwarzentransplantat, freies 289
- Depigmentierung 291
- Erwartungen und Folgen 286-287
- Hester-Technik 288-289
- Infektionen, postoperative 290
- Komplikationen 290-291
- Lejour-Technik 289
- Liposuction 289
- Mammakarzinom, Frühentdeckung 287
- McKissock-Technik 289
- Narbenführung, vertikale 289
- Operationsverfahrenswahl 287-290
- operative 285-291
- Patientinnengruppen 285-286
- Postmenopause 286
- Rubin-Technik 289
- Stielung, kaudal-kraniale 289
- - kranial-mediale 288
- - kranial-zentrale 288
- - zentrale 288-289
- Stillfähigkeit 286
- Strömbeck-Technik 288
- Tumoren, Folgezeit 291
- Wundheilungsstörungen 290
Mammarekonstruktion
- Endoprothese nach Mastektomie 294
- Gewebe, autologes 296-298
Mammasonographie 280
Mammatumoren
- benigne, Einteilung 272
- gutartige 272-274
Mammographie 279-280
- Silikonimplantate 280, 296
- Strahlenbelastung 279
Marfan-Syndrom 219
Massagen 242
Mastitis
- abakterielle 264
- Erreger 263-264
- Fremdkörpergranulome 265
- Lymphozytenlobulitis, sklerosierende 264
- nonpuerperalis 263-264
- puerperalis 264
- tuberkulöse 264-265
Mastodynie 271-272
- Adoleszenz 257
- Behandlung 272
Mastopathie 269-271
- fibröse, Diabetes mellitus 271
- fibrozystische 270-271
- - Bromocriptin 270
- - Danazol 270
- - Gestagene 270
- - Tamoxifen 270
- - großzystische 270
- Kontrazeptiva, orale 271
- Methylxanthine 271

- Östrogenhypothese 269
Matrixmetalloproteinase-1 (MMP1), Endometriose 194
Matronenpolyp 102
Mayer-Rokitansky-Küster-Syndrom 73
- Vaginalaplasie 39
McCoy-Zellen, Lymphogranuloma inguinale (venereum) 168
McKissock-Technik, Mammareduktionsplastik 289
MCP-1 (macrophage chemotactic protein), Endometriose 189
MEH (mikroglanduläre endozervikale Hyperplasie) 74
Meigs-Syndrom 141
Melanosis vulvae 25
Meno-/Metrorrhagien
- Endometriose, zervikale 75
- Myome 106-107, 112
- Uterus, metropathischer 118
Menstruation, retrograde, Endometriose 187
Menstruationsblutung, Zervixabstrich, Kontraindikation 69
Menstruationszyklus
- Mammaveränderungen 258
- Zervixveränderungen 66
mesonephroide Reste, Zervix 75
Mesotheliome, tubare 129
Messerkonisation 84
Mestwerdt-Martius-Operation, Vaginalaplasie 41
Metaplasietheorie, Endometriose 187
Metastasen, Schmerzen, lumbale 221
Methotrexat, Tubargravidität 126-128
Methylxanthine, Mastopathie 271
Metroplastik, Uterusfehlbildungen 92
Microsporum canis 11
Mifepristone, Myome 111
Mikrobiologie, Adnexitis 148-149
mikroglanduläre endozervikale Hyperplasie (MEH) 74
Mikrokolpohysteroskopie 72
Mikrowellen 241
Miktionsbeschwerden, Myome 107
Mikulicz-Typ, Vulvaaphthen 19
Milchgänge, Papillome 273-274
Milchgangektasie 270
Milchleiste 256
Mischzysten 39
Mobiluncus spp.
- Vaginose, bakterielle 49
Mollusca contagiosa 183-184
- HPV-Infektion 184
- Mamma 266
- Therapie 184
Mondor-Erkrankung 268-269
Montgomery-Drüsen, Hidradenitis suppurativa 267
Moorbehandlung, vaginale 235
Moor(brei)bad 235-237
- Behandlung, vaginale 237
- Salpingitis 243
- Wärmeübertragung, hyperämisierende 236
Moorersatzstoffe 238
Moorpackungen 237
Mosaik, Kolposkopie 71
Moulagen 237
Müller-Gangsystem
- Agenesie/Hypoplasie 90
- Epithelzysten 39
Münchner Nomenklatur, Zervixabstrich 68
Mukokolpos, Vaginalfehlbildungen 38
Multimorbidität, Kuren 250
muskuloskelettale Erkrankungen, CPPS 227

Muttermilch, Hepatitis B 178
Mycobacterium tuberculosis/bovis 153
Mykoplasmen-Infektion 54, 184
- Adnexitis 149
- CPPS 227
- genitale 184
- Vaginose, bakterielle 49
Mykosen
- Mamma 266
- Vestibulitis-vulvae-Syndrom 27
- zervikale 82
Myolyse, Myome 114
Myoma in statu nascendi 105, 107
Myome 103-118
- s. a. Leiomyome
- Aa. uterinae, Embolisation 111-112
- - Unterbindung, endoskopische 112
- Add-back-Therapie 111
- Adipositas 103
- Ätiopathogenese 103
- Blutungsstörungen 106-107
- Diagnose 108
- Differentialdiagnose 109-110
- Druck- und Verdrängungserscheinungen 107-108
- Ektasien, venöse 107
- Endometriose 109
- Entzündungen 106
- Epidemiologie 103
- Faktoren, protektive 103
- Genetik 104
- gestielte 110
- Operation 115
- GnRH-Analoga 111
- Größe 104
- hämorrhagisch infarzierte 110
- Histogenese/Histologie 105-106
- Hysterektomie, abdominale 118
- Hysteroskopie 108-109, 113-114
- Hysterotomie 115
- intraligamentäre 104
- intramurale 104, 107
- - Operation 115
- Kapsel 105
- Kinderwunsch 111
- Laparoskopie 109, 114-116
- Menorrhagien 112
- Mifepristone 111
- Myolyse 114
- Nd:YAG-Lasertherapie 114
- nekrotisierende 110
- Östrogenrezeptoren 104
- Prädisposition, familiäre 104
- rote Degeneration 106
- sarkomatös entartete 109
- Schmerzen 108
- - lumbale 220
- Schnittfläche 104
- Schwangerschaft 109
- Stieldrehungen 113
- Abdomen, akutes 211
- submuköse 104, 107
- subseröse 104, 106-107
- Symptome 106
- Therapie, medikamentöse 110-111
- - operative 112-118
- Thermotherapie, interstitielle 114
- Ultraschalluntersuchung 108
- Uterus, metropathischer 118
- Veränderungen, sekundäre 106
- Wachstumsrichtung 104
- zystisch veränderte 106
Myomektomie 113-118
- Fertilität 113

- Fistelbildungen, uteroabdominale 115
- Hysterektomie 117
- laparoskopische 115
- Laparotomie 116–118
- Rezidivrate 117
- Schwangerschaft 117
- transabdominale 116
- Uterusnahtruptur 116
- Uterusruptur 115
Myomenukleation 115
- Uterussynechien 94
Myomresektion 113–118

N

Nachsorgekuren 247
Nävus(-i)
- kongenitale, Vulva 24
- melanomverdächtige 24
- naevocellularis 24
Narbenbildungen, Vagina 57
Nativabstrich
- Trichomonaden-Infektion 51
- Vaginalerkrankungen 46
Natural killer cells, Endometriose 189
Nebennierenrinde, heterotope 131
Nebentuben 122
Neisseria gonorrhoeae 158–161
- s. a. Gonorrhö
- Adnexitis 144, 149
- Vaginalsekret 48
- Zervizitis 78
Nekrose, antikoagulanzienbedingte, Mamma 268
Neodym-YAG-Laser 85
- Myome 114
Neomycinsulfat, Allergene in Externa oder Bekleidung 17
neoplastische Veränderungen, Vulvaerkrankungen 6–7
Neovagina, Anlage 41
Nervus
- ilioinguinalis 4
- pudendus 4
Neugeborene(nperiode)
- Candidose, vulvovaginale 52
- Chlamydien-Infektion 178
- Gonorrhö 161
- Vaginalflora 43
Neural-Therapie 245
Neurodermitis, Mamma 277
Nikolski-Phänomen, Pemphigus chronicus vulgaris 18

O

Östrogene
- Myome 103
- Nervenleitgeschwindigkeit 218
- Osteoporose 220
- PCO-Syndrom 135
Östrogenmangel, Endomyometritis 96
Östrogenrezeptoren, Myome 104
OHSS (ovarielles Hyperstimulationssyndrom) 132–134
- Klinik 133
- Low-dose-Heparinisierung 133
- PCO-Syndrom 138
- Venendruck, zentraler 133
- Verlaufsform 133
Oligomenorrhö, PCO-Syndrom 138
Oophorektomie, Endometriose 198
Ophthalmoblenorrhö
- Credé-Prophylaxe 161

Ordnungstherapie 242, 248
Organneurose 227–228
Organschmerzen 203
Orificium
- canalis cervicis externae 63
- isthmi externum 63
- uteri externum 63
- vaginalis 3
Osteochondrose 217
Osteodensitometrie, Osteoporose 220
Osteogenesis imperfecta 219
Osteoma cutis, primäres, Mamma 276
Osteoporose 218–220
- Biphosphonate 220
- Calcitonin 220
- Diagnostik 219–220
- Laboruntersuchungen 219
- Östrogene 220
- Osteodensitometrie 220
- Postmenopause 219
- Risikofaktoren 219
- Vitamin D 220
Ostium urethrae externum 3
Ovargravidität 125
- s. a. Extrauteringravidität
Ovarialerkrankungen, gutartige 131–141
Ovarialfibrome 141
Ovarialinsuffizienz
- Balneotherapie 244
- hyperandrogenämische 134
- Osteoporose 219
- Sterilität 244
Ovarialtumoren
- Differentialdiagnose 109
- gutartige, echte 138–141
- muzinöse 139
- seröse 139
- stielgedrehte, Abdomen, akutes 211
- WHO-Klassifikation 139
ovarielles Hyperstimulationssyndrom s. OHSS
Ovarien
- Follikelzysten, funktionelle 131–132
- polyzystische s. PCO-Syndrom
Ovula Nabothi
- Differentialdiagnose 73
- Kolposkopie 71
Ovulationshemmer s. Kontrazeption/-zeptiva, orale
Oxytocin, Laktation 258
Oxyuriasis
- Pruritus vulvae 15
- Vulva 15

P

Paget-Syndrom, Vulvodynie 28
Panarteriitis nodosa, Zervix 74
Papillomatose
- floride 277
- periphere 270
Papillomaviren, humane s. HPV-Infektion
Papillome
- Milchgänge 273–274
- Zervix 81
Parabene
- Allergene in Externa oder Bekleidung 17
Parakeratosis, Kolposkopie 71
Parametritis, PID 143
Parametropathia spastica, Balneotherapie 245
Paraovarialzysten 130
Parasitosen, Mamma 265
paratubare Tumoren 131
paratubare Zysten 130–131

Paraurethralzysten, vaginale 39
Paroophoron 130
PCO-Syndrom 134–138
- Adipositas 137
- Androgene 134
- ART (assistierte Reproduktion) 138
- Clomifencitrat 136
- – und hCG 136–137
- – Non-Responder 136
- Diagnostik 134
- Glukokortikoide 138
- GnRH-Sekretion 134
- Gonadotropine 137
- hMG 137
- Hyperandrogenämie 135
- Hyperinsulinämie 135–136
- LH/FSH-Quotient 134
- neuroendokrine Störungen 135
- Östrogene 135
- ovarielle Hyperstimulation 138
- Sonographie 135
PCR (Polymerasekettenreaktion)
- Chlamydien-Infektion 79
- Hepatitis B 177
- HPV-Infektion 68, 81
- HSV-Infektion, zervikale 80
PCS (Pelvic Congestion Syndrome) 224, 227
- Balneotherapie 245
Peloide 236–238
Pelveoperitonitis 146
- PID 143
Pelvic Congestion Syndrome s. PCS
Pelvic Inflammatory Disease s. PID
Pelvic Pain Syndrome, chronisches s. CPPS
Pelvinoperitonitis, Endomyometritis 99
Pemphigoid, bullöses 18–19
Pemphigus chronicus vulgaris 18
Peptostreptococcus spp., Vaginose, bakterielle 49
Periappendizitis, PID 143
Perihepatitis 146
- acuta gonorrhoica 158
- Adnexitis 146
- Chlamydien-Infektion 181
- PID 143
Peritonitis, Abdomen, akutes 212
Perivisceritis, Endometriose 198
Perubalsam
- Allergene in Externa oder Bekleidung 17
Pfählungsverletzungen, Vagina 56
Phäochromozytom 209
PFDE (pseudofunctional dysvascular endometrium) 72
Phimosis cervicis 39
pH-Wert-Bestimmung, Vaginalsekret 47
Phylloidestumor, Mamma 273
Phytotherapie 242
PID (pelvic inflammatory disease) 143–155
- CPPS 224
- HIV-Infektion 147, 172
Pilzinfektion s. Mykosen
Plexus
- brachialis 255
- sacralis 4
- sacrococcygeus 4
Pneumozystographie 282
Poland-Syndrom 259
Pollakisurie, CPPS 227
Polymastie 261
Polypen
- Endometrium 101–103
- endozervikale 73–74
Polythelie 261
Polyurethanimplantate 293
- Komplikationen 295

Porom, ekkrines 277
Porphyrie 209, 226
Portioamputation, Zervixstriktur/-stenose 77
Portioepithel/-oberfläche
- Kolposkopie 72
- Senium 67
postkoitale Scheidenspülung, Adnexitis 145
Postmenopause
- Endometriumpolypen 101
- klimakterische Beschwerden 245
- Mammareduktionsplastik 286
- Osteoporose 219
- Vaginalflora 44
- Vaginitis, atrophische 54
- Vulvacandidose 10
- Vulvodynie, dysästhetische 29
- Zervixveränderungen 67
Prämenopause, klimakterische Beschwerden 245
Praeputium clitoridis 3
Probeexzision
- Diathermieschlinge 83
- Mamma 283
- Vaginalerkrankungen 47
- Vulva 6
- Zervixerkrankungen 83
Probeexzison, Mamma 283
Proktitis
- Chlamydien-Infektion 178
- Gonorrhö 158
Prolaktin
- Galaktorrhö 275
- Osteoporose 219
Proliferationsphase, Endometrium 93
Pruritus vulvae 5-6, 44
- Balneotherapie 246
- Candidose, vaginale 53
- Dermatitis 5
- - atopische 16
- Differentialdiagnose 28
- HPV-assoziierte Erkrankung 5
- Hyperplasie, squamöse 9
- Kontaktekzem, allergisches 5
- Lichen ruber planus 16
- Lichen sclerosus 5, 8
- Oxyuriasis 15
- Psoriasis vulgaris 5, 16
- Skabies 5
- Tinea inguinalis 12
- Vulvacandidose 5, 10
- Vulvodynie 5
- Vulvovaginitis, periodisch auftretende 27
- Wurmerkrankung 5
Pseudoerosion, Kolposkopie 72
pseudofunctional dysvascular endometrium
s. PFDE
Pseudohermaphroditen, Vulvaanomalien 31
Pseudolymphom, Mamma 278
Pseudomuzinkystom 139
Pseudomyzelien, Vaginalsekret 48
Pseudotumoren, Zervix 73
Psoriasis vulgaris 16
- Differentialdiagnose 16
- Pruritus vulvae 5, 16
- Vulvodynie 26
Ptosis mammae
- Therapie, operative 291
Pubertät, Mammaentwicklung 257
Puerperium, Vaginalflora 44
Punktion
- Kolposkopie 71
- ultraschallgeführte, Mamma 280
PVD-Jod
- Allergene in Externa oder Bekleidung 17
Pyoderma gangraenosum, Mamma 276

Pyosalpinx 145
- Abdomen, akutes 211-212
- PID 143
- Ruptur 211
- Salpingitis 145

Q

Quellwässer 238-239

R

Rectus-abdominis-Myokutanlappenplastik,
transverse
- Mammaaugmentation 296-297
Reiter-Syndrom, Chlamydien-Infektion 178,
181
Reizblase, Balneotherapie 245
Reiz-Kontroll-System, Schmerzen, pelvin-
lumbale 216
Relaparotomie, Abdomen, akutes 213
Relaxin, Schwangerschaft 221
Reteleisten, Zervix 65
Retentionszysten
- Tuben 130
- Vulva 23
Retikularkörperchen, Lymphogranuloma
inguinale (venereum) 167
Retroflexio uteri
- Schmerzen, lumbale 220
retroperitoneale Tumoren, Differentialdiagnose
110
rheumatische Erkrankungen, Silikonimplantate
296
Riesenfibroadenom 273
Riesenzellarteriitis, Mamma 269
Roseolen, Syphilis 163
Round-block-Verfahren, Mammaptose 291
Rubin-Technik, Mammareduktionsplastik 289
Rückenschmerzen
- Hormonersatztherapie 222
- Kontrazeption 222

S

Saktosalpinx, Tubentorsion 129
Salpingektomie, Tubargravidität 127
Salpingitis 145
- s. a. Adnexitis
- Balneotherapie 243-244
- Chlamydien-Infektion 181
- gonorrhoica 158
- isthmica nodosa 123
- PID 143
- subklinische 145
Salpingo-Oophorektomie, Tuboovarialabszeß
153
Salpingo-Oophoritis
- Endomyometritis 99
- PID 143
Sarkoidose
- Endometrium 100
- Mamma 265
Sauna 241
Schanker, weicher 166
Scheidenspiegel, Modelle 68
Scheuermann-Krankheit 217
Schiller-Probe, Kolposkopie 70
Schistosomiasis, Vulva 15-16
Schmerzen
- lumbale 216-222
- - Blutungsstörungen 221
- - degenerative Erkrankungen 217-218
- - endokrinologisch vermittelte 221-222

- - Fluor 221
- - gynäkologische Erkrankungen 220-221
- - hormonelle Einflüsse 218
- - Metastasen 221
- - orthopädische Ursachen 217
- - Osteoporose 218-220
- - Schwangerschaft 221
- Mamma 271-272
- Myome 108
- pelvine 222-230
- - Differentialdiagnose 223
- pelvin-lumbale 215-230
- - Cartesianisches Modell 215
- - Gate-Control-Theorie 216
- - Leib-Seele-Problem 215
- - Pattern-Theorie 216
- - Reiz-Kontroll-System 216
- pseudoradikuläre 215, 218, 227
- somatische 204
- viszerale 203
Schmierblutungen, Endomyometritis 97
Schocksyndrom, toxisches 54-55
Schwangerschaft
- Candidose, vaginale 53
- Chlamydia-trachomatis-Infektion 181-182
- Condylomata acuminata 15, 58
- ektope, Endomyometritis 99
- Fibroadenome, Mamma 273
- Gonorrhö 160
- HAART-Behandlung 173
- Hepatitis B 177-178
- Herpes genitalis 175-176
- HIV-Infektion 173
- HPV-Infektion 183
- Mammaveränderungen 258-259
- Myome 109
- Myomektomie 117
- Relaxin 221
- Schmerzen, lumbale 221
- Syphilis 165-166
- Trichomonaden-Infektion 52
- Vaginalflora 44
- Vaginose, bakterielle 49
- Zervixveränderungen 66
Schwangerschaftsabbruch, Abdomen, akutes
212
schwangerschaftsbedingte Erkrankungen,
Balneotherapie 246-247
Schwangerschaftsrate, PCO-Syndrom 137
Schwangerschaftstest, Adnexitis 150
Sectio caesarea
- Abdomen, akutes 212
- Condylomata acuminata, Vagina 58
- HSV-Infektion 176
- Uterussynechien 94
Senium
- Endometrium 94
- klimakterische Beschwerden 246
- Portioepithel 67
sentinel lymphnode, Mamma 255
Sentinel-Erhebungen, STD 169
Septum
- rectovaginale, Zysten 39
- transversum 39
SERMs (selected estrogen receptor modulators),
Endometriose 198
Sertoli-Leydig-Zelltumoren 141
Sexualhormone, Vulva 5
sexuell übertragbare Krankheiten s. STD
sexueller Mißbrauch
- CPPS 7
- Vulvovaginitis, Kindesalter 33
SHBG (sexual hormone binding globulin),
Myome 103

Silikongranulome, Mamma 276–277
Silikonimplantate 293
– Hüllendefekte 296
– Mammographie 280, 296
– rheumatische Erkrankungen 296
Silikonome 296
Sinus urogenitalis 31
Skabies, Pruritus vulvae 5
Skene-Drüsengänge 3
– Vestibulitis vulvae 27
Sklerodermie, Mamma 277
small diameter laparoscopes (SDL) 122
soft chancre 166
Solebäder 235, 238
Soleirrigationen, vaginale 235, 238
somatoforme Störungen
– Komorbidität 223
– Unterbauchschmerzen, chronische 223–224
Sonographie
– Mamma 280
– Myome 108
– PCO-Syndrom 135
– vaginale s. Transvaginalsonographie
Spätsyphilis 161, 163
– Therapie 165
Spekulumeinstellung, Condylomata acuminata 14
SPHA (solid-phase hemabsorption test) 164
Spiradenom, ekkrines 277
Spondylarthrose 217
Spondylose 217
Spontangeburt, Vulvahämatom 22
Spontanschmerzen, Abdomen, akutes 203–204
squamöse Hyperplasie, Vulva 9
Stabilisierungskuren 247
Stäbchen, diphtheroide, Zervizitis 78
Staphylococcus-aureus-Infektion 54–55
– Furunkel 13
Staphylokokken
– anaerobe, Vaginalflora 43
– Koagulase-positive, Furunkel 13
– – Vaginalflora 43
– Zervizitis 78
STD (sexually transmitted diseases) 157–184
– Behandlungsbefugnis 169
– gesetzliche Vorschriften zum Infektionsschutz 168–169
– Gesundheitsämter, Aufgaben 168–169
– HIV-Infektion 157, 172
– Sentinel-Erhebungen 169
– Vaginalflora 45
Stenosen, Zervix 77
Stenosis vaginae congenitalis 39
Sterilität
– Adnexitis 154
– Balneotherapie 244
– Endometriose 188–189
– Ovarialinsuffizienz 244
steroid-rebound dermatitis, Vulvodynie 26, 29
Stieldrehungen
– Abdomen, akutes 211
– Myome 113
Stillfähigkeit, Mammareduktionsplastik 286
Stillzeit s. Laktation
Strahlenbelastung, Mammographie 279
Strahlentherapie, Mammanekrosen 267–268
Streptokokken
– anaerobe, Vaginalflora 43
– hämolysierende, Vaginalflora 42
– Zervizitis 78
Strikturen, Zervix 77
Strömbeck-Technik, Mammareduktionsplastik 288

Struma ovarii 141
Sutton-Typ, Vulvaaphthen 19
Symmastie 263
Syndrom der polyzystischen Ovarien s. PCO-Syndrom
Synechien
– s. Labiensynechien
– s. Uterussynechien
Syphilid, palmoplantares 163
Syphilis 161–166
– s. a. Lues connata
– Diagnostik 163–164
– Erregernachweis 163–164
– Jarisch-Herxheimer-Reaktion 165
– kongenitale 165
– Mamma 267
– Primärstadium 162–163
– Schwangerschaft 165–166
– Sekundärstadium 163
– Serologie 164
– Stadien 161
– Therapie 164–165
– Zervizitis 79
syphilitischer Primäreffekt 162–163

T

Tamoxifen
– Akne 270
– Endometriose 198
– Mastopathie, fibrozystische 270
Tanner-Stadien, Mammaentwicklung 257
Tastuntersuchung, gynäkologische, Uterus 94
Thalassotherapie 240
Thekaluteinzysten 132
Thekazelltumoren 140
Thekome, ovarielle 140–141
Thermalbad 235
Thermographie 281–282
Thermotherapie, interstitielle, Myome 114
Thiuram-Mix
– Allergene in Externa oder Bekleidung 17
Thrombophlebitis, Mamma 268–269
Thyreotoxikose 209
Tinea
– inguinalis 11–12
– – Pruritus vulvae 12
– – Vulva 11–12
– versicolor, Mamma 266
Tip-Test, Vestibulitis-vulvae-Syndrom 27
TPHA (Treponema pallidum hemagglutination assay) 164
TPI (Treponema-pallidum-Immobilisationstest) 164
TRAM-Lappen/-Plastik 113, 267
– gestielter 297
– Mammaaugmentation 296–297
Transvaginalsonographie 73
– Adnexitis 149–150
– Tubargravidität 126
– Tuboovarialabszeß 146
Trauma, Vulva 22
Traumaanamnese, CPPS 230
Treponema-pallidum-Infektion 79
– Mamma 267
Trichomonaden-Infektion 50–52
– Dyspareunie 51
– Fluor 51, 82
– Frühgeburtlichkeit 50
– Kolpitis 82
– Laktationsphase 52
– Metronidazol 51
– Nativabstrich 51
– Schwangerschaft 52

– Therapieversagen 51
– Vaginalsekret 46, 48
– Vulvodynie 28
– Zervixabstrich, Kontraindikation 69
Trichomoniasis s. Trichomonaden-Infektion
Trichophyton
– mentagrophytes 11
– rubrum 11
Trigger-Agens, Arthritis, gonorrhoische 159
Trinkkuren 239
TSS (toxisches Schocksyndrom) 54–55
TSST1 (Toxic Shock Syndrome Toxin 1) 54
tubare Okklusion, proximale (PTO) 123
Tubargravidität 124–128
– s. a. Extrauteringravidität
– Abortkürettage 126
– Arias-Stella-Phänomen 126
– Diagnostik 125–126
– hCG-Serienbestimmung 126
– hCG-Verlauf, postoperativer 127
– Laparotomie 126
– Methotrexat 126–128
– Ruptur 126–127
– Salpingektomie 127
– SS-Test 125
– Therapie 126–128
– Transvaginalsonographie 126
Tuben
– akzessorische 122
– Retentionszysten 130
Tubenaplasie 121
– partielle 121–122
Tubenatresie, angeborene 129
Tubendiagnostik 122
Tubenendometriose 123–124
Tubenfehlbildungen 121–122
Tubenhypoplasie 122
Tubenostien 122
– akzessorische 122
Tubentorsion 129
Tubentumoren
– gutartige 129–130
– nichtepitheliale 129
Tuberkulintest, Endomyometritis, tuberkulöse 100
Tuberkulose
– Endo(myo)metritis 99–100
– Genitaltrakt 153
– Mamma 264–265
– Meldpflicht 153
– Zervix 80
Tuboovarialabszeß 146–147
– Abdomen, akutes 212
– Antibiotika 152
– Fertilität 153
– Laparoskopie 152–153
– PID 143
– Punktion, ultraschallgesteuerte 153
– Ruptur 146
– Salpingitis 145
– Salpingo-Oophorektomie 153
– Therapie 152–153
– Transvaginalsonographie 146
– Ursprung, polymikrobieller 147
tumorartige Veränderungen, Mamma 274
Tumoren
– paratubare 131
– Zervixabstrich, Kontraindikation 69
Turner-Syndrom s. Ullrich-Turner-Syndrom
T-Zellen, Endometriose 189

U

Überwärmungstherapie 240–241

Ulcus
- durum 162-163
- mixtum 163
- molle 79-80, 166
- - Primäreffekt 162
Ullrich-Turner-Syndrom 31
- Vaginalfehlbildungen 37
Ultraschalluntersuchung s. Sonographie
Ulzera, genitale
- Behçet-Syndrom 19
- HIV-Infektion 172
Unterbauchschmerzen
- Anamnese, biopsychosoziale 224
- chronische 222-230
- - Adnexitis 154
- - somatoforme Störungen 223-224
- Depression, verleugnete 229
- idiopathische 224
- organische 224
Unterwassermassage 235, 242
Ureaplasma urealyticum 54, 184
Ureteren, vaginal mündende 39
Urethritis
- Chlamydien-Infektion 181
- gonorrhoica 158
Urge-Symptomatik, CPPS 227
Urogenitalmembran 4
urologische Erkrankungen, CPPS 226-227
Uterus
- Anatomie 89
- arcuatus 89-90
- bicervicalis 89
- bicollis 90
- bicornis 89, 91
- Blutgefäßtumoren 119
- Blutversorgung 89
- communicans 89
- didelphys 89, 91-92
- hypoplasticus 91
- juvenilis 91
- metropathischer 118-119
- myomatosus s. Myome
- Nervenversorgung 89
- septus 89-91
- subseptus 91
- Tastuntersuchung, gynäkologische 94
- unicervicalis 89
- unicornis 91
Uterusaplasie 89-90
Uterusdoppelfehlbildungen 73
Uteruserkrankungen, gutartige 89-119
Uterusfehlbildungen 89-93
- Abort, habitueller 90
- Amenorrhö 90
- Einteilung 90
- Frühaborte 90-91
- Hämatokolpos 91
- Hysteroskopie 91
- Klassifizierung 90
- klinisches Bild 90
- Laparoskopie 91
- Metroplastik 92
- Mikrochirurgie 92
- Therapie 92-93
- Zugang, hysteroskopischer, transzervikaler 92
Uterusfibrome 119
Uteruslipome 119
Uterusruptur, Myomektomie 115
Uterussynechien 94-96
- Abort 95
- Asherman-Syndrom 95
- Hysteroskopie 95
Uterustumoren

- gutartige 119
- Leiomyome 105
- Lymphgefäßtumoren 119
- Mischgeschwülste 119
Uteruszysten
- Differentialdiagnose 110
- echte 119
UV-Therapie 240

V

Vagina
- Adenome 59
- Anatomie 37
- Blutversorgung 37
- Condylomata acuminata 57
- Granulationsgewebspolypen 59-60
- HPV-Infektion 57
- Kohabitationsverletzungen 56
- Lichen ruber planus, erosiver 55-56
- Narbenbildungen 57
- Nervenversorgung 37
- Pfählungsverletzungen 56
- Physiologie 41-45
- Zysten, parasitäre 39
Vaginalaplasie 39
- Davidoff-Friedberg-Operation 41
- Mestwerdt-Martius-Operation 41
- Vecchietti-Operation 41
Vaginalerkrankungen 37-60
- entzündliche 47-56
- Kindesalter 45
- Nativabstrich 46
- Palpation 47
- Probeexision 47
Vaginalfehlbildungen 37-41
- Ätiologie und Häufigkeit 37
- Diagnostik 40
- operative Therapie 40-41
- Ullrich-Turner-Syndrom 37
Vaginalflora 41-43
- anaerobe 42
- Beurteilung, mikroskopische 46
- fakultativ anaerobe 42
- Geschlechtsreife 43-44
- IUD 45
- Kindesalter 43
- Kontrazeption 45
- Neugeborenenperiode 43
- operative Eingriffe 44-45
- physiologische, Beeinflussung, iatrogene 44-45
- Postmenopause 44
- Puerperium 44
- Schwangerschaft 44
- STD 45
Vaginalsekret
- s. a. Fluor vaginalis
- Gram-gefärbtes 42
- pH-Wert-Bestimmung 47
- Trichomonaden 46
- Vaginose, bakterielle 46
- Vergewaltigung 47
- Zervixuntersuchung 67
Vaginalsepten 39
- Längs- und Quersepten 39-40
Vaginalsonographie s. Transvaginalsonographie
Vaginalspülung, postkoitale, Adnexitis 145
Vaginaltumoren
- epitheliale 57-59
- gutartige 57-60
- Leiomyome 60
- mesenchymale 60
Vaginalveränderungen

- dystrophe 56
- strahlenbedingte 57
Vaginalverletzungen 56-57
- thermische und chemische 56-57
Vaginalzysten 39-40
- Einteilung 39
Vaginitis
- atrophische 54
- - Vulvodynie 26
- Differentialdiagnose 48
- toxisch-allergische 55
Vaginose, bakterielle 48-50, 144
- clue cells 49
- Diagnose 49, 148
- Erreger 148
- Gardnerella vaginalis 48
- KOH-Riechtest 49
- Metronidazol 49-50
- Schwangerschaft 49
- Vaginalsekret 46
- Vulvodynie 28
Vaginoskope, Kindesalter 45-46
Varikosis, Vulva 21
Varizellen-Zoster-Virusinfektion 15
- Mamma 267
VDRL-Test 164
Vecchietti-Operation, Vaginalaplasie 41
vegetativ-nervöse Störungen, Balneotherapie 244-245
VEGF (Vascular Endothelial Growth Factor) 132
- Endometriose 193-194
Verbrennungen, Mamma 268
Vergewaltigung, Vaginalsekret 47
Verruca seborrhoica senilis 277
Verwachsungen, intrauterine s. Uterussynechien
Vestibulitis-vulvae-Syndrom 7, 27-29
- Candida-Infektion 27
- Dyspareunie 27
- Pilzinfektion 27
- Vulvodynie 29
Vestibulodynia 8
Vierertest, Hyperlordose 218
VIN (vulväre intraepitheliale Neoplasie) 6
- Dystrophie, hyperplastische 7
- ISSVD-Klassifikation 7
- squamöse 7
- Vulvodynie 28
Virusinfektionen, Mamma 266-267
Vitamin D, Osteoporose 220
Vitiligo 25
Vulva
- Akanthose 9
- Anatomie 3-5
- Angiokeratom 21
- Aphthosen 19
- Behçet-Syndrom 19-20
- Bestrahlungsfolgen 22
- Blutgefäßversorgung 3-4
- Dermatitis, atopische 16
- Dermatophyteninfektion 11
- Dermatosen, blasenbildende 18-19
- Ekzem 16
- Embryonalentwicklung 4
- Epidermiszysten 23
- Erysipel 12
- Erythrasma 13
- Furunkel 13
- Gefäßveränderungen 21
- Hämatom 22
- Hautdepigmentierung 25
- Hautpflege, Selbsthilfe-Tips 30
- Herpes zoster 15
- HPV-Infektion 13-15
- Karbunkel 13

- Keratose, seborrhoische 24
- Kontaktekzem 21
- Langerhanszell-Histiozytose 20
- Lichen simplex 7
- Lichenifikation 7
- Lymphabfluß 4
- Nävi, kongenitale 24
- Nervenversorgung 4
- Oxyuriasis 15
- Probeexzision 6
- Retentionszysten 23
- Schistosomiasis 15-16
- Sexualhormone 5
- Tinea 11-12
- Topographie 3
- Trauma 22
- Varikosis 21
- Wurminfektionen 15-16
Vulvaanomalien
- chromosomal bedingte 31
- hormonell bedingte 31
Vulvaatrophie, strahlenbedingte 22
Vulvacandidose 10-11
- Differentialdiagnose 11
- diffus-ekzematöse 10
- Döderlein-Flora 10
- Fluor vaginalis 10
- follikuläre 10
- Partnerbehandlung 11
- Pruritus vulvae 5, 10
- Therapie 11
- vesikulöse 10
vulväre Dysästhesie
- generalisierte 8
- lokalisierte 8
Vulvaerkrankungen 3-34
- Anamnese 5, 45
- bakterielle 12-13
- Diagnostik 6, 45
- infektiöse 10-16
- Kindesalter 30-34
- neoplastische Veränderungen 6-7
- nicht-neoplastische Veränderungen 7
- Nomenklatur 6-8
Vulvahämangiome, kavernöse, Kindesalter 34
Vulvahyperplasie
- squamöse 9
- - Pruritus vulvae 9
Vulvakarzinom, Lichen sclerosus 8
Vulvaveränderungen
- hyperkeratotische 9
- nicht-neoplastische 8
- pigmentierte 24-25
Vulva-Vestibularis-Syndrom s. Vestibulitis-vulvae-Syndrom
Vulvazysten 22-24
- dysontogenetische 22-23
- mesotheliale 23
- muköse 23
- paramesonephrische 22-23
- posttraumatische 23
Vulvitis
- toxische 21
- Vulvodynie 26
- zyklische 7-8
Vulvodynie 7-8, 25-30
- Candidose, vaginale 53
- Differentialdiagnose 28
- dyästhetische (essentielle) 7-8, 26, 29
- Pruritus vulvae 5
- Ursachen 26
Vulvovaginitis
- Candida-Infektion 52-54
- HIV-Infektion 172

- Hyperplasie, squamöse 9
- Kindesalter 30, 32-33
- - sexueller Mißbrauch 33
- periodisch auftretende, Candida albicans 26
- - Candida glabrata 27
- - Pruritus vulvae 27
- Trichomonaden-Infektion 50-52
- Vulvodynie 29
- zyklische 26-27
- - Vulvodynie 26

W

Wabenzellschicht, Zervixkanal 65
Wachstumsfaktoren, Endometriose 189-190
Wächterlymphknoten, Mamma 255
Wässer 238-239
Walthard-Knötchen 130
Warzen, genitoanale, Inkubationszeit 13
Wasserbäder, kalte 238
WHO-Klassifikation, Ovarialtumoren 139
Wochenbett, Zervixveränderungen 66
Wolff-Adenom 130-131
Wollwachsalkohole
- Allergene in Externa oder Bekleidung 17
Wundrose s. Erysipel
Wurminfektionen
- Pruritus vulvae 5
- Vulva 15-16

Z

Zell- und Gewebeproben, kleine, Entnahme, Mamma 282-283
zervikale Dysplasie
- HIV-Infektion 172
- HPV-Infektion 68
Zervikalkanal 63
- Verlegung 77
- Verschluß, vollständiger 77
zervikovaginale Atresie, kongenitale 73
Zervix 63
- Abstrich, zytologischer 47, 68
- Aktinomykose 80
- bildgebende Verfahren 72-73
- Biopsie 72
- Blutversorgung 63
- Candida-albicans-Infektion 82
- Doppelfehlbildungen 73
- Einschlußzysten, epitheliale 74
- Endometriose 75
- Fehlbildungen 73
- Histologie 65
- HPV-Infektion 80-81
- HSV-Infektion 80
- Innervation 64-65
- Lymphabflußwege 64
- Magnetresonanztomographie 73
- Makroanatomie 63-65
- mesonephroide Reste 75
- Mykosen 82
- Panarteriitis nodosa 74
- Perforation 77
- Plattenepithel 65
- Tuberkulose 80
- Untersuchung 67-73
- - klinische 67-68
- Zysten 65
- Zytomegalievirusinfektion 81-82
Zervixabstrich 68
- Entnahmetechnik 69
- Kontraindikationen 69
- Münchner Nomenklatur 68

- Untersuchung, mikrobiologische 69-70
Zervixatresie, kongenitale 73, 77
Zervixektopie, Lasertherapie 86
Zervixerkrankungen
- Adstringenzien 82
- animykotische Therapie 82
- entzündliche 77-82
- gutartige 63-86
- Konisation 83
- Kürettage 83
- lokale antiseptische Therapie 82
- Probeexzision 83
- Therapie, operative 83
- unspezifische, Therapie 82-86
Zervixgewebe, heterologes 75-76
Zervixhyperplasie, mikroglanduläre 74
Zervixkarzinom, HIV-Infektion 172
Zervixkürettage 83
Zervixpapillom 81
- mesonephrogenes, Kindesalter 75
Zervixpolypen 73-74
- Differentialdiagnose 110
- und Endometriumpolypen 102
Zervixriß 76-77
- Blutungen 76
- Geburt 76
Zervixschleimhaut 65
- Transformationszone 66
- Zylinderepithel 66
Zervixstenose 77
- Endomyometritis 96
Zervixstriktur 77
Zervixtumoren
- Adenofibrom, malignes 76
- - papilläres 75
- Adenomyom 75
- benigne 74-76
- Fibroadenom 75
- Hämangiome 74
- Pseudotumoren 73
Zervixveränderungen
- Diathermie 84
- Geburt 66
- Geschlechtsreife 66
- Hysterektomie 84
- Infrarotkoagulation 86
- Kryochirurgie 84-85
- Lasertherapie 85
- Lebensphasen 66
- lokal-destruierende Verfahren 84-86
- Menstruationszyklus 66
- Postmenopause 67
- Schwangerschaft 66
- Wochenbett 66
Zervixverletzungen 76-77
- mechanische 76-77
Zervizitis
- Antibiotika 82
- bakterielle 78-80
- Chlamydia-trachomatis-Infektion 179-181
- Chlamydieninfektion 78-79
- chronische 78
- follikuläre 78
- Gonorrhö 79, 158
- Lymphogranuloma inguinale 79
- nicht durch Erreger bedingte 77-78
- purulente 79
- Syphilis 79
- Vaginose, bakterielle 144
- virusbedingte 80
Zugang, hysteroskopischer, transzervikaler, Uterusfehlbildungen 92
Zystadenom, muzinöses 139
Zysten

- Corpus luteum 132
- CPPS 224
- Dermoidzysten, ovarielle 141
- – vaginale 39
- Echinococcus-Zyste, Mamma 265
- epidermale, Mamma 277
- Epidermiszysten, Vulva 23
- Follikelzysten, funktionelle 131–132
- Glandulae vesibulares minores 39
- Mamma 274
- Müller-Gangsystem 39
- Paraovarialzysten 130
- parasitäre, Vagina 39
- paratubare 130–131
- Paraurethralzysten 39
- Retentionszysten, Tuben 130
- – Vulva 23
- Uterus 110, 119
- vaginale 39–40
- – Endometriose 39
- Vulva 22–24

Zystitis, Myome 107
Zystren, Bartholini-Zysten 23
Zytodiagnostik, Zervixabstrich 47, 68
Zytokine, Endometriose 189
Zytomegalievirusinfektion, Zervix 81–82